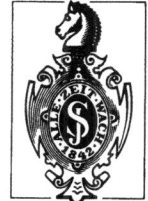

Training und Sport zur Prävention und Rehabilitation in der technisierten Umwelt

Training and Sport for
Prevention and Rehabilitation in the
Technicized Environment

Deutscher Sportärztekongreß
Berlin, 27.–29. September 1984

Herausgegeben von
I.-W. Franz   H. Mellerowicz   W. Noack

Mit 334 Abbildungen und 207 Tabellen

Springer-Verlag Berlin Heidelberg New York Tokyo

Professor Dr. med. Ingomar-Werner Franz

Institut für Leistungsmedizin und Kardiologische Abteilung
des Klinikums Charlottenburg, Freie Universität Berlin,
Forckenbeckstraße 20, 1000 Berlin 33

Professor Dr. med. Harald Mellerowicz

Institut für Leistungsmedizin
Forckenbeckstraße 20, 1000 Berlin 33

Privatdozent Dr. med. Wolfgang Noack

Akademisches Krankenhaus der Universität Ulm
Oberer Eselsberg 45, 7900 Ulm

ISBN-13:978-3-642-70302-7   e-ISBN-13:978-3-642-70301-0
DOI: 10.1007/978-3-642-70301-0

CIP-Kurztitelaufnahme der Deutschen Bibliothek.
Training und Sport zur Prävention und Rehabilitation in der technisierten Umwelt = Training and sport for prevention and rehabilitation in the technicized environment / Dt. Sportärztekongress, Berlin, 27.-29. September 1984. Hrsg. von I.-W. Franz ... - Berlin; Heidelberg; New York; Tokyo: Springer, 1985.
ISBN-13:978-3-642-70302-7

NE: Franz, Ingomar-Werner [Hrsg.]; Deutscher Sportärztekongress <29, 1984, Berlin, West>; PT

Das Werk ist urheberrechtlich geschützt. Die dadurch begründeten Rechte, insbesondere die der Übersetzung, des Nachdruckes, der Entnahme von Abbildungen, der Funksendung, der Wiedergabe auf photomechanischem oder ähnlichem Wege und der Speicherung in Datenverarbeitungsanlagen bleiben, auch bei nur auszugsweiser Verwertung, vorbehalten. Die Vergütungsansprüche des § 54, Abs. 2 UrhG werden durch die „Verwertungsgesellschaft Wort", München, wahrgenommen.

© by Springer-Verlag Berlin Heidelberg 1985
Softcover reprint of the hardcover 1st edition 1985

Die Wiedergabe von Gebrauchsnamen, Handelsnamen, Warenbezeichnungen usw. in diesem Werk berechtigt auch ohne besondere Kennzeichnung nicht zu der Annahme, daß solche Namen im Sinne der Warenzeichen- und Markenschutz-Gesetzgebung als frei zu betrachten wären und daher von jedermann benutzt werden dürften.

Produkthaftung: Für Angaben über Dosierungsanweisungen und Applikationsformen kann vom Verlag keine Gewähr übernommen werden. Derartige Angaben müssen vom jeweiligen Anwender im Einzelfall anhand anderer Literaturstellen auf ihre Richtigkeit überprüft werden.

Vorwort
Preface

In der breiten Öffentlichkeit ist nicht selten noch das Bild des Sportmediziners geprägt durch den Arzt, der am Spielfeldrand eine akute Verletzung behandelt oder sich nur auf die Betreuung von Spitzensportlern konzentriert. Dieses Bild ist jedoch stark verzerrt und spiegelt nicht mehr die heutigen Aufgaben und Tätigkeitsfelder der Sportmedizin wieder. Schon seit Jahrzehnten hat sich die Sportmedizin, verdeutlicht durch die Arbeit der Pioniere auf diesem Gebiet, als interdisziplinäres Fach verstanden. Gerade in den letzten Jahren hat dieses beharrliche Bestreben eine breite Zustimmung und Anerkennung im Bereich der Medizin gefunden, wie die immer enger werdenden Berührungspunkte zu anderen Sparten der Medizin zeigen. Dieses gilt besonders für die gemeinsame Arbeit auf den Gebieten der präventiven und rehabilitiven Kardiologie sowie der Orthopädie und Traumatologie. Diese Zusammenarbeit hat sich nicht von ungefähr entwickelt. So konnte gezeigt werden, daß einem dosierten Ausdauertraining zur Prävention und Rehabilitation kardiovaskulärer Erkrankungen ein heute nicht mehr wegzudenkender Stellenwert in der Medizin zukommt. Der Orthopäde hat die wichtige Aufgabe, Verletzungen des Muskel- und Skelettsystems beim Sport möglichst frühzeitig zu erkennen, präventive sowie rehabilitive Maßnahmen einzuleiten.

Das von uns gewählte Leitthema des Kongresses „Training und Sport zur Prävention und Rehabilitation in der technisierten Umwelt" schien uns aus mehrfacher internistischer und orthopädischer Sicht aktuell und bedeutsam zu sein.

Leben — Leistungsfähigkeit und Gesundheit hat der Mensch seit vielen hunderttausend Jahren erhalten durch Bewegung und eigene Leistung, auf der Suche nach Nahrung, auf der Jagd, durch körperliche Arbeit bei Ackerbau und Viehzucht und im Spiel und Kampf. Seit etwa 100 Jahren nehmen ihm Maschinen fast jede körperliche Arbeit und sogar die eigene Fortbewegung ab. Das ist in vieler Hinsicht ein Segen. Aber es droht uns andererseits auch zum Fluch zu werden. Ungesundheit und Krankheiten, die bedingt werden durch Mangel an Bewegung, Mangel an körperlicher Arbeit und Sport, durch Über- und Fehlernährung, psychischen Overstress, durch Rauchsucht und Umweltnoxen gerade in der technisierten Zivilisation unserer Zeit, werden immer häufiger. Sie sind zum quantitativ unheilvollsten Krankheitskomplex unserer Zeit geworden. Pathogenetisch und epidemiologisch ist das wohl fundiert und durch die vorliegenden Morbiditäts- und Mortalitätsstatistiken belegt. Nach Daten des Bundesgesundheitsrates und des Statistischen Bundesamtes kosten alle diese Krankheiten mehr als der gesamte Bundesetat von ca. 260 Milliarden DM (1984/85). Mindestens 30–40% dieser Kosten werden durch Bewegungsmangel, Wohlstands- und Umweltkrankheiten bedingt. Ihre volksgesundheitlichen und auch volkswirtschaftlichen Schäden sind immens. Es erscheint fraglich, ob wir auf die Dauer noch reich genug sein werden, um uns diesen krankhaften Luxus leisten zu können, und ob wir noch stark genug sein werden, diese zum großen Teil vermeidbaren, unnötigen, unsozialen Lasten tragen zu können.

Besonders die anläßlich des Kongresses gehaltenen Übersichtsreferate zum Thema „Präventive und rehabilitive Sportmedizin", aber auch die zahlreichen Vorträge aus dem Gebiet der Kardiologie, Inneren Medizin, Biochemie und Physiologie machen deutlich, daß dieser präventiv-medizinischen und sozial-medizinischen Herausforderung durch ein richtig dosiertes Ausdauertraining wirkungsvoll begegnet werden kann. Die Sportmedizin hat hier nicht nur einen Weg aufgezeigt, wie die Gesundheit unserer Bürger gefördert werden kann und somit Kosten für Krankenhausaufenthalte, Medikamente usw. eingespart werden können, sondern auch, wie die Lebensqualität des Menschen im Alltag verbessert werden kann.

Hierzu bleibt eine Grundaufgabe zu erfüllen, die wieder und erneut zu betonen ist. Jedes Kind muß, schon in der Schule beginnend, zu fröhlicher, sportlicher Betätigung in seiner Freizeit und gesunder Lebensführung für sein ganzes Leben erzogen und motiviert werden. Wir brauchen mehr und bessere und frohere Sport- und Gesundheitserziehung in der Schule. Jeder muß lernen, sich fit, in Form, sich gesund und leistungsfähig zu halten durch gesündere Lebensführung und mehr sportliche Aktivität in seiner Freizeit, die uns unser technisiertes Zeitalter in so reichem Maße gegeben hat. Wir brauchen dazu kleine Spiel- und Sportplätze, die jedermann zu jeder Zeit in jedem Wohnblock zur Verfügung stehen. Sie sind wirksame Mittel gegen die Kostenexplosion im Krankheitswesen.

Vermehrte sportliche Aktivität der Bürger kann aber auch zu Verletzungen am Muskel- und Skelettsystem führen. Es war uns deshalb ein besonderes Anliegen, diesen Themenkomplex in aktuellen Übersichtsreferaten im Sinne präventiver Maßnahmen diagnostischen Vorgehens und therapeutischer und rehabilitiver Konsequenzen, besonders auch unter Berücksichtigung der Kinder und Jugendlichen, darzustellen.

Da unsere technisierte Umwelt bedauerlicherweise auch durch hohe Schadstoffkonzentrationen der Luft belastet ist, die vom Sportler während des Trainings vermehrt eingeatmet wird, haben wir erstmals versucht, uns anläßlich eines deutschen Sportärztekongresses mit dem Thema „Umwelt und Sport" zu befassen. Dabei ging es uns vor allem um die Beantwortung der Frage, ob chemische Umweltnoxen, besonders der Luft, potentielle Auswirkungen auf sportliche Leistungen und die Gesundheit des Sportlers haben. Zur Beantwortung dieser Frage liegen bis jetzt nur wenige bzw. keine gesicherten Erkenntnisse vor. Es scheint uns wichtig zu sein, daß sich die Sportmedizin in den nächsten Jahren zunehmend mit dieser Thematik befaßt.

Der alle zwei Jahre erscheinende Kongreßband gibt darüber hinaus anhand von 109 freien Vorträgen einen aktuellen Überblick über die gegenwärtigen Forschungsschwerpunkte der Sportmedizin aus dem Bereich der Physiologie ($n = 10$), Biochemie ($n = 18$), Hormone ($n = 19$), des Sports und der Gesundheit ($n = 8$), der Inneren Medizin ($n = 8$), Ergometrie ($n = 9$), der rehabilitiven Kardiologie ($n = 8$), Kardiologie ($n = 9$), des Leistungssports ($n = 9$) und der Orthopädie und Traumatologie ($n = 21$).

Während des Kongresses haben wir auch ein Symposium mit dem Thema „Bewegung und Krankengymnastik als Mittel der Rehabilitation" durchgeführt. Hierbei wurde schwerpunktmäßig die Bewegungstherapie bei körperbehinderten Kindern mit Zerebralparese, Bandverletzungen und ihre Rehabilitation und Entmüdung nach anstrengender körperlicher Leistung abgehandelt.

An dieser Stelle sei allen Referenten und deren Ko-Autoren, den Vorsitzenden und Diskussionsrednern für ihre sachkundige Mitarbeit gedankt.

Dem Deutschen Sportärztebund (Deutsche Gesellschaft für Sportmedizin) unter seinem damaligen Präsidenten, Professor Dr. H. Reindell, danken wir für das uns entgegengebrachte Vertrauen zur Ausrichtung dieses Kongresses.

Auch sei allen, die bei der Herausgabe dieses Kongressbandes mitgeholfen haben, herzlich gedankt. Dieser Dank gilt besonders dem Verein zu Förderung der Sportmedizin unter dem Vorsitz von Dr. H. Karl für den gewährten Druckkostenzuschuß, ohne den die Erstellung dieses Bandes nicht möglich gewesen wäre. Herrn Dr. B. Agrawal gilt unser Dank für die Überarbeitung der englischen Zusammenfassungen und Frau H. Schmidt und Frau Rütz für die umfangreichen Korrespondenz- und Schreibarbeiten, die der Herausgabe dieses Buches vorangingen.

Berlin, Mai 1985
                                        Ingomar-Werner Franz
                                        Harald Mellerowicz

Anmerkung: Der *kursiv* hervorgehobene Verfassername am Beitragsbeginn weist auf den Vortragenden hin.

Inhaltsverzeichnis

Contents

I Eröffnungsvortrag · Opening Address 1

Aus der Frühzeit der Deutschen Sportmedizin (The Early Days of German Sports Medicine)
    E. Jokl 2

II Festvortrag · Opening Address 2

Der Beitrag der Sportmedizin für die Prävention und Rehabilitation von Koronarerkrankungen (The Contribution of Sports Medicine to the Prevention and Rehabilitation of Coronary Diseases)
    H. Reindell 12

III Haupt- und Korreferate zum Thema:

Präventive und rehabilitative Sportmedizin in der technisierten Umwelt
Preventive and Rehabilitative Sports Medicine in the Technicized Environment

Training und Sport als Mittel der präventiven Medizin in der technisierten Umwelt (Training and Sports as Preventive Measures in the Technicized Environment)
    P. E. Nowacki 28

Hormonelle Regulation bei Ausdauer- und Kurzzeitbelastung (Hormonal Regulation During Endurance and Short-term Exercise)
    H. Weicker 42

Training als Mittel der rehabilitativen Kardiologie in der technisierten Umwelt (Training as a Method of Rehabilitative Cardiology in the Technicized Environment)
    R. Rost 51

Influence of Physical Training on Cardiac Structure and Function in Patients with Ischemic Heart Disease (Einfluß einer Bewegungstherapie auf die kardiale Funktion bei Koronarkranken)
  L. Vanhees, R. Fagard and A. Amery 60

IV Haupt- und Korreferate zum Thema:

Ergometrische Diagnostik · Ergometric Diagnosis

Laufbandergometrie zur Leistungsdiagnostik im Spitzensport (Treadmill Ergometry and Performance Diagnostics in Top-Class Sport)
  W. Kindermann.. 68

Zur Standardisierung der Laufbandergometrie (Standardization of Treadmill Ergometry)
  H. Heck und W. Hollmann 81

Fußkurbelergometrie in der präventiven und rehabilitativen Medizin (Bicycle Ergometry in Preventive and Rehabilitative Medicine)
  H. Löllgen, H. Wollschläger und K. Nitsche 88

Korrelation zwischen Ergo-EKG und Koronarangiogramm (Relationship Between Exercise Electrocardiogram and Coronary Angiogram)
  A. Berg und L. Samek 104

V Hauptreferate zum Thema:

Umwelt und Sport · Environment and Sport

Chemische Schadstoffe in der Luft und ihre mögliche Wirkung auf den Menschen (Chemical Pollutants in the Air and Their Possible Effects on Human Health)
  K. Zastrow, H. Rüden und I. Fülle 112

Chemische Umweltnoxen der Luft und ihre potentiellen Auswirkungen auf sportliche Leistungen (The Potential Influence of Environmental Pollutants on Physical Performance)
  L. Röcker, I.-W. Franz und H. Mellerowicz 119

VI Haupt- und Korreferate zum Thema:

Verletzungen und Schäden der Skelettmuskulatur
Acute and Chronic Injuries of the Skeletal Muscles

Verletzungen und Schäden der Skelettmuskulatur: Nomenklatur, Häufigkeit, Charakteristika (Acute and Chronic Injuries of the Skeletal Muscles: Nomenclature, Frequency, and Characteristics)
  W. Groher 130

Diagnostik und Behandlung der sogenannten Muskelzerrung (Diagnosis and Treatment of "Pulled Muscles")
H.-W. Müller-Wohlfarth und H.-J. Montag 136

Indikation zur operativen Behandlung von Verletzungen und Schäden der Skelettmuskulatur (Indications for Operative Treatment in Skeletal Muscle Injuries)
H. Hess 141

Gibt es den Immobilisationsschaden der Skelettmuskulatur? (Skeletal Muscles and Immobilization — Evidence for Immobilization Injury)
H.-J. Appell 147

Akute und chronische Kompartmentsyndrome im Sport (Acute and Chronic Tibial Compartment Syndromes in Sportsmen)
P. G. Schneider 153

VII Haupt- und Korreferate zum Thema:

Verletzungen und Schäden am passiven Bewegungsapparat bei Kindern und Jugendlichen (ohne Morbus Scheuermann)

Acute and Chronic Injuries of the Passive Locomotor System in Children and Adolescents (Excluding Scheuermann's Disease)

Verletzungen und Schäden am passiven Bewegungsapparat bei Kindern und Jugendlichen: Entwicklung, Vulnerabilität, limitierende Faktoren (Acute and Chronic Injuries of the Passive Locomotor System in Children and Adolescents: Development, Vulnerability, Limitations)
H. Schoberth 160

Verletzungen in der Wachstumsfuge: Diagnostik und Behandlung (Injuries of the Epiphyseal Line: Diagnosis and Treatment)
H. Krahl 166

Apophysenverletzungen: Diagnostik und Behandlung (Injuries of the Apophyses: Diagnosis and Treatment)
K. Steinbrück und H. Krahl 169

Chondropathien unter besonderer Berücksichtigung der Chondropathia patellae (Chondropathias, Under Special Consideration of Chondropathia Patellae)
W. Puhl und E. Neusel 176

VIII Freie Vorträge:

Orthopädie/Traumatologie · Orthopedics/Traumatology

Verletzungs- und Schadensmuster der Skelettmuskulatur beim Fußballsport (Patterns of Skeletal Muscle Injuries in Footballers)
J. Aeckerle und J. Heisel 184

Diagnostik und konservative Therapie der Muskelverletzungen im Sport
(Diagnosis and Conservative Treatment of Muscle Injuries in Sportsmen)
J. Paulsen, P. Bernett, C. Feldmeier und O. Paar 189

Die Therapie der Muskelverletzungen beim Sportler (Therapy of Muscle Injuries in Sportsmen)
O. Paar, P. Bernett und J. Paulsen 194

Das stumpfe Knorpeltrauma – Modell für die Entstehung einer Chondropathie
(Blunt Cartilage Trauma: Model for Pathogenesis of Chondromalacia)
W. Noack und E. Lambiris 200

Sportinduzierte Epiphysenfugenverletzungen bei Kindern und Jugendlichen
(Sport-Induced Epiphyseal Injuries in Children and Adolescents)
A. Pfister und W. Pförringer 206

Sporttraumatologische Epidemiologie des sporttraumatologisch relevanten Patientengutes der Orthopädischen Klinik München von 1968–1983 (Sport-Induced Injuries: Analysis of Epidemiology in the Patients of the Orthopedic Clinic, Munich, from 1968 to 1983)
A. Pfister, W. Pförringer und B. Rosemeyer 210

Unsere Erfahrungen mit der primären ambulanten Bandnaht in Peroneus-suralis-Blockade bei lateralen Bandverletzungen des oberen Sprunggelenkes bei Sportlern (Experience with Primary Ambulant Operative Reconstruction Under Peroneus-Suralis-Blockade in Acute Injuries of the Lateral Collateral Ligament of the Ankle Joint in Sportsmen)
F. Farid, T. Witwity und B. Gödel 215

Postoperative Behandlung der fibularen Bandverletzungen (Postoperative Treatment of Injuries of the Fibular Ligaments)
P. Koydl, W. Heipertz, L. Zichner und M. Starker 222

Kniebandverletzungen im alpinen Skilauf (Knee Ligament Injuries Occurring During Alpine Skiing)
H. Mellerowicz, P. Spich und M. Weigert 227

Sportschäden der Kniegelenksmenisci bei Kindern und Jugendlichen (Sports Injuries of the Menisci of the Knee in Children and Adolescents)
J. Heisel, B. Schwarz und E. Schmitt 232

Patellaspitzensyndrom bei Sportlern (Patellar Syndrome in Sportsmen)
J. Heisel und J. Aeckerle 238

Die Insertion des Ligamentum patellae an der Tuberositas tibiae – eine Schwachstelle sportlicher Belastung im Wachstumsalter (The Insertion of the Patellar Ligament on the Tibial Tuberosity: A Weak Point in Sporting Activity During Growth)
A. S. Behfar und H. J. Refior 244

Endogene Disposition oder zwangsläufige Belastungsfolge? – Zur Wertung der sportartspezifischen Belastung für die Genese des Sportschadens am Beispiel des Hammerwerfens (Endogenous Disposition or Inevitable Consequence of Stress?

The Etiological Importance of Stress Specific to a Particular Sport: Illustrated by the Example of Hammer-Throwing)
    G. Beumer, A. Klümper und M. Menge 243

Die Häufigkeit von Überlastungsschäden an der unteren Extremität bei jugendlichen Turniertennisspielern (The Incidence of Stress Injuries of the Lower Extremity in Young Tournament Tennis Players)
    J. Sarnow und H. Laturnus 255

Sportverletzungen und Sportschäden im Basketball (Acute and Chronic Basketball Injuries)
    M. Geus, G. Beumer und M. Menge 259

Die Druck- und Kontaktverläufe im Talo-Navikular-Gelenk unter verschiedenen Funktionen (Pressure and Contact Areas in the Talonavicular Joint During Different Functions)
    E. Hille und K.-P. Schulitz 264

Überlastungsreaktionen und -schäden des Fußes (Overstress Reactions and Lesions of the Foot)
    K. H. Graff, H.-J. Schomaecker und H. Krahl 269

Die Nachbehandlung von Sportschäden und Sportverletzungen nach operativen Eingriffen aus orthopädischer Sicht (Postoperative Orthopedic Treatment of Acute and Chronic Sport Injuries)
    K. H. Graff und H. Krahl 277

Sport für Körperbehinderte – Konsequenzen einer Bestandsaufnahme in einem Behindertensportverband (Sport for the Physically Handicapped: Consequences of a Review of the Situation in a Sports Association for the Physically Handicapped)
    G. Freiherr von Salis-Soglio 282

Leistung und Belastbarkeit im Kindes- und Jugendalter – Vergleichende Untersuchungen zum Basissportunterricht der Schulen, zum Sportförderunterricht und einem leistungsmäßig durchgeführten Ballettunterricht (Performance and Capacity in Childhood and Adolescence: Comparative Studies of Normal School Sport Classes, Special Sport Classes, and a Ballet Class)
    W. Haas, H.-D. Allescher und P. Bernett 284

Zur Verletzungsprävention im Stabhochsprung unter besonderer Berücksichtigung des Sportgerätes (Prevention of Injuries in Pole Vaulting, Under Special Consideration of Equipment)
    K. Wehmeyer, A. Fels, H. Nöcker und H. de Marées 290

IX Freie Vorträge:

Physiologie · Physiology

Einflußgrößen des Sports auf die Elektrolytkonzentration im Schweiß (Influence of Sport on the Concentration of Electrolytes in Sweat)
    D. Böhmer, P. Ambrus und A. Szögy 298

Der Elektrolythaushalt und seine hormonelle Beeinflussung bei Volleyball-Bundesligaspielen (Influence of Hormones on Electrolyte Levels During First Division Volleyball Matches)
    U. Künstlinger, H.-G. Ludwig, E. Zimmermann und J. Stegemann 303

Plasma-Kaliumkonzentration als Kriterium der Ausbelastungssituation? (Is Plasma Potassium Concentration a Criterion of Physical Strain?)
    M. W. Busse, N. Maassen und D. Böning 310

Einfluß eines Höhenaufenthaltes und Höhentrainings auf den erythrozytären O_2-Transport und auf Leistungsparameter (Influence of Altitude and Altitude Training on Red Cell O_2 Transport and Exercise Performance)
    H. Mairbäurl, W. Schobersberger, E. Humpeler und E. Raas 316

Die Auswirkungen einer 7tägigen Dauerimmobilisation auf die O_2-Aufnahmekinetik (Effects of Continuous 7-Day Immobilization on Oxygen Uptake Kinetics)
    D. Eßfeld, U. Hoffmann und J. Stegemann 321

Einfluß von Cl^--Verschiebungen auf die Sauerstoffbindungskurve während körperlicher Arbeit (Influence of Cl^- on Hb-O_2 Affinity During Exercise)
    W. Schmidt, F. Trost und D. Böning 327

Der Einfluß körperlicher Aktivität auf das plasmatische Gerinnungssystem (Influence of Physical Exercise on the Blood Coagulation System)
    L. Röcker, B. Stiege-Quast, H.-J. Schwandt und J. Quast 332

Zur Kälteadaptation während körperlicher Leistung – Vorläufige Ergebnisse (Adaptation to Cold During Physical Activity: Preliminary Results)
    P. Vogelaere, S. Bekaert, R. Leclercq, M. Brasseur, A. Quirion und S. Dulac 339

Dynamik der orthostatischen Frühregulation bei ausdauertrainierten Sportlern (Dynamics of Early Orthostatic Control in Endurance-Trained Sportsmen)
    H. Pessenhofer, G. Schwaberger, N. Sauseng und T. Kenner 347

Zur dynamischen Sehschärfe als leistungsbeeinflussende Größe im Sport (Dynamic Visual Acuity as a Performance-Influencing Factor in Sport)
    G. Tidow, K. D. Wühst und H. de Marées 353

X Freie Vorträge:

Biochemie · Biochemistry

Herz-Kreislauf-Verhalten und Plasmakatecholamine bei fahrradergometrischer Belastung und adrenerge Regulationsuntersuchungen an mononukleären Blutzellen bei adrenalektomierten Patienten (Effect of Bicycle Ergometry on Cardiovascular Performance and Plasma Catecholamine Response in Adrenalectomized Patients and Adrenergic Regulation of Their Mononuclear Cells at Rest)
    D. Barwich, A. Grauer, W. Bieger und H. Weicker 360

Zum Verhalten von Alpha-Adrenorezeptoren an intakten Thrombozyten bei Ausdauertrainierten, untrainierten Kontrollpersonen und Kraftsportlern (Behavior of Alpha-Adrenoreceptors on Intact Platelets in Endurance-Trained Subjects, Statically Trained Athletes, and Control Subjects)
    M. Lehmann, P. Schmid und J. Keul 367

Verhalten von Plasmakatecholaminen, Herzfrequenzen, Laktatspiegel und Sauerstoffaufnahme bei dynamisch Trainierten, statisch Trainierten und Untrainierten während stufenweiser Fahrradergometrie (Plasma Catecholamine Responses, Heart Rate, Lactate Levels and Oxygen Uptake in Dynamically Trained Subjects, Statically Trained Weight Lifters and Untrained Control Subjects During Incremental Bicycle Ergometry)
    M. Lehmann, P. Schmid, E. Jakob und J. Keul 372

Katecholaminspiegel, psychische Aktivierung und Wettkampfstabilität (Catecholamine Levels, Psychic Activation and Stability of Competition Performance)
    E. Zimmermann, M. Donike und W. Schänzer 377

Physischer Trainingszustand und psycho-emotionaler Streß im Autorennsport (Physical Performance Capacity and Psycho-Emotional Stress in Motor Racing)
    G. Schwaberger, H. Pessenhofer, W. Wolf, H. Gleispach, N. Sauseng, Ch. Frisch, M. Reinprecht, M. Lehmann, G. Huber und P. Schmid 382

Untersuchung unterschiedlicher Modelle der Laktatdiffusion vom Muskel ins Blut bei körperlicher Arbeit (Investigation of Different Modes of Lactate Diffusion from Skeletal Muscle into the Blood During Physical Activity)
    H. Pessenhofer, G. Schwaberger, N. Sauseng und T. Kenner 387

Trainingseinflüsse auf die Einstellung der arteriellen Laktatkonzentration während einstündiger Fahrradergometerbelastung (Influence of Training on Arterial Lactate Concentration During One Hour of Bicycle Ergometry)
    E. Kanzow, U. Hillmer-Vogel und H. H. Langer 392

Das Verhalten der Plasmamyoglobinkonzentration bei Fahrradergometerbelastung (Plasma Myoglobin Concentration During Bicycle Ergometry)
    H. H. Langer, C. Fisseler, U. Hillmer-Vogel, H. Kaiser, K. Schünemann und E. Kanzow 397

Belastungshypermyoglobinämie bei Sportlern unterschiedlicher Disziplinen – Eine vergleichende Studie (Postexercise Hypermyoglobinemia in Sportsmen: A Comparative Study in Different Disciplines)
    E. Malewski, D. Barwich und H. Weicker 405

Muskuläre Leistungsfähigkeit, Myoglobin und β_2-Mikroglobulin im Plasma von Dialysepatienten bei fahrradergometrischer Belastung (Muscular Work Capacity and Myoglobin and β_2-Microglobulin in the Plasma of Dialysis Patients During Exercise on a Bicycle Ergometer)
    W. Huber, E. Marquard, D. Barwich und H. Weicker 411

Serumenzymaktivitätsänderungen als Folge von Ausdauerbelastungen und die Adaptation dieser Veränderungen durch ein Training (Changes of Serum Enzyme Activity Following Endurance Exercise and Their Adaptation by Training)
    W. Kattwinkel und H. Rieckert 416

Einfluß einer biologischen Wirkstoffkombination auf die belastungsinduzierte Immunreaktion bei Ausdauersportlern (Influence of a Biological Preparation on the Exercise-Induced Immunological Response in Endurance-Trained Sportsmen)
A. Berg, M. Lais, G. Huber und J. Keul 423

Der Einfluß von extremen Ausdauerbelastungen auf den Eiweißstoffwechsel des Menschen mit besonderer Berücksichtigung des Immunsystems (The Influence of Extreme Endurance Loads on the Human Protein Metabolism, Under Special Consideration of the Immune System)
W. Lindner und K. Jung 429

Hormonelle und metabolische Antwort auf wiederholte Sprint- und Ausdauerbelastung bei Schwimmern (Hormonal and Metabolic Reaction to Repeated Sprint and Distance Swimming)
M. Weiß, M. Jockers, H. J. Gath und H. Weicker 434

Einfluß verschiedener Ernährungsformen auf die Fettmobilisation unter körperlicher Belastung in vivo und auf die Fettgewebsmobilisation in vitro (Influence of Different Diets on Lipid Mobilization During Exercise In Vivo and on Lipid Tissue Mobilization In Vitro)
H. Kather und E. Wieland 441

Training bei hypokalorischer Kost (Training and Calorie-Restricted Diet)
A. Wirth, C. Diehm, H. Zappe, F. Hack, I. Vogel und E. Kern 445

Bioluminetrische Bestimmung von Glycerin und freien Fettsäuren im Serum. Neue hochempfindliche Methoden für Fettstoffwechseluntersuchungen unter körperlicher Belastung (Bioluminescent Determination of Glycerol and Free Fatty Acids in Serum Samples: Newly Developed Ultrasensitive Tools for Studying Fat Metabolism During Exercise)
E. Wieland und H. Kather 450

Technik und Anwendung der Katecholaminbestimmung im Urin und im Plasma mit der HPLC (Technique and Application of Catecholamine Estimation in Urine and Plasma by HPLC)
R. Pluto, M. Feraudi und H. Weicker 454

XI Freie Vorträge:

Hormone · Hormones

Das Verhalten der Schilddrüsenhormone unter körperlicher Belastung. Eine Studie zum peripheren Hormonstoffwechsel (Changes in Thyroid Hormone Metabolism During Exercise: A Study of Peripheral Hormone Metabolism)
C. Köhnlein, F. Kokenge und H. Rieckert 462

Unterschiedliche Reaktionen des endokrinen Systems und des Stoffwechsels bei aktiver und passiver Regeneration nach Ergometerbelastung (Influence of Active versus Passive Recovery After Ergometric Exercise on Fat Metabolism and Hormonal Regulation)
U. Keilholz, J. Weidner, M. Weiß und H. Weicker 469

Verhalten von Streßhormonen beim Bergsteigen in mittleren Höhen (Response of Stress Hormones to Mountaineering at Intermediate Altitudes)
  N. Bachl, A. Hammerle, F. Berghold, A. Engel und M. Maierhofer 476

Streßhormonkonzentrationen und deren interindividuelle Varianz im Blut von Sportlern bei Doppelbelastungen (Stress Hormone Concentrations and Their Interindividual Differences in Sportsmen After Two Conservative Sport-Specific Tests)
  D. Barwich, M. Weiß und H. Weicker 481

Plasma-Prolaktin unter körperlicher Belastung: Klinische Konsequenzen (Exercise-Induced Changes in Plasma Prolactin Levels: Clinical Consequences)
  K. G. Wurster, E. Keller, M. Zwirner, A. E. Schindler, B. Horrer, M. Liebenau, M. Schrode und H.-Ch. Heitkamp 487

Prolaktinverhalten als Längsschnittstudie bei Hochleistungssportlerinnen (Behavior of Prolactin in a Longitudinal Study of High-Performance Female Athletes)
  U. Korsten-Reck, E. Winter, P. Schmid, M. Breckwoldt, P. Burmeister und J. Keul 492

Sport konditioniert die hypothalamische Zyklusregulation (Influence of Sport on the Hypothalamic Regulation of Menstruation)
  A. S. Wolf, T. Sir-Petermann, M. Grünert und R. Benz 499

Die Normbereiche für Testosteron- und Epitestosteron-Urinspiegel sowie des Testosteron-/Epitestosteron-Quotienten (Normal Ranges of Urinary Testosterone and Epitestosterone Levels and of the Testosterone/Epitestosterone Ratio)
  M. Donike, B. Adamietz, G. Opfermann, W. Schänzer, J. Zimmermann und F. Mandel 503

Die Suppression der endogenen Androgenproduktion durch Methandienon (The Suppression of Endogenous Androgen Production by Methandienone)
  M. Donike, H. Geyer, W. Schänzer und J. Zimmermann 508

XIII Freie Vorträge:
Sport und Gesundheit · Sport and Health

Trainingseffekt eines „Aerobic-Programms" im Vergleich zum „Trimm-Trab mit Gymnastik" (The Effect of an "Aerobic Program" Compared to a "Jogging Program with Calisthenics")
  K. Scheib, G. Schmid, H.-Ch. Heitkamp und D. Jeschke 514

Trainierbarkeit der aeroben Ausdauer bei Rauchern und Nichtrauchern (Improvement of Aerobic Capacity in Smokers and Nonsmokers by Endurance Training)
  H.-Ch. Heitkamp, B. Wahler, G. Schmid und D. Jeschke 522

Gesundheitsbezogene Angebote in Prävention und Rehabilitation im Rahmen der Turn- und Sportvereine (Prevention and Rehabilitation of Various Diseases by Training Programs: Organizational Aspects)
  H.-G. Ilker 528

Verhalten der Lipoproteine und Apo-Lipoproteine bei Untrainierten und Ausdauertrainierten (Behavior of Lipoproteins and Apolipoproteins in Untrained and Endurance-Trained Subjects)
T. Kullmer, U. Müller, G. Sroka und W. Kindermann 533

Schwangerschafts- und Geburtsverlauf bei Leistungssportlerinnen (Course of Pregnancy and Labor in High-Performance Sportswomen)
A. Berg, B. B. Schaller, U. Korsten-Reck und J. Keul 540

Über die Notwendigkeit der Steuerung der Belastungsintensität im Breitensport (The Necessity of Controlling the Intensity of Exercise in Recreational Sport)
K. Völker, M. Gracher, T. Wibbels und W. Hollmann 547

Auswirkungen eines 6wöchigen Minimaltrainingsprogramms an isokinetischen Trainingsgeräten auf die körperliche Fitness untrainierter Erwachsener (Effects of a 6-Week Minimal Training Program Using Isokinetic Equipment on the Physical Fitness of Untrained Adults)
D. Lagerström, A. Geist und W. Hollmann 553

Herzfrequenztelemetrie bei Golf (Heart Rate Telemetry During Golf)
W. Hilmer, A. Büchner und H.-W. Bindig 560

XIII Freie Vorträge:

Innere Medizin · Internal Medicine

Verhalten von Histamin und Noradrenalin bei zweimaliger Laufbelastung im Hinblick auf belastungsabhängige Magen- und Atembeschwerden (Behavior of Histamine and Noradrenaline During Double Running Exercise with Regard to Exercise-Dependent Gastric and Respiratory Complaints)
W. Hilmer, K.-H. Leppik, P. Mitznegg und H.-W. Bindig 568

Aerobes Ergometertraining bei Patienten mit dialysepflichtiger Niereninsuffizienz (Aerobic Ergometric Training in Patients on Hemodialysis)
O. C. Burghuber, Ch. Punzengruber, Ch. Leithner und P. Haber 574

Körperzusammensetzung und kardiopulmonale Leistungsfähigkeit bei chronischen Dialysepatienten und bei Nierentransplantierten (Body Composition and Cardiopulmonary Work Capacity in Chronic Hemodialysis Patients and Renal Transplant Recipients)
R. Krause, W. Pommer, H. Römer und G. Schultze 579

Leistungsvermögen und Trainierbarkeit des kardiopulmonalen Systems und Stoffwechsels bei Dialyse-Patienten (Capacity and Trainability of the Cardiopulmonary System and the Metabolism in Hemodialysis Patients)
E. D. Lübs und H. J. Tönnis 584

Hämorheologische Veränderungen nach körperlichem Training (Physical Training Improves Blood Flow in Patients with Intermittent Claudication)
C. Diehm, G. Gallasch, A. Wirth, H. Mörl und G. Schettler 589

Systematisches aerobes Bewegungstraining verbessert die Ausdauerleistungsfähigkeit bei Patienten mit chronisch obstruktiven Lungenerkrankungen (Systematic Aerobic Exercise Training (AET) Improves the Exercise Capacity in Patients with Chronic Obstructive Lung Disease (COLD))
P. Haber und O. Burghuber 598

Ausdauersport im pneumologischen stationären Heilverfahren (Endurance Activities During Inpatient Pneumonologic Treatment)
U. Börngen 603

Kontinuierliche EEG-Ableitung unter submaximaler fahrradergometrischer Belastung epilepsiekranker Kinder (Continuous EEG Recording During Submaximal Bicycle Ergometry in Epileptic Children)
B.-K. Jüngst, M. Spranger, M. Rochel, D. Schranz und H. Stopfkuchen 609

XIV Freie Vorträge:

Ergometrie · Ergometry

Die Herzfrequenz auf submaximalen Belastungsstufen ist nicht repräsentativ für die maximale Leistungsfähigkeit (Heart Rate at Submaximal Work Loads is Not Representative of Maximal Exercise Capacity)
D. H. Petzl, P. Haber, C. Popow, F. Haschke und E. Schuster 614

Herzfrequenzverhalten während einer Standardleistung von 1 Watt/kg Körpergewicht bei Kindern, Jugendlichen und Erwachsenen (Heart Rates of Children, Adolescents, and Adults During a Standard Ergometric Load of 1 Watt/kg Body Weight)
B. Agrawal und I.-W. Franz 618

Blutdruck- und Herzfrequenzverhalten während Ergometrie bei männlichen untrainierten, normotensiven Probanden im Alter von 12 bis 15 Jahren (Blood Pressure and Heart Rate During Ergometry in Untrained Normotensive Males Ages 12–15 Years)
D. Wiewel, I.-W. Franz und H. Mellerowicz 624

Vergleichende Ergometrische Untersuchungen über das Blutdruck- und Herzfrequenzverhalten bei ausdauertrainierten Langstreckenläufern und untrainierten Probanden (Comparative Ergometric Investigation of the Blood Pressure and Heart Rate of Long-Distance Runners and Untrained Subjects)
F. Boldt, J.-L. Doreste und I.-W. Franz 630

Bestimmungen der aeroben und anaeroben Kapazität bei jugendlichen Straßen-, Bahn- und Querfeldein-Radrennsportlern (Determination of Aerobic and Anaerobic Work Capacity in Adolescent Road, Track, and Cross-Country Cyclists)
A. Szögy, B. Linzbach, D. Böhmer und P. Ambrus 637

Wertigkeit der Fahrradergometrie zur Trainingssteuerung und Beurteilung der Leistungsfähigkeit bei Schwimmern und Schwimmerinnen (The Value of Bicycle Ergometry for Regulation of Training and Assessment of Performance in Male and Female Swimmers)
K. Steinbach, G. Coen, W. M. Schmitt und W. Kindermann 642

Die Beziehung zwischen der aerob-anaeroben Schwelle und der PWC 170 im Vita-maxima-Test auf dem Fahrradergometer (Relationship Between the Aerobic-Anaerobic Threshold and the PWC 170 in the Vita Maxima Test on the Bicycle Ergometer)
    J. Heid und K. E. Zipf 649

PWC 170 und aerob-anaerober Übergang (fahrradergometrische Untersuchungen) (PWC 170 and Aerobic-Anaerobic Transition: Bicycle Ergometer Investigations)
    G. Schwaberger, H. Pessenhofer, N. Sauseng, P. Schmid und T. Kenner 655

Das Verhalten des Laktats in Standardtest nach Hollmann/Venrath und in einem zweistufigen Test (à 10 min) in einem einwöchigen akuten „Überbelastungsversuch" (Influence of a 1-Week-"Overload-Training" Program on Blood Lactic Acid Concentration During the Hollmann/Venrath Test and During a Two-Step Test)
    J. Schöner-Kolb, A. Mader und H. Liesen 660

XV Freie Vorträge:
Rehabilitative Kardiologie · Rehabilitative Cardiology

Vierjähriger Erfahrungsbericht der kardialen Rehabilitation in Münster: Statistische Auswertung der Veränderung der koronaren Risikofaktoren und weiterer kardialer Parameter (Four-Year Report of the Cardiac Rehabilitation Program in Münster: Statistical Evaluation of Change in Coronary Risk Factors and Other Cardiac Parameters)
    A. Fromme, H.-M. Kretzer, J. Heid, K. Pelz und K. E. Zipf 668

Auswirkungen regelmäßiger körperlicher Ertüchtigung auf die Rehabilitation nach Herzinfarkt − Longitudinalstudie über 12 Jahre (The Effects of Regular Physical Training on Rehabilitation After Myocardial Infarction: A Longitudinal Study Over 12 Years)
    B. Schumann und K. Jung 674

Rehabilitatives Training mit Frauen im Postinfarktstadium (Rehabilitative Training of Women After Myocardial Infarction)
    A. Drews und S. Drews 679

Arterielle Laktatspiegel und Trainingsherzfrequenzen während Bewegungstherapie bei Herzinfarktpatienten (Arterial Lactic Acid Level and Heart Rate During Physical Training in Patients with Myocardial Infarction)
    K. Meyer und H. Weidemann 685

Vergleichende fahrradergometrische und langzeitelektrokardiographische Untersuchungen bei Herzinfarktpatienten im Flachland und in unterschiedlichen mittleren Höhen (Comparative Bicycle-Ergometric Testing and Holter Monitoring in Coronary Patients at Sea Level and at Various Moderate Altitudes)
    R. Jacob, D. Lagerstrøm, R. Rost und W. Hollmann 694

Untersuchungen zur Belastbarkeit von Patienten nach Herzklappenoperationen im Rahmen ambulanter Koronargruppen (Investigations of Performance Capacity and Trainability After Valvular Replacement)
    H. Seibert, H. Rösch und R. Rost 699

Zur Wirkung einer akuten und chronischen Ausdauerleistung auf das Blutdruckverhalten bei Hochdruckkranken (The Effects of Acute and Chronic Endurance Exercise on Blood Pressure in Hypertensive Patients)
R. Ketelhut und I.-W. Franz 704

Verbesserung der diastolischen Ventrikelfunktion (Wandsteifigkeit) durch Ausdauertraining. Ein Beitrag zur Rehabilitation nach Infarkt? (Improvement of Left Ventricular Diastolic Function by Endurance Exercise. A Contribution to Rehabilitation After Infarct?)
J. Staiger, H.-H. Dickhuth und J. Keul 709

XVI Freie Vorträge:
Kardiologie · Cardiology

Differentialdiagnose der Herzvergrößerung — Bedeutung der Sportanamnese zur Abgrenzung der physiologischen und der pathologischen Herzvergrößerung (Differential Diagnosis of Increased Heart Size: The Significance of the Sports Anamnesis in the Differentiation Between Physiological and Pathological Enlargement)
R. Walther, W. Schmitt und W. Kindermann 716

Läßt sich aus der maximalen physiologischen Herzhypertrophie ein absolutes kritisches Herzgewicht ableiten? (Is It Possible to Determine an Absolute Critical Heart Weight from the Maximum Physiological Cardiac Hypertrophy?)
H. H. Dickhuth, E. Jakob, K. Wink, T. Bonzel, J. Keul und H. Just 722

Zur Frage der Möglichkeit der Schlagvolumenbestimmung mittels der ein- und zweidimensionalen Echokardiographie in Ruhe und unter dynamischer Belastung (Determination of Stroke Volume by M-Mode and Two-Dimensional Echocardiography at Rest and During Dynamic Exercise)
J. Satomi und R. Rost 728

QT-Verhalten bei Ausdauertrainierten in Differentialdiagnose (The Differential Diagnostic Importance of the QT Interval in Endurance-Trained Subjects)
H.-W. Bindig und W. Hilmer 732

Verhalten der körperlichen Leistungsfähigkeit und des Metabolismus unter chronischer Gabe eines Calcium-Antagonisten (Work Capacity and Metabolism During Chronic Administration of a Calcium Antagonist)
W. Schmitt, O. Salas-Fraire, A. Wölfing und W. Kindermann 738

Die konzentrationsabhängige Wirkung verschiedener β-Rezeptorenblocker auf Herzfrequenz, Glukose, Katecholamine und Hormone während fahrradergometrischer Ausdauerbelastung (Dose-Dependent Effect of Different β-Receptor Blockers on Heart Rate, Glucose, Catecholamines and Hormones During Prolonged Bicycle Ergometric Exercise)
P. Koebe, R. Rost, A. Reinke, M. Nagel und U. Merten 744

Untersuchungen zum Einfluß von β-Rezeptorenblockern, Calciumantagonisten und Diuretika auf die Belastbarkeit des Hypertonikers (The Influence of β-Receptor Blockers, Calcium Antagonists and Diuretics on the Cardiac Loading Capacity and Exercise Pressure in Hypertensives)
A. Reinke, R. Rost, K. Droese und K. De Meirleir 751

Verhalten des Serum-Kaliums bei körperlicher Belastung unter chronischer Beta-Blockade (The Behavior of Serum Potassium During Physical Exercise Under Chronic Beta-Blockade)
T. Kullmer, W. Schmitt und W. Kindermann 757

Training mit initialer β-Rezeptorenblockade als Therapie von juvenilen Grenzwerthypertonikern (Endurance Training and Initial β-Receptor Blockade as Therapy in Young Borderline Hypertensives)
H. Hörtnagl, H. Baumgartner, C. J. Wiedermann, J. Strießnig, G. Lücke und E. Raas 763

XVII Freie Vorträge:
Leistungssport · High-Performance Sports

Wettkampf- und Trainingssteuerung von Marathonläuferinnen und -läufern mittels leistungsdiagnostischer Feldtestuntersuchungen (Regulation of Training and Competition Speeds for Marathon and Other Long-Distance Runners Using Aerobic Graded Field Tests)
R. Föhrenbach, A. Mader, H. Liesen, H. Heck, E. Vellage und W. Hollmann 770

Beurteilung der aeroben Kapazität im Feldtest (12-Minuten-Lauftest) im Vergleich zur Laufbandergometrie (Assessment of Aerobic Capacity in a Field Test (12 Minutes Running) in Comparison with a Treadmill Exercise Test)
B. Weiler, J. Hock, G. Klenk, T. Kullmer und W. Kindermann 778

Vergleich der Laufzeiten zwischen anaerobem Laufbandtest und wettkampfmäßigem 400-m-Lauf bei nicht spezifisch Trainierten (Comparison of Running Times in an Anaerobic Treadmill Test and in a 400 m Run Under Competitive Conditions in Nonspecifically Trained Subjects)
O. Salas-Fraire, G. Klenk, J. Hock, B. Weiler und W. Kindermann 784

Verhalten von Pulsfrequenz und Laktat bei unterschiedlicher Beschaffenheit der Laufstrecke im Vergleich zum Laufband mit verschiedenen Anstiegswinkeln (Behavior of Heart Rate and Lactate in Running Subjects: Comparison of Tracks with Different Surface Qualities and a Treadmill with Varying Inclination)
H. Heck, R. Müller, S. Mücke und W. Hollmann 789

Untersuchungen über die Bestimmung der Leistungsfähigkeit von Ruderern mit einem Mehrstufentest und einem Zweistufentest bei der Ruderspiroergometrie (Determination of the Performance Capacity of Rowers in Rowing Spiroergometry with a Multistage Test and a Two-Stage Test)
J. M. Steinacker, T. R. Marx, U. Marx, M. Grünert, W. Lormes, K. Neumann und R. E. Wodick 797

Sauerstoffverbrauch und Wirkungsgrad beim Rudern (Oxygen Consumption and Efficiency in Rowers)
    J. M. Steinacker, T. R. Marx und U. Marx 803

Die Beziehung zwischen dem relativen Herzvolumen und der maximalen Laufgeschwindigkeit bzw. der aerob-anaeroben Schwelle als Leistungsparameter bei Fußball- und Handballspielern (The Relationship Between Relative Heart Volume and Maximum Running Speed or Aerobic-Anaerobic Threshold as Parameter in Football and Handball Players)
    H. Gieselmann und K.-E. Zipf 809

Bestimmung verschiedener aerob-anaerober Schwellen und ihre Überprüfung im Dauertest, durchgeführt an 16 Mittel- und Langstreckerläufern und 10 Langstreckenläuferinnen (Definition of Different Aerobic-Anaerobic Thresholds and Their Determination in an Endurance Test Performed on 16 Male Middle- and Long-Distance Runners and 10 Female Long-Distance Runners)
    M. Hedtkamp, M. Götte und K.-E. Zipf 813

Verhalten von Laktat, Atem- und Blutgasen an der aeroben und anaeroben Schwelle (Behavior of Lactate, Respiratory Gas Exchange, and Blood Gas Levels at the Aerobic-Anaerobic Threshold)
    G. Simon, R. Haaker, K. Jung und J. Bockhorst 819

XVIII Symposium:
Bewegung und Krankengymnastik als Mittel der Rehabilitation
Exercise and Physical Therapy as Means of Rehabilitation

Bewegungstherapie bei körperbehinderten Kindern mit Zerebralparese
Exercise Therapy in Physically Handicapped Children with Cerebral Paresis

Bewegungsübung und Koordinationsschulung bei Kindern mit zerebraler Parese (Motor Coordination Training in Children with Cerebral Paresis)
    G. Doll-Tepper 830

Therapeutisches Reiten bei Zerebralparesen (Therapeutic Riding in Patients with Cerebral Paresis)
    W. Kuprian 835

Bandverletzungen und ihre Rehabilitation · Rehabilitation after Ligament Injuries

Maßnahmen zur Wiederherstellung der Sportfähigkeit nach Bandverletzungen (Steps for Rehabilitation After Ligament Injuries)
    R. Wolff und D. Rogmans 842

Krankengymnastische Behandlungsmethoden nach konservativ bzw. operativ behandelten Bandverletzungen (Methods of Physical Therapy in Conservatively and Operatively Treated Ligament Injuries)
    L. Meissner 849

Entmüdung nach anstrengender körperlicher Leistung
Relaxation After Strenuous Physical Activity

Aktive Erholung nach körperlicher Leistung (Active Relaxation After Physical Activity)
    H. Reichardt 856

Gesichertes und Kontroverses zum Krafttraining
Established and Controversial Aspects of Strength Training

Dosiertes Krafttraining zur Rehabilitation bei Sportverletzungen (Step-by-Step Strength Training for Rehabilitation After Sports Injuries)
    V. Kottmann 862

Mitarbeiterverzeichnis
List of Contributors

Die Seitenzahlen nach den Namen der Beitragsautoren verweisen jeweils auf die erste Seite des Beitrages /
The page numbers following the contributors' names indicate the first page of their contribution

Adamietz B 503
Aeckerle J 184, 238
Agrawal B 618
Allescher H-D 284
Ambrus P 298, 637
Amery A 60
Appell H-J 147

Bachl N 476
Barwich D 360, 405, 411, 481
Baumgartner H 763
Behfar AS 244
Bekaert S 339
Benz R 499
Berg A 104, 423, 540
Berghold F 476
Bernett P 189, 194, 284
Beumer G 248, 259
Bieger W 360
Bindig H-W 560, 568, 732
Bockhorst J 819
Böhmer D 298, 637
Böning D 310, 327
Börngen U 603
Boldt F 630
Bonzel T 722
Brasseur M 339
Breckwoldt M 492
Büchner A 560
Burghuber OC 574, 598
Burmeister P 492
Busse MW 310

Coen G 642

Dickhuth H-H 709, 722
Diehm C 445, 589
Doll-Tepper G 830
Donike M 377, 503, 508
Doreste J-L 630

Drews A 679
Drews S 679
Droese K 751
Dulac S 339

Engel A 476
Eßfeld D 321

Fagard R 60
Farid F 215
Feldmeier C 189
Fels A 290
Feraudi M 454
Fisseler C 397
Föhrenbach R 770
Franz I-W 119, 618, 624, 630, 704
Frisch Ch 382
Fromme A 668
Fülle I 112

Gallasch G 589
Gath HJ 434
Geist A 553
Geus M 259
Geyer H 508
Gieselmann H 809
Gleispach H 382
Gödel B 215
Götte M 813
Gracher M 547
Graff KH 269, 277
Grauer A 360
Groher W 130
Grünert M 499, 797

Haaker R 819
Haas W 284
Haber P 574, 598, 614
Hack F 445

Hammerle A 476
Haschke F 614
Heck H 81, 770, 789
Hedtkamp M 813
Heid J 649, 668
Heipertz W 222
Heisel J 184, 232, 238
Heitkamp H-Ch 487, 514, 522
Hess H 141
Hille E 264
Hillmer-Vogel U 392, 397
Hilmer W 560, 568, 732
Hock J 778, 784
Hörtnagl H 763
Hoffmann U 321
Hollmann W 81, 547, 553, 694, 770, 789
Horrer B 487
Huber G 382, 423
Huber W 411
Humpeler E 316

Ilker H-G 528

Jakob E 372, 722
Jacob R 694
Jeschke D 514, 522
Jockers M 434
Jokl E 2
Jüngst B-K 609
Jung K 429, 674, 819
Just H 722

Kaiser H 397
Kanzow E 392, 397
Kather H 441, 450
Kattwinkel W 416
Keilholz U 469
Keller E 487
Kenner T 347, 387, 655

Kern E 445
Ketelhut R 704
Keul J 367, 372, 423, 492, 540, 709, 722
Kindermann W 68, 533, 642, 716, 738, 757, 778, 784
Klenk G 778, 784
Klümper A 248
Koebe P 744
Köhnlein C 462
Kokenge F 462
Korsten-Reck U 492, 540
Kottmann V 862
Koydl P 222
Krahl H 166, 169, 269, 277
Krause R 579
Kretzer H-M 668
Künstlinger U 303
Kullmer T 533, 757, 778
Kuprian W 835

Lagerström D 553, 694
Lais M 423
Lambiris E 200
Langer HH 392, 397
Laturnus H 255
Leclercq R 339
Lehmann M 367, 372, 382
Leithner Ch 574
Leppik K-H 568
Liebenau M 487
Liesen H 660, 770
Lindner W 429
Linzbach B 637
Löllgen H 88
Lormes W 797
Ludwig H-G 303
Lübs ED 584
Lücke G 763

Maassen N 310
Mader A 660, 770
Maierhofer M 476
Mairbäurl H 316
Malewski E 405
Mandel F 503
Marées H de 290, 353
Marquard E 411
Marx TR 797, 803
Marx U 797, 803
Meirleir K de 751
Meissner L 849
Mellerowicz H 119, 227, 624
Menge M 248, 259
Merten U 744
Meyer K 685

Mitznegg P 568
Mörl H 589
Montag H-J 136
Mücke S 789
Müller R 789
Müller U 533
Müller-Wohlfarth H-W 136

Nagel M 744
Neumann K 797
Neusel E 176
Nitsche K 88
Noack W 200
Nöcker H 290
Nowacki PE 28

Opfermann G 503

Paar O 189, 194
Paulsen J 189, 194
Pelz K 668
Pessenhofer H 347, 382, 387, 655
Petzl DH 614
Pfister A 206, 210
Pförringer W 206, 210
Pluto R 454
Pommer W 579
Popow C 614
Puhl W 176
Punzengruber Ch 574

Quast J 332
Quirion A 339

Raas E 316, 763
Refior HJ 244
Reichardt H 856
Reindell H 12
Reinke A 744, 751
Reinprecht M 382
Rieckert H 416, 462
Rochel M 609
Röcker L 119, 332
Römer H 579
Rösch H 699
Rogmans D 842
Rosemeyer B 210
Rost R 51, 694, 699, 728, 744, 751
Rüden H 112

Salas-Fraire O 738, 784
Salis-Soglio G Freiherr von 282
Samek L 104
Sarnow J 255
Satomi J 728

Sauseng N 347, 382, 387, 655
Schänzer W 377, 503, 508
Schaller B 540
Scheib K 514
Schettler G 589
Schindler AE 487
Schmid G 514, 522
Schmid P 367, 372, 382, 492, 655
Schmidt W 327
Schmitt E 232
Schmitt W 716, 738, 757
Schmitt WM 642
Schneider PG 153
Schobersberger W 316
Schoberth H 160
Schöner-Kolb J 660
Schomaecker H-J 269
Schranz D 609
Schrode M 487
Schünemann K 397
Schulitz K-P 264
Schultze G 579
Schumann B 674
Schuster E 614
Schwaberger G 347, 382, 387, 655
Schwandt H-J 332
Schwarz B 232
Seibert H 699
Simon G 819
Sir-Petermann T 499
Spich P 227
Spranger M 609
Sroka G 533
Staiger J 709
Starker M 222
Stegemann J 303, 321
Steinacker JM 797, 803
Steinbach K 642
Steinbrück K 169
Stiege-Quast B 332
Stopfkuchen H 609
Strießnig J 763
Szögy A 298, 637

Tidow G 353
Tönnis HJ 584
Trost F 327

Vanhees L 60
Vellage E 770
Völker K 547
Vogel I 445
Vogelaere P 339

Wahler B 522
Walther R 716
Wehmeyer K 290
Weicker H 42, 360, 405, 411, 434, 454, 469, 481
Weidemann H 685
Weidner J 469
Weigert M 227
Weiler B 778, 784
Weiß M 434, 469, 481
Wibbels T 547
Wiedermann CJ 763

Wieland E 441, 450
Wiewel D 624
Wink K 722
Winter E 492
Wirth A 445, 589
Witwity T 215
Wodick RE 797
Wölfing A 738
Wolf AS 499
Wolf W 382
Wolff R 842
Wollschläger H 88

Wühst D 353
Wurster KG 487

Zappe H 445
Zastrow K 112
Zichner L 222
Zimmermann E 303, 377
Zimmermann J 503, 508
Zipf K-E 649, 668, 809, 813
Zwirner M 487

I

Eröffnungsvortrag

Opening Address 1

Aus der Frühzeit der Deutschen Sportmedizin

The Early Days of German Sports Medicine

E. Jokl

Die Kongreßleitung hat mich ersucht, Ihnen etwas aus der Frühzeit der deutschen Sportmedizin zu erzählen. Um die mir zugestandene Redezeit nicht zu überschreiten, will ich in meinen Ausführungen vorwiegend auf eigene Erfahrungen zurückgreifen.

Im Jahre 1931 wurde mir die Leitung des ersten Instituts für Sportmedizin in Preußen übertragen. Ein von der Breslauer Medizinischen Fakultät dem Kultusminister unterbreite-

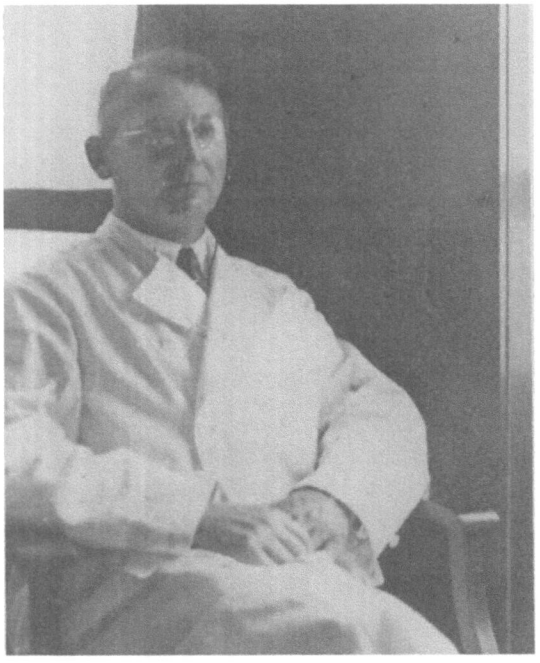

Abb. 1. Professor Otto Riesser

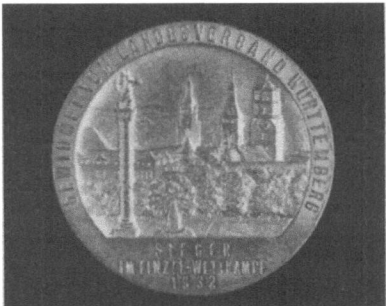

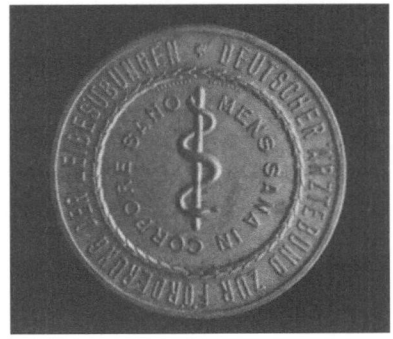

Abb. 2. Einer von drei Siegespreisen bei den Meisterschaftswettkämpfen in der Leichtathletik für Ärzte (in Stuttgart, München und Leipzig)

Anschrift des Verfassers: Prof. Dr. E. Jokl, 340 Kingsway, Lexington, KY 40502, USA

ter Antrag war abgefaßt von einem Kommittee, bestehend aus dem Neurologen Otfrid Foerster, dem Internisten Wilhelm Stepp und dem Pharmakologen Otto Riesser (Abb. 1). Der Letztgenannte war Vorsitzender der Wissenschaftlichen Kommission des Deutschen Ärztebundes zur Förderung der Leibesübungen – so hieß damals unsere Sportärzte-Organisation. Ich war seinerzeit Sekretär der Wissenschaftlichen Kommission. Riesser spielte bei den Sportärztekongressen in den Jahren 1930, 1931 und 1932 in Stuttgart, München und Leipzig eine führende Rolle. Auf seine Initiative hin wurden in Stuttgart deutsche Ärztemeisterschaften in der Leichtathletik durchgeführt. Sie wurden in München und Leipzig wiederholt. Ich besitze noch die drei Medaillen, die ich damals erwarb (Abb. 2).

Meine Entscheidung, Sportmediziner zu werden, war bereits während meiner Studienzeit gefallen. Im Jahre 1928 hatte mich Reichstrainer Josef Waitzer als Kandidaten für die deutsche Olympiamannschaft für die bevorstehenden Spiele in Amsterdam nominiert. Ich nahm an den vorolympischen Trainingskursen im Kölner Stadion teil, nach deren Abschluß wir übrigens von Oberbürgermeister Adenauer im Gürzenich empfangen wurden.

Die holländischen Professoren Buytendijk und Snapper hatten Vorbereitungen für die Durchführung medizinischer Forschungsuntersuchungen an Olympiateilnehmern in Amsterdam im Jahre 1928 getroffen. Ihnen gebührt Anerkennung dafür, daß sie als erste den Unterschied zwischen dem homo athleticus und dem homo sedentarius in seiner Bedeutung für die Physiologie und klinische Pathologie erkannten. Unter den nach Amsterdam eingeladenen Koryphäen war Sir Adolphe Abrahams aus London, Bruder von Harold, der vier Jahre zuvor in Paris die Goldmedaille im 100-m-Lauf gewonnen hatte. Der deutschen Ärztedelegation gehörte Kollege Heiss an, der eine ausgezeichnete Studie über röntgenologische Gelenkbefunde bei Olympiateilnehmern durchführte, ferner Herbert Herxheimer, der

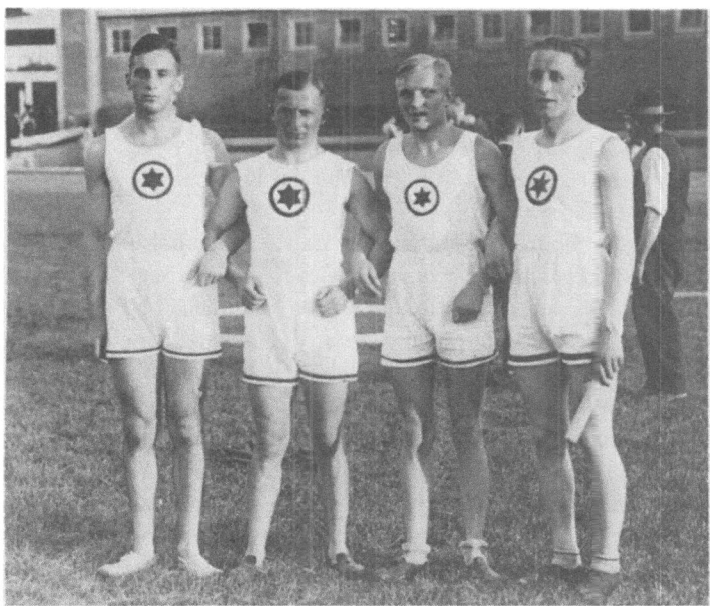

Abb. 3. Staffelmannschaft des VfB Breslau bei den Deutschen Meisterschaften im Jahre 1927. Wir wurden zweite, ich lief als Schlußmann gegen Otto Neumann. (Im Breslauer Stadion, in dem ich später mein Institut leitete)

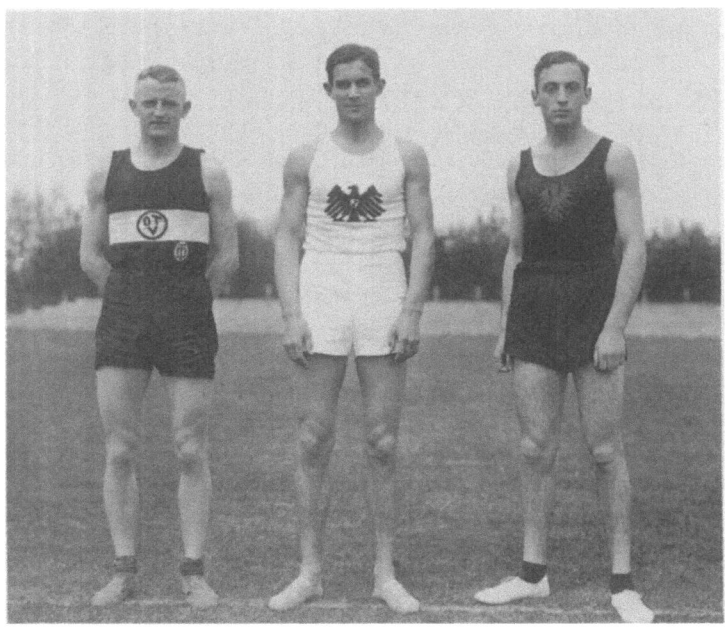

Abb. 4. Die drei Olympiakandidaten im 400-m-Hürdenlauf für Amsterdam 1928: Dahms, Gerner, Jokl. (Keiner von uns schaffte die vorgeschriebene Zeit von unter 53,5 Sekunden. Lord Burghley gewann die Goldmedaille in Amsterdam in einer Zeit von 53,4!)

Frankfurter Physiologe Albrecht Bethe, Vater des nachmaligen Nobelpreisträgers Hans und der deutschen Geräteturnmeisterin Doris; sowie Fischer, Kohlrausch und Huntemüller. Felix Deutsch kam aus Wien.

Wir wurden bereits während der vorolympischen Trainingskurse in Köln untersucht, geröntgt und vermessen. S. Hoogerwerf, ein Assistent von Willem Einthofen, fertigte EKGs an, Blutproben wurden auf ihren Gehalt an seinerzeit noch unter der Bezeichnung Alexine zusammengefaßten Normalimmunstoffen geprüft.

Für einen sportlich engagierten Medizinstudenten war das alles natürlich faszinierend.

Ich will noch mehr über die Vorgeschichte meines Breslauer Instituts sagen. Professor Riesser, den ich schon erwähnt habe, führte die vorbereitenden Gespräche im Preußischen Kultusministerium mit Oberregierungsrat Arthur Mallwitz durch. Mallwitz, dem das Ressort Sport und Leibesübungen unterstand, war einer der Gründer des Deutschen Ärztebundes zur Förderung der Leibesübungen. Riesser und er waren eng befreundet mit Carl Diem und Theodor Lewald, die in den Plan eingeweiht waren und ihn absegneten. Ich bin Mallwitz zusätzlich verpflichtet dafür, daß mir durch ihn in den Wintermonaten 1930, 1931 und 1932 Forschungsstipendien gewährt wurden, die es mir ermöglichten, am Internationalen Forschungsinstitut für Hochgebirgsphysiologie bei Professor Adolf Loewy (Abb. 5) zu arbeiten. Loewy galt als der bedeutendste Höhenphysiologe seiner Zeit, sein Davoser Institut war ein Treffpunkt führender Fachgelehrter aus aller Herren Länder. Bei ihm wurden u. a. die Grundlagen von Teilgebieten der Luftfahrtmedizin gelegt, die heute noch für die wissenschaftliche Basisforschung der Raumfahrt bedeutsam sind. Als vor den olympischen Spielen im Jahre 1968 das Problem der Anpassung an das Höhenklima von Mexico City von all-

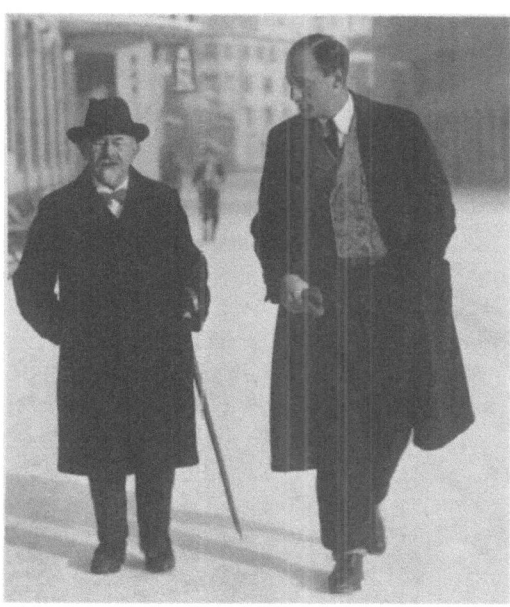

Abb. 5. Mit Professor Adolf Loewy in Davos 1931

gemeinem Interesse war, erwiesen sich Loewys klassische Darstellungen, insbesondere seine Monographie *Physiologie des Höhenklimas,* als Quellen wertvoller Information.

Ich will noch hinzufügen, daß ich in Davos durch Loewy die Bekanntschaft von Thomas Mann und Lion Feuchtwanger machte.

Bei meinem Antrittsbesuch in Berlin sagte mir Kultusminister Hirtsiefer, bei meiner Berufung hätte eine entscheidende Rolle gespielt, daß ich als Mitglied der Sprintstaffel der Universität Breslau zweimal zu deutschen Meisterschaftsehren gekommen sei. Damit, bemerkte er, schien ihm die bis dahin allgemein akzeptierte These widerlegt, daß Sportler dumm sind und daß wissenschaftlich interessierte junge Ärzte sich nicht an sportlichen Wettkämpfen beteiligen.

Das für die Sportmedizin wichtigste Ergebnis der bei den Amsterdamer Olympischen Spielen durchgeführten Studien war der von Herxheimer erhobene Befund, daß die Herzen von Athleten, die an Ausdauerwettbewerben teilnehmen, größer sind als die von Sprintern, Turnern, Wasserspringern und anderen sportlichen Kurzarbeitern. Es war diese Beobachtung, an die Reindell in Freiburg nachfolgend anknüpfte.

Was die Sportkardiologie Herbert Reindell verdankt, brauche ich an dieser Stelle nicht auszuführen. Reindell stellt den großen Glücksfall der deutschen Sportmedizin dar. Seine Lebensarbeit ist ein monumentum aere perennius. Reindell hat die Entwicklung der deutschen Sportmedizin geprägt, nicht nur durch seine Forschungsarbeiten, sondern zusätzlich dadurch, daß er eine Reihe von Mitarbeitern ausgebildet hat, die heute an leitender Stelle tätig sind, darunter sein Nachfolger in Freiburg Josef Keul.

Drei weitere Namen, an die ich erinnern will, sind die von Raab, Linzbach und Bürger. Raab gebührt das Verdienst, die Bedeutung der Katecholamine und die Rolle humoraler Transmittoren im myocardialen Stoffwechsel erkannt zu haben, ein Beitrag von großer Bedeutung für die Sportmedizin. Linzbach hat in seinen Untersuchungen die morphologischen Grundlagen zur normalen und pathologischen Sportkardiologie gelegt. Max Bürger führte in Amsterdam Blutdruckmessungen beim Valsalvatest durch, wobei er erhebliche Unterschiede zwischen der Reaktionsweise von Sportlern und untrainierten Personen beobachtete. Seine Befunde erwiesen sich von nachhaltiger Bedeutung. Sie vervollständigen die Information zur Frage der Belastbarkeit des Kreislaufs, welche durch die Ergometrie vermittelt wird.

Ein Problem, das erstmalig in Amsterdam angeschnitten wurde, ist das des immunologischen Status von Athleten. Die von dem Gießener Hygieniker Huntemüller vertretene Arbeitshypothese, daß trainierte Sportler im Besitz erhöhter Abwehrkräfte gegen Infektionskrankheiten sind, hat sich inzwischen als irrtümlich erwiesen. Wir wissen heute, daß Athleten durchaus empfänglich sind für pathogene Mikroorganismen, insbesondere für durch Viren hervorgerufene Erkrankungen. Einschlägige Erfahrungen bei der letzten Polioepidemie in den 40iger Jahren haben sich in diesem Zusammenhang als bedeutsam erwiesen: Bei Kindern, die während der Epidemie körperlich aktiv waren, trat die paralytische Form der Krankheit mehr als viermal so häufig auf als bei körperlich inaktiven Vergleichsgruppen. In dieselbe Richtung weisende Beobachtungen sind an Patienten mit Hepatitis, Mononukleosis und Influenza gemacht worden. Eigenartigerweise ist die kategorische Signifikanz der Enteritis-Epidemie bei den Olympischen Sommerspielen in Mexico City im Jahre 1968 sowie die Grippe-Epidemie bei den Olympischen Winterspielen im Jahre 1972 in der sportmedizinischen Literatur nicht diskutiert worden.

Obgleich das Breslauer Institut (Abb. 6) mit einem überaus bescheidenen Etat arbeitete, produzierte es in der kurzen Zeit seines Bestehens eine Reihe wichtiger Arbeiten: Die hervorragende Breslauer Medizinische Fakultät stand dem jungen Leiter hilfreich zur Seite. Im Physiologischen Institut unter Professor Winterstein wurden die ersten sport-biomechanischen Studien über Start, Hürdenlauf und Weitsprung unternommen. Ihre Ergebnisse erschienen in den ersten Bänden der neugegründeten Zeitschrift *Arbeitsphysiologie*. Bei Professor Riesser wurde eine großangelegte tierexperimentelle Analyse des Kohlenhydratstoffwechsels bei Körperarbeit durchgeführt. Die Resultate dieser Untersuchung erschienen in Pflügers Archiv. Bei Professor Georgi im Laboratorium der Universitäts-Nervenklinik nahm ich das in Amsterdam angeschnittene Problem der Immunkapazität des normalen Serums

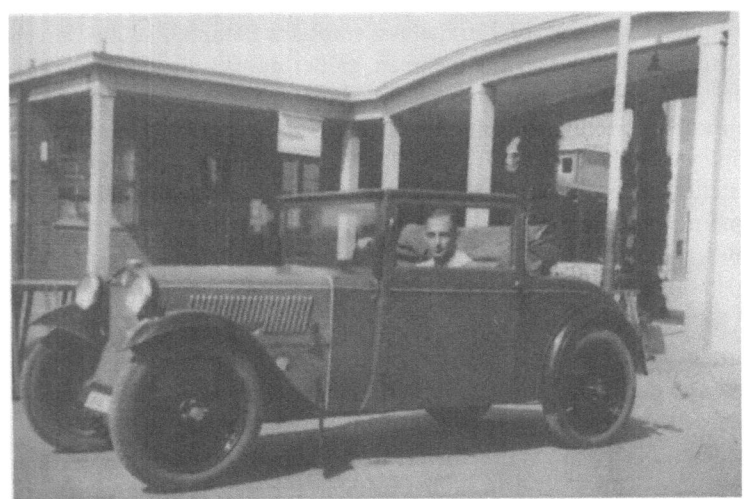

Abb. 6. Vor meinem Institut im Stadion der Stadt Breslau

von Sportlern in Angriff. Die sich dabei ergebenden Befunde wurden in einer ausführlichen Übersichtsarbeit in der *Zeitschrift für experimentelle Medizin* dargestellt. Meine ersten Berichte über unerwartete nichttraumatische Todesfälle beim Sport, komplett mit Autopsiebefunden, wurden in der *Schweizerischen Medizinischen Wochenschrift* veröffentlicht. An der Neuro-Chirurgischen Klinik von Professor Otfrid Foerster wurde das Problem von Gehirnverletzungen bei Boxern erstmalig untersucht. Ein umfassender Bericht der diesbezüglichen Beobachtungen erschien 1933 in der *Münchener Medizinischen Wochenschrift*. Mit Hilfe der in den 20iger Jahren von Professor Erich Frank ausgearbeiteten Methodik der Thrombocytenzählung unternahm ich eine Reihe von hämatologischen Studien bei Kurz- und Langstreckenläufern, untersuchte nachfolgend, inwieweit die sich dabei ergebenden Veränderungen durch pharmakologische Manipulation simuliert werden können. Beschreibungen der einschlägigen Befunde erschienen in der *Zeitschrift für Neurologie*, in *Arbeitsphysiologie* und in der *Deutschen Medizinischen Wochenschrift*. Dazu kam eine Serie von kasuistischen Mitteilungen, durch welche eine Reihe von klinischen Aspekten der Sportmedizin erstmalig ihre Identifikation fanden. Alles in allem lassen die angeführten Arbeitshinweise erkennen, inwieweit vor 50 Jahren das heute kaum noch zu realisierende Ziel erreicht wurde, die verschiedenen Teildisziplinen unseres Faches zu integrieren.

Im Jahre 1930 hatte ich das Glück, Otto Warburg kennenzulernen, den König der Biochemie, Entdecker der Mitochondrien und der sauerstoffübertragenden Fermente, Freund von A. V. Hill, Lehrer von Otto Meyerhof, Hugo Theorell, Hans Krebs und Fritz Lipmann, die allesamt für unter Warburgs Leitung durchgeführte Forschungen Nobelpreise erhielten. Der tiefe Einblick in den Energieumsatz des Muskels, den wir heute besitzen, geht vorwiegend auf die von Warburg und seiner Schule erarbeiteten Kenntnisse zurück. Bis zu seinem Tod im Jahre 1970 verband mich mit Warburg eine enge Freundschaft. Ich hielt bei der im vorigen Jahr aus Anlaß der 100. Wiederkehr seines Geburtstages veranstalteten Feier die Festrede.

Zur Zeit, als mir die Leitung des Instituts für Sportmedizin in Breslau übertragen wurde, lag bereits eine Anzahl klassischer Veröffentlichungen auf unserem Spezialgebiet vor. Im Jahre 1906 war die große Monographie *Höhenklima und Bergwanderungen* von Zuntz, Loewy, Müller und Caspari erschienen. Im Jahre 1910 gab Siegfried Weissbein sein zweibändiges Werk *Hygiene des Sports* heraus, in dem in heute noch unübertroffener Weise die wesentlichen medizinischen Aspekte des Sports beschrieben wurden. Die Mehrzahl der Referenten waren Mitglieder der Berliner Medizinischen Fakultät. Band 1 enthält Fachbeiträge über medizinische Spezialgebiete: Orthopädie von A. Hoffa, Dermatologie von P. G. Unna, Neurologie von A. Eulenburg, Kardiologie von F. Goldscheider, Hämatologie von P. Lazarus, Gynäkologie von P. Strassmann und Traumatologie von O. Hildebrandt. Band 2 befaßt sich in systematischer Folge mit medizinischen Problemen der verschiedenen Sportarten. Die Ergebnisse der bei den Amsterdamer Olympischen Spielen im Jahr 1928 durchgeführten Untersuchungen sind in einem 1929 veröffentlichten Band niedergelegt.

Drei ausgezeichnete Darstellungen über Sportverletzungen lagen vor: Der im Jahre 1914 erschienene Band von G. von Saar aus Innsbruck, das Buch *Chirurgie der Sportunfälle* von F. Mandl aus Wien sowie Baetzners Monographie über Mikrotraumen aus der Bierschen Klinik in Berlin.

Herxheimers *Grundriß der Sportmedizin* erschien im Jahre 1933.

Wenn wir heute auf den Gesamtbeitrag zurückblicken, den die Sportmedizin seit ihrer Etablierung als eigenständiges Spezialfach geleistet hat, dann ragt heraus ihr Beitrag zur Kardiologie. Eine Reihe von klinischen Beobachtungen an Sportlern sind in den letzten fünf

Jahrzehnten eingehend beschrieben und in ihrer Relevanz für die Innere Medizin dargestellt worden.

Erstens hat die Sportmedizin den Begriff des Sportherzens definiert, seine morphologischen und funktionellen Eigenschaften identifiziert und abgegrenzt gegenüber dem durch pathologische Hypertrophie des Myokards vergrößerten cor bovinum, das vor mehr als hundert Jahren von Rokitansky beschrieben wurde.

Zweitens hat die Sportmedizin das Problem des plötzlichen unerwarteten Herztods beim Sport geklärt. Sie hat gezeigt, daß Personen, die beim Sport sterben, nicht durch den Sport sterben. Eine Vielzahl der für derartige Zusammenbrüche verantwortliche pathologische Prozesse können sich, wie wir heute wissen, asymptomatisch entwickeln; ihre Präsenz braucht einer guten körperlichen Leistungsfähigkeit nicht im Wege zu stehen.

Drittens hat sich gezeigt, daß — wie bereits erwähnt — trainierte Sportler keine erhöhte Immunkapazität gegenüber Infektionskrankheiten besitzen, daß im Gegenteil ihre Anfälligkeit gegenüber Infektionskrankheiten erhöht ist, ein Befund, der u. a. neue Einblicke in die Pathogenese der Myocarditis gewährt.

Viertens erlauben Beobachtungen von Kollapssyndromen beim Sport Rückschlüsse auf Grenzen der Adaptationsfähigkeit des autonomen Nervensystems: Fälle von zum Tode führender Überhitzung und Unterkühlung sind mehrfach beim Sport beobachtet worden; andere Formen des Versagens vegetativer Regulationskapazitäten sind Funktionsausfälle des Blutdruck-Ausgleichsmechanismus bei orthostatischer Belastung; kataplektische Kollapse durch Ausfall des Tonus der Extensormuskulatur; synkopale Bewußtseinsverluste nach erschöpfenden Dauerleistungen mit nachfolgender temporärer Aphasie; und akute Migräneanfälle nach 400-m-Läufen. Ihrer Beschreibung widmete ich meine erste Monographie im Jahre 1936.

Fünftens haben klinische Beobachtungen von Seniorensportlern zu einer Revision des Begriffs des „alternden Herzens" geführt. Bis zum Beginn des 7. Lebensjahrzehntes weist das Herz keine morphologisch erkennbaren altersspezifischen Veränderungen auf. Das gesunde Herz alternder Menschen spricht auf Training an wie das von jüngeren, zweifellos langsamer und begrenzt in seiner Adaptationsfähigkeit.

Sechstens haben sportmedizinische Untersuchungen gezeigt, daß physiologische Anpassungen des Kreislaufs an sportliches Training nicht nur bei Gesunden, sondern auch bei chronisch kranken Individuen stattfinden. Physiologische Anpassungen sind nicht in der Lage, pathologisch-anatomische Prozesse rückgängig zu machen. Weder kann Training Plaques in den Koronararterien „auflösen", noch Narben im Herzmuskel, noch maligne Tumoren zum Verschwinden bringen. Epidemiologische Befunde, die durchweg einen überlegenen kardialen Status körperlich aktiver Individuen dokumentieren, lassen sich durch Selbstauswahl und Trainingseffekt erklären.

Meine Damen und Herren, meine Redezeit ist abgelaufen, ich muß schließen. Daß sich die Sportmedizin in unserem Jahrhundert von einem anfangs wenig beachteten Sondergebiet zu einer Hauptdisziplin der Medizin entwickelt hat, ist nicht zuletzt das Verdienst des Deutschen Sportärztebundes, aus dessen Frühzeit ich Ihnen aus eigenem Erleben berichtet habe.

Veröffentlichungen aus meiner Breslauer Zeit

Experimentelle Medizin

Beiträge zur Physiologie des Laufens und Hürdenlaufens. Arbeitsphysiologie 1. 4. 1929
Beiträge zur Physiologie des Weitsprungs, des Starts und des Laufes. Arbeitsphysiologie 2. 5. 1930
Über Beeinflussung der immunbiologischen Normalstruktur des menschlichen Serums durch Körperarbeit. Z Neur 129, 3/4. 1930
Veränderungen des morphologischen Blutbildes. Untersuchungen an Sportsleuten. Arbeitsphysiologie 2. 6. 1930
Blutuntersuchungen an Sportsleuten. Arbeitsphysiologie 4. 5. 1931
Serologische Untersuchungen an Sportsleuten. Z Exp Med 77, 5/6, 1931
Vegetative Regulation des Blutes. Z Neur 142, 2/3, 1932
Zur Frage der Muskelermüdung. Arch Psychiatr Nervenkr 97, 4/5, 1932
Blutbild und Sauerstoffmangel, unter besonderer Berücksichtigung des Sports. Dtsch Med Wochenschr 26, 1001, 1933
Untersuchungen über den Kohlehydratumsatz des Warmblüterorganismus bei Muskelarbeit. Pflügers Archiv 232, 6, 1933
Kohlehydratstoffwechsel des Warmblüters bei Muskelarbeit. Klin Wochenschr 14.32.1139/1143, 10. Aug. 1935

Psychiatrisch-neurologische Untersuchungen

Psychiatrisch-neurologische Kasuistik aus der sportärztlichen Praxis. Z Neur 141, 3, 1932
Neurologisch-psychiatrische Untersuchung an Boxern. MMW 15, 560, 1933
Über die sogenannten „Muskelrisse" der Sportsleute. Klin Wochenschr 12.16, 618/620, 22. April 1933
Schädigungen des peripheren Nervensystems beim Sport. Klin Wochenschr 14.4, 134/135, 26. Jan. 1935

Kreislaufstudien

Zur Frage der Beurteilung von Herzfällen in der sportärztlichen Praxis. I. Mitteilung. Med Klin 32, 1933
Zur Frage der Beurteilung von Herzfällen in der sport- und gewerbeärztlichen Praxis. II. Mitteilung. Med Klin 36, 1935
Zur Frage der Beurteilung von Herzfällen in der sportärztlichen Praxis. III. Mitteilung. Med Klin 51, 1935

Klinische Kasuistik und Funktionelle Pathologie

Die Sportkrankheit. Klin Wochenschr 9.21.984/985, 24. Mai 1930
Sportärztliche Kasuistik. Klin Wochenschr 12.23.912–914, 10. Juni 1933
Sportärztliche Kasuistik. Schweiz med. Wochenschr 64.38.882–888, 1934
Trauma und Sport. Klin Wochenschr 13.41.1472–1476, 13. Okt. 1934
Muskelrisse bei Sportsleuten. Der Chirurg 6. 5. 1934
Zusammenbrüche beim Sport. Manzsche Verlags- und Universitätsbuchhandlung, Wien 1936

Übersichten

Sportärztliche Ergebnisse der Olympischen Spiele 1928. Start und Ziel, München, Okt. 1928
Untersuchungen über den Bewegungsablauf beim Laufen, Hürdenlaufen und Weitsprung. Deutsche Turn-Zeitung, 10.75, 6. März 1930, 11.225–12.246
Fragen der Sportmedizin. Die Leibesübungen 21/22, 547–556, 1931
Serologische Untersuchungen an Sportsleuten. Die Leibesübungen 7 325–327, 1932
Die Sauerstoffversorgung des arbeitenden Organismus. Deutsche Sportlehrer-Zeitung, 11. Nov. 1932 12. Dez. 1932

II

Festvortrag
Opening Address 2

Der Beitrag der Sportmedizin für die Prävention und Rehabilitation von Koronarerkrankungen

The Contribution of Sports Medicine to the Prevention and Rehabilitation of Coronary Diseases

H. Reindell

Zu Beginn meines Vortrags weise ich gerne darauf hin, daß 1952 in Berlin, von Herrn Mellerowicz organisiert, der erste deutsche Sportärztekongreß nach dem Krieg mit dem Thema „Training, Leistung und Gesundheit" stattgefunden hat. Das damalige Kongreßthema beweist, wie frühzeitig der Deutsche Sportärztebund und seine Mitglieder die Bedeutung sportlicher Betätigung für die Gesundheit von Männern und Frauen aller Altersklassen erkannt haben. Blicken wir die letzten 30 Jahre zurück, so hat der Sport in manchen Bereichen, vor allem was die ideellen Vorstellungen über den Sinn und den Wert sportlicher Betätigung ausmacht, einen Wandel durchgemacht, dem nicht in allen Punkten zugestimmt werden kann. Auch die Sportmedizin muß sich mit manchen Problemen, die die Entwicklung des Sports mit sich gebracht hat, auseinandersetzen. Die Gesunderhaltung jedes Sporttreibenden – sei es im Breiten-, Leistungs- oder Berufssport – bedeutet jedoch oberstes Maxim jeder ärztlichen Handlungsweise. Und so setzt die Deutsche Sportmedizin ihre Zielsetzung, den Sport ganz in den Dienst für die Gesundheit, auch die des kranken Menschen, zu stellen, trotz mancher Kritik geradlinig fort. Wir brauchen von dem, was vor 30 Jahren gesagt wurde, nichts aufzugeben oder einzuschränken.

Die präventive und rehabilitative Kardiologie umfaßt bewegungstherapeutische, psychotherapeutische und gesundheitsfördernde Maßnahmen mit Ausschaltung pathogenetischer Faktoren wie Rauchen, Über- und Fehlernährung und psychischen Overstress. Hinzu kommt gegebenenfalls die Behandlung von Stoffwechselerkrankungen oder einer Hypertonie.

Was die Bewegungstherapie angeht, wurde schon lange Zeit vor dem Bestehen einer eigentlichen Sportmedizin vereinzelt von Ärzten die körperliche Aktivität zur Behandlung von Herzerkrankungen angewandt. So empfahl William Heberden schon vor 200 Jahren für die Behandlung der Koronarinsuffizienz Sedierung, Weingeist zur Erweiterung der peripheren Gefäße und körperliche Betätigung. Die wahre Ursache der Erkrankung war Heberden allerdings noch unbekannt. Ausgangs des 19. Jahrhunderts war es vor allem Oertel, der auf die Bedeutung einer dosierten Bewegungstherapie bei Herzkranken hinwies. Oertel verordnete im Gegensatz zu der damals üblichen Ruhebehandlung von Herzerkrankungen Gymnastik und eine Dauerbelastung zur Kräftigung des Herzmuskels. Die von ihm inaugurierte Bewegungstherapie, die anfangs des 20. Jahrhunderts in vielen Terrainkurorten in Österreich, in der Schweiz, in Bayern und in Nauheim durchgeführt wurde, geriet nach dem ersten Weltkrieg immer mehr in Vergessenheit. In Kurheimen und Sanatorien enthielt die

---

Anschrift des Verfassers: Prof. Dr. med. H. Reindell, Röteweg 9, 7800 Freiburg

rehabilitative Therapie der Herzerkrankung keine mobilisierenden Elemente. Die passive Bäderbehandlung stand ganz im Vordergrund.

Die damals streng geforderte Notwendigkeit einer wochen-, oft monatelangen Schonbehandlung eines Infarktkranken ging u. a. auf Edens, dem damaligen Ordinarius für Innere Medizin in Düsseldorf, zurück. Edens hatte in seinem 1929 erschienenen Lehrbuch *Krankheiten des Herzens und der Gefäße* eine gezielte Schontherapie für den Herzinfarkt entwickelt. Nach seiner Meinung war in der Nachbehandlung von Infarktkranken das Übermaß an Bewegung und nicht der Mangel an körperlicher Aktivität für eine Herzschwäche verantwortlich. Seine Auffassung Bettruhe für viele Wochen und Monate nach einem Herzinfarkt und Vermeidung jeder körperlichen und geistigen Anstrengung, hat in der Bundesrepublik bis weit in die 60er Jahre vorgeherrscht. Nur wenige Ärzte vertraten eine gegenteilige Meinung, wie z. B. Hochrein, der 1937 in seiner Monographie „Der Herzinfarkt" eine aktive Therapie für Koronarkranke empfahl. Zu den Befürwortern der aktiven Therapie gehörte auch Beckmann, der schon Anfang der fünfziger Jahre eine aktive Übungsbehandlung im Rahmen der Gruppentherapie auch für Herzgeschädigte entwickelte.

Ein entscheidender Durchbruch für eine bewegungstherapeutische Behandlung koronarkranker Patienten wurde nach dem zweiten Weltkrieg durch sportmedizinische Arbeitskreise erzielt, die sich mit dem Einfluß körperlichen Trainings auf das gesunde und kranke Herz befaßten. In Schweden waren es die Arbeitskreise um Sjöstrand 1955, Åstrand 1952, 1960, Åstrand u. Rhyming 1954, Åstrand u. Saltin 1961, Holmgren 1956, Holmgren u. Mitarb. 1957, 1959, 1960, und Karvonen 1957, 1959, 1961, 1963, in Deutschland schon Anfang der vierziger Jahre unser Freiburger Arbeitskreis danach, Anfang der fünfziger Jahre der Arbeitskreis um Mellerowicz, in den folgenden Jahren der Kölner Arbeitskreis um Hollmann und Anfang der 70er Jahre die Arbeitskreise um Keul und Weicker. Einen bedeutsamen Beitrag aus den USA lieferten 1964 Kraus und Raab mit der Monographie *Krankheiten aus Bewegungsmangel*.

Die sportmedizinischen Untersuchungen befaßt sich vor allem mit dem Einfluß des Trainings auf:

1. Herz und Kreislauf
2. den peripheren Stoffwechsel
3. das vegetative und endokrine System.

Besonders darauf hinzuweisen ist, daß von den einzelnen sportmedizinischen Arbeitskreisen die Untersuchungen nicht nur in Ruhe, sondern unter definierten Belastungsbedingungen durchgeführt wurden. Es ist das Verdienst der sportmedizinischen Forschung, daß die Funktionsdiagnostik unter stufenweiser körperlicher Belastung bis hin zur Vita maxima auch in die Klinik eingeführt wurde. Die Methode gründet auf der Knippingschen Schule (1950, 1955) und ist seit den 50er Jahren wesentlich ergänzt, erweitert und standardisiert worden (Mellerowicz 1962, 1979).

Die Trainingseinflüsse auf das Herz sollen zunächst behandelt werden.

Seit Anfang des 20. Jahrhunderts ist bekannt, daß intensives Ausdauertraining zu einer Vergrößerung des Herzens führt (Henschen 1899; Herxheimer 1925, 1933). Viele Ärzte sahen in den Jahren vor dem zweiten Weltkrieg und z. T. auch noch heute in dem vergrößerten Sportherzen die Folgen einer Muskelschwäche oder einer latenten Herzinsuffizient. Die Ursache für diese Beurteilung war darin begründet, daß die von Physiologen am isolierten Tierherzen gewonnenen Herzgesetze (Frank 1901; Starling 1920, 1927; Straub 1925) von Klinikern ausschließlich zur Klärung der Arbeitsweise des gesunden und kranken Herzens herangezogen wurden. Es ist das Verdienst der Sportmedizin, nach jahrelangen Auseinandersetzungen mit Physiologen und Klinikern gezeigt zu haben, daß das vergrößerte Herz des jugendlichen und erwachsenen Sportlers ein physiologischer Anpassungsvorgang und nicht der Ausdruck einer myokardialen Schädigung ist. Auch grundlegende Arbeiten über die Trainierbarkeit und die Belastbarkeit des Altersherzen durch Sport sind erstellt worden (Jokl 1954; Reindell u. Mitarb. 1960; Rost et al. 1976; Hollmann et al. 1983).

Heute ist es leicht, mit modernen Untersuchungsverfahren, wie z. B. mit der Echokardiographie und mit der Einschwemmkatheteruntersuchung in Ruhe und während Belastung die Gesetzmäßigkeiten für die Arbeitsweise des Sportherzens im einzelnen zu analysieren. Einige echokardiographische Befunde, die von Dickhuth aus dem Keulschen Institut gewonnen wurden, will ich kurz anführen. So kann man echokardiographisch leicht nachweisen, daß das vergrößerte Sportherz mit einem vergrößerten Ruheschlagvolumen — etwa 14% des Herzvolumens — auch über eine vergrößerte Restblutmenge verfügt (Abb. 1 und Tabelle 1). Zunahme der Restblutmenge galt aber nach den klassischen Herzgesetzen als sicherer Hinweis für eine Herzmuskelschwäche. Da mit der Größenzunahme des Sportherzens Schlagvolumen und Restblut im gleichen Verhältnis zunehmen, beträgt echokardio-

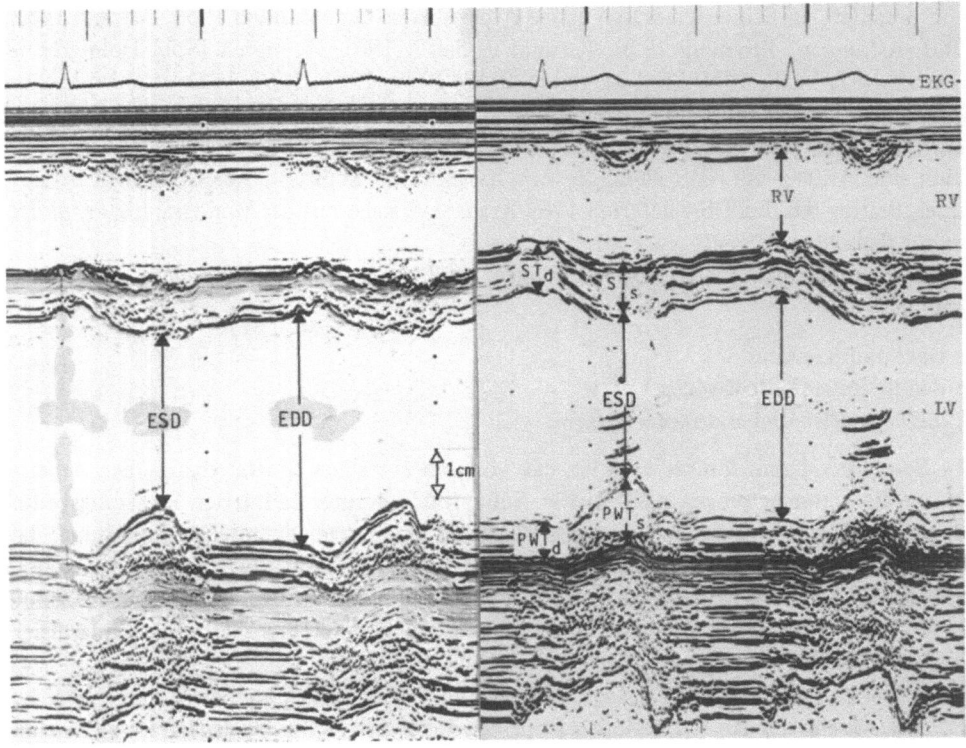

Abb. 1. Echokardiogramm einer untrainierten männlichen Normalperson (links) und eines Ausdauersportlers (rechts). Normalperson: *EDD* = 50 mm, *ESD* = 35 mm, Septum = 10 mm, Hinterwand = 8 mm, Verkürzungsfraktion = 30%. Ausdauersportler: *EDD* = 55 mm, *ESD* = 38 mm, Septum = 11 mm, Hinterwand = 9 mm, Verkürzungsfraktion = 31%. PWT_d, PWT_s = diastolische, systolische Hinterwand; ST_d, ST_s = diastolisches, systolisches Septum; *LV* = linker Ventrikel; *RV* = rechter Ventrikel; *EDD* = enddiastolischer Durchmesser; *ESD* = endsystolischer Durchmesser

Tabelle 1. Linksventrikulärer, echokardiographisch bestimmter enddiastolischer (EDD) und endsystolischer (ESD) Durchmesser und absolutes (HV) sowie relatives (HV/kg) Herzvolumen bei Radrennfahrern und Untrainierten

	EDD (mm)	ESD (mm)	HV (ml)	HV/kg (ml/kg)
Radfahrer ($n = 20$)	54.3 ± 27	36.7 ± 3.8	1004 ± 94	14.5 ± 1.4
Untrainierte ($n = 17$)	47.8 ± 3.2	32.5 ± 3.0	771 ± 87	10.8 ± 1.0

Tabelle 2. Verkürzungsfraktion (VF) und mittlere circumferentielle Faserverkürzungsgeschwindigkeit (Vcf) bei Untrainierten und Sportlern verschiedener Sportarten

Sportart	VF (%)	Vcf (sec^{-1})
Radfahrer ($n = 20$)	32 ± 6	1.07 ± 0.19
Langsteckenläufer ($n = 17$)	35 ± 4	1.11 ± 0.14
Ruderer ($n = 13$)	32 ± 4	1.09 ± 0.22
Zehnkämpfer ($n = 17$)	31 ± 4	1.10 ± 0.18
Gewichtheber ($n = 9$)	31 ± 4	1.09 ± 0.20
Diskus-, Speer-, Hammerwerfer, Kugelstoßer ($n = 15$)	30 ± 5	1.03 ± 0.19
Untrainierte ($n = 17$)	33 ± 4	1.16 ± 0.19

graphisch die Verkürzungsfraktion (VF) die beim Herzen von untrainierten Normalpersonen 0,33 (Tabelle 2). Dieser Wert entspricht der beim Normalpersonen lävokardiographisch gewonnenen Auswurffraktion von 65%.

Weiterhin konnte durch den Freiburger Arbeitskreis (Reindell u. Mitarb. 1960) anfangs der 60er Jahre mittels Herzkatheter und später durch Einschwemmkatheteruntersuchungen unter Belastung nachgewiesen werden, daß beim vergrößerten Herz des Trainierten

1) in Ruhe die diastolischen Füllungsdrucke der Ventrikel nicht erhöht sind,
2) daß bei maximaler Belastung enddiastolisches und endsystolisches Volumen des Herzens eine Verkleinerung erfahren und
3) daß die diastolischen Füllungsdrucke gar nicht oder nur gering ansteigen.

Mit diesen von der Sportmedizin gewonnenen Erkenntnissen über das Verhalten der Arbeitsweise des Herzens in Ruhe und während Ergometerbelastung sind unter Einbeziehung der Herzgröße die Grundlagen für die routinemäßige kardiologische Funktionsdiagnostik in der Praxis und in der Klinik geschaffen worden. Darüber hinaus wurde durch elektrokardiographische Untersuchungen bei sportlichen Wettkämpfen gezeigt, daß stärkste körperliche Belastungen weder bei jugendlichen noch bei erwachsenen Sportlern zu einer Durchblutungsnot oder einer Schädigung des Myokards führen. Dies konnte auch durch pathologisch-anatomische Untersuchungen an verunglückten Sportlern nachgewiesen werden.

Von besonderer Bedeutung für die Belastbarkeit des Herzens von Koronarkranken durch Sport sind Untersuchungen über die Trainingsquantität und -qualität, die zu einer Größenzunahme des gesunden Herzens führt. Sportarten mit nur geringem Umfang an Ausdauertraining, wie Turnen, Kurzstreckenlauf und Mehrkampf, führen selbst bei Leistungssportlern in Ruhe und auf submaximalen Belastungsstufen zwar zu einer Frequenzsenkung und auch zu einer Steigerung der Leistungsbreite, jedoch noch zu keiner nachweisbaren Größenzunahme des Herzens. Da bei einer Bewegungstherapie nach einem Herzinfarkt die Intensität der Belastungen kaum die der angeführten Sportarten erreicht, ist daraus die Schlußfolgerung zu ziehen, daß eine Größenzunahme des Postinfarktherzens durch geringe körperliche Aktivität im Zuge rehabilitativer Maßnahmen krankhaft zu werten ist. Sie erfordert eine Reduzierung oder Abbruch der Bewegungstherapie.

Ist das Herz von Patienten mit einer Koronarinsuffizienz ohne vorausgegangenen Infarkt durch Einschränkung der körperlichen Betätigung infolge ihrer Erkrankung klein, ist eine trainingsbedingte Größenzunahme des Herzens nicht pathologisch zu werten, vorausgesetzt, daß die Größenzunahme nicht den auf das Körpergewicht bezogenen Normwert überschreitet.

Bei Kraftsportlern konnte nachgewiesen werden, daß Krafttraining gegenüber dem Ausdauertraining zu keiner Größenzunahme des Herzens und auch zu keiner ökonomischen

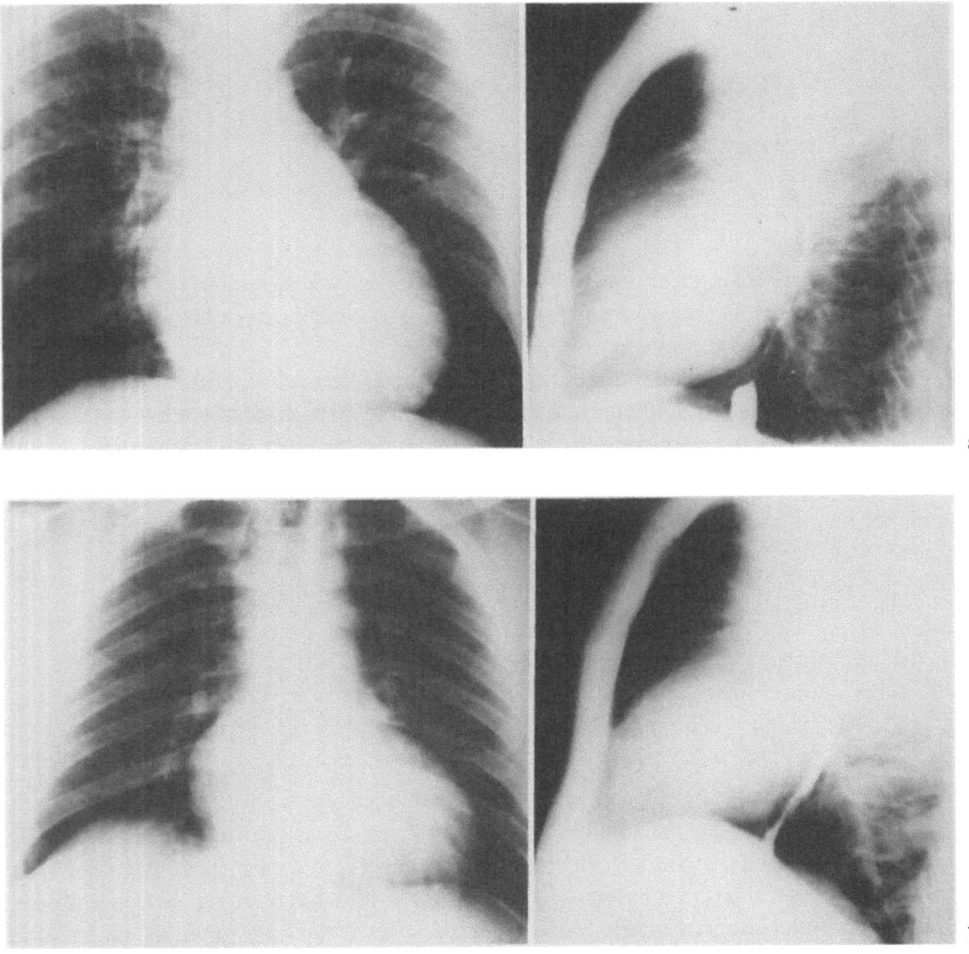

Abb. 2. a Herz des 27jährigen Europameisters im 5000-m-Lauf; We. T.; HV = 1240 ml, HV/kg = 18,2 ml/kg, Körpergewicht 68 kg. b Herz des 28jährigen Olympiasiegers im Schwergewicht-Heben (1984); Mi. R.; HV = 900 ml, HV/kg = 10,0 ml/kg, Körpergewicht 90 kg

Umstellung der Herzarbeit führt (Reindell u. Mitarb. 1960; Roskamm u. Mitarb. 1966). Die unterschiedliche Wirkung von Kraft- und Ausdauertraining auf das Herz ist in Abb. 2a, b dargestellt. Das Herz von dem 32jährigen Mi., Weltmeister und Olympiasieger 1984 im Gewichtheben, zeigt eine normale Form auf Größe, das Herz von dem 28jährigen We., Europameister im 500-m-Lauf, ist durch Größenzunahme aller Herzhöhlen stark vergrößert und mitralkonfiguriert.

Berg aus dem Keulschen Arbeitskreis konnte darüber hinaus bei Kraftsportlern nachweisen, daß mit zunehmendem Alter ein wachsendes Fettstoffwechselrisiko, ähnlich wie bei der koronaren Herzkrankheit, entsteht (Abb. 3). Dabei ist die Frage offen, inwieweit die Ernährung bei Kraftsportlern für diese Befunde eine Rolle spielt. Zusammenfassend erscheint jedoch der Schluß berechtigt, daß Krafttraining keinen nachweisbaren gesundheitserhaltenden und gesundheitsfördernden Wert für das Herz, den Kreislauf und den Fettstoffwechsel hat, wie es für das Ausdauertraining sichergestellt ist. Hierauf soll im folgenden eingegangen werden.

Ausdauertraining führt zu einer Ökonomisierung vegetativer Regulationen und zu einer parasympathikotonen Einstellung des Vegetativums mit Rückwirkung auf die Kreislaufregulation. Neben der frequenzsenkenden Wirkung des Trainings in Ruhe und auf submaximalen Belastungsstufen konnte in unserem Freiburger Arbeitskreis durch Roskamm (1971) und durch Wink et al. (1973) nachgewiesen werden, daß neben der Senkung der Frequenz auch die Druckanstiegsgeschwindigkeit (während der Anspannungszeit) ($\Delta p/\Delta t$) in Verbindung mit einer Verlängerung der mechanischen Systolendauer reduziert wird. Die Arbeits-

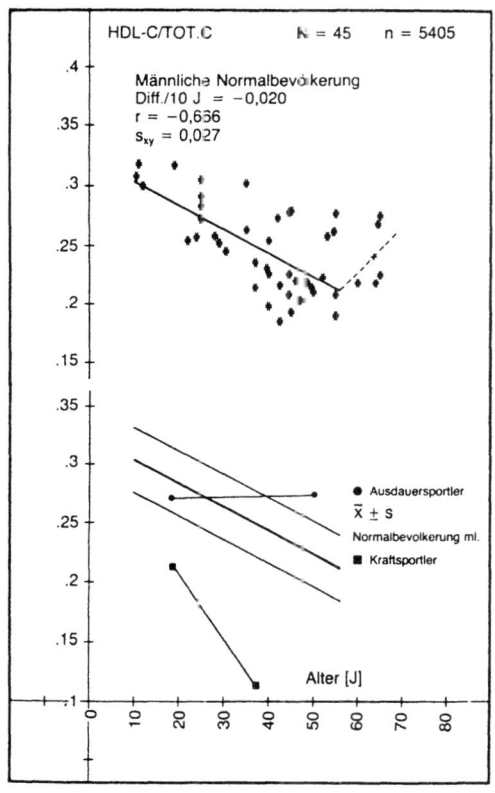

Abb. 3. Einfluß des Alters auf den HDL-C/Tot. C-Quotienten in der männlichen Normalbevölkerung anhand der zitierten Referenzliteratur im Vergleich zur Altersentwicklung bei den untersuchten Ausdauer- und Kraftsportlern [v. Berg A (1983) Herz Kreislauf 8:33]

weise des Herzens wird dadurch in Ruhe und unter Belastung besonders ökonomisch gestaltet. Das Herz des Trainierten braucht, wie es mein früherer Mitarbeiter Heiss (1976) sowie Heiss u. Mitarb. (1975, 1976, 1977) durch Substratuntersuchungen im Koronarblut nachweisen konnten, auf allen Belastungsstufen weniger Sauerstoff. Das bedeutet für das koronarkranke Herz, daß durch Training, ähnlich wie durch Betablocker, eine sauerstoffsparende Wirkung herbeigeführt wird, ohne daß jedoch wie durch Betablocker der diastolische Füllungsdruck ansteigt. Damit unterstreichen diese Untersuchungsergebnisse die Notwendigkeit, einen koronarkranken Patienten nicht durch körperliche Aktivität zu schonen, sondern entsprechend dem Schweregrad der Koronarinsuffizienz eine dosierte Bewegunstherapie in Trainings- bzw. Übungsgruppen durchzuführen, um die ischämisch bedingte reduzierte Arbeitstoleranz zu erweitern.

Nicht unerwähnt bleiben darf, daß durch den günstigen Einfluß des Trainings auf das Vegetativum Ausdauertraining auch präventiv gegen die so häufigen sympathikotonen, hypertonen Regulationsstörungen Jugendlicher und streßgeplagter Menschen wirkt. Franz (1982) hat hierauf in den letzten Jahren überzeugend hingewiesen. Ausdauertraining wird somit zu einem natürlich wirkenden Sympathikolytikum.

In den 70er Jahren konnte durch nationale und internationale sportmedizinische Arbeitskreise (in Deutschland Keul und Berg, Liesen im Hollmannschen Arbeitskreis, Weicker und Wirth, Heidelberg) nachgewiesen werden, daß Training auch zu einer günstigen Rückwirkung auf metabolische und hämodynamische Vorgänge in der beanspruchten Extremitätenmuskulatur führt, die nach Ausdauertrainingsprogrammen auch noch im höheren Lebensalter nachweisbar sind.

Im metabolischen Bereich ist es eine:

1. Zunahme der Zahl und Größe der Mitochondrien (Howald 1976; Kiessling et al. 1973; Gollnick et al. 1969, 1972, 1973)
2. Zunahme der Enzymaktivität des Energiestoffwechsels (Liesen et al. 1976; Berg et al. 1981; Bylund et al. 1977; Keul et al. 1976)
3. Zunahme des Myoglobingehaltes (Gollnick et al. 1973; Hickson et al. 1981; Holloszy et al. 1967, 1973, 1975)
4. Vermehrung der intramuskulären energetischen Substrate
   a) energiereiche Phosphate (Howald 1976, 1982; Yakovlev 1977)
   b) Glykogenspeicher (Gollnick 1972; Taylor 1975)
   c) Triglyzeridepots (Hoppeler 1973; Oberholzer 1976)
5. relative Zunahme der Fettverbrennung auf gegebenen Belastungsstufen (Costill 1976, 1979; Berg 1982; Franz 1982).

Die in der Tabelle angeführten metabolischen Veränderungen können durch geringgradige Dauerbelastungen, etwa täglich über 20–30 Minuten, herbeigeführt werden. Damit einher geht im hämodynamischen Bereich der peripheren Muskulatur eine verbesserte Kapillarisierung (Ingjer u. Brodal 1978) und eine bessere ökonomische Blutverteilung (Hollmann u. Mitarb. 1963, 1983), die eine bessere periphere Ausschöpfung des Blutes zur Folge haben. Auch eine Transformation der Muskelfasertypen (Anderson u. Henriksson 1977; Green u. Mitarb. 1979; Howald 1976) soll durch Ausdauertraining herbeigeführt werden. Oder aber der prozentuale Anteil der Muskelfasertypen wird durch Training nicht verändert, d. h. daß auch in den FT-Fasern durch Training die Aktivität der aeroben Enzyme und das Myoglobin ebenfalls zunehmen. Die trainingsbedingten Abweichungen des Metabolismus und der Hämodynamik haben eine Steigerung der Leistungsbreite der trainierten Muskulatur und darüber hinaus auch eine Entlastung des Herzens zur Folge. Dieser Tatsache kommt für die Bewegungstherapie koronarkranker Patienten, insbesondere im Postinfarktstadium, eine große Bedeutung zu.

Ausdauertraining bewirkt nach zahlreichen Untersuchungsergebnissen eine Senkung pathologisch erhöhter Triglyzeridspiegel. Übereinstimmende Ergebnisse ergaben durch Ausdauertraining eine Zunahme der High Density Lipoproteine (HDL) und eine Abnahme der pathogenetischen Low Density Lipoproteine (LDL) im Blutplasma (Lopez 1974; Wood u. Mitarb. 1976, 1977; Berg u. Keul 1980, 1981). HDL-Lipoproteine sollen nach Gordon u. Mitarb. (1977) sowie Schlierf u. Oster (1978) im Gegensatz zur atherogenen LDL-Fraktion eine protektive Wirkung gegen die Entstehung arteriosklerotischer Veränderungen haben.

Durch Ausdauertraining wird auch die fibrinolytische Aktivität des Blutes erhöht (Biggs u. Mitarb. 1947; Winkelmann u. Mitarb. 1968; Ferguson u. Mitarb. 1968; Williams u. Mitarb. 1980). Da die intravaskuläre Thrombusbildung vor allem bei der Entstehung des jugendlichen Herzinfarktes eine wichtige Rolle spielt, ist hier mit der Möglichkeit einer direkten Schutzwirkung von körperlichem Training zu rechnen.

In meinem bisherigen Ausführungen habe ich, wenn ich es einmal so nennen darf, eine vorwiegend somatisch-naturwissenschaftliche Darstellung der Trainingswirkung auf Herz und Kreislauf und den übrigen Organismus aufgezeigt. Die kardiologische Rehabilitation ist aber mehr als nur körperliches Training, und so möchte ich es nicht versäumen, mit wenigen Worten auf die Bedeutung des Trainings für die psychische Verhaltensweise des Menschen hinzuweisen. Außerhalb der durch Maß und Zahl exakt erfaßbaren somatischen Auswirkungen erhöhter körperlicher Aktivität ist den psychisch-somatischen Zusammenhängen und ihrer Beeinflussung durch regelmäßiges körperliches Training eine ebenso große Bedeutung beizumessen. Auf diesem Gebiet konnten durch die Untersuchungsergebnisse, die bei kombinierten psychotherapeutischen und bewegungstherapeutischen Maßnahmen erzielt wurden, neue Erkenntnisse gewonnen werden. So konnte mein früherer Mitarbeiter Wittig (1964, 1965, 1966), jetzt Direktor der psychosomatischen Klinik im Kinzigtal, nachweisen, daß bei Patienten mit neurotischer Fehlhaltung durch psychotherapeutische Behandlung im Zusammenhang mit der Bewegungstherapie eine erfolgreiche seelische Umstrukturierung herbeigeführt werden kann. Auch bei normaler seelischer Verhaltensweise kann durch Training eine starke positive Wirkung und Ausgeglichenheit der Psyche mit Rückwirkung auf die vegetativen Steuerungsvorgänge des Organismus ausgelöst werden. Bei Koronarpatienten erreicht man durch die Bewegungstherapie — am besten in einer therapeutischen Gemeinschaft — daß den Patienten ihre häufige Depressionen und die Angst um ihr Herz genommen wird. Ein verändertes positives Lebensgefühl stellt sich ein. Die Patienten fühlen sich leistungsfähig, und häufig werden sie auch bei entsprechender Belastbarkeit zur Aufnahme einer beruflichen Tätigkeit motiviert.

Der Nachweis der günstigen Wirkung sportlicher Betätigung auf Herz und Kreislauf führte zu Überlegungen, dosiertes körperliches Training zur Behandlung von koronarkranken Herzen anzuwenden. Und so wurde vor etwa 20 bis 30 Jahren vor allem von sportmedizinischen Arbeitskreisen die Behandlung von Patienten mit einer Koronarinsuffizienz und nach einem Herzinfarkt eingeleitet. Gottheimer hat schon 1956 als begeisterter Sportmediziner mit als erster in Israel eine organisierte Bewegungstherapie mit allerdings erstaunlich starken Belastungen durchgeführt. 1963 begann Hartmann (Schorndorf) mit der Bewegungstherapie, die der heutigen Form in ambulanten Koronargruppen entspricht. Raab setzt sich anfangs der 60er Jahre in Amerika, wenn auch gegen manchen Widerstand, für die Behandlung koronarkranker Patienten durch Bewegungstherapie ein. In Berlin waren es seit 1963

Mellerowicz und Weidner. Etwas später begann Hüllemann an der Heidelberger Klinik mit der Bewegungstherapie, in Hamburg waren es die Arbeitskreise um Donat, Gadermann und Jungmann sowie Ilker und Krasemann, in Höhenried Halhuber und Rost in Köln. Es wurden die ersten Rehabilitationskliniken eingerichtet, – 1968 in Höhenried, 1970 am Timmendorfer Strand und 1972 in Bad Krozingen. Seit 1960 haben wir in Freiburg mit der Gruppentherapie von Koronarpatienten begonnen. Eine Reihe meiner damaligen Mitarbeiter – Roskamm, Keul, König, Weidemann, Blümchen, Buchwalsky, Barmeyer, Samek, Jaedicke und Kindermann – haben die Bewegungstherapie – damals geprägt aus sportmedizinischer Sicht – in ihren heutigen Wirkungskreis mit Erfolg übernommen.

Das Ziel eines flächendeckenden Angebots von koronaren Trainings- und Übungsgruppen stellt schließlich für die 80er Jahre eine weitere wesentliche, durch die deutsche Sportmedizin und durch die Deutsche Arbeitsgemeinschaft für kardiologische Prävention und Rehabilitation geförderte Entwicklung im Rahmen einer umfassenden, effektiven und kontinuierlichen Langzeitrehabilitation dar. Für diesen Aufgabenbereich hat sich Herr Kollege Traenckner verdienstvoll eingesetzt.

Zum Schluß stellt sich die Frage nach dem gegenwärtigen Erkenntnisstand über die Rolle körperlicher Aktivität in der primären und sekundären Prävention der koronaren Herzerkrankung.

Die überwiegende Zahl der epidemiologischen Studien hinsichtlich der Bedeutung der körperlichen Aktivität in der Primärprävention der koronaren Herzerkrankung ergab eine deutliche Senkung des koronaren Risikos bei körperlich Aktiven. Erwähnt seien in diesem Zusammenhang Untersuchungen von Morris (1960, 1961), von Morris u. Heady (1953) und von Morris u. Mitarb. (1953, 1960, 1966, 1980) an 17000 männlichen Angestellten mit unterschiedlichen Freizeitaktivitäten sowie von Cassel u. Mitarb. (1971) an schwerarbeitenden Bauern. Besonders eindrucksvoll für die präventive Wirkung von Ausdauertraining sind die Untersuchungen von Pfaffenbarger u. Hale (1975), Pfaffenbarger u. Mitarb. (1976, 1978) an einem großen Untersuchungsgut von 4000 Hafenarbeitern in San Francisco und an ehemaligen Studenten unterschiedlicher körperlicher Aktivität während des Studiums und im späteren Berufsleben. Pfaffenbarger wies auf die Notwendigkeit einer hinreichenden Dauer, Intensität und Häufigkeit körperlichen Trainings hin. Es ist immerhin bemerkenswert, daß gerade die Arbeiten von Pfaffenbarger den Epidemiologen Heyden 1981 überzeugt haben, nach anfänglicher gegenteiliger Meinung den Bewegungsmangel nunmehr als Risikofaktor darzustellen und für Menschen mit Bewegungsmangel eine höhere Infarktgefährdung zu postulieren. Andererseits muß aber auch wieder darauf hingewiesen werden, daß selbst extremes Ausdauertraining das Auftreten koronarsklerotischer Veränderungen nicht verhindern kann, wie angiographische und autoptische Befunde an Marathonläufern gezeigt haben.

Zusammenfassend ist festzustellen, daß es aufgrund der bisher vorliegenden Untersuchungen berechtigt erscheint, daß eine günstige Beeinflussung des koronaren Risikos durch regelmäßiges und geeignetes körperliches Training möglich ist.

In der Sekundärprävention konnte bisher nicht eindeutig nachgewiesen werden, daß körperliche Aktivität den natürlichen Verlauf der koronaren Herzerkrankung beeinflußt oder die Lebenserwartung verlängert. Einige Studien (Buchwalsky 1984) lassen jedoch zumindest die Tendenz einer Beeinflussung der koronaren Herzerkrankungen bzw. eine Reduktion der Todesfälle erkennen. Nachweisbar wird beim trainierten Koronarpatienten jedoch die körperliche Leistungsreserve gesteigert, so daß alltägliche Belastungen unter günstigeren Bedingungen durchgeführt werden können. Der psychische Status wird positiv beeinflußt. Die günstigen Effekte in der Sekundärprävention sind somit mehr qualitativer als quantitativer Art.

Meine Ausführungen sollten Ihnen zeigen, daß wesentliche Grundlagen für die Prävention und Rehabilitation von Koronarerkrankungen und für die hierfür erforderliche Funktionsdiagnostik von der Sportmedizin erarbeitet worden sind. Die Durchführung der Bewegungstherapie im Zug rehabilitativer Maßnahmen kann optimal nur von Ärzten durchgeführt werden, die durch Vorbild und durch das Eigenerlebnis sportlicher Betätigung dem Patienten überzeugend die günstige Wirkung dosierter sportlicher Betätigung darlegen können. Es ist darum kein Zufall, daß viele Kliniken und Sanatorien in Deutschland die sich mit der Prophylaxe und Rehabilitation von Herz- und Kreislaufkranken befassen, von Kollegen geleitet werden, bei denen die Sportmedizin einen großen Bereich in ihrer ärztlichen Tätigkeit einnimmt. Aber auch die vielen Koronargruppen, die heute von Sportärzten in ihrer Praxis außerhalb von Kliniken betreut werden, zeigen, was sich heute für große Aufgaben der Sportmedizin im Bereich der Rehabilitation der Koronarerkrankungen stellen.

Literatur

Andersen P, Henriksson J (1977) Training induced changes in the subgroups of human type II skeletal muscle fibers. Acta Physiol Scand 99:123

Andersen P, Henriksson J (1977) Capillary supply of the quadriceps femories muscle of man: adaptive response to exercise. J. Physiol (Lond) 270:677

Åstrand J (1960) Aerobic work capacity in men and women with special reference to age. Acta Physiol Scand [Suppl] 49:169

Åstrand PO (1952) Experimental studies of working capacity in relation to sex and age. Copenhagen

Åstrand PO (1960) Physiologisk Vardering Av Fysisk Arbetsförmagen Och Kondition. Idrottsmedicinsk vademecum Ciba S 12

Åstrand PO, Rhyming J (1954) A monogram for calculation of aerobic capacity (physical fitness) from pulse rate during submaximal work. J Appl Physiol 7:218

Åstrand PO, Saltin B (1961) Maximal oxygen uptake and heart rate in various types of muscular activity. J Appl Physiol 16:977

Berg A (1983) Effekte körperlichen Trainings auf die altersabhängigen Lipoproteinveränderungen. Herz-Kreislauf 15 (in press)

Berg A, Keul J (1981a) Physiological and metabolic responses of female athletes during laboratory and field exercise. Med Sport 14:77

Berg A, Keul J (1981b) Muscular enzyme activities in relation to maximum aerobic capacity in healthy male adults. Austral J Sports Med 13:87

Berg A, Jeul J (1982a) Ausdauerleistung im Alter. Ärztl Praxis 69:2325

Berg A, Keul J (1982b) Die biochemischen Veränderungen durch körperliches Ausdauertraining. In: Weidemann H, Samek L (Hrsg) Bewegungstherapie in der Kardiologie. Steinkopff, Darmstadt, S. 27–32

Berg A, Keul J, Ringwald G, Deus B, Wybitul K (1980) Physical performance and serum cholesterol fractions in healthy young men. Clin Chim Acta 106:325

Berg A, Keul J, Ringwald G, Deus B (1981a) Influence of physical activity on serum cholesterol values in healthy young men. Adv Physiol Sci 35:55

Berg A, Johns J, Baumstark M, Keul J (1981b) HDL cholesterol (HDL-C) changes during and after intensive long-lasting exercise. Int J Sports Med 2:121

Berg A, Johns J, Baumstark M, Kreutz W, Keul J (1983) Changes in HDL subfractions after a single, extended episode of physical exercise. Atherosclerosis 47:231

Biggsm R, Macfarlane RG, Pilling J (1947) Observations on fibrilolysis. Experimental production by exercise and adrenalin. Lancet I:401

Bylund AC, Bjurö T, Cederblad G, Holm J, Lundholm K, Sjöström M, Aengquist KA, Schersten T (1977) Physical training in man. Skeletal muscle metabolism in relation to muscle morphology and running ability. Eur J Appl Physiol 36:151

Cassel J, Heyden S, Bartel AG, Kaplan BH, Tyroler HA, Cornoni JC, Hames CC (1971) Occupation and physical activity and coronary heart disease. Arch Int Med 128:920

Costill DL, Daniels J, Evans W, Fink W, Krähenbühl G, Saltin B (1976) Skeletal muscle enzymes and fiber composition in male and female track athletes. J Appl Physiol 40:149

Costill DL, Fink WJ, Pollock ML (1976) Muscle fiber composition and enzyme activities of elite distance runners. Med Sci Sports 8:96

Costill DL, Coyle EF, Fink WF, Lesmes GR, Witzmann FA (1979) Adaptations in skeletal muscle following strength training. J Appl Physiol 46:96

Ferguson EW, Barr CG, Bernier LL (1979) Fibrinogenolysis and fibrinolysis with strenuous exercise. J Appl Physiol 47:1157

Frank O (1901) Isometrie und Ischämie des Herzmuskels. Z Biol 41:14

Franz I-W (1982) Ergometrie bei Hochdruckkranken. Springer, Berlin Heidelberg New York

Franz I-W, Quabbe H-J, Meller W, Mellerowicz H (1982) Lipolyse und Fettverbrennung und deren hormonelle Regulation bei Marathonläufern während einer Ausdauerbelastung. In: Heck H, Hollmann W, Liesen H, Rost R (Hrsg) Sport: Leistung und Gesundheit. Deutscher Ärzteverlag, Köln, S 283

Gollnick PD. King DW (1969) Effect of exercise and training on mitochondria of rat skeletal muscle. Am J Physiol 216:1502

Gollnick PD, Armstrong RB, Saltin B, Sauber IV CW, Sembrowich WL, Shepherd RE (1973) Effect of training on enzyme activity and fiber composition of human skeletal muscle. J Appl Physiol 34:107

Green HJ, Thomson JA, Daub WD, Houston ME, Ranney DA (1979) Fiber composition, fiber size and enzyme activities in vastus lateralis of elite athletes involved in high intensity exercise. Eur J Appl Physiol 41:109

Gordon R, Castelli WP, Hjortland MC, Kannel WB, Dawber TR (1977) Hign density lipoptotein as a protective factor against coronary heart disease. Am J Med 62:707

Heiss HW (1976) Coronary blood flow at rest and during exercise. In: Roskamm H, Hahn Ch (eds) Ventricular function at rest and during exercise. Springer, Berlin Heidelberg New York, pp 17

Heiss HW, Barmeyer J, Wink K, Huber G, Hagemann G, Beiter G, Keul J, Reindell H (1975) Durchblutung und Substratumsatz des gesunden menschlichen Herzens in Abhängigkeit vom Trainingszustand. Verh Dtsch Ges Kreislaufforsch 41:247

Heiss HW, Barmeyer J, Wink K, Töpfer M, Reindell H (1975) Einfluß von akuter Hypoxie auf die Sauerstoffversorgung des trainierten und untrainierten gesunden Herzens. Verh Dtsch Ges Inn Med 81:277

Heiss HW, Barmeyer J, Wink K, Keul J, Reindell H (1977) Trainingseinflüsse auf Durchblutung und Energieversorgung des Herzens. Sportarzt Sprotmed 28:1

Heiss HW, Wink K, Barmeyer J, Keul J, Reindell H (1977) Myocardial oxygen consumption and substrate uptake in man during physiological and pathological volume load. Basic Res Cardiol 72:293

Henschen SE (1899) Skilauf und Skiwettlauf; eine medizinische Sportstudie. Mitteilungen aus der Med. Klinik in Uppsala, Bd 2, S 15. Jena

Herxheimer H (1925) In: Hahn M, Herxheimer H, Brose W (Hrsg) Gesundheitszustand und Lebensprognose der Sportsleute im Alter. Dtsch Med Wochenschr 892

Herxheimer H (1933) Grundriß der Sportmedizin. Leipzig

Heyden S (1981) Präventive Kardiologie. Boehringer Mannheim, Studienreihe

Hickson RC (1981) Skeletal muscle cytochrome c and myoglobin, endurance, and frequency of training. J Appl Physiol 51:746–749

Hollmann W (1961) Zur Frage der Dauerleistungsfähigkeit. Fortschr Med 79:439

Hollmann W (1962) Die klinische Bedeutung der Bewegungstherapie bei Herzkranken. Med Welt 21:635

Hollmann W (1963) Höchst- und Dauerleistungsfähigkeit des Sportlers. Barth, München

Hollmann W (1965) Körperliches Training als Prävention von Herz- und Kreislaufkrankheiten. Stuttgart

Hollmann W, Venrath H, Bouchard C, Budinger H (1964) Über die Eignung der häufigsten Sportarten für präventive und rehabilitative Zwecke auf dem Herz-Kreislaufsektor. Med 82:243

Hollmann W, Barg W, Weyer G, Heck H (1970) Der Alterseinfluß auf spiroergometrische Meßgrößen im submaximalen Arbeitsbereich. Med Welt 21:1280

Hollmann W, Rost R, Dufaux, Liesen H (1983) Prävention und Rehabilitation von Herz-Kreislaufkrankheiten durch körperliches Training. Hippokrates, Stuttgart

Holloszy JO (1967) Biochemical adaptations in muscle. Effects of exercise on mitochondrial oxygen uptake and respiratory enzyme activity in skeletal muscle. J Biol Chem 242:2278

Holloszy JO (1973) Biochemical adaptations to exercise: aerobic metabolism. In: Wilmore JH (ed) Exercise and Sport sciences revies. Academic Press, New York London, Vol 1, pp 45–71

Holloszy JO, Booth FW, Winder WW, Fits RH (1975) Biochemical adaptation of skeletal muscle to prolonged physical exercise. In: Howald H, Poortmans J (eds) Metabolic Adaptation to Prolonged Physical Exercise. Birkhäuser, Basel, pp 438–447

Hoppeler H, Lüthi P, Claassen H, Weibel ER, Howald H (1973) The ultrastructure of the normal human skeletal muscle. A morphometric analysis on untrained men, women and well-trained orienteers. Pflügers Arch 344:217

Holmgren A (1956) Circulatory changes during muscular work in man with special reference to arterial and central venous pressure in systemic circulation. Scan J Clin Lab Invest [suppl] 24

Holmgren A, Strandell T (1959) The relationship between heart volume, total hemoglobin and physical working capacity in former athletes. Acta Med Scand 163:149

Holmgren A, Jonsson B, Levander M, Linderholm H, Sjöstrand T, Ström G (1957) Low physical working capacity in suspected heart cases due to inadequate adjustment of peripheral blood flow. Acta Med Scand 158:413

Holmgren A, Jonsson B, Sjöstrand T (1960) Circulatory data in normal subjects at rest and during exercise in recumbent position, with special reference to the stroke volume at different work intensities. Acta Physiol Scand 49:343

Howald H (1976) Ultrastructure and biochemical function of skeletal muscle in twins. Ann Hum Biol 3:455

Ingjer F, Brodal P (1978) Capillary supply of skeletal muscle fibers in untrained and endurance-trained women. Eur J Physiol 38:291

Jokl E (1954) Alter und Leistung. Springer, Berlin Göttingen Heidelberg Karvonen MJ (1959) Effects of vigorous exercise on the heart. In: Rosenbaum FF, Belknap EL (eds) Work and the heart. New York

Karvonen MJ (1961) Körperliche Tätigkeit, Cholesterinstoffwechsel und Arteriosklerose. Schweiz Z Sportmed 9:90

Karvonen MJ (1963) Physiologische Grundlagen des Sports in Therapie und Rehabilitation unter besonderer Berücksichtigung des Gefäßsystems. Sportarzt 225

Karvonen MJ, Kentala E, Mustala O (1957) The effects of training on heart rate. Ann Med Exper Fam 35:307

Keul J, Doll E, Keppler D (1972) Energy metabolism of human muscle. Medicine and Sport, vol 7. Karger, Basel München Paris London New York Sydney

Keul J, Berg A, Lehmann M, Chavez RS (1982) Enzymadaptation in Muskel durch Training. Dtsch Z Sportmed 33:403

Kiessling K-H, Pilström L, Karlsson J, Piehl K (1973) Mitochondrial volume in skeletal muscle from yound and old physically untrained and trained healthy men and from alcoholics. Clin Sci 44:547

Knipping HW (1950) Das kranke Herz während körperlicher Arbeit und sportlicher Belastung und einige Bemerkungen zur Arbeitstherapie. Münch Med Wochenschr 92:1210

Knipping HW u Mitarb (1955) Die Beurteilung des Herzkranken. Stuttgart

Kraus H, Raab W (1964) In: Beckmann P (Hrsg) Erkrankungen durch Bewegungsmangel. München

Liesen H, Hollmann W (1976) Leistungsverbesserungen und Muskelstoffwechseladaptationen durch Ausdauertraining im Alter. Geriatrie 6:150

Lopez LS (1974) Effect of exercise and physical fitness on serum lipids and lipoproteins. Atherosclerosis 20:1

Mellerowicz H (1956) Vergleichende Untersuchungen über das Ökonomieprinzip in Arbeit und Leistung des trainierten Kreislaufs und seine Bedeutung für die präventive und rehabilitative Medizin. Arch Kreislaufforsch 24:70

Mellerowicz H (1957) Untersuchungen über Pulswellengeschwindigkeit und Volumen-Elastizitätsmodul der Aorta bei früheren Spitzensportlern in Dauerleistungen im Alter. Schweiz Z Sportmed 5:10

Mellerowicz H (1961) Trainingswirkungen auf Herz und Kreislauf und ihre Bedeutung für die präventive Cardiologie. In: Präventive Cardiologie. Medicus, Berlin

Mellerowicz H (1974) Rehabilitative Cardiologie. Weidner J, Jokl E (Hrsg) Tagungsbericht. Karger, Basel

Mellerowicz H (1962, 1979) Ergometrie. München und Berlin

Mellerowicz H, Franz I-W (1981) Training als Mittel der präventiven Medizin. Perimed, Erlangen

Mellerowicz H, Meller W (1984) Training, 5. Aufl. Springer, Berlin Heidelberg New York

Mellerowicz H, Reindell H, Hollmann W, Mies H, Roskamm H (1961) Vorschläge zur Standardisierung der ergometrischen Leistungsverbesserung. Z Kreislaufforsch 50:273

Morris JN (1960) Epidemiology and cardiovascular disease of middle age. Part I. Mod Concepts Cardiovasc Dis 29:625

Morris JN (1961) Epidemiology abd cardiovascular disease of middle age. Part II. Mod Concepts Cardiovasc Dis 30:633

Morris JN, Heady JA (1953) Mortality in relation to the physical activity of work. A preliminary note on experience in middle age. Brit J Ind Med 10:245

Morris JN, Heady J, Raffle P, Roberts C, Parks J (1953) Coronary heart disease and physical activity of work. Lancet ii 1053:111

Morris JN, Kagan A, Pattison DC, Gardner MJ, Raffle PAB (1966) Incidence and prediction of ischemic heart diesease in London busmen. Lancet 2:553

Morris JN, Everitt MG, Pollard R, Chave SPW, Semmence AM (1980) Vigorous exercise in leisure-time. Protection against coronary heart disease. Lancet (6. Dec.) 8206:1207

Oberholzer F, Claassen H, Moesch H, Howald H (1976) Ultrastrukturelle, biochemische und energetische Analyse einer extremen Dauerleistung (100 km-Lauf). Schweiz Z Sportmed 24:71

Paffenbarger RS, Hale WE (1975) Work activity and coronary heart mortality. N Engl J Med 292:545

Paffenbarger RS, Laughlin ME, Gima AS et al (1976) Work activity of longshoremen as related to death from croronary heart disease and stroke. N Engl J Med 282:1109

Paffenbarger RS JR, Wing ALM, Hyde RI (1978) Physical activity as an index of heart attack risk in college alumni. Am J Epidemiol 108:161

Reindell H (1938) Kymographische und elektrokardiographische Befunde an Sportherzen. Dtsch Arch Klin Med 182

Reindell H (1939) Die Herzbeurteilung beim Sportler und die differentialdiagnostische Bewertung der Befunde im EKG und Kymogramm. Dtsch Med Wochenschr 35/36:1369

Reindell H (1940) Größe, Form und Bewegungsbild des Sportherzens. Arch Kreislaufforsch 7:117

Reindell H, Delius L (1942) Klinische Beobachtungen über die Herzdynamik beim gesunden Menschen. Dtsch Arch Klin Med 193:639

Reindell H, Roskamm H (1977) Herzkrankheiten, Pathophysiologie, Diagnostik, Therapie. Springer, Berlin Heidelberg New York

Reindell H, Kepzig H, Musshoff K (1953) Anpassungsvorgänge des gesunden und kranken Herzens. Verh Dtsch Ges Inn Med 59:274

Reindell H, Weyland R, Klepzig H, Musshoff K, Schildge E (1954) Das Sportherz. Ergeb Inn Med Kinderheilk 5:306

Reindell H, Weyland R, Klepzig H, Hirchhoff W (1955) Kreislaufregulationen. Thieme, Stuttgart

Reindell H, Klepzig H, Musshoff K, Weyland R (1955) Über physiologische und pathophysiologische Grundlagen der Röntgendiagnostik des Herzens. Dtsch Med Wochenschr 80:540, 744

Reindell H, Klepzig H, Musshoff K, Kirchhoff W, Steim H, Moser F, Frisch P (1957) Neuere Untersuchungsergebnisse über Beziehungen zwischen Größe und Leistungsbreite des gesunden Herzens, insbesondere des Sportherzens. Dtsch Med Wochenschr 82:613

Reindell H, Klepzig H, Steim H, Musshoff K, Roskamm H, Schildge E (1960) Herz, Kreislaufkrankheiten und Sport. Barth, München

Roskamm H (1964) Die Bedeutung der körperlichen Aktivität in Prophylaxe und Therapie von Herz- und Kreislauferkrankungen. Habil.-Schrift, Freiburg i. Br.

Roskamm H (1971) Hämodynamik und Kontraktilität des gesunden und kranken Herzens bei körperlicher Belastung. Verh Dtsch Ges Kreislaufforsch 37:42

Roskamm H, Reindell H (1965) Körperliches Training für das gesunde und kranke Herz. Med Monatsschr 1:2

Roskamm H, Reindell H, Musshoff K, König K (1961) Die Beziehungen zwischen Herzgröße und Leistungsfähigkeit bei männlichen und weiblichen Sportlern im Vergleich zu männlichen und weiblichen Normalpersonen. III. Mitteilung. Arch Kreislaufforsch 35:67

Roskamm H, Reindell H, Haubitz W, Keul J, König K (1962) Herzgröße und Leistungsfähigkeit bei Hochleistungssportlern im Verlaufe unterschiedlicher Trainingsbelastung. Schweiz Z Sportmed 10:121

Roskamm H, Reindell H, Emmrich J, Schmitz G, Keul J, König K (1962) Herzvolumen und Leistungsfähigkeit bei Sportlern mit einem unvollständigen Rechtsschenkelblock im EKG. Med Klinik 57:2093

Roskamm H, Reindell H, Emmrich J, Barmeyer J, Kessler M, Novakić (1964) Das EKG während dosierter Ergometerbelastung bei Normalpersonen und Infarktpatienten, seine Beziehung zu Herzgröße und Leistungsfähigkeit. Dtsch Arch klin Med 209:331

Roskamm H, Reindell H, Weissleder H, Kessler G, Aletter K (1964) Zur Frage der Spätschäden nach intensivem Hochleistungssport (Herzgröße, Leistungsfähigkeit und EKG bei 92 ehemaligen Hochleistungssportlern). Med Welt 41:2170

Roskamm H, Reindell H, Keul J, Emmrich J, Steim H (1965) Fehlurteilung des trainierten Kreislaufs. Med Sachverständige 8:199

Roskamm H, Renemann H, Beckhofe Ph, Büchner H, König K, Reindell H (1965) Wirkungsweise und Anwendungsmöglichkeiten des „dynamischen elektrokardiographischen Systems" von Holter-Avionics. Med Klinik 20:785

Roskamm H, Reindell H, Winkelmann G, König K (1965) Die Bedeutung der körperlichen Aktivität in der Prophylaxe und Therapie von Herz- und Kreislauferkrankungen. Therapiewoche 15/14:675

Roskamm H, Reindell H, Müller M (1966) Herzgröße und ergometrisch getestete Ausdauerleistungsfähigkeit bei Hochleistungssportlern aus 9 deutschen Nationalmannschaften. Z Kreislaufforsch 55:2

Rost R, Hollmann W, Liesen H (1976) Körperliches Training mit Hochdruckpatienten, Ziele und Probleme. Herz-Kreislauf 2:680

Schlierf G, Oster P (1978) Diagnostik und Therapie der Stoffwechselstörungen. Thieme, Stuttgart

Sjöstrand T (1955) Das Sportherz. Dtsch Med Wochenschr 80:963

Starling EH (1920) Das Gesetz der Herzarbeit. Linacre-Vortrag 1915, Berlin und Leipzig

Starling EH (1927) The regulation of the energic output of the heart. J Physiol 62:243

Straub H (1926) Die Dynamik des Herzens. Die Arbeitsweise des Herzens in ihrer Abhängigkeit von Spannung und Länge unter verschiedenen Arbeitsbedingungen. Hb. der normalen und pathologischen Physiologie VII, 237

Taylor AW (1975) The effects of exercise and training on the activities of human skeletal muscle glycogen cacle enzymes. In: Howald H, Poortmans J (eds) Metabolic adaptation to prolonged physical exercise. Birkhäuser, Basel, pp 451

Williams SR, Logue EE, Lewis JL, Barton T, Stead NW, Wallace AG, Pizzo SV (1980) Physical conditioning augments the fibrinolytic response to venous occlusion in healthy adults. N Engl J Med 302:937

Winckelmann G, Meyer G, Roskamm H (1968) Der Einfluß körperlicher Belastung auf Blutgerinnung und Fibrinolyse bei untrainierten Personen und Hochleistungssportlern. Klin Wochenschr 46:712

Wink K, Roskamm H, Schweikart S, Reindell H (1973) Der Einfluß körperlicher Belastung auf die Kontraktilität des hypertrophierten linken Ventrikels bei Hochleistungssportlern. Z Kreislaufforsch 62:366

Wittich GH (1964) A new approach to cardiac neuroses in inpatient analytic psychotherapy. Sixth International Congress of Psychotherapy. London

Wittich GH (1965) Grundlagen einer mehrdimensionalen Therapie bei Herzneurosen und funktionellen Kreisluafsyndromen. Heilkunst 78:124

Wittich GH (1965) Interval training and analytic psychotherapy. Proc of the 1st Internat Congress of Psychology of Sport, Rome

Wittich GH (1966) Kinésithérapie et Médicine Psychosomatique. Le Journal de Kinésithérapie, Vol 140

Wittich GH, König K, Reindell H (1966) Beitrag zur Grundlegung einer mehrdimensionalen Therapie in der psychosomatischen Klinik Fortschritte der Psychoanalyse, Bd III. Göttingen

Wood PD, Haskell WL (1979) The effect of exercise on plasma high density lipoproteins. Lipids 14:417

Wood PD, Haskell W, Klein H, Lewis S, Stern MB, Farquhar JW (1976) The distribution of plasma lipoproteins in middle aged male runners. Metabolism 25:1249

Wood PD, Haskell L, Stern MP, Lewis S, Perry C (1977) Plasmalipoprotein distributions in male and female runners. Ann NY Acad Sci 301:748

Yakovlev NN (1977) Sportbiochemie. Sportmedizinische Schriftenreihe Nr. 14. Barth, Leipzig

III

Haupt- und Korreferate zum Thema:

Präventive und rehabilitative Sportmedizin in der technisierten Umwelt

Preventive and Rehabilitative Sports Medicine in the Technicized Environment

Training und Sport als Mittel der präventiven Medizin in der technisierten Umwelt

Training and Sports as Preventive Measures in the Technicized Environment

P. E. Nowacki

Institut für Sportmedizin (Ärztl. Direktor: Prof. Dr. med. P. E. Nowacki) der Justus-Liebig-Universität Gießen

Zusammenfassung

Seit der „industriellen Revolution" zu Beginn des 19. Jahrhunderts und der wachsenden Integration der industriellen Arbeiterschaft in die bürgerliche Gesellschaft, der ständigen Abnahme der wöchentlichen Arbeitszeit, dem Rückgang der körperlich-muskulären Beanspruchung am Arbeitsplatz und in allen anderen Lebensbereichen, den Fehl- und Mangelbelastungen am Fließband und im Büro, der Fehlernährung, dem Mißbrauch von Genußmitteln (besonders Nikotin), der wachsenden Streß- und Umweltbelastung mit einer Überbeanspruchung der Sinnesorgane, kam es zu einem exzessiven Anstieg der Erkrankungen des Herz-Kreislauf-Systems und des Haltungs- und Bewegungsapparates.

Der hochtechnisierten, kurativen Medizin scheint es allein nicht mehr zu gelingen, diese deletäre Entwicklung entscheidend zu bremsen! Für die Sportmedizin als einem wesentlichen Bestandteil der präventiven Medizin, erwachsen daraus Chance und Herausforderung zugleich!

Ihr sollte es gelingen, die positiven Wirkungen von Training und Sport, die im Vortrag aus der Literatur und nach eigenen Untersuchungen dargestellt und diskutiert werden, unter Beachtung der richtigen individuellen Auswahl und Dosierung in allen Altersklassen, besonders jedoch bereits im Kindes- und Jugendalter, so einzusetzen, daß sie in unserer modernen Industriegesellschaft als die am besten geeignete präventive Medizin zur Erhaltung der körperlichen Leistungsfähigkeit und Gesundheit überzeugen können.

Schlüsselwörter: Präventive Sportmedizin – Gesundheit – Ausdauertraining – Maximale relative Sauerstoffaufnahme.

Summary

The beginning of the "industrial revolution" in the early 19th century and the increasing integration of the industrial working classes into middle-class society, the steadily decreasing weekly work-hour average, the decrease in physical muscular strain at the place of work and in all other areas of human life, maldistributed physical strain on assembly-lines and in offices, malnutrition, misuse of stimulants (especially nicotine), increasing stress and environmental strain combined with an overstraining of the sense-organs – all these factors led to an excessive increase in diseases of the cardio-circulatory system and to deficiencies in those parts of the body related to posture and motion.

Highly mechanized, curative medicine does not seem to be succeeding in stopping this deleterious development on its own, which presents both challenge and chance for sports medicine, since it is a major part of preventive medicine!

Sports medicine should succeed in employing the positive effects of training and sports (which have been related and discussed in the lecture on the basis of tests from our laboratory and other

Anschrift des Verfassers: Prof. Dr. med. P. E. Nowacki, Institut für Sportmedizin der Justus-Liebig-Universität, Kugelberg 62, 6300 Gießen

sources) with regard to adequate individual dosis and selection in all age groups, in particular children and adolescents. These effects should be applied in such a way they emerge as the most adequate form of preventive medicine for maintaining physical capacity and health in our modern industrial society.

Key-words: Preventive sports medicine – Health – Endurance training – Maximum oxygen uptake.

Seit Jahrtausenden war der Mensch gezwungen, in einer ständigen aktiven Auseinandersetzung mit seiner Umwelt ein hohes Maß an körperlicher Aktivität aufzubringen, um zu überleben [13]. Dies zeigt in eindrucksvoller Weise die in der Türkei gefundene Höhlenmalerei aus dem 7. Jahrtausend v. Chr., wo unsere Vorfahren in aktiver Bewegung bei Jagd und Spiel sich erfreuen (Abb. 1).

In der kurzen Zeitspanne seit dem Beginn der „Industriellen Revolution" Anfang des 19. Jahrhundert bis in das heutige Atom- und Computerzeitalter erfolgte ein Rückgang der körperlich-muskulären Beanspruchung am Arbeitsplatz und in vielen anderen Lebensbereichen [11]. In Verbindung mit weiteren belastenden Einflüssen und Gewohnheiten schwingt sich die vom Arbeitsplatz wegrationalisierte körperliche Aktivität und der verminderte Einsatz der Muskulatur als Fortbewegungsmittel für die Bevölkerung der modernen Industriegesellschaften zu einem krankmachenden Faktor beachtlicher Dimension auf. So wie alle Organe des Körpers im Dienst der Arbeitsmuskulatur stehen, die etwa 40% der Körpermasse bildet, ist ein hohes Maß an Muskelaktivität zur optimalen Entwicklung und körperlichen Funktionszuverlässigkeit erforderlich. Der Mensch hat sich nicht als sitzendes Wesen entwickelt, sondern ist anatomisch-physiologisch auf Bewegung ausgerichtet.

Mangel an außerschulischer Bewegung, Fehl- und Überernährung, sowie ein nach wie vor quantitativ und wohl auch überwiegend qualitativ unzureichender Sportunterricht an den Schulen sind die Ursache für sehr viele Übergewichtige, körperlich und kardio-zirkulatorisch leistungsschwache Mädchen und Jungen. Mancher 14jährige Junge würde sicher nicht mehr die von Gottfried Keller beschriebene ganztägige Fußwanderung des gleichaltrigen „Grünen Heinrich" vor dem Bau der ersten Eisenbahnen durchhalten [6].

„So machte ich mich eines Morgens vor Sonnenaufgang auf die Füße. ... Ich wanderte den ganzen Tag, ohne müde zu werden, kam durch viele Dörfer und war wieder stundenlang allein. ... Endlich sah ich das Dorf (der Großmutter) zu meinen Füßen liegen, in einem grünen Wiesentale, welches von den Krümmungen eines leuchtenden kleinen Flusses durchzogen und von belaubten Bergen umgeben war. ... Die Abendsonne lag warm auf dem Tale. ...", soweit G. Keller.

Dagegen würde heute ein hochtrainierter 14jähriger Junge eine solche Tageswanderstrecke in 3 bis 4 Stunden durchlaufen können [24].

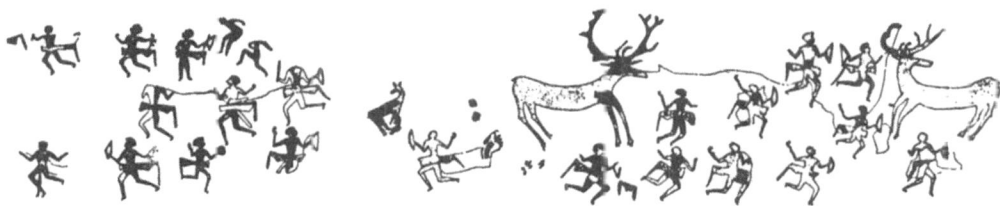

Abb. 1. Aktive Bewegung des Menschen im 7. Jahrtausend v. Chr. bei Jagd und Spiel. (Die Siedlung Çatal Hüyük. Umzeichnung einer Wandmalerei, die im Original in brauner, roter und weißer Farbe ausgeführt ist.)

Die Vor- und Nachteile der heutigen technisierten Umwelt werden uns durch diese Beschreibung vor Augen geführt. Zu damaliger Zeit blieben die Folgen des menschlichen Eingriffs in den Naturhaushalt räumlich und in ihren Auswirkungen auf die Ökologie relativ gering. Heute fordert der 29. Deutsche Sportärztekongreß die Ärzte unseres Landes auf, sich stärker als bisher des Konfliktes zwischen der Expansion menschlicher Bedürfnisse und der Stabilität des Naturhaushaltes anzunehmen.

Die 1888 von Ferdinand Lagrance in seinem Buch *Physiologie der Leibesübungen* [12] niedergeschriebenen Sätze unterstreichen die Entwicklungsdynamik des soziologisch strapazierten und häufig mißbrauchten Dualismus „Arbeit und Sport":

„Der Arbeiter, welcher Holz sägt, und der Gentleman, der ficht, – alle beide verrichten Muskelarbeit. Aber der Aristokrat verrichtet seine Übungen nur in bestimmten Stunden, regelt die Zeit, die er ihnen widmet, nach seinem Belieben und widmet sich nach den Vorschriften der Hygiene der Ernährung und Ruhe, während der arme Plebejer zuviel arbeitet, zu schlecht ißt und wenig schläft. Dies ist der Grund, warum die Arbeit den einen erschöpft, während sie den anderen kräftigt."

Der wissenschaftlich-technische Fortschritt hat ganz entscheidend nicht nur die kurative Medizin, sondern auch die hygienischen Lebensbedingungen verbessert. Durch die erfolgreiche Bekämpfung von Seuchen und Infektionskrankheiten sowie durch die Senkung der Säuglingssterblichkeit stieg die Lebenserwartung in den Industrieländern in den letzten 100 Jahren um mehr als das Doppelte (1850 in Deutschland 33 Jahre, vor dem 2. Weltkrieg 60 Jahre, Anfang der 80iger Jahre hatte in den Industrieländern ein männliches Neugeborenes eine Lebenserwartung von 70 und ein weibliches von 75 Jahren). Andererseits werden jetzt die Todes- und Frühinvaliditätsstatistiken durch die Herz-Kreislauf-Erkrankungen beherrscht. 50,4% aller Todesfälle waren 1983 in der Bundesrepublik Deutschland auf Krankheiten des Herz-Kreislauf-Systems zurückzuführen. Darauf hat der von uns allen hochverehrte Festredner Prof. Dr. H. Reindell heute überzeugend hingewiesen und Antworten zu der Thematik unseres Kongresses gegeben.

Diesen sogenannten Wohlstands- und Bewegungsmangelkrankheiten hat z. Z. die kurative Medizin kein qualitativ und schon gar nicht quantitativ überzeugendes Rezept entgegenzusetzen. Für die Sportmedizin als einem wesentlichen Bestandteil der präventiven Medizin erwachsen daraus Chance und Herausforderung zugleich!

Die Sportmedizin sollte sich zum Ziel setzen, so elementare Qualitäten des menschlichen Lebens wie Gesundheitsstabilität, vielseitige Leistungsfähigkeit, Belastbarkeit, Erholung und Wohlbefinden zu entwickeln bzw. zu erhalten (in Übereinstimmung mit Israel [4]).

In allen industrialisierten Ländern – unabhängig von der jeweiligen Gesellschaftsordnung – sind der Bevölkerung vielfältige Möglichkeiten für eine sinnvolle Freizeitgestaltung, aktive Erholung und zielgerichtete Gesundheitsförderung durch Sport, Spiel und Wandern zu erschließen. Oder wie es der erste Bundeskanzler Dr. Adenauer prägnant und auffordernd formulierte: „Der Sport als Arzt am Krankenbett des Deutschen Volkes."

Im Rahmen der primären und sekundären Prävention von Herz-Kreislauf-Erkrankungen kommt der physischen Konditionierung – man könnte auch von Rekonditionierung sprechen – eine besondere Bedeutung zu. Die präventive Wirkung einer verbesserten körperlichen und kardio-respiratorischen Leistungsfähigkeit ist vor allem darin begründet, daß die physische Inaktivität, der Bewegungsmangel, im Zusammenspiel aller externen und internen Risikofaktoren einen potenzierenden Einfluß auf die Geschwindigkeit der morbiden Entwicklung hat. Auf die Probleme epidemiologischer Studien (Zusammenfassung [9] bei Kothe u. Mitarb. 1984) bei der Untersuchung der Frage nach der präventiven gesundheitsstabilisierenden Wirkung der körperlichen und lebensbegleitenden sportlichen Aktivität kann hier nicht näher eingegangen werden.

Nach wie vor steht *die Gesundheit* an der Spitze aller persönlichen Wünsche. Dies müssen wir im Rahmen der Gesundheitserziehung ausnutzen und immer wieder für die Gesellschaft und jeden Einzelnen artikulieren, daß eine optimierte körperliche kardiorespiratorische und metabolische Leistungsfähigkeit in *jedem* Lebensalter *eine* wichtige Dimension der stabilen Gesundheit darstellt.

Natürlich wissen wir, daß Sport und Training nur *ein* Mittel der Gesundheitsverbesserung sind und daß der Begriff der körperlichen Leistungsfähigkeit nicht isoliert von der geistigen Leistungsfähigkeit bewertet werden darf. Beide integrieren zur Gesamtleistungsfähigkeit als charakteristisches Merkmal eines jeden Individuums, mit welcher es sein Leben, Schicksal und Glück in der täglichen Auseinandersetzung mit der vorgegebenen sozialen und technisch-ökologischen Umwelt finden und meistern muß.

Mellerowicz, der weltweite Anerkennung für seine Forschungen über die „Bedeutung des Sports als Mittel der präventiven und rehabilitativen Medizin" fand, formulierte 1957 hier in Berlin auf dem 6. Kongreß für ärztliche Fortbildung [15]:

„Natürliche Übung des Leibes, aktive Übung und Steigerung seiner funktionellen Leistungsfähigkeit braucht der Mensch unserer Zeit zur Erhaltung, Förderung und Wiederherstellung seiner Gesundheit."

Nach Untersuchungen in mehreren Ländern liegt die Arbeitsunfähigkeit bei Sporttreibenden infolge Krankheit um mehr als 50% unter dem Bevölkerungsdurchschnitt.

Training bestimmter Qualität und Quantität (in Dauerform) hat nach Mellerowicz präventive Wirkungen gegen: Haltungsfehler der WS, sympathikotone Regulationsstörungen, hypertone Regulationsstörungen, Arteriosklerose, Koronarinsuffizienz, Herzinfarkt, periphere Durchblutungsstörungen, Mast-Adipositas, Diabetes mellitus und geriatrische Erkrankungen [14, 16, 19].

Weiterhin fördert ein Ausdauertraining die O_2-Versorgung des Myokards durch: bradykarde Funktion mit Verlängerung der Systole, Verlängerung der Diastole, Abnahme der Druckarbeit, Ökonomisierung der Herzarbeit mit Steigerung des Wirkungsgrades, Abnahme des kardialen O_2-Verbrauches und Zunahme der O_2-Koronarreserve.

Die motorischen Grundeigenschaften oder körperlichen Fähigkeiten (Ausdauer, Kraft, Koordination, Flexibilität, Schnelligkeit) haben in Bezug auf die Gesundheit und ihre Eignung als Mittel der präventiven Medizin nicht den gleichen Stellenwert (Tabelle 1). Das in Anlehnung an Hollmann [3] modifizierte Schema der Eignung dieser motorischen Grundeigenschaften für den Sport mit Koronarkranken kann auf den Präventionssport übertragen werden, wobei jedoch den dynamischen Kraftübungen eine größere Bedeutung zugesprochen werden muß.

Die positiven Wirkungen des Ausdauertrainings auf die gesamte Sauerstoffversorgungskette in Richtung auf eine Steigerung der aeroben Kapazität des Organismus (Lunge, Herz, Kreislauf, Zellstrukturen) und der präventiv wichtige Einfluß auf den Kohlenhydrat- und Fettstoffwechsel sind bekannt. Ebenso ist nicht mehr strittig, daß ein Ausdauertraining zu Adaptationen an den vegetativ gesteuerten inneren Organen, wo sich die Bewegungsmangelkrankheiten manifestieren, führt.

Die Deutsche Sportmedizin darf sich stolz und glücklich schätzen, besonders auf diesem Sektor durch grundlegende und bahnbrechende leistungsmedizinische Forschungen einen international überall anerkannten Beitrag geleistet zu haben. Stellvertretend seien genannt: Reindell, Keul, Kindermann, Hollmann, Liesen, Rost, Mellerowicz, Nöcker, Weicker u. a. [3, 7, 3, 14, 20, 29].

Tabelle 1. Eignung der motorischen Grundeigenschaften oder Hauptbeanspruchsformen für den Präventionssport und die Bewegungstherapie mit Herz-Kreislaufkranken (modifiziert nach Hollmann u. Hettinger 1980)

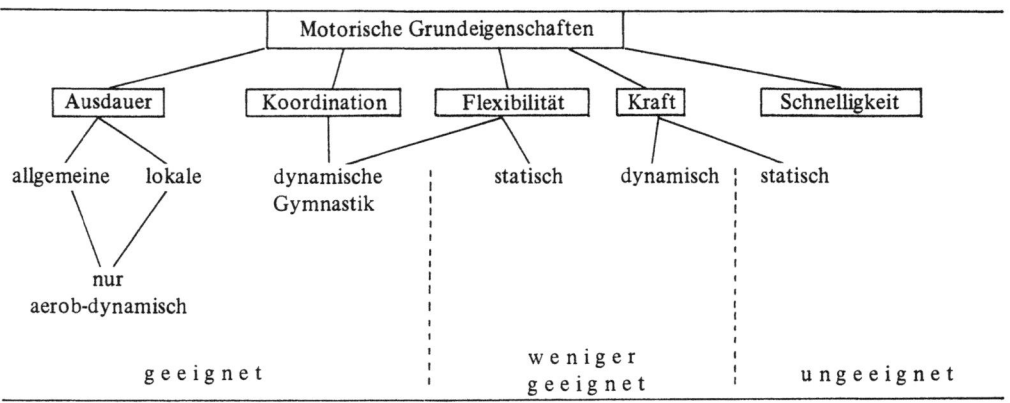

Letztlich waren in irgendeiner Form alle sportmedizinischen Forschungsstätten der Bundesrepublik Deutschland daran beteiligt. Auch die Sportmedizin der DDR, hier fallen einem spontan die Kollegen Israel [4], Strautzenberg [26] ein, hat wichtige Kapitel der präventiven Medizin erforscht und dargestellt [1].

Ausdauersportarten wie Marathon- oder Volksläufe, Skilanglauf, oder auch das Radrennfahren verzeichnen in den letzten Jahren einen immer stärkeren Zulauf. Dabei spielt der Gesundheitsaspekt als Motivationsfaktor eine bedeutende Rolle.

Unter Ausdauer versteht man ganz allgemein die Fähigkeit, eine gegebene Belastung möglichst lange durchhalten zu können. Bei der allgemeinen aeroben Ausdauer handelt es sich um körperliche Belastungen im sogenannten steady state, d. h., die Sauerstoffzufuhr über die Lunge und der Weitertransport des Sauerstoffs durch das Herz an die Muskelzellen decken den Sauerstoffbedarf (Verbrauch) des gesamten Organismus. Eine Sauerstoffschuld, wie z. B. bei Kurz- und Mittelstreckenläufen wird nicht eingegangen. Beim Anfänger muß die allgemeine aerobe Ausdauer langsam und mit geringer Intensität über die Kurzzeitausdauer (3 bis 10 min), die in erster Linie von der kardio-respiratorischen Belastbarkeit limitiert wird, über die Mittelzeitausdauer (11 bis 30 min), welche neben der maximalen Sauerstoffaufnahme zusätzlich von der Belastbarkeit der beanspruchten Skelettmuskulatur abhängig ist, bis zur Langzeitdauer (über 30 Minuten) über ein monate- bzw. auch jahrelanges Training aufgebaut und verbessert werden. Das Ausdauertraining in Form von Laufen ist aus der Sicht der präventiven und rehabilitativen Kardiologie die wichtigste Trainingsform. Mein sportmedizinischer Lehrer, Prof. Dr. H. Mellerowicz, Berlin hat den Begriff des Trainings in Kurzform treffend definiert. Danach ist Training eine systematische Anwendung überschwelliger funktioneller Reize von ansteigendem Maß mit dem Zweck der Leistungssteigerung bzw. der Erhaltung, Förderung und Wiederherstellung der Leistungsfähigkeit und Gesundheit im Rahmen der präventiven und rehabilitativen Medizin. Training bewirkt bestimmte meßbare Veränderungen der anatomischen, histologischen und biochemischen Struktur von Geweben und Organen. Sie sind die organische Voraussetzung für die Leistungssteigerung. In Übereinstimmung mit Hollmann müssen bei einem Ausdauertraining folgende Minimalvoraussetzungen erfüllt sein, damit positive Auswirkungen auf die Gesundheit jedes Einzelnen im Sinne der präventiven Kardiologie erreicht werden:

1. Es muß sich um dynamische Beanspruchungen großer Muskelgruppen handeln (z. B. Laufen, Radfahren, Skilanglaufen, Schwimmen, Ballspiele etc.), also um die sogenannten Ausdauersportarten.
2. Die Belastungsdauer sollte an einem Stück nach dem Stande des heutigen Wissens mindestens 30 bis 40 min betragen, wobei dieses Training 3- bis 4mal wöchentlich durchgeführt werden sollte.
3. Dabei sollte die Belastungsintensität so hoch sein, daß bei gesunden Personen unterhalb des 50. Lebensjahres Pulsfrequenzen von 130 als Minimum erreicht werden sollten, aber auch eine solche von 160/min nicht unbedingt überschritten werden soll.

Im allgemeinen liegt in diesem Pulsfrequenzbereich das Optimum der Adaptationsmechanismen für zunächst untrainierte gesunde Personen, die sich einem solchen Lauftreff anschließen wollen. Für gesunde Personen jenseits des 50. Lebensjahres kann man sich ganz allgemein nach der Faustregel richten: 180 minus Lebensalter in Jahren ist Pulsfrequenz im Training. Je älter der Mensch wird, desto mehr geht die maximal erreichbare Pulszahl zurück. Während bei Kindern und Jugendlichen die maximale Pulsfrequenz zwischen 190 bis 210 Schlägen/min liegt und solche Frequenzen durchaus auch beim untrainierten Jugendlichen während des Dauerlaufs erreicht werden, geht die maximale Herzschlagfrequenz mit zunehmendem Alter zurück. Allerdings gibt es eine große individuelle Streubreite, so daß eine ärztliche Beratung vor Aufnahme des Trainings mit entsprechenden Kontrolluntersuchungen erforderlich ist. Ein langfristiges Ausdauertraining führt zu wichtigen zentralen und peripher metabolischen Adaptationen. Diese sollen hier nur kurz aufgeführt und besprochen werden:

1. Durch das Ausdauertraining steigt die körperliche Leistungsfähigkeit. Bei sehr vielen 50- bis 60jährigen aber auch älteren Langläufern beiderlei Geschlechts fanden wir eine körperliche Belastbarkeit, die einem gesunden jungen Mann oder einer gesunden untrainierten Frau im Alter von 20 bis 30 Jahren entspricht (Abb. 2).

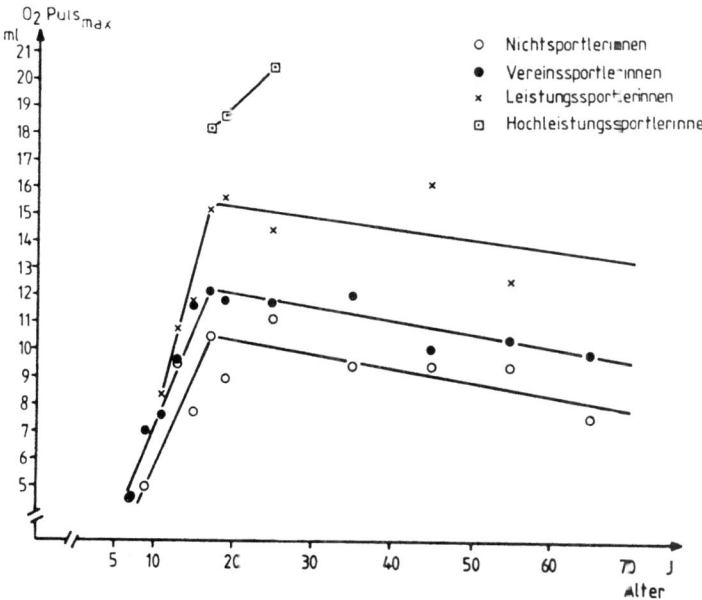

Abb. 2. Verhalten des maximalen Sauerstoffpulses im Alternsgang bei Frauen mit unterschiedlicher sportlicher Aktivität (Nowacki et al. 1982 [22])

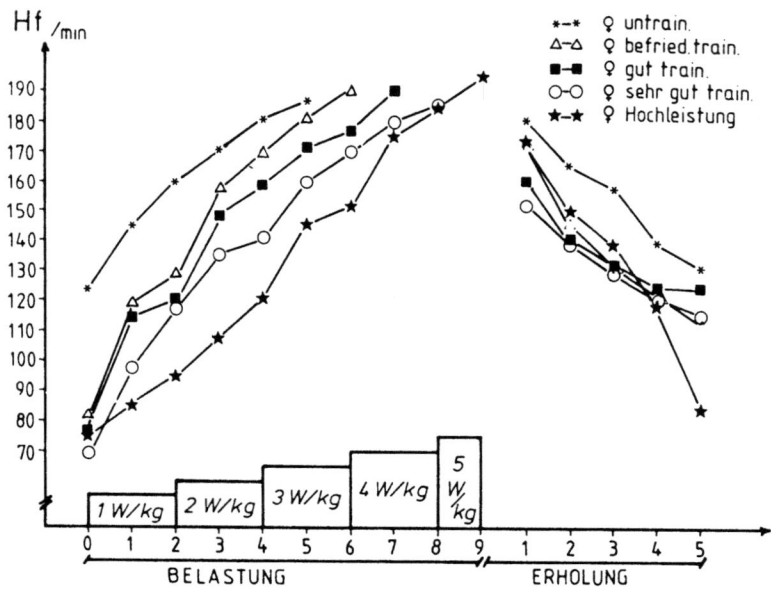

Abb. 3. Verhalten der Herzschlagfrequenz während erschöpfender fahrradergometrischer Belastung bei verschieden hoch trainierten Frauen (Nowacki et al. 1982 [22])

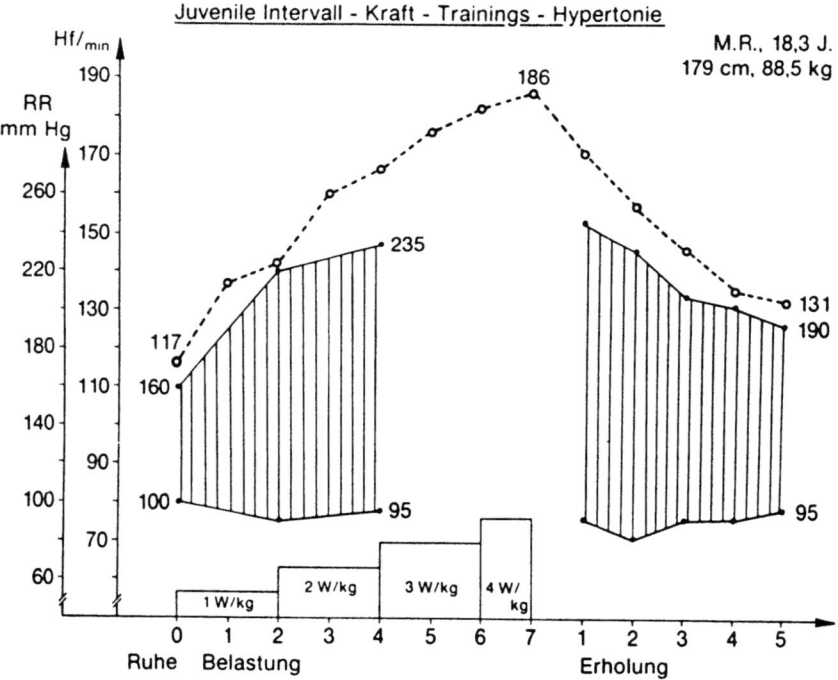

Abb. 4. Entwicklung von hypertonen Regulationsstörungen bei Jugendlichen durch zu intensives Kraft-Intervalltraining

2. Die Herzschlagfrequenz in Körperruhe und auf submaximalen Belastungsstufen sinkt, was Ausdruck der Ökonomisierung der Herzarbeit ist. Verbunden mit einer Verlängerung der Füllungsphase des Herzens führt dies zu einer verbesserten Durchblutung der Herzkranzgefäße und somit zu einer besseren Sauerstoffversorgung des Herzmuskels (Abb. 3).
3. Das Ausdauertraining führt darüberhinaus zu einer Senkung des systolischen Blutdrucks. In vielen Fällen eignet sich sogar das Ausdauertraining zur alleinigen oder ergänzenden Behandlung der essentiellen Hypertonie. Nach einer entsprechenden Voruntersuchung verordnet der Arzt dann das Ausdauertraining wie ein Medikament.
4. Durch Ausdauerbelastungen kommt es zu einem Abbau der Streßhormone. Dieser Aspekt ist besonders wichtig, da durch den Rückgang der körperlich-muskulären Beanspruchung am Arbeitsplatz und in allen anderen Lebensbereichen es andererseits zu einer wachsenden Streß- und Umweltbelastung mit einer Überbeanspruchung der Sinnesorgane in unserer technisierten Umwelt gekommen ist.
5. Von den Stoffwechselanpassungen sei die Zunahme der Mitochondrienzahl und -größe, der Anstieg der Aktivität aerober Enzyme, die Zunahme des Myoglobingehaltes, der Anstieg des intramuskulären Glykogengehaltes und der positive Einfluß auf den Fettstoffwechsel genannt [22].

Noch stärker als bisher sollten wir uns mit der Kraft und einem vernünftig dosierten Krafttraining für den Freizeit- und Gesundheitssportler beschäftigen. Nirgends wird so unkontrolliert trainiert wie in den Krafträumen (Abb. 4, 5)! Besonders die große Bewegung

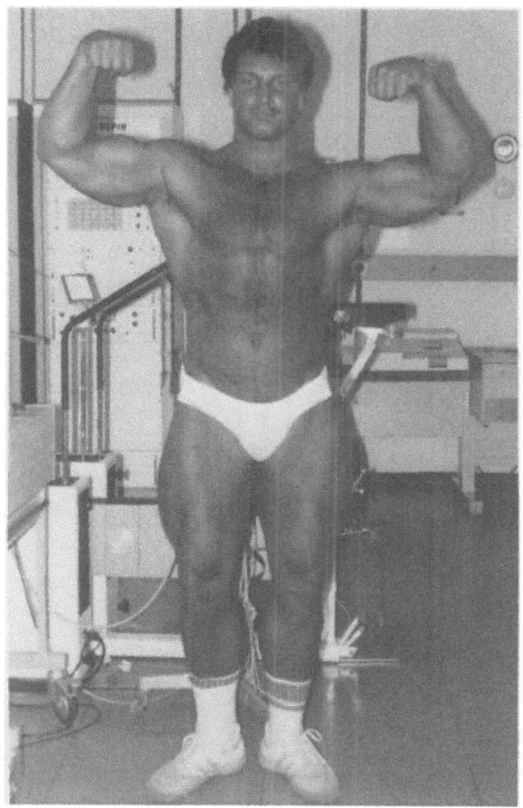

Abb. 5. International erfolgreicher Bodybuilder aus einem Gießener Trainingszentrum

der Bodybuilder wartet auf sportmedizinische Ratschläge, damit ihr zeitlich hoher Trainingsaufwand auch noch im Sinne eines präventiv-medizinischen Effektes gesteuert werden kann. Ein durch gezielte Übungen gestärktes Muskelkorsett schützt und stützt die Wirbelsäule, so daß Haltungsanomalien, Rückenschmerzen, Verschleißerscheinungen und dadurch bedingte Frühinvalidität vermieden werden.

Übungen zur Verbesserung der Flexibilität und Koordination gehören zu allen sportlichen Trainingsprogrammen. Sie führen im Alltags- und Berufsleben zu einer Verbesserung der Gleichgewichtsfähigkeit, Stand- und Trittsicherheit, sowie Reaktionsfähigkeit, was der Vorbeugung von Unfällen dienlich ist [23].

Das Training zur Schnelligkeitsverbesserung hat keinen oder nur geringen Gesundheitswert. Für den älteren oder vorgeschädigten Menschen ist es sogar kontraindiziert.

Die präventiven Wirkungen von Training und Sport auf die Leistungs- und Gesundheitsstabilität unseres Organismus kommen nur bei einer Langzeit- besser Lebenslangtherapie

Tabelle 2. Mittelwerte der maximalen relativen Sauerstoffaufnahme von Sportlern und untrainierten Männern bei erschlpfender Fahrradergometrie im Sitzen mit der Watt/kg-Körpergewichts-Methode (Nowacki u. Mitarb.)

Sportart/Mannschaft	n	VO_2 max/kg (ml/kg · min)
Portugiesische Langlauf-Nationalmannschaft 1982	9	83,8 ± 2,6
Skilanglauf-Nationalmannschaft 1969	5	77,4 ± 10,4
Achter Rz 1972	8	70,6 ± 5,1
Radsportler 1980	14	63,6 ± 9,1
Fußball DFB-Nationalmannschaft 1981/1982	15	59,5 ± 5,4
Fußball DFB-A-Jugend-Nationalmannschaft Europa- u. Weltmeister 1981	16	58,3 ± 6,9
Fußball VfB 1900 Hessenliga 1977	14	56,4 ± 5,8
Fußball Oli.-Bürstadt Deutscher Amateurmeister 1976	15	56,0 ± 5,2
Fußball Eintracht Frankfurt Bundesliga 1982	14	55,9 ± 4,7
Fußball DFB-Nationalmannschaft Weltmeister 1974	10	54,5 ± 6,8
Skilanglauf männl. Jugend	17	54,4 ± 6,3
Basketball, Junioren MTV-Gießen 1982	11	53,6 ± 8,5
Fußball 1. FC Kaiserslautern Bundesliga 1977	19	52,9 ± 7,4
Handball A-Kader Weltmeister 1973/74	13	52,5 ± 7,8
Fußball, männl. A-Jgd. DFB 1974	17	51,3 ± 7,0
Fußball DFB-A-Jugend-Nationalmannschaft 1974	17	51,0 ± 7,0
Tischtennis männl. Jugend	5	50,0 ± 5,3
Handball A-Jugend, männl. 1978	13	49,9 ± 7,3
Tischtennis Bundesliga 1980/81	7	49,5 ± 9,6
Tennis Jugend männlich 1976 D-Kader Hessen	5	49,4 ± 3,6
Eishockey, VfL-Bad Nauheim Bundesliga 1976	16	49,4 ± 7,9
Skilauf Alpin D-Kader 1980	8	48,8 ± 4,9
Volleyball, USC-Gießen, Bundesliga Deutscher Meister 1981	6	48,7 ± 6,5
Tennis Jugend weibl. 1976 D-Kader Hessen	3	46,3 ± 5,3
Basketball Jugend männl. 1978 MTV Gießen	12	45,1 ± 4,9
Skilanglauf Jugend weibl.	7	44,2 ± 3,9
Basketball Jugend weibl. 1980/81	18	42,8 ± 5,2
Fußball, Türk. Sport B-Amateurklasse 1979	9	39,2 ± 7,5
Tischtennis Jugend weiblich	12	35,1 ± 3,6
Untrainierte Männer (18–30 J)	50	35,0 ± 5,0

zur Entfaltung. Deshalb sind wir als Sportmediziner oder präventive Therapeuten verpflichtet, die bekannten Probleme der medikamentösen Langzeittherapie [10] auf die Arznei „Training und Sport" zu übertragen und weiter zu erforschen. Schwerpunkte sollten dabei sein:

1. Eine Antwort auf die Frage, wie weit soll die körperliche und kardio-respiratorische Belastbarkeit des Durchschnittbürgers gesteigert werden? Nach den derzeit gültigen sportmedizinischen Klassifikationen [21] normal leistungsfähig, aber noch untrainiert? Befriedigend oder gar gut trainiert? Für den Präventions- und Gesundheitssport, die Leistungsbeurteilung von Frauen und Seniorensportlern möchten wir (Nowacki, Medau) das 1/2 Watt/kg Körpergewichts-Belastungsverfahren mit den in der Praxis bewährten Beurteilungskriterien vorschlagen.

2. Wie weit muß man die Skala der relativen maximalen O_2-Aufnahme [25] (Tabelle 2) hochklettern um sich präventiv vor dem Herzinfarkt zu schützen? Die Frauen soweit wie die mehrfache Deutsche Meisterin im Skilanglauf Karin Jäger mit 66,5 ml $\dot{V}O_2$/kg oder die portugiesische Läuferin R. M. mit 78,3 ml relative maximale Sauerstoffaufnahme (Tabelle 3).
Die Männer bis in den Bereich der portugiesischen Weltklasseläufer zwischen 80–90 ml $\dot{V}O_2$/kg, die ich vor der Olympiade 1984 mit meinen Mitarbeitern und dem Lissaboner Sportmedizinischen Team leistungsmedizinisch untersucht und beraten habe.

3. Nach wie vor sind die Fragen der Dosierung des Trainings nach Quantität und Qualität in Abhängigkeit von Alter und Geschlecht weiter zu erforschen. Entsprechendes gilt für die Erforschung der Eignung der Sportarten hinsichtlich ihres Wertes für Gesundheit und

Tabelle 3. Maximale biologische Leistungsdaten der mehrfachen Deutschen Meisterin im Skilanglauf und der Portugiesischen Marathonbronzemedaillengewinnerin 1984

Name		R. M. V. B.	K. J.
Sportart		Marathon	Skilanglauf
Alter	(Jahre)	23,8	21,7
Gewicht	(kg)	53,2	59,7
Größe	(cm)	165,0	174,5
Fett	(%)	11,4	9,3
FFKG	(kg)	47,1	54,1
VK	(ml)		5900
HV	(ml)	694	–
HV/KG	(ml/kg)	13,0	–
Hf	(min^{-1})	184	188
Hf E 5 min	(min^{-1})	92	88
AMV max	(l · min^{-1})	108,0	98,6
Af max	(min^{-1})	48	39
AZV max	(ml)	2250	2530
$\dot{V}O_2$ max	(ml · min^{-1})	4165	3970
$\dot{V}O_2$ max/KG	(ml · min^{-1} · kg^{-1})	78,3	66,5
O_2 Puls max	(ml)	22,6	21,1
AÄ am Ende		25,8	24,9
RQ am Ende		0,91	0,94

Wohlbefinden in den verschiedenen Altersklassen. Hier gibt es gute Ansätze einer sinnvollen Zusammenarbeit mit den Sport- und Trainingswissenschaftlern, wie z. B. in Gießen mit Frau Wasmund-Bodenstedt bei den Untersuchungen über den Einfluß der täglichen Bewegungszeit im frühen Schulalter [28].

Die biologischen und medizinischen Grundlagen sowie die Prinzipien des Trainings sind von Mellerowicz u. Meller 1984 und somit aktuell zu diesem Kongreß in 5. Auflage didaktisch wiederum überzeugend auf der Grundlage neuer trainingswissenschaftlicher und sportmedizinischer Erkenntnisse veröffentlicht worden [19]. Ganz allgemein gilt nach wie vor: „Soviel wie nötig, so wenig wie möglich!".

Für den Präventionssport sind die Fragen der Minimal- und Optimaldosis des körperlichen Trainings, besonders im Hinblick auf eine altersgemäße Intensitätssteuerung von der Sportmedizin zu erforschen. Noch immer werden von den einzelnen Arbeitskreisen unterschiedliche Meinungen vertreten, wie erst jetzt die Diskussion um die Belastungsdosierung im Rahmen der Trimming-130-Bewegung gezeigt hat.

Dem gesundheitlichen Wert des Wanderns, bei dem die von uns geforderten kardiozirkulatorischen und metabolischen Intensitäten auch nicht annähernd erreicht werden, muß mehr Beachtung geschenkt werden! – zumal die Wanderbewegung durch das Beispiel des Bundespräsidenten Carstens großen Auftrieb erhalten hat.

Sport muß Freude machen und das durch die technisierte Umwelt strapazierte psychovegetative System entspannen. Die psychisch befreiende und regenerierende Wirkung einer Ausdauer oder Spielausdauer orientierten körperlichen Aktivität hat sich jeder von uns schon – ich hoffe möglichst oft und regelmäßig – erfahren.

Die Nachbelastungseuphorie hängt mit der vermehrten Bildung körpereigener Opiate zusammen (Abb. 6). Endorphine bewirken eine verbesserte Durchblutung und damit Sauerstoffversorgung des Gehirns. Dies führt zu gewünschten und präventiv wirksamen Umstellungsprozessen im vegetativ-nervalen und hormonellen System. Der Sport wirkt somit als

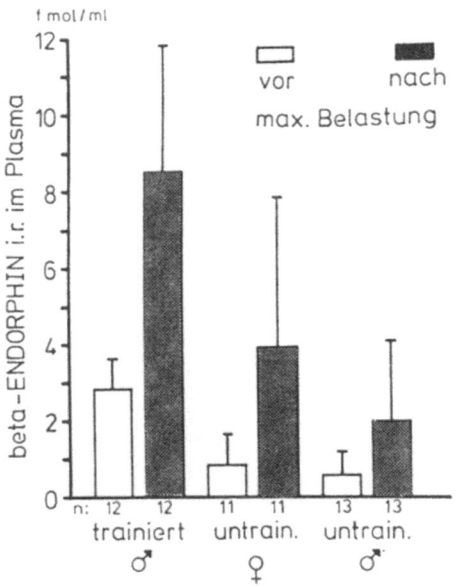

Abb. 6. Reaktion der β-Endorphin-Immunoreaktivität im Plasma auf eine erschöpfende fahrradergometrische Belastung bei Skilangläufern und untrainierten Männern und Frauen (Konzentration der β-Endorphin i.r. in fmol/ml; Mittelwerte ± Standardabweichung). Nach Tröger et al. 1980 [27]

Antistreßfaktor durch Förderung der aktiven Erholung nach einem streßgeplagten Arbeitstag [22].

Tägliches Training von 10 bis 15 min Dauer ist nützlich, bringt aber nicht so viel präventiv-medizinisch wirksam werdende Vorteile, wie ein 3mal wöchentlich 1—1 ^{1}/$_2$ stündiges Komplextraining mit Ausdauerbetonung. Ob eine weitere Steigerung einen Gewinn an Gesundheitsstabilität bringt, ist nicht erwiesen. Nach Israel sollen durch sportliche Aktivität im Freizeit- und Erholungssport wöchentlich ca. 3000 kcal (12600 kJ) umgesetzt werden. Wer wöchentlich nur eine Stunde oder seltener trainiert, fängt stets von vorne an (Hollmann, Israel, Mellerowicz u. a.).

4. Die Sportmedizin muß sich verstärkt in Analogie zu den toxischen medikamentösen Nebenwirkungen mit denen des Trainings und Sports beschäftigen. Für den Präventionssport sind nur die positiven Erkenntnisse aus dem Hochleistungssport zu nutzen. Vor den negativen Praktiken und Auswirkungen des Hochleistungssports sollte jeder Sportmediziner getreu seines hippokratischen Eides als Arzt aufklären und warnen.

Lassen Sie mich zum Ende meiner Ausführungen die letzte Lebensphase aus der Sicht unseres Themas an zwei Beispielen beleuchten.

Körperliche Untätigkeit wirkt sich auf das Altern besonders negativ aus, denn die körperlichen Konsequenzen des Bewegungsmangels sind den typischen Altersveränderungen teilweise analog. Vieles was als körperlicher Altersvorgang imponiert ist tatsächlich Ausdruck einer passiven Lebensweise und charakteristisch für das Merkmal der Inaktivitätsatrophie als Folge des Konditionsmangels.

Diese 57jährige Frau ist leistungsschwach und fühlt sich krank. Ihre Risikofaktoren Bewegungsmangel, Übergewicht, Hypertonie, Praediabetes und erhöhte Blutfette könnten durch ein regelmäßiges körperliches Training günstig in Richtung auf eine Normalisierung beeinflußt werden.

Bei diesem Mann kamen noch Nikotinabusus, psychoemotionaler Streß und wahrscheinlich genetische Faktoren (familiäre Disposition) hinzu. Sein hochgradig koronarsklerotisch geschädigtes Herz wurde durch das eines 19jährigen Motorradunfallopfers vor einem Jahr in München ausgetauscht. Der notwendigen körperlichen Aktivität für dieses junge Herz steht das postoperativ rasch aufgebaute Übergewicht seines neuen Besitzers schon wieder im Wege.

Max Bürger — der Leipziger Internist und Nestor der gerontologischen Forschung — versteht unter der Biomorphose alle materiellen und funktionellen Lebenswandlungen, welche der menschliche Körper und seine Organe von der Konzeption bis zum Tode physiologischerweise durchmachen [2].

Indem wir als Ärzte mit Wilhelm von Humboldt übereinstimmen, der vor 186 Jahren schrieb: „Das Endziel ist der Tod des Individuums, da in der endlichen Natur das Leben immer dem Tode zur Seite steht!", versuchen wir als Sportmediziner der Erkenntnis zum Durchbruch zu verhelfen, daß körperliche Aktivität die biomorphotischen Altersvorgänge, oder wie Goethe sind in seinem Urfaust als „unseren Dämon" beschrieb, wenn schon nicht aufhalten, so doch hinausschieben kann.

Lebensbegleitender, richtig ausgewählter und sinnvoll dosierter Sport ist das präventiv wichtigste Mittel zur Abschwächung von Altersprozessen.

Wir alle wissen, daß kalendarische mit dem biologischen Alter nicht identisch ist. Gerade der Alters- und Seniorensport, um dessen Erforschung und Darstellung sich Ernst Jokl [5] seit mehr als 30 Jahren verdient gemacht hat, liefert uns täglich den Beweis, daß es „junge Greise" gibt. Und auf der anderen Seite sehen wir „greise Jünglinge", die in ihrer körperlichen Passivität, ihrem geistigen Nihilismus und dem fortschreitenden Siechtum in der Drogenszene unserer Hilfe bedürfen, wenn diese noch angenommen wird. Seien wir deshalb mit unserem DSB-Präsidenten Willy Weyer stolz, daß die sporttreibende Jugend mit ihrer positiven Lebenseinstellung einen echten Beitrag im Sinne der präventiven Medizin für unsere freiheitlich-demokratische Gesellschaft leistet.

Die präventiven Effekte des Sporttreibens im Sinne der Vermeidung bzw. verzögerten Entwicklung von Herz-Kreislauf-Erkrankungen (Arteriosklerose, koronare Herzkrankheit, Hypertonie, hypotoner Symptomenkomplex), Erkrankungen der Atmungsorgane (chronische Bronchitis, Lungenemphysem), diversen Verschleißerscheinungen am Haltungs- und Bewegungsapparat, sowie psycho-vegetativen Störungen müssen verstärkt untersucht und propagiert werden. So findet man bei Sporttreibenden seltener Neurosen, psycho-vegetative Störungen und depressive Verstimmungen, da körperliches Training die psychische Stabilität und Belastbarkeit steigert.

Vor der Sportmedizin unserer Zeit steht eine Aufgabe von historischer Dimension. Industrialisierung, Technisierung, Computerisierung und Sozialisierung werden weiter fortschreiten. Den Menschen in allen Industrienationen droht auf dem Schritt in das nächste Jahrtausend nicht nur die daraus erwachsende Gefahr der zunehmenden Umweltverschmutzung, sondern auch eine sich daraus begleitend entwickelnde physisch-organische Leistungsminderung sowie psychische Überforderung. Dies könnte unsere Kinder und Enkelkinder zunehmend bei einer sinnvollen Freizeitgestaltung behindern. Nur ein sinnvoll verordnetes, wissenschaftlich begründetes, freiwillig, lust- und freudvoll gestaltetes Trainings-, Sport- und Freizeitprogramm kann präventiv der Gesundheit des Einzelnen im Sinne des „körperlich, geistig-seelischen und sozialen Wohlbefindens" (gekürzte Definition der Weltgesundheitsorganisation, WHO) dienen.

Die Präventivmedizin wird deshalb zu Recht als eines der Hauptgebiete der zukünftigen Medizin angesehen.

Möge unser Kongreß dazu beitragen, der Sportmedizin im Rahmen dieses zukunftsorientierten ärztlichen Handlungsfeldes den ihr gebührenden vorderen Platz zu sichern.

Literatur

1. Beuker F (1976) Leistungsprüfungen im Freizeit- und Erholungssport. Sportmedizinische Schriftenreihe 12. Barth, Leipzig
2. Bürger M (1958) Pathologische Physiologie, 6. Aufl. Thieme, Leipzig
3. Hollmann W, Rost R, Dufaux B, Liesen H (1983) Prävention und Rehabilitation von Herz-Kreislaufkrankheiten durch körperliches Training, 2. Aufl. Hippokrates, Stuttgart
4. Israel S (1984) Aufgaben der medizinischen Forschung im Freizeit- und Erholungssport. Med Sport 24:130–134
5. Jokl E, Böhlau E (Hrsg) (1977) Altern-Leistungsfähigkeit-Rehabilitation. Schattauer, Stuttgart New York
6. Keller G (1954) Der grüne Heinrich, Bd 1, Volksausgabe. Droemer, München
7. Keul J, Reindell H (Hrsg) (1983) Der sporttreibende Bürger – Gefährdung oder Gesundung? Beiträge zur Sportmedizin, Bd 21. perimed, Erlangen
8. Kindermann W (1980) Gesundheitssport: Kritisches aus internistischer Sicht. Monatskurse für die ärztliche Fortbildung 30:666–675
9. Kothe K, Gola G, Geissler W, Wagenknecht C (1984) Über den Wert der physischen Konditionierung bei der primären und sekundären Prävention der koronaren Herzkrankheit – eine Übersicht internationaler Studien. Med Sport 24:134–140

10. Kraupp O (1984) Pharmakologische Aspekte der medikamentösen Langzeittherapie. Der Internist 25:389–397
11. Külp B, Haas HD (Hrsg) (1977) Soziale Probleme der modernen Industriegesellschaft, Bd 1 und 2. Duncker & Humblot, Berlin
12. Lagrange F (1912) Physiologie der Leibesübungen. Diederichs, Jena
13. Lukas G (1969) Die Körperkultur in frühen Epochen der Menschheitsentwicklung. Sportverlag, Berlin
14. Mellerowicz H (1956) Vergleichende Untersuchungen über das Ökonomieprinzip in Arbeit und Leistung des trainierten Kreislaufs und seine Bedeutung für die präventive und rehabilitative Medizin. Arch Kreislaufforsch 24:70–176
15. Mellerowicz H (Hrsg) (1957) Sport als Mittel der präventiven und der rehabilitativen Medizin. Medicus, Berlin
16. Mellerowicz H (Hrsg) (1961) Präventive Cardiologie. Medicus, Berlin
17. Mellerowicz H, Ruhemann W (Hrsg) (1953) Training – Leistung – Gesundheit. Limpert, Frankfurt/Main
18. Mellerowicz H, Franz IW (Hrsg) (1981) Training als Mittel der präventiven Medizin, 2. Aufl. Beiträge zur Sportmedizin, Bd 11. perimed, Erlangen
19. Mellerowicz H, Meller W (1984) Training, 5. Aufl. Springer, Berlin Heidelberg New York Tokyo
20. Nöcker H (1970) Ernährung und Leistung. Der Internist 11:269–273
21. Nowacki PE (1981) Neue Aspekte der körpergewichtsbezogenen Fahrrad- und Laufbandergometrie für den Leistungs-, Breiten- und Rehabilitationssport. In: Kindermann W, Hort W (Hrsg) Sportmedizin für Breiten- und Leistungssport. Berichtsband Deutscher Sportärztekongreß Saarbrücken 1980. Demeter, Gräfelfing, S 255–267
22. Nowacki PE, den Castro-Hafermann P, Heckers H, Kittler M, Medau J, Thelen G (1982) Auswirkungen sportlicher Aktivitäten auf den Lipid- und Kohlenhydratstoffwechsel bei Frauen im Alter von 19 bis 63 Jahren. In: Heck H, Hollmann W, Liesen H, Rost R (Hrsg) Sport: Leistung und Gesundheit. Kongreßband Dtsch. Sportärztekongreß 1982. Deutscher Ärzte-Verlag, Köln 1983, S 253–258
23. Nowacki PE (1983) Chronische Kreislauf-Krankheiten und Sport. In: Lübs ED (Hrsg) Chronische Erkrankungen und Sport. Beiträge zur Sportmedizin, Bd 18. perimed, Erlangen, S 26–51
24. Nowacki PE, Schäfer D (1984) Die Physical Working Capacity (PWC_{170}). Therapiewoche 34: 3835–3853
25. Nowacki PE, Hafermann P, Psiorz J (1984) Sportmedizinisches Leistungsprofil einer Bundesliga-Fußballmannschaft im Vergleich zur Fußball-Nationalmannschaft und anderen Sportarten. Therapiewoche 34:3893–3903
26. Strauzenberg SE (1984) Sport in Older Age. In: Bachl N, Prokop L, Suckert R (Hrsg) Proceedings of the World Congress of Sports Medicine, Vienna 1982. Urban & Schwarzenberg, Wien München Baltimore, S 3–25
27. Tröger M, Nowacki PE, de Castro P, Breidenbach T, Teschemacher H (1980) Veränderungen des β-Endorphin-Spiegels im Plasma von Skiläufern und untrainierten Normalpersonen bei erschöpfender körperlicher Belastung. In: Kindermann W, Hort W (Hrsg) Sportmedizin für Breiten- und Leistungssport. Berichtsband Deutscher Sportärztekongreß 1980. Demeter, Gräfelfing, S 79–84
28. Wasmund-Bodenstedt U, Nowacki PE, Braun W (1983) Zur Entwicklung der körperlichen und kardiozirkulatorischen Leistungsfähigkeit bei Mädchen und Jungen vom 7. bis 9. Lebensjahr. Dtsch Z Sportmed 34:375–384
29. Weicker H (1978) Biochemie der Skelettmuskulatur – ihre Anpassung und Reaktion auf sportliche Belastung. In: Nowacki PE, Böhmer D (Hrsg) Sportmedizin – Aufgaben und Bedeutung für den Menschen in unserer Zeit. Kongreßbericht 26. Deutscher Sportärztekongreß. Thieme, Stuttgart, S 84–98

Hormonelle Regulation bei Ausdauer- und Kurzzeitbelastung
Hormonal Regulation During Endurance and Short-term Exercise

H. Weicker

Abteilung für Sportmedizin und Pathophysiology (Ärztl. Direktor: Prof. Dr. med. H. Weicker), Universitätspoliklinik Heidelberg

Zusammenfassung

Die vielseitigen hormonellen Stimulationen des Energie- und Baustoffwechsels sind von der Belastungsart, -Dauer und -Intensität abhängig. Die Substratmobilisation aus Glykogen- und Fettdepots durch Bedarf gesteuert, werden durch die hormonellen Impulse optimiert, die besonders bei der Umstellung von Ruhe zur Belastung während dieser und in der Regenerationsphase bedeutungsvoll sind. Anhand von engmaschigen Hormonprofilen bei Ausdauer-, Kurzzeit- und Doppelbelastungen werden die Serumkonzentrationen von Insulin, Glugakon, HGH, ACTH, Cortisol und den Katecholaminen in Gegenüberstellung zu den relevanten Substraten des Kohlenhydrat- und Fettstoffwechsels gezeigt. Ergebnisse der adrenergen Regeneration erhoben mit neueren Untersuchungsmethoden werden diskutiert.

Schlüsselwörter: Hormonelle Regulation – Insulin – Glukagon – HGH – ACTH – Cortisol – Katecholamine.

Summary

According to Newsholme, hormones sensitize some metabolic regulation of the energy production. Therefore, the knowledge of this regulation is important, especially since the energy demand during various intensities and duration of exercise will influence. This is important for the regimen of training and competition. In field studies performed by athletes of different sports disciplines and during ergometer tests, both with maximal and submaximal work loads, the kinetics of the hormonal secretion were investigated for catecholamines, insulin, glucagon, cortisol, ACTH and HGH. The influence on the glycogenesis, glycogenolysis, gluconeogenesis, lipogenesis and lipolysis were explored and the changes of the respective plasma substrates were determined. The effect of work intensity and duration on the hormonal secretion will be discussed.

Key-words: Hormonal regulation – Insulin – Glucagon – HGH – Cortisol – ACTH – Catecholamines.

Die hormonelle Regulation ist bei der vielseitigen kardiozirkulatorischen und metabolischen Anpassung sowohl in der Umstellung von Ruhe zur Belastung, während dieser aber auch in der nachfolgenden Regenerationsphase entscheidend für die Energiebilanzierung. Hormone sensibilisieren Regelkreise und begünstigen Fluxmechanismen zwischen einzelnen Kompar-

---

Anschrift des Verfassers: Prof. Dr. med. H. Weicker, Abteilung für Innere Medizin VII, Sportmedizin und Pathophysiologie, Hospitalstraße 3, 6900 Heidelberg 1

timenten [9, 10]. Ihre z. T. zentrale Steuerung wird von lebensnotwendigen Homöostasen durch Rückmeldung aus der Peripherie den Erfordernissen des Gesamtorganismus angepaßt. Substratmobilisation und Deponierung der Kohlenhydrate und Fette im Energiestoffwechsel aber auch der Proteine im Baustoffwechsel werden durch Hormone beeinflußt und regulieren die Stoffwechselabläufe [4]. Gegenüber belastungsabhängigen Substratveränderungen, bei denen AV-Uptake Studien aufschlußreicher sind, lassen sich aus den Serumhormonkonzentrationen verbindlichere Rückschlüsse ziehen, besonders dann, wenn die speziellen Rezeptoren- und Postrezeptorensysteme noch in die Untersuchung mit einbezogen werden können. Ich möchte zunächst einige Hormonprofile bei unterschiedlichen Belastungen zeigen und sie den gleichzeitig beobachteten Substratveränderungen gegenüberstellen. Weiterhin soll abschließend auf einige neuere Untersuchungsergebnisse des adrenergen Systems hingewiesen werden.

Die für den Energiestoffwechsel wichtigen Substrat- und Hormonkinetiken zeigen den Einfluß der hormonellen Regulation bei unterschiedlicher Dauer und Intensität. Zur Trainingssteuerung und Wettkampfberatung eignen sich auch definierte Fahrradergometerbelastungen. Die Untersuchungen wurden bei 18 männlichen Probanden im Alter von 18–25

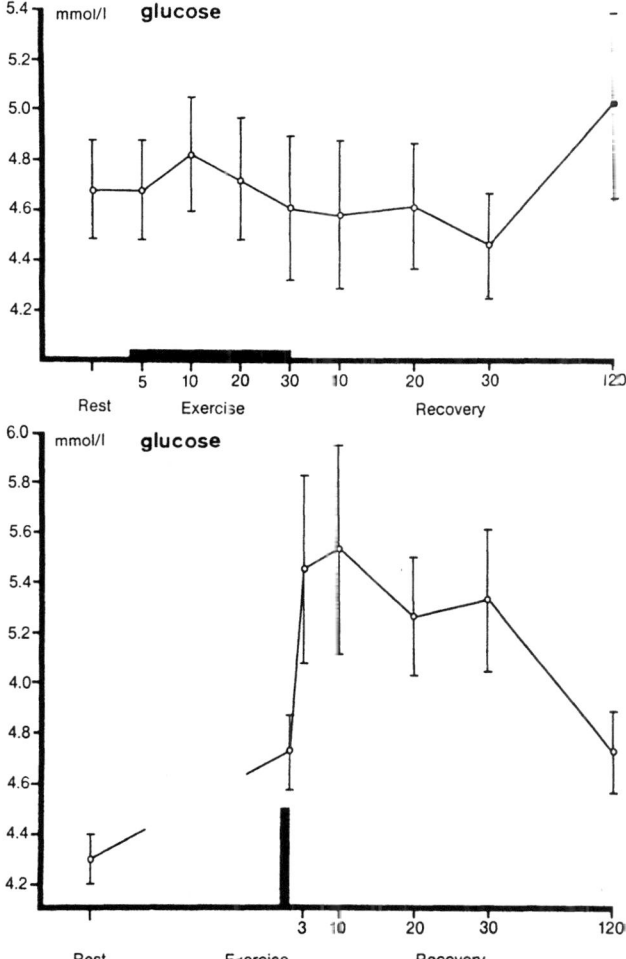

Abb. 1. Veränderungen der Glukosekonzentration während einer 30 min Ausdauerbelastung bei der aerob-anaeroben Schwelle und bei maximaler Kurzzeitbelastung auf dem Fahrradergometer

Jahren ohne spezielles Wettkampftraining sowohl während Dauerbelastung über 30 Minuten bei der aerob/anaeroben Schwelle als auch bei maximaler Kurzzeitbelastung durchgeführt. Der Abfall der Glukose unter 30 min Ausdauerbelastung zeigt, daß trotz belastungsbedingter hepatogener und muskulärer Glykogenolyse in der submaximalen Belastung die Blutglukose zur Aufrechterhaltung der Energieproduktion benötigt wird (Abb. 1). Bei maximaler Ausbelastung, bei der Blutlaktatspiegel zwischen 10 bis 12 mmol/l gefunden wurden, kommt es nach der Belastung zu einem signifikanten Anstieg der Glukose, da während dieser Belastungsform der Glukose-Uptake geringer war als bei der Dauerbelastung und die vorwiegend adrenerge Stimulation die Glukoseabgabe der Leber fördert (Abb. 1). Dieser Glukoseanstieg nach Belastungen kommt der Wiederauffüllung der muskulären Glykogendepots in der Erholung zugute. Neben dem Katecholaminen dürfte Insulin und Glukagon besonders für die Regulation des Blutzuckerspiegels bei den unterschiedlichen Belastungen entscheidend sein (Abb. 2). Der kontinuierliche Abfall der Blutglukose ist bei der Dauerbelastung von einer Senkung des Insulinspiegels begleitet, wodurch die Glukosehomöostase begünstigt wird, da hierdurch der muskuläre Glukose-Uptake vermindert wird und die Glukose vorwiegend dem ZNS zur Verfügung steht. Der Anstieg von Adrenalin unter der Ausdauer- und maximalen Belastung reduziert die Insulinsekretion. Der Nachbelastungsanstieg von Insulin, der mit dem Glukoseanstieg und der Adrenalinsenkung zusammenfällt, ist für die optimale Regeneration wichtig (Abb. 2). Dieses Verhalten von Insulin ist bei Trainierten deutlicher ausgeprägt als bei Untrainierten und ist nicht nur von der Sekretion sondern auch von dem adaptierten Rezeptoren- und Postrezeptorensystem abhängig. Nach

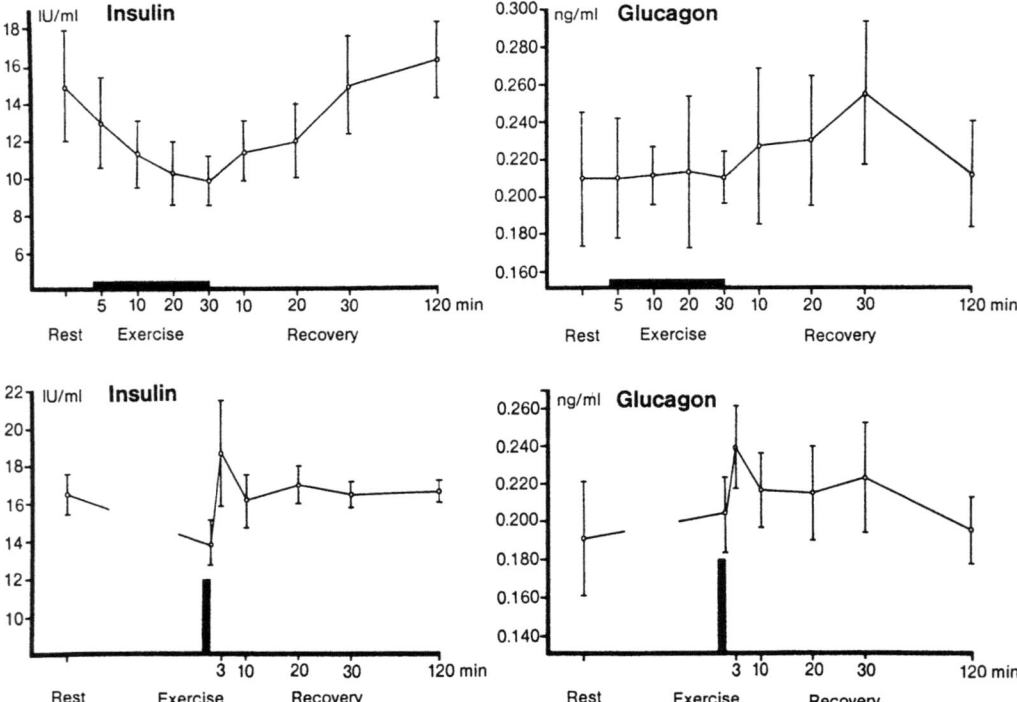

Abb. 2. Veränderungen der Laktatkonzentration während 30 min Dauerbelastung bei der aerob-anaeroben Schwelle und bei max. Kurzzeitbelastung auf dem Fahrradergometer

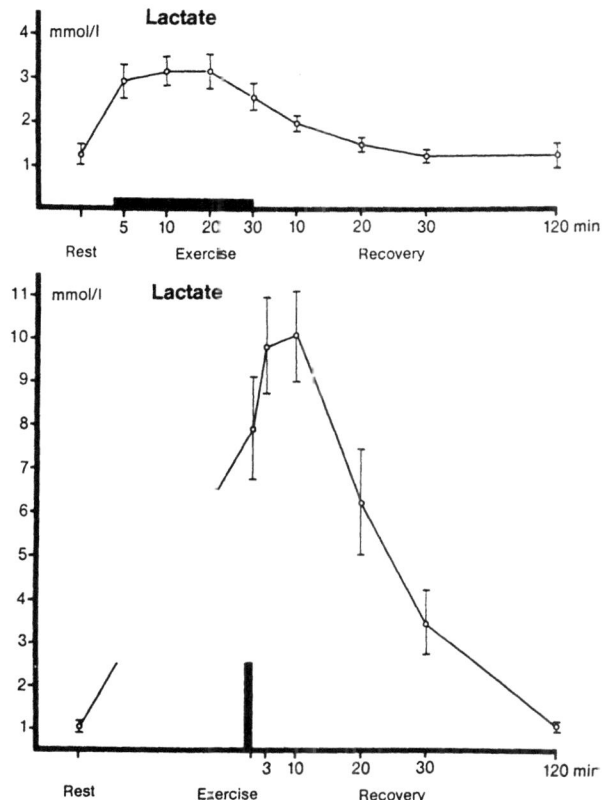

Abb. 3. Veränderungen der Laktatkonzentration während 30 min Dauerbelastung bei der aerob-anaeroben Schwelle und bei max. Kurzzeitbelastung auf dem Fahrradergometer

maximaler Kurzzeitbelastung finden wir parallel zu dem Glukoseanstieg auch die Insulinzunahme, die mit Abfall der Katecholamine einhergeht. Die Insulinsekretions-Steigerung kann bei dem Wegfall der adrenergen Hemmung auf die Glukosestimulation zurückzuführen sein und begünstigt ebenfalls die Wiederauffüllung der muskulären Glykogendepots. Bei der Ausdauerbelastung finden wir den Glukagonanstieg parallel zu Insulin nach der Belastung. In der Regenerationsphase begünstigt er weniger die hepatogenen Glykolyse sondern unterstützt die Zuckerneubildung, die durch die Cortisolerhöhung und die Nachbelastungsketose begünstigt wird. Bei der hormonellen Stimulation der Leberglykogenolyse muß man berücksichtigen, daß hier die Aktivität der Leberphosphorylase A, die entscheidend für die hepatogene Glukoseabgabe ist, direkt von der Serumglukosekonzentration und dem intrazellulären K^+ abhängig ist [5]. Der Laktatanstieg während der Dauerbelastung und in der maximalen Belastung geben einen guten Hinweis auf den Anteil der anaeroben Energieproduktion während dieser Belastungsform (Abb. 3). Die parallel untersuchten Alaninkonzentrationen im Serum zeigen, daß sowohl unter Dauerbelastung aber besonders bei intensiver Kurzzeitbelastung Alanin durch Aminierung des aus dem Muskelglykogen freigesetzten Pyruvates entsteht [12, 13]. Bei Ausdauerbelastung tritt die Remetabolisierung durch die verstärkte Glukoneogenese früher ein und kann durch den Harnstoffanstieg noch bewiesen werden. Nach der maximalen Belastung, bei der die Pyruvataminierung nicht nur durch die NH^2-Gruppen der verzweigtkettigen Aminosäuren stattfindet, sondern auch durch den bei der AMP-Umwandlung zu IMP entstehenden Ammoniak ermöglicht wird, ist Alanin auch ein brauchbarer Parameter zur Abschätzung der anaeroben Energieproduktion [8, 12]. Da

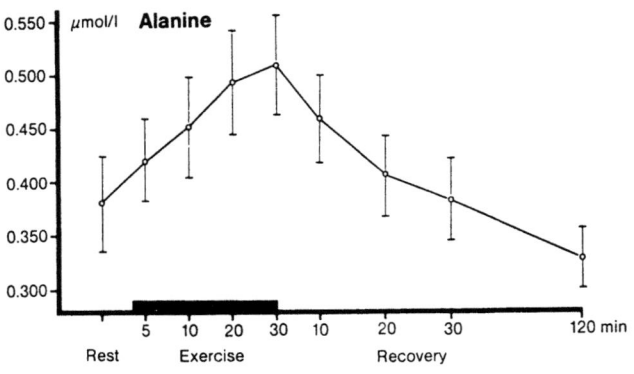

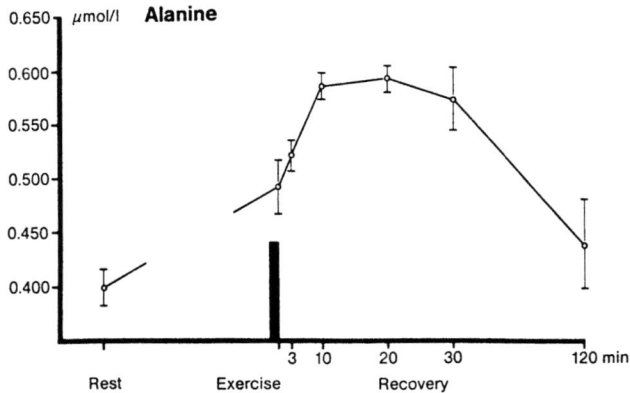

Abb. 4. Veränderung der Alaninkonzentration während 30 min Dauerbelastung bei der aerob-anaeroben Schwelle und bei max. Kurzzeitbelastung auf dem Fahrradergometer

Alanin weniger schnell metabolisiert wird als Laktat, das zum großen Teil bei hohen Herzfrequenzen im Herzmuskel oxidativ verstoffwechselt wird, eignet sich die Alaninbestimmung auch zur Beurteilung von anaeroben Belastungen z. B. während langen Spielbelastungen, bei denen Einzelbestimmungen des Laktates nicht möglich sind. Dabei ist es hilfreich, wenn die Harnstoffproduktion ebenfalls ermittelt wird (Abb. 4).

Bei der belastungsbedingten Lipolyse, die postprandial von Länge und Intensität der Belastung abhängig ist, ist neben der Konzentration der freien Fettsäuren im Serum der Glycerinspiegel ein verläßlicher Parameter. Die Vergleichsuntersuchungen zwischen Ausdauer und maximaler Belastung zeigen einen Befund, den wir bei zahlreichen Feldstudien von Sprintdisziplinen ebenfalls fanden und der nicht allgemein bekannt ist. Nach der maximalen Belastung, in dem die adrenerge Stimulation der Lipolyse durch den erhöhten Glycerinspiegel deutlich wird, finden wir etwa bis 30 min nach Abschluß der Belastung, besonders bei aktiver Regeneration keine Fettsäurekonzentrations-Steigerungen. Sowohl der FFS-Glycerin-Quotient als auch die fehlende Ketose in diesem Zeitraum sprechen dafür, daß nach der anaeroben Belastungsform der freien Fettsäure-Uptake und die muskuläre Metabolisierung zunimmt (Abb. 5). Hierdurch wird die oxidative ATP-Produktion ökonomisiert und der ATP/ADP-Quotient optimiert, wodurch die Glykogenreserven des Muskels geschont werden. Die adrenerg stimulierte Belastungslipolyse wird durch Cortisol, das in dieser Phase noch ansteigt, stabilisiert, da Cortisol die Reveresterung der durch die hormonsensitiven Lipase freigesetzten Fettsäuren verhindert (Abb. 5, 6). Die belastungsbedingte Lipolyse wird durch die rezeptorenabhängige zyklische AMP und durch den intrazellulären Regelmechanismus des Triglycerid-Fettsäurezyklus kontrolliert [10]. Ein unlimitierter freier

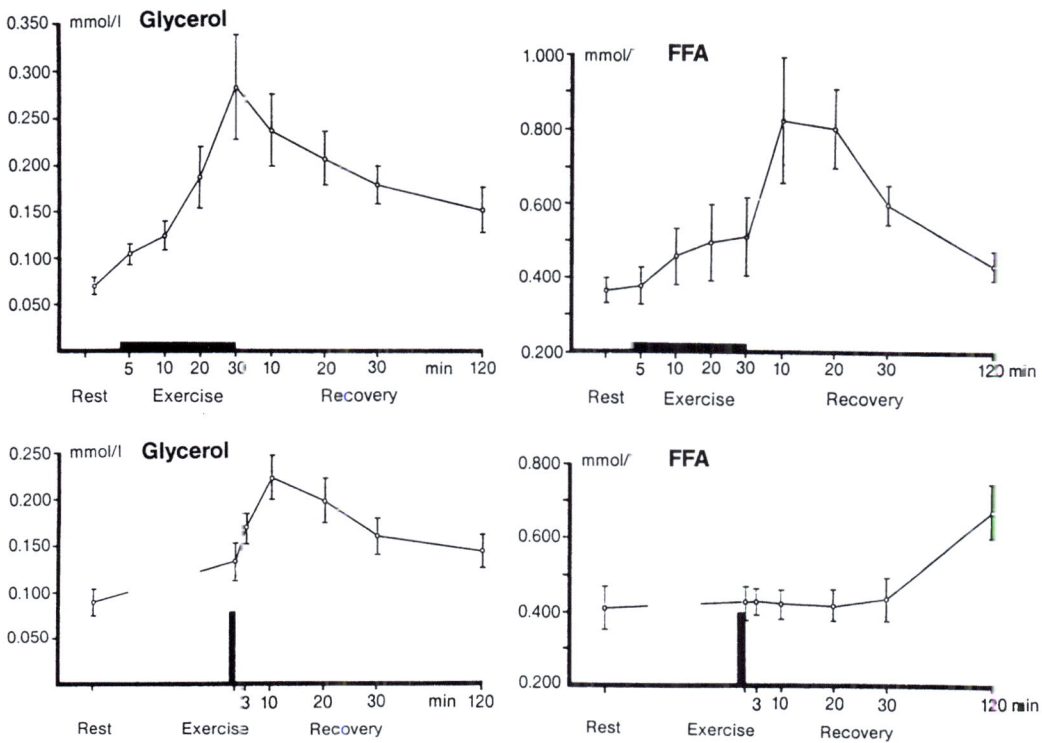

Abb. 5. Veränderungen des Glycerins und der freien Fettsäuren, Konzentration während 30 min Dauerbelastung bei der aerob-anaeroben Schwelle und bei max. Kurzzeitbelastung auf dem Fahrradergometer

Fettsäure-Release wird energetisch von den Verbrauchsorganen aber auch von der Transportkapazität des Albumines für freie Fettsäuren gesteuert. Dies verhindert, daß nicht albumingebundene freie Fettsäuren zur intravasalen Micellenbildung führt mit allen Nachteilen für die Mikrozirkulation [9]. Abbildung 7 zeigt die belastungsbedingte Katecholaminsekretion, die sicherlich bei Kurzzeitbelastungen vorwiegend in dem Transmittersystem stattfindet und die erst bei Ausdauerbelastung durch die Nebennierenmarksekretion potenziert wird. Sowohl Außentemperatur, Körpertemperatur aber besonders horizontale Lage und Wasserdruck sowie bevorzugte Armarbeit dürften die Sekretionsleistung des Transmittersystemes intensivieren. Nach Belastung ist ein relativ schneller Abfall der Katecholamine nachweisbar. Cortisol als leistungssteigerndes Streßhormon spielt sowohl bei dem oben erwähnten Mechanismus der Lipolyse aber auch bei der Intensivierung der Glukoneogenese und den Vorgängen, bei denen die anabole Stoffwechsellage zur katabolen umgestellt wird, eine Rolle (Abb. 6). Es unterliegt zumindest in der ersten Belastungsphase der Stimulation von ACTH, das isoliert aber auch für die Regulation der freien Fettsäurenmobilisierung Bedeutung haben kann. Aufschlußreich waren besonders Feldstudien mit intensiver anaerober Doppelbelastung über 400 m und 1500 m, bei denen zu erkennen war, daß in der Zweitbelastung nach einer einstündigen Erholungsphase z. B. HGH, Prolaktin und Cortisol signifikant niedriger lagen als bei der Erstbelastung (Abb. 8). Dies ist besonders bemerkenswert bei Cortisol, da in der zweiten Belastungsphase noch ein signifikanter Anstieg von ACTH nachweisbar war. Die Erklärung für dieses Verhalten ist vielschichtig und soll hier im einzel-

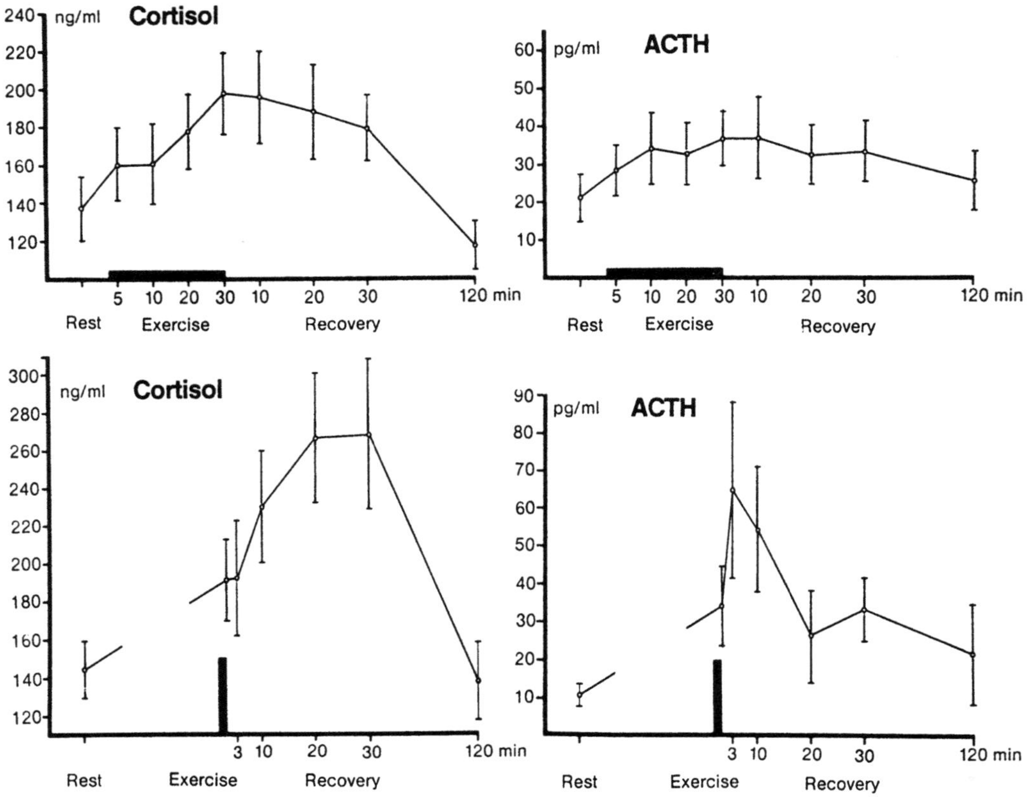

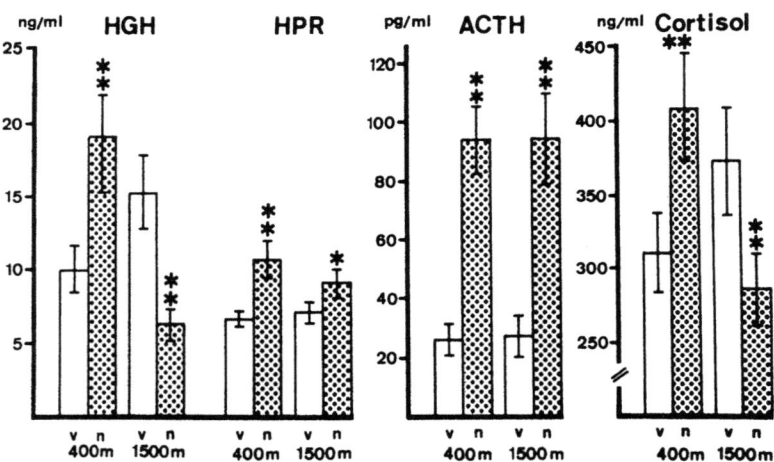

Abb. 6. Veränderungen der Cortisol- und ACTH-Konzentration während 30 min Dauerbelastung bei der aerob-anaeroben Schwelle und bei max. Kurzzeitbelastung auf dem Fahrradergometer

Abb. 7. Konzentrationsänderungen von HGH, HPR, ACTH und Cortisol bei 400 m und 1500 m Sprintbelastung von regionalen Spitzenläufern.
Ruhewerte: Dargestellt sind die Werte bei Ruhe, vor dem 400-m-Lauf, nach dem 400-m-Lauf, nach 1 h Erholung und nach der 1500-m-Strecke.

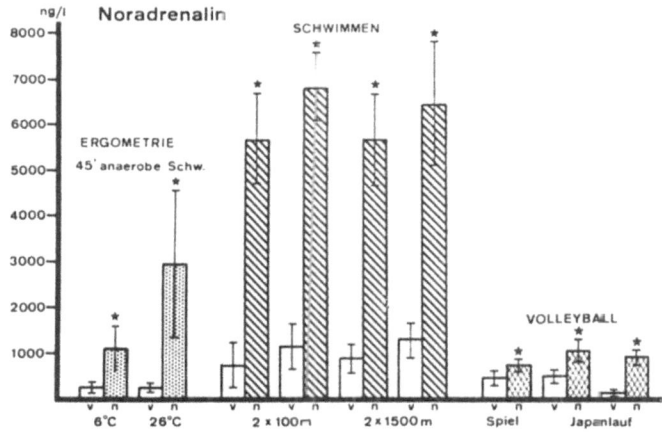

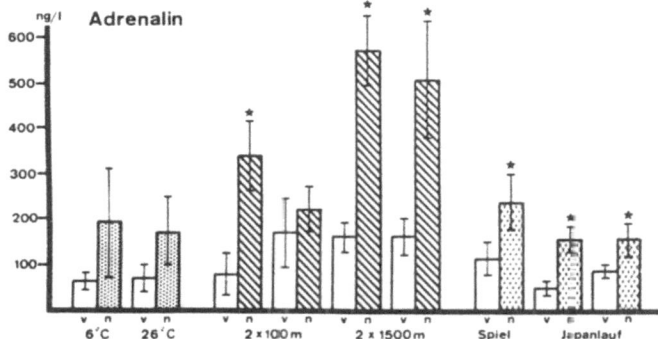

Abb. 8. Noradrenalin- und Adrenalinkonzentration bei unterschiedlichen Belastungsformen. a) Fahrradergometerbelastung über 45 min bei der anaeroben Schwelle bei 6° und 26°. b) Schwimmdoppelbelastung über 2 x 100 m und 2 x 1500 m mit jeweils einstündiger Pause zwischen den Belastungen. Die Schwimmstrecke wurde von Schwimmern der regionalen und nationalen Spitze zurückgelegt. c) Volleyballspiel und Japan-Doppelläufe mit jeweils 1 h Pause zwischen dem 1. und 2. Lauf. Eingesetzt wurde eine Regionalliga-Mannschaft

nen nicht diskutiert werden. Auf der anderen Seite sollte man diese hormonellen Unterschiede bei Doppelbelastung in der Trainingspraxis und bei der Auswahl von Wiederholungsbelastung wie Vorläufen, Zwischenläufen und Endläufen berücksichtigen, da sich heraus unterschiedliche metabolische Regulationen ergeben können, die für die Energieproduktion im aerob/anaeroben Bereich wichtig sind.

Abschließend möchte ich noch kurz auf einige neuere Forschungsergebnisse des adrenergen Systems hinweisen. Neue Methoden der Katecholaminbestimmung wie elektrochemischer Nachweis der Katecholamine und ihre Metaboliten und Radioenzymassays erlauben, verläßliche Kinetiken dieser Hormone unter Belastung zu ermitteln. Wie bereits oben erwähnt, dürfte bei der Umstellung von Ruhe zur Belastung und bei kurzfristiger Maximalbelastung die Sekretion des Transmittersystems im Vordergrund stehen. Bei Ausdauerbelastungen besonders wenn metabolische Erfordernisse die Lipolyse oder die Glykogenolyse sowie die Glukoneogenese intensivieren, ist die Nebennierenmarksekretion bedeutungsvoller. Die Sekretionsrate von Adrenalin zu Noradrenalin von etwa 5 : 1 im Nebennierenmark und 1 : 5 im Transmittersystem ändert sich mit unterschiedlichen Belastungsformen. Die Ratio der konjugierten Katecholamine (Sulfate, Glukuronate) zu den freien Katecholaminen verschiebt sich zugunsten der freien Katecholamine [1–3]. Allerdings konnten einige Autoren [6, 7, 11] diesen Befund mit anderer Methodik nicht bestätigen. Mit den neuen Katecholamin-Bestimmungsmethoden ist es möglich, freie und konjugierte

Katecholamine zu differenzieren. Hieraus ergeben sich neue Perspektiven sowohl für die Stimulation des adrenergen Rezeptorensystems als auch der Metabolisierung von Katecholaminen.

Literatur

1. Buu NT, Duhaime J, Savard C, Truong L, Kuchel O (1981) Presence of conjugated catecholamines in rat bain: A new method of analysis of catecholamine sulfates. J Neurochem 36:769–772
2. Buu NT, Kuchel O (1977) A new method for the hydrolysis of conjugated catecholamines. Hydrolysis of conjugated catecholamines. J Lab Clin Med 90:680–685
3. Davidson L, Vandongen R, Beilin LJ, Arkwright PD (1984) Free and sulfate-conjugated catecholamines during exercise in man. J Clin Endocrinol Metab 58:415–418
4. Galbo H (1983) Hormonal and metabolic adaptation to exercise. Thieme, Stuttgart New York, S. 82–86
5. Hers HG (1976) The control of glucogen metabolism in the liver. Ann Rev Biochem 45:167
6. Lehmann M, Keul J (im Druck) Die konjugierten Plasmakatecholamine sind bei Kraftsportlern in Ruhe und während Körperarbeit niedriger als bei Untrainierten. Klin Wochenschr
7. Lehmann M, Schmid P, Spöri U, Keul J (1983) Zur Empfindlichkeit freier und konjugierter Plasmakatecholamine als Indikatoren der linksventrikulären Kontraktionsstörung des Herzens. Z Kardiol 72:523–528
8. Mutch BJC, Banister EW (1983) Ammonia metabolism in exercise and fatigue: A review. Med Sci Sports 15:41–50
9. Newsholme EA (1984) Metabolic control and its importance in sprinting and endurance running. Med Sci Sports 17:1–8, Karger, Basel
10. Newsholme EA, Crabtree B (1981) General principles of hormonal regulation of metabolism. In: Poortsmans J, Niset G (eds) Biochemistry of exercise IV-A. Int. Series on Sport Sciences, vol 11A. University Park Press, Baltimore, pp 46–58
11. Nagel M, Schümann HJ (1980) A sensitive method for determination of conjugated catecholamines in blood plasma. J Clin Chem Clin Biochem 18:431–432
12. Rettenmeier A, Weicker H, Frank H (1982) Das Alaninverhalten im Serum bei anaerober Laufbelastung. Dtsch Z Sportmed 2:37–45
13. Weicker H, Bert H, Oettinger U, Rettenmeier A, Hägele H (1982) Alaninbildung unter maximaler Kurzzeitbelastung. Dtsch Z Sportmed 3:73–76

Training als Mittel der rehabilitativen Kardiologie in der technisierten Umwelt

Training as a Method of Rehabilitative Cardiology in the Technicized Environment

R. Rost

Institut für Sportmedizin der Universität Dortmund und der Deutschen Sporthochschule Köln

Zusammenfassung

Die Tatsache, daß der Herzinfarkt eine typische Erkrankung hochindustriealisierter Populationen darstellt, macht den Zusammenhang zwischen kardiologischer Rehabilitation und technisierter Umwelt deutlich. Die große Akzeptanz der Bewegungstherapie durch den Postinfarktpatienten entspringt nicht zuletzt auch dem Wunsch nach aktiver Selbstverteidigung des Patienten gegen die krankheitsbedingte Bedrohung, sie macht die Defizite deutlich, die durch eine Medizin des „Reparierens" entstehen. Die Zahl der Koronargruppen hat in den letzten sechs Jahren um den Faktor 10 auf z. Z. 860 zugenommen. Die hieraus entstehenden Probleme und Entwicklungstendenzen werden aufgezeigt.

Zusammenfassend kann festgestellt werden, daß sich die Koronargruppe bewährt hat, die Komplikationsrate ist sehr gering. Es findet z. Z. ein Wandel zur Herzgruppe statt. Nach wie vor werden in den Koronargruppen weitgehend noch nicht die besonders trainingsbedürftigen Patienten erfaßt. Im organisatorischen Bereich ergibt sich die Notwendigkeit einer besseren Abstimmung der verschiedenen Verbände. Die Untersuchung der Interaktion zwischen Bewegungstherapie und medikamentöser Behandlung bringt eine Reihe wichtiger wissenschaftlicher und auch praktisch bedeutsamer Fragestellungen mit sich.

Schlüsselwörter: Kardiale Rehabilitation – Bewegungstherapie – Komplikationen – Organisation.

Summary

The consideration of myocardial infarction as a typical disease of highly industrialized countries substantiates the connection between cardiological rehabilitation and technical environment. The widespread acceptance of physical exercise as a form of therapy by post-MI-patients has one of its major roots in the patient's endeavor for an active self-defence against the menace of the disease. This acceptance also elucidates the deficiencies of a medicine which only "repairs". The number of outdoor coronary groups increased ten-fold within the last 6 years to 860. Problems and tendencies resulting from this development are discussed.

In conclusion, it can be summarized that coronary groups proved good; the rate of complications is extremely low. At the moment a change is taking place from the coronary to the heart group. However, those patients, who predominantly need physical activity, e.g. blue collar workers, are still not found. From organizational aspects, a better cooperation of various organisations has to be requested. The investigation of interaction between physical exercise and pharmacological treatment brings about a number of important scientific questions which are of practical interest as well.

Key-words: Cardiac rehabilitation – Physical exercise – Complications – Organization.

Anschrift des Verfassers: Prof. Dr. med. R. Rost, Abteilung Sportmedizin der Universität, Emil-Figge-Straße, 4600 Dortmund 50

Der alle zwei Jahre stattfindende deutsche Sportärzte-Kongreß bringt für die einzelnen Teilbereiche die Gelegenheit zu einer Standortbestimmung, die Aufgabe Bilanz zu ziehen und Ausblicke zu geben. Im sportmedizinischen Teilbereich der kardiologischen Rehabilitation ist diese Aufgabe angesichts der außergewöhnlichen Entwicklung, die hier in den letzten Jahren zu beobachten ist, schon an sich besonders wichtig und reizvoll. Einen ganz besonderen Reiz, sicher aber auch eine ganz besondere Schwierigkeit erhält diese Aufgabe durch die ungewöhnliche, aber notwendige in der Themenstellung enthaltene Auflage einer Erörterung der kardialen Rehabilitation aus dem Blickpunkt ihrer Beziehungen zu einer technisierten Umwelt.

Reflektiert man die Beziehungen zwischen kardialer Rehabilitation und technischer Entwicklung, so drängt sich die Frage auf, ob wir nicht die Notwendigkeit zu einer kardialen Rehabilitation eben erst dieser technischen Entwicklung verdanken. Schließlich ist die hohe kardiovaskuläre Mortalität typisches Charakteristikum der hochindustrialisierten Länder. Vergiften Industrieabgase nicht nur Bäume, sondern auch Herzen? Sicher sind solche Analoga sehr problematisch. Die Diskussion der Frage, ob ein Übermaß an Technik kardiale Erkrankungen schafft oder umgekehrt den Menschen erst in ein Alter kommen läßt, in dem er kardialer Rehabilitation bedarf, muß im Bereich der Primärprävention erörtert werden.

Wie immer die Antwort auch ausfallen mag, ohne die technische Revolution des vergangenen Jahrhunderts ständen wir heute nicht der Notwendigkeit einer kardialen Rehabilitation gegenüber.

Wen wundert es, daß die Antwort einer ihrem Zeitalter entsprechend von technologischem Denken bestimmten Medizin auf diese größte gesundheitliche Herausforderung unserer Zeit maschinengerecht ausfiel. Der Mensch wird chemisch-pharmakologisch gereinigt, repariert, Ventile und Zündungen werden ersetzt, ja möglicherweise ganze Bauteile wie das Herz werden ausgewechselt.

Eine solche maschinelle Betrachtungs- und Verfahrensweise entspricht weder dem Selbstverständnis des Menschen noch den biologischen Notwendigkeiten. Das Mißverständnis des Menschen als Maschine ist an der ersten Reaktion der klinischen Kardiologie auf die große Infarktwelle nach dem zweiten Weltkrieg zu verdeutlichen, die zunächst in einer reinen Ruhigstellung bestand, nach dem Motto, daß ein geschädigter Motor umso länger hielte, je mehr er geschont würde.

Eine solche Haltung widerspricht den fundamentalen biologischen Grundregeln, die von Hollmann [2] in der Aussage formuliert wurden, daß das Optimum an Funktion und Struktur eines Organs von einer vernünftigen Beanspruchung abhängig sei. Diese Aussage gilt für den Herzmuskel ebenso wie für den Skelettmuskel, sie gilt auch für den erkrankten Herzmuskel, wobei es Aufgabe der Sportmedizin ist, hier zu definieren, welches Maß an Belastung als vernünftig zu klassifizieren sei.

Wenn sich nach Verbreitung dieses Wissens seit Mitte der sechziger Jahre in der Bundesrepublik Deutschland die Behandlung von völliger Schonung inzwischen weitgehend zu einer dosierten und kontrollierten Belastung umgestellt hat, so schien dies bei oberflächlicher Betrachtung ein völliges Umdenken der Medizin zu erfordern. Tatsächlich war das uralte Wissen von dem heilenden Effekt einer vernünftigen Belastung auch für den Kranken in einem von technischem Denken bestimmten Zeitalter lediglich verloren gegangen. Bekanntlich hatte schon der Erstbeschreiber der koronaren Herzkrankheit, Heberden, seinen Patienten dosierte körperliche Belastung in Form von Holzsägen verordnet.

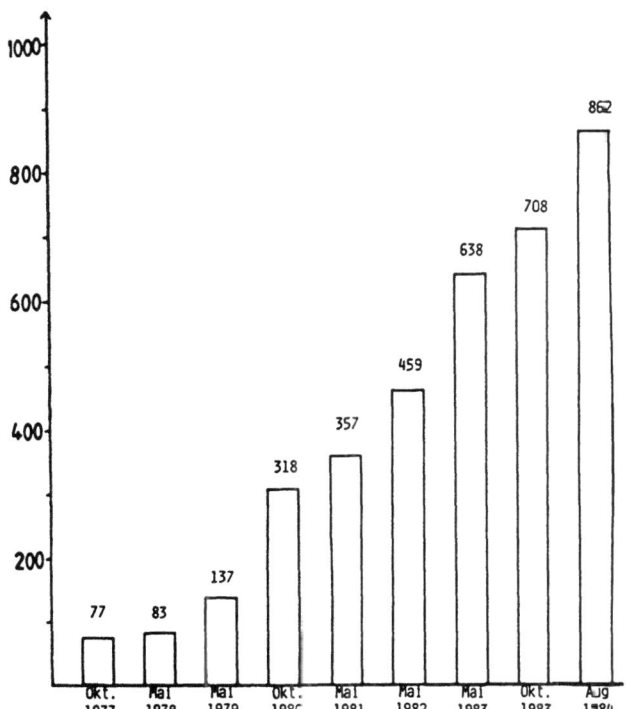

Abb. 1. Entwicklung der ambulanten Koronargruppen in der Bundesrepublik Deutschland 1978–1984 (nach Traenckner, persönliche Mitteilung)

Die Tatsache, daß eine solche aktive Haltung der Krankheit gegenüber den Bedürfnissen des Patienten weit eher entspricht, zeigt die explosionsartige Entwicklung der ambulanten Koronargruppen. Nach ersten schüchternen Versuchen Mitte der sechziger Jahre, hatten sich bis 1978, dem Beginn der systematischen Zählung durch Traenckner [5] ca. 80 Gruppen gebildet. Seither sind jedes Jahr mindestens 100 hinzu gekommen, die letzte Zahl aus diesem Jahr ergab nur 6 Jahre später eine Verzehnfachung auf 862 Gruppen (Abb. 1). Auch der Überblick über die Verteilung der Koronargruppen über die Bundesrepublik Deutschland (Abb. 2) läßt die Assoziation einer Beziehung zur technisierten Umwelt aufkommen, so findet sich eine hohe Dichte gerade in den großen Industrierevieren. Hier scheint offenbar ein besonders großes Bedürfnis zu bestehen, im Gegensatz zu mehr ländlichen Bereichen mit ihren intakteren soziologischen Strukturen, die eine kardiale Rehabilitation gewissermaßen nebenbei in der Familie erlauben. Der Endpunkt dieses dynamischen Entwicklungsprozesses ist augenblicklich kaum absehbar. Die Zielgruppe der Bewegungstherapie weitete sich aus. Über den ursprünglich, gut belastbaren Koronarpatienten hinaus, werden zunehmend auch schwerer kardial Erkrankte in Koronarübungsgruppen mit einbezogen. Die Zielvorstellungen, ursprünglich mit einer Koronargruppe auf 25000 bis 50000 Einwohner, entsprechend 1000 bis 2000 Gruppen für die Bundesrepublik Deutschland, angegeben, können daher heute kaum mehr festgelegt werden.

Wo liegen die Ursachen dieser ungeheuren Akzeptanz durch den Patienten, dieser Abstimmung mit den Füßen, wie C. Halhuber [1] dies ausdrückt. Hier kommt offensichtlich das Bedürfnis des Menschen zum Ausdruck, sich nicht nur maschinell reparieren zu lassen, sondern sich aktiv gegen die existentielle Bedrohung der kardialen Erkrankung zu wehren, wie er dies im Laufe der Menschheitsgeschichte schon immer wieder mit teils tauglichen,

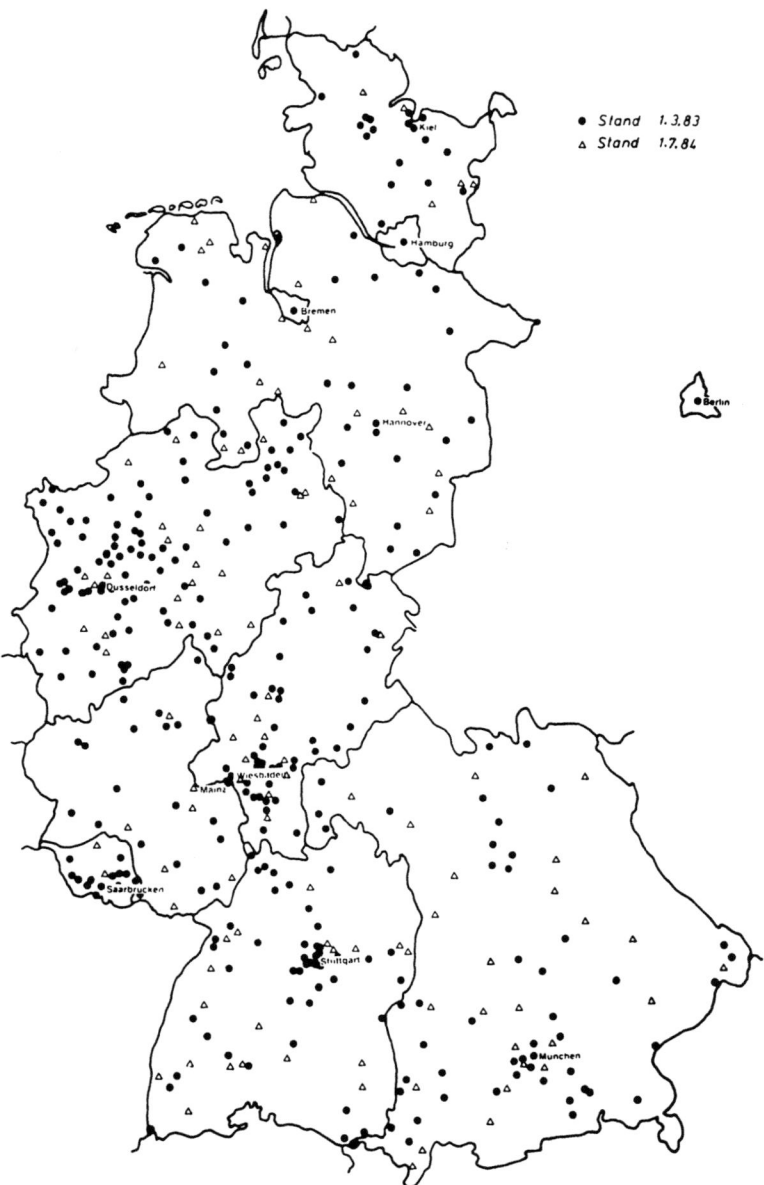

Abb. 2. Verteilung der ambulanten Koronargruppen in der Bundesrepublik Deutschland, Stand 1984. Mit einem Dreieck sind die innerhalb des letzten Jahres der Zusammenstellung gegründeten Gruppen dargestellt

teils untauglichen Mitteln versuchte. Körperliche Aktivität ist wohl der augenfälligste Ausdruck dieses Bedürfnisses.

Die große Akzeptanz dieser Therapieform durch den Patienten, begründet sicherlich die Notwendigkeit für die Medizin, sich mit ihr auseinander zu setzen, sie begründet auf keinen Fall ihre naturwissenschaftliche Richtigkeit. Auch die großen Erfolge der Heilpraktiker in unserer Gesellschaft drücken Defizite der klinischen Medizin aus, ohne die Richtigkeit ihrer Behandlungsverfahren zu bestätigen. Welche Ergebnisse können die ambulanten Koronargruppen vorweisen?

Es ist an dieser Stelle weder Zeit noch notwendig, diese Ergebnisse im einzelnen nochmals darzustellen. Nach wie vor kann ein lebensverlängernder Effekt des Sports mit solchen Patienten nicht bewiesen werden, die Frage der Kollateralenbildung dürfte negativ entschieden sein. Andererseits lassen inzwischen fast 20 Jahre Erfahrungen mit den ambulanten Koronargruppen die Feststellung zu, daß sich diese Therapieform bewährt hat. Die Begründung liegt in der Steigerung der körperlichen Leistungsfähigkeit, in der Verbesserung der Bewältigung der Krankheitsfolgen, im psychologischen und somatischen Bereich. Eine solche Aussage gründet sich nicht zuletzt auf eine nun 10jährige Erfahrung mit ambulanten Koronargruppen im Rahmen des „Kölner Modells". Aus diesen Erfahrungen heraus soll im folgenden auf Probleme und Entwicklungstendenzen der ambulanten Koronargruppen eingegangen werden.

1. Komplikationen

Eine Therapie muß insbesondere auch an ihren Nebenwirkungen gemessen werden. Die Zahl der Komplikationen in den Koronargruppen ist angesichts des hohen kardialen Risikogutes erstaunlich gering. Dies zeigt beispielsweise ein Blick auf unser Erfahrungsgut, das weitgehend identisch mit den Erfahrungen anderer Gruppen ist (Abb. 3).

Die relativ geringe Mortalität von 1,4%/Jahr läßt zwar nicht die Schlußfolgerungen eines positiven Einflusses auf die Koronarsklerose angesichts der bestehenden Selektion des Patientengutes zu, sie erlaubt aber doch wohl die Feststellung, daß der Patient durch einen

Komplikationen bei Postinfarktpatienten im Kölner Modell (n=214)		
Reinfarkte	n = 41	29 Pat. = 14%
Reinfarkte beim Sport	n = 1	
Todesfälle	n = 15	7% ca. 1,4%/Jahr
Kardiale Todesfälle	n = 11	5% ca. 1%/Jahr
Neoplasie	n = 2	
Subduralhämatom	n = 1	
Leistenbruchoperation	n = 1	
Todesfälle beim Sport	n = 1/1	
Schwere nichtletale Zwischenfälle beim Sport	1 × Kammerflimmern	

Abb. 3. Darstellung der Komplikationen innerhalb und außerhalb des Sports bei Patienten im Rahmen des „Kölner Modells". Die Teilnahmedauer der einzelnen Infarktpatienten lag zwischen 1 und 10 Jahren, so daß von einer mittleren Teilnahmedauer von ca. 5 Jahren ausgegangen werden kann. Die Angabe der Todesfälle beim Sport mit 1/1 bedeutet, daß 1 Patient während des Sports in der überwachten ambulanten Koronargruppe an einem Reinfarkt verstarb, ein weiterer Patient erlag einem plötzlichen Herztod bei einem privaten Langlauf

vernünftig betriebenen Sport nicht zusätzlich gefährdet wird. In unserem Material ergibt sich 1 Todesfall auf 125000 Patienten-Übungsstunden. Soweit eine Aussage dieser Art erlaubt ist, heißt dies, daß ein Patient 1250 Jahre zum Sport gehen muß, um dabei zu sterben, bzw. daß in einer Gruppe mit 15 Infarkt-Patienten in 80 Jahren mit einem Todesfall zu rechnen ist.

Eine Analyse des Risikos im Einzelfall ist wesentlich für die immer noch nicht abgeschlossene Diskussion um die Frage der Verweildauer des Patienten in der Gruppe bzw. der Frage des „Abnabelns" aus der Gruppe. Eine detaillierte Darstellung der Einzelresultate ist hier nicht möglich, unsere Ergebnisse bestätigen auch heute die vorläufigen Befunde, die aus unserer Gruppe von Matschuk (1982) [3] vorgetragen wurden. Danach ist das Risiko besonders bei großen Herzen und Dreigefäßerkrankungen, es ist jedoch kaum abhängig von der Größe des Infarkts im EKG bzw. den Einschwemmkatheterdaten. Überraschenderweise zeigen junge und leistungsfähige Patienten eher ein höheres Risiko. Diese teilweise mit klinischen Befunden im Widerspruch stehenden Aussagen erklären sich möglicherweise dadurch, daß bei letzteren der Faktor Leistungsfähigkeit nicht ins Kalkül gezogen wird. Die Erfahrungen mit Echokardiogramm und Langzeit-EKG reichen zeitlich noch nicht aus, sie werden möglicherweise eine Bereicherung bringen. Vorsichtig lassen diese Daten zumindest die Diskussion zu, ob nicht doch bestimmten Patientengruppen (z. B. solchen mit Eingefäßerkrankungen ohne Herzvergrößerung) ein Abnabeln aus der Gruppe erlaubt werden kann.

Patienten im Kölner Modell 1974 – 1984		Gesamtzahl	ausgeschieden
		n	n
Gesamtteilnehmerzahl			
	Institut	300	137
	außerhalb	(103)	
Aufgliederung nach Diagnosen:			
1.	koronare Herzkrankheit	269	109
1.1	Zustand nach Herzinfarkt	226	92
1.2	KHK ohne Infarkt	11	7
1.3	Zustand nach Bypass-OP	20	7
1.3.1	Bypass-OP ohne Infarkt	6	2
1.4	Aneurysma cordis	1	–
1.5	Zust. nach Aneurysmektomie	5	1
2.	Sonstige kardiale Erkrank.	29	16
2.1	Klappenvitien	2	–
2.2	Zust. nach Klappen-OP	21	12
2.2.1	Zust. nach MKE	7	5
2.2.2	Zust. nach AKE	13	6
2.3	Schrittmacher	5	3
2.4	Sonstige	1	1

Abb. 4. Zusammensetzung der Kölner Koronargruppen nach Diagnose

2. Inhaltlicher Wandel

Die Koronargruppe wandelt sich zur Herzgruppe. Die bereits angesprochene Tendenz der Einbeziehung schwerer erkrankter Herzpatienten bringt es mit sich, daß zunehmend auch andere kardiale Krankheitsgruppen in die ursprüngliche Koronargruppe mit einbezogen werden. Dies zeigt ein Überblick über die Zusammensetzung des von uns betreuten Patientengutes. Zunehmend finden sich insbesondere auch herzoperierte Patienten, wie solche nach Bypassoperation, Schrittmacherpatienten oder Patienten nach Klappenersatz (Abb. 4). Eine solche Entwicklung erscheint durchaus sinnvoll, da der Zweck der Operationen im wesentlichen auch in einer Verbesserung der Leistungsfähigkeit des Patienten zu sehen ist, ein Zweck der dann nicht erreicht wird, wenn die verbesserte kardiale Leistungsfähigkeit aufgrund einer insuffizienten motorischen Kapazität nicht ausgeschöpft werden kann.

Allerdings bringt eine solche Entwicklung auch neue kardiologische und sportmedizinische Fragestellungen, die bisher nicht beantwortet werden können, so beispielsweise die Frage, ob und in welcher Form ein Patient nach Klappenersatz, der ja keineswegs als Klappengesunder gelten kann, belastet werden darf. Hierzu wird im Laufe dieses Kongresses aus unserer Gruppe von Seibert [4] berichtet. Die hiermit verbundene kardiologische Problematik macht es noch mehr als bisher erforderlich, die Kardiologie zur Mitarbeit zu gewinnen.

3. Soziologische Aspekte

Die Analyse der Zusammensetzung der ambulanten Koronargruppen zeigt weiterhin, daß wir nach wie vor weitgehend die falschen Patienten behandeln. In fast allen Gruppen zeigt sich das Phänomen, daß gerade der Arbeiter, der auf seine körperliche Leistungsfähigkeit im besonderen Maße angewiesen ist, mit unter 5% erheblich unterrepräsentiert ist. Welche Gründe auch immer hierfür entscheidend sein mögen, wir sollten durch aktives Vorgehen erreichen, daß nicht nur die Patienten am rehabilitativen Training teilnehmen, die dies wollen, sondern gerade auch die, für die es besonders günstig ist.

Die soziologische Betrachtung läßt auch die Frage stellen, ob die derzeitige technologische Entwicklung mit ihrem Verlust an Arbeitsplätzen nicht auch den Sinn der kardialen Rehabilitation wegrationalisiert. Hat es Sinn, die Leistungsfähigkeit des Patienten für die Arbeitslosigkeit zu steigern? Sicher ist es für den Arzt in der kardialen Rehabilitation entmutigend, zu sehen, daß seine Patienten auch bei guter Leistungsfähigkeit aus dem Arbeitsprozeß herausgedrängt werden. Andererseits kann gerade in dieser Situation die Tätigkeit eines Patienten in der Gruppe, für ihn eine besondere Hilfe zur Überwindung der psychologischen Folgen darstellen.

4. Organisatorische Fragen

Die Vielzahl der Ansatzpunkte einer umfassenden kardialen Rehabilitation bringt es mit sich, daß sich eine Fülle von Verbänden und Gruppierungen um die ambulanten Koronargruppen kümmert, wobei nicht verschwiegen werden soll, daß eine solche dynamische Entwicklung wie die der Koronargruppen gelegentlich auch Verbandsinteressen wecken kann. Einerseits ist diese Vielfalt daher zur Verwirklichung der umfassenden Rehabilitation zu begrüßen. Sie wirkt der Gefahr der Degeneration der ambulanten Koronargruppe zum „Koronarsportverein" entgegen. Das hiermit verbundene Gefahrenmoment des Mißverständnisses der kardialen Rehabilitation als Leistungssport ist gleichfalls das Produkt unserer technischen Gesellschaft, die sich als Leistungsgesellschaft versteht. Andererseits ist im Augenblick die Gefahr unübersehbar, daß hier in einem Wettbewerb der Verbandsinteressen der Gedanke der kardialen Rehabilitation Schaden leidet. Im Interesse des Patienten ist es erforderlich, hier zu einer optimalen Abstimmung aller Beteiligten zu kommen.

5. Abstimmung mit anderen Therapieformen

Eine optimale Abstimmung ist darüber hinaus auch mit anderen Therapieformen anzustreben. Neben der bereits angesprochenen chirurgischen Therapie ergeben sich hier gerade im medikamentösen Sektor zahlreiche wichtige Fragestellungen über die Interferenz von Pharmaka und körperlicher Aktivität, deren Abklärung neue Impulse für die Sportmedizin im

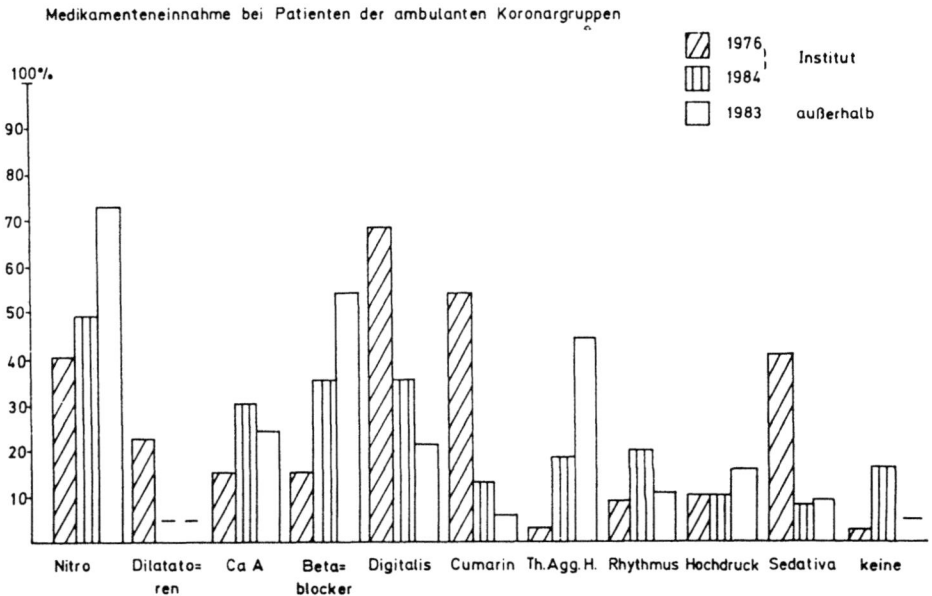

Abb. 5. Entwicklung der medikamentösen Behandlung von Patienten in Kölner ambulanten Koronargruppen. Die erste Zusammenstellung (1. Säule) wurde 1976 durchgeführt. Die mittlere Säule gibt eine Zusammenstellung aller Patienten wieder, die 1984 in den Gruppen am Sport teilnahmen. Da viele von ihnen ihre alte Medikation mitnahmen, stellt dies eine Mischgruppe dar. Die letzte Säule gibt am besten das derzeitige Behandlungsschema wieder, da es sich lediglich auf Patienten bezieht, die 1983 in eine Gruppe eintreten. Es zeigen sich eindeutige Veränderungen im medikamentösen Behandlungsmuster, genannt seien insbesondere die Abnahme der Digitalisbehandlung, die Verminderung der Antikoagulantien zugunsten der Zunahme der Thrombozyten-Aggregationshemmer, die zunehmende Gabe von Betablockern und Nitropräparaten, das Verschwinden der Vasodilatatoren und die Abnahme des Gebrauchs von Sedativa

wissenschaftlichen Bereich gesetzt hat. Diese Fragen können hier im Einzelnen nicht angesprochen werden. Die Abb. 5 zeigt, daß die medikamentöse Behandlung des Koronarpatienten und damit auch die hieraus resultierenden Fragestellungen einem ständigen Wandel unterliegen. So hat sich beispielsweise das Problem des Sports unter Antikoagulantien für den Koronarpatienten in den letzten 10 Jahren fast bereinigt, da die Zahl der antikoagulierten Patienten von ca. 60% in unseren Gruppen auf weniger als 10% zurückging. Umgekehrt hat sich die Zahl der betablockierten Patienten im gleichen Zeitraum von ca. 20% auf mehr als 50% erhöht und somit das Problem der Trainingssteuerung unter Betablockade akzentuiert. Als augenfälliger Hinweis für die Abwendung von der Ruhigstellung des Patienten zu einer sinnvollen Aktivierung mag der Rückgang des Gebrauchs an Sedativa gelten. Die Untersuchung der hiermit verbundenen Fragestellungen hat die Sportmedizin in einem weiteren Teilaspekt zu einem wichtigen Partner der Klinik werden lassen, die sich der Bedeutung dieser Fragen zunehmend bewußt wird.

Kommen wir zu einer zusammenfassenden Standortbestimmung, so läßt sich feststellen, daß inzwischen eine Reihe von Fragen zur Bedeutung des körperlichen Trainings in der kardialen Rehabilitation beantwortet worden sind und durch ihre Ergebnisse zu einer Ausweitung und damit zu neuen Fragen geführt haben, um in dieser technisch bestimmten Umgebung nicht nur dem deutschen Wald, sondern auch dem deutschen Herzen eine bessere Chance zu geben.

Literatur

1. Halhuber C (1981) Ambulante Koronargruppen. Perimed, Erlangen
2. Hollmann W, Hettinger T (1976) Sportmedizin – Arbeits- und Trainingsgrundlagen. Schattauer, Stuttgart
3. Matschuk E, Rost R (1983) Retrospektive Untersuchungen hinsichtlich der Wertigkeit klinischer Indikatoren bezüglich der Voraussagbarkeit von kardialen Zwischenfällen bei Teilnehmern an ambulanten Koronargruppen. In: Heck H, Hollmann W, Liesen H Rost R (Hrsg) Sport, Leistung und Gesundheit. Deutscher Ärzteverlag, Köln, S 403
4. Seibert H, Rösch H, Rost R (1984) Untersuchungen zur Belastbarkeit von Patienten nach Herzklappenoperation im Rahmen ambulanter Koronargruppen. Deutscher Sportärztekongreß, Berlin
5. Traenckner K: Persönliche Mitteilung

Influence of Physical Training on Cardiac Structure and Function in Patients with Ischemic Heart Disease

Einfluß einer Bewegungstherapie auf die kardiale Funktion bei Koronarkranken

L. Vanhees, R. Fagard and A. Amery

Hypertension and Cardiovascular Rehabilitation Unit, Department of Pathophysiology, Faculty of Medicine, University of Leuven, Leuven

Summary

Using various non-invasive methods – electrocardiographic voltage measurements, echocardiogram, CO_2-rebreathing, left apexcardiogram, carotidogram – cardiac structure and function were investigated before and after physical training in patients with ischaemic heart disease. Within the limits of the non-invasive methodology for cardiac evaluation and although the data were obtained in a non-controlled design, we suggest that endurance training of selected patients with ischaemic heart disease leads to an increased left ventricular wall thickness and an enhanced left ventricular function, mainly due to a decreased afterload.

Key-words: Physical training – Electrocardiographic voltages – Echocardiography – Systolic time intervals – Apexardiography – Haemodynamics.

Zusammenfassung

Unter Verwendung verschiedener nicht invasiver Untersuchungsverfahren (Elektrokardiogramm, CO_2-Rückatmung, Apexkardiogramm, Carotispulskurve) wurde bei Patienten mit koronarer Herzerkrankung die Struktur und Funktion des Herzens vor und nach einem körperlichen Training untersucht.

Obwohl die Beurteilung des Herzens mit nicht invasiven Methoden begrenzt sein kann und obwohl es sich um Daten handelt, die nicht im Vergleich zu einer Kontrollgruppe gewonnen werden, lassen die Ergebnisse folgende Schlüsse zu: Ein Ausdauertraining führt bei ausgewählten Patienten mit koronarer Herzkrankheit zu einer Dickenzunahme der linksventrikulären Wand und zu einer verbesserten ventrikulären Funktion. Letztere wird hauptsächlich durch einen erniedrigten peripheren Widerstand hervorgerufen.

Schlüsselwörter: Körperliches Training – Elektrokardiogramm – Echokardiographie – Systolische Zeitintervalle – Apexkardiographie – Hämodynamik.

Introduction

Physical training in patients with ischaemic heart disease has become an important part of the rehabilitative approach of the cardiac patient. Well-known and accepted training effects in normals are also found after training in cardiac patients, i.e. an increase in exercise ca-

Address for the authors: Dr. L. Vanhees, Labo Hartfunctie, Inwendige Ziekten-Cardiologie, Universitair Ziekenhuis Pellenberg, Weligerveld 1, B-3041 Pellenberg, Belgium

pacity and a decrease of the resting and submaximal heart rate. Whether physical training induces changes in cardiac function and structure is still uncertain. The present report is aimed to summarize our work on the influence of an exercise training programme on cardiac structure and function in patients with ischaemic heart disease [1–6].

For a detailed description of the patient characteristics and the methods, we refer to the different reports.

Results and Discussion

In the 106 patients, involved various studies, oxygen uptake at peak exercise increased with on average 36% after 3 months of training, while the resting and submaximal heart rate was decreased.

1. Cardiac Structure

In a first study, electrocardiographic voltage measurements were performed in 24 patients with an inferior myocardial infarction before and after 14 weeks of physical training and were compared with data, obtained in a control group of 20 patients with an inferior infarction [1]. Compared to the control group, significant increases in the magnitude of the R-wave in the left precordial leads and of the Sokolow voltage criterion were found in the trained patients (Table 1). These changes suggest an alteration in cardiac structure after

Table 1. Electrocardiographic data (in mm): absolute values at the first and the second observation for the trained and the non-trained group. Values are means ± SE

	Trained group		Non-trained group		Effect of training	
	First observation	Second observation	First observation	Second observation	F-value	P-value
Q Max	5.0 ± 0.5	4.8 ± 0.4	6.1 ± 0.7	6.0 ± 0.6	0.8	NS
RD I	7.7 ± 0.7	8.1 ± 0.7	7.9 ± 0.8	7.6 ± 0.7	1.2	NS
RD II	6.0 ± 0.6	7.3 ± 0.7	5.1 ± 0.7	5.0 ± 0.7	14.0	< 0.001
RD III	2.7 ± 0.6	2.8 ± 0.6	3.1 ± 0.7	3.2 ± 0.8	3×10^{-2}	NS
RaVL	5.8 ± 0.6	6.0 ± 0.6	6.6 ± 0.8	6.4 ± 0.7	3×10^{-4}	NS
RaVF	3.4 ± 0.6	4.3 ± 0.7	3.4 ± 0.7	3.5 ± 0.7	4.2	< 0.05
SV_1	8.5 ± 0.9	9.7 ± 0.9	6.8 ± 0.8	7.8 ± 0.8	0.2	NS
SV_2	10.3 ± 1.1	10.9 ± 1.0	10.7 ± 1.1	11.3 ± 1.2	1×10^{-5}	NS
SV_3	8.1 ± 0.9	9.7 ± 0.9	8.7 ± 0.9	8.8 ± 1.1	3.9	NS
RV_4	13.3 ± 1.0	15.4 ± 1.1	16.0 ± 1.1	14.5 ± 1.3	9.5	< 0.01
RV_5	12.6 ± 1.0	15.5 ± 1.1	14.9 ± 1.1	14.3 ± 1.1	6.5	< 0.05
RV_6	10.0 ± 0.9	13.1 ± 1.1	11.3 ± 1.1	11.5 ± 0.9	4.1	< 0.05
($SV_1 + RV_5$)	21.1 ± 1.5	24.8 ± 1.3	21.6 ± 1.5	22.1 ± 1.3	11.4	< 0.001
TV_4	4.4 ± 0.5	5.0 ± 0.6	2.6 ± 0.8	2.8 ± 0.6	2.1	NS
TV_5	3.1 ± 0.5	4.3 ± 0.6	1.0 ± 0.6	1.4 ± 0.5	6.4	< 0.05
TV_6	2.2 ± 0.4	3.2 ± 0.5	0.5 ± 0.4	0.8 ± 0.5	4.5	< 0.05

Table 2. Echocardiographic data

	Before training	After training	Level of significance
Heart rate (beats/min)	61.7 ± 2.5	54.8 ± 1.6	$P < 0.001$
$LVTD_d$ (mm)	72.3 ± 2.0	74.7 ± 1.8	$P < 0.02$
$LVID_d$ (mm)	53.6 ± 2.0	54.9 ± 1.8	NS
$LVID_s$ (mm)	39.3 ± 1.8	38.8 ± 1.8	NS
$IVST_d$ (mm)	9.3 ± 0.3	9.9 ± 0.3	$P < 0.005$
$IVST_s$ (mm)	11.7 ± 0.5	13.0 ± 0.5	$P < 0.001$
$LVPWT_d$ (mm)	9.4 ± 0.4	10.0 ± 0.3	$P < 0.01$
$LVPWT_s$ (mm)	14.2 ± 0.5	15.8 ± 0.5	$P < 0.001$
LV cross-sectional area (cm^2)	18.6 ± 1.0	20.5 ± 0.9	$P < 0.005$
% shortening of LVID (%)	26.8 ± 1.6	29.7 ± 1.5	$P < 0.01$
h/R	0.36 ± 0.02	0.37 ± 0.02	NS
LV end-systolic wall stress (mmHg)	88.0 ± 7.4	71.3 ± 5.1	$P < 0.01$

Data are means ± SE

3 months of intense training and this hypothesis was confirmed in an echocardiographic study [2]. In 20 cardiac patients, left ventricular (LV) total diameter was increased after training, mainly due to increases in interventricular septal thickness and in posterior wall thickness. LV internal diameter was slightly, but not significantly increased, while the calculated LV cross-sectional wall area was increased after training (Table 2).

2. Cardiac Function

Left ventricular function was evaluated using various non-invasive techniques at rest and/or at exercise; cardiac output was measured using a carbon dioxide rebreathing technique, while echocardiography, left apexcardiography and the registration of the systolic time

Table 3. Comparison of data at peak exercise before and at the end of the training program for patients with ischemic heart disease

	Before training	After training
$\dot{V}O_2$ (ml/min)	1,561 ± 95	2,143 ± 82[c]
Exercise duration (min)	17.9 ± 0.7	24.2 ± 0.7[c]
R	1.06 ± 0.02	1.12 ± 0.02[a]
Score on Borg's scale (points)	15.3 ± 0.3	15.7 ± 0.5
Q (L/min)	10.3 ± 0.6	12.8 ± 0.5[b]
HR (bpm)	110 ± 4	121 ± 6[a]
SV (ml/beats)	94.0 ± 6	109.6 ± 6[b]
$(AV)O_{2\,diff}$ (ml/L)	155 ± 7	163 ± 7

Abbreviations: $\dot{V}O_2$ = oxygen uptake, R = respiratory gas exchange ratio; Q = cardiac output; HR = heart rate, SV = stroke volume; $(AV)O_{2\,diff}$ = arteriovenous oxygen content difference. [a] $p < 0.05$; [b] $p < 0.01$; [c] $p < 0.001$ when pre- and post-training values are compared

intervals (STI) were used in an attempt to determine the different components of cardiac pump function, i.e. preload, myocardial contractility and afterload.

Haemodynamically [3], we could demonstrate that the increase in exercise capacity was accompanied with increases in stroke volume and heart rate, and therefore in cardiac output, and, to a minor degree in arteriovenous oxygen content difference (Table 3). At rest and at submaximal exercise, heart rate decreased with training, whereas stroke volume (Fig. 1) and cardiac output (Fig. 2) increased significantly. Also an echocardiographic index of pump function, the fractional shortening of the left ventricle, and the STI [4, 5], measured at rest and at exercise (Figs. 3–5), indicate an improved global pump function after

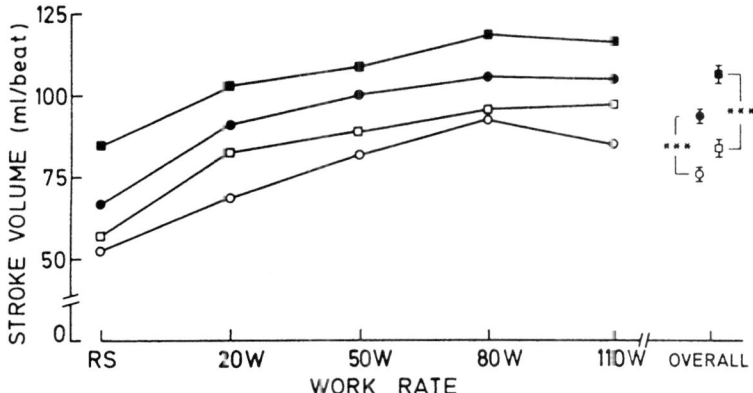

Fig. 1. The effect of physical training on stroke volume at rest sitting and submaximal exercise in patients with beta blockers (*squares*) and patients without beta-blockers (*circles*) before (*open symbols*) and after training (*closed symbols*). The overall effect (ANOVA of data at rest sitting, 20, 50, 80, and 110 watts compined) is presented as mean with 95% confidence limits. *** $p < 0.001$

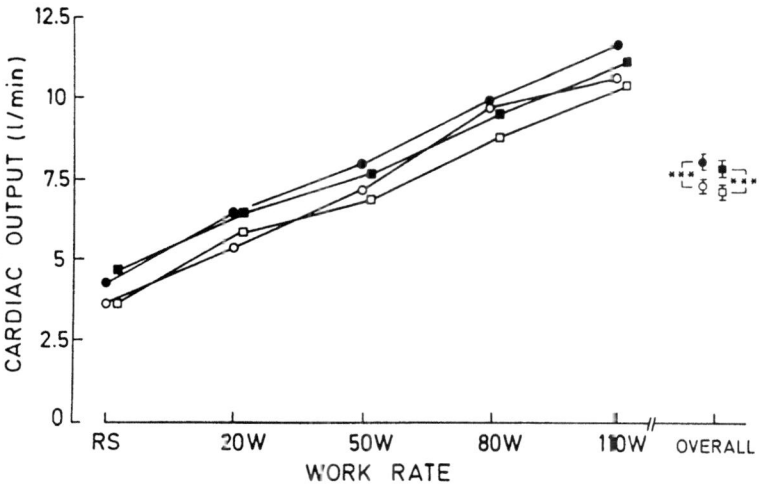

Fig. 2. The effect of physical training on cardiac output at rest sitting and submaximal exercise in patients with beta blockers (*squares*) and patients without beta-blockers (*circles*) before (*open symbols*) and after training (*closed symbols*). The overall effect (ANOVA of data rest sitting, 20, 50, 80, and 110 watts) is presented as mean with 95% confidence limits. $p < 0.001$

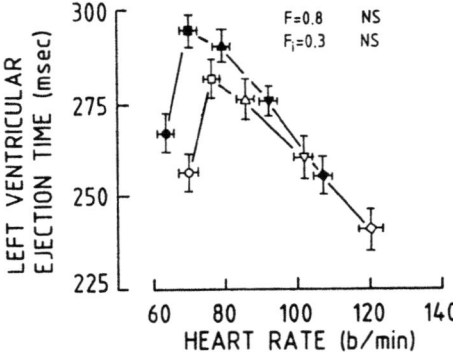

Fig. 3. Left ventricular ejection time (uncorrected) before (*open symbols*) and after (*closed symbols*) training in function of heart rate measured in the sitting position at rest (RS) (*circles*), at 20 W (*squares*), 50 W (*triangles*), 80 W (*inverted triangles*) and 110 W (*diamonds*) for all patients. F = F value for the effect of training after adjustment for heart rate; F_i = F value for the interaction between the level of physical activity and the effect of training; NS = not significant

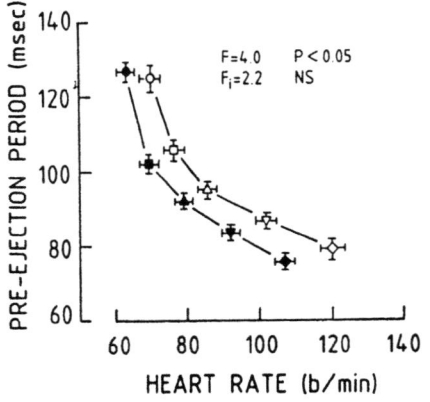

Fig. 4. Preejection period (uncorrected) before and after training in function of heart rate at rest (*RS*) and during exercise in all 28 patients. Abbreviations and symbols as in Fig. 3

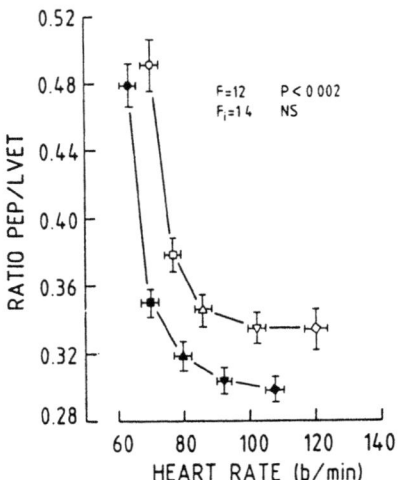

Fig. 5. The ratio of the preejection period to left ventricular ejection time (*PEP/LVET*) before and after training as a function of heart rate at rest (*RS*) and during exercise for all 28 patients. Heart rate did not significantly determine *PEP/LVET* and was therefore not considered as a covariate. Abbreviations and symbols as in Fig. 3.

training. The LV end-systolic meridional wall stress, an index of intrinsic myocardial afterload was significantly decreased, whereas there was no evidence for a change in preload as the LV internal diameter was not significantly altered (Table 2). The contractility index of the normalized first derivative of the apexcardiogram [6] dD/dt/D was not changed after training (Table 4). This non-invasive index provides more direct information on changes in myocardial contractility, independent of changes in ventricular volume and peripheral

Table 4. Apexcardiographic data[a]

Variable	Before training	After training	P
A/D (%)	11.5 ± 1.3	10.8 ± 1.2	NS
dA/dt/A/sec	13.8 ± 2.2	12.8 ± 1.6	NS
dD/dt/D/sec	21.0 ± 2.0	23.2 ± 2.2	NS

[a] Data expressed as mean ± SE

dA/dt/A/sec = normalized first derivative of the A wave; dD/dt/D/sec = normalized first derivative of the upstroke of the systolic wave; NS = not significant

resistance. Also, training did not alter the height of the A-wave in percentage of the amplitude of the systolic wave nor the normalized forst derivative of the A-wave. These indices suggest that the compliance of the left ventricle was not decrease despite thickened left ventricular walls.

Except for the electrocardiographic study, control groups without physical training were not included in the various studies. Therefore it cannot be certified to what extent the changes, occurring during the training programme, were caused by the training programme itself, by a spontaneous evolution of the disease or by changes in life style. The observed changes at peak exercise however do exceed the changes reported in untrained control groups. Also the observed changes are compatible with changes after training reported in cyclists, investigated with the same methodology, once in their resting season and once in their competitive season [6, 7]. Finally a positive correlation between the increases in exercise capacity and the changes in left ventricular wall thickness was found [2]. Therefore it is unlikely that spontaneous evolution explains all our findings.

Although these data were obtained in a non-controlled design, we suggest that intense endurance training in patients with ischaemic heart disease can induce an increase in LV wall thickness and an enhanced left ventricular pump function, mainly due to a decrease in myocardial afterload.

References

1. Vanhees L, Fagard R, Detry JM, Van Butsele R, Amery A (1983) Electrocardiographic changes after physical training in patients with myocardial infarction. J Am Coll Cardiol 2:1062–1068
2. Vanhees L, Fagard R, De Geest H, Amery A (1984) Non-invasive assessment of cardiac function and structure after physical training in patients with ischemic heart disease. J Cardiac Rehabil 4:290–296
3. Vanhees L, Fagard R, Amery A (1984) Influence of beta-adrenergic blockade on the hemodynamic effects of physical training in patients with ischemic heart disease. Am Heart J 108:270–275
4. Vanhees L, Fagard R, Grauwels R, De Geest H, Amery A (1984) Changes in systolic time intervals during physical training in patients with ischemic heart disease. Effect of beta-blockade. Cardiology 71:204–214
5. Vanhees L, Fagard R, Grauwels R, Wijnhoven J, De Geest H, Amery A (1984) Systolic time intervals in patients with ischemic heart disease at rest and exercise. Effect of physical training with and without beta-blockade. Am J Cardiol 54:508–513
6. Vanhees L, Fagard R, Amery A (1983) The effect of physical training on the left apexcardiogram. Acta Cardiol 38:555–563
7. Fagard R, Aubert A, Lysens R, Staessen J, Vanhees L, Amery A (1983) Non-invasive assessment of seasonal variations in cardiac structure and function in cyclists. Circulation 67:896–901

IV

Haupt- und Korreferate zum Thema:

Ergometrische Diagnostik

Ergometric Diagnosis

Laufbandergometrie zur Leistungsdiagnostik im Spitzensport[1]
Treadmill Ergometry and Performance Diagnostics in Top-Class Sport

W. Kindermann

Abteilung Sport- und Leistungsmedizin der Universität des Saarlandes, Saarbrücken

Zusammenfassung

Herzgröße und maximale Sauerstoffaufnahme sind traditionelle Parameter zur Beurteilung der aeroben Kapazität. In den letzten Jahren wurde die aerobe Leistungsdiagnostik durch die Entwicklung von Schwellenkonzepten, basierend auf submaximalen Belastungsintensitäten, entscheidend erweitert. Die bei stufenweise ansteigender Laufbandbelastung ermittelte anaerobe Schwelle reflektiert insbesondere Veränderungen des aeroben Metabolismus der Skelettmuskelzelle und stellt einen validen Parameter zur Beurteilung der Ausdauerleistungsfähigkeit dar. Bei Längsschnittuntersuchungen werden Veränderungen der aeroben Leistungsfähigkeit empfindlicher angezeigt als durch die Messung der maximalen Sauerstoffaufnahme. Herzfrequenz und Belastungsintensität der anaeroben Schwelle eignen sich als Mittel zur Steuerung des Ausdauertrainings. Schwellenbestimmungen bei fixen Laktatkonzentrationen können die aerobe Kapazität bei Ausdauertrainierten überschätzen, so daß bei Leistungssportlern die Schwellenbestimmungen unter Berücksichtigung der individuellen Laktatkinetik (insbesondere individuelle anaerobe Schwelle) durchgeführt werden sollten.

Zur Beurteilung der anaeroben Kapazität eignet sich eine standardisierte Laufband-Testkombination, die zwei simulierte Tempoläufe mit Bestimmung der Laktatkonzentration im Kapillarblut vor Beginn eines jeden Laufes sowie mehrfach in der Erholungsphase beinhaltet. Dieser anaerobe Test ist unabhängig von der Grundschnelligkeit und wird ausschließlich von metabolischen Faktoren beeinflußt. Die alaktazide Kapazität kann isoliert beurteilt werden. Sowohl für Querschnitt- als auch Längsschnittuntersuchungen ist die Methode geeignet, inter- und intraindividuelle Unterschiede der anaeroben Kapazität zu objektivieren.

Schlüsselwörter: Leistungsdiagnostik — Anaerobe Schwelle — Aerobe und anaerobe Kapazität.

Summary

Heart size and maximum oxygen uptake are traditional parameters for the assessment of the aerobic capacity. In recent years the concept of aerobic performance diagnosis found a substantial broadening through the introduction of a new threshold concept relying on an experimental setting with submaximal exercise intensities. The anaerobic threshold determined by stepwise increasing treadmill exercise especially represents changes in the aerobic metabolism of the skeletal muscles and can be considered a valid parameter for the determination of the individual endurance performance. In longitudinal studies the anaerobic threshold is a more sensitive parameter than the maximal oxygen uptake to discover changes of aerobic performance. Heart rate and work load at the anaerobic threshold are suitable for

---

[1] Mit Unterstützung des Bundesinstituts für Sportwissenschaft, Köln-Lövenich
Anschrift des Verfassers: Prof. Dr. med. W. Kindermann, Abteilung Sport- und Leistungsmedizin der Universität des Saarlandes, 6600 Saarbrücken

the control of an individual endurance training. But the use of a threshold concept relying on a fixed concentration of arterial lactate can lead to an overestimation of the aerobic capacity in highly endurance trained persons. Therefore, lactate thresholds should be assessed under consideration of the individual lactate kinetics (so called individual anaerobic threshold).

For the assessment of the anaerobic capacity the use of a treadmill test combination is suitable. This test set-up itself comprises of two simulated high speed runs. Blood lactate samples are taken before and several times after the exercise. The results obtained are independent of the maximum running speed of the persons; they depend exclusively on metabolic factors. The analactic capacity can be assessed separately. The method described is applicable in longitudinal as well as in cross-sectional studies to establish changes or differences in the intra- as well as interindividual anaerobic capacity.

Key-words: Performance diagnosis – Anaerobic threshold – Aerobic and anaerobic capacity.

Die Laufbandergometrie hat sich im letzten Jahrzehnt zu einer der wichtigsten Belastungsmethoden in der sportmedizinischen Leistungsdiagnostik entwickelt. Nicht nur Läufer, sondern auch Athleten anderer Sportarten, bei denen das Laufen eine wesentliche Komponente in Training und Wettkampf darstellt, werden heute auf dem Laufband belastet (z. B. zahlreiche Ballspielsportler), denn ein Belastungstest kann nur verläßliche Aussagen liefern, wenn die unter Laborbedingungen eingesetzten Muskelgruppen im wesentlichen auch der spezifisch trainierten Muskulatur entsprechen.

Beurteilung der aeroben Kapazität

Herzgröße und maximale Sauerstoffaufnahme galten lange Zeit als die entscheidenden Kenngrößen zur Beurteilung der aeroben Kapazität. Es hat sich aber gezeigt, daß die heutigen Spitzenathleten beispielsweise im Mittel- und Langstreckenlauf keine größeren Herzen und keine höheren maximalen Sauerstoffaufnahmewerte aufweisen als vergleichbare Spitzenathleten vor 10 oder 20 Jahren [3, 13, 14]. Darüber hinaus ist bemerkenswert, daß innerhalb einer mehrjährigen Trainingsphase trotz unveränderter Herzgröße und maximaler Sauerstoffaufnahme die sportartspezifische Leistungsfähigkeit erheblich zunehmen kann [2, 9, 17]. Das weist darauf hin, daß die aerobe metabolische Kapazität auf der Ebene der Skelettmuskelzelle zugenommen hat [17], was allein durch die Messung der maximalen Sauerstoffaufnahme nicht erfaßt werden kann.

Von entscheidender Bedeutung für die aerobe Leistungsdiagnostik war die Entwicklung von Schwellenkonzepten, basierend auf submaximalen Belastungsintensitäten. Bereits in den 60er Jahren wurde der Punkt des überproportionalen Anstieges des Atemminutenvolumens gegenüber der Sauerstoffaufnahme als anaerobe Schwelle bezeichnet [22, 23]. Später wurde empirisch festgestellt, daß oberhalb einer Laktatkonzentration von 4 mmol/l ein geringer Anstieg der Belastungsintensität zu einem steilen Anstieg der Laktatkonzentration führt. Dieser Punkt wurde als aerob-anaerobe Schwelle bezeichnet [9]. Prinzipiell kann davon ausgegangen werden, daß bei stufenweise ansteigender Belastungsintensität der Übergang vom flachen (mit vorwiegend aerober Energiebereitstellung) zum steilen Teil (mit gemischt aerob-anaerober Energiebereitstellung) der Laktatkurve bei Laktatkonzentrationen zwischen 2–4 mmol/l im arterialisierten Kapillarblut liegt, so daß dieser Bereich den aerob-anaeroben Übergang darstellt. Der erste geringe Laktatanstieg, der im Mittel bei 2 mmol/l eintritt und in einem ähnlichen Intensitätsbereich wie die von Gasstoffwechselparametern abgeleitete Wasserman'sche anaerobe Schwelle liegt [22, 23], wird als aerobe Schwelle, der Punkt des zweiten steilen Laktatanstieges, der im Mittel bei 4 mmol/l eintritt, als anaerobe Schwelle bezeichnet [7]. Schließlich konnte gezeigt werden, daß Schwellenkonzepte bei fixen Laktatkonzentrationen die individuelle Laktatkinetik zu wenig berücksichtigen, so daß im Einzelfall Fehlbeurteilungen möglich sind. Dies führte zum Begriff der individuellen anaeroben Schwelle [12, 18, 19]. Weitere in der Literatur beschriebene Schwellenkonzepte unterscheiden sich nicht grundsätzlich von den dargestellten Konzepten [1, 5, 6, 11].

Definitionsgemäß stellt die individuelle anaerobe Schwelle jene Belastungsintensität dar, bei der ein Gleichgewicht zwischen Laktatproduktion und Laktatelimination besteht. Bei Ausdauerbelastungen, durchgeführt mit der Belastungsintensität der individuellen anaeroben Schwelle, resultiert ein steady state im Kohlenhydratstoffwechsel [16]. Die anaerobe Schwelle gilt sowohl als verläßliches Kriterium zur Beurteilung der Ausdauerleistungsfähigkeit als auch als Mittel zur Trainingssteuerung [2, 6, 7, 9, 11]. Im folgenden soll an einigen Beispielen die Bedeutung der anaeroben Schwelle für Leistungsdiagnostik und Trainingssteuerung dargestellt werden.

Wertet man bei Bundeskaderathleten verschiedener Disziplinen die Ergebnisse einer stufenweise ansteigenden Laufbandergometrie aus und berücksichtigt für die Auswertung lediglich die jeweils 5 besten Resultate, so ergeben sich aus leistungsphysiologischer Sicht gewisse Richtwerte für Spitzenathleten insbesondere im Mittel- und Langstreckenlauf (Abb. 1). Die Mittelwerte für alle untersuchten Bundeskaderathleten im Vergleich zu den jeweils 5 besten und den weniger leistungsfähigen Landeskaderathleten der jeweiligen Disziplinen sind in Tabelle 1 zusammengestellt. Betrachtet man lediglich die Gruppe der Lang-

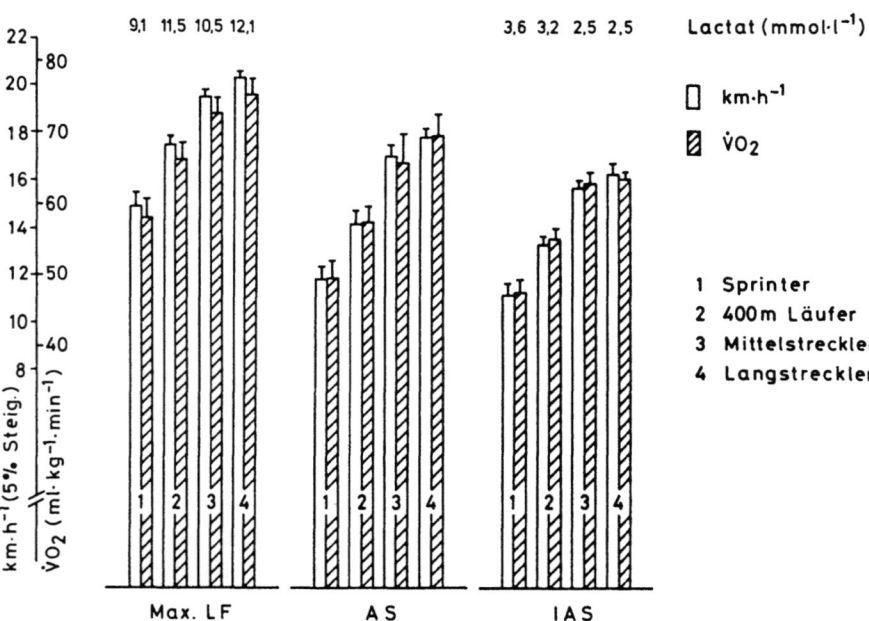

Abb. 1. Maximale Leistungsfähigkeit (*max. LF*), Leistungsfähigkeit der 4 mmol/l-Laktatschwelle (*AS*) und Leistungsfähigkeit der individuellen anaeroben Schwelle (*IAS*) von Bundeskaderathleten verschiedener Disziplinen (Mittelwerte ± Standardabweichungen). Für die Auswertung berücksichtigt wurden bei jeder Disziplin die jeweils 5 besten Laufbandergometrien

Tabelle 1. Maximale Leistungsfähigkeit (max. LF), Leistungsfähigkeit der 4 mmol/l-Laktatschwelle (AS) und Leistungsfähigkeit der individuellen anaeroben Schwelle (IAS) bei Sportlern verschiedener Disziplinen. Verglichen werden die jeweils 5 Besten bei der Laufbandergometrie, Bundeskader- und Landeskaderathleten (Mittelwerte ± Standardabweichungen)

		max. LF		AS		IAS	
		km·h^{-1} (5% Steig.)	$\dot{V}O_2$ (ml·min^{-1}·kg^{-1})	km·h^{-1} (5% Steig.)	$\dot{V}O_2$ (ml·min^{-1}·kg^{-1})	km·h^{-1} (5% Steig.)	$\dot{V}O_2$ (ml·min^{-1}·kg^{-1})
Sprinter	Beste (n = 5)	14,9 ± 0,6	58,4 ± 2,5	11,8 ± 0,6	49,4 ± 2,6	11,1 ± 0,5	47,2 ± 2,1
	BK (n = 11)	13,8 ± 0,7	55,2 ± 2,5	10,0 ± 1,5	45,0 ± 2,3	10,0 ± 1,5	45,3 ± 2,3
	LK (n = 9)	13,9 ± 1,3	56,9 ± 3,9	10,7 ± 1,3	47,3 ± 4,8	10,6 ± 0,9	46,5 ± 4,2
400-m-Läufer	Beste (n = 5)	17,5 ± 0,3	66,5 ± 2,6	14,2 ± 0,5	57,4 ± 2,0	13,3 ± 0,3	55,0 ± 1,6
	BK (n = 25)	16,0 ± 0,9	59,9 ± 3,8	12,2 ± 1,2	50,5 ± 4,2	12,0 ± 0,9	50,1 ± 3,8
	LK (n = 5)	15,8 ± 1,0	61,2 ± 3,7	11,4 ± 2,0	51,2 ± 6,2	11,8 ± 1,0	52,1 ± 3,9
Mittelstreckler	Beste (n = 5)	19,5 ± 0,3	72,3 ± 2,3	17,0 ± 0,5	65,9 ± 4,6	15,6 ± 0,4	62,5 ± 2,0
	BK (n = 36)	17,9 ± 0,7	68,2 ± 3,1	14,8 ± 1,1	59,3 ± 3,8	13,8 ± 0,7	55,8 ± 2,7
	LK (n = 9)	16,6 ± 1,0	64,9 ± 2,8	12,9 ± 0,9	53,8 ± 3,8	12,7 ± 2,1	52,7 ± 7,5
Langstreckler	Beste (n = 5)	20,3 ± 0,3	75,2 ± 2,5	17,7 ± 0,4	69,6 ± 2,8	16,2 ± 0,4	63,2 ± 1,3
	BK (n = 23)	18,6 ± 0,8	70,8 ± 4,0	15,4 ± 1,3	61,9 ± 4,5	14,3 ± 0,8	57,6 ± 3,2
	LK (n = 10)	16,8 ± 1,3	66,1 ± 5,7	14,9 ± 1,2	60,1 ± 3,9	13,8 ± 0,9	56,2 ± 3,9

streckenläufer, so ergibt sich für die 5 besten eine maximale Sauerstoffaufnahme um 75 ml/kg Körpergewicht. Eine solche maximale Sauerstoffaufnahme muß man für Spitzenlangstreckenläufer voraussetzen. Die maximale Herzfrequenz beträgt für diese Langstreckenläufer 193 ± 3 Schläge/min und liegt auch bei den anderen untersuchten Gruppen stets über 190 Schlägen/min. Die erreichte maximale Laktatkonzentration von 12,1 mmol/l weist zusätzlich auf die hohe Ausbelastung hin. Im Bereich der 4 mmol/l-Laktatschwelle liegt die Sauerstoffaufnahme der 5 besten Langstreckenläufer bei knapp 70 ml/kg Körpergewicht, während erwartungsgemäß die Sauerstoffaufnahme im Bereich der individuellen anaeroben Schwelle mit etwa 63 ml/kg Körpergewicht deutlich niedriger liegt. Die entsprechenden Herzfrequenzen betragen 182 bzw. 173/min. Die niedrigere Sauerstoffaufnahme der individuellen anaeroben Schwelle im Vergleich zur 4 mmol/l-Laktatschwelle ist auf die mit zunehmender Ausdauertrainiertheit abfallende Schwellenlaktatkonzentration zurückzuführen [18]. So weist die Gruppe der Langstreckenläufer eine Schwellenlaktatkonzentration von 2,5 mmol/l im Vergleich zu 3,6 mmol/l der Sprintgruppe auf.

Geht man davon aus, daß die individuelle anaerobe Schwelle ein Richtmaß für ein „intensives" Ausdauertraining darstellt (beispielsweise 8–12 evtl. bis 15 km Dauerlauf), so ergibt sich für die 5 besten Langstreckenläufer ein durchschnittlicher km-Schnitt von 3:20 min für ein intensives Ausdauertraining, berechnet aus der Laufbandgeschwindigkeit der individuellen anaeroben Schwelle von 16,2 km/h bei 5% Steigung (Tabelle 1) entsprechend etwa 18 km/h in der Ebene. Dieser km-Schnitt ist für Spitzenlangstreckenläufer durchaus realistisch.

Wird in diesem individuellen anaeroben Schwellenbereich trainiert, so ergibt sich nach anfänglichem Anstieg ein steady state der Laktatkonzentration (Abb. 2, rechte Bildhälfte unten, mittlere Laktatkurve). Die Herzfrequenz zeigt bei einem solchen Training einen leichten Anstieg (Abb. 2, rechte Bildhälfte oben, mittlere Herzfrequenzkurve). Als Ausdruck einer zunehmenden sympathischen Aktivität steigt die Konzentration des Plasma-Adrenalins kontinuierlich an (Abb. 2, linke Bildhälfte, mittlere Adrenalinkurve). Würden die Langstreckenläufer mit der Belastungsintensität ihrer 4 mmol/l-Laktatschwelle trainieren, so resultierte aus der Laufbandgeschwindigkeit von 17,7 km/h bei 5% Steigung unter Berücksichtigung der Umrechnung auf die Ebene ein km-Schnitt von um 3:00 min. In diesem Fall steigt die Laktatkonzentration während einer längerdauernden Belastung kontinuierlich an (Abb. 2, rechte Bildhälfte unten, obere Laktatkurve). Analog dazu steigt das Plasma-Adrenalin ebenfalls deutlich steiler an als bei einem Training im Bereich der individuellen anaeroben Schwelle (Abb. 2, linke Bildhälfte, obere Adrenalinkurve). Eine solche Trainingsform wird in der Leichtathletik als Tempo-Dauerlauftraining bezeichnet und vor allem in der Wettkampfsaison angewandt. Die Belastungsintensität des Tempo-Dauerlaufes liegt im Mittel etwa 2 mmol/l Laktat oberhalb der Belastungsintensität des intensiven Dauerlaufes, so daß bei Hochausdauertrainierten mit niedrigen Schwellenlaktatkonzentrationen (individuelle anaerobe Schwelle) die Intensität der 4 mmol/l-Laktatschwelle häufig die adäquate Belastungsintensität für ein Tempo-Dauerlauftraining darstellt.

Aufgrund einer individuellen unterschiedlichen Laktatkinetik bestimmen wir bei leistungsdiagnostischen Untersuchungen neben der 4 mmol/l-Laktatschwelle stets zusätzlich die individuelle anaerobe Schwelle, wobei wir das in unserem Arbeitskreis entwickelte Modell, das sowohl die Laktatkinetik während der Arbeits- als auch Erholungsphase berücksichtigt, anwenden [19]. Werden bei Sportlern, deren individuelle anaerobe Schwelle niedriger als deren 4 mmol/l-Laktatschwelle liegt, mit beiden Schwellenintensitäten jeweils Ausdauerbelastungen durchgeführt, so stellt sich im Fall der Belastungsintensität der indi-

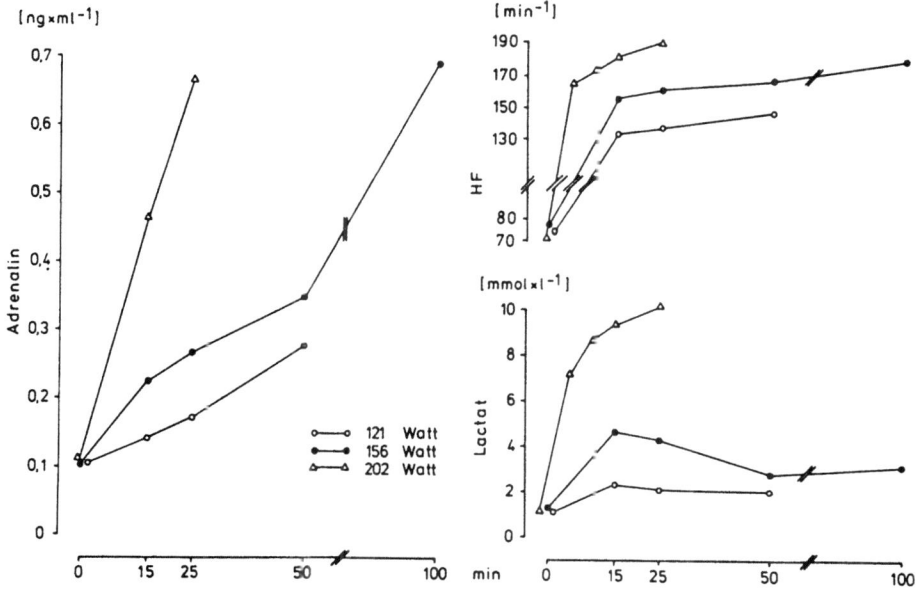

Abb. 2. Verhalten von Adrenalin im Blutplasma (linke Bildhälfte) sowie Laktat und Herzfrequenz (rechte Bildhälfte) bei Ausdauerbelastungen, durchgeführt mit der Belastungsintensität der aeroben Schwelle (o——o), der individuellen anaeroben Schwelle (●——●) sowie der CO_2-Schwelle – Punkt des überproportionalen Anstieges des Atemminutenvolumens gegenüber der CO_2-Abgabe – (△——△). Die Ausdauerbelastung im Bereich der aeroben Schwelle wurde aus technischen Gründen nach 50 min abgebrochen, während die beiden anderen Ausdauerbelastungen bis zur subjektiven Erschöpfung durchgeführt wurden. In den Kurven sind jeweils die Mittelwerte dargestellt

viduellen anaeroben Schwelle nach anfänglichem Laktatanstieg ein steady state der Laktatkonzentration im Blut ein, wobei die Laktatspiegel unterschiedlich hoch liegen können. In jedem Einzelfall wird die vorgegebene Belastungsdauer erreicht (Abb. 3). Bei einer Belastungsintensität der 4 mmol/l-Laktatschwelle müssen alle Probanden bei kontinuierlich ansteigender Laktatkonzentration vorzeitig abbrechen; ein Laktat steady state wird nicht erreicht (Abb. 3). Daraus kann gefolgert werden, daß eine für alle Sportler gleiche Schwellenlaktatkonzentration nicht existiert.

Im Längsschnitt können Verschiebungen der Laktatkurven bei wiederholten Laufbanduntersuchungen Veränderungen der Leistungsfähigkeit exakt objektivieren, ohne daß maximale Ausbelastungen notwendig sind. In Abb. 4 sind am Beispiel eines Bundesliga-Handballspielers krankheits- und trainingsbedingte Verschiebungen der Laktatkurve dargestellt. Nach einer Hepatitiserkrankung hatte sich die Laktatkurve des Sportlers deutlich nach links verschoben (I → II). Nach 14tägigem Training zeigte die Rechtsverschiebung der Laktatkurve (III) eine deutliche Leistungszunahme an. Eine maximale Ausbelastung war zur Objektivierung dieser Leistungszunahme nicht notwendig gewesen. Die nachfolgenden Untersuchungen zu den Zeitpunkten IV und V bestätigten die positive Leistungsentwicklung und damit letztlich auch die Effektivität des durchgeführten Trainings. Dieses Beispiel zeigt, daß das Training nach überstandener Krankheit mit Hilfe wiederholter Laufbandergometrie gut kontrolliert und gesteuert werden kann. Darüber hinaus ist der labortechnische Nachweis einer Zunahme der Leistungsfähigkeit für den Sportler von wesentlicher psychologi-

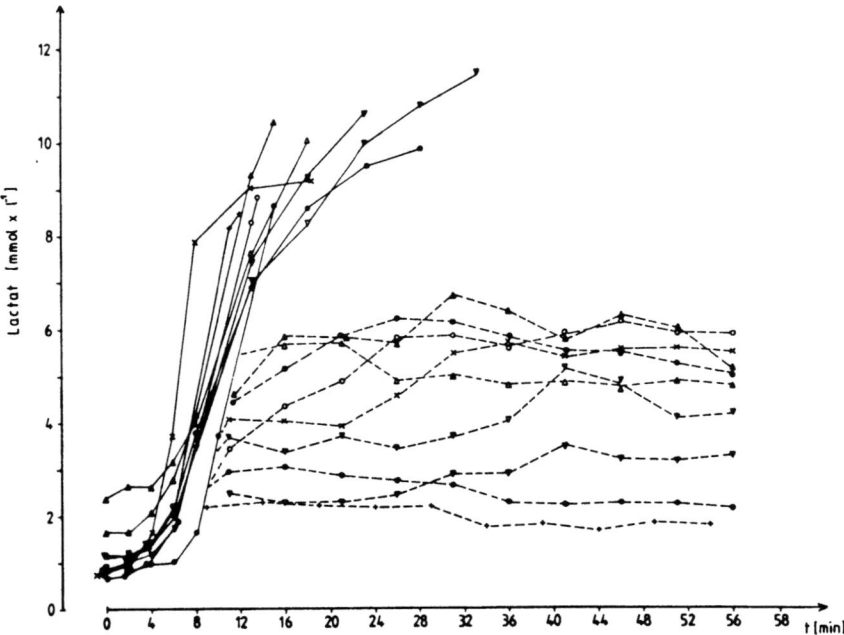

Abb. 3. Verhalten der Laktatkonzentration bei Ausdauerbelastungen, durchgeführt mit der Belastungsintensität der 4 mmol/l-Laktatschwelle (———) und der individuellen anaeroben Schwelle (– – –). Dargestellt sind die einzelnen Verlaufskurven von 9 Ruderern

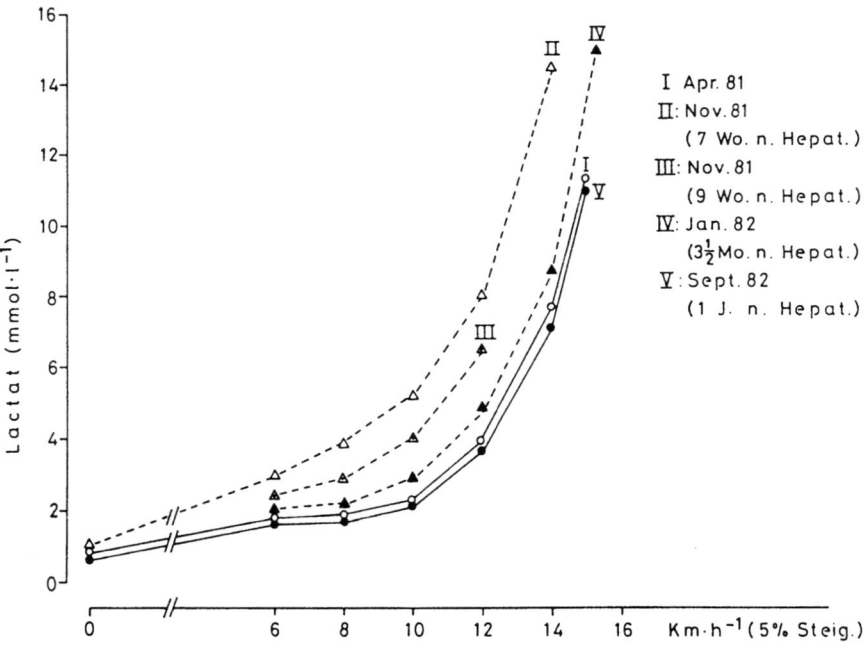

Abb. 4. Verhalten der Laktatkurven bei stufenweise ansteigender Laufbandergometrie bei einem Bundesliga-Handballspieler vor und nach Hepatitis

scher Bedeutung. Zur Komplettierung einer solchen Untersuchung gehört in diesem speziellen Fall die Kontrolle der wichtigsten Leberfunktionsparameter. Der Sportmediziner kann somit sowohl aus trainingsphysiologischer als auch gesundheitlicher Sicht viel zur vollen Wiederherstellung des Sportlers beitragen.

Beurteilung der anaeroben Kapazität

Die anaerobe Kapazität, die im wesentlichen metabolisch beeinflußt wird durch die alaktazide und glykolytische Energiebereitstellung sowie Azidosetoleranz, läßt sich meßtechnisch weniger gut erfassen als die aerobe Kapazität. So befassen sich vergleichsweise auch nur wenige Untersuchungen mit dem Verhalten der anaeroben Kapazität bei unterschiedlich trainierten Personen, wobei die Aussagefähigkeit der angewandten Testverfahren unterschiedlich beurteilt wird [4, 10, 21]. Das in unserem Arbeitskreis benutzte Testverfahren beurteilt die metabolischen Komponenten der anaeroben Ausdauer, während die Grundschnelligkeit das Testergebnis nicht beeinflußt [8, 15]. Bei konstanter Geschwindigkeit von 22 km/h und konstanter Steigung von 7,5% werden auf dem Laufband zwei Läufe absolviert: Lauf I – genannt Submaximaltest – wird nach 40 s abgebrochen; 30 min später erfolgt Lauf II – genannt Maximaltest –, wobei der Sportler so lange laufen muß, bis die vorgegebene Geschwindigkeit nicht mehr gehalten werden kann. Die Geschwindigkeit von 22 km/h entspricht einer 100-m-Zeit von 16,4 s, so daß die Grundschnelligkeit das Testergebnis nicht wesentlich beeinflußt. Die zusätzliche Steigung von 7,5% verhindert zu lange Laufzeiten. Vor den Läufen sowie mehrfach in der Nachbelastungsphase wird Laktat im arterialisierten Kapillarblut bestimmt.

Der Submaximaltest reflektiert in erster Linie die alaktazide anaerobe Kapazität. Bei einer Belastungsdauer von 20 s wird die Energie nahezu ausschließlich alaktazid und glykolytisch bereitgestellt. Da sich beide Mechanismen komplementär verhalten, kann davon ausgegangen werden, daß ein Sportler mit einer höheren Laktatbildung eine geringere Konzentration an energiereichen Phosphaten aufweist und umgekehrt. Im Maximaltest erfolgt eine hohe Beanspruchung von Glykolyse und Azidosetoleranz.

Vergleicht man die Laktatbildung im Submaximaltest von Bundes- und Landeskaderathleten, so ist die Laktatbildung, gemessen an der Laktatkonzentrationsdifferenz zwischen Vor- und Nachbelastungswerten, bei allen untersuchten Disziplinen jeweils bei den Bundeskaderathleten niedriger als bei den Landeskaderathleten (Abb. 5). Daraus kann gefolgert werden, daß die leistungsfähigeren Bundeskaderathleten die höhere Konzentration an energiereichen Phosphaten bzw. die höhere alaktazide anaerobe Kapazität aufweisen. Anaerob gut trainierte Sportler wie 400-m-Läufer und Mittelstreckenläufer haben im Vergleich zu Sprintern und Langstreckenläufern eine höhere alaktazide anaerobe Kapazität.

In Abb. 6 und Tabelle 2 sind die Ergebnisse der kombinierten anaeroben Leistungsdiagnostik, bestehend aus Submaximal- und Maximaltest, bei Sportlern verschiedener Disziplinen zusammengestellt. Die Abb. 6 enthält – analog zu den Daten der aeroben Leistungsdiagnostik der Abb. 1 – lediglich die Werte der jeweils 5 besten der einzelnen Disziplinen, so daß diese Daten wiederum als Richtwerte für Spitzenathleten insbesondere im 400-m- und Mittelstreckenbereich angesehen werden können. 400-m-Läufer (Gruppe 2) und Mittelstreckler (Gruppe 3) produzieren zwar im Submaximaltest wenig Laktat (als Ausdruck einer hohen alaktaziden anaeroben Kapazität), erreichen aber im Maximaltest als

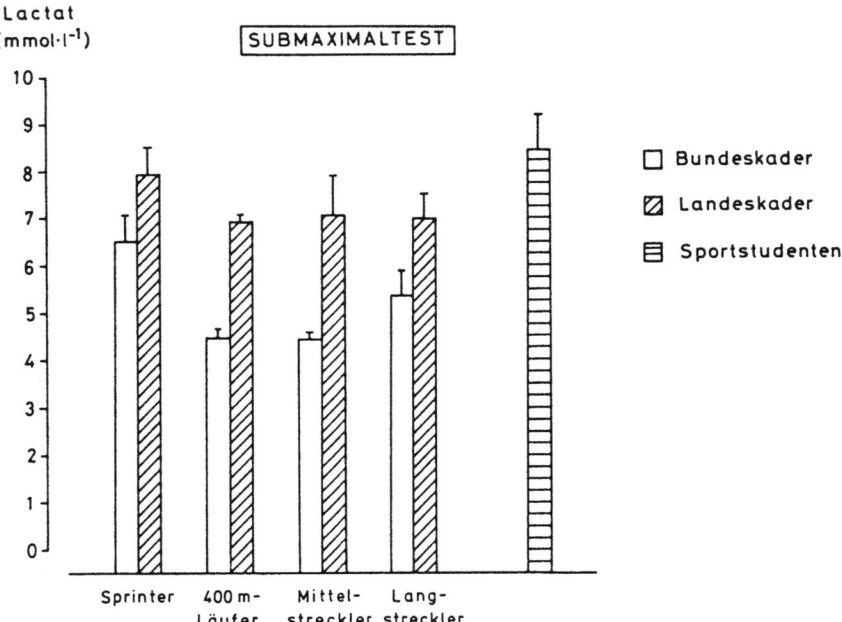

Abb. 5. Verhalten der Laktatkonzentrationsdifferenzen (maximaler Nachbelastungswert minus Vorbelastungswert) beim Submaximaltest von Sportlern unterschiedlicher Disziplinen und Leistungsstärke (Mittelwerte ± Standardabweichungen)

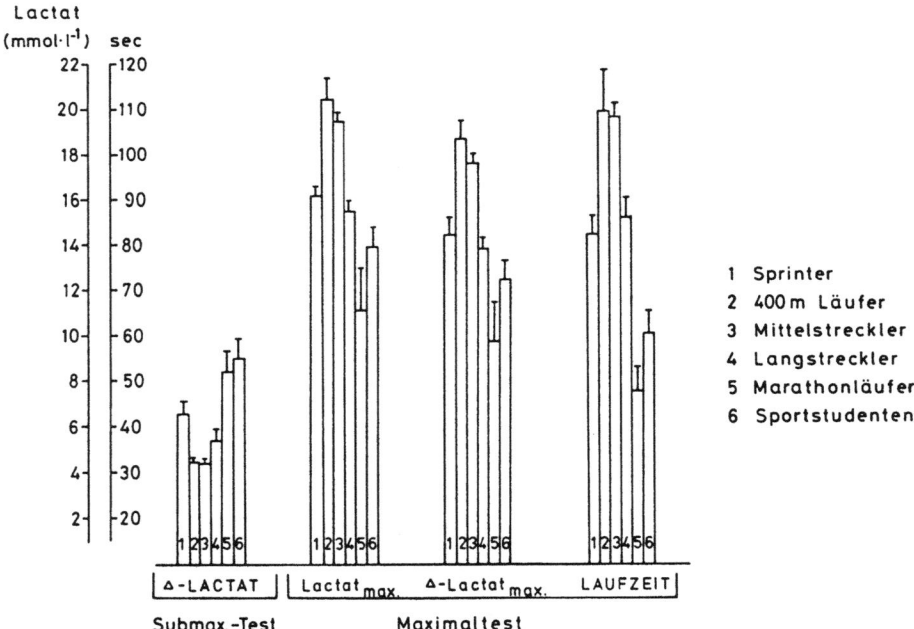

Abb. 6. Ergebnisse einer kombinierten anaeroben Leistungsdiagnostik bei Bundeskaderathleten verschiedener Disziplinen (Mittelwerte ± Standardabweichungen). Für die Auswertung berücksichtigt wurden bei jeder Disziplin die jeweils 5 besten Laufbandtests

Tabelle 2. Ergebnisse der anaeroben Leistungsdiagnostik, bestehend aus Submaximal- und Maximaltest, bei Sportlern verschiedener Disziplinen. Verglichen werden die jeweils 5 Besten beim Laufbandtest, Bundeskader- und Landeskaderathleten (Mittelwerte ± Standardabweichungen)

		Submaximaltest	Maximaltest		
		Δ- Lactat (mmol · l^{-1})	Lactat max. (mmol · l^{-1})	Δ- Lactat max. (mmol · l^{-1})	Laufzeit (sec)
Sprinter	Beste (n = 5)	6,51 ± 0,55	16,16 ± 0,42	14,43 ± 0,75	82 ± 4
	BK (n = 11)	7,30 ± 0,98	15,22 ± 1,09	13,50 ± 1,31	72 ± 10
	LK (n = 9)	8,96 ± 1,10			
400-m-Läufer	Beste (n = 5)	4,44 ± 0,15	20,46 ± 1,05	18,70 ± 0,76	109 ± 9
	BK (n = 25)	5,86 ± 1,14	17,84 ± 1,83	16,40 ± 1,59	92 ± 11
	LK (n = 5)	7,39 ± 0,81			
Mittelstreckler	Beste (n = 5)	4,40 ± 0,16	19,45 ± 0,42	17,56 ± 0,36	108 ± 3
	BK (n = 36)	5,80 ± 1,12	16,52 ± 1,94	14,96 ± 1,82	88 ± 13
	LK (n = 9)	8,30 ± 1,24			
Langstreckler	Beste (n = 5)	5,37 ± 0,49	15,44 ± 0,42	13,78 ± 0,46	86 ± 4
	BK (n = 23)	6,43 ± 0,97	13,76 ± 1,29	12,43 ± 1,20	71 ± 11
	LK (n = 10)	8,47 ± 1,31			
Marathonläufer	BK (n = 6)	8,58 ± 1,08	10,99 ± 1,81	9,66 ± 1,71	45 ± 7
Sportstudenten	Beste (n = 5)	8,99 ± 0,89	13,90 ± 0,89	12,37 ± 0,79	60 ± 5

Ausdruck einer hohen glykolytischen Energiebereitstellung und Azidosetoleranz die höchsten Laktatkonzentrationen (Abb. 6). Demgegenüber erreichen Marathonläufer im Maximaltest nur geringe Laktatkonzentrationen. Aus den besprochenen Teilergebnissen läßt sich die Laufzeit im Maximaltest ableiten, die als entscheidendes Maß zur Beurteilung der anaeroben Kapazität gilt. Erwartungsgemäß ist die Laufzeit bei den 400-m-Läufern und Mittelstrecklern am längsten, während die Marathonläufer die kürzeste Laufzeit aufweisen. Differenziert man die Gruppe der 400-m-Läufer in Spitzenläufer (A/B-Kader) und Nachwuchsläufer (C-Kader), so ist die längere Laufzeit der Spitzenläufer im Maximaltest in erster Linie auf eine höhere alaktazide anaerobe Kapazität (bei niedrigerer Laktatbildung im Submaximaltest) zurückzuführen (Abb. 7, linke Bildhälfte). Für den Maximaltest errechnet sich für die Zeit von der 41. Sekunde bis Laufende in etwa der gleiche Quotient für Laufzeit/Laktat, so daß eine unterschiedliche Laufökonomie als weiterer beeinflussender Faktor unwahrscheinlich ist (Abb. 7, rechte Bildhälfte).

Eine Korrelation- und Regressionsanalyse des Datenmaterials zeigt, daß die maximale Sauerstoffaufnahme als Maß für die aerobe Kapazität nur mit 5% an der Variabilität der maximalen Laufzeit beteiligt ist, während die maximale Laktatkonzentration als Ausdruck der laktaziden Kapazität im Maximaltest und die Laktatbildung als Ausdruck der alaktaziden Kapazität im Submaximaltest 57 und 31% der Variabilität der Laufzeit erklären [15]. Das deutet auf eine hohe Spezifität des angewandten Tests zur Beurteilung der anaeroben Kapazität hin.

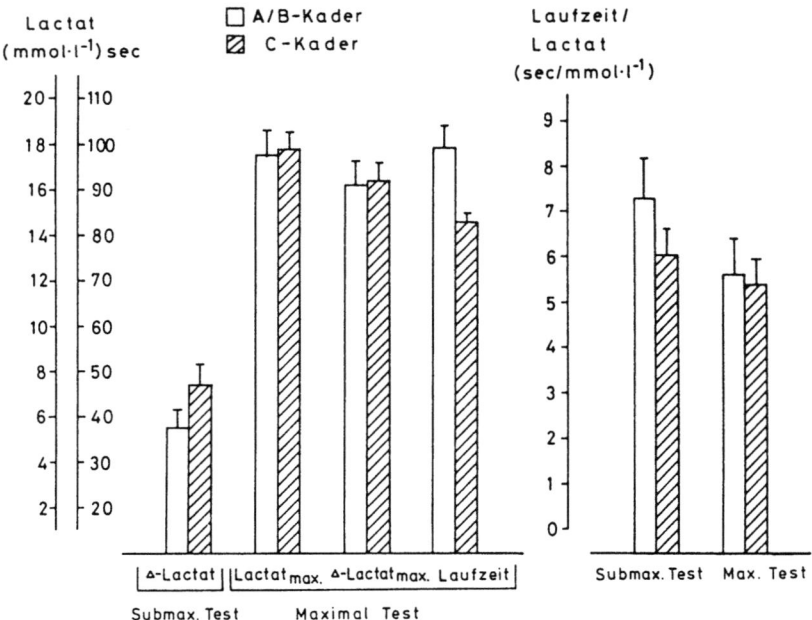

Abb. 7. Laktat bzw. Δ-Laktat und Laufzeit (linke Bildhälfte) sowie Quotient Laufzeit/Laktatkonzentration (rechte Bildhälfte) im Submaximal- bzw. Maximaltest bei 400-m-Läufern des A/B-Kaders im Vergleich zu 400-m-Läufern des C-Kaders (Mittelwerte ± Standardabweichungen)

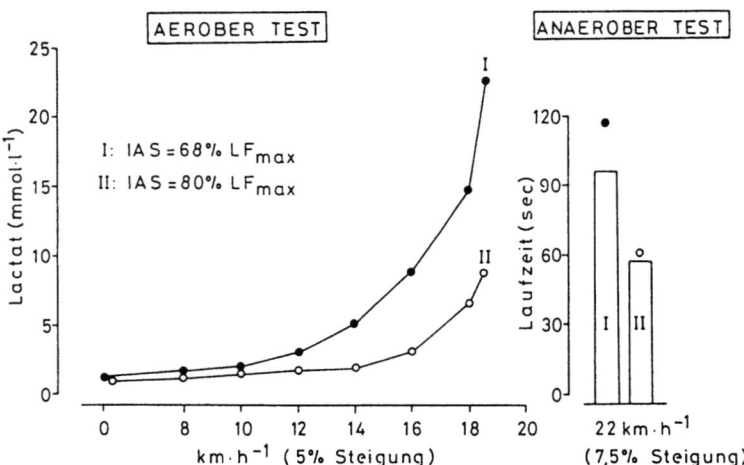

Abb. 8. Laktatkurven bei der stufenweise ansteigenden Laufbandergometrie (aerober Test – linke Bildhälfte) sowie Laufzeiten und maximale Laktatkonzentrationen im Maximaltest (anaerober Test – rechte Bildhälfte) bei 2 jugendlichen Mittelstreckenläufern

Abschließend sollen die sportpraktischen Konsequenzen einer aeroben und anaeroben Leistungsdiagnostik an zwei jugendlichen Mittelstrecklern im Rahmen einer Talentsuche dargestellt werden (Abb. 8). Beide Sportler erreichen im aeroben Test die gleiche maximale Laufbandgeschwindigkeit. Die Laktatkurve des Sportlers II ist aber im Vergleich zu jener des Sportlers I deutlich nach rechts verlagert, so daß dieser Sportler erst oberhalb einer Belastungsintensität von 80% der maximalen Leistungsfähigkeit vermehrt anaerob arbeitet (im Vergleich zu 68% der maximalen Leistungsfähigkeit beim Sportler I). Der Sportler II verfügt somit trotz gleicher maximaler Leistungsfähigkeit über die höhere aerobe Kapazität. Im anaeroben Maximaltest erreicht der Sportler I die längere Laufzeit bei einer höheren maximalen Laktatkonzentration im Vergleich zum Sportler II. Daraus kann auf eine höhere anaerobe Kapazität des Sportlers I geschlossen werden, was letztlich auch die gleiche maximale Leistungsfähigkeit wie die des Sportlers II im aeroben Test erklärt.

Aus der Sicht der Talentsuche kann das Ergebnis dieser kombinierten Leistungsdiagnostik so interpretiert werden, daß der Sportler I aerob und anaerob in etwa gleich ausgebildet ist, so daß ihm empfohlen werden kann, auch weiterhin die Mittelstrecke als Spezialdisziplin zu bevorzugen. Demgegenüber wird der Sportler II mit seiner aeroben Dominanz längerfristig gesehen größere Chancen auf längeren Distanzen haben. Die kombinierte Diagnostik der aeroben und anaeroben Kapazität gibt somit nicht nur Hinweise auf den aktuellen Leistungsstand, sondern erlaubt bei jüngeren Sportlern auch Rückschlüsse auf das genetische Potential.

Literatur

1. Davis HA, Bassett J, Hughes P, Gass GC (1983) Anaerobic threshold and lactate turnpoint. Eur J Appl Physiol 50:383–392
2. Denis C, Fouquet R, Poty P, Geyssant A, Lacour JR (1982) Effect of 40 weeks of endurance training on the anaerobic threshold. Int J Sports Med 3:208–214
3. Ekblom B, Hermansen L (1968) Cardiac output in athletes J Appl Physiol 25:619–625
4. Inbar O, Dotan R, Bar-Or O (1976) Aerobic and anaerobic components of a 30 sec supramaximal cycling test. Med Sci Sports 8:51
5. Karlsson J, Jacobs I (1982) Onset of blood lactate accumulation during muscular exercise as a threshold concept I. Theoretical considerations. Int J Sports Med 3:190–201
6. Keul J, Simon G, Berg A, Dickhuth HH, Goerttler I, Kübel R (1979) Bestimmung der individuellen anaeroben Schwelle zur Leistungsbewertung und Trainingsgestaltung. Dtsch Z Sportmed 30:212–218
7. Kindermann W, Simon G, Keul J (1979) The significance of the aerobic-anaerobic transition for the determination of work load intensities during endurance training. Eur J Appl Physiol 42:25–34
8. Kindermann W, Schnabel A (1980) Verhalten der anaeroben Ausdauer bei 400-m-, Mittelstrecken- und Langstreckenläufern. Dtsch Z Sportmed 31:225–230
9. Mader A, Liesen H, Heck H, Phillipi H, Rost R, Schürch P, Hollmann W (1976) Zur Beurteilung der sportartspezifischen Ausdauerleistungsfähigkeit im Labor. Sportarzt Sportmed 27:80–112
10. Margaria R, Aghemo P, Rovelli E (1966) Measurement of muscular power (anaerobic) in man. J Appl Physiol 21:1662–1664
11. McLellan TM, Skinner JS (1981) The use of the aerobic threshold as a basis for training. Can J Appl Sports Sci 6:197–201
12. Pessenhofer H, Schwaberger G, Schmid P (1981) Zur Bestimmung des individuellen aerob-anaeroben Übergangs. Dtsch Z Sportmed 32:15–17
13. Reindell H, Klepzig H, Steim H, Musshoff K, Roskamm H, Schildge E (1960) Herz, Kreislauferkrankungen und Sport. Barth, Leipzig
14. Saltin B, Åstrand P-O (1967) Maximal oxygen uptake in athletes. J Appl Physiol 23:353–358
15. Schnabel A, Kindermann W (1983) Assessment of anaerobic capacity in runners. Eur J Appl Physiol 52:42–46
16. Schnabel A, Kindermann W, Schmitt WM, Biro G, Stegmann H (1982) Hormonal and metabolic consequences of prolonged running at the individual anaerobic threshold. Int J Sports Med 3:163–168

17. Sjödin B, Jacobs I, Svedenhag J (1982) Muscle enzymes, onset of blood lactate accumulation (OBLA) after training at OBLA. Eur J Appl Physiol 49:45–57
18. Stegmann H, Kindermann W (1982) Comparison of prolonged exercise tests at the individual anaerobic threshold and the fixed anaerobic threshold of 4 mmol · l^{-1} lactate. Int J Sports Med 3:105–110
19. Stegmann H, Kindermann W, Schnabel A (1981) Lactate kinetics and individual anaerobic threshold. Int J Sports Med 2:160–165
20. Stegmann H, Weiler B, Kindermann W (1983) Vergleich verschiedener anaerober Schwellenkonzepte bei Sportlern unterschiedlicher Sportarten. In: Heck H, Hollmann W, Liesen H, Rost R (Hrsg) Sport: Leistung und Gesundheit. Deutscher Ärzte-Verlag, Köln, S 163–167
21. Thompson JM, Garvie KJ (1981) A laboratory method for determination of anaerobic energy expenditure during sprinting. Can J Appl Sports Sci 6:21–26
22. Wasserman K, McIlroy MB (1964) Detecting the threshold of anaerobic metabolism in cardiac patients during exercise. Am J Cardiol 14:844–852
23. Wasserman K, Whipp J, Koyal SN (1973) Anaerobic threshold and respiratory gas exchange during exercise. J Appl Physiol 35:236–243

Zur Standardisierung der Laufbandergometrie
Standardization of Treadmill Ergometry

H. Heck und W. Hollmann

Institut für Kreislaufforschung und Sportmedizin (Direktor: o. Prof. Dr. med. W. Hollmann) der Deutschen Sporthochschule Köln

Zusammenfassung

In den sportmedizinischen Untersuchungszentren der Bundesrepublik Deutschland werden seit Jahren leistungsdiagnostische Untersuchungen bei Kadersportlern auf Laufbändern durchgeführt. Bisher existiert jedoch kein verbindliches Untersuchungsverfahren. Eine Vergleichbarkeit der Untersuchungsergebnisse zwischen den Instituten ist somit nicht möglich. Damit fehlt auch die Voraussetzung, eine Normierung der Leistungsdaten für einzelne Sportarten institutsübergreifend vorzunehmen. In den letzten Jahren sind Untersuchungen durchgeführt worde, die den Einfluß verschiedener Belastungsschemata auf die wesentlichen Parameter der Laufbandergometrie erforscht haben. Damit sollte es heute möglich sein, begründete Vorschläge für eine Standardisierung der Laufbandergometrie zu machen.

Zur Ermittlung der Ausdauerleistungsfähigkeit schlagen wir folgendes Verfahren vor:

1. Belastungsmodus: stufenförmige Belastung
2. Belastungssteigerung: Änderung der Geschwindigkeit
3. Anfangsbelastung: 2,5, 3,0 oder 3,5 m/s
4. Belastungsabstufung: 0,5 m/s
6. Stufendauer: 3 min
7. Pausendauer: 0,5 min
8. Geschwindigkeitsdimension: Meter pro Sekunde (m/s)

Obligate Meßgrößen sind Herzfrequenz (min^{-1}) und Laktat (mmol/l); fakultativ können die spiroergometrischen Größen Sauerstoffaufnahme, CO_2-Abgabe, Atemminutenvolumen, Atemfrequenz, Atemäquivalent, respiratorischer Quotient und Sauerstoffpuls gemessen werden.

Verschiedene Laufbänder können zu unterschiedlichen biologischen Beanspruchungen führen. Ursachen hierfür sind unterschiedliche Dämpfung des Laufbelags und differente Schwingungseigenschaften der Laufbänder. Eine biologische Kalibrierung über den Anstiegswinkel kann eine annähernde Vergleichbarkeit herstellen.

Schlüsselwörter: Laufbandergometrie – Vorschläge für eine Standardisierung.

Summary

In the sports medical investigation centres in FRG, investigations of performance capacities in top ranking athletes have been routinely carried out on treadmill for some years. Up to now there is no uniform protocol. The results between the various institutes are not comparable. Within the last years some results have been published on the influence of different test procedures on the most important parameters

---

Anschrift für die Verfasser: Dr. med. H. Heck, Institut für Kreislaufforschung und Sportmedizin der Deutschen Sporthochschule Köln, Carl-Diem-Weg, 5000 Köln 41

during a treadmill ergometry. The subjects is further complicated by the well known fact that different types of ergometers may lead to different results, keeping in mind their special structure characteristics. Comparability of a treadmill test in the laboratory to outdoor test is only possible if these characteristics are taken into account.

Within this paper suggestions for a standardization of treadmill ergometry are made on the basis of the above mentioned considerations.

Key-words: Treadmill ergometry – Proposals for standardization

Einleitung

Seit einigen Jahren werden in der Bundesrepublik Deutschland in den sportmedizinischen Untersuchungszentren im Rahmen von leistungsdiagnostischen Untersuchungen bei Kadersportlern Laufbanduntersuchungen durchgeführt. Eine Vergleichbarkeit der Untersuchungsergebnisse ist bisher nicht möglich. Obwohl Vorschläge für die Standardisierung publiziert wurden [1, 3, 7, 8], ist die Akzeptanz für ein einheitliches Untersuchungsschema bisher noch nicht gegeben. Im folgenden möchten wir ein Untersuchungsverfahren vorschlagen, das wesentliche Gesichtspunkte, wie Untersuchungsökonomie und derzeitige Durchführbarkeit, berücksichtigt.

Ziele der Laufbanduntersuchung im Leistungssport

Zielgruppe der Laufbanduntersuchung sind Sportler in Laufdisziplinen bzw. in Sportarten, bei denen die Laufausdauerleistungsfähigkeit einen hohen Anteil der sportartspezifischen Leistungsfähigkeit ausmacht. Daraus ergeben sich im wesentlichen zwei Ziele für die Laufbanduntersuchung:

1. Beurteilung der Laufausdauerleistungsfähigkeit im Quer- und Längsschnittvergleich;
2. Hinweise zur Trainingssteuerung (nur bedingt möglich).

Bezüglich Laufbandtestverfahren zur Bestimmung der anaeroben Leistungsfähigkeit möchten wir auf die Arbeit von Dickhuth et al. [1] verweisen.

Belastungsschema

Für das Belastungsschema sind folgende Parameter zu definieren:

1. Belastungsmodus
2. Belastungssteigerung
3. Anfangsbelastung
4. Belastungsabstufung
5. Stufendauer
6. Pausendauer

Belastungsmodus

Zur Bestimmung der Dauerleistungsfähigkeit hat sich in der Fahrradergometrie der stufenförmig ansteigende Belastungsmodus bewährt. Konstante Belastungsintensitäten von definierter Dauer sind für die Leistungsdiagnostik nur beschränkt tauglich. Der rampenförmige Belastungsanstieg ist von der Theorie her ein besonders empfehlenswerter Belastungsmodus. Aus untersuchungstechnischen Gründen ist er jedoch weniger für Routineuntersuchungen geeignet. Die bisher gemachten Erfahrungen mit der stufenförmigen Belastungssteigerung haben die Brauchbarkeit des Verfahrens belegt.

Belastungssteigerung

Prinzipiell ergeben sich zwei Möglichkeiten der Änderung der Belastungsintensität:

1. Änderung der Geschwindigkeit;
2. Änderung des Anstiegswinkels [8].

Die Belastungssteigerung über Änderung des Anstiegswinkels ist für den Leistungssport nicht brauchbar, da Training und Wettkämpfe in der Regel in der Ebene stattfinden. Diese Methode hat sicherlich eine Bedeutung bei der klinisch-diagnostischen Untersuchung, z. B. zur Beurteilung des Belastungs-EKGs, da die Qualität des EKGs bei langsamer Laufgeschwindigkeit besser ist. Zudem liegen die maximalen Geschwindigkeiten der heute benutzten Laufbänder in Bereichen, die auch den Anforderungen bei hochausdauertrainierten Läufern genügen. Trainingshinweise aufgrund der Untersuchungsergebnisse bei Veränderung des Laufbandanstiegswinkels sind wegen der andersartigen Qualität der Belastung nur beschränkt möglich.

Anfangsbelastung

Die Untersuchungspraxis hat gezeigt, daß eine einheitliche Anfangsbelastung für Nichttrainierte und Hochausdauertrainierte nicht sinnvoll ist. Bei Geschwindigkeiten, die für den Untrainierten schon eine hohe anaerobe Belastung bedeuten, klagen Langstreckenläufer, daß sie nicht wissen, ob sie gehen oder laufen sollen.

Folgende Anfangsbelastungen haben sich bei uns bewährt:

Männer: Leistungsfähige Läufer im Mittel- und Langstreckenbereich beginnen mit 3,5 m/s. Läufer mit mittlerer Ausdauerleistungsfähigkeit und leistungsfähige Ballsportler (Fußball, Hockey etc.) beginnen mit 3 m/s, alle anderen mit 2,5 m/s.

Frauen: Leistungsfähige Läuferinnen im Mittel- und Langstreckenbereich beginnen mit 3 m/s, alle anderen mit 2,5 m/s.

Belastungsanstiegsgeschwindigkeit

Aus theoretischer Sicht sollte eine kleine Belastungsanstiegsgeschwindigkeit gewählt werden, wenn die Untersuchung auf die Ermittlung der Ausdauerleistungsfähigkeit zielt. Abb. 1 zeigt die Computer-Simulation des Laktatverhaltens bei drei unterschiedlichen Belastungs-

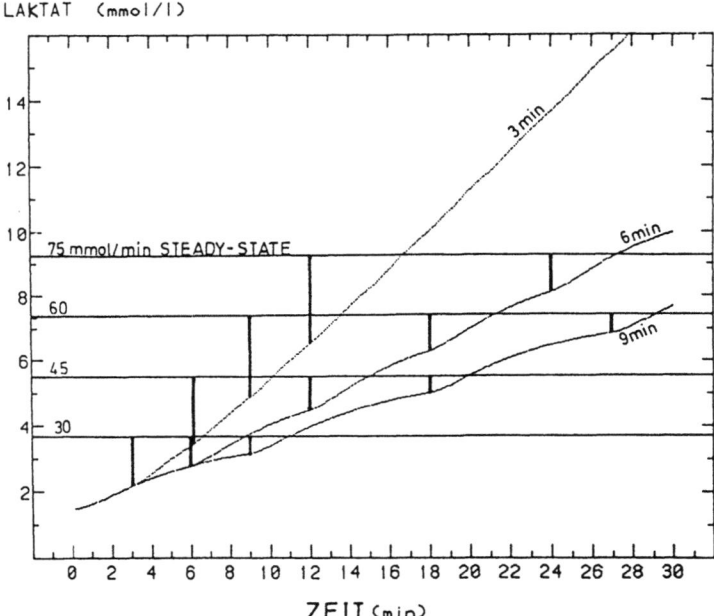

Abb. 1. Simulation des Blutlaktats für die Stufendauer 3, 6 und 9 min. Jede Belastungsstufe führt zu einer um 15 mmol/min höheren Laktatbildungsrate. Die horizontalen Linien sind die belastungsbezogenen Steady-state-Werte für das Blutlaktat

anstiegsgeschwindigkeiten. Die senkrechten Linien sind die Differenzen zwischen den Laktatwerten bei stufenförmig ansteigender Belastung und bei der äquivalenten Belastung im Dauertest. Je geringer die Belastungsanstiegsgeschwindigkeit, desto kleiner ist die Differenz zwischen Dauerbelastungslaktatwert und dem Wert im Stufentest [5].

Aus praktischen Gründen ist jedoch eine große Belastungsanstiegsgeschwindigkeit sinnvoll, denn der Zeitaufwand für die Untersuchung wird geringer. Als Kompromiß scheint eine Belastungsanstiegsgeschwindigkeit von 10 m/min^2 brauchbar zu sein. Bei stufenförmigem Belastungsanstieg ist die Belastungsanstiegsgeschwindigkeit bestimmt durch Belastungsabstufung und Stufendauer. Eine *Belastungsstufe* von 0,5 m/s und einer *Stufendauer* von 3 min entspricht der Belastungsanstiegsgeschwindigkeit von 10 m/min^2. Eine Belastungsstufe von 0,5 m/s bei einer 50 kg schweren Person ergibt eine Abstufung von ca. 30 Watt, bei einer 80 kg schweren Person von ca. 40 Watt; also Belastungsabstufungen, wie sie bei Fahrradergometrie üblich sind.

Pausendauer

Die Laktatbestimmung aus dem Ohrläppchenkapillarblut erfordert eine Unterbrechung der Belastung. Die Erfahrung zeigt, daß ein geübter Untersucher mit einer Pausendauer von 30 s auskommt. In der Regel läßt sich in dieser Zeit auch noch die Geschwindigkeitseinstellung am Laufband vornehmen. Den Einfluß unterschiedlicher Pausendauer zeigt Abb. 2. Die Verlängerung der Pausendauer um 30 s ändert den Schwellenwert bei 4-mmol/l Laktat um

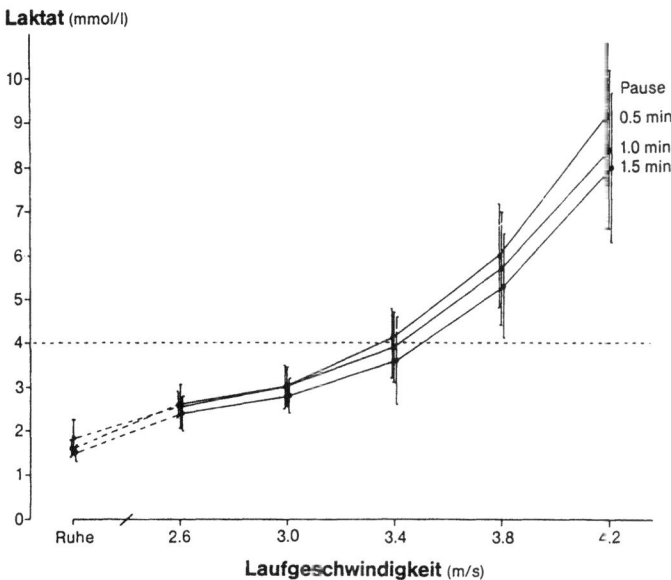

Abb. 2. Mittelwerte und Standardabweichungen des Laktats in Ruhe und während stufenförmiger Belastung auf dem Laufband für die Pausendauer 0,5, 1,0 und 1,5 min (Stufendauer 3,5 min, $n = 9$)

0,07 m/s [4]. Eine Blutabnahme ohne Pause wäre nur über einen arteriellen Verweilkatheter möglich. Bei Routineuntersuchungen ist dies jedoch nicht durchführbar.

Dimension der Laufbandgeschwindigkeit

Die Geschwindigkeit der Laufbänder wird in km/h oder m/s angezeigt. Als einheitliche Dimension sollte Meter pro Sekunde (m/s) gewählt werden, da dies die SI-Einheit für die Geschwindigkeit ist. Vorhandene Skalen mit k/mh-Anzeige sind benutzbar, indem die m/s-Geschwindigkeit mit 3,6 multipliziert wird.

Meßgrößen der Laufbandergometrie

Laktat ist heute das empfindlichste Kriterium zur Beurteilung der Ausdauerleistungsfähigkeit. Es gibt Auskunft darüber, welche energieliefernden Prozesse beansprucht werden. Die Herzfrequenz ist eine auch bei Laufbandbelastungen einfach zu messende Größe, die in der Regel rückwirkungsfrei registriert werden kann. Deshalb sollen Laktat und Herzfrequenz obligat gemessen werden. Die Registrierung von spirographischen Größen ergibt zwar zusätzliche Informationen, behindert den Sportler jedoch beim Laufen. Die Behinderung läßt sich anhand des Laktats objektivieren, wie Abb. 3 zeigt [3]. Bei Routineuntersuchungen bringen die spiroergometrischen Größen keine wesentlichen zusätzlichen Informationen bezüglich der Beurteilung der Leistungsfähigkeit. Aus diesem Grunde sollte die Messung spiroergometrischer Parameter speziell wissenschaftlichen Fragestellungen vorbehalten bleiben.

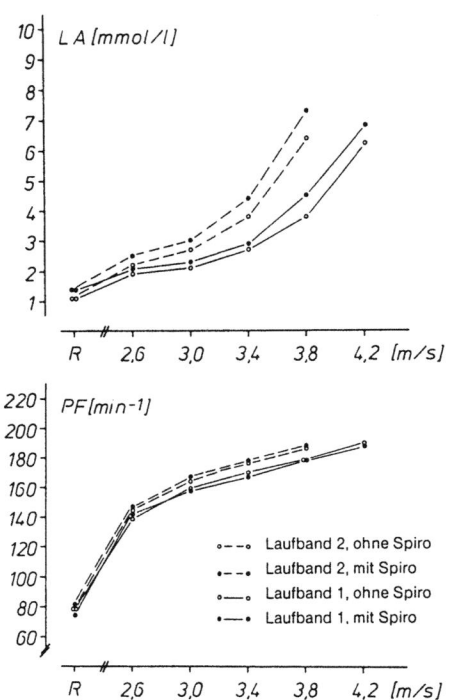

Abb. 3. Mittelwerte des Laktats und der Herzfrequenz in Ruhe und während Laufbandbelastung mit und ohne Spirograph auf zwei verschiedenen Laufbändern ($n = 9$)

Beanspruchung bei verschiedenen Laufbändern

Laufband ist nicht gleich Laufband. Bei identischem Belastungsschema kann es bei verschiedenen Laufbändern zu unterschiedlichen metabolischen Antworten kommen. Abb. 4 zeigt das Laktatverhalten bei identischem Belastungsschema auf zwei verschiedenen Laufbändern. Die Beschaffenheit der Lauffläche und das Schwingungsverhalten des Laufbandes bedingen im wesentlichen die unterschiedlichen Belastungseigenschaften. Die Vergleichbarkeit von Untersuchungsergebnissen ist nur gegeben bei gleichem Laufbandtyp, oder aber es liegt eine Normierung auf einen bestimmten Laufbandtyp vor. Auf das Problem der Normierung soll an dieser Stelle nicht weiter eingegangen werden.

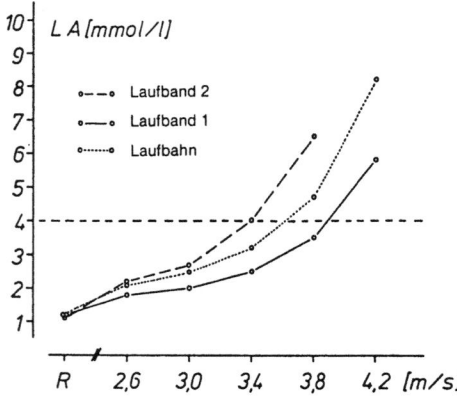

Abb. 4. Mittelwert des Laktats in Ruhe und während Belastung auf zwei verschiedenen Laufbändern (Laufband 1 Fa. Jäger, Laufband 2 Fa. Woodway) und auf der Kunststoffbahn (Rekortan)

Übertragbarkeit der Laufbandergebnisse auf Feldbedingungen

Hinweise zur Trainingssteuerung sind nur möglich, wenn die Belastungseigenschaften des Laufbandes den Feldbedingungen vergleichbar sind bzw. wenn Korrekturgleichungen bekannt sind, die eine Umrechnung ermöglichen. Abb. 4 zeigt, daß Laufband 1 gegenüber einer Kunststoffbahn eine niedrigere, Laufband 2 eine höhere biologische Belastung bei gleicher Laufgeschwindigkeit aufweist.

Durch Änderung des Anstiegswinkels lassen sich die Belastungseigenschaften des Laufbandes für einen definierten Geschwindigkeitsbereich an die Feldbedingungen anpassen. Dies wird in einem anderen Referat noch ausführlich dargestellt [6]. Falls die Belastungseigenschaft des Laufbandes nicht bekannt ist, sollte zum Ausgleich des fehlenden Windwiderstandes ein Anstiegswinkel von 1,5% eingestellt werden [1, 7].

Welche Möglichkeiten bestehen, anhand der Laufbandergebnisse Hinweise für die Trainingssteuerung zu geben, werden von Föhrenbach et al. [2] aufgezeigt.

Literatur

1. Dickhut H-H, Berg A, Lehmann M, Keul J (1983) Laufband- und Fahrradergometrie im Bereich des Leistungssports. In: Mellerowicz H, Franz I-W (Hrsg) Standardisierung, Kalibrierung und Methodik in der Ergometrie. Perimed, Erlangen
2. Föhrenbach R, Mader A, Hollmann W (1981) Umfang und Intensität im Dauerlauftraining von Mittelstreckenläuferinnen des DLV und Maßnahmen zur individuellen Trainings- und Wettkampfoptimierung. Leistungssport 6:467
3. Heck H, Mader A, Liesen H, Hollmann W (1982) Vorschlag zur Standardisierung leistungsdiagnostischer Untersuchungen auf dem Laufband. Dtsch Z Sportmed 33:304–307
4. Heck H, Liesen H, Mader A, Hollmann W (1981) Einfluß der Stufendauer und Pausendauer bei Laufbanduntersuchungen auf die Sauerstoffaufnahme und das Laktatverhalten. In: Kindermann W, Hort W (Hrsg) Sportmedizin für Breiten- und Leistungssport. Demeter, Gräfelfing
5. Heck H, Mader A, Hess G, Mücke S, Müller R, Hollmann W (im Druck) Justification of the 4-mmol/l lactate threshold. Int J Sports Med
6. Heck H, Müller R, Mücke S, Hollmann W (1984) Verhalten von Pulsfrequenz und Laktat bei unterschiedlicher Beschaffenheit der Laufstrecke im Vergleich zum Laufband mit verschiedenen Anstiegswinkeln. Vortrag Deutscher Sportärztekongreß Berlin
7. Liesen H, Föhrenbach R, Heck H, Mader A, Hollmann W (1983) Zur Kalibrierung von Laufbandergometern. In: Mellerowicz H, Franz I-W (Hrsg) Standardisierung, Kalibrierung und Methodik in der Ergometrie. Perimed, Erlangen
8. Nowacki PE (1983) Zur Standardisierung der Laufbandergometrie. In: Mellerowicz H, Franz I-W (1983) Standardisierung, Kalibrierung und Methodik in der Ergometrie. Perimed, Erlangen

Fußkurbelergometrie in der präventiven und rehabilitativen Medizin

Bicycle Ergometry in Preventive and Rehabilitative Medicine

H. Löllgen, H. Wollschläger* und K. Nitsche

Medizinische Klinik, Kardiologie, St. Vincenz-Krankenhaus Limburg und *Medizinische Klinik, Abteilung Innere Medizin III, Universität Freiburg

Zusammenfassung

Ergometrische Untersuchungen werden zur Diagnosestellung, Therapiekontrolle und Prognoseabschätzung durchgeführt. In der Prävention ermöglicht die Ergometrie die Erkennung latenter Erkrankungen des kardiopulmonalen Systems. Die apparative Entwicklung läßt in der Ergometrie kaum noch Wünsche offen. Große Probleme und ungelöste Fragen bestehen jedoch hinsichtlich der Standardisierung, Qualitätskontrolle und Interpretation der Befunde. Ein weitgehend einheitliches Vorgehen sowie allgemeinverbindliche Referenzwerte und Gütekriterien sind die Voraussetzungen für eine Vergleichbarkeit ergometrischer Untersuchungen zwischen verschiedenen Meßzeitpunkten als auch zwischen verschiedenen Untersuchungsstellen. Vor allem die Beurteilung von Interventionsstudien im Rahmen der Rehabilitation kann nur auf der Basis vergleichbarer ergometrischer Untersuchungsbefunde zu zuverlässigen Ergebnissen führen.

Schlüsselwörter: Ergometrie – Methodik – Standardisierung – Qualitätskontrolle.

Summary

Ergometry has become a wide-spread method in practice and clinical medicine. Pro and cons concerning treadmill testing, bicycle exercise in the supine and sitting position are reviewed. There is a need for one or at least few stress testing protocols and the WHO scheme, which is almost identical with the ICSSPE recommendation, is propagated as a basic stress protocol. Some open questions with regard to exercise intensity, rehabilitation and training prescription are discussed. The need for quality control is generally agreed upon and a suggestion is made on how to proceed.

Finally, the interpretation of stress test results should be based on more valid criteria including reliable reference values.

Test criteria are well established in stress ECG. However, such criteria should also be applied to parameters such as power output, heart rate and blood pressure.

To summarize, methods in stress testing and test protocol should be improved, quality control is of essential significance, reference values and interpretation criteria should be elaborated which can be agreed upon by most users.

Key-words: Ergometry – Basic stress protocol – Quality control.

Anschrift für die Verfasser: Prof. Dr. med. H. Löllgen, Medizinische Klinik, Kardiologie, St.-Vincenz-Krankenhaus, 6250 Limburg

Einführung

Ergometrische Untersuchungen werden seit über 80 Jahren durchgeführt, die klinische Ergometrie ist rund 50 Jahre alt, sie wurde von Knipping in den 30er Jahren begründet. Aufgrund der technischen Entwicklung sind heute fast perfekte Geräte für die Ergometrie vorhanden, häufig mit Computer unterstützt.

Man sollte daher annehmen, daß die Basisprobleme der Ergometrie einschließlich strittiger Fragen zur Methodik weitgehend geklärt sind. Die aktuelle Diskussion zeigt jedoch eher das Gegenteil: Methodik, Standardisierung, Qualitätskontrolle und Beurteilung der ergometrischen Ergebnisse zeigen eine breite Varianz und folgen keineswegs einheitlichen Richtlinien. Die Diskussion um diese Punkte beruhen zum Teil darauf, daß die Ergometrie in der präventiven und rehabilitativen Medizin eine ganz entscheidende Bedeutung erlangt hat und damit auch an vielen Stellen durchgeführt wird, zum anderen aber auch darauf, daß in vielen Subspezialitäten der Medizin ergometrische Untersuchungen durchgeführt werden. Einheitliche Empfehlungen sind aber bei dieser raschen Entwicklung der Ergometrie auf der Strecke geblieben. In der vorliegenden Übersicht sollen einige Aspekte zur

— Methodik
— Standardisierung
— Qualitätskontrolle und
— Interpretation

im Hinblick auf die Fußkurbelergometrie dargestellt werden.

Abgrenzung zur Laufbandergometrie

Die unterschiedliche Bevorzugung der Ergometrieform in den Vereinigten Staaten (überwiegend Laufbandergometrie) und in Europa (überwiegend Fußkurbelergometrie) hat ausschließlich historische, keine medizinischen Gründe. Offensichtlich ist Fahrradfahren in Europa etwas verbreiterter, wenngleich auch viele — vor allem ältere Probanden — Fahrradfahren und entsprechend die Fußkurbelergometrie als ungewohnt empfinden.

Auf der anderen Seite ist die Laufbandergometrie ähnlich ungewohnt, und selbst Sportler müssen sich an diese Belastungsform gewöhnen [8]. Verletzungen bei der Laufbandergometrie sind nicht selten.

Die Laufbandergometrie wird stets dann einzusetzen sein, wenn man spezielle sportartenspezifische Belastungen durchführen will (z. B. Langläufer). In der Klinik ist vor allem im angiologischen Bereich die Laufbandbelastung das Verfahren der Wahl.

In der präventiven und rehabilitativen Medizin erweist sich jedoch die Belastung mittels Fahrradergometer aus verschiedenen Gründen als günstiger.

Die wesentlichen Unterschiede beider Belastungsarten seien kurz aufgelistet (Tabelle 1):

— Das Laufband ist lauter, teurer, benötigt einen Sicherheitsschalter wegen der Verletzungsgefahr. Der Transport ist nicht einfach möglich. Die Belastung erfordert einiges an Übung, die Leistung kann nicht sofort abgelesen werden. Bei Längsschnittuntersuchungen geht in manchen Fällen die Gewichtsänderung des Probanden mit ein. Belastungsstufen lassen sich nicht so problemlos unterteilen wie bei der Fahrradergometrie.

Tabelle 1. Vor- und Nachteile der Laufbandergometrie im Vergleich zur Fahrradergometrie

Vorteile:	Belastungsform aus dem täglichen Leben gewohnt
	Leistung exakt zu messen
	Kontinuierlich ansteigende Belastung möglich
	Ausbelastung besser möglich als bei Fahrradergometrie
Nachteile:	Gerät kostspielig
	Großer Platzbedarf
	Lärmbelästigung
	Gefährdung durch Sturz (ältere Probanden)
	Geschicklichkeit bzw. Übung erforderlich
	Regelmäßige Kalibrierungen (Geschwindigkeit und Neigungswinkel) erforderlich
	Belastung stets unter Beachtung des Körpergewichtes einzustellen

— Die Messung verschiedener Parameter wie Blutdruck oder Blutgase sind nicht ganz so einfach möglich wie bei der Fahrradergometrie, invasive Messungen wie z. B. Rechtsherzkatheter sind nur mit Schwierigkeiten möglich.

Die aufgeführten Nachteile stellen zugleich Vorteile der Fahrradergometrie dar. Allerdings muß bei der Fahrradergometrie als Nachteil angesehen werden, daß diese Form der Bewegung für viele Menschen der heutigen Zeit ungewohnt ist. Dies betrifft vor allem die Menschen in den Vereinigten Staaten, die wohl ein Fahrrad kaum kennen und selbst die Bewegung zu Fuß als ungewohnt empfinden.

Fußkurbelergometrie

Die Belastung mittels Fahrradergometrie kann heute mit großer Zuverlässigkeit durchgeführt werden, vorausgesetzt, man folgt einem Standardprotokoll, benutzt kalibrierte Geräte und kennt die Beurteilungsmöglichkeiten der erzielten Ergebnisse.

Körperposition und Fußkurbelergometrie

Immer wieder diskutiert wird die Frage, ob die Fahrradergometrie im Sitzen oder im Liegen durchgeführt werden soll. Sieht man einmal von der Ergometrie in halbsitzender Position ab, so ergeben sich klare Unterschiede für die verschiedenen Meßgrößen bei Belastungen im Liegen und Sitzen (Tabelle 2). Im Hinblick auf ergometrische Untersuchungen der präventiven und rehabilitativen Medizin ist von großer Bedeutung, daß sich die unterschiedlichen Reaktionsformen bei Belastung im Liegen und im Sitzen bei Normalpersonen und bei Patienten mit koronaren Herzerkrankung unterscheiden.

Die Vorteile im Liegen bzw. im Sitzen sind in der Tabelle 3 dargestellt.

Versucht man, eine Empfehlung für die Praxis und Routine zu geben, so empfiehlt sich die Ergometrie im Sitzen vor allem für die *ärztliche Praxis,* für die Sport- und Arbeitsmedizin, für die Pädiatrie sowie für Reihenuntersuchungen.

Tabelle 2. Vergleichende hämodynamische Reaktionen bei Fahrradergometerbelastung im Liegen und Sitzen (nach [14])

a) Vergleich der hämodynamischen Reaktionen bei Belastungen im Liegen und im Sitzen

Meßgröße	Normalpersonen		Patienten mit KHK	
	Ruhe Liegen[a]	Belastung	Ruhe Liegen[a]	Belastung
Herzfrequenz	↓	↓	→	↓
Herzminutenvolumen	↑	→	↑	↓
Schlagvolumen	↑	↑	↑	→
AVDO$_2$	↓			
EF[b]	↑	↓		
LVEDV	↑	↑		
LVESV	→	↑		
Blutdruck	→	→↓		↓
Doppelprodukt	→	↓		↓
PCW-Druck	↑	↑	→	↑
LVEDP	↑	↑	→	↑

[a] Im Vergleich zum Sitzen. ↑ Sitzen < = Liegen; → Sitzen = Liegen; ↓ Sitzen > Liegen
[b] Abkürzungen: AVDO$_2$ = arteriovenöse Sauerstoffsättigungsdifferenz; EF = Ejektionsfraktion; LVEDV bzw. LVESV = linksventrikuläres endsystolisches bzw. enddiastolisches Volumen; PCW = pulmonaler Kapillardruck; LVEDP = linksventrikulärer enddiastolischer Druck;

b) Vergleichende Reaktionen (nuklearmedizinische Meßgrößen) bei Belastung im Sitzen und im Liegen

		Δ EF	Δ EDV	Δ ESV	Δ SV
Normalpersonen	L	↑	→	↓	↑
	S	↑	→↑	↓	↑
Patienten mit KHK,	L	→	→	→↑	→↓
ohne Angina pectoris	S	→	–	→↑	→↓
Patienten mit KHK,	L	↓	→↑	↑	↓—
mit Angina pectoris	S	↓	–↑	↑↑	↑—↓

Abkürzungen: Δ = Änderung; EF = Ejektionsfraktion; EDV bzw. ESV = enddiastolisches bzw. endsystolisches linksventrikuläres Volumen; SV = Schlagvolumen. ↑ = Zunahme; ↓ = Abnahme; → = keine Änderung.

In der Klinik wird man eher die Ergometrie im Liegen durchführen, vor allem dann, wenn vergleichend oder auch gleichzeitig aufwendige Messungen wie Echokardiographie, Nuklidangiographie oder Rechtsherzkatheter durchgeführt werden. Für die Klinik spielt ein weiterer Vorteil eine Rolle: Pathologische Befunde hinsichtlich der Hämodynamik und der koronaren Minderperfusion treten im Liegen bereits bei geringerer Belastungsintensität auf als Folge der größeren enddiastolischen Wandspannung im Liegen. Entsprechend nimmt die Sensitivität der ergometrischen Untersuchung im Liegen beim Belastungs-EKG zu.

Tabelle 3. Vorteile der Belastung mit einem Fahrradergometer sowie die Gegenüberstellung von Vorteilen einer solchen Belastung im Liegen oder im Sitzen (nach [14])

a) Belastung mit einem Fahrradergometer:

Vorteile:
- Belastung ist dosierbar, reproduzierbar
- Kontinuierlich ansteigende Belastung möglich
- Messung zusätzlicher Größen möglich
- Blutdruck- und EKG-Registrierung möglich

Nachteile:
- Belastung für manche Probanden ungewohnt, vor allem im Liegen
- Regelmäßige Eichungen erforderlich
- Sturzgefahr bei orthostatischer Reaktion (Belastung im Sitzen)
- Ergometer in verschiedenen Untersuchungsstellen oft nicht zu vergleichen
- Mitunter frühzeitige muskuläre Erschöpfung vor kardiopulmonaler Ausbelastung

b) Vorteile einer Ergometerbelastung im Liegen:
- Gute EKG-Registrierung
- Zuverlässige Blutdruckmessung
- Zusätzliche Untersuchungen (pulmonal, kardial, Herzkatheter) möglich
- Vergleich mit Befunden bei der Katheteruntersuchung möglich
- Mitunter bei kardialen Fragestellungen frühzeitige pathologische Reaktionen durch zusätzliche Volumenbelastung

c) Vorteile einer Ergometerbelastung im Sitzen:
- Position gewohnt
- Ausbelastung eher möglich ohne vorzeitige muskuläre Erschöpfung
- Weniger Zwischenfälle als bei Belastung im Liegen
- Preiswerter, da keine Spezialliege erforderlich

Hinzuweisen ist darauf, daß eine Vergleichbarkeit ergometrischer Untersuchungen im Liegen mit denen im Sitzen nur in begrenzten Umfang gegeben ist, bei gutachterlichen Fragestellungen ggf. beide Belastungsformen, Fußkurbelergometrie im Sitzen *und* im Liegen erforderlich sind.

Belastungsprotokoll

Bemühungen um ein einheitliches Belastungsprotokoll sind fast so alt wie die Ergometrie selber, die Bemühungen waren jedoch bis heute vergebens und für die um eine Standardisierung bemühten Kollegen sehr entmutigend [18].

Belastungsprotokolle sind fast so zahlreich wie die Stellen, an denen eine Ergometrie durchgeführt wird. Immer wieder ist man erstaunt über den Erfindungsreichtum ergometrisch engagierter Kollegen bei der Entwicklung neuer Protokolle. So variiert die Belastungsdauer pro Stunde zwischen 1 und 10 min, die Belastungshöhe variiert zwischen kontunuierlich und 10 bis 50 W. Eine Kombination dieser beiden Faktoren eröffnet zahlreiche neue Varianten.

So erhebt sich die Frage, warum überhaupt Bemühungen um ein einheitliches Belastungsprotokoll? Schließlich auch die Frage, warum überhaupt Bemühungen um ein kalibriertes Ergometer? Diese Fragen werden häufig in Diskussionen bei Vorträgen über ergometrische Untersuchungen gestellt.

Welche Gründe sprechen für eine *Standardisierung*?

— In der Medizin werden die Ergebnisse von Laboruntersuchungen und die Ergometrie gehört hierzu, quantifiziert und standardisiert, da sonst keine Reproduzierbarkeit und keine Vergleichbarkeit gegeben ist.
— Auch und vor allem auch beim Vergleich ergometrischer Untersuchungen in Praxis, Klinik und Rehabilitation spielt die Beurteilung des Schweregrades einer Funktionsstörung eine entscheidende Rolle. Bei der Einstufung in Rehabilitationsprogramme ist eine exakte und quantifizierte Beurteilung notwendig. Schließlich ist auch die Beurteilung des Schweregrades auf nichtinvasiver Basis in der Klinik nur mit exakten Laboruntersuchungen (i.e. Ergometeruntersuchungen) möglich.
— Auch im klinisch-chemischen Labor wird ja der Urinzucker nicht mehr gustatorisch mittels N. glossopharyngeus bestimmt.

Somit kann kein Zweifel daran bestehen, daß eine *Abstimmung über Belastungsprotokolle* und der Einsatz kalibrierter Geräte in der Ergometrie dringend geboten ist.

Bei der Erarbeitung von Belastungsdprotokollen wird man nicht unbedingt *ein* Protokoll erarbeiten können, jedoch möglichst einige wenige, die für klinische und physiologische Fragestellungen brauchbar sind.

Protokoll für klinische Untersuchungen

Nach allen bisherigen Überlegungen sollte Basis eines solchen Belastungsprotokolls

— Belastungsstufen von 25 W und einem Vielfachen davon sein,
— die Belastungsdauer sollte pro Stufe 2 min sein.

Ein solches Belastungsprotokoll ist nach Meinung der Verfasser in fast allen Bereichen der Medizin anzuwenden, in denen ergometrische Untersuchungen erforderlich sind. Auch bei invasiven Messungen sind, bedingt durch erhebliche methodische Weiterentwicklungen, solche kurzfristigen Belastungsstufen brauchbar und möglich.

Gewichtsbezogene Belastung

Bei der Kletterstufe und der Laufbandergometrie geht naturgemäß das Körpergewicht in die Messung der Leistung mit ein.

Auch für die Fahrradergometrie wird gelegentlich eine gewichtsbezogene Leistung gefordert. Dabei geht man von der Überlegung aus, daß eine bestimmte Leistung für einen übergewichtigen Probanden leichter ist als für einen Leichtgewichtigen. Im Prinzip ist diese Annahme richtig. Jedoch zeigt die Praxis, daß der Gewichtsbezug nur begrenzt gerechtfertigt ist. Insbesondere der extrem Adipöse, beispielsweise mit einem Körpergewicht von

120 kg, ist weniger leistungsfähig als ein 60 kg schwerer, jedoch sehr trainierter Proband. Bei der Fußkurbelergometrie wird das eigene Körpergewicht abgestützt und nicht mitbewegt. Somit ist eine gewichtsbezogene Belastungsuntersuchung als Vorgabe vor einem Test nicht sinnvoll. Sie würde eher die Möglichkeiten des Testprotokolls komplizieren.

Bei einer stufenweise ansteigenden Belastung ist zudem eine individuelle Belastungssteigerung möglich. Hingegen ist es in manchen Fällen sinnvoll, *nach* der Belastungsuntersuchung die gezielte Leistung, auch einige der Meßgrößen, wie z. B. die Sauerstoffaufnahme, auf das Körpergewicht zu beziehen. Allerdings hat sich gezeigt, daß der Bezug auf die fettfreie Körpermasse bei bestimmten Fragestellungen zuverlässiger ist, da ja die Leistung im wesentlichen von der Muskulatur erbracht wird [22].

Weitere Aspekte der Standardisierung

Die übrigen Forderungen und Vorschläge einer Standardisierung in der Ergometrie sind allgemein bekannt, hier sei auf die Empfehlungen beim 4. Internationalen Seminar für Ergometrie verwiesen [18]. Es müssen jedoch berechtigte Zweifel daran geäußert werden, ob diese Empfehlungen der Standardisierung in der täglichen Routine konsequent befolgt werden. Die Protokollierung beispielsweise von Umgebungstemperatur und Luftfeuchte bei ergometrischen Untersuchungen im eigenen Labor zeigen, daß zwar in 95% diese Bedingungen eingehalten werden, jedoch an manchen Tagen Abweichungen vorkommen. Dies beruht nicht zuletzt darauf, daß die Kosten für eine Klimaanlage in vielen Ergometrieräumen nicht zu erbringen sind. Vor allem wird man je nach regionaler Situation mit einer höheren Luftfeuchte als empfohlen arbeiten müssen. Hier scheint es daher obligat, die aktuellen Untersuchungsbedingungen zu protokollieren und in einem Laborbuch laufend festzuhalten. Dieses Problem berührt die Frage der Qualitätskontrolle in der Ergometrie (s. u.).

Submaximale oder maximale Belastung

Ein weiteres Problem in der Fußkurbelergometrie liegt darin, ob eine solche Belastung submaximal, symptomlimitiert, oder maximal durchgeführt werden soll. Für den Sportmediziner ist dies kein so großes Problem, jedoch in der Klinik und in der ärztlichen Praxis wird man primär eine submaximale (85% der maximalen Leistungsfähigkeit) oder symptomlimitierte Belastung durchführen. Diese nichtmaximale Belastung in ärztlicher Praxis oder Klinik beruht auf der potentiellen Gefährdung des Patienten bei der maximalen Ergometrie, zum anderen auf der mitunter unzureichenden Mitarbeit und Leistungsbreite der Patienten, vor allem in der Klinik.

In diesem Zusammenhang erscheint es befremdlich, wenn in der Arbeitsmedizin Belastungsuntersuchungen nur mit submaximaler Intensität empfohlen werden, obwohl bei der gleichzeitigen beruflichen Beanspruchung zum Teil erheblich höhere Intensitäten vorkommen. So schreibt beispielsweise der § 12 der Klima-Bergverordnung nur eine submaximale Belastung vor, dabei soll die W 150 (W 130 für Salzbergbau) bestimmt werden. Eine gleichzeitige Registrierung von EKG oder Blutdruck ist dabei nicht vorgesehen.

Zur wirksamen Gesundheitsvorsorge sollte daher bei präventivmedizinischen Untersuchungen stets eine maximale Belastung angestrebt werden.

In der rehabilitativen Medizin wird man eher eine submaximale oder symptomlimitierte Ergometrie durchführen.

Kriterien der Ausbelastung

Bei maximalen Belastungsuntersuchungen sind die Kriterien der Ausbelastung ein weiteres Problem. Zwar lassen sich mittels Spiroergometrie oder Laktatanalyse die Ausbelastungskriterien recht gut erfassen. Mit einfachen Meßgrößen wie Leistung, Blutdruck oder Pulsfrequenz ist jedoch eine zuverlässige Ausbelastung nur begrenzt zu erfassen. Vor allem die Beurteilung der Ausbelastung nur anhand der erreichten Herzfrequenz ist bei Patienten unzureichend, in jedem Fall sollte man die Soll-Leistung mit heranziehen, die ebenfalls abschätzend aufgrund verschiedener Referenzwerte [14] eine Beurteilung der Ausbelastung ermöglicht.

Fußkurbelergometrie und Rehabilitation

Die Belastungsintensität im Rahmen der Rehabilitation, seien es Übungen oder Trainingsleistungen, beruhen im wesentlichen auf zuvor durchgeführten ergometrischen Untersuchungen. Problematisch hierbei ist, daß diese Ergebnisse der Ergometrie nur im begrenzten Umfang auf Belastungen im täglichen Leben umgesetzt werden können, vor allem, wenn es sich um Patienten handelt.

Verschiedene Untersucher haben zeigen können, daß bei Patienten mit koronarer Herzerkrankung [4], mit Kardiomyopathie [17] und mit Klappenerkrankungen [12] die Ergebnisse der Fußkurbelergometrie nicht ohne weiteres auf Belastungen und Beanspruchungen im täglichen Leben übertragen werden können. Hier kommen andere zusätzliche Kompensationsmechanismen zum Tragen, die mit der Ergometrie nicht erfaßt werden. Es sind dies vor allem isometrische Anteile der Belastung, sowie Übung und Geschicklichkeit.

Umgekehrt erlauben die ergometrischen Ergebnisse keineswegs einen Rückschluß auf den Schweregrad einer Herzerkrankung, wie er durch Hämodynamik und Angiographie, vor allem in körperlicher Ruhe, ermittelt wird [4, 6, 12, 17]. In komplizierten Fällen ist bei der Rehabilitation von Patienten mit schwerer Myokarderkrankung daher die gesamte Palette der nichtinvasiven Untersuchungsverfahren zur Beurteilung heranzuziehen. Dies schließt neben Ergometrie auch die Nuklidangiographie und Echokardiographie ein.

Trainingsempfehlungen

Empfehlungen zu einem körperlichen Training in der Rehabilitation basieren vor allem auf Messungen der Herzfrequenz, auch wenn diese nur einen begrenzten Aussagewert haben. Für die tägliche Routine bieten sich jedoch kaum andere Parameter an. Das Vorgehen nach

Tabelle 4. Dokumentationsblatt zur Qualitätskontrolle

Medizinische Klinik   Liste zur Qualitätskontrolle
 – Ergometrielabor –   Kontrolle vom ....

1. *Ergometer:*
   Typ: Hersteller: Erstkalibration am:
   Letzte Kalibration am: Abweichung (Soll/Ist): 50/   , 100/   , 150/

2. *Blutdruckmeßgerät:*
   Letzte Eichung am:

3. *EKG-Gerät:*
   Überprüfung am: Nullpunktdrift: Synchronisation der
   Kanäle: Einstellzeit: korrekt/zu lang
   Papiervorschub: Überprüft:

4. *Elektroden:*
   Kontrolle am: Austausch notwendig:

5. *Belastungs-EKG:*
   Qualität gut ( ), ausreichend ( ), unzureichend ( )
   Ursache: Änderung durch:

6. *Atemstromrezeptor:*
   Kennlinie überprüft am: Flußgerät der Fa.
   Linearität zwischen   l/s und   l/s.
   Korrekturfaktor für Fluß von   bis   :

7. *Umgebungsbedingungen:*
   Luftfeuchte: Raumtemperatur: Barometerstand:
   Aufzeichnung 1/2/3/mal täglich:

8. *Oszilloskop:*
   Funktion überprüft am:

9. *Defibrillator:*
   Funktion überprüft am:
   Einweisung am: Übung am:
   Gerät während Ergometrie eingeschaltet? (/   /   )

10. *Notfall:*
    Notfallmaßnahmen schriftlich festgelegt (Tel. NAW, Krankenhaus etc.)
    Liste sichtbar im Labor aufgehängt? (ja/nein)
    Notfallmedikamente vorhanden (ja/nein); Überprüft am:
    Notfalltraining am:

11. *Untersuchungsprotokoll:*
    Schriftlich fixiert (ja/nein); Mitarbeitern bekannt (ja/nein)
    Anfangs- und Endbelastung festgelegt (ja/nein)
    Abbruchkriterien festgelegt (ja/nein)
    Fortlaufende EKG-Erfassung (und Dokumentation) möglich (ja/nein)

12. *Vorbefunde:*
    Klinische Untersuchung vor Ergometrie (ja/nein)
    Ruhe-EKG vor jeder Ergometrie (ja/nein)
    Anforderungsschein mit Fragestellung (ja/nein)

13. *Weiterbildung:*
    Letzte Weiterbildung der nichtärztlichen Mitarbeiter:
    Letzte Weiterbildung der ärztlichen Mitarbeiter:

Überprüft am: ....   Zuständ. Arzt: ....

Karvonen [9] hat sich bei kritischer Betrachtung nicht bewährt. Eher empfiehlt sich das Vorgehen nach Hellerstein [9]. Eine Leistung von 70% (Training) oder 85% (maximale Belastung) der im symptomlimitierten Ergometertest erzielten maximalen Herzfrequenz sollte als Richtwert für Training und Übung herangezogen werden. Eine solche Belastungsintensität entspricht dann nicht so selten etwa 20 bis 40% der maximalen Sollherzfrequenz. Dies erscheint zunächst wenig, jedoch haben Untersuchungen von Gualtiere [7] gezeigt, daß auch bei einer solch geringen Trainingsintensität ein trainingswirksamer Reiz gesetzt wird und entsprechende Effekte erwartet werden können [9].

Qualitätskontrolle

Probleme der Qualitätskontrolle sind in der letzten Zeit sehr eingehend diskutiert worden [15]. Aus diesen Überlegungen wurde ein Dokumentationsbogen (Tabelle 4) mit Anforderungen an eine Qualitätskontrolle entwickelt.
Dieser Bogen umfaßt die

— apparative,
— methodische und
— personelle Qualitätskontrolle in der Ergometrie.

Die Problematik der Kalibrierung und damit der Qualitätskontrolle der Fahrradergometer ist hinreichend bekannt [18], so daß die Forderung, bezüglich der Qualitätskontrolle zu Absprachen und Regelungen zu kommen, sehr dringlich ist. Fachinterne Empfehlungen und Richtlinien sind sicherlich einer staatlichen Reglementierung vorzuziehen. Auf die praktisch bedeutsamen Konsequenzen einer Qualitätskontrolle weisen Befunde von Heck u. Mitarb. [8] hin. Messungen der Sauerstoffaufnahme an verschiedenen sportmedizinischen Instituten haben ganz erhebliche Unterschiede ergeben [8]. Wie leicht aus solchen ergometrischen Ergebnissen Empfehlungen zur Trainingsgestaltung abgeleitet werden, ist wohl allen geläufig. Nach diesen und anderen Beobachtungen sollte man sich vor einer Überbewertung von Laborergebnissen hüten.

Ein weiterer Punkt der Qualitätskontrolle, bisher sehr vernachlässigt, ist die *biologische Varianz*, vor allem bei Längsschnittuntersuchungen. Dies berührt zugleich den Problemkreis der Gütekriterien (s. u.).

Die spontane Langzeitvariabilität gesunder Probanden beträgt im Laufe eines Jahres etwa 10 bis 20% für die untersuchte Gruppe und für den einzelnen Probanden zwischen 4 und 20% (Tabelle 5).
Diese Langzeitvarianz ist für die einzelnen Parameter etwas unterschiedlich, Variationskoeffizienten um 10% sind jedoch für die meisten Meßgrößen zu beobachten [1, 10, 19]. Die ST-Streckensenkung im Belastungs-EKG zeigte in einer Untersuchung bei 7 Messungen sogar eine Varianz von 63%, durch Computeranalyse konnte diese Streubreite auf 33% gesenkt werden [19].
Demgegenüber ergaben Befunde bei 4 Patienten mit bis zu 20 Wiederholungsuntersuchungen eine bessere Reproduzierbarkeit der ST-Streckensenkung (7–13%), der maximalen Herzfrequenz (5–13%), und der maximalen Leistung (6–11%) [3]. Aber auch in dieser Studie betrug die Tag-zu-Tag-Schwankung der ST-Streckensenkung etwa 10%.

Auf die Praxis übertragen bedeutet dies, daß eine Befundbesserung nach einer Intervention (Medikament, Operation, Koronarsport) oder eine Befundverschlechterung erst nach Überschreiten solcher Variationskoeffizienten von etwa 10% als eindeutig angesehen werden können. Gerade für die Trainingsgestaltung und Trainingsempfehlungen im sportmedi-

Tabelle 5. Gegenüberstellung von Langzeitvarianz einzelner Meßgrößen bei gesunden Probanden bei Messungen über 1 Jahr und bei 10 Wiederholungen [24]

Parameter	Variabilität der globalen Referenzwerte (Gesamtkollektiv)		Individuelle Referenzwerte ($n = 11$)	
Herzfrequenz				
Ruhe	$\bar{x}$	87/min		
	SD	12.3		
	V %	14.2	V %	8.8 ± 1.9
150 Watt	$\bar{x}$	162/min		
	SD	18.2		
	V %	11.2	V %	3.8 ± 1.0
Systolischer Blutdruck				
Ruhe	$\bar{x}$	112 mmHg		
	SD	9.2		
	V %	8.2	V %	6.1 ± 1.7
150 Watt	$\bar{x}$	182 mmHg		
	SD	20.4		
	V %	11.2	V %	10.3 ± 4.1
Atemminutenvolumen				
Ruhe	$\bar{x}$	8.0 l/min		
	SD	1.9		
	V %	24,6	V %	20.6 ± 3.1
150 Watt	$\bar{x}$	69 l/min		
	SD	15.1		
	V %	21.9	V %	9.8 ± 3.2

zinischen Bereich ist die Beachtung solcher spontaner Variationen von Meßgrößen von erheblich praktischer Bedeutung wie insbesondere Bachl bei der Bestimmung der anaeroben Schwelle aufzeigen konnte [1].

Beurteilung ergometrischer Ergebnisse

Auch die Beurteilung ergometrischer Untersuchungen sollte einer Qualitätskontrolle unterliegen. Fehler bei der Befundung ergometrischer Ergebnisse beruhen darauf, daß pathologische Befunde *nicht* erfaßt werden. In einer eigenen Studie wurden 600 Belastungsuntersuchungen auf vorhandene ventrikuläre Arrhythmien analysiert. Von den vorhandenen Rhythmusstörungen wurden 25% im Arztbrief nicht erwähnt und in 15% nur unvollständig. Allerdings wurden in dieser Studie komplexe ventrikuläre Rhythmusstörungen von Lown-Grad IV und mehr nur einmal nicht erwähnt [2].

Belastungs-EKG

Legt man Belastungs-EKG-Registrierungen verschiedenen Kardiologen zur Befundung vor, so ergibt sich eine große Variation in der Beurteilung. Bei 14 Untersuchern und 38 Belastungs-EKG ergab sich in nur 24% eine vollständige Übereinstimmung, in 58% eine annähernde Übereinstimmung [4, 5]. Bekanntlich finden sich weitaus größere Diskrepanzen bei der Beurteilung der Koronargefäßstenosen, hier sind Schwankungen zwischen einem Stenosegrad von 50 und 100% bei verschiedenen Befundern nicht ungewöhnlich [4, 5].

Tabelle 6. Definition der Gütekriterien

Einfachheit:	Messung ohne zu großen apparativen und personellen Aufwand möglich
Akzeptabilität:	Fehlen eines Kooperationszwanges durch den Probanden. Mitunter bei gutachterlichen Fragestellungen von Bedeutung. Fehlendes Risiko
Objektivität:	Meßergebnisse werden durch subjektive Einflüsse nicht verfälscht (subjektive Einflüsse durch den Probanden, die Assistentin oder den Arzt)
Reproduzierbarkeit	Genauigkeit der Meßmethode, wird gekennzeichnet durch die Varianz (oder Variabilität) der Meßgröße (Vertrauensbereich, Standardabweichung, Variationskoeffizient). Die Reproduzierbarkeit ist ausreichend, wenn der Variationskoeffizient unter 8–10% liegt.
Reliabilität:	Zuverlässigkeit eines Meßverfahrens. Gesamte inter- und intraindividuelle Streuung bei Wiederholung einer Untersuchung
Richtigkeit:	Genauigkeit, mit der ein Meßwert quantitativ bestimmt wird. Für die Funktionsdiagnostik nicht wichtig, wohl aber im chemischen Labor
Diskriminanz:	Unterscheidungsvermögen eines Tests zwischen verschiedenen Zuständen (gesund – krank) oder zwischen verschiedenen Krankheiten oder Funktionsstörungen
Validität:	Gültigkeit eines Untersuchungsverfahrens zur Erkennung bestimmter Erkrankungen. Die Validität bestimmt den passenden Test für die interessierende Funktionsstörung oder Erkrankung
Sensitivität:	Prozentsatz der Patienten *mit* der Erkrankung und einen *positiven* Testergebnis
Spezifität:	Prozentsatz der Probanden *ohne* Krankheit und einem *negativen* Testergebnis
Falsch Positiv:	Prozentsatz der Probanden *mit positivem* Testergebnis *ohne* Erkrankung
Falsch Negativ:	Prozentsatz der Probandnen mit *negativem* Testergebnis aber *mit* Erkrankung
Effizienz:	Prozentsatz der Probanden mit richtig positivem und richtig negativen Testergebnis in Relation zum Gesamtkollektiv
Vorhersagegenauigkeit	(engl. predictive accuracy): Beziehung der Patienten mit *positivem* Testergebnis und *mit* Krankheit zu allen Patienten mit einem *positiven* Testergebnis (Vorhersagewert eines positiven Tests)
Inzidenz:	Zahl der pro Jahr neu auftretenden Krankheitsfälle in einer Population von 100000 Personen
Prävalenz:	Zahl der Kranken in einer Population von 100000 Personen
Risiko-Vorhersage	Wahrscheinlichkeit, mit der das Eintreten einer Erkrankung angenommen werden kann. Quotient aus Vorhersage und falsch negativer Beziehung
Vortes- und Wahrscheinlichkeit:	Wahrscheinlichkeit einer Erkrankung bei einem Probanden, der getestet wird. Relation der Probanden *mit* Krankheit in der zu untersuchenden Population zur *Gesamtzahl* der zu untersuchenden Population
Nachtest-Wahrscheinlichkeit:	Wahrscheinlichkeit einer Erkrankung bei einem Probanden mit einem bestimmten Testergebnis. Relation der Patienten *mit* Krankheit und einem bestimmten Testergebnis zur *Gesamtzahl* der Probanden mit diesem Testergebnis

Die große Streubreite der Aussagekraft von Belastungs-EKG-Untersuchungen wird zu einem großen Teil durch diese Unsicherheiten erklärt. Eine höhere Zuverlässigkeit bei der Beurteilung von Koronargefäßstenosen ist durch simultane biplane, isozentrische Koronarangiographie zu erreichen (BIC [16]) und durch eine computerunterstützte Auswertung der Koronargefäßanatomie.

Gütekriterien

Die Bedeutung und Definition von Gütekriterien bei ergometrischen Untersuchungen wurde an anderer Stelle erläutert [14] (Tabelle 6).

Bemerkenswert jedoch ist, daß bisher nur für die koronare Herzerkrankung, und hier für das ST-Streckenverhalten, umfangreiche Analysen der Gütekriterien vorliegen. Demgegenüber fehlen entsprechende Untersuchungen zum Verhalten von Herzfrequenz, Blutdruck und Blutlaktat. Möglicherweise beruht diese fehlende Analyse der Gütekriterien auch darauf, daß die Validität, i. e. die Gültigkeit und Aussagefähigkeit der Ergometrie, hinsichtlich der körperlichen Leistungsfähigkeit viele Unsicherheitsfaktoren aufweist, so daß in der Tat eine Interpretation in vielen Punkten problematisch erscheint [23].

Diese eher kritische Betrachtung der Ergometrie im Hinblick auf die Gütekriterien wird durch eine Studie von Philbrick und Mitarbeitern unterstützt [20].

Bei der Auswertung von 33 Untersuchungen aus renommierten Zeitschriften zum Thema Ergometrie und koronare Herzerkrankung (ST-Streckenverhalten) wurde in diesen Untersuchungen von 7 methodischen Standardrichtlinien (Tabelle 7) nur eine allgemein in den Untersuchungen befolgt. *Eine* Untersuchung erfüllte 5, 8 lediglich 4 Standardkriterien. Weniger als die Hälfte aller Studien erfüllte 2 der Standardkriterien. In den von Philbrick analysierten Studien, die immerhin 7500 Patienten umfaßten, lag die Sensitivität zwischen 35% bis 88%, die Spezifität des Belastungs-EKG bei 41 bis 100%. In den verschiedenen Studien konnten eindeutige methodische Fehler nachgewiesen werden. Häufig war die Probandenselektion unzureichend beschrieben oder tatsächlich fehlerhaft, die Beurteilung der Koronarangiographie und des Belastungs-EKG war nicht eindeutig definiert oder wurde nicht in einer entsprechend blinden Form durchgeführt.

Tabelle 7. Standardrichtlinien in der Diagnostik der koronaren Herzerkrankung (nach [20]

1. Korrekte Identifikation des Patientenkollektivs
2. Korrekte Beurteilung der anatomischen Veränderungen (Koronarangiographie)
3. Differenzierung nach Art des Brustschmerzes
4. Einschluß von Patienten mit mögl. falsch positiven oder falsch negativen Befunden
5. Vermeidung eines „Bias" durch nachfolgende diagnostische Maßnahmen
6. Beurteilung der Koronarangiographie ohne Kenntnis der Ergometriebefunde
7. Beurteilung des Belastungs-EKG ohne Kenntnis des Koronarangiographiebefundes

Ergometrie und Training nach Infarkt

Zur Ergänzung dieser kritischen Auflistung sei erwähnt, daß auch die Auswirkungen eines regelmäßigen Trainings bei koronarer Herzerkrankung, soweit sie mit dem Belastungs-EKG erfaßt werden, ähnlich unterschiedliche Ergebnisse ergaben, die Effekte lassen sich nur begrenzt zuverlässig nachweisen [5, 6].

Die meisten Autoren weisen zwar auf eine Funktionsverbesserung nach regelmäßigem Training oder nach regelmäßiger Übung hin, eine Abnahme der pathologischen ST-Streckensenkung nach einem Training konnte jedoch in der Mehrzahl der durchgeführten Untersuchungen nicht aufgezeigt werden. Die Analyse solcher Interventionsstudien (mit Training als Intervention) weist ebenfalls erhebliche methodische Mängel auf, so daß ihre Vergleichbarkeit und auch Beurteilbarkeit erheblich begrenzt ist. Dieser Hinweis zeigt, daß die Ergometrie zum Nachweis von positiven oder negativen Effekten bei Interventionen nur so gut sein kann, wie die Planung und Durchführung der Studie selber. Unzureichende Effekte durch solche Interventionsstudien können nicht der fehlenden Sensitivität oder Validität der Ergometrie alleine zugeschrieben werden.

Streubreite ergometrischer Ergebnisse

Die große Streubreite der Ergebnisse ergometrischer Untersuchungen läßt sich durch folgende Faktoren erklären:

- fehlende Vergleichbarkeit der Befunde durch unterschiedliche Versuchsprotokolle,
- unterschiedliche Methodik,
- fehlerhafte Kalibrierung und mangelnde Qualitätskontrolle,
- ungenügende Erfassung der Parameter,
- unzulängliche Beurteilung wegen Mangel an Fachkenntnis,
- unterschiedliche Bewertung bestimmter Änderungen von Meßgrößen.

Als Beispiel für die Problematik in der Befundung ergometrischer Ergebnisse sei die heute wieder empfohlene W 150 oder W 170 aufgeführt. Verschiedene Untersucher konnten zeigen, daß die W 150 und W 170 nur eine schwach-signifikante Beziehung zu anderen Parametern der Leistungsfähigkeit aufweist [13, 21].

Das Herzfrequenzverhalten unter Belastung bedarf, vor allem bei älteren Probanden und bei Patienten mit kardiovaskulären Erkrankungen, einer sehr kritischen Beurteilung [4]. Eine Bewertung sollte nur unter Berücksichtigung aller *anamnestischer* und *klinischer Daten* erfolgen sowie unter Berücksichtigung aller methodischen Umstände. So findet sich ein unzureichender Frequenzanstieg während Belastung bei

- oft nicht bekannten Erkrankungen des Sinus- oder AV-Knotens,
- bei ventrikulären oder supraventrikulären Arrhythmien,
- bei der koronaren Herzerkrankung mit und ohne Angina pectoris sowie
- bei der „chronotropen Schwäche" (10% aller Patienten mit koronarer Herzerkrankung) und
- bei hypotoner Reaktion während Ergometerbelastung.

In all diesen Fällen kann von einer linearen Beziehung zwischen dem Herzfrequenzverhalten und der Sauerstoffaufnahme nicht mehr ausgegangen werden [5, 9].

Eine Beurteilung der ergometrischen Ergebnisse und der Leistungsfähigkeit *nur* aufgrund der Herzfrequenzreaktion entspricht dann eher einer stochastischen Analyse als einer korrelativen Betrachtung.

Folgerungen für die Ergometrie

Aufgrund der vorgelegten Überlegungen ergeben sich eine Reihe von Forderungen.

In den verschiedenen medizinischen Bereichen, in denen ergometrische Untersuchungen durchgeführt werden, sind Absprachen über ein *einheitliches Untersuchungsprotokoll* erforderlich. So wird man nicht *ein* Protokoll für alle Untersuchungsmöglichkeiten vorschlagen können, jedoch wäre viel erreicht, wenn man sich auf *einige wenige Belastungsformen* einigen könnte. Als Basis eines gemeinsamen Protokolls wäre eine Belastungsdauer pro Stufe von 2 oder 3 min anzusehen sowie eine Höhe der Belastungsstufe von 25 W oder einem Vielfachen davon. Mit einem solchen Protokoll wäre in der ärztlichen Praxis, in der Klinik, in Arbeits-, Sport- und Flugmedizin durchaus ein praktikables Modell gegeben.

Qualitätskontrolle

Eine Qualitätskontrolle sollte für die Ergometrie vorgeschrieben werden. Wenn ärztliche Abrechnungen und Privatliquidationen *nur* nach Vorliegen einer Qualitätskontrolle durchgeführt werden dürfen, wäre das Problem der Qualitätskontrolle in kürzester Zeit gelöst. Hier sollte man aber in Eigeninitiative der berufsständigen Organisationen und Fachgremien einem staatlichen Reglement zuvorkommen. Offen bleiben muß, ob die Qualitätskontrolle auch die Prüfung der Fachkenntnisse im Bereich der Ergometrie beinhalten soll. Ähnliches ist im Bereich des Langzeit-EKG in einigen Bundesländern schon vorgeschrieben. Dringend notwendig ist die Erarbeitung *allgemein akzeptierter Referenzwerte* je nach Methodik für die Ergometrie. Es wäre wünschenswert, ähnliche Richtwerte für die Ergometrie zu haben, wie sie für den Bereich der Lungenfunktion von der Europäischen Gemeinschaft für Kohle und Stahl vorgelegt wurden. Mit einer solchen allgemeinverbindlichen Beurteilung aufgrund einheitlicher Werte könnte endlich eine Vergleichbarkeit zwischen verschiedenen Untersuchern hergestellt werden.

Schließlich sollten zur *Interpretation ergometrischer Meßwerte* von einer Expertenkommission Empfehlungen ausgearbeitet werden unter Berücksichtigung von Methodik und Gütekriterien.

Nach rund 50 Jahren klinischer Ergometrie sind die technischen Möglichkeiten der Fußkurbelergometrie fast als perfekt zu bezeichnen. Notwendig ist, daß Durchführung und Beurteilung ergometrischer Untersuchungen mehr als bisher den Kriterien zuverlässiger diagnostischer Verfahren folgen.

Literatur

1. Blach N (1984) Specificity and test precision of the anaerobic threshold. In: Löllgen H, Mellerowicz H (Hrsg) Progress in ergometry: Quality control and test criteria. Springer, Berlin Heidelberg New York, pp 92–105
2. Bretschneider K (im Druck) Ventrikuläre Rhythmusstörungen im Belastungs-EKG. Inaug.-Diss., Freiburg
3. Broustet JP, Guern P, Cherrier JF, Sicart M, Neuville PM (1982) Variations in data of exercise tests due to external and environmental conditions. In: Loogen F, Seipel L (eds) Detection of ischemic myocardium with exercise. Springer, Berlin Heidelberg New York, p 23–33

4. Ellestadt M (1980) Stress, testing, 2nd edn. Davis Comp., Philadelphia
5. Froehlicher VF (1983) Exercise testing and training. Le Jacq Publishing, New York
6. Froehlicher JV (1983) Exercise testing and training: Clinical applications. J Am Coll Cardiol 1:114–125
7. Gualtiere WS, Zohmann LR, Lopez RH (1973) Effects of physical training on cardiorespiratory capacity of patients with angina pectoris. In: Naughton JH, Hellerstein HK (eds) Exercise testing and exercise training in coronary heart disease. Academic Press, New York, pp 166, ref. 26
8. Heck H, Liesen H, Otto M, Hollmann W (1983) Das Verhalten spiroergometrischer Meßgrößen im Ausbelastungsbereich bei ABC-Kaderuntersuchungen. In: Mellerowicz H, Franz I-W (Hrsg) Standardisierung, Kalibrierung und Methodik in der Ergometrie. Perimed, Erlangen
9. Hellerstein HK, Franklin BA (1978) Exercise testing and prescripton. In: Wenger NK, Hellerstein HK (eds) Rehabilitation of the coronary patient. Wiley & Sons, New York
10. Kaltenbach M, Bischofs W, Hopf R, Böhmer D: Physikalische und biologische Leistung bei der Laufband-, Fahrrad- und Kletterstufenbelastung. In: Kaltenbach M, Bischofs W, Böhmer D, Braune W, Bussmann W-D, Hopf R, Martin KL, Scherer D, Wagner A (Hrsg) Beiträge zur Ergometrie. Als Manuskript gedruckt. o. J.
11. Karvonen Zitiert nach Hellerstein [9]
12. Kraus F, Rudolph W (1984) Beziehungen zwischen Symptomatik, Leistungsfähigkeit und Belastungshämodynamik: Bedeutung in der Beurteilung der valvulären Herzerkrankung. Herz 9: 187–199
13. Liesen H, Stein N, Heinsberg KE, Völker K, Hollmann W (1983) Über Wertigkeit und Bedeutung der PWC zur Leistungsbeurteilung im Alter und von Trainingsanpassungen. In: Mellerowicz H, Franz I-W (Hrsg) Standardisierung, Kalibrierung und Methodik in der Ergometrie. Perimed, Erlangen, pp 128–134
14. Löllgen H (1983) Kardiopulmonale Funktionsdiagnostik. Documenta Geigy, Wehr
15. Löllgen H, Mellerowicz H (eds) (1984) Progress in ergometry: Quality control and test criteria. Springer, Berlin Heidelberg New York
16. Löllgen H, Bonzel T, Just H, Wink K (1981) Biplane isocentric coronary angiography (BIC). Circulation 64 (II):604
17. Löllgen H, Bonzel T, Samstag Y, Wollschläger H, Just H (1983) Central hemodynamics at rest and during exercise in dilative cardiomyopathy. In: Just H, Schuster HP (eds) Myocarditis cardiomyopathy. Springer, Berlin Heidelberg New York, pp 225–232
18. Mellerowicz H, Franz I-W (Hrsg) (1983) Standardisierung, Kalibrierung und Methodik in der Ergometrie. Perimed, Erlangen
19. Niederberger M, Panzer S (1982) The optimal lead system for detection of ischemic myocardium. In: Loogen F, Seipel L (eds) Detection of ischemic myocardium with exercise. Springer, Berlin Heidelberg New York, pp 19–22
20. Philbrick JT, Horwitz RI, Feinstein AR (1980) Methodologic problems of exercise testing for coronary artery disease: Group analysis and bias. Am J Cardiol 46:807–812
21. Schwabenberger G, Pessenhofer H, Sauseng N, Schmid P (1983) Die Beziehung der PWC_{170} zum aerob-anaeroben Übergang. In: Mellerowicz H, Franz I-W (Hrsg) Standardisierung, Kalibrierung und Methodik in der Ergometrie. Perimed, Erlangen, pp 246–252
22. Ulmer H-V (1984) Comparability of absolute and body-related performance capacity in ergometry. In: Löllgen H, Mellerowicz H (eds) Progress in ergometry: Quality control and test criteria. Springer, Berlin Heidelberg New York, pp 188–192
23. Ulmer H-V (1984) Sinn und Grenzen der Ergometrie bei Arbeitsmedizinischen Überwachungsuntersuchungen. Vortrag Arbeitsmed. Kolloquium, Institut für Industriehygiene und Arbeitsmedizin, Ruhrkohle AG, Dortmund, 31. 8. 1984
24. Wollschläger H, Löllgen H, Zeiher A, Wieland B, Just H (1984) Significance of longitudinal variance of ergometric measurements. In: Löllgen H, Mellerowicz H (eds) Progress of ergometry: Quality control and test criteria. Springer, Berlin Heidelberg New York, pp 217–221

Korrelation zwischen Ergo-EKG und Koronarangiogramm
Relationship Between Exercise Electrocardiogram and Coronary Angiogram

A. Berg und L. Samek

Abteilung Sport- und Leistungsmedizin (Ärztl. Direktor: Prof. Dr. med. J. Keul) an der Medizinischen Universitätsklinik Freiburg und Benedikt-Kreutz-Rehabilitationszentrum für Herz- und Kreislaufkranke (Ärztl. Direktor: Prof. Dr. med. H. Roskamm), Bad Krozingen

Zusammenfassung

Während die Koronarangiographie den morphologischen Zustand der Koronararterien darstellt, versucht das Belastungs-EKG eine Funktionsstörung der koronaren Durchblutung aufzuzeigen. Eine vollkommene Übereinstimmung in der Beurteilung des Koronarbefundes ist aufgrund dieser unterschiedlichen Zielsetzung der jeweiligen Untersuchungsmethode nicht zu erwarten. Für die unterschiedliche und teilweise geringe Übereinstimmung können methodische und patienten-spezifische Störgrößen vorliegen. Eine signifikante Zunahme der Übereinstimmung zwischen ST-Senkung und Koronarbefund kann durch Hinzunahme weiterer Indikatoren der Koronaren Herzkrankheit erreicht werden.

Ausgehend vom Belastungs-EKG (positiver und negativer Voraussagewert) spielt die Prävalenz an KHK im Untersuchungsgut eine ausschlaggebende Rolle. Bei niedriger Prävalenz (asymptomatische Sportler) ist ein positiver Belastungs-EKG-Befund mit großer Vorsicht zu interpretieren. Bei einem Untersuchungsgut mit mittlerer Prävalenz ist bei Ausschluß von Störfaktoren und bei Verwendung beider Ischämie-Indikatoren (ST-Senkung + AP-Symptomatik) für die Belastungsuntersuchung ein hoher positiver und negativer Voraussagewert (>95%) zu erwarten.

Schlüsselwörter: Belastungswert-EKG – Koronarangiographie – Voraussagewert – Störgrößen.

Summary

In contrast to the coronary angiography describing organic stenosis within the coronary vascular system, the exercise ECG shows the possible dysfunction of the coronary circulation. Due to the different methodical intention, complete agreement in the findings of both examinations could not be expected. The discrepancies are due to methodical and subject-specific disturbing factors. A significantly increased agreement between ST-depression and coronary findings can be attained when further parameters of coronary heart disease diagnostics are included in the correlation. Starting from the exercise ECG (positive and negative predictive value), the prevalence of CHD in the patients examined is of significant importance. In patients with low prevalence (asymptomatic athletes), a positive ECG stress test should be interpreted with discretion. In patients with moderate prevalence and with exception of disturbing factors, a high positive and negative predictive value (more than 95%) can be expected if both ischemic indicators (ST depression + angina pectoris) are used.

Key-words: Exercise electrocardiography – Coronary angiography – Predictive value – Disturbing factors.

Anschrift der Verfasser:
Priv.-Doz. Dr. med. A. Berg, Abteilung Sport und Leistungsmedizin der Medizinischen Universitätsklinik, Hugstetter Straße 55, 7800 Freiburg
Dr. med. L. Samek, Benedikt-Kreutz-Rehabilitationszentrum für Herz- und Kreislaufkranke, 7812 Bad Krozingen

Zweck und Grundlagen der beiden Untersuchungsmethoden

Ursprünglich zur Frühdiagnostik der koronaren Herzkrankheit eingeführt, steht mit dem Belastungs-EKG die in der Praxis am besten geeignete Funktionsprobe zur Verfügung, um Aussagen zum Vorhandensein einer möglichen Myokardischämie bei erhöhtem Stoffwechselbedarf zu machen. Im Gegensatz dazu stellt die Koronarangiographie nach wie vor die einzige Technik dar, die eine abnorme koronare Anatomie auch in Einzelheiten sichtbar macht sowie Lokalisation und Ausdehnung einer Koronarstenose bzw. der Koronarsklerose genau festzulegen vermag [16, 13, 14]. Bereits diese Gegenüberstellung der Inhalte der beiden klassischen Methoden — Funktion unter Belastung gegenüber Morphologie in Ruhe — macht deutlich, daß aufgrund der unterschiedlichen Zielsetzung keine vollkommene Übereinstimmung der beiden Untersuchungsmethoden erwartet werden kann [32].

Beim Vergleich vom Belastungs-EKG und Koronarangiogramm muß beachtet werden, daß [28]

— das Vorhandensein einer stenosierenden Koronarsklerose nicht zwangsläufig zu einer im Belastungs-EKG sichtbaren Koronarischämie zu führen braucht,
— Faktoren mit Einfluß auf das aktuelle Sauerstoffangebot und den Sauerstoffbedarf bei definiertem Koronarbefund die Nachweisbarkeit der Koronarinsuffizienz gerichtet verändern zu können und
— zusätzliche Faktoren Einfluß auf Verlauf und Reaktion der ST-Strecke nehmen können.

Somit kann der positive wie negative Voraussagewert des Belastungswert-EKG's als Untersuchungsmethode je nach Art der jeweils vorliegenden Voraussetzungen unterschiedlich stark eingeschränkt sein.

Ein für den Vergleich von Belastungs-EKG und Koronarangiogramm wichtiger Befund ist die Tatsache, daß die Koronardurchblutung beim Gesunden eine große Reserve aufweist, die bei körperlicher Belastung nicht ausgeschöpft wird. Die ausgelöste Maximaldurchblutung wird auch bei starker körperlicher Belastung wahrscheinlich nur zu etwa 50% genutzt [11, 28]. Gould et al. wiesen nach, daß die Ruhe-Durchblutung des R. circumflexus bei Hunden erst bei ca. 85%iger experimentell gesetzter Lumeneinengung reduziert wird und die durch Kontrastmittelinjektion ausgelöste Maximaldurchblutung ab etwa 50%iger Stenosierung nur langsam abnimmt [10]. Auch bei körperlicher Belastung wird dem Myokard bei mäßiger Stenosierung trotz Durchblutungseinschränkung eine ausreichende Koronarreserve zur Verfügung stehen.

Aus diesen Befunden ergeben sich für die Belastungsprüfung als zwingende klinische Konsequenzen, daß [28]

— die körperliche Belastung im Belastungstest sehr hoch sein muß, wenn eine mittelgradige reduzierte Koronarstenose erfaßt werden soll,
— eine geringe bis mittelgradige Stenosierung auch trotz negativem Belastungstest nicht ausgeschlossen werden kann.

Die Problematik zwischen Funktion und Morphologie wird durch neuere klinische Ergebnisse noch verstärkt [6, 18, 23, 30]. Die Beschreibung unterschiedlicher Krankheitsbilder der koronaren Herzkrankheit macht deutlich, daß die angiographischen, klinischen und biochemischen Parameter unterschiedliche Ansatzpunkte haben und die Ursache für eine eingeschränkte dilatatorische Reserve des Koronargefäßsystems bei Patienten mit normalem koronaren Angiogramm (Syndrom X) nur hypothetisch angenommen werden kann. Im

Gegensatz dazu sind auch bei Patienten mit nachgewiesener Stenosierung normale bis grenzwertig normale koronare Durchblutungssteigerungen möglich bzw. wird der physiologische Effekt einer Koronarstenose bei der Beurteilung und Auswertung des Koronarangiogramms oftmals über- oder auch unterschätzt.

Methodische Probleme und Störfaktoren in der Gegenüberstellung von Belastungs-EKG und Koronarangiogramm

In der von Philbrick et al. zusammengestellten Dokumentation [24] zur Beantwortung der kontroversen Ergebnisse aus Belastungstest und Koronarogramm-Befunden wurden insgesamt 33 Studien mit 7501 Patienten erfaßt. Mit unterschiedlichen Standardvoraussetzungen wurden in diesen Untersuchungen Sensitivitätsraten[1] zwischen 35 und 99% bei Spezifitätsraten[2] zwischen 41 und 100% erreicht. In Anlehnung an Philbrick sowie weitere Autoren [14, 19, 25, 27, 29, 32] können die zu erwartenden Einflußgrößen nach Belastungsuntersuchungs-abhängigen Faktoren und Patienten-abhängigen Faktoren gegliedert werden. Als Belastungsuntersuchungs-abhängige Faktoren müssen

– die Art des Belastungstests [4, 14, 32]
– der Grad der Ausbelastung [12, 19, 28, 31]
– die Art des EKG-Ableitungsprogramms [7, 14, 32]
– die Beurteilung der ST-Streckenveränderung [5, 19, 21]
– die Hinzunahme weiterer Ischämieindikatoren (AP-Befund, Arbeitstoleranz, Belastungshämodynamik, spezifische EKG-Veränderungen) [25, 26, 29, 32, 33]

den Patienten-abhängigen Faktoren wie

– Geschlecht [18, 8, 17, 27]
– Medikation [22, 25, 27, 32]
– Zustand nach Myokardinfarkt [1, 3, 14, 27]
– schon im Ruhe-EKG sichtbare QRS- und ST-Veränderungen [25, 32]
– Grad, Sitz und Anzahl der Stenosierungen [2, 15, 20, 25]
– dynamische Stenosen, Kollateraldurchblutung [23, 27, 28, 30]

gegenüber gestellt werden. Die Ergebnisse der verschiedenen Untersuchungen lassen erkennen, daß Maßnahmen, die ohne Berücksichtigung der Prävalenz und der Selektion des Patientengutes zur Verbesserung der Sensibilität führten, die Spezifität des Belastungstests verschlechterten [9, 27, 32].

Als pathologisches Korrelat der myokardialen Ischämiereaktion gilt die ST-Senkung im Belastungs-EKG. Als ischämische ST-Senkung wird allgemein eine Senkung des J-Punktes – bei normalem ST-Streckenverlauf im Ruhe-EKG – um 0,1 mV (1 mm) und mehr mit einem horizontalen oder descendierenden ST-Streckenverlauf über mindestens 60–80 msec bezeichnet. Da die Größe der ST-Senkung in gewissem Umfang auch von der R-Amplitude

---

1 Sensibilität für das Belastungs-EKG als Prüfmethode = Anzahl EKG-Befunde „echt-positiv"/(echt-positiv + falsch negativ) x 100%
2 Spezifität für das Belastungs-EKG als Prüfmethode = Anzahl EKG-Befunde „echt-negativ"/(echt-negativ + falsch positiv) x 100%

abhängt, sollte bei sehr hoher R-Zacke ein strengeres Kriterium als 0,1 mV gefordert werden. Andererseits sollten bei kleineren R-Zacken auch ST-Senkungen von 0,075 mV Berücksichtigung finden [14].

Grundsätzlich kann herausgestellt werden, daß das Ausmaß des Ischämieindikators ST-Senkung mit dem Ausmaß der koronaren Herzerkrankung korreliert [27]. Sowohl die Häufigkeit einer hämodynamisch wirksamen Stenose (Größe > 50%) als auch die Häufigkeit einer Mehrgefäßerkrankung nimmt in Abhängigkeit der ST-Senkung zu. Geht man allein vom Belastungs-EKG aus, so liegen bei Patienten ohne transmuralen Herzinfarkt bei ST-Streckensenkungen > 0,20 mV in über 50% Stenosen > 90% vor. Bei demselben Patientengut liegt die Häufigkeit einer 2- oder 3-Gefäßerkrankung bei 55%; bei nicht vorhandener ischämischer ST-Senkung oder ST-Senkung > 0,10 mV kann allerdings für 17% der positive angiographische Befund einer 1-Gefäßerkrankung und in 5% der Befund einer 2-Gefäßerkrankung (> 50% Stenose) durch die Belastungsuntersuchung nicht bestätigt werden. Wichtig erscheint, daß bei der bestehenden Korrelation zwischen Schweregrad der Koronarinsuffizienz und der Häufigkeit des koronarangiographischen Befundes einer Mehrgefäßerkrankung eine hohe Arbeitstoleranz ohne Auftreten von ST-Senkung und AP-Symptomatik eine Mehrgefäßerkrankung praktisch ausschließt [27].

Bezogen auf die ST-Strecke als testspezifisches Beurteilungskriterium der Myokardischämie müssen diejenigen Voraussetzungen besonders hervorgehoben werden, die falsch negative (fehlende ST-Streckensenkungen bei positivem Koronarangiogramm) oder falsch positive (vorhandene ST-Streckensenkungen bei negativem Koronarangiogramm) Ergebnisse vorgeben können. Dabei soll im Rahmen der falsch negativen Ergebnisse auf die Problematik des ST-Streckenbefundes bei Patienten mit Zustand nach Myokardinfarkt näher eingegangen werden, da das Auswahlkriterium – abgelaufener transmuraler Herzinfarkt – von verschiedenen Studien nicht berücksichtigt wurde und entsprechende Vergleiche von Belastungs-EKG und Koronarangiogramm einen damit erklärbaren unnötig hohen Anteil an falsch negativen Ergebnissen aufwiesen [25, 27, 29]. Handelte sich bei den untersuchten Patienten um 1-Gefäßerkrankungen, braucht während der Belastung keine Koronarinsuffizienz (negativer Angina-pectoris- und ST-Befunde) vorzuliegen, da das gesamte Myokard im Versorgungsgebiet durch Narbe ersetzt wurde. Interessant bezüglich Belastbarkeit und Prognose für diese Patienten ist vielmehr die Fragestellung, ob neben dem infarktbezogenen noch ein zweites oder drittes Herzkranzgefäß signifikant befallen ist. Hierzu kann allerdings durch den Belastungstest eine eindeutige Aussage gemacht werden. Bei Patienten mit Zustand nach Hinterwandinfarkt kann bei Vorliegen beider Ischämiekriterien (AP + ST-Senkung) in 70% eine zusätzliche Stenose (> 50%) angenommen, beim Ausfall beider Kriterien in 90% das Vorliegen einer Stenose (< 50%) ausgeschlossen werden. Vergleiche zwischen Belastungs-EKG und Koronarangiogramm im Postinfarktstadium (transmuraler Herzinfarkt) erscheinen somit nur dann sinnvoll, wenn eine Aussage über den Zustand der nicht infarktbezogenen Koronargefäße getroffen werden soll. Wie beim Patienten ohne Herzinfrakt wird auch im Zustand nach Herzinfarkt der Aussagewert des Belastungs-EKGs durch die Kombination der Funktionsparameter (ST-Senkung, AP, PCF-Anstieg) deutlich erhöht [26].

Bezüglich des Vorliegens eines falsch positiven Ergebnisses soll auf den Störfaktor weibliches Geschlecht gesondert eingegangen werden [8, 18, 27]. Bei Heranziehung der klassischen Ischämieparameter (AP, ST-Senkung) im Belastungs-EKG und angiographisch nachgewiesenen, hämodynamisch wirksamen Stenosen (> 50%) findet man bei Frauen eine deutlich niedrigere Übereinstimmung als bei Männern (57% gegenüber 73%). Durch die

Hinzunahme weiterer Indikatoren, die das Vorliegen einer koronaren Herzerkrankung im Untersuchungsgut wahrscheinlich machen (Übergewicht, Rauchgewohnheiten, Hypertonie, Lipidstatus) verbessert sich die zuvor geringe Übereinstimmung auf 81%, bei zusätzlicher Berücksichtigung des PCP-Anstiegs und der Beurteilung der R-Amplitudenzunahme sogar bis hin zu 91%. Bei negativ ausfallender Ischämiereaktion ist die Voraussagbarkeit eines ebenfalls negativen Koronarbefundes vergleichbar wie bei männlichen Patienten mit 89% (AP + ST-Senkung negativ) bis 96% (Hinzunahme weiterer Risikofaktoren) sehr gut. Diese Befunde unterstreichen erneut, daß mit zunehmender Prävalenz der positive wie negative Voraussagewert der Belastungsuntersuchung bei über 90% anzusetzen ist.

Bei einem Untersuchungsgut mit mittlerer Prävalenz ist beim Ausschluß der Störfaktoren weibliches Geschlecht, Zustand nach Herzinfarkt und Digitalismedikation (unter Digitalisierung, Erniedrigung des positiven Voraussagewertes je nach Vorhandensein beider oder eines isolierten Ischämieindikators, AP, ST-Senkung, zwischen ca. 10 und 30%) für die Belastungs-EKG-Untersuchung ein sehr hoher positiver wie negativer Voraussagewert von jeweils mehr als 95% zu erwarten [27]. Bezugnehmend auf die Ergebnisse von Roskamm et al. wird für eine bereinigte Gruppe von 115 Männern, die nicht digitalisiert waren und keinen intramuralen Herzinfarkt durchgemacht hatten, in Abhängigkeit von AP und ST-Senkung auch in 96,8% eine mehr als 50%ige Stenose koronarangiographisch nachgewiesen. Bei negativem Ausfall beider Ischämieindikatoren ist in der bereinigten Gruppe auch in 97,9% der koronarangiographische Befund negativ (Abb. 1).

Für die Belastungsuntersuchung ergeben sich im Bezug auf den zu erwartenden koronarmorphologischen Befund in Anlehnung an Roskamm u. Samek [27] unter Beachtung der klassischen methodischen Kriterien die folgenden Aussagen:

1. Bei positivem Vorliegen beider Ischämieindikatoren AP und ST-Senkung ist die Wahrscheinlichkeit eines positiven koronarangiographischen Befundes sehr hoch.

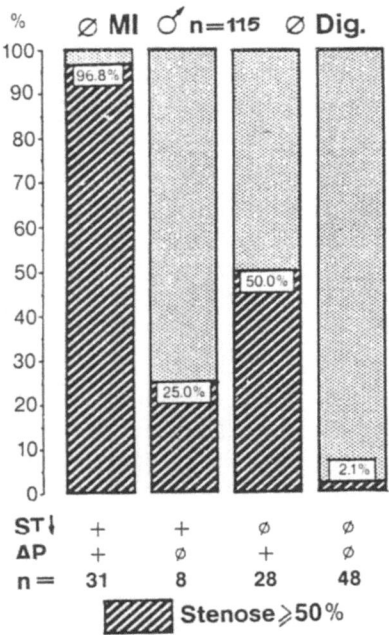

Abb. 1. Häufigkeit einer ⩾ 50%igen Stenose wenigstens eines Herzkranzgefäßes (schraffierte Säulen) in Abhängigkeit von AP und ST-Senkungen bei 115 Männern, die noch keinen Herzinfarkt, auch noch keinen intramuralen Infarkt, durchgemacht hatten. In den Gruppen mit positivem oder negativem Ausfall beider Ischämie-Indikatoren findet sich jeweils ein einziger Patient mit Diskrepanz zum koronarangiographischen Befund

2. Bei negativem Vorliegen beider Ischämieindikatoren ist die Wahrscheinlichkeit eines positiven koronarangiographischen Befundes sehr gering.
3. Der Schweregrad der Koronarinsuffizienz, beurteilt nach maximaler Arbeitstoleranz und dem Ausmaß der ischämischen ST-Senkung, korrelliert mit der Wahrscheinlichkeit eines positiven koronarangiographischen Befundes und des Vorliegens einer Mehrgefäßerkrankung.
4. Weibliches Geschlecht und Digitalisierung führen zu falsch-positiven Befunden.
5. Bei Berücksichtigung zusätzlicher Ischämie- und Risikofaktoren liegt die Übereinstimmung zwischen Belastungs-EKG und Koronarangiogramm auch für Frauen in dem von männlichen Patienten bekannten Bereich.
6. Bei Zustand nach Herzinfarkt kann trotz Nichtvorhandensein von ST-Senkung und AP ein positives Koronarangiogramm vorliegen; in der Regel handelt es sich dann um 1-Gefäß-Kranke.

Ausblickend muß gesagt werden, daß trotz vierzigjähriger Anwendung sich für die Interpretation des Belastungs-EKGs auch weiterhin neue Erkenntnisbereiche eröffnen. Mit

— der nicht nur qualitativen, sondern auch zunehmend quantitativen Beurteilung des EKG-Verlaufs,
— der Verbesserung der EKG-Auswertung durch objektive Computer unterstützte Analyse- und Diagnostikverfahren und
— die Hinzunahme weiterer neuer Beurteilungskriterien (Verhalten der Q- und R-Amplitude, U-Wellen-Befund, ST-Hebung, Abhängigkeit des EKG-Verlaufs von Blutdruck- und Frequenzverhalten)

wird in Zukunft die EKG-Diagnostik zur Vermeidung fälschlich positiver Befunde sicherlich unterstützen, die Anzahl der falsch negativen Ergebnisse vielleicht verringern helfen [32, 33].

Literatur

1. Akhras F, Upward J, Stott R, Jackson G (1982) Early exercise testing and coronary angiography after uncomplicated myocardial infarction. Brit Med J 284:1293
2. Asokan SK, Fraser RC, Kolbeck RC, Frank MJ (1975) Variations in right and left coronary blood flow with and without occlusive coronary disease. Brit Heart J 37:604
3. Becker HJ, Hoffmann KU, Schäffer GE, Kaltenbach M (1974) Das Belastungselektrokardiogramm bei Zustand nach Herzinfarkt. Dtsch Med Wochenschr 42:2079
4. Berg A, Köllner H, Staiger J, Stippig J, Keul J (1984) Ergometrie bei Patienten mit koronarer Herzkrankheit. Einfluß der Belastungsart auf verschiedene Leistungsfunktionsgrößen. In: Jeschke D (Hrsg) Stellenwert der Sportmedizin in Medizin und Sportwissenschaft. Springer, Berlin Heidelberg New York
5. De Caprio L, Cuomo S, Bellotti P, Adamo A, Postiglione M, Vigoparison C, Rengo F (1980) R-wave amplitude changes during stress testing. Comparison with ST-segment depression and angiographic correlation. Am Heart J 99:413
6. Erikssen J, Thaulow E, Mytre E (1982) Coronary artery disease with and without angina — Two different entities? Acta Med Scand 211:243
7. Fox KM, Selwyn AP, Shilingford JP (1979) Indication and clinical significance of exercise surface mapping. Clin Cardiol 2:3
8. Friedmann TD, Greene AC, Iskandrian AS, Hakke AH, Kane SA, Segal BL (1982) Exercise thallium-201 myocardial scintigraphy in women: Correlation with coronary arteriography. Am J Cardiol 49:1632

9. Froehlicher VF, Yanowitz FG, Thompson AJ, Lancaster MC (1973) The correlation of coronary angiography and the electrocardiography response to maximal treadmill testing in 76 asymptomatic men. Circulation 48:597
10. Gould KL, Lipscomb K, Hamilton GW (1974) Physiologic basis for assessing critical coronary stenosis. Am J Cardiol 33:87
11. Heiss HW (1976) Coronary blood flow at rest and during exercise. In: Roskamm H, Hahn CH (eds) Ventricular function at rest and during exercise. Springer, Berlin Heidelberg New York, p 17
12. Kaltenbach M, Martin KL, Hopf R (1976) Treffsicherheit von Belastungsuntersuchungen zur Erkennung von Koronarstenosen. Dtsch Med Wochenschr 101:1907
13. Kaltenbach W, Wagner A (1979) Belastungs-EKG und Koronarangiographie. In: Lichtlen P (Hrsg) Koronarangiographie. Perimed, Erlangen, S 399
14. Kaltenbach M, Samek L (1980) Belastungs-EKG. In: Kaltenbach M, Roskamm H et al. (Hrsg) Vom Belastungs-EKG zur Koronarangiographie. Springer, Berlin Heidelberg New York, S 37
15. Kaplan MA, Harris CN, Aronow WS, Parker DP, Ellestad MH (1973) Inability of submaximal treadmill stress test to predict the location of coronary disease. Circulation 47:250
16. Lichtlen P (1983) Klinik und Therapie der koronaren Herzkrankheit. Dtsch Ärztebl 80, H 34:17
17. Linhart JW, Laws JG, Satinsky JD (1974) Maximum treadmill exercise electrocardiography in female patients. Circulation 50:1173
18. Ludwig J, Strauß P, Walter J (1981) „Funktionelle" Herzbeschwerden in der präinvasiven Diagnostik. Münchner Med Wochenschr 123:1616
19. Martin CM, McConahay DR (1972) Maximal treadmill exercise electrocardiography. Correlation with coronary arteriography and cardiac hemodynamics. Circulation 46:956
20. McHenry PL, Philips JF, Knoebel SB (1972) Correlation of computerquantitated treadmill exercise electrocardiogram with arteriographic location of coronary artery disease. Am J Cardiol 30:747
21. Nahormek PA, Chahine RA, Raizner AE, Thornby JI, Ishimori T, Montero A, Luchi RJ (1979) The magnitude of exercise-induced ST-segment depression and the predictive value of exercise testing. Clin Cardiol 2:286
22. Nasrallah A, Garcia E, Benrey J, Hall R (1975) Treadmill exercise testing in the presence of non-specific ST-T changes or digitalis effect: Correlation with coronary angiography. Am J Cardiol 35:169
23. Opherk D, Zebe H, Weihe E, Mall G, Mäurer W, Gravert B, Memmel C, Schulter G, Kübler W (1981) Das Syndrom pektanginöser Beschwerden bei Patienten mit normalem Koronarogramm (Syndrom X). Dtsch Med Wochenschr 106:1686
24. Philbrick JT, Horwitz RI, Feinstein AR (1980) Methodologic problems of exercise testing for coronary artery disease: groups, analysis and bias. Am J Cardiol 46:870
25. Roskamm M, Samek L (1975) Beziehungen zwischen Koronarangiographie und Belastungs-EKG. Dtsch Med Wochenschr 100:2538
26. Roskamm H, Rentrop P, Petersen J (1976) Die Ventrikelfunktion bei koronarer Herzerkrankung. Verh. Dtsch Ges Kreislaufforsch 42:50
27. Roskamm H, Samek L, Zweigle K, Stürzenhofecker P, Petersen J, Rentrop P, Prokoph J (1977) Die Beziehungen zwischen den Befunden der Koronarangiographie und des Belastungs-EKG bei Patienten ohne transmuralen Myokardinfarkt. Z Kardiol 66:273
28. Roskamm H, Bussmann WD (1980) Pathophysiologische Grundlagen. In: Kaltenbach M, Roskamm H et al. (Hrsg) Vom Belastungs-EKG zur Koronarangiographie. Springer, Berlin Heidelberg New York, S 1
29. Samek L, Roskamm H, Rentrop P, Kaiser P, Stürzenhofecker P, Schober B, Görnandt L, Velden R (1975) Belastungsprüfungen und Koronarangiogramm im chronischen Infarktstadium. Z Kardiol 64:809
30. White CW, Wright CB, Doty DB, Hiratza LF, Eastham CL, Harrison DG, Marcus ML (1984) Dies visual interpretation of the coronary arteriogram predict the physiologic importance of a coronary stenosis? New Engl J Med 310:819
31. Wicks JR, Sutton JR, Oldridge NB, Jones NL (1978) Comparison of the electrocardiographic changes induced by maximal exercise testing with treadmill and cycle ergometer. Circulation 57:1066
32. Wink K, Wohlleben H (1981) Diagnose der Koronarinsuffizienz. Therapiewoche 31:8629
33. Young SG, Froehlicher VF (1983) Exercise testing: An update. Mod. Conc. Cardiovasc Dis 52:25

V

Hauptreferate zum Thema:

Umwelt und Sport

Environment and Sport

Chemische Schadstoffe in der Luft und ihre mögliche Wirkung auf den Menschen

Chemical Pollutants in the Air and Their Possible Effects on Human Health

K. Zastrow, H. Rüden und I. Fülle

Institut für Allgemeine Hygiene (Leiter: Prof. Dr. med. H. Rüden) der freien Universität Berlin

Zusammenfassung

Die Atemluft wird mit zunehmender Industriealisierung durch Schadstoffe angereichert.

Ausdauersportler müssen aufgrund ihres erhöhten Atemvolumens, bedingt durch Training und Wettkampf mit einer erhöhten Schadstoffaufnahme gegenüber Normalpersonen rechnen.

Das tatsächliche gesundheitliche Risiko ist nach dem heutigen Kenntnisstand noch nicht abzuschätzen.

Schlüsselwörter: Chemische Schadstoffe – Luft – Gesundheit – Training.

Summary

Due to increasing industrialization, the inhaled air contains more and more substances toxic to the human health. Because of their requisitely higher volume of air inhalation, athletes who are permanently involved in sports inhale higher amounts of toxic substances as compared to other people. However, it is difficult to assess the health hazard arising from this problem to date.

Key-words: Chemical pollutants – Air – Health – Exercise.

Einleitung

Bedingt durch die zunehmende Technisierung und Industriealisierung, sowie durch den zunehmenden Kraftfahrzeugverkehr ist die Zahl und Menge der die Gesundheit gefährdenden Stoffe in besorgniserregendem Umfang gestiegen.

Insgesamt wurden ca. 600000 Verbindungen in der Luft gefunden von denen ca. 400 sicher karzinogen sind [1]. Als Produkt oder Nebenprodukt der Industriegesellschaft werden diese Schadstoffe täglich produziert und in großen Mengen in die Umwelt emittiert.

Um einen Eindruck über die Belastung der Luft in einer Großstadt zu vermitteln, werden im folgenden Meßergebnisse über die Schadstoffbelastung der Berliner Luft auszugsweise vorgestellt. Sie sind an anderer Stelle (2.3) ausführlich dargestellt.

Anschrift für die Verfasser: Dr. med. K. Zastrow, Institut für Allgemeine Hygiene, Hindenburgdamm 27, 1000 Berlin 45

Ergebnisse

Aus diesem Untersuchungscyclus (Zeitraum 81/82) wird insbesondere auf 7 Schwermetalle und 4 polycyclische aromatische Kohlenwasserstoffe in Feinstaub näher eingegangen. Ausgewählt wurden die Schwermetalle Arsen, Blei, Cadmium, Chrom, Kobalt, Kupfer, Zink und die derzeit als karzinogen bekannten polycyclischen aromatischen Kohlenwasserstoffe (PAH's) Benzo(a)pyren, Benzo(e)pyren, Dibenz(a,h)anthracen und Benzo(a)anthracen [9]

Als Hauptemissionsquellen dieser Umweltschadstoffe sind Kohle- und Ölfeuerungsanlagen, Flugasche aus Kohlekraftwerken, Müllverbrennungsanlagen, die metallverarbeitende Industrie wie auch der Kraftfahrzeug- und Flugverkehr anzusehen.

Die genannten Schwermetalle verursachen bei chronischer Intoxikation folgende Symptome:

Arsen: Anämie – Müdigkeit – Appetitlosigkeit – Übelkeit – Erbrechen – Diarrhoe – Muskelschwäche – Neurologische Störungen – Reizungen der Schleimhaut – Leberschäden – Atemnot – Bronchial-Ca – Haut-Ca – Lungenödem.

Blei: Anämie – Müdigkeit – Appetitlosigkeit – Muskelschwäche – Kopfschmerz – Neurologische Störungen – Leberschäden – Nierenschäden.

Cadmium: Nierenschäden – Lungenschäden – Diarrhoe.

Chrom: Verätzungen der Schleimhaut – Leberschäden – Nierenschäden.

Cobalt: Anämie – Erbrechen – Diarrhoe – Verätzungen der Schleimhaut.

Kupfer: Verätzungen der Schleimhaut – Erbrechen – Diarrhoe – Leberschäden – Nierenschäden.

Zink: Anämie – Übelkeit – Erbrechen – Diarrhoe.

Die aufgeführten Substanzen induzieren durch Schädigung der Alveolarmakrophagen eine Verminderung der antibakteriellen Aktivität und somit des pulmonalen Abwehrpotentials. Hieraus resultiert eine Steigerung der Infektanfälligkeit. Weiterhin ist durch die Schädigung der Alveolarmakrophagen der Abtransport von Fremdkörpern nicht mehr gesichert, und somit tritt eine längere Verweilzeit der inhalierten Partikel in der Lunge auf (Tabelle 1).

Ebenso ist durch die sich täglich wiederholenden Aufnahme und die gleichzeitige Schädigung der Alveolarmakrophagen ein gewisser kumulativer Effekt nicht auszuschließen.

Eine bisher kaum abschätzbare Gefahr stellt jedoch die sicher nachgewiesene karzinogene Wirkung für Arsen, Chrom, Cobalt und die PAHs dar.

Die karzinogene Wirkung von Cadmium, Zink und Blei ist noch umstritten.

Zinchromat hingegen ist inzwischen in der TA-Luft [9] in die Liste der karzinogenen Stoffe aufgenommen. Für Blei ist bekannt, daß es Enzyme hemmt, die reaktive Metaboliten

Tabelle 1. Biologische Halbwertszeiten der Schwermetalle

Arsen	2 Stunden – 8 Tage
Blei	10–20 Jahre
Cadmium	10–40 Jahre
Chrom	12 Stunden – 84 Tage (Ratte)
Kobalt	Wenige Tage (90%), 2–10 Jahre (10%)
Kupfer	28 Tage
Zink	250–300 Tage

Tabelle 2. Zusammenfassende Darstellung für Herkunft und Eigenschaften der Schwermetalle

Element	Emissionsquelle	Karzinogene	Akkumulationsgift	Gesteigerte Infektrate
Arsen	Hausbrand (Kohle/Öl) Buntmetallschmelzen Glasindustrie Kupferschmelzen Flugasche	+	–	+
Blei	Kfz	Durch Enzymhemmung Karzinom-Risiko	+	+
Cadmium	Kohle/Öl-Feuerung Müllverbrennung Reifenabrieb Auto/*Flugzeuge*	Umstritten	+	+
Chrom	Hausbrand	Chrom VI +	Chrom VI +	+
Kobalt	Kohlehausbrand Kfz Erdöl-Verbrennung	+	–	–
Zink	Kfz-Autoreifen Kohle/Öl-Feuerung	Umstritten	–	–
Kupfer	Kupfer-Buntmetall-Betriebe	–	–	+

entgiften können. Dies kann somit zu einem Anstau ultimater Karzinogene und zu einer Erhöhung des karzinogenen Risikos führen (Tabelle 2). Gänzlich ungeklärt ist die Wirkung bei gleichzeitiger Exposition gegenüber mehreren Metallen [5].

Ergebnisse epidemiologischer Studien an Personen mit gleichzeitiger Exposition gegenüber Blei, Cadmium und anderen Schwermetallen weisen darauf hin, daß unter Einfluß verschiedener Metalle die Gefahr von Chromosomenschädigungen möglicherweise größer ist als bei der Gefährdung durch ein Metall allein. Die mutagene Wirkung steht in sehr enger Beziehung zur karzinogenen Wirkung, da auch bei der Karzinogenese die Veränderung des genetischen Codes oder der molekularen Kontrollmechanismen als das für die Tumorinduktion entscheidende Ereignis angenommen wird. Deshalb kann ein karzinogenes Risiko bei Vorhandensein mehrerer Metalle und PAHs in der Atemluft nicht ausgeschlossen werden [5].

Nachdem die Wirkung auf den Menschen dargestellt wurde, wird am Beispiel eines Belastungsraumes wie Berlin, auf die mögliche Schadstoffaufnahme durch die Atemluft eingegangen.

Die im Zeitraum 81/82 gemessenen Konzentrationen an Schwermetallen, Feinstaub und PAHs in der Berliner Stadtluft und einigen anderen deutschen Großstädten sind den Tabellen 3 und 4 zu entnehmen.

In Abb. 1 ist dargestellt, daß nicht die Gesamtmenge aller Substanzen von den Alveolen aufgenommen wird. Untersuchungen über das Verhalten von Partikeln im Respirationstrakt des Menschen haben gezeigt, daß sich Teilchen größer als 10 μm im Nasopharyngealbereich

Tabelle 3. Immissionskonzentrationen der Spurenelemente und von Staub in verschiedenen deutschen Städten (aus [3])

Element (ng/m³)	Berlin 1981/82	Berlin 1979/80	Hamburg 1981/82	Karlsruhe 1981/82	München 1981/82	Deusselbach 1981/82
Arsen	19,8	1,0	20,0	6,9	5,9	3,9
Blei	308	370	435	240	850	85
Cadmium	3,9	3,2	2,9	1,6	1,9	1,0
Chrom	22,1	—	7,4	8,6	27,5	3,2
Kobalt	2,3	—	0,90	1,15	0,90	0,35
Kupfer	297	—	112	23	149	7
Zink	683	—	320	150	190	80
Staub (µg/m³)	114	118	62,1	52,2	99,1	30,2

Tabelle 4. PAH-Konzentration für den Zeitraum Mai 1981 bis April 1982 (aus [2])

Verbindung (ng/m³)	Berlin 1981/82
Benzo(a)pyren	6,8
Benzo(e)pyren	9,1
Benzo(a)anthracen	5,1
Dibenz(a,h)anthracen	3,4
Staub (µg/m³)	114

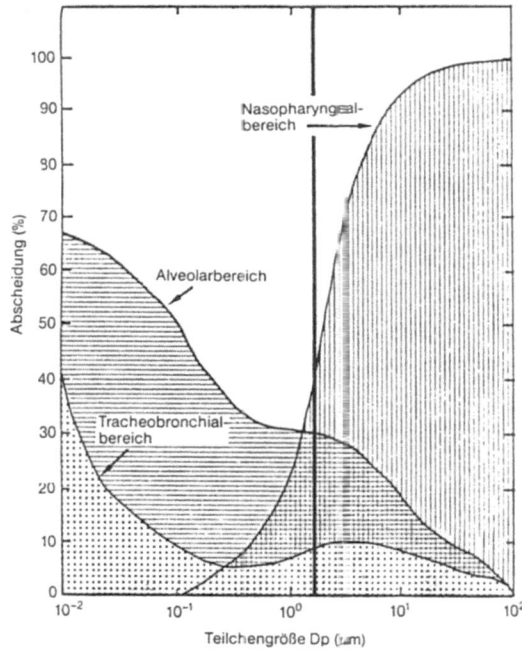

Abb. 1. Massenanteile der Partikel, die bei einem gegebenen mittleren aerodynamischen Massendurchmesser in den Lungenbereich abgelagert wurden (nach [3, 4, 8])

abscheiden [8]. Partikel zwischen 3–10 μm können in tiefere Regionen des Tracheo-Bronchialbereichs vordringen und werden fast zu 100% abgeschieden. Sie verweilen dort jedoch nur bis zu 16 Stunden. Partikel kleiner als 3 μm gelangen mit dem Luftstrom in den Alveolarbereich und werden dort zu etwa 30–70% abgeschieden [8].

Wie bereits erwähnt, erfolgt die Reinigung des Alveolarraumes durch die Alveolarmakrophagen, die in der Lage sind, Zelltrümmer, Bakterien und Partikel zu phagozytieren und abzutransportieren [6]. Diese Form der Lungenreinigung hat eine Halbwertszeit von etwa 30 Tagen [3].

Bei der medizinischen Beurteilung des Luftschadstoffes „Partikel" ist es von wesentlicher Bedeutung, daß ein einziges Teilchen sehr viele chemische Verbindungen in einer Mikroregion konzentrieren kann [4]. Im Bereich der Kontaktstelle zwischen dem Alveolarepithel und dem Partikel kann es somit zu hohen Konzentrationen der verschiedensten im Partikel enthaltenen Luftschadstoffe kommen, ohne daß die Konzentration dieser Schadstoffe in der Luft als hygienisch-medizinisch bedenklich erscheint.

Die Schadstoffe können an der Impaktionsstelle aufgrund unterschiedlicher Zusammensetzungen die verschiedensten Wirkungen und Reaktionen hervorrufen [7].

Der prozentuale Massenanteil der alveolargängigen Fraktion vom Staub und den untersuchten Schwermetallen beträgt zwischen 68–80% (Abb. 2). Ähnliche Ergebnisse zeigen sich auch für die PAHs (Abb. 3).

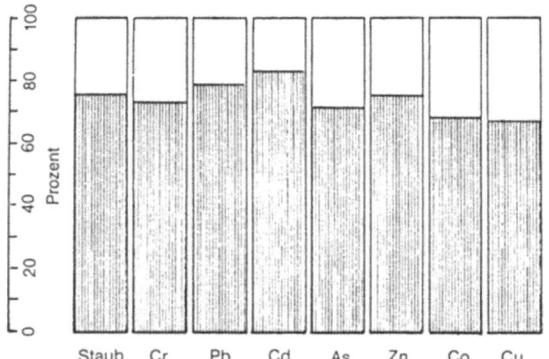

Abb. 2. Prozentuale Massenanteile der lungengängigen Fraktion ($Dp < 2,1$ μm) von Staub und den 5 Schwermetallen an ihrer Gesamtkonzentration im Feinstaub (aus [3])

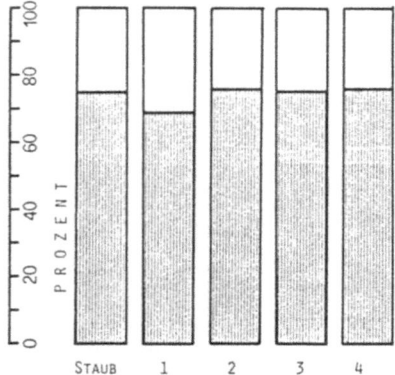

1 = BENZO(A)PYREN 2 = BENZO(E)PYREN
3 = BENZO(A)ANTHRACEN 4 = DIBENZ(A,H)ANTHRACEN

Abb. 3. Prozentuale Massenteile der lungengängigen Fraktion ($Dp < 2,1$ μm) von Staub und PAH's an ihrer Gesamtkonzentration im Feinstaub (aus [2])

Tabelle 5. Schwermetallbelastung durch Atemluft am Beispiel der Stadt Berlin (Zeitraum 1981/82)

	Normalperson		Ausdauersportler[a]	
	10^{-3} µg/Tag	µg/Jahr	10^{-3} µg/Tag	µg/Jahr
Arsen	304,12	91,23	526,28	157,88
Blei	4730,88	1419,26	8186,64	2455,99
Cadmium	59,90	17,97	103,66	31,98
Chrom	32,25	9,67	587,41	176,22
Kobalt	35,32	10,59	61,13	18,33
Kupfer	4561,92	1368,57	7894,26	2368,27
Zink	10490,88	3147,26	18154,14	5446,24
Gesamtmetallbelastung		5973,43		10654,05
Staub		525312		909036

[a] Unter Einbeziehung eines 2-Std.-Ausdauertrainings mit einem mittleren Atemvolumen von 100 l, berechnet auf 300 Trainingstage

Um die Belastung für den menschlichen Organismus beurteilen zu können, werden die Schwermetalle unter Zugrundlegung des Atemvolumens auf Normalpersonen und Sportler berechnet.

Die nichtsporttreibende Normalperson atmet ca. 15 m³ pro Tag. Der Ausdauersportler dagegen hat ein Atemvolumen von ca. 24 m³ pro Tag, unter Einbeziehung eines 2-Std.-Ausdauertrainings bei einem mittleren Atemzugvolumen von 2,5 l und einer Atemfrequenz von 40/min. Hieraus ergibt sich eine unterschiedliche Schadstoffbelastung bedingt durch die Atemluft für Normalperson und Ausdauersportler (Tabelle 5).

Es wird damit deutlich, daß der Ausdauersportler einer erheblich höheren Schadstoffmenge durch die Atemluft ausgesetzt ist als der in der gleichen Region lebende Nichtsportler.

Schlußbemerkung

Aufgrund der vorgestellten Ergebnisse drängt sich die Frage auf, ob der Sportler durch den Sport einer größeren Schadstoffbelastung und dadurch einer größeren Gefährdung ausgesetzt ist als derjenige, der keinen Sport betreibt.

Diese Frage kann nach dem heutigen Wissensstand nicht befriedigend beantwortet werden.

Unstritig hingegen ist, daß der Sportler durch sein erheblich größeres Atemvolumen einer größeren Schadstoffbelastung ausgesetzt ist. Dies gilt in besonderem Maße für den Ausdauersportler.

Literatur

1. Karrer K (1983) Epidemiologie maligner Tumoren. In: Denck H, Karrer K (Hrsg) Chirurgische Onkologie. Edition medizin, Weinheim, S 20
2. Ketseridis G, Wullenweber M, Rüden H (1982) Organische Verbindungen im Stadtaerosol und ihre Mutagenität. Zentralbl Bakteriol [Orig B] 176:316–328
3. Lieback JU, Xander L, Trauer I, Kneiseler R, Rüden H (1984) Zur hygienisch-medizinischen Bedeutung von Schwermetallen im Aerosol des Belastungsgebietes Berlin. Forum Städte-Hygiene 35:2–10
4. Natusch DFS, Wallace JR (1975) Urban aerosol toxicity: The influence of particle size. Science 186:695–699
5. Prechotta W, Witting U (1983) Cancerogene, mutagene und Immunsystem-bezogene Wirkungen von Blei, Cadmium und Quecksilber. Forschungsbericht Nr. 347, Bundesanstalt für Arbeitsschutz und Unfallforschung, Dortmund
6. Schlipköter H-W, Dolger R (1981) Luftverunreinigung und körperreinigende Abwehr. Zentralbl Bakteriol [Orig B] 172:299–311
7. Seemayer N, Manojlovic N, de Ruiter N (1978) Untersuchungen über zytotoxische und transformierende Wirkungen von atmosphärischen Feinstaubextrakten an Zellkulturen. Zentralbl Bakteriol [Orig B] 256:375–375
8. Stahlhofen W, Eckard B, Gebhard J, Heyder J, Stuck B (1979) Measurement of the exhalathoractic, tracheobronchial and alveolar deposition of aerosol particles in human respiratory tract. 7. Konferen z der Gesellschaft für Aerosolforschung, Kongreßbericht, Düsseldorf, pp 234–235
9. Allgemeine Verwaltungsvorschriften zum Bundesimmissionsschutzgesetzt. Technische Anleitung zur Reinhaltung der Luft – TA Luft vom 28. 8. 1974 – GMBl S 426, berichtigt S 525

Chemische Umweltnoxen der Luft und ihre potentiellen Auswirkungen auf sportliche Leistungen

The Potential Influence of Environmental Pollutants on Physical Performance

L. Röcker, I.-W. Franz und H. Mellerowicz

Institut für Leistungsmedizin, Berlin

Zusammenfassung

Smog und Smogalarm haben in vielen Ländern das Bewußtsein für die Umwelt geweckt. Deshalb wurden Richtlinien für die Luftqualität aufgestellt, in denen Höchstwerte für die verschiedenen Schadstoffe in der Luft angegeben wurden. Diese Richtlinien beziehen sich jedoch nur auf die Physiologie des ruhenden Menschen, sie lassen außer Acht, daß die vom Körper aufgenommene Schadstoffmenge vom Funktionszustand des Organismus abhängig ist. Bei sportlichen Leistungen wird z. B. vom Körper eine vergleichsweise höhere Schadstoffmenge aufgenommen als im Ruhezustand. Für Leistungssportler und Jogger stellt sich daher die Frage, ob der erhöhte Schadstoffgehalt der Luft zu Einschränkungen der Leistungsfähigkeit oder zu Gesundheitsschäden führt. Der folgende Beitrag befaßt sich mit dem Einfluß der wichtigsten gasförmigen Schadstoffe (Kohlenmonoxid, Schwefeldioxid, Stickstoffdioxid und Ozon) auf die sportliche Leistungsfähigkeit. Kohlenmonoxid führt bereits bei einer Konzentration von 22 ppm (HbCO = 4,3%) zu einer Verminderung der maximalen Sauerstoffaufnahme. Solche Konzentrationen wurden an verkehrsreichen Orten häufig gemessen.

Schwefeldioxid und Stickstoffdioxid kommen in der Luft nur in Konzentrationen vor, die beim Gesunden die sportliche Leistungsfähigkeit nicht beeinträchtigen. Bei Patienten mit Atemwegserkrankungen zeigen sich jedoch auch bei geringem Gehalt Auswirkungen auf das pulmonale System.

Ozon führt erst bei sehr hohen Konzentrationen zu Einwirkungen auf die Leistungsfähigkeit. Bei allen bisherigen Untersuchungen ist jedoch zu beachten, daß die Kombination verschiedener Schadstoffe synergistische Effekte haben kann.

Schlüsselwörter: Umweltnoxen – Sportliche Leistungsfähigkeit.

Summary

Smog and smog warnings raised the awareness for the pollution of the environment in many countries. Therefore guidelines for maximal concentrations of pollutants were established for the quality of the air environment. However, these guidelines are related to the physiology of the resting organism, they neglect the fact, that the uptake of pollutants depends on the metabolic level of the organism. As for instance due to physical exercise an increased uptake of pollutants is found. For that reason athletes and joggers raised the questions, wether the increased pollution of the environment is able to reduce the physical performance or the health status.

This contribution deals with the influence of the most important pollutants (carbon monoxide, sulfur dioxide, nitrogen dioxide and ozone) on the physical performance in man.

Exposure to 22 ppm carbon monoxide (4,3% HbCO) leads to a decrease of maximal oxygen uptake. Those concentrations were repeatedly recorded at rush hour in the city. Sulfur dioxide and nitrogen di-

---

Anschrift für die Verfasser: Prof. Dr. med. L. Röcker, Institut für Leistungsmedizin, Forckenbeckstraße 20, 1000 Berlin 33

oxide occur in the environment only in concentrations that don't impair physical performances in healthy subjects. However, in patients who suffer from respiratory deseases the exposure to low concentrations of these pollutants leads to impairments of pulmonary functions. Exposure to high ozone concentrations is accompanied by reduction of maximal oxygen uptake.

However, the combination of different pollutants seams to have synergystic effects.

Key-words: Pollutants – Physical exercise.

Problemstellung

Smog und Smogalarm haben in vielen Ländern, speziell auch in Berlin, das Bewußtsein für die Umwelt bei der Bevölkerung und den politischen Verantwortlichen geweckt. In der Bundesrepublik Deutschland führte dieses Bewußtsein zu der Errichtung eines Umweltamtes, das hier in Berlin seinen Sitz hat.

Zahlreiche Forschungsergebnisse haben gezeigt, daß erhöhte Schadstoffkonzentrationen in der Umwelt negative Auswirkungen auf den Gesundheitszustand der exponierten Bevölkerung haben können.

Deshalb wurden in vielen Ländern Richtlinien für die Luftqualität aufgestellt, in denen Höchstwerte für die verschiedenen Schadstoffe in der Luft angegeben wurden. Diese Richtlinien beziehen sich jedoch auf die Physiologie des ruhenden Menschen, sie lassen außer acht, daß die vom Körper aufgenommene Schadstoffmenge nicht nur von der Konzentration der betreffenden Substanz in der Umgebungsluft, sondern auch vom Funktionszustand des entsprechenden Organismus abhängig ist.

So wird das Atemminutenvolumen von 6 bis 8 l unter Ruhebedingungen auf 60 bis 80 l während eines Langlaufes gesteigert; d. h. bei gleicher Schadstoffkonzentration der Luft wird hierdurch bei sportlicher Betätigung eine vergleichsweise höhere Schadstoffmenge dem Körper zugeführt [15]. Hinzu kommt, daß z. B. die vom Läufer aufgenommene CO-Menge in unmittelbarer Nähe von Automobilen höher sein kann, als sich aufgrund der entnommenen Proben an den dafür vorgesehenen Meßstellen vermuten läßt. Diese wissenschaftlichen Erkenntnisse sind jedoch in den Umweltrichtlinien nicht berücksichtigt.

Aus dem bisher gesagten ergeben sich nicht nur für Jogger und Leistungssportler, sondern auch vor allen Dingen für Ärzte zwei wichtige Fragen, die bisher zu wenig beachtet wurden und in der Zukunft Gegenstand intensiverer Forschungsarbeit sein sollten:

1. Führt der hohe Schadstoffanteil der Luft in Großstädten und Ballungsgebieten zu einer Einschränkung der körperlichen Leistungsfähigkeit, besonders im Ausdauerbereich?
2. Wird der nicht anzuzweifelnde Gesundheitswert eines Ausdauertrainings *möglicherweise* dadurch eingeschränkt, daß bei regelmäßigem Lauftraining in schadstoffbeladener Luft und somit erhöhter Schadstoffaufnahme langfristig mit Gesundheitsschäden zu rechnen ist?

Auch wenn zum heutigen Zeitpunkt die zweite Frage reinhypothetischer Natur ist und noch keine gesicherten Daten vorliegen, die auf eine langfristige Gesundheitsgefährdung hinweisen, so sind solche Überlegungen doch nicht ganz von der Hand zu weisen. Langzeitstudien mit großen Kollektiven sind deshalb zur Beantwortung dieser Frage notwendig und sollten alsbald iniziiert werden. Dieser Beitrag wird sich deshalb nur mit der Beantwortung der ersten Frage nach dem Einfluß von verschiedenen Schadstoffen auf die körperliche Leistung befassen.

Eigenschaften, Vorkommen und Konzentrationen von Schadstoffen

Von den zahlreichen Schadstoffen, die in der Luft vorkommen können, möchten wir uns auf einige wenige beschränken: Kohlenmonoxid (CO), Schwefeldioxid (SO_2), Nitrosegase (NO_2) und Ozon (O_3).

Die Gründe für diese Beschränkungen liegen darin, daß diese Schadstoffe am häufigsten untersucht und von hoher Toxizität sind. Durch die Aufnahme dieser Gase mit der Inspirationsluft werden diese toxischen Gase entsprechend ihrem Partialdruck nach dem Gesetz von Dalton und Henry in den Körperflüssigkeiten gelöst.

Tabelle 1. Kohlenmonoxid (CO)

Eigenschaften:	Reiz-, farb-, geruch- und geschmackloses Gas	
Vorkommen:	Unvollständige Verbrennung C-haltiger Brennstoffe: Kfz-Motore Schwerindustrie Hausheizung	
MAK-Wert:	50 ppm ≈ 55 mg × m^{-3}	
MIK-Wert (24 Std):	9,1 ppm ≈ 10 mg × m^{-3}	
MIK-Wert (30 min):	27,3 ppm ≈ 30 mg × m^{-3}	
Smog-Alarmstufen:	Stufe I (Vorwarnung):	27,3 ppm ≈ 30 mg × m^{-3}
	Stufe II (Gesundheitsgefahren):	55 ppm ≈ 60 mg × m^{-3}
	Stufe III (katastrophenähnlicher Zustand):	82 ppm ≈ 90 mg × m^{-3}
Berlin:	MIK-24-Std-Werte von 9,1 ppm bzw. 10 mg × m^{-3} wurden wiederholt in straßennahen Meßstellen überschritten MIK-30-min-Werte von 27,3 ppm bzw. 30 mg × m^{-3} nur Rathaus Steglitz	
CO-Immissionskonzentrationen in wenig belasteten Gebieten:	1 ppm ≈ 1,1 mg × m^{-3} 1000 ppm ≈ 1100 mg × m^{-3}: sind nach mehreren Stunden gefährlich 2000 ppm ≈ 2200 mg × m^{-3}: sind nach 30 min lebensgefährlich	

Tabelle 2. Schwefeldioxid (SO_2)

Eigenschaften:	Farblos, stechender Geruch Bildet mit H_2O schweflige Säure (H_2SO_3)	
Vorkommen:	Verbrennen schwefelhaltiger Energieträger (Kohle, Erdöl) Smog	
MAK-Wert:	5 ppm ≈ 13 mg × m^{-3}	
MIK-Wert (24 Std):	0,115 ppm ≈ 0,3 mg × m^{-3}	
MIK-Wert (30 min):	0,385 ppm ≈ 1,0 mg × m^{-3}	
Smog-Alarm in Berlin:	6 Meßstellen	> 0,230 ppm ≈ 0,6 mg × m^{-3}
Berlin 1981/82:	24-Std-Wert:	> 0,230 ppm ≈ 0,6 mg × m^{-3}
	30-min-Wert:	> 0,385 ppm ≈ 1,0 mg × m^{-3}
	Einmal sogar:	> 0,769 ppm ≈ 2,0 mg × m^{-3}

Tabelle 3. Nitrose Gase (NO, NO_2, N_2O_3, N_2O_4)

Eigenschaften:	Stickstoffoxid (NO) ist ein farbloses Gas
	Starkes Reizgas und Oxydationsmittel
	Stickstoffdioxid (NO_2) entsteht spontan aus NO und hat eine braune Farbe
	Es ist ein starkes Oxydationsmittel
	Aus NO_2 entsteht N_2O_4 (farblos)
	$NO + NO_2 \rightleftarrows N_2O_3$ (unbeständig) mit stechendem, beißendem Geruch!
	Mit H_2O entsteht salpetrige Säure (HNO_2) und Salpetersäure (HNO_3)
Vorkommen:	Verbrennungsprozesse: Aus N_2 und O_2 der atmosphärischen Luft
	Aus Stickstoffverbindungen
	Kraftfahrzeuge, Kraftwerke/Fernheizwerke, Industriefeuerungen
	Smog [0,1 – 0,2 – (0,7)] ppm
MAK-Wert:	5 ppm (NO_2) ≈ 9 mg × m^{-3}
MIK-Wert – 24 Std (NO_2):	0,055 ppm ≈ 0,1 mg × m^{-3}
MIK-Wert – 30 min (NO_2):	0,111 ppm ≈ 0,2 mg × m^{-3}
Smog-Alarmstufen:	Stufe I: 0,333 ppm ≈ 0,6 mg × m^{-3}
	Stufe II: 0,666 ppm ≈ 1,2 mg × m^{-3}
	Stufe III: 0,999 ppm ≈ 1,8 mg × m^{-3}
	Smog-LA 1962: 3 ppm ≈ 5,4 mg × m^{-3}
Berlin: Smog-Alarm 1980:	Höchster 30-min-Wert: 0,115 ppm ≈ 0,208 mg × m^{-3}

Tabelle 4. Ozon (O_3)

Eigenschaften:	Blaßblaues Gas von charakteristischem Geruch
	Höchst reaktives Gas (Oxydationsmittel)
Vorkommen:	In niedrigen Konzentrationen natürlicher Bestandteil der Luft
	Bildet sich bei starker Sonnenstrahlung (UV) aus O_2 (= photochemischer Effekt)
	Photochemische Oxydation von Auspuffgasen aus Stickoxiden und Kohlenwasserstoffen
MAK-Wert:	0,1 ppm ≈ 0,2 mg × m^{-3}
MIK-Wert (24 Std):	0,025 ppm ≈ 0,050 mg × m^{-3}
MIK-Wert (30 min):	0,075 ppm ≈ 0,150 mg × m^{-3}
Berlin:	Häufig 0,075 ppm ≈ 0,150 mg × m^{-3}
LA:	Spitzen 0,350 ppm ≈ 0,700 mg × m^{-3}
In höheren Konzentrationen sehr giftig.	6 ppm → Lungenödem (Katzen)

Die Tabellen 1–4 enthalten Informationen über Eigenschaften, Vorkommen und einige wichtige Konzentrationen (MAK-Werte[1], MIK-Werte[2]) dieser ausgewählten Gase in der Umgebungsluft [1, 7, 11, 16].

---

1 MAK: Maximale Arbeitsplatzkonzentration
2 MIK: Maximale Immissionskonzentration

Pathophysiologische Wirkungen von Schadstoffen

Die pathophysiologischen Wirkungen dieser Schadstoffe lassen sich zum größten Teil dadurch erklären, daß der Gasaustausch zwischen Umgebung und dem Organismus beeinträchtigt wird. Normalerweise gelangt für die Energiegewinnung bei länger andauernden Leistungen der unentbehrliche Sauerstoff durch die *Ventilation* in die Lungenalveolen und *diffundiert* dem Konzentrationsgefälle entsprechend in das Lungenkapillarblut. Hier wird der Sauerstoff an das Hämoglobin gebunden und gelangt mit Hilfe des Kreislaufsystems zum Gewebe (z. B. Muskelzelle), um von dort wieder entsprechend dem Diffusionsgradienten an das Myoglobin angelagert bzw. in den Mitochondrien der Gewebezellen aufgenommen zu werden. An jedem Glied dieser Transportkette für Sauerstoff können die hier angesprochenen gasförmigen Schadstoffe zu pathophysiologischen Störungen und damit zu einer Beeinträchtigung der sportlichen Leistungsfähigkeit im Ausdauerbereich führen. Die folgenden Tabellen 5–8 enthalten die wichtigsten pathophysiologischen Wirkungen der o. g. Schadstoffe [2, 3, 9, 12, 14–16]. Diese Schadstoffe erschweren z. T. die Atmung durch Erhöhung des Atemwiderstandes, durch Erschwerung der Diffusion und durch Verdrängung von Sauerstoff aus der Hämoglobinbindung.

Tabelle 5. Pathophysiologie – Kohlenmonoxid (CO)

- Ca. 250mal größere Affinität zu Hämoglobin als Sauerstoff
- Festere Bindung an Hämoglobin als Sauerstoff
- O_2-Bindungskurve wird nach links verschoben
- Beeinflussung des autonomen Nervensystems
- Bindet sich an das Myoglobin
- Hemmung der Cytochromoxydase

Tabelle 6. Pathophysiologie – Schwefeldioxid (SO_2)

- Hemmt Tätigkeit der Zilien
- Reizwirkung auf Augen, Nase, Luftwege
- Hustenreiz
- Stimuliert (5 ppm) Schleimhautrezeptoren

Tabelle 7. Pathophysiologie – Nitrose Gase

- Säurewirkung führt zu Schädigung der Alveolen, Lungenkapillaren, Schleimhäute
- Störung des Gasaustausches
- Methämoglobin-Bildung

Tabelle 8. Pathophysiologie – Ozon (O_3)

- Bei niedriger Konzentration (Flugzeug):
  Kopfschmerzen, Augenbrennen, Müdigkeit, Schleimhautreizungen
- Starkes Reizgas
- O_3 reagiert mit zahlreichen Zellbestandteilen:
  Cofermenten, Aminosäuren, Lipiden, SH-Gruppen
- Luftwiderstandserhöhung
- Körperliche Beanspruchung erhöht die Wirkungen
- In höheren Konzentrationen (6 ppm) schweres Lungengift durch oxidative Veränderungen in Lunge und Blut

Beeinträchtigung der Ausdauerleistungsfähigkeit durch Schadstoffe

Während die pathophysiologischen Wirkungen der einzelnen Schadstoffe auf den menschlichen und tierischen Organismus schon eingehend untersucht sind, gibt es leider in der Weltliteratur nur wenige Untersuchungen, die sich mit der Auswirkung auf die sportliche Leistungsfähigkeit befassen. Bekanntlich führt eine sportliche Leistung mit zunehmender Dauer und Intensität zu einem erhöhten O_2-Verbrauch in der beanspruchten Muskulatur. Dieser Bedarf wird durch eine adäquate Anpassung des kardio-pulmonalen Systems, d. h. der Sauerstofftransportkapazität gedeckt. Deshalb gilt auch die maximale Sauerstoffaufnahme ($\dot{V}O_2$ max) als zuverlässiges Maß für die aerobe Leistungsfähigkeit eines Individuums. Sie ist abhängig von der Ventilations- und Diffusionskapazität der Lunge, von der maximalen O_2-Bindungskapazität des Blutes, vom O_2-Transport in den Blutgefäßen (Herzzeitvolumen) und der O_2-Abgabe an die Muskelzellen bzw. dem Verbrauch in den Mitochondrien.

Wayne u. Mitarb. [17] waren u. W. die ersten, die anhand der Ergebnisse eines mehrjährigen Feldversuches auf den Zusammenhang zwischen der sportlichen Leistungsfähigkeit und der Höhe der Schadstoffkonzentrationen in der Umgebungsluft aufmerksam machten.

Im folgenden sollen anhand ausgewählter Beispiele der bisher vorliegenden Befunde in der Literatur direkte und indirekte Einwirkungen der oben beschriebenen Schadstoffe auf O_2-Aufnahmefähigkeit und somit der aeroben Leistungsfähigkeit dargestellt werden.

Auswirkungen von CO auf die Ausdauerleistungsfähigkeit

Gliner u. Mitarb. [5] exponierten vier junge gesunde Probanden bei einer submaximalen Leistung von 35% der $\dot{V}O_2$ max verschiedenen CO-Konzentrationen (50, 75, 100 ppm) (Tabelle 9). Hierdurch wurde eine CO-Beladung des Hämoglobins zwischen 10 und 15% erreicht, die auch bei starken Rauchern nachgewiesen werden kann. Trotz subjektiver Symptome wie Müdigkeit und Kopfschmerzen kam es bei dieser, allerdings submaximalen Leistung bzgl. der O_2-Aufnahme zu keiner Beeinträchtigung. Dieser Umstand ist allerdings auch nicht erstaunlich, da eine Einschränkung der O_2-Transportkapazität in diesem niedri-

Tabelle 9. Auswirkung von CO auf submaximale Leistung (aus Güner u. Mitarb. [5])

	35% $\dot{V}O_2$-max 210 min			
	0 ppm Kontrolle	50 ppm CO	75 ppm CO	100 ppm CO
$\dot{V}O_2$ (ml · min^{-1} · kg^{-1})	14,0	14,8	14,3	14,9
$\dot{V}E$ (l/min)	19,6	18,4	18,1	18,7
Cardiac index (l/min · m^2)	5,5	5,1	4,7	4,9

MIK (24 Std) 9,1 ppm; MIK (30 min) 27,3 ppm; MAK 50 ppm

gen Leistungsbereich leicht durch einen Anstieg der arterio-venösen O_2-Differenz kompensiert werden kann.

Aus Untersuchungen von Klausen u. Mitarb. [9] geht jedoch hervor, daß die maximale aerobe Leistungsfähigkeit ($\dot{V}O_2$ max) schon bei sehr viel niedrigeren CO-Konzentrationen beeinträchtigt wird. 16 gesunde männliche Probanden wurden einer CO-Konzentration ausgesetzt, die der Inhalation von drei Zigaretten entsprach. Die hieraus resultierende Hb-CO-Konzentration von ca. 5% bewirkte eine deutliche Senkung der $\dot{V}O_2$ max um 7%.

Horvath u. Mitarb. [8] fanden bei einer CO-Konzentration von nur 22 ppm in der Inspirationsluft und bei einer Hb-CO-Konzentration von ca 4,3% ähnliche Ergebnisse. Sie folgerten aus ihren Daten, daß die kritische Schwelle für eine CO-Wirkung auf die $\dot{V}O_2$ max bei etwa 4,3% Hb-CO-Konzentration bzw. 22 ppm liegen könnte. Solche Werte sind an verkehrsreichen Punkten in Berlin wiederholt gemessen worden (Tabelle 1).

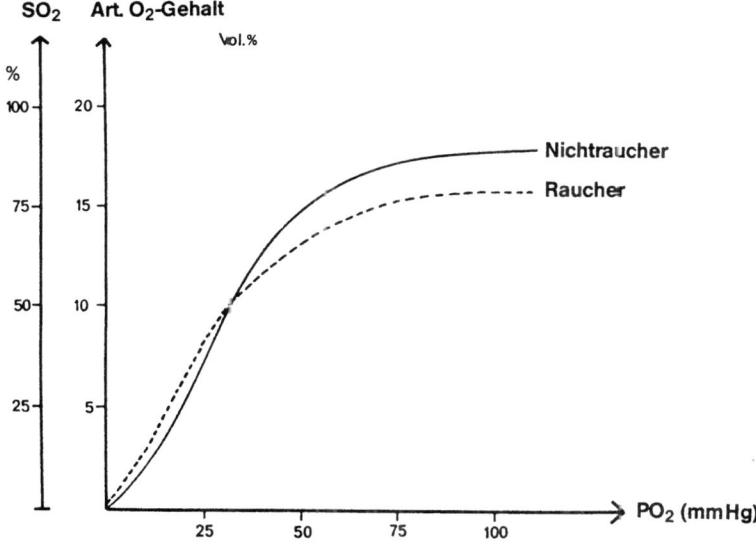

Abb. 1. Veränderungen der O_2-Bindungskurve bei CO-Exposition [9]

Die Beeinflussung der $\dot{V}O_2$ max durch CO ist begründet durch Veränderungen der O_2-Bindungskurve (Abb. 1). CO vermindert zum einen die O_2-Kapazität des Blutes durch seine etwa 250mal größere Affinität zu Hämoglobin. Zum anderen bewirkt CO durch eine Linksverschiebung der O_2-Bindungskurve eine verminderte Abgabe von O_2 an die Muskelzellen.

Auswirkungen von SO_2 auf die Ausdauerleistungsfähigkeit

SO_2 wirkt sich auf die aerobe Leistung erst bei Konzentrationen von >1 ppm aus, wie sie noch nicht einmal bei gewöhnlichen Smog-Episoden vorkommen (Tabelle 2). Dies gilt jedoch nur für gesunde Menschen. Asthmatiker reagieren z. B. viel sensibler auf SO_2 [10, 12, 13]. In Abb. 2 ist der Einfluß einer SO_2-Exposition von 1 ppm auf die Sekundenkapazität bei Asthmatikern unter Ruhebedingungen und nach einer submaximalen Leistung dargestellt. Nach der Leistung sank die Sekundenkapazität um 23% im Vergleich zum Kontrollversuch als Ausdruck einer obstruktiven Lungenfunktionsstörung ab [10].

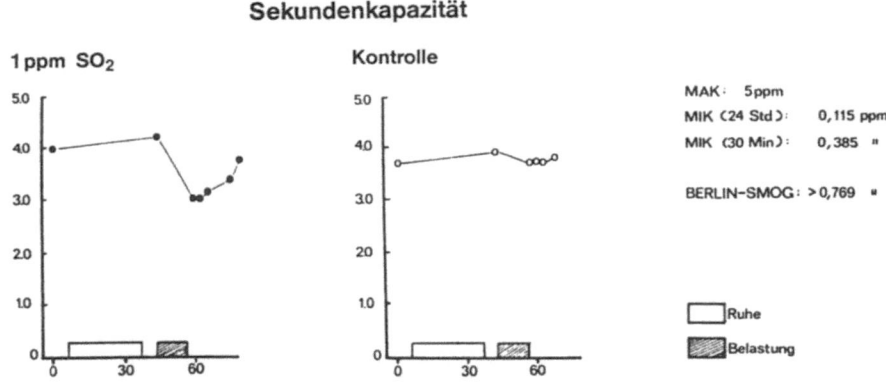

Abb 2. Einfluß einer SO_2-Exposition auf die Sekundenkapazität bei Asthmatikern unter Ruhebedingungen und nach submaximaler Leistung (nach Koenig u. Mitarb. [10])

Auswirkungen von NO_2 auf die Ausdauerleistungsfähigkeit

Für die nitrosen Gase (z. B. NO_2) gilt das gleiche wie für SO_2. Einschränkungen der Leistung fand man erst bei Konzentrationen, die weit über den Konzentrationen, die bei schwerem Smog vorkommen, liegen (Tabelle 3). Folinsbee u. Mitarb. [3] stellten bei einer Konzentration von 0,62 ppm und intermittierender Leistung von 15, 30 bzw. 60 min und einer Intensität von 40% der $\dot{V}O_2$ max keine Beeinflussung im kardiopulmonalen System fest. Asthmatiker zeigten allerdings bereits bei 0,100 ppm Auswirkungen.

Tabelle 10. Maximale Leistung nach 2 Std. Exposition bei 0,75 ppm Ozon (Folinsbee et al. [3])

	Max. Herzfrequenz	Max. Ventilation ($l \cdot min^{-1}$)	Max. Atemfrequenz (min^{-1})	Max. Atemvolumen (l)	$\dot{V}O_2$ max ($l \cdot min^{-1}$)
Kontrolle	185	141,1	46,7	3,05	3,44
0,75 ppm O_3	174	118,0	44,1	2,42	3,08

MIK (24 Std) 0,025 ppm; MIK (30 min) 0,075 ppm; Berlin max. 0,075 ppm; L.A. 0,350 ppm

Tabelle 11. Auswirkung von O_3 auf die maximale Leistungsfähigkeit (aus Savin u. Adams [15])

	0 ppm Kontrolle	0,15 ppm O_3	0,30 ppm O_3
$\dot{V}O_2$-max ($ml \cdot min^{-1} \cdot kg^{-1}$)	57,9	57,3	56,1
$\dot{V}E$-max ($l \cdot min^{-1}$)	145,6	140,6	136,0
HF max.	180,2	177,9	177,0
max. Atemfrequenz (min^{-1})	54,7	55,2	53,9

MAK 0,100 ppm; MIK (24 Std) 0,025 ppm; MIK (30 min) 0,075 ppm; Spitzenwerte Berlin 0,075 ppm; Spitzenwerte L.A. 0,350 ppm

Auswirkungen von O_3 auf die Ausdauerleistungsfähigkeit

Bei sehr hohen Konzentrationen von O_3 (0,75 ppm) stellten Folinsbee u. Mitarb. [4] eine signifikante Verminderung der $\dot{V}O_2$ max fest (Tabelle 10). Bei abgestuften Expositionen (Tabelle 11) stellten Savin und Adams [15] fest, daß die Schwelle für eine Auswirkung von O_3 auf die $\dot{V}O_2$ max bei etwa 0,30 ppm liegen muß. Diese Werte werden gelegentlich in Los Angeles erreicht. In Berlin wurden bisher Spitzenwerte von 0,075 ppm gemessen (Tabelle 4). Als Ursache für die verminderte Leistungsfähigkeit werden eine Atemwiderstandserhöhung und eine verminderte Diffusionskapazität infolge einer ödematösen Veränderung der Alveolarmembran diskutiert [18].

Bei den bisherigen Untersuchungen ist nicht berücksichtigt, inwieweit eine gleichzeitige Einwirkung verschiedener Schadstoffe einen synergistischen Effekt haben können. Hazucha und Bates [6] konnten solche Effekte auf die Lungenfunktion nachweisen.

Schlußfolgerungen und Ausblick

Bezüglich der Beeinflussung der Ausdauerleistungsfähigkeit durch die angesprochenen Schadstoffe läßt sich zusammenfassend feststellen, daß eine solche durch die schadstoffbeladene Luft unserer Ballungszentren nachweisbar ist. Dies gilt auch besonders deshalb, weil man davon ausgehen muß, daß sich die hier nur einzeln diskutierten Schadstoffe in ihren negativen Wirkungen addieren oder sogar potenzieren können.

Unter diesen Aspekten läßt sich schon heute mit Recht fragen, ob es eine glückliche Entwicklung ist, daß z. B. Volksmarathonläufe wie in Berlin, Boston und New York usw. in den Herzen der Städte veranstaltet werden. Über die bereits erwähnte Beeinträchtigung der aeroben Leistungsfähigkeit hinaus scheint zwar die während eines *einzelnen* Rennens vom Läufer aufgenommene Schadstoffmenge höchstwahrscheinlich nicht gesundheitsschädlich zu sein. Häufig wird jedoch das Training für derartige Läufe, wie es z. B. in New York gang und gäbe ist, ebenfalls in der City durchgeführt, um sich „optimal" auf das Rennen vorzubereiten. Hierdurch könnte sich somit neben der Leistungseinbuße, die im Breitensport nicht so wichtig sein sollte, eine Gesundheitsgefährdung durch die erhöhte Schadstoffaufnahme (auch z. B. Schwermetalle), wie bereits erwähnt, ergeben. Zum jetzigen Zeitpunkt sollte jedoch diese Frage nicht zu voreiligen Mißinterpretationen, aber zu sorgfältigen Untersuchungen Anlaß geben.

Danksagung: Für die graphischen Darstellungen und die Fertigstellung des Manuskriptes danken wir Frau Heyduck.

Literatur

1. Bundesministerium des Inneren (1983) Was Sie schon immer über Luftreinhaltung wissen wollten. Kohlmann, Stuttgart Berlin Köln Mainz
2. Delucia AJ, Adams WC (1977) Effects of O_3 inhalation during exercise on pulmonary function and blood biochemistry. J Appl Physiol 43:75–81
3. Folinsbee LJ, Horvath SM, Bedi JF, Delehunt JC (1978) Effects of 0,62 ppm NO_2 on cardiopulmonary function in young male nonsmokers. Environmental Research 15:199–205
4. Folinsbee LJ, Silverman F, Shephard RJ (1975) Exercise responses following ozone exposure. J Appl Physiol 38:996–1001
5. Gliner JA, Raven PB, Horvath SM, Drinkwater BL, Sutton CJ (1975) Man's physiologic response to long-term work during thermal and pollutant stress. J Appl Physiol 39:628–632
6. Hazucha M, Bates DV (1975) Combined effect of ozone and sulphur dioxide on human pulmonary function. Nature 257:50–51
7. Holleman-Wiberg (1960) Lehrbuch der anorganischen Chemie. de Gruyter & Co., Berlin
8. Horvath SM, Raven PB, Dahms TE, Gray DJ (1975) Maximal aerobic capacity at different levels of carboxyhemoglobin. J Appl Physiol 38:300–303
9. Klausen K, Andersen C, Nandrup S (1983) Acute effects if cigarette smoking and inhalation of carbon monoxide during maximal exercise. Eur J Appl Physiol 51:371–379
10. Koenig JQ, Pierson WE, Horike M, Frank R (1981) Effects of SO_2 plus NaCl aerosol combined with moderate exercise on pulmonary function in asthmatic adolescents. Environ Res 25:340–348
11. Lahmann E (1984) Luftverunreinigungen in Berlin (West). Der Senator für Stadtentwicklung und Umweltschutz
12. Linn WS, Bailey RM, Shamov DA, Venet TG, Wightman LH, Hackney JD (1982) Respiratory responses of young adult asthmatics to sulphur dioxide exposure under simulated ambient conditions. Environ Res 29:220–232
13. Linn WS, Venet TG, Shamov DA, Valencia UT, Spier CE, Hackney JD (1983) Respiratory effects of sulfur dioxide in heavily exercising asthmatics. Am Rev Respir Dis 127:278–283
14. Moeschlin S (1972) (Hrsg) Klinik und Therapie der Vergiftungen, 5. Aufl. Thieme, Stuttgart
15. Savin WM, Adams WC (1979) Effects of ozone inhalation on work performance and $\dot{V}O_2$ max. J Appl Physiol 46:309–314
16. Valentin H, Klosterkötter W, Lehnert G, Petry H, Rutenfranz J, Weber HG, Wenzel HG, Wittgens H (1979) Arbeitsmedizin, Band 1. Thieme, Stuttgart
17. Wayne WS, Wehrle PF, Carroll RE (1967) Oxidant air pollution and athletic performance. JAMA 199:901–904
18. Young WA, Shaw DB, Bates DV (1964) Effect of low concentration of ozone on pulmonary function in man. J Appl Physiol 19:765–768

VI

Haupt- und Korreferate zum Thema:

Verletzungen und Schäden der Skelettmuskulatur

Acute and Chronic Injuries of the Skeletal Muscles

Verletzungen und Schäden der Skelettmuskulatur: Nomenklatur, Häufigkeit, Charakteristika

Acute and Chronic Injuries of the Skeletal Muscles: Nomenclature, Frequency, and Characteristics

W. Groher

Orthopädische Klinik und Poliklinik im Oskar-Helene-Heim (Direktor: Prof. Dr. med. G. Friedebold) der Freien Universität Berlin

Zusammenfassung

Muskelverletzungen kleineren oder größeren Ausmaßes beschäftigen neben allen anderen Verletzungen Sportärzte, Chirurgen und Orthopäden.

Während bei den meisten übrigen Verletzungen objektivierbare Befunde vorliegen, gilt dies lediglich für größere Muskelverletzungen mit Hämatomen und Rupturen.

Die Diagnostik der kleineren Muskelverletzungen beruht, in hohem Maße auf Empirie und Vermutungen. Neben der Darstellung der Nomenklatur soll der Versuch unternommen werden, die Häufigkeit und die Charakteristika der einzelnen Verletzungsarten darzulegen und eine einheitliche Nomenklatur festzulegen.

Schlüsselwörter: Nomenklatur – Häufigkeit – Charakteristika.

Summary

Besides other injuries sports physicians, surgeons and orthopedic surgeons are dealing with minor and more serious injuries of the muscles.

While other injuries usually are combined with objective findings, you only have these in serious muscle injuries with haematomas and ruptures.

Diagnosis of minor muscle injuries depends a lot on experience and suggestions. We are trying to explain nomenclature, incidence and characteristics of the different injuries and are going to introduce a standardized nomenclature.

Key-words: Nomenclature – Incidence and Characteristics of muscle injuries.

Dem Thema Muskelverletzungen und Muskelschäden gemeinsam mit den Verletzungen der Sehnen widmet v. Saar [7] in seiner Monographie aus dem Jahre 1914 drei Seiten, ohne exakte Zahlenangaben. Wachsmuth u. Wölk [8] berichten 1935 über Muskelverletzungen in einer Ausdehnung von ca. 20 Zeilen, während Franke [2] auf Grund großer Sammelstatistiken Muskelverletzungen und Muskelschäden im Jahre 1980 zu den häufigsten Sportverletzungen überhaupt zählt.

Anschrift des Verfassers: Prof. Dr. med. W. Groher, Orthopädische Klinik und Poliklinik im Oskar-Helene-Heim der Freien Universität, Clayallee 229, 1000 Berlin 33

Nach seinen Angaben erleiden 25% aller Sportler im Laufe eines Jahres Verletzungen der kontraktilen Elemente des Bewegungsapparates.

Jeder dritte Patient in einer Sportambulanz stellt sich wegen Verletzungen und Beschwerden der Muskulatur vor. Dabei sind Beschwerden im Bereich der Sehnen als Teil eines Muskels keinesfalls mit einbezogen.

Die Begriffe Verletzung und Schaden des Haltungs- und Bewegungsapparates, die im Sport dem Anschein nach immer häufiger auftreten, sind mehr oder weniger klar definierte Begriffe.

Eine Verletzung setzt im Sinne des Unfallgeschehens eine von außen einwirkende Gewalt voraus respektive eine unphysiologische Bewegung, die das gelenkübliche Bewegungsausmaß überschreitet.

Der Schaden wird definiert als Folge von Fehlbelastungen und Überlastungen, kombiniert und begünstigt durch rezidivierende mehr oder weniger starke Traumatisierungen des Gewebes. Faktoren wie Nässe, Kälte, allgemeine Stoffwechselstörungen, generalisierte oder lokalisierte Entzündungserscheinungen begünstigen das Entstehen eines Schadens.

Diese sehr allgemeine Definition ist in ihrer Aussage anwendbar auf Knorpel und Sehnen, zu einem Teil auch auf den Knochen.

Eine Anwendung auf die Muskulatur ist in solch exakter Art nicht möglich, da gerade zwischen Muskelverletzung und Muskelschaden fließende Übergänge vorliegen.

Eine exakte Definition der Muskelverletzung bzw. des Muskelschadens setzt immer eine invasive Untersuchung voraus, da leider bisher frühe serologische oder sonstige diagnostische Kriterien zur Feststellung eines Muskelschadens oder einer Muskelverletzung fehlen.

Ganz im Gegensatz zur Sehne und zum Knorpel besitzt die Muskulatur eine hohe Regenerationsfähigkeit und die Frage, ob ein reversibler Übertrainingszustand oder bereits eine irreversible Schädigung vorliegt, ist evtl. elektronenoptisch, niemals aber klinisch zu entscheiden.

Somit gilt als erste Aussage, daß diagnostische Untersuchungen bei Muskelverletzungen bzw. Muskelschäden nur feingeweblich elektronenoptisch bzw. enzymhistochemisch möglich sind. Als Routinemaßnahme in der Praxis gibt es bisher noch keine aussagekräftigen Untersuchungsmaßnahmen.

Schäden der Muskulatur sind nach Friden [3], Howald [4], Rogmans u. Tast [6], Noack u. Groher [5] definiert durch nachweisbare Veränderungen der Mitochondrienstruktur, der Enzyme sowie Störungen des Mineralhaushaltes und der Spurenelemente.

Diese elektronenoptisch und enzymhistochemisch nachweisbaren Störungen sind aber nach kurzer Zeit der Trainingsunterbrechung rückläufig bis hin zur restitutio ad integrum.

Somit ist der Begriff des Schadens, der am Knochen in Form der Ermüdungsfraktur, am Knorpel in Form chondromalazischer Veränderungen und an der Sehne in Form irreversibler degenerativer Veränderungen nachweisbar ist, im Bereich der muskulären Strukturen keinesfalls mit Sicherheit im gleichen Sinne zu definieren.

Die Nomenklatur der Muskelverletzungen bzw. der schmerzhaften Zustände im Bereich der Muskulatur läßt je nach Autor unterschiedliche Unterteilungen zu.

Gängige Unterteilungen sind die folgenden:

1. Muskelkater
2. Muskelüberdehnung
3. Muskelzerrung
4. Muskelfaserriß

5. Muskelriß
6. Muskelhernie
7. Muskelkontusion mit evtl. nachfolgenden Verknöcherungen im Sinne der Myositis ossificans
8. Abrisse im sehnigen Ansatzbereich der Muskulatur.

Gemeinsames Symptom ist allen genannten Zuständen der Schmerz bei Bewegungen aktiv und passiv sowohl im Sinne der Dehnung als auch im Sinne der Kontraktion. Bei Abrissen im sehnigen Bereich kommt hierzu bei der gemeinsamen Ansatzsehne der Ausfall der Funktion.

Bei der Unterteilung in die 8 unterschiedlichen Muskel- bzw. Sehnenveränderungen ist lediglich die unter 7. genannte Muskelkontusion, häufig bei Kampfsportarten auftretend, im Sinne der ursprünglichen Definition einer Verletzung anzusehen. Hier liegt als Ursache eindeutig eine von außen einwirkende Gewalt vor.

Bei allen übrigen Störungen des Organs Muskel ist ein solcher Entstehungsmechanismus nicht mit an Sicherheit grenzender Wahrscheinlichkeit zu eruieren.

Selbst der Hinweis in der Anamnese des Sprinters oder auch des Fußballspielers, um zwei Beispiele zu nennen, daß er beim Auftritt einen plötzlichen heftigen Stich in der Muskulatur verspürt habe, läßt einen Verletzungsmechanismus im Definitionssinne nicht klar zu.

Bei dieser Art von akut auftretendem Muskelschmerz handelt es sich immer um die Folge einer sportartspezifischen, häufig wiederkehrenden geläufigen Bewegung.

Die Ursache für solche plötzlichen Ereignisse bei sportspezifischen Bewegungsabläufen müssen in einer Störung des spezifischen Muskelstoffwechsels und im jeweiligen Zustand des Muskels zu suchen sein. Damit aber gehen alle nicht durch ein direktes Trauma entstandenen muskulären Beschwerden eher in den Bereich des allerdings reversiblen Muskelschadens über.

Hierzu sind zur Erläuterung der Zusammenhänge Hinweise auf elektronenmikroskopische und enzymhistochemische Untersuchungen am trainierten und untrainierten Muskel sowohl des Menschen als auch des Tieres heranzuziehen.

Im Rahmen derartiger Untersuchungen haben besonders Howald [4], Armstrong [1], Fridén [3] auf drei wesentliche Faktoren des Muskelstoffwechsels hingewiesen:

Nach Howald [4] sind die Calciumionenkonzentration im sarkoplasmatischen Reticulum, die Molekularstruktur des Myosins und das ATP entscheidend für die Muskelkontraktion. Veränderungen und Störungen eines oder mehrerer dieser drei Parameter können somit unphysiologische, aber auch pathologische Zustände der Muskulatur wie Muskelkater, Zerrungen, Dehnungen, Überdehnungen und Faserrisse erklären.

Neben diesen Veränderungen im molekularen Bereich müssen aber auch die zellulären elektronenmikroskopisch nachweisbar ablaufenden Vorgänge kurz erwähnt werden.

Zu unterscheiden ist dabei üblicherweise die unterschiedliche Reaktion des Muskels auf Ausdauer- und Krafttraining.

Ausdauertraining bewirkt eine Größenzunahme der interfibrillär liegenden Mitochondrien und eine zahlenmäßige Zunahme der subsarkolemmal liegenden Mitochondrien.

Krafttraining ist geeignet, eine Zunahme des volumenmäßigen Anteils der kontraktilen Elemente herbeizuführen.

Es entsteht hierbei eine Zunahme der Myofibrillen, eine Hypertrophie der Einzelfaser und somit eine Hypertrophie des Gesamtmuskels.

Die Größenzunahme der interfibrillär gelegenen Mitochondrien sowie zahlenmäßige Zunahme der subsarkolemmal gelegenen Mitochondrien bei Ausdauertraining schafft einen Gewinn an mitochondraler Membranoberfläche, damit eine Zunahme der in den Mitochondrien liegenden Enzyme, die wiederum für den oxydativen Energiestoffwechsel erforderlich sind.

Es entsteht eine Veränderung des Verhältnisses Mitochondrien – Myofibrillen.

Als Folge dieser hier kurz beschriebenen Veränderungen, die als Folge von Ausdauer- oder Krafttraining, auch von beidem auftreten, sind sowohl im Spitzen- als auch im Freizeitsport Überlastungs- und Schmerzzustände der Muskulatur möglich, die u. a. in Form von Myogelosen und Muskelhärten auftreten können.

In der täglichen sportärztlichen Praxis bestehen weder elektronenoptische noch enzymhistochemische Untersuchungsmöglichkeiten zur Verfügung. Somit stehen uns im wesentlichen klinische Untersuchungen zur Verfügung, die sich allerdings ebenfalls nur selten exakt dokumentieren und reproduzieren lassen.

Muskelkater als schmerzhafter Zustand der Muskulatur wird nach neuesten Untersuchungen besonders von Fridén [3] und Howald [4] als die einfachste Form der Muskelverletzung angesehen.

Die Tatsache, daß Muskelkater entweder bei untrainierten Personen oder bei trainierten infolge unkoordinierter Kontraktionen auftritt, deuten beide Autoren entweder im Sinne von feinsten Verletzungen der Muskelfasern oder zumindest des begleitenden Bindegewebes. Als Beweis besonders für Verletzungen des Bindegewebes wird angeführt, daß bei Menschen mit Muskelkater nach einiger Zeit eine vermehrte Prolin- und Hydroxiprolinausscheidung im Urin stattfindet. Beides sind Abbauprodukte des Bindegewebes.

Begleitende Ödeme und reaktive Spasmen der umgebenden Muskulatur werden von den Autoren als Mitursache für die auftretenden Schmerzen und muskulären Versteifungen angesehen.

Die Tatsache, daß die übliche Therapie mit Bädern, Massagen und leichten Bewegungsmaßnahmen beim Muskelkater erfolgreich ist, deutet Howald [4] im Sinne genannter Theorie als Lösung begleitender Spasmen und rascherer Resorption durch gesteigerte Durchblutung.

Auf diesen Überlegungen aufbauend sieht Howald [4] die Muskelzerrung bzw. den Muskelriß lediglich als gröbere Form der Traumatisierung, demzufolge als eine graduelle Steigerung des Muskelkaters an.

Ausgehend von der Tatsache, daß Zerrungen und Risse u. a. Folge gestörter Koordination sein können, erscheint diese Hypothese einleuchtend.

Störungen der Koordination sind dabei als Folge schmerzhafter Irritation auf der Basis von

1. Myogelosen,
2. Veränderungen des arthromuskulären Gleichgewichts im Sinne der reflektorischen Störung,
3. Folge von Muskelfaserdehnungen oder -rissen andernorts möglich.

Ausgehend von diesen Erkenntnissen sind die Begriffe *Muskelkater, Muskelüberdehnung, Muskelzerrung* und *Muskelfaserriß* gleichartige pathologisch-anatomische Zustände unterschiedlicher Ausdehnung und Ausprägung. Je nach Einstellung des Behandlers, aber auch in Abhängigkeit von der Reaktion des Betroffenen auf Schmerz ist die entsprechende Interpretation.

Da exakte Meßmethoden fehlen, wird es sich hierbei häufig um ein akademisches Geplänkel mehr oder weniger heftiger Art handeln, ob Muskelzerrung oder Muskelfaserriß als Diagnose angegeben wird.

Gleiche Ursache, aber nicht selten mit einer Zahl von mehr oder weniger starken Prodromi, die häufig retrospektiv anamnestisch zu eruieren sind, haben *Muskelrisse*. Hierzu sind rezidivierende Muskelschmerzen, basierend auf Muskelhärten bzw. Myogelosen in der Anamnese immer vorhanden.

Das akute Ereignis besteht in einem plötzlichen heftigen Schmerz mit nachfolgender extrem schmerzhafter Behinderung bei dem Versuch der Muskelanspannung oder -dehnung.

Versuche der Dehnung aktiv oder passiv gehen immer mit einer extremen Zunahme der Schmerzen einher. Je nach Ausdehnungsgrad lassen sich gelegentlich im Frühstadium mehr oder weniger starke Hämatome bzw. Ödeme nachweisen. Häufig wird auch beim Muskelriß erst das später peripher in der ursprünglichen Schmerzstelle liegende Hämatom die Diagnose sichern.

Muskelhernien treten dort auf, wo straffe Faszien die Muskulatur umgeben und sind fast immer Folge von direkten Traumatisierungen des Gewebes.

Kontusionen als am besten zu definierende Verletzungen gehen immer mit einer Zerstörung von Muskelgewebe einher. Hier bewirkt die direkte Gewalt auch beim völlig gesunden Muskel Hämatom- und Ödembildung größeren Ausmaßes mit gleichen klinischen Symptomen wie bei Zerrungen, Muskelfaserrissen und -rissen.

Auf der Basis des Ödems bzw. des Hämatoms resultieren Verschiebungen des pH-Wertes mit der Möglichkeit späterer Ossifikationen im Sinne der Myositis ossificans. Betroffen hiervon sind insbesondere die Muskulatur des Quadriceps und in einigen Fällen auch die Wadenmuskulatur sowie die streckseitige Oberarmmuskulatur.

Begünstigend auf die Entstehung einer Myositis ossificans als schwerster Komplikation nach Muskeltraumen wirken frühzeitige Massage, die häufig zu hart durchgeführt wird.

Eine mindestens kurze Erwähnung erfordern die Abrisse der sehnigen Anteile des Muskels, da hier zwar andere ätiologische Voraussetzungen gelten, die Einheit des Organs Muskel-Sehne aber eine eklatante Störung erfährt.

Derartige Kontinuitätstrennungen sind diagnostisch ohne Probleme zu erkennen und es besteht eine klare Definition. Es resultieren je nach Lokalisation partielle bzw. subtotale bis totale Funktionseinbußen einzelner Muskeln oder ganzer Muskelgruppen.

Exakte Untersuchung bedeutet hier immer frühe Diagnose und frühe Therapie.

Einige typische Lokalisationen von Muskelbeschwerden bzw. Muskelüberlastungserscheinungen bis hin zu Muskelfaserrissen und Muskelrissen bezogen auf Sportarten sollen eine praktische Hilfe sein, wobei diese Erwähnung in Anlehnung an Franke [2] geschieht:

Läsionen des M. trapezius kommen gehäuft vor bei jeder Art von Wurfsport, Gewichtsarbeit, Ringen, Rudern und Schilanglauf. Die langen Rückenstrecker erleiden häufig Läsionen bei Wurfdisziplinen, aller Gewichtsarbeit, beim Rudern, beim Ringen und Schiabfahrtslauf. Der Schultergürtel wird bei vielen Kampfsportarten, aber auch bei Turnern, Ruderern und Ringern betroffen. Biceps und Triceps brachii erleiden häufig Läsionen bei Gewichtsarbeit, beim Turnen sowie bei vielen Ballsportarten.

Der Quadriceps femoris ist betroffen bei Sprintern, Ringern, vielen Ballspielsportarten und beim Turnen. Gleiches gilt für die Adduktorengruppe.

Auch die Muskulatur des Gastrocnemius wird häufig beim Laufen, Springen, vielen Ballsportarten und beim Fechten betroffen.

Faßt man zusammen, so kann klar gesagt werden, daß das Problem des muskulären Beschwerdekomplexes keinesfalls so exakte Definitionen gestattet wie zum Beispiel bei

Verletzungen des Knochens, der Sehnen und auch des Knorpels. Zwar sind Kontusionen und ausgeprägte Muskelrisse mit Ödem- und Hämatombildungen sowie Muskelhernien klar definierte und für jeden Untersucher feststellbare Veränderungen, die übrigen erwähnten Begriffe, Muskelkater, Muskelüberdehnung, Muskelzerrung, Muskelfaserriß sind dagegen Begriffe, die allem Anschein nach das gleiche pathologisch-anatomische Substrat unterschiedlicher Ausdehnung darstellen, wobei die Ursache im submikroskopischen Bereich zu suchen ist.

Erhobene Befunde sind zwar von ein und demselben Untersucher häufig reproduzierbar, bereits die Untersuchung durch einen Zweiten kann aber bereits in der Definition eine andere Aussage gestatten.

Wir müssen somit feststellen, daß Muskelverletzungen zwar als Folge direkter Gewalteinwirkung existieren, daß aber alle übrigen muskulären Verletzungen mit hoher Wahrscheinlichkeit ihre Ursache im feingeweblichen Aufbau und in der Störung des Stoffwechsels haben und somit nicht mehr in die Gruppe der Verletzungen allein einzuordnen sind. Ziel unserer Bemühungen zur Verhinderung von muskulären Schmerzzuständen muß es — bevor uns exakte Untersuchungsmethoden auch in der Praxis zur Verfügung stehen — sein, derartige Veränderung der Feingewebestruktur soweit als möglich zu verhindern.

Literatur

1. Armstrong RB (1979) Skeletal muscle physiology. In: Strauss RH (ed) Sports Medicine and Physiology. Saunders, Philadelphia, pp 29–48
2. Franke K (1980) Traumatologie des Sports. Volk u. Gesundheit, Berlin
3. Fridén J (1984) Muscle soreness after exercise. Int J Sports Med 5:57–66. Thieme, Stuttgart New York
4. Howald H (1980) In Cotta H, Krahl H, Steinbrück K (Hrsg) Die Belastungstoleranz des Bewegungsapparates. Thieme, Stuttgart New York, pp 139–144
5. Noack W, Groher W (1980) In: Cotta H, Krahl H, Steinbrück K (Hrsg) Die Belastungstoleranz des Bewegungsapparates. Thieme, Stuttgart New York, pp 145–151
6. Rogmans D, Tast K (1982) In: Groher W, Noack W (Hrsg) Sportliche Belastungsfähigkeit des Haltungs- und Bewegungsapparates Thieme, Stuttgart New York, pp 121–127
7. v. Saar G (1914) Die Sportverletzungen. Enke, Stuttgart
8. Wachsmuth W, Wölk H (1935) Über Sportunfälle und Sportschaden. Thieme, Leipzig

Diagnostik und Behandlung der sogenannten Muskelzerrung

Diagnosis and Treatment of "Pulled Muscles"

H.-W. Müller-Wohlfahrt und H.-J. Montag

Orthopädische Praxis, München

Zusammenfassung

Entgegen der bisher vertretenen Meinung wird in dem Beitrag dargelegt, daß sich Muskelverletzungen nicht quantitativ, sondern qualitativ voneinander unterscheiden.

Da nach unserer Auffassung bei der Zerrung kein Gewebsschaden vorliegt, richtet sich unsere Behandlung auf die Wiederherstellung der gesunden Muskelfunktion, die bei der Zerrung infolge einer Tonuserhöhung gestört ist. Dieses erreichen wir in kürzestem Zeitraum auf dem Wege einer Cryotherapie, Bewegungstherapie, Infiltrationstherapie und Elektrotherapie.

Schlüsselwörter: Muskelverletzungen – Behandlung.

Summary

Contrary to the current opinion this contribution shows that injuries of muscles do not differ as to quantity but to quality.

According to our concepts there is no tissue damage involved in a pulled muscle; therefore our treatment concentrates on the rehabilitation of the sound functioning of the muscle hindered by the increase of tonus when pulled.

We realize this recovery within very short time by dint of the Cryo-therapy, movement-therapy, infiltration-therapy and electro-therapy.

Key-words: Muscle injuries – Therapy.

Diagnostik und Therapie der sog. Muskelzerrung

Im Allgemeinen werden Muskelverletzungen wie Zerrungen und Faserrisse nicht als „schwere" Verletzungen angesehen, da sie in der Regel gut ausheilen. Anders im Hochleistungssport. Werden in der Diagnostik und Therapie Fehler gemacht, kann eine wochenlange Trainingsunterbrechung monatelange harte Trainingsarbeit zunichte machen, bzw. im Profisport den Stammplatz in der Mannschaft kosten und damit eine erhebliche finanzielle Einbuße bedeuten.

Um das optimale Behandlungsergebnis zu erzielen, ist es daher unbedingt erforderlich, eine sichere und richtige Diagnose zu stellen, da die Behandlung der häufigsten Muskelver-

---

Anschrift für die Verfasser: Dr. med. H.-W. Müller-Wohlfahrt, Klenzestraße 28, 8000 München 5 letzungen — wir unterscheiden hier im wesentlichen die sog. Muskelzerrung und den Muskelfaserriß — wegen grundverschiedener Pathogenese sehr unterschiedlich ist.

Für dieses Referat liegen Beobachtungen und Erfahrungen zugrunde, die Herr Montag, Sportphysiotherapeut aus München und ich, im Laufe der vergangenen Jahre sammeln konnten.

Wir sind aus einer Reihe von Gründen zu der Überzeugung gelangt, daß es bei einer sog. Muskelzerrung entgegen der bisherigen Meinung deutscher und ausländischer Sportärzte nicht zu einer Verletzung von Muskelfasern kommt, sondern lediglich zu einer Regulationsstörung des Muskeltonus, der infolge einer Störung im neurophysiologischen Bereich — vermutlich im Bereich der Muskelspindel — stark ansteigt und zur Funktionsuntüchtigkeit des Muskels führen kann. Es handelt sich also nach unserer Auffassung um keinen quantitativen, sondern um einen qualitativen Unterschied.

Wir sind uns darüber im Klaren, daß es sich hier nur um empirische Aussagen handelt, halten es aber bei geeigneter Methodik für möglich, daß wissenschaftliche Untersuchungen diese Vermutung bestätigen.

Nur unter dieser Voraussetzung, daß nämlich keine Muskelfasern gerissen sind, ist zu erklären, daß Sportler bei entsprechender Therapie drei Tage nach einer sog. Zerrung wieder voll leistungsfähig sind.

Beispiele aus unserer Praxis lassen sich hierfür genügend anführen. (Jüngstes Beispiel: ein Bayernspieler zog sich am Sonntag im Pokalspiel Lüttringhausen: Bayern M. eine Zerrung zu und mußte ausgewechselt werden. Drei Tage später spielte er im Bundesligaspiel VFB Stuttgart: Bayern München über die gesamte Spielzeit und zählte zu den Besten seiner Mannschaft.)

Anders dagegen die Behandlungsdauer bei einem Faserriß.

Hier beobachten wir entsprechend der Zeit der Ausbildung funktionsfähigen Narbergewebes im Rißbereich den Sprung auf eine Frist von mindestens 10 bis 12 Tagen, unter der sich ein Muskelfaserriß beim besten Willen nicht auskurieren läßt.

Unter einem Muskelfaserriß verstehen wir eine Verletzung mit einer mehr oder minder großen Kontinuitätsunterbrechung, die aber nicht immer deutlich zu tasten ist.

Es sei erlaubt, im Folgenden immer wieder auf die klare Diskrepanz dieser beiden Verletzungen, zwischen denen es keinen fließenden Übergang gibt, hinzuweisen.

Symptome der sog. Muskelzerrung

Im Anfang meldet sich ein Unbehagen, der Sportler spürt, daß irgendetwas im Muskel nicht stimmt. — Oft versucht er in dieser Phase, den Muskel auszuschütteln — allerdings ohne Effekt.

Manchmal wird auch das Gefühl beschrieben, als ob kalte Luft in den Muskel eingesogen werde. Der Sportler fühlt sich im Allgemeinen noch nicht verletzt, so daß er seine Sporttätigkeit in der Regel weiter ausübt.

Er spürt aber eine zunehmende Spannung bzw. Verkürzung des betreffenden Muskels, das Bewegungsmuster ist deutlich gestört. Noch immer ist es aber nicht zwingend notwendig, die sportliche Betätigung einzustellen. Schnelle Bewegungen (z. B. Springen und Schießen) sind jetzt erschwert bzw. eingeschränkt. Der Sportler hat mehr und mehr das Gefühl, daß eine Kralle den Muskel umfaßt, eine Faust o. ä. im Muskel steckt.

Er empfindet ein dumpfes Gefühl, eine Ziehen wird vordergründig, die Angst kommt auf, der Muskel könne bei schnellen Bewegungen reißen; er ist behindert, er hört auf, ohne von einem eigentlichen akuten Schmerzereignis, wie z. B. beim Faserriß zum Aufhören gezwungen zu werden.

Dieser Ablauf der Verletzungsstadien kann je nach Einschätzung und Verhalten des Verletzten, mehr oder weniger schnell vor sich gehen, d. h. in wenigen Augenblicken oder aber auch über einen längeren Zeitabschnitt, so daß unter Umständen noch 20 min und mehr Fußball gespielt wird.

Die Erklärung für die relativ geringe Schmerzsymptomatik liegt nach unserer Auffassung darin, daß es bei der sog. Zerrung nicht zu einer Gewebeschädigung kommt und damit nicht zu der beim Faserriß beobachteten Freisetzung von Serotonin, Bradykinin und Prostaglandin E sowie Histamin, die zu einer Erregung der Schmerzrezeptoren führen können.

Ursache der sog. Zerrung

Bei der sog. Zerrung liegt nach unseren Erkenntnissen ein abrupter Belastungswechsel wie auch ein extremer Rhythmuswechsel bei nicht ausreichend vorgeschultem Verhalten der Agonisten und Antagonisten ursächlich zugrunde; also ein nicht ausreichend qualifiziertes und quantifiziertes, sportartspezifisches Bewegungsmuster in den vorangegangenen Trainingseinheiten bzw. im Aufwärmprogramm vor einem Wettkampf.

Zum Beispiel: Verpatzter Start in einem Sprintwettbewerb mit anschließender Störung des Laufrhythmus – veränderte Schrittlänge beim Hürdenlauf durch das Hängenbleiben an der Hürde – oder im Fußball ein schneller Antritt nach einem Sturz oder Tackling.

Ist hier vielleicht die Muskelspindel als Längenregulator durch eine Überdehnung im Sturz angesprochen, die im Aufwärmprogramm nicht enthalten war und führt nun zu einer Fehlschaltung der Agonisten und Antagonisten und somit nach einer Serie von weiteren Kontraktionen zur zunehmenden Muskelverkürzung und schließlich zur Funktionsstörung?

Anders als beim Faserriß, der als nadel- oder messerstichähnliches Phänomen empfunden wird und zum sofortigen Aufhören zwingt. Zum Faserriß kommt es nach unserer Auffassung und Beobachtung vermutlich über eine Anhäufung von Stoffwechselabbauprodukten und ATP-Mangel und damit über einen Verlust an Dehnfähigkeit, so daß Muskelfasern auf dem Wege der Überdehnung reißen bzw. die Toleranzgrenze der maximalen Dehnfähigkeit überschritten wird. Eine weitere Ursache sehen wir in dem Mißverhältnis zwischen Kraftentwicklung und Kraftübertragung im Sinne der gezielten Bewegung.

Untersuchungsbefund

Die Untersuchung sollte in Ruhe und nicht unter Zeitdruck erfolgen. Ein blosses Hinfassen bzw. Drücken genügt nicht. Man muß sich palpatorisch identifizieren mit dem verletzten Bereich, sich in die anatomischen Formen und Gegebenheiten hineindenken und dabei den Verletzten beobachten, d. h. Veränderungen der Physiognomie wahrnehmen, bzw. auf optische und akustische Empfindungsäußerungen achten.

Es empfiehlt sich ein Untersuchungsgang in subtiler Weise am entspannten sowie gespannten – also nicht angespannten Muskel –, am verletzten und entprechenden nicht verletzten der kontralateralen Seite, sowie eine exakte passive und aktive Funktionsdiagnostik im gesamten physiologischen Bewegungsbereich, um dann nach richtiger Diagnosestellung an der richtigen Stelle mit den geeigneten Mitteln zu behandeln.

Im Anfangsstadium ist bei einer sog. Zerrung manchmal kaum ein palpatorischer Befund zu erheben außer einer nur geringen Tonuserhöhung eines partiellen Muskelabschnittes oder auch eines gesamten Muskels. In den Stunden nach der sog. Zerrung nimmt der Tonus in der Regel zu und läßt sich dann deutlicher palpieren. Auch die Funktionstüchtigkeit des Muskels verschlechtert sich weiter.

Trotz eingehender Untersuchung findet sich im Gegensatz zum Muskelfaserriß keine Kontinuitätsunterbrechung, kein lokal abgrenzbarer punktueller Schmerz, kein Haematom, kein Entzündungszeichen, keine Verklebung, keine Schwellung, keine Bewegungsstarre, keine Narbenbildung im Verlauf des Heilprozesses.

Im weiteren Gegensatz zum Faserriß finden sich sog. Zerrungen meist im Bereich des Muskelbauches und nicht wie beim Faserriß überwiegend im Bereich des Muskelsehnenüberganges, also in einer Zone mit schlecher Blutversorgung und -entsorgung.

Therapie der sog. Muskelzerrung

Soforttherapie: Angezeigt sind alle Anwendungen, die eine Tonusminderung fördern und eine neuromuskuläre Motivation der Agonisten und Antagonisten herbeiführen.

1) Ausschließlich Eismassage mit Therapieeis zwischen –2 Grad und –6 Grad über 20 min Handmassagen bewirken in den ersten Tagen keine Besserung. Anschließend an die Eisbehandlung statisches Dehnen, d. h. über ca. 30 und mehr Muskeldehnungen langsam zunehmender Intensität in den physiologischen Endbereich gelangen.
Die unmittelbare Folge: eine prompte Befundbesserung stellt sich ein. Dies steht im klaren Gegensatz zum Faserriß, der sich nicht dehnen läßt und mit einer Befundverschlechterung reagieren würde. Wir vertreten den Standpunkt, daß je früher ein gezerrter Muskel gedehnt wird, desto kürzer die Verletzungsdauer ist. Wir haben sogar beobachten können, daß ein erfahrender Sportler, der den Beginn einer sog. Zerrung früh erkennt und schon bei dem ersten Gefühl einer Muskelfunktionsstörung den Muskel entsprechend dehnt, die sog. Zerrung noch selbst beheben – man könnte sagen – wegdehnen kann.
2) Elektrotherapie zur Wiederherstellung des neuromuskulären Gleichgewichts. Schwellstrom mit aktiver Unterstützung.
3) Infiltrationstherapie mit Procain, das eine Tonusminderung über eine „Normalisierung" des muskeltonusregulierenden Apparates zur Folge hat, und Substanzen, die die ATP-Produktion (Muskelweichmacher) begünstigen und über einen insulinähnlichen Effekt den Glukose-Transport in die Zelle und gleichzeitig eine vermehrte Sauerstoffveratmung in den Mitochondrien (aus Gründen der besseren ATP-Synthese) fördern.
Die Verabreichung von Schmerzmitteln wird von uns abgelehnt.

Weiterführende Therapie (nach 24 Stunden)

4) Koordinationsübungen, d. h. gewollte muskuläre Impulse im schmerzfreien Bewegungsraum geben. Training der sportspezifischen Bewegungsmuster, also unter Aufsicht Innervationsübungen durchführen lassen.
5) Reflektorisch wirkende Massagearten wie z. B. Bindegewebsmassagen, die detonisierend auf das verletzte Gebiet wirken.
6) Segmentale Ultraschallbehandlung, Hochvolttherapie.
   Eine Zerrung sollte täglich behandelt werden.
   Sämtliche Formen der Wärmeanwendungen wie Fango, o. ä. oder wärmende Salben haben in diesem Stadium keinen therapeutischen Effekt und sollten unterlassen werden.

Mit dem Lauftraining kann unter Umständen nach 1–2 Tagen begonnen werden. Allerdings ist streng darauf zu achten, daß die Belastung sich im schmerzfreien Bereich befindet. Der Sportler ahnt selbst genau und rechtzeitig, wo die Grenze liegt. Steigerungsläufe, Sprints und Schnelligkeitsübungen sind anfangs zu unterlassen.

Prophylaxe der sog. Zerrung

Gründliches aktives Aufwärmen über 10 Minuten (Lauftraining). Im Anschluß daran systematisches Dehnen aller während des Wettkampfes stark beanspruchten Muskeln, bzw. Muskelgruppen im Sinne des Stretching, bei dem ein Muskel über ca. 20 Sekunden unter einem anfänglichen Spannungsgefühl, aber im schmerzfreien Bereich gedehnt wird.

Ein auf diese Weise regelmäßig auf die Belastung vorbereiteter Muskel kann sich nach unserer Auffassung nicht mehr zerren. Weiterhin empfehlen wir: das Aufwärmen unter Wettkampfbedingungen, also nicht auf dem Hartplatz, wenn das Spiel auf einem Rasen stattfindet.

– Gewissenhafte Trainingsvorbereitung, guter Trainingszustand
– Substitution ausgeschwitzter Mineralien und Flüssigkeit.

Indikation zur operativen Behandlung von Verletzungen und Schäden der Skelettmuskulatur
Indications for Operative Treatment in Skeletal Muscle Injuries

H. Hess

Orthopädische Abteilung der St. Elisabeth-Klinik, Saarlouis

Zusammenfassung

Muskelverletzungen werden überwiegend konservativ behandelt. Eine sofortige Operation ist nur in den Fällen notwendig, wo eine komplette Ruptur eines funktionell wichtigen Muskels bei einem Leistungssportler vorliegt, oder unter den speziellen Bedingungen, wo Narbenrupturen auftreten, oder ektopische Muskelkalzifizierungen existieren.

Schlüsselwörter: Muskelverletzungen – Operative Behandlung.

Summary

Muscle injuries are generally treated conservatively. Immediate surgery is required in case of complete rupture of functionally important muscles in the active athlete or under special conditions, for example in scar ruptures or muscle calcifications.

Key-words: Muscle injuries – Operative treatment.

Leistungs- und Freizeitsportler fürchten eine bleibende Leistungsminderung nach nicht optimal verheilten Muskelverletzungen. Daher wird bei einer solchen Verletzung an den behandelnden Arzt immer wieder die Frage gestellt, ob man „nicht doch besser operieren" solle.

Zahlreiche Beispiele von monatelangen Sportpausen und immer wiederkehrende Rezidivverletzungen nach konservativer Behandlung scheinen diese Befürchtungen ja auch zu bestätigen. Erst recht taucht die Frage nach der Operation spätestens dann auf, wenn nach scheinbar gut ausgeheiltem Riß im ersten Training oder Wettkampf die alte Verletzung wieder aufbricht.

Unter dem Eindruck der gelegentlichen Mißerfolge einer konservativen Behandlung sind einige Sportmediziner von der früher vertretenen extremen Aussage:

„Alle Muskelverletzungen können konservativ behandelt werden"

Anschrift des Verfassers: Prof. Dr. med H. Hess, Orthopädische Abteilung der St. Elisabeth-Klinik, Postfach 1373, 6630 Saarlouis

übergewechselt zu dem modernen Extrem:

„Alle Muskelrisse müssen operativ behandelt werden".

Gründe, die für eine Operation sprechen, sind folgende:

1. ist es möglich, sich optisch einen Eindruck von dem ganzen Schweregrad des Schadens zu schaffen,
2. kann man das oft sehr massive intramuskuläre Hämatom vollständig ausräumen,
3. stellt man mit der Naht die ursprüngliche Länge des Muskels wieder her und kann dadurch Spannung und volle Kraftentfaltung garantieren,
4. ist die Narbe im Muskel relativ fein und behindert deshalb nur wenig die Kontraktionsfähigkeit,
5. hat man nach einer Operation den Patienten so gut unter Kontrolle, wie es praktisch bei einer konservativen Behandlung niemals der Fall ist. Gerade letzteres ist von nicht zu unterschätzender Bedeutung und beeinflußt ganz wesentlich den Behandlungserfolg. Es ist auch sicherlich mit ein Grund dafür, daß Rezidivrisse nach der Operation extrem selten sind.

Bei der *Indikationsstellung* zur operativen Behandlung sind wir uns natürlich über die gelegentliche Schwierigkeit der Diagnosenstellung im Klaren. Nicht immer, besonders bei tiefliegenden Muskeln, ist es möglich, eine partielle Rißbildung, die konservativ sicher und ohne Behinderung ausheilen würde, von einem größeren Riß abzugrenzen. Auch das subcutane Hämatom hilft diagnostisch nicht viel weiter, da es kein verläßlicher Hinweis auf den Schweregrad der Verletzung ist. Allerdings sind schon die Angaben des verletzten Sportlers bezüglich der Erstsymptome sowie der subjektiv empfundene Schmerz und die Belastungsinsuffizienz wesentliche diagnostische Hilfen. Außer der Serologie und der Sonographie ist jetzt die Computertomographie für die Beurteilung gröberer Muskelläsion von ausschlaggebender Bedeutung. Grundsätzlich allerdings liegt man im allgemeinen gar nicht so verkehrt, wenn man den Schweregrad der Verletzung etwas höher einschätzt als es zunächst imponiert.

Bei *frischen* Muskelrissen wird in unserer Klinik die Indikation zur Operation mit dem Verletzten ausgiebig besprochen.

Wir machen sie abhängig vom funktionellen Ausfall sowie von der sportlichen Aktivität und der daraus resultierenden Erwartungshaltung des Sportlers. Wir operieren *grundsätzlich* bei allen Muskelrissen, die zu einem Kompressionssyndrom führen, weil hier ohnehin eine operative Entlastung und Hämatomausräumung erforderlich ist. Des weiteren ver-

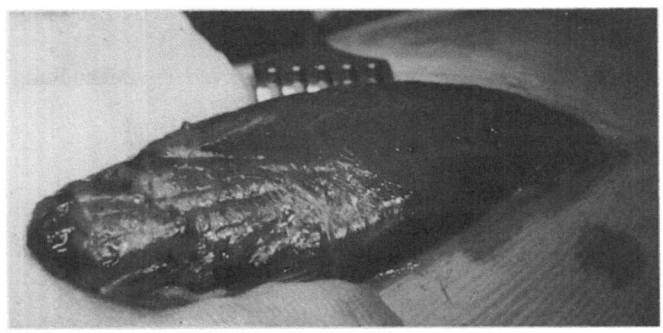

Abb. 1. Totaler Abriß des Musculus biceps femoris

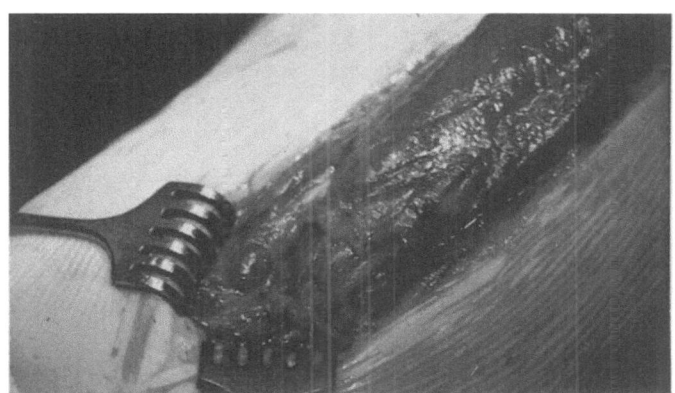

Abb. 2. Zustand nach erfolgter Naht (siehe Abb. 1)

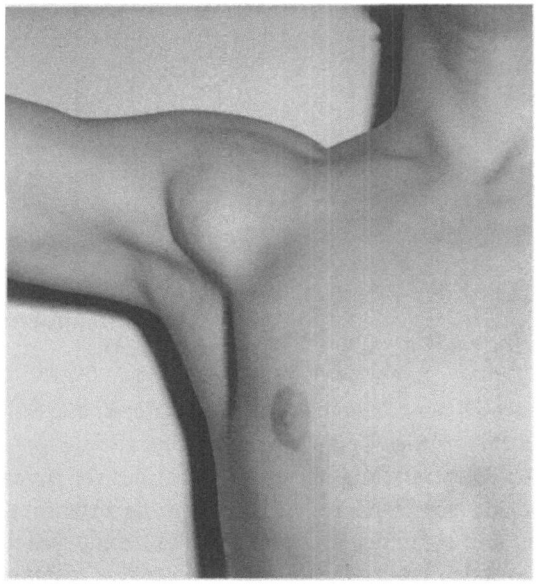

Abb. 3. Riß des Musculus pectoralis

sorgen wir möglichst alle frischen kompletten Rupturen wichtiger und hochbelasteter Muskeln, z. B. des Musculus biceps femoris (Abb. 1 und 2), des Musculus pectoralis major (Abb. 3) und anderer. Nicht ganz so konsequent stellen wir die Operationsindikation bei den so häufigen Rissen des medialen Gastrognemiuskopfes, jedoch ist gerade hier der operative Eingriff relativ einfach und kann sogar in Lokalanästhesie ausgeführt werden. Auch der Riß des Musculus rectus femoris wird seltener operiert, zumal den Verletzten hier oft erst nach Wochen die Dellenbildung auffällt.

Besondere Aufmerksamkeit verdienen *Risse im Muskel-Sehnenübergangsbereich*, wie wir sie häufig beobachten am Musculus semitendinosus und semimenbranosus (Abb. 4 und 5), am rectus femoris und auch am distalen Ende des Musculus biceps femoris, weil offenbar gerade an diesen Stellen die schlechte Durchblutung eine insuffiziente Vernarbung mit mangelnder Belastbarkeit entstehen läßt, die die Ursache für viele Rezidivrupturen darstellt.

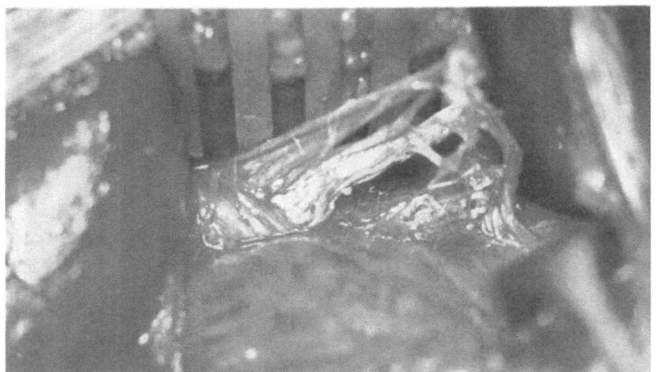

Abb. 4. Abriß im Muskel-Sehnen-Übergang des Musculus semimembranosus

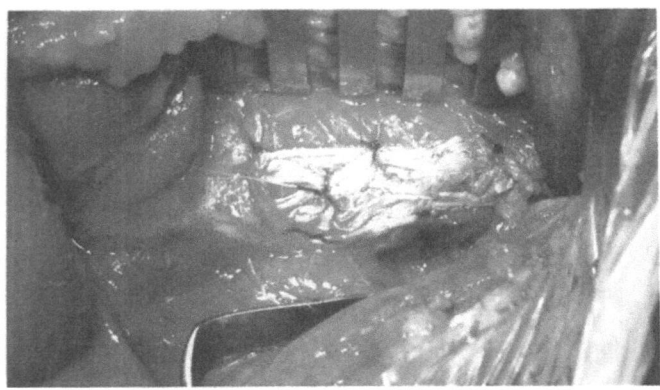

Abb. 5. Zustand nach erfolgter Naht (siehe Abb. 4)

Rezidivrisse, die ja nicht gerade selten auch bei konsequent durchgeführter konservativer Behandlung zu beobachten sind, bilden eine häufige Veranlassung zur Operation.

Oft klagen die Verletzten über eine Art „Reißverschlußphänomen", welches von ihnen so empfunden wird, als ob ein Reißverschluß auseinandergehe. Hier zeigt die Erfahrung, daß trotz aller konservativer Bemühungen und sorgfältigem Trainingsaufbau keine ausreichende Festigkeit der Narbe erreicht wird, sodaß trotz monatelanger Sportpause mehrere Rezidivrupturen in längeren Abständen an der gleichen Stelle auftreten. Nur die operative Therapie mit Ausschneidung der Narbe, Anfrischung und ausreichender Fixation ist in der Lage, die Verletzung optimal ausheilen zu lassen.

Gelegentlich beobachten wir nach Muskelrissen der Oberschenkelbeuger Irritationen des Nervus ischiadicus, die durch die Ausbildung großer Narbenplatten bedingt sind. Auch hier bleibt nur die operative Dekompression des Nerven mit Ausschneidung der Narbe.

Zur *Operationstechnik* scheinen uns folgende Hinweise wichtig: Das Hämatom muß vollständig ausgeräumt und alle Blutungen gestillt werden. Die Naht erfolgt mit resorbierbarem Nahtmaterial, sie kann gelegentlich durch ein mit wenigen Nähten angeheftetes Fascientransplantat gesichert werden. Das Einlegen einer Redondrainage ist obligatorisch, Gipsfixationen sind nur selten, z. B. beim Abriß des medialen Gastrognemiuskopfes erforderlich. Es muß postoperativ konsequent eine längere Entlastung befolgt werden. Die Übungsbehandlung muß in Absprache mit dem Operateur erfolgen, da nur er weiß, in welchem Umfang die Naht belastbar ist.

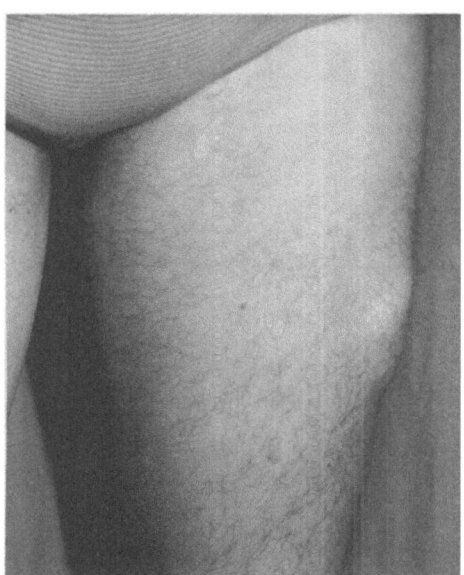

Abb. 6. Muskelhernie im Bereich des linken Oberschenkels

Muskelhernien (Abb. 6) können zwar klinisch wenig auffällig, jedoch sehr schmerzhaft sein und sind ebenfalls operativ durch Verschluß der Faszie evtl. mit Aufsteppung eines verstärkenden Transplantates zu versorgen.

Muskelverknöcherungen, die häufig nach periostnahen Abrissen entstehen, manchmal aber auch die Folgen unvernünftiger, quälender und schmerzhafter Nachbehandlung sind, können starke Behinderungen und teilweise Sportinvalidität hervorrufen. Aus diesem Grund erhebt sich immer wieder die Frage der operativer Beseitigung derartiger Verknöcherungen in hochbelasteten Muskeln.

Grundsätzlich aber sollte man derartige „Muskelknochen" nur dann entfernen, wenn genügend lange Zeit, d. h. mindestens 1–2 Jahre nach der ersten röntgenologischen Darstellung vergangen sind, also eine ausreichende bindegewebig membranöse Abgrenzung angenommen werden kann, und wenn sie entsprechende Schmerzen und Funktionsbehinderungen verursachen. Dennoch kann auch bei sorgfältiger Ausräumung im gesunden Gewebe keine volle funktionelle Wiederherstellung und auch keine Rezidivfreiheit garantiert werden.

Selbstverständlich ist beim größten Teil der Muskelverletzungen die konservative Behandlung nach wie vor die Methode der Wahl. Dennoch stellt die operative Behandlung von frischen Rissen und Spätschäden der Skelettmuskulatur eine wichtige Bereicherung der sporttraumatologischen Therapie dar.

Bei frischen Rissen ist die volle Funktionsfähigkeit mit unbedeutender Narbenbildung zu erwarten. Dennoch liegt sicherlich ein Teil der operativen Erfolge darin begründet, daß die operierten Sportler wesentlich sorgfältiger nachbehandelt und genauer überwacht werden als die nichtoperierten. Würde man jedem konservativ behandelten Muskelriß die gleiche Zeit zur Ausheilung lassen, und bei der Rehabilitation die gleiche Sorgfalt anwenden, wäre es ganz sicher nicht notwendig, so häufig rezidivierende Muskelverletzungen operativ zu versorgen.

Literatur

1. Debrunner H (1950) Über die geschlossenen Muskelverletzungen, insbesondere die Muskelsehnenrupturen. Z Unfallmed Berufskr 43:286
2. Ehricht HG, Hoswig E (1974) Sportliche Übungen in der postoperativen Frühbehandlung. Medizin und Sport 180
3. Fink R (1951) Zur Pathogenese der Muskel- und Sehnenrupturen. Z Unfallmed Berufskr 44:41
4. Groh H (1967) Über Muskelverletzungen. Sportart Sportmed 10:422
5. Groh H (1972) Trainierbarkeit des Muskels. Leistungssport 113
6. Hess H (1978) Sportverletzungen und Sportschäden an den Weichteilen. Schriftenreihe: Unfallmedizinische Tagungen der gewerblichen Berufsgenossenschaften 33:155
7. Hess H (1984) Muskelverletzungen beim Sport. Med Orthop Techn 104:115
8. Krejci V, Koch P (1976) Muskelverletzungen und Tendopathien der Sportler. Thieme, Stuttgart
9. Kühn W (1973) Aufwärmen – Vergleich und Untersuchung. Leistungssport 140
10. Masterovoj L (1969) Die zweckmäßige Intensität der Aufwärmung. Theorie und Praxis der Körperkultur 538
11. Nöcker J (1971) Physiologie der Leibesübungen. Enke, Stuttgart
12. Pöschl M (1953) Über Muskelschäden beim Sport und ihre Behandlung. Monatsschr Unfallheilk 56:195
13. Worobjek GP (1973) Zur Prophylaxe der Sportverletzungen. Leistungssport 286
14. Ekstrand J u. a. (1982) Soccer injuries and their prevention. Linköping University Medical Dissertations No 130

Gibt es den Immobilisationsschaden der Skelettmuskulatur?
Skeletal Muscles and Immobilization – Evidence for Immobilization Injury

H.-J. Appell

Institut für Experimentelle Morphologie (Leitung: Prof. Dr. med C. Stang-Voss) der Deutschen Sporthochschule Köln

Zusammenfassung

Nach Immobilisation verringern sich Muskelmasse und -kraft aufgrund einer Atrophie, die einzelnen Muskelfasern sind durchschnittlich dünner. Rote Muskelfasern scheinen besonders anfällig für eine Immobilisationsatrophie zu sein. Im Verlauf der Atrophie zeigen viele Fasern degenerative Veränderungen, sie spalten sich teilweise auf und werden nekrotisch. Eine Entzündungsreaktion tritt auf, und noch im immobilisierten Muskel beginnen Regenerationsprozesse, die ihren Ursprung in den Satellitenzellen nehmen. Diese differenzieren sich zu Myoblasten und Myotuben, schließlich bilden sie neue Muskelfasern. Aufgrund der regenerativen Kapazität der Skelettmuskulatur ist die Annahme eines Immobilisationsschadens nicht gerechtfertigt.

Schlüsselwörter: Skelettmuskulatur – Immobilisation – Atrophie – Satellitenzellen – Regeneration.

Summary

Immobilization of skeletal muscle leads to reduction of muscle mass and strength. This is caused by a decrease of mean fiber diameters. Red fibers are most probably more susceptible to immobilization than white fibers. A large number of muscle fibers split and parts of them become necrotic. Thus an inflammatory response is achieved, subsequently regenerative processes occur still in immobilized muscles. New muscle fibers differentiate from satellite cells, myoblasts and myotubes. Because of the regenerative capacity of skeletal muscle, it is not justified to assume substantial muscle injure during immobilization.

Key-words: Skeletal muscle – Immobilization – Atrophy – Satellite cell – Regeneration.

Einleitung

Die Atrophie der Skelettmuskulatur nach Immobilisation durch Gipsverband ist ein bekanntes Phänomen aus der orthopädischen Klinik. Als funktionelles Ergebnis der Immobilisationsatrophie ist die Kraft der betroffenen Muskulatur vermindert. Sie soll pro Tag um 1–6% abnehmen, nach dem 8. Immobilisationstag wird die Kraftabnahme geringer [10]; McDougall et al. [9] stellten nach fünfwöchiger Immobilisation eine um 41% verringerte

---

Anschrift des Verfassers: Priv.-Doz. Dr. med. H.-J. Appell, Institut für Experimentelle Morphologie, Deutsche Sporthochschule Köln, Carl-Diem-Weg, 5000 Köln 41

Kraft fest. Über die Veränderungen der morphologischen und physiologischen Charakteristika des immobilisierten Muskels wird zum Teil widersprüchlich berichtet (Übersichten bei [7] und [13]). Die Angaben über das Ausmaß der Atrophie sind uneinheitlich und möglicherweise speziesabhängig (25–33% nach 5 Wochen beim Menschen [9], 50–60% nach 3 Wochen bei der Ratte [4]). Einige Autoren nehmen an, daß die roten Muskelfasern anfälliger sind [7, 11, 12], deren Zahl auch abnehmen soll [3, 6], andere sahen eine verstärkte Atrophie der weißen Fasern [4, 8, 9]. Für tiefgreifende strukturelle Veränderungen im immobilisierten Muskel sprechen Befunde, die von Fasernekrosen [2] und verstärkter Kollagenbildung [12] berichten.

In der vorliegenden Studie soll tierexperimentell das Ausmaß der Atrophie bestimmt werden, und die unterschiedlichen Veränderungen im immobilisierten Muskel sollen untersucht werden, um abschließend festzustellen, ob es gerechtfertigt ist, vom Immobilisationsschaden des Skelettmuskels zu sprechen.

Material und Methode

35 ausgewachsene, junge Mäuse weiblichen Geschlechts (SPF-NMRI) wurden über Zeiträume von 1, 4, 7, 11, 14, 18 Tage durch einen Gipsverband an der rechten unteren Extremität immobilisiert. Sie wurden nach den jeweiligen Zeitintervallen getötet und anschließend perfusionsfixiert. Der M. tibialis anterior beider Beine wurde licht- und elektronenmikroskopisch untersucht, die Faserdurchmesser wurden quantitativ bestimmt.

Ergebnisse

Die Muskelfasern des M. tibialis anterior haben einen mittleren Durchmesser von 71,5 (±17,8) μm, der sich nach 4 Tagen Immobilisation um ca. 28%, nach 7–14 Tagen um ca. 35% und nach 18 Tagen um ca. 50% reduziert hat; alle Differenzen sind hochsignifikant ($p < 0,001$) gegenüber dem normalen Muskel (Abb. 1). Bereits nach kurzzeitiger Immobi-

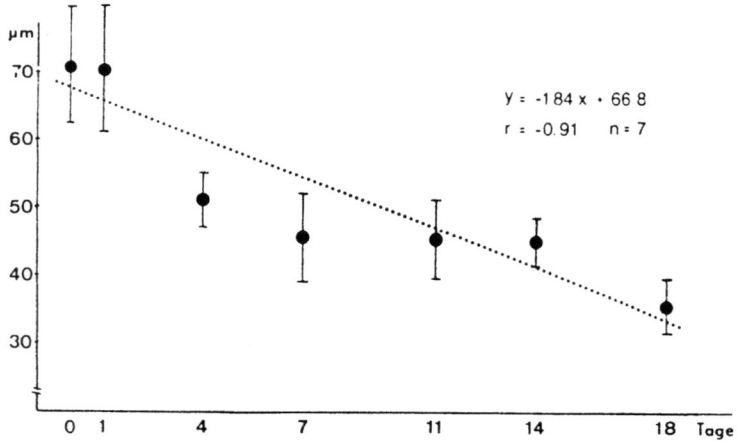

Abb. 1. Darstellung der quantitativen Werte (Faserdurchmesser) bei Immobilisationsatrophie

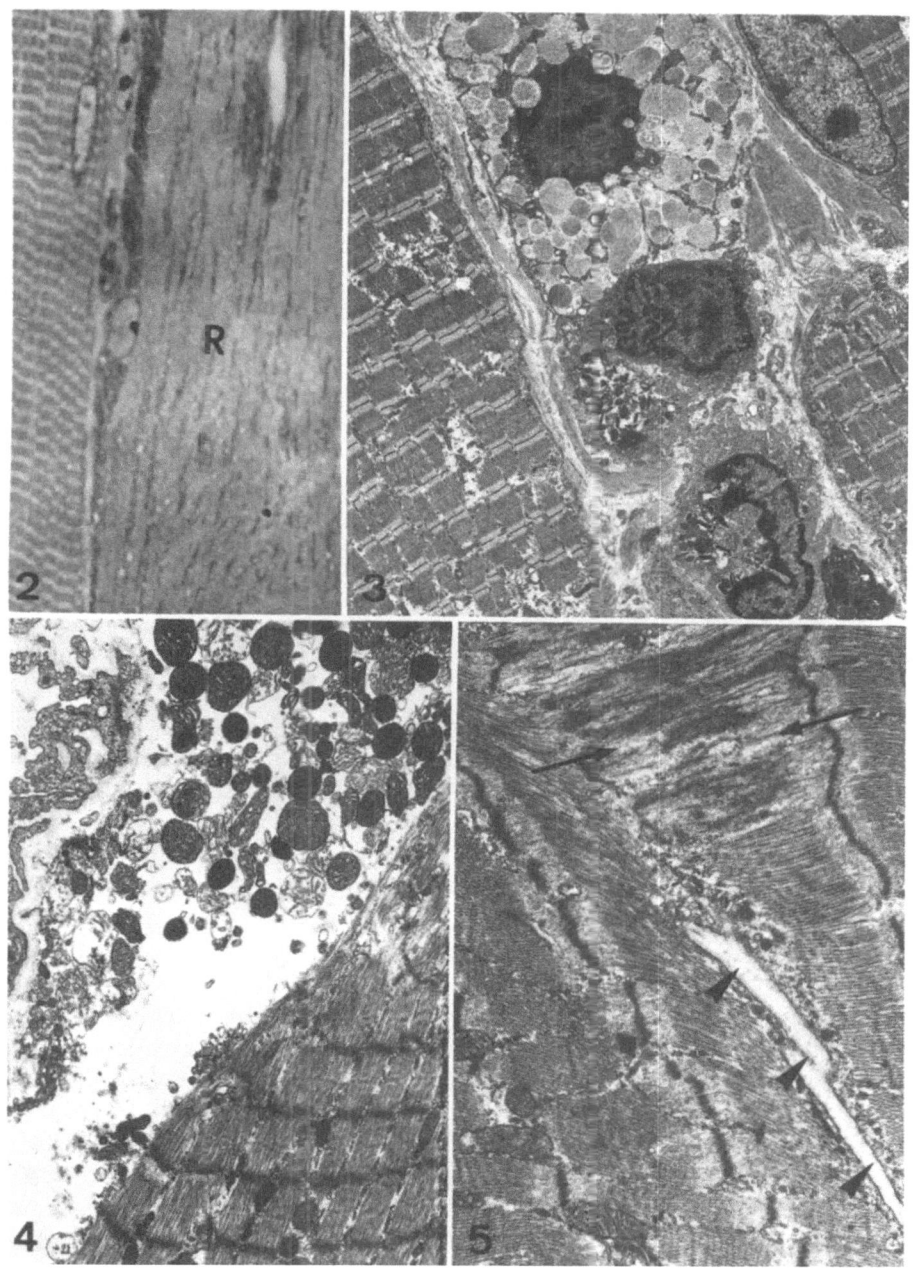

Abb. 2–5. Degenerative Erscheinungen im immobilisierten Muskel. 2: Verlust der Querstreifung in roter Muskelfaser (R), LM × 1000. 3: „Entzündungszellen" zwischen Muskelfasern, EM × 3000. 4: Partielle Fasernekrose, EM × 7500. 5: Beginnende Faserspaltung (▸) mit Auflösung der Sarkomere (→), EM × 15000

lisation lassen sich Veränderungen an den Fasern feststellen, die durch den Verlust der Querstreifung, also eine Auflösung der Myofibrillen, gekennzeichnet sind (Abb. 2), diese betreffen vor allem die roten Muskelfasern. Gleichzeitig kann man zwischen den Muskelfasern zahlreiche Granulocyten, Mastzellen und Makrophagen beobachten (Abb. 3). Diese kommen immer dort vor, wo Muskelfasern zugrunde gehen. Die Zerstörung der Fasern äußert sich außerdem in einer Auflösung der Mitochondrien sowie durch den Kontinuitätsverlust des Sarkolemm (Abb. 4). Einige Fasern spalten sich längs oder quer, gelegentlich ist dieses Phänomen von einem „Zerfließen der Sarkomere" begleitet (Abb. 5). Kurz darauf bzw. in zeitlicher Überlagerung (vom 4. Tag an) kommt es zu einer Aktivierung der Satellitenzellen, die als myogene Stammzellen den Muskelfasern angelagert sind. Sie hypertrophieren und werden damit zu Myoblasten (Abb. 6), von denen sich mehrere zu Myotuben zusammenlagern, welche sich schließlich zu neuen Muskelfasern differenzieren (Abb. 7). Die neugebildeten Muskelfasern lassen sich aufgrund ihres geringen Durchmessers, ihrer engen Anlagerung an schon ausgereifte, vorher vorhandene Muskelfasern und der zentralen Kerne identifizieren (Abb. 8). Die beschriebenen Vorgänge finden bereits in der ersten Immobilisationswoche statt, danach lassen sie sich auch weiterhin beobachten, so daß man von einem stetigen Abbau von Muskelfasern und ihrer Neubildung im immobilisierten Muskel sprechen kann.

Diskussion

Das Ausmaß der nach Immobilisation festgestellten Muskelatrophie entspricht dem, das andere Autoren für Nager berichtet haben [4]. Jene fanden jedoch keine Anhaltspunkte für eine Verringerung der Faserzahl. Es kann angesichts der elektronenmikroskopischen Befunde jedoch angenommen werden, daß Fasern im immobilisierten Muskel zugrunde gehen. Demnach scheint der Begriff der Atrophie im klassischen Sinne nicht mehr auf die Immobilisation anwendbar. Die morphometrisch festgestellte Verringerung der Faserkaliber kann einerseits durch atrophische Prozesse oder Faseraufspaltung zustande kommen, andererseits ist jedoch zu berücksichtigen, daß die neugebildeten, noch dünnen Muskelfasern erheblich zur Abnahme der durchschnittlichen Faserdicke beitragen. Spaltung von Muskelfasern oder deren quere Durchtrennung führten nicht zum Vorliegen zweier Fasern, sondern in der Regel wurde ein Teil nekrotisch, eine Beobachtung, die auch von anderen Autoren [2] nach Tenotomie beschrieben und als segmentale Fasernekrose bezeichnet wurde. Von den degenerativen Veränderungen wurden als erste und vor allem die roten Fasern betroffen, was im Einklang mit anderen Befunden steht [7, 11, 12]. Dies ist vermutlich damit zu erklären, daß dieser Fasertyp bei Arbeit als erster rekrutiert wird, also normalerweise einer regelmäßigen Belastung unterliegt und auf die plötzliche Inaktivität nach Immobilisation besonders empfindlich reagiert. Eine erhebliche Faserschädigung führt zu deren Untergang, eine entsprechende Verringerung der Faserzahl ist zunächst zu vermuten [3]. Die im Zuge der Phagocytose des Zelldetritus eingewanderten „Entzündungszellen" dürften neben an-

---

Abb. 6–8. Regenerative Erscheinungen im immobilisierten Muskel. 6: Myoblast, EM × 4700. 7: Unausgereifte Muskelfaser, EM × 2400. 8: Neue Muskelfasern (▸), LM × 1000

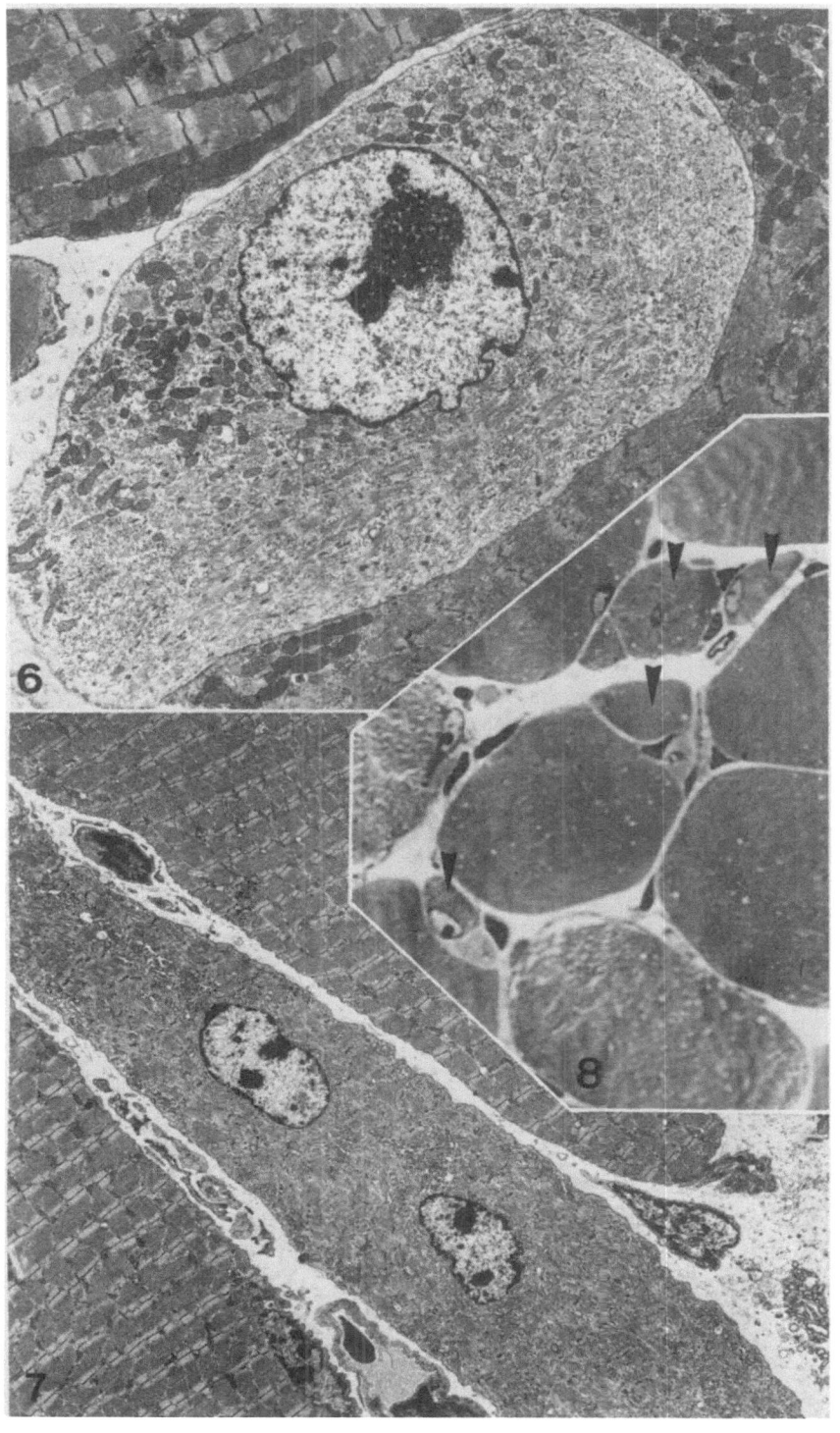

deren Faktoren zur Aktivierung der Satellitenzellen beitragen, die die intensiven Regenerationsprozesse in Gang setzen. Ein vermehrtes Auftreten von Makrophagen wurde auch in der elektronenmikroskopischen Studie von Cooper [5] berichtet, der allerdings eine Regeneration erst nach Immobilisationsende feststellen konnte. Die Neubildung von Muskelfasern muß jedoch aufgrund der eigenen Befunde schon im immobilisierten Muskel stattfinden, auch das Auftreten dünner Fasern mit zentralem Kern spricht dafür [1], wenngleich dieses Phänomen bisher anders interpretiert worden ist [5].

Damit stellt sich die Frage, inwieweit ein Muskel nach Ende der Immoblisation bereits wieder belastbar ist. Wenn man mit zunehmender Immobilisationsdauer einen fortschreitenden Faseruntergang und deren Ersatz durch neue, dünnere Fasern annimmt, so folgt aufgrund der zum Teil noch nicht voll ausdifferenzierten neuen Muskelfasern daraus eine Minderbelastbarkeit. Ein sofort nach Immobilisationsende einsetzendes rehabilitatives Krafttraining würde die Fasern dann unter Umständen überlasten und schädigen. Von einem generellen Immobilisationsschaden der Skelettmuskulatur zu reden, scheint jedoch nicht gerechtfertigt.

Literatur

1. Atherton GW, James NT, Mahon M (1981) Studies on muscle fibre splitting in skeletal muscle. Experientia 37:308–309
2. Baker JH (1983) Segmental necrosis in tenotomized muscle fibers. Muscle & Nerve 6:29–39
3. Booth FW (1982) Effect of limb immobilization on skeletal muscle. J Appl Physiol 52:1113–1118
4. Boyes G, Johnston J (1979) Muscle fibre composition of rat vastus intermedius following immobilization at different muscle lengths. Pflügers Arch Eur J Physiol 381:195–200
5. Cooper RR (1972) Alterations during immobilization and regenration of skeletal muscle in cats. J Bone Joint Surg 54:919–953
6. Edgerton VR, Barnard RJ, Peter JB, Maier A, Simpson DR (1975) Properties of immobilized hindlimb muscles of the Galago senegalensis. Exp Neurol 46:115–131
7. Häggmark T (1978) A study of morphologic and enzymatic properties of the skeletal muscles after injuries and immobilization in man. Thesis, Stockholm
8. Herbison GJ, Jaweed MM, Ditunno JR (1978) Muscle fiber atrophy after cast immobilization in the rat. Arch Phys Med Rehabil 59:301–305
9. McDougall JD, Elder GCB, Sale DG, Moroz JR, Sutton JR (1980) Effects of strength training and immobilization on human muscle fibres. Eur J Appl Physiol 43:25–34
10. Müller EA (1970) Influence of training and of inactivity on muscle strength. Arch Phys Med Rehabil 51:449–462
11. Szöör A, Boross A, Hollosi G, Szilagyi T, Kesztyüs L (1977) Experimental investigations on hypokinesis of skeletal muscles with different functions. Acta Biol Acad Sci Hung 28:195–204
12. Tomanek RJ, Lund DD (1974) Degeneration of different types of skeletal muscle fibres. II. Immobilization. J Anat (Lond) 118:531–541
13. Wills CA, Caiozzo VJ, Yasukawa DI, Prietto CA, McMaster WC (1982) Effects of immobilization on human skeletal muscle. Orthop Rev 11:57–64

Akute und chronische Kompartmentsyndrome im Sport
Acute and Chronic Tibial Compartment Syndromes in Sportsmen

P. G. Schneider

Klinik für Orthopädie und Sporttraumatologie (Leiter: Prof. Dr. P. G. Schneider), Dreifaltigkeitskrankenhaus, Köln

Zusammenfassung

Die bis zum heutigen Tage vorliegenden Erkenntnisse über die Pathogenese, Diagnose, Differentialdiagnose und die Behandlung von akuten und chronischen tibialen Kompartementsyndromen werden diskutiert.

Unsere eigenen Erfahrungen mit der operativen Behandlung zeigen in vielen Fällen, daß bei korrekter Diagnose die operative Behandlung bei der Behandlung der Kompartementsyndrome sehr effektiv sein kann. Das tiefe posteriore Kompartementsyndrom, besonders das vom Musculus tibialis posterior, stellt den Schlüssel zum Verständnis der meisten Fällen dar.

Schlüsselwörter: Pathogenese – Tiefes posteriores Kompartmentsyndrom – Operative Behandlung.

Summary

The current state of knowledge concerning the pathogenesis, diagnosis, differential diagnosis, and treatment of acute and chronic tibial compartment syndromes is discussed.

Our experience shows that provided the diagnosis is correct, operative therapy of compartment syndromes can often be very effective. The deep posterior compartment syndrome, especially that of the tibialis posterior muscle, helds the key to the understanding of most cases.

Key-words: Pathogenesis – Deep posterior compartment syndrome – Operative therapy.

Kompartmentsyndrome am Unterschenkel nach Frakturen, nach Gefäßverletzungen, nach flächenhaften Weichteilquetschungen, seltener nach operativen Eingriffen (z. B. Schienbeinkopfosteotomien) sind seit längerer Zeit bekannt. Daß auch der intensive Gebrauch der Muskulatur nach sportlicher Betätigung zu signifikanten akuten und chronischen Druckerhöhungen in den verschiedenen Muskellogen führen kann, wurde erst sehr viel später bekannt und zunächst nur anhand kasuistischer Mitteilungen beschrieben. Dr. Wilson, der Expeditionsarzt von Scotts Südpolexpedition, hat in seinem später aufgefundenen Tagebuch

---

Anschrift des Verfassers: Prof. Dr. med. P. G. Schneider, Klinik für Orthopädie und Sporttraumatologie, Aachener Straße 445, 5000 Köln 41

im Jahre 1912 wohl die erste präzise Schilderung eines akuten, vorderen Kompartmentsyndromes nach extremer Marschbelastung gegeben. Die Existenz chronischer Syndrome wurde erst sehr viel später bekannt und Renemann [7, 8] hat als erster Autor über eine größere Anzahl von Patienten [61] mit anterioren und lateralen Kompartmentsyndromen berichtet. Puranen [4—6] beschrieb kurz danach sein mediales Tibiasyndrom bei Langstreckenläufern, Springern, Sprintern und verschiedenen Ballsportlern (89 Fälle bei 62 Athleten) und die erfolgreiche Behandlung durch Faszienspaltung des tiefen hinteren Kompartments. 1981 veröffentlichete er seine Messungen mit dem Wick-Katheter über eine pathologische Druckerhöhung nach Laufbelastungen auf über 50 mmHg und seine Reduktion auf physiologische Werte durch Fasziotomie auf unter 30 mmHg. Eine umfangreichere Darstellung der Kompartmentproblematik monographischer Form legten sowohl S. J. Mubarak (1981) [3] und F. Matsen (1980) [2] vor.

Die akuten Kompartmentsyndrome am Unterschenkel nach sportlicher Betätigung sind relativ selten. In der Literatur sind weniger als 100 Fälle dokumentiert und meistens handelt es sich um untrainierte Individuen, die nach Läufen oder Märschen während der mechanischen Exposition oder innerhalb von 6—24 Stunden eine hochschmerzhafte Schwellung der betroffenen Muskelloge (in der Regel der vorderen oder lateralen) aufweisen. Neben dem extremen Druckschmerz findet sich ein starker Muskeldehnungsschmerz, seltener sensible und motorische Störungen. Die differenten Symptome ergeben sich zwanglos aus dem anatomischen Inhalt der Muskellogen (Abb. 1).

Anteriores Syndrom:	N. peroneus profundus
	M. tib. ant., M. ext. digit. communis
	Dehnungsschmerz bei Plantarflexion des Fußes und der Zehen
Laterales Syndrom:	N. peroneus superfizialis und profundus
	M. peroneus longus und brevis
	Dehnungsschmerz bei Fußsupination
Posteriores, oberflächliches Syndrom:	N. Suralis
	M. trizeps surae
	Dehnungsschmerz bei Fußhebung
Posteriores, tiefes Syndrom:	N. tibialis (eigene Muskelhülle!)
	M. tib. posterior
	M. flex. hallucis und flex. digit. comm.
	Dehungsschmerz bei Zehenhebung

Als ursächliche Faktoren werden Blutungen aus Mikrorupturen von Muskelfasern, ein Muskelödem mit vermehrter Kapillarpermeabilität, ein behinderter Blut- und Lymphrückfluß, eine sekundäre Ischämie und eine starre, verdickte Muskelfaszie genannt.

Therapeutisch sind bei fehlenden neurologischen Symptomen konservative Maßnahmen antiphlogistischer Natur ausreichend (Eis, Ruhe, medikamentös), bei neurologischen Ausfällen ist die umgehende, radikale Fasziotomie erforderlich.

Die chronischen Kompartmentsyndrome sind bei Sportlern sehr viel häufiger zu beobachten und finden sich nicht nur bei Weltklasseathleten, sondern auch bei Hobbysportlern. Betroffen sind u. a. untrainierte Jogger, Läufer der verschiedensten Distanzen, häufiger Mittel- und Langstreckler, Springer, (hoch und weit), Ballsportler (Fußball, Volleyball, Basketball) aber auch Ballettänzer. Besondere mechanische Belastungssituationen können eine auslösende Rolle spielen, wie Training und Wettkampf auf unebenen und harten Böden

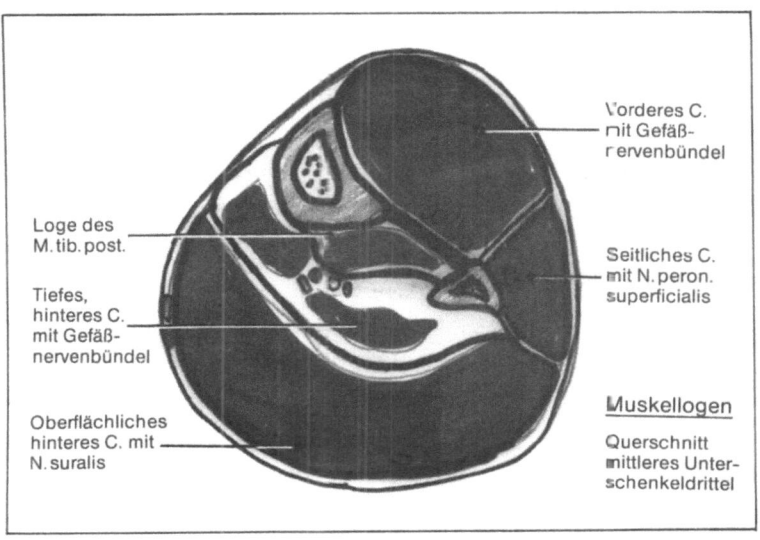

Abb. 1. Anatomischer Inhalt der Muskellogen (mittleres Unterschenkeldrittel)

(Halle), Geländeläufe (bergauf), Trainingsbeginn, Kurventraining bei Sprintern, forciertes und langes Training (Meilenmanie), abrupte Trainingsveränderungen.

Als ätiopathogenetische Prämissen gelten ähnlich wie beim akuten Syndrom das limitierte Fassungsvermögen der relativ starren Faszienloge die Volumenzunahme des Muskels bei Aktivität um ca. 20% durch vermehrten Blutinhalt und eine vermehrte Kapillarpermeabilität mit einer Venenabflußbehinderung und einem sekundären arteriellem Spasmus (ischämischer Schmerz). Hinzu kommt die Vermutung, daß für den hypertrophierten Muskel des Sportlers im Moment der akuten Aktivität wahrscheinlich nur noch ein geringeres Maß schmerzfreier Volumenzunahme bereitsteht.

Klinische Leitsymptome sind ein Druckgefühl, stechende, ziehende, brennende oder krampfartige Schmerzen über der betroffenen Muskelloge. Zunächst verschwindet der Schmerz in Ruhe, später setzt er nach Belastung immer früher ein und klingt in der Ruhe auch nur noch sehr verzögert ab. Die Beschwerden bestehen meist seit Jahren und werden in der Regel lange als Mineralstoffwechselstörung (Ca. Mg.) fehldeutet. Ergebnislose arteriographische und venographische Untersuchungen kennzeichnen die typische medizinische Vorgeschichte.

Bei Beteiligung des tiefen, posterioren Kompartments findet sich ein typischer Druckschmerz im distalen Drittel der medialen Schienbeinkante (Shin splints, Tibial medial Syndrome, Puranen), nicht selten auch eine knötchenförmige periostale Verdickung. Es wurde in diesen Fällen auch von einem medialen Schienbeinkantensyndrom gesprochen und bezweifelt, ob es sich überhaupt um ein chronisches Logensyndrom handelt (Wallenstein u. Erikson) [2, 3]. Man diskutiert bis heute ein Osso-faszio-periostales Syndrom oder eine flächenhafte Insertionstendopathie des M. tib. post., obwohl es wahrscheinlicher ist, daß es sich hier um eine Krankheitseinheit handelt (Abb. 1, 2 und Tabelle 1), deren mechanische Schlüsselsituation die extreme Pronationsbelastung des Fußes darstellen könnte. Neuere Druckmessungen von C. H. Rorabeck [1, 10, 11] legen die Vermutung nahe, daß der M.

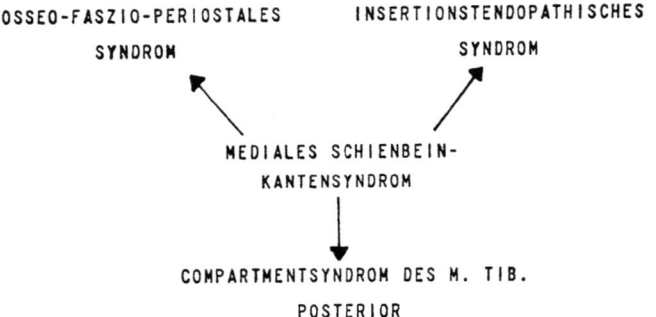

Abb. 2. Zeigt die Beziehung des medialen Schienbeinsyndroms zu anderen Syndromen

Tabelle 1. Auswirkungen der extremen Pronation des Fußes

1. Insertionstendopathien
2. Osseo-fasziale-periostale Reaktionen
3. Kompartmentsyndrom der tiefen hinteren Muskelloge (Mikrotraumen, Hypertrophie)

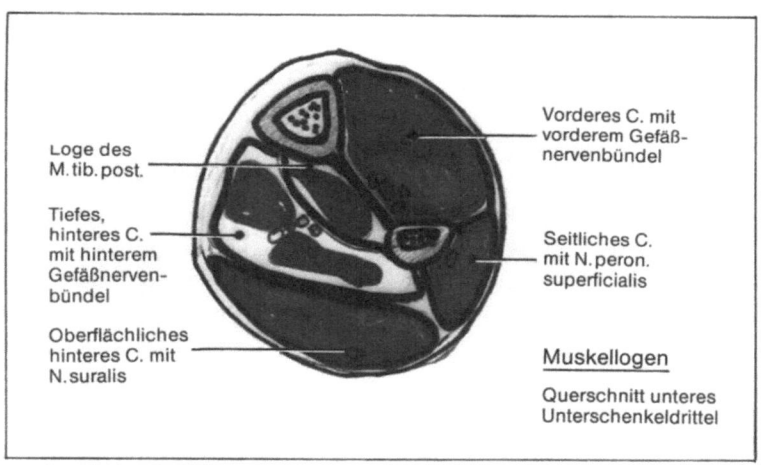

Abb. 3. Anatomischer Inhalt der Muskellogen (unteres Unterschenkeldrittel)

tib. post. seine eigene Faszienloge besitzt und dieser Umstand bislang sowohl diagnostisch wie auch therapeutisch unbeachtet blieb, ein Umstand, der sowohl die diagnostischen Fehlinterpretationen im Schrifttum wie auch die Fehlschläge der operativen Behandlung erklären könnte (Abb. 3). Jedenfalls besteht heute kein Zweifel mehr, daß es sich bei den Unterschenkelschmerzen des Sportlers (den sog. shin splints im amerikanischen Schrifttum) um einen Sammelbegriff handelt, bei dessen kausaler Differenzierung den chronischen Kompartmentsyndromen die dominierende Rolle zukommt (Abb. 4).

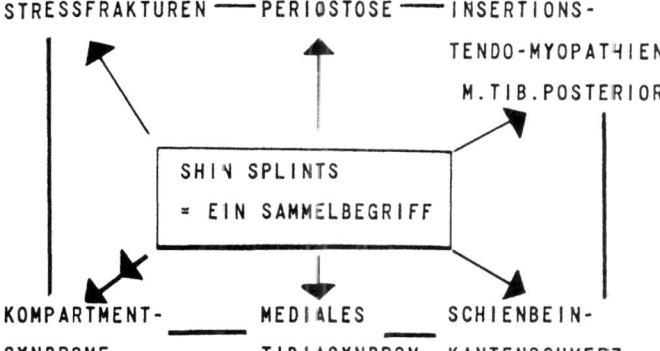

Abb. 4. Das sogenannte Shin Splints dargestellt als ein Sammelbegriff

Tabelle 2. Eigenes Krankengut

Sportart	Betroffenes Kompartment
Mehrkämpfer	Posteromedial
Tennisspieler	Posteromedial, anterolateral
Hochspringer [2]	Posteromedial, anterolateral
Fußballer	Posteromedial
Sprinter	Posteromedial
Mittelstreckler	Posteromedial

Eine diagnostische Schlüsselbedeutung kommt zweifellos der Slit-Katheter-Druckmessung des betroffenen Kompartments unter Laufbelastung zu, die C. H. Rorabeck 1983 [1, 9–11] unter Ausnutzung telemetrischer Aufzeichnungsmöglichkeiten wesentlich verbessert hat.

Therapeutisch können selbstverständlich die üblichen konservativen Maßnahmen zunächst versucht werden:

Gezieltes Krafttraining, Dehnübungen der Antagonisten,
Ultraschall, Röntgentherapie, Eis, Stäbchenmassage,
Fußorthesen bei Fußdeformitäten,
Trainingshygiene (Dosierung, weicher, ebener Boden etc.).

Die eigenen kasuistischen Erfahrungen zeigen, daß ein durchschlagender, dauerhafter Erfolg dadurch selten zu erreichen ist. Das Mittel der Wahl ist die gezielte, radikale Faszienspaltung mit anschließender Inspektion des freien Muskelspiels in der betroffenen Muskelloge. Wir inzidieren von medial und wenn notwendig auch von lateral her. Spätestens nach 6 Wochen kann mit dem vollen Training wieder begonnen werden (Tabelle 2).

Die frühe richtige Diagnose kann nur gestellt werden – wie so häufig – *wenn man an die klassischen Symptome der chronischen Kompartmentsyndrome denkt.* Eine minutiös aufgenommene Vorgeschichte führt in den meisten Fällen auf den richtigen Weg, die Druckmessung dient dann evtl. nur noch zur Bestätigung der Diagnose; ich halte sie unter pragmatischen Gesichtspunkten nicht für unbedingt erforderlich.

Literatur

1. Logang JG, Rarabeck CH et al (1983) The measurement of dynamic compartment pressure during exercise. Am J Sports Med II (4):220–223
2. Matsen FA (1980) Compartment syndromes. Grune & Stratton, New York
3. Mubarak SJ, Hargens AA (1981) Compartment syndromes and Volkmann's contracture. Saunders monographs in clinical orthopaedics, vol II. Saunders, Philadelphia
4. Puranen J (1977) Shin splints (Tibial medial syndrome). International Congress of Sports Medicine, Helsinki
5. Puranen J (1974) The medial tibial syndrome. Exercise ischemia in the medial fascial compartment of the leg 56B:712–715
6. Puranen J (1981) Intracompartmental pressure increase on exertion in patients with chronic compartment syndrome in the leg. Vol 63A (8)
7. Reneman RS (1968) The anterior and lateral compartment syndrome of the leg. Mouton, The Hague
8. Reneman RS (1975) The anterior and the lateral compartment syndrome of the leg due to intensive use of muscles. Clin Orthopaedics 133:69–80
9. Rorabeck CH, Bourne RB, Fowler PJ (1983) The surgical treatment of exertional compartment syndrome in athletes. J Bone Joint Surg 65A:1245–1251
10. Rorabeck CH (1984) The treatment of compartment syndromes of the leg. J Bone Joint Surg 66B:93–97
11. Rorabeck CH (1984) The tibialis posterior muscle compartment: An unrecognized cause of exertional compartment syndrome. Meeting of the Americal Orthopaedic Society for Sports Medicine, Atlanta, 8–9 Feb 1984
12. Schneider PG (1983) Compartmentsyndrome. Sporttraumatolog. Seminar, St. Moritz, 13. September 1983
13. Wallenstein R, Eriksson E (1984) Intramuscular pressures in exercise-induced lower leg pain. Int J Sports Med 5:31–35. Thieme, Stuttgart New York
14. Wallenstein R (1983) Results of fasciotomy in patients with medial syndrome or chronic anterior compartment syndrome. J Bone Joint Surg 65A:1252

VII

Haupt- und Korreferate zum Thema:

Verletzungen und Schäden am passiven Bewegungsapparat bei Kindern und Jugendlichen (ohne Morbus Scheuermann)

Acute and Chronic Injuries of the Passive Locomotor System in Children and Adolescents (Excluding Scheuermann's Disease)

Verletzungen und Schäden am passiven Bewegungsapparat bei Kindern und Jugendlichen: Entwicklung, Vulnerabilität, limitierende Faktoren

Acute and Chronic Injuries of the Passive Locomotor System in Children and Adolescents: Development, Vulnerability, Limitations

H. Schoberth

Ostseeklinik Damp (Ärztl. Direktor: Prof. Dr. med. H. Schoberth), Damp

Zusammenfassung

In einer Übersicht wird auf die Schwachstellen des passiven Bewegungsapparates eingegangen und die Verletzungen, wie z. B. Epiphysenlockerungen, Epiphysenzerreißungen, Apophysenabrisse dargestellt. Des weiteren wird auf die Spondylolyse, sowie das Wirbelgleiten und seine Bedeutung für die Entstehung von Rückenschmerzen bei Kindern und Jugendlichen eingegangen. Der Entstehungsmechanismus wird diskutiert. Auf die häufigen Verletzungsfolgen an den Gelenken, wie osteochondrale Frakturen wird ebenfalls hingewiesen. Ausführlich wird auf den Knieschmerz bei Kindern und Jugendlichen, sowie seine Differentialdiagnose eingegangen.

Schlüsselwörter: Verletzungen und Schäden bei Kindern und Jugendlichen – Passiver Bewegungsapparat – Epiphysenverletzungen – Spondylolyse – Rückenschmerzen – Knieschmerz.

Summary

In a survey we are pointing out the vulnerable elements of the passive locomotorium and injuries like epiphyseal loosening, epiphysiolysis and apophyseal tear-offs. Besides that spondylolysis, spondylolisthesis and it's relevance in juvenile back pain is reported. The mechanism of development is considered. Frequent injuries of joints like flake fractures are indicated too. We are extensively discussing the painful knee in children and adolescents and it's differential diagnosis.

Key-words: Acute and chronic injuries in children and adolescents – Passive locomotorium – epiphyseal lesions – Spondylolysis – Spondylolisthesis – Back pain – Painful knee.

Die Herabsetzung des Wettkampfalters unter Einsatz von Kindern und Jugendlichen im Seniorenbereich werfen zahlreiche Fragen auf. Im Vordergrund stehen die psychischen Belastungen, deren Auswirkungen heute noch gar nicht überblickt werden können. Die körperlichen Schäden sind unterschiedlich zu bewerten. Sie sind ohne Zweifel nicht so erheblich, wie oft angenommen wird. Im Interesse einer objektiven Einschätzung aber muß sich der Sportarzt damit beschäftigen, um die Möglichkeiten und Grenzen der Belastbarkeit zu kennen.

Anschrift des Verfassers: Prof. Dr. med. H. Schoberth, Arzt für Orthopädie, Sportmedizin, Ostseeklinik Damp, 2335 Damp 2

Schäden am passiven Bewegungsapparat entstehen durch direkte Gewalteinwirkung und sind dann dem nicht sportbedingten Unfall vergleichbar oder aufgrund von chronischen, also länger dauernden Belastungen. Dabei kann sich die erhöhte Vulnerabilität der noch nicht ausgereiften Bewegungsstrukturen ebenso auswirken wie die ungünstigen Hebelverhältnisse, vor allem in der ersten puberalen Phase.

Die Behandlung der direkten Unfallfolgen ist nicht das Problem. Komplikationen entstehen erst mit dem weiteren Wachstum. Dann machen sich die Schäden in Schiefwuchs und Deformierung bemerkbar und zwingen oft zu lange dauernden Behandlungen, unter Umständen zu mehrfachen Operationen.

Inwieweit Blutungen in den Bereich der Epiphysenfugen ohne Dislokation vorkommen, ist nicht hinreichend sicher. In älteren Schriften war davon häufiger die Rede. Nach Witt teilen wir die Epiphysenschädigungen traumatischen Ursprungs ein in

1. Kontusionen und Distorsionen
2. Epiphysenlockerungen
3. Epiphysenzerreißungen.

Im Röntgenbild kann man die Epiphysenverbreiterungen deutlich erkennen. Sie sind bedingt durch das Hämatom, das sich im Anschluß an das Tauma entwickelt. Die Gefahr besteht nun in der konsekutiven Wachstumsstörung mit erheblichen Fehlstellungen, die zu einer frühzeitigen Korrektur zwingen, auch wenn, durch die Schädigung bedingt, ein neuerliches Fehlwachsen droht. So kann eine Reoperation notwendig werden, wenn man nicht durch eine temporäre Epiphyseodese den Epiphysenarrest, eine Wachstumslenkung erreicht. Diese an sich faszinierende Idee hat nicht das in der Praxis gehalten, was man sich versprochen hat. Aus diesem Grunde stehen wir der Blountschen Klammerung beispielsweise heute wesentlich skeptischer gegenüber wie in den Fünfziger Jahren. In jeder traumatologischen Abteilung sind solche Fälle zu finden. Aus der Tatsache, daß über sie nur spärlich berichtet wird, leiten wir ab, daß traumatische Epiphysenstörungen selten sind. Dies verdient schon deswegen Beachtung, weil die sportlichen Aktivitäten im Kindes- und Jugendalter beträchtlich angestiegen sind. Zum anderen bestätigt es die Tatsache, daß die Verbindung „Epiphysenscheibe/Metaphyse" normal doch sehr fest ist. Das scheint auch logisch, denn ursprünglich ist ja der ganze spätere Knochen aus Knorpel gebaut. In der Pubertät kann die feste Verbindung aber dadurch gestört werden, daß die enchondrale Ossifikation abartig verläuft. Durch ein Ungleichgewicht von somatotropen und Sexualhormonen kommt es zu einer Proliferation des Säulenknorpels und damit zu einer im Röntgenbild sichtbaren Auflockerung und Verbreitung der Wachstumsfuge mit einer Herabsetzung der Belastbarkeit. Dieser Prozeß macht in der Regel keine Beschwerden, so daß er vom Betroffenen seiner Umgebung zunächst auch gar nicht registriert wird. Bagatelltraumen, wie Stürze in der Schule, eventuell auch beim Sport, lassen dann den akuten Abrutsch eintreten. In diesen Fällen ist es dem Laien oft nicht leicht begreiflich zu machen, daß der Sturz nur unwesentliche Teilursache beim Zustandekommen der Epiphyseolysis capitis femoris ist. Dies wird auch unterstrichen, daß der Prozeß häufig doppelseitig abläuft. Nicht selten tritt der Abrutsch der Kopfkalotte spontan, d. h. ohne äußeren Anlaß, auf. Hier zeigt sich die besondere Vulnerabilität des coxalen Femurendes, wo ein Muskelzug genügt, um den Prozeß einzuleiten und zu Ende zu führen. Die maßgebliche Ursache ist der Iliopsoas, der, am Trochanter minor ansetzend, die Außenrotation des Beines und die Beugung verursacht. Dadurch bleibt die Kopfkalotte in der Pfanne liegen. Klinisch kann man diesen Prozeß, der zu einer typischen Fehlform geführt hat, im sogenannten positiven Drehmann'schen Zeichen feststellen. Ähnliche Vorgänge werden für den Hallux rigidus beim Jugendlichen verantwortlich gemacht.

Dabei handelt es sich unter Umständen aber auch um eine Epiphysennekrose; eine endgültige Klärung ist bisher nicht erreicht worden. Tatsache bleibt aber, daß wir nicht selten beim jugendlichen Spieler im Fußball solche Veränderungen gesehen haben.

Zusammengefaßt kann man feststellen, daß die Epiphysenfugen der vermehrten Belastung, wie sie der Sport mit sich bringt, standhalten. Deformierungen als Ausdruck einer Überbeanspruchung sind kaum zu erwarten. Bei Verletzungen können Spätschäden im Sinne von Wachstumsstörungen auftreten. Die Epiphyseolysis capitis femoris hat eine andere Genese. Hier liegt eine hormonell gesteuerte Wachstumsstörung zugrunde.

Apophysenstörungen kommen in zwei unterschiedlichen Phänotypen vor. Sie sind abhängig vom Zeitpunkt der mechanischen Einwirkung. Ganz offensichtlich ist hier ein enger Zusammenhang mit der Belastung vorhanden. Apophysen sind Knochenfortsätze zur Anheftung von Muskeln und Bändern am Knochen, die auf besonderen Kernen zur endgültigen Ossifikation am Knochen entstehen. Von manchen Autoren werden sie als Sesambeine aufgefaßt, die dann später synostotisch verschmelzen. Treten an den ursprünglich knorpeligen Insertionsarealen während der einsetzenden Ossifikation abnorme Zugbelastungen auf, dann kann der Ablauf der Verknöcherung gestört sein. Ein typisches Beispiel ist der Morbus Osgood-Schlatter, besser eine Variante dieser Apophysitis tibialis. Es darf nicht verkannt werden, daß es auch entsprechende Erkrankungen bei Nichtsporttreibenden gibt. Im vorliegenden Falle ist die traumatische Komponente, d. h. die erhöhte Vulnerabilität nicht zu verkennen. Osgood spricht in seiner Erstbeschreibung von einer Schädigung der Tibioapophyse während des Wachstums, Schlatter hat dagegen schon 1908 von unvollständigen Abrißfrakturen der Tuberositas tibiae gesprochen, sie freilich dann in Frage gestellt und von Wachstumsanomalien berichtet. Wir haben solche Fälle wiederholt bei fußballspielenden Knaben gesehen. Zuletzt habe ich einen 11jährigen Jungen beobachtet, der intensiv Motorsport betrieb. Bei dem Trial kommt es darauf an, daß während des ganzen Rennens – das kann sich über Stunden erstrecken – der Fahrer in leichter Kniebeuge auf den Pedalen steht. In dieser Position treten abnorme Zugbelastungen der Tuberositas tibiae auf. Man kann im Röntgenbild die entsprechenden Veränderungen unschwer erkennen. Nach Abschluß des Wachstums zeigen sich dann Veränderungen im Sinne einer exostosenartigen Vorwölbung der Tuberositas tibiae, wie im vorliegenden Falle.

Die zweite Form tritt dann auf, wenn die Apophyse kurz vor dem Anschluß an den endgültigen Knochen steht. Beispiele sind die Ablösung des Rectusursprunges an der Spina iliaca anterior inferior und am Beckenkamm an den Apophysen des Darmbeines. Die Apophyseolysis kann akut, nicht selten aber auch schleichend eintreten. Dann halten sich die destruktiven und die reparativen Prozesse die Waage. Wenn nicht letztere überwiegen, kann man den traumatischen Charakter noch erkennen. Im anderen Falle ist das röntgenologische Bild unklar. Der folgende Fall belegt dies eindrucksvoll.

Bei dem 14jährigen Hürdenläufer traten nach dem Training und nach Wettkämpfen ziehende Schmerzen an der Rückseite des Oberschenkels auf. Die Röntgenaufnahme zeigte eine zähe Ablösung, wobei neben der Trennung reparative, d. h. osteoplastische Vorgänge das Bild prägten. Bei oberflächlicher Betrachtung wird darum differentialdiagnostisch an ein Sarkom gedacht. Die typische Anamnese, der oft geringe Tastbefund und schließlich das Röntgenbild lassen aber doch die richtige Diagnose stellen. Wie im vorliegenden Falle kann das geschädigte Areal weit in den muskulären Bereich ausfern und dort eine Myositis ossificans hervorrufen, die dann ihrerseits Schmerzen unterhält.

Zusammenfassend ist zu konstatieren, daß Apophysenstörungen in zwei Formen vorkommen. In beiden Fällen sind die Veränderungen Folgen eines erhöhten Muskelzuges durch akute oder chronische Überbeanspruchung. Erfolgt die Überbelastung während der Bildung des Apophysenkernes, dann kommt es zu Ossifikationsstörungen. Tritt die mechanische Alteration am Ende des Wachstums ein, kommt es zum akuten Abriß oder zur zähen Ablösung.

Eine Sonderform der Wachstumsstörungen beobachtet man an der zunächst noch knorpeligen Verbindung zwischen dem Sitzbein und dem Schambein. Im Alter zwischen 9 und 12 Jahren wird eine Ossifikationsstörung beobachtet, die zu einer blasigen, tumorähnlichen Auftreibung führt. Gleichartige Befunde lassen sich im übrigen aber auch bei Kindern erheben, die keine besondere Belastung in der Vorgeschichte aufweisen können. Ich könnte nun einen von mehreren Fällen ausgewählt haben und darüber berichten. Die Vorgeschichte lautet dann:

„Ein 10jähriger Junge klagt über Beschwerden in der Leiste, die im Zusammenhang mit intensivem Fußballtraining aufgetreten sind. Die Röntgenaufnahme ergibt den typischen Befund an der Verbindung zwischen Schambein und Sitzbeinast."

Ich habe bewußt diese Fälle nicht in diesem Zusammenhang herangezogen. Statt dessen möchte ich über einen Fall berichten, den ich vor kurzem in der Sprechstunde sah:

Es handelt sich um einen 9jährigen Knaben, der außer Schul- und Freizeitsport eben die Belastungen eines normalen Buben hat. In der Vorgeschichte ist eine Hüftdysplasie mit einer Coxa valga bekannt. Die besorgte Mutter stellte den Sohn vor, weil irgendwann einmal von einer Operation zur Verkleinerung des Schenkelhalswinkels, also von einer varisierenden Rotationsosteotomie die Rede war. Die Röngenaufnahme zeigt das Bild einer Osteochondrosis ischiopubica. Bei der nochmaligen subtilen klinischen Untersuchung fand sich links eine umschriebene Druckschmerzhaftigkeit im Vergleich mit der rechten Seite. Die Beweglichkeit in den Hüftgelenken war frei.

Man kann an diesen Beispielen erkennen, daß es nicht unerhebliche Schwierigkeiten bereitet, dem Status praesens aus anamnetischen Angaben alleine eine ätiologische Deutung zu geben. Mit dieser Skepsis muß man auch an die Veränderungen herangehen, die sich an der Interartikularportion am Lumbosakralübergang abspielen. Ich spreche von der Spondylolyse und dem Wirbelgleiten bei jungen Turnerinnen, Wasserspringern usw. Die Ätiologie ist sicher nicht einheitlich, denn sowohl Spaltbildung, Elongation oder Gleitprozesse sind auch oder vor allem bei Nichtsportlern anzutreffen. Durch einen Zufall konnte ich bei einer Reihenuntersuchung bei Geschwistern im Rahmen einer Haltungsstudie die seitlichen Röntgenaufnahmen im Alter von $3^1/_2$ Jahren gewinnen. Eine Kontrolle, eben aus diesem Grunde veranlaßt, ergab im Alter von 11 Jahren eine Spondylolyse ohne Schmerzen, nur so. Ich habe andererseits während meiner Tätigkeit an der Deutschen Turnschule und am Sportinternat der Leistungsturnerinnen in Frankfurt Fälle von Rückenschmerzen, akuten Bewegungsstörungen, verbunden mit muskulären Verspannungen gesehen, die den Verdacht auf Überlastungsschäden aufkommen ließen.

Vor kurzem wurde mir eine 17jährige Reiterin vorgestellt, die im elterlichen Stall nicht nur die Tiere pflegt, sondern auch täglich 3 bis 4 Stunden hart mit den Pferden arbeitet. Dabei nimmt die Dressur den größten Raum ein. Vor 8 Wochen entstanden allmählich Kreuzschmerzen, die immer heftiger wurden und schließlich die nunmehr aufmerksam gewordenen Eltern veranlaßten, mit der Tochter zum Arzt zu gehen. Klinisch fanden sich Schonhaltung, lokale Verspannung und Druckschmerzen. Im Röntgenbild ist außer einer Auflockerung noch kein pathologischer Befund zu erkennen. Auffallend ist die verzögerte Allgemeinentwicklung der Patientin, die gute Koordinationsfähigkeit der Muskulatur bei noch fehlender Endkraft. Auch hier kann eine Überbelastung der Interartikularportion nicht ausgeschlossen werden, wenn wir auch an die polyfaktorielle Genese glauben.

Ganz ähnliche Krankheitsbilder habe ich bei Turnerinnen in Frankfurt gesehen. Aufgrund dieser Erfahrungen bin ich geneigt, von Überlastungsreaktionen zu sprechen, wobei die altersbedingt noch unterentwickelte Muskulatur eine maßgebende Rolle spielen könnte. Im amerikanischen Schrifttum wird in diesem Zusammenhang auf Streß- oder Ermüdungsfrakturen verwiesen, die Jackson bei jungen Turnerinnen beobachtet hat. Die Zuordnung von Wirbelsäulenbefund und sportlicher Betätigung ist sicher nicht einfach. Immerhin deuten die weltweiten Beobachtungen darauf hin, daß Überlastungen, die den wachsenden Bewegungsapparat treffen, zu Schäden führen können. Inwieweit die Spondylolyse oder Spondylolisthese für später praktische Bedeutung haben, läßt sich nicht ohne weiteres entscheiden. In diesem Zusammhang muß darauf verwiesen werden, daß Brocher und andere davon berichten, daß ein Großteil der Spondylolysen rein zufällig bei Routineuntersuchungen gefunden werden, also im ganzen bedeutungslos sind.

Knorpelverletzungen sind im Sport nicht selten. Über die Bedeutung herrscht größte Unklarheit. So ist nach der Einteilung von Franke besonders im jugendlichen Alter nicht selten eine Ablösung von Knorpelfragmenten, vor allem an der Kniescheibe, zu beobachten. Auch am Fußgelenk haben wir entsprechende Veränderungen gesehen. Hier ist man geneigt, von einer Flake Fracture zu sprechen, die im ganzen an den Femurkondylen nach der Literatur häufiger vorzukommen scheinen. Wir haben ähnliche Veränderungen mit Loslösung von Knorpelstücken gesehen.

Besonders eindrucksvoll ist der Fall eines Turnweltmeisters, bei dem eine Knorpelablösung von der Rückseite der Kniescheibe zur Bildung eines freien Gelenkkörpers und dieser wiederum zu häufigen Einklemmungserscheinungen geführt hat.

Einen ähnlichen Fall haben wir bei einem 15jährigen Jungen beobachtet, bei dem es ebenfalls zu mechanischen Behinderungen der Streckung kam.

Inwieweit traumatische Einwirkung für das Zustandekommen der Chondropathia patellae eine Rolle spielen, wird im weiteren Verlauf dieser Tagung erörtert werden. Ich möchte mich nur mit dem Hinweis auf die besondere Problematik begnügen. Bekanntlich sind in den letzten Jahren zahlreiche Thesen, vor allem um die Dysplasie der Patella, aufgestellt worden. Sie haben in vielen Fällen nicht das halten können, was man sich zunächst davon versprach.

Bedeutungsvoll sind die Kapselveränderungen, vor allem am Kniegelenk, die in der Pubertät vorkommen. Es handelt sich dabei um eine lokale Synovitis, die ausgelöst wird durch eine Wucherung des Corpus adiposum genus, die in der puberalen Phase beobachtet wird. Bekanntlich ist der Fettkörper zwischen fibröser Kapsel und Synovialmembran an der Ventralseite des Kniegelenkes eingelagert. Physiologischerweise kommt es, offensichtlich im Zusammenhang mit hormonellen Umstellungen, zu Wucherungen dieses Baufettes, vergleichbar mit der Wucherung des Fettgewebes an den Nates und im Bereich der Brust. Wir haben die Beobachtung gemacht, daß dabei häufig, speziell im Sport, Beschwerden auftreten. Sie sind dadurch bedingt, daß die Gelenkkapsel im ganzen nicht mehr über ihre alte Geschmeidigkeit und Elastizität verfügt. So sind Spannungen, eventuell Einklemmungen oder Blutungen nicht selten. Die Folgen dieser mikrotraumatischen Schädigungen sind eine lokale Synovitis und die mangelnde Kontinuität der Bewegung. So kommt es dann zu Beschwerden, die wir in ihrer Gesamtheit unter dem Begriff des ventralen Kniesyndroms zusammgefaßt haben. Das ventrale Kniesyndrom umfaßt Störungen, die sich in den ventralen Anteilen des Gelenkes abspielen und bei der die verschiedensten Erkrankungen beteiligt sind. Sicher sind dabei auch viele Fälle einer Synovitis circumscripta mit Verdickungen und Hypertrophien des Fettkörpers zu finden. Das klinische Bild ist uncharakteristisch. Die Kinder und Jugendlichen klagen über Schmerzen nach bzw. bei längerem Sitzen, beim Sport und auch bei ruhigem Liegen bei der Nacht. Bei der sportlichen Betätigung ist charakteristisch, daß die Beschwerden zunächst vorhanden sind, bei Laufbelastungen beispielsweise wieder verschwinden, gegen Abend bzw. nach Aussetzen der Belastung verstärkt auftreten. Die Diagnose ist offensichtlich nicht leicht zu stellen, da man an das Vorhandensein einer lokalen Synovitits im allgemeinen nicht denkt. Die Arthroskopie ergibt nicht immer einen typischen Befund, da ja durch die Luftinsufflationen die Verlagerung in das Gelenkinnere nicht gesehen wird. Bei sorgfältiger Inspektion lassen sich jedoch die hypertrophierten Zotten meist noch erkennen.

Typisch ist die Erkrankung des Corpus adiposum genus in den radiären Abschnitten der Kniescheibe. Vielleicht sind durch diese Miterkrankung zahlreiche Fälle einer vermeintlichen Chondropathia patellae geklärt.

Die Kenntnis der Entwicklungsstufen des heranwachsenden Menschen helfen dem Sportarzt in der Diagnostik und schaffen die Basis für eine gezielte Therapie. Zur Vorbeugung von Schäden ist besonders auf die ausreichende Kondition und die einwandfreie Technik in den sportlichen Disziplinen zu achten. Wird der komplizierte Bewegungsablauf, der in vielen Sportarten verlangt wird, exakt beherrscht, sind Schäden, auch durch sportliche Höchstleistung und durch ausgedehntes Training, im Kindesalter und Jugendalter selten.

Literatur

Brocher JEW (1970) Die Wirbelsäulenleiden und ihre Differentialdiagnose. Thieme, Stuttgart, S 364
Franke K (1980) Traumatologie des Sports. VEB-Verlag, Berlin
Jackson DW, Wiltse LL, Cirinciore RJ (1976) Spondylolysis in the female gymnast. Clin Orthop Rel Res 117:68
Osgood RB (1903) Lesion of the tibial tubercle occurring during adolescence. Boston Med Surg J 148:114
Schlatter C (1908) Verletzungen des schnabelförmigen Fortsatzes der oberen Tibiaepiphyse. Beitr Klin Chir 38:874
Witt AN (1958) Die Therapie der Epiphysenfugenschädigung. Langenbecks Arch Klin Chir 289:361

Verletzungen in der Wachstumsfuge: Diagnostik und Behandlung
Injuries of the Epiphyseal Line: Diagnosis and Treatment

H. Krahl

Orthopädische Klinik (Leitender Arzt: Prof. Dr. med. H. Krahl) des Alfried-Krupp-Krankenhauses, Essen

Zusammenfassung

Auf die geringe mechanische Toleranz der knorpeligen Wachstumsplatte im Verhältnis zu anderen anatomischen Strukturen bei Kindern und Jugendlichen wird hingewiesen, auf die Komplikationen, die sich infolge der Blockierung der Wachstumsfuge ergeben, d. h. Änderungen des Längenwachstums, Fehlstellung der Extremitäten wird eingegangen. Die aktuellen therapeutischen Forderungen werden erwähnt.

Schlüsselwörter: Wachstumsfuge – Wachstumsplatte – Blockierung der Wachstumsfuge – Änderungen des Längenwachstums – Deformierungen.

Summary

We are indicating the little mechanical tolerance of the epiphyseal line in opposite to other anatomical structures in children. Besides that we are pointing out complications caused by a blocking of the growth plate like impaired growth, deformities of the extremities and are suggesting actual therapeutic guidelines.

Key-words: Epiphyseal line – Growth plate – Blocking of the growth plate – Impaired growth – Deformities.

Bei der Behandlung kindlicher Knochenverletzungen ist nach Ehalt eine Reihe von Gesetzmäßigkeiten zu beachten, die im Vergleich zum Erwachsenen sowohl Vor- als auch Nachteile mit sich bringen. Neben den günstigen, interessieren uns in erster Linie die erschwerenden Faktoren, die hauptsächlich durch die Komplikationen bei Epiphysenbrüchen repräsentiert werden.

15% aller Extremitätenverletzungen im Wachstumsalter betreffen die Epiphysen und ihre Fugen (De Palma [2]). Ursache dafür ist die geringe mechanische Toleranz der knorpeligen Wachstumsplatte im Vergleich zu Knochen, Sehnen, Muskeln und Kapselbandapparat. Das erklärt, daß wir im Vergleich zu Epiphysenlösungen nur selten traumatische Sehnen- oder Kapselbandrisse bei Kindern finden. Die Kontiniutätstrennung spielt sich in der

---

Anschrift des Verfassers: Prof. Dr. med. H. Krahl, Orthopädische Klinik, Alfried-Krupp-Straße 21, 4350 Essen 1

hypertrophen Knorpelzone ab, wo die kittende Interzellularsubstanz nur sehr spärlich vertreten ist.

Wir teilen die Verletzungen der Wachstumsfugen nach Salter u. Harris [4] ein:

Die Stufe I ist durch eine reine Epiphysenlösung charakterisiert, bei der je nach Richtung der angreifenden Gewalt der Periostschlauch meist unilateral erhalten bleibt. Wichtig ist auch, daß die Epiphysenblutgefäße nicht verletzt sind.

Bei der Stufe II liegt ebenfalls eine Kontinuitätsdurchtrennung im Bereich des diaphysennahen Anteils der Fuge vor, auch hier ist das Periost unilateral zerrissen, es bleibt jedoch ein dreieckiges Knochenfragment der Metaphyse mit der Fuge verbunden.

Bei der Stufe III handelt es sich um eine intraarticuläre Fraktur der Epiphyse selbst, bei der das Stratum germinativum im Frakturspalt beteiligt ist, die Lysezone aber wiederum im entfernten Teil der Fuge lokalisiert ist. Das Periost ist in der Regel intakt, ebenso die Blutgefäße.

Bei der Stufe IV wird die Epiphysenfuge in ganzer Ausdehnung von der Fraktur betroffen, das epi-metaphysäre Fragment ist in unterschiedlichem Ausmaß disloziert, wodurch die Fuge selbst bajonettförmig verformt wird. Die Gelenkfläche weist eine Stufenbildung auf.

Die Stufe V weist keine Kontinuitätsdurchtrennung der Epi- oder Metaphyse auf. Es handelt sich hier um eine reine Quetschverletzung der Wachstumsfuge, die je nach Stärke und Lokalisation in eine frühzeitige Epiphysiodese mit entsprechendem Fehlwachstum ausmünden kann.

Mögliche Komplikationen nach Verletzungen der Wachstumsfugen werden wir also in erster Linie nach den Typen Aitken [1] II und III sowie den Stufen III–V nach Salter u. Harris [4] zu erwarten haben. Während die reine Epyphysiolyse bzw. die Lyse mit metaphysärem Dreieck i. S. der Aitken I-, bzw. Salter II-Fraktur häufig zu einer Erhöhung der Wachstumsgeschwindigkeit mit verstärktem Längenwachstum, selten auch zu vorzeitigem Fugenschluß führt, befürchten wir bei den anderen Typen hauptsächlich die partiellen spontanen Epiphysiodesen, die in Abhängigkeit vom Alter des Kindes zu erheblichsten Deformierungen der betroffenen Extremitäten führen können. Charakteristischerweise handelt es sich dabei um eine Achsenabweichung mit gleichzeitiger Verkürzung, wobei die Verkrümmung schon wenige Wochen nach der Verletzung auftritt. Klinisch wird die Deformität jedoch nicht selten erst nach vielen Monaten oder einem Jahr manifest.

Ursache für das Fehlwachstum ist der partielle Wachstumsstillstand der Epiphysenfuge, entweder durch eine Knochenbrücke oder durch direkte Zerstörung bedingt. Gelenkinkonquenz, Fehlwachstum und Verkürzung müssen zwangsläufig die Folge sein.

An den oberen Extremitäten sind von den angesprochenen Verletzungsformen am häufigsten der Condylenbereich des Oberarmes, das Handgelenk und die Finger betroffen. Als Beispiele seien hier die Epiphysenfrakturen des Condylus radialis, der Radiusbasis und die Epiphysen der Langfinger genannt.

Epiphysenfugenverletzungen am Unterschenkel sind im Bereich des Kniegelenkes besonders gefürchtet, da das Längenwachstum des Beines hauptsächlich von diesen Wachstumsfugen ausgeht. Hierbei ist nicht nur an ausgeprägte Varus- und Valgusfehlstellungen, sondern auch an das posttraumatische Genu racurvatum zu denken, das wohl häufiger vorkommt als allgemein angenommen.

Aber auch im Bereich der distalen Tibia sind nach unserer Erfahrung am häufigsten Korrektureingriffe notwendig, etwa nach posttraumatischem Klumpfuß als Folge einer (Aitken III) Epiphysen-Fraktur im medialen Anteil.

Wenn es auch in vielen Fällen gelingt, durch Sekundäreingriffe befriedigende Achsen- und Belastungsverhältnisse zu schaffen, so muß doch der adäquaten Primärversorgung mit besonderem Nachdruck das Wort geredet werden:

Diese besteht für die reinen Epiphysiolysen in einer konservativen Behandlung mit achsengerechter Einrichtung der Dislokation. Kleine Achsenfehler werden in der Regel im weiteren Wachstum spontan korrigiert. Bei älteren Kindern kurz vor Wachstumsabschluß muß jedoch eine anatomische Reposition gefordert werden, die in seltenen Fällen nur auf operativem Wege möglich ist.

Ist die knorpelige Wachstumsfuge aber auch im Bereich des Stratum germinativum verletzt — und das ist bei den echten epiphysären Frakturen immer der Fall — so wird es nur im Ausnahmefall gelingen, eine „wasserdichte" Reposition zu erreichen. Diese Verletzungen sind eine Domäne der operativen Therapie, um einen verfrühten Fugenschluß mit Achsenknickung und Verkürzung zu vermeiden.

Literatur

1. Aitken AP (1936) The end results of the fractured distal tibial epiphysis. J Bone Jt Surg 18(3):685
2. De Palma AF (1970) The management of fractures and dislocations. Saunders, Philadelphia
3. Krahl H (1980) Die Spätfolgen kindlicher Frakturen und ihre Indikation zur operativen Korrektur. 147. Tagung der Vereinigung Niederrheinisch-Westfälischer Chirurgen, 9.–11. Oktober 1980, Essen
4. Salter RB, Harris R (1963) Injuries involving the epiphyseal plate. J Bone Jt Surg 45A:587
5. Weber BG, Brunner C, Freuler F (1978) Die Frakturenbehandlung bei Kindern und Jugendlichen. Springer, Berlin Heidelberg New York

Apophysenverletzungen: Diagnostik und Behandlung

Injuries of the Apophyses: Diagnosis and Treatment

K. Steinbrück und H. Krahl

Sportklinik (Chefarzt: Prof. Dr. med. K. Steinbrück) Stuttgart-Bad Cannstatt und
Orthopädische Klinik (Chefarzt: Prof. Dr. med. H. Krahl) im Alfred-Krupp-Krankenhaus, Essen

Zusammenfassung

Apophysenverletzungen, Läsionen sekundärer Ossifikationszentren entstehen meist in der zweiten Wachstumsphase durch eine abrupte sportliche sportliche Belastung. Die Diagnose wird nur selten primär gestellt und die Beschwerden werden meist als Muskelzerrungen fehlgedeutet. Gelegentlich ist eine differentialdiagnostische Abgrenzung von Tumoren schwierig. Insgesamt wurden derartige Verletzungen inzwischen 96mal in unserer Sportambulanz beobachtet. Im allgemeinen kommt eine konservative Therapie in Betracht, wobei auf eine ausreichend lange Sportpause zu achten ist.

Schlüsselwörter: Apophysenverletzungen – Sekundäre Ossifikationszentren – Wachstumsphase.

Summary

Injuries of the apophyses, lesions of centres of ossification, arise mostly in the second puberal stage by a sudden charge in sports. The correct diagnosis is only seldom primarily found and the pain is mostly mistaken as muscle injuries. Sometimes the differential diagnosis to tumours is difficult. Meanwhile these kind of injuries was observed in our out-patient-clinic for sportsmen 96 times totally. Generally a conservative treatment with a sufficient long stop of sport activities is indicated.

Key-words: Injuries of the apophysis – Secundary centres of ossification – Period of growth.

Einleitung

Apophysen sind Knochenfortsätze mit sekundären Ossifikationspunkten. Sie dienen Muskeln und Sehnen als Ansatz und werden gemäß ihrer unterschiedlichen Gestaltung als Processus, Spina, Tuber, Tuberculum oder Trochanter bezeichnet. In der Regel treten sie zu Beginn des zweiten Lebensjahrzehnts als Knochenkern auf, der über eine Wachstumsfuge mit dem zentralen Skelett verbunden ist. Diese knorpeligen Wachstumsfugen stellen besonders zu Beginn der Geschlechtsreife einen mechanischen Schwachpunkt des Bewegungsapparates dar [4].

Anschrift für die Verfasser: Prof. Dr. med. K. Steinbrück, Sportklinik Stuttgart, Taubenheimstraße 3, 7000 Stuttgart 50 (Bad-Cannstatt)

In diesem Alter erfährt die Muskelmasse und damit die Kraft eine erhebliche Zunahme, während die Elastizität des kindlichen Knorpels verloren geht und noch nicht die Festigkeit wie beim erwachsenen Knochen besteht. So kann es durch ruckartige, explosive Muskelkontraktionen in diesem Alter leicht zum Abriß der Apophysen kommen. Insbesondere Abrißfrakturen am Becken werden beobachtet. Da diese Läsionen jedoch vielfach nicht erkannt werden, werden derartige Ereignisse meist als Einzelfälle publiziert. Größere Studien sind aus der Literatur nur wenig bekannt [1–5, 6].

Material und Methodik

Es wurden in der Sportorthopädischen Ambulanz in der Orthopädischen Universitätsklinik in Heidelberg-Schlierbach von 1972 bis 1983 alle Verletzungen detailliert ausgewertet. Durch gezielte Beobachtung konnten hierbei insgesamt 96 Fälle von Abrißfrakturen im Beckenbereich erkannt werden. Es wurde neben einer genauen sportlichen Anamnese der klinische und röntgenologische Befund erhoben, der Verlauf der Verletzung kontrolliert und durch Nachuntersuchungen der Spätbefund analysiert. Hieraus konnten sowohl wichtige Lokalisation, ursächliche Faktoren, differentialdiagnostische Abgrenzungen und die möglichen therapeutischen Maßnahmen herausgearbeitet werden.

Apophysäre Abrißfrakturen sind an den oberen Extremitäte, am Tuberculum majus, am Olecranon, sowie an den Humerusepicondylen zu finden. An der Wirbelsäule können sie als Dornfortsatzbrüche im HWS-Bereich und als Dorn- und Querfortsatzabrisse an der LWS zur Beobachtung kommen. Am häufigsten sind sie jedoch in der Beckenregion zu finden, weshalb auf diesen Bereich in der folgenden Abhandlung ausschließlich eingegangen werden soll. Desweiteren kommen sie am Trochanter major und minor, an der Tuberositas tibiae, am Tuber calcanei, sowie selten an Mittelfußknochen vor.

Ergebnisse

In der Sportorthopädischen Ambulanz konnten wir von 1972 bis 1983 insgesamt 96 apophysäre Abrißfrakturen am Becken beobachten. Häufigste Ursache in unseren Fällen war

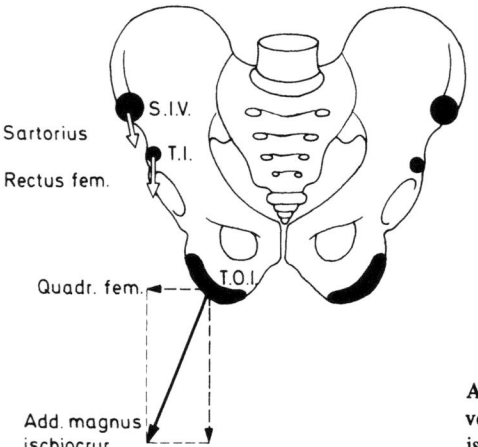

Abb. 1. Sehnenursprünge am Becken S.i.v. (Spina iliaca ventralis), T.i. (Tuberculum ilicum), T.o.i. (Tuber ossis ischii)

das Fußballspiel, der Sprint oder Weitsprung, Gymnastik, Turnen und Judo. In 94% waren Knaben betroffen. Der Großteil der Verletzungen wurde primär nicht erkannt und als Muskelzerrung fehlgedeutet. Erst die genaue Betrachtung und der Verlauf im Röntgenbild sicherte die Diagnose und konnte differentialdiagnostische Varianten von Ossifikationen wie Exostosen, Myositis ossificans oder Tumoren abgrenzen. Im Beckenbereich ist zwischen 3 Hauptlokalisationen zu unterscheiden (Abb. 1).

1. Spina iliaca anterior superior

Am vorderen, oberen Darmbeinstachel entspringen der Musculus tensor fasciae latae und der M. sartorius. Die Verknöcherung erfolgt hier relativ früh, ab dem 15. Lebensjahr. Meist entstand die Läsion beim Lauf. Ein akut eintretender Schmerz, eine lokale Schwellung, sowie Druckempfindlichkeit und Bewegungseinschränkung des Hüftgelenkes sind typisch. Da es sich hier meist um eine Verletzung des knorpeligen Anteils handelt und die Projektion oft ungünstig ist, wird aufgrund der negativen Röntgenaufnahmen die Diagnose fast nie primär gestellt. Meist erfolgt dies im Nachhinein, wenn sich bei einer zufälligen Kontrolle ausgeprägte knöcherne Umbauprozesse zeigten. Als akute Behandlungsmaßnahmen ist in der schmerzhaften Phase eine kurzfristige Ruhigstellung in Entlastungsposition ausreichend.

Fall 1. L., 24 J.: Vor 8 Jahren beim Karate plötzlich einen Schmerz in der Hüftregion verspürt. Behandlung auf Zerrung. Zufällige Röntgenaufnahme bei Sporttauglichkeitsuntersuchung ergab eine typische, breitbasige exostosenförmige Ausziehung des oberen Darmbeinstachels. Leichte Einschränkung der Innenrotation und Abduktion im rechten Hüftgelenk (Abb. 2).

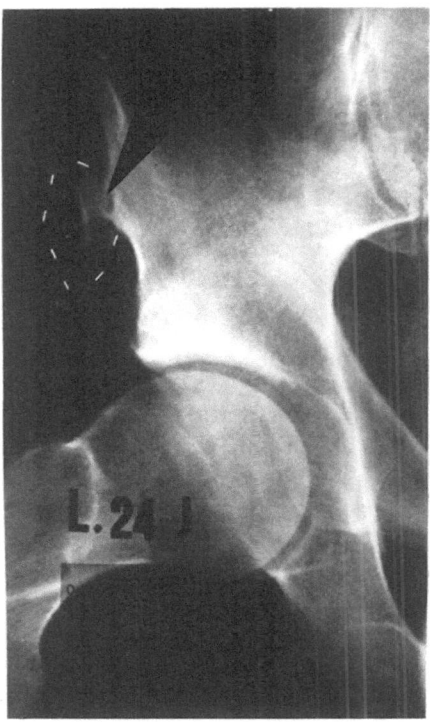

Abb. 2. Abrißfraktur der Spina iliaca ventralis. Diagnosestellung 8 Jahre nach Verletzung

2. Spina iliaca anterior inferior (Tuberculum ilicum)

Am unteren Darmbeinstachel inseriert die Sehne des kräftigen, zweigelenkigen Musculus rectus femoris. Der Apophysenkern verschmilzt hier etwas später – zwischen dem 16. und 18. Lebensjahr. Die Verletzung trat hier meist beim Start oder Sturz, beim Sprint, sowie auffällig oft bei der Schußabgabe beim Fußball auf. Ein peitschenknallartiges Geräusch, ein plötzliches Rißgefühl und ein stechender Schmerz über dem Hüftgelenk wurden angegeben. Bei der Untersuchung bestanden Funktionsschmerzen, besonders beim Heben und Abduzieren des Beines. Gelegentlich war ein Krepitieren oder ein Hämatom zu bemerken. Das übliche Röntgenbild zeigt auch hier primär meist einen negativen Befund und erst auf Schrägaufnahmen fanden sich deutliche Veränderungen. In der Regel bestand keine große Dislokation der Apophyse. Die konservative Behandlung ist ausreichend und beinhaltet ebenfalls eine kurzfristige Bettruhe in Hüftbeugung. Vorsicht ist vor verfrühter Sportaufnahme geboten, da es sonst leicht zu Refrakturen kommen kann. Später besteht vielfach eine leichte Einschränkung der Innenrotation und der Hüftbeugung. Die Bruchstücke finden meist Anschluß an das Darmbein und es bleibt dann eine tumorartig aufgetriebene Ausziehung als Spätzeichen zurück.

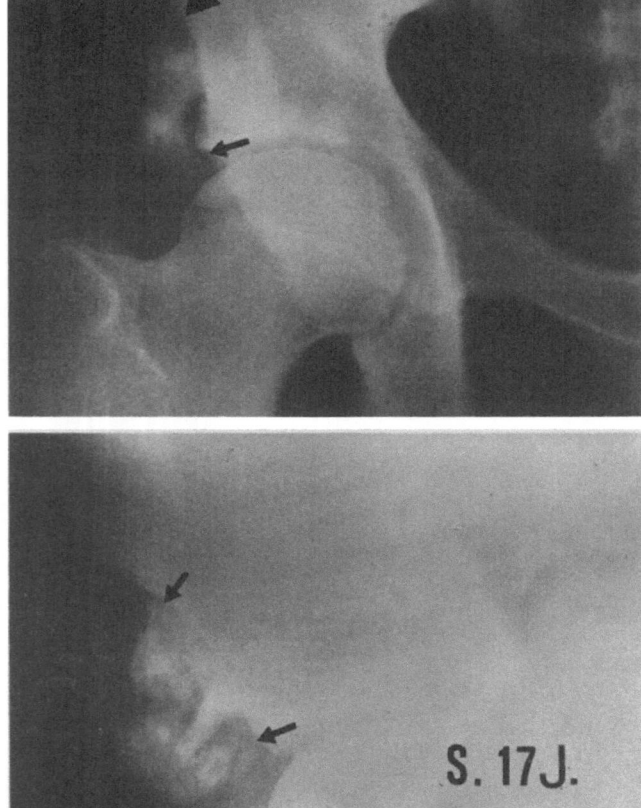

Abb. 3. Apophysärer Abriß des Tuberculum ilicum

Fall 2 (Abb. 3). S., 17 J.: Beim Fußballspiel plötzlich knallartiges Rißgefühl in der rechten Leiste. Zunächst nur klinische Untersuchung und Behandlung auf Leistenzerrung. Röntgenkontrolle 8 Wochen später zeigt bereits neben dem apophysären Abriß eine wolkige Kallustruktur.

3. Tuber ossis ischii

Die Apophyse am Scheitel des Sitzbeinbogens dient lateral der ischiocoralen Muskulatur (M. semimembranosus, M. semitendinosus und dem C.l. des M. biceps) als Ansatzpunkt. Medial inserieren der Quatratus femoris und der Adductor magnus. Diese Muskeln erfüllen in Antagonismus zum M. quadriceps die Streckfunktion des Hüftgelenkes.

Die das Sitzbein halbmondförmig umschließende Apophyse verschmilzt relativ spät und zwar erst nach dem 20. Lebensjahr mit dem Tuber. Wir beobachten hier 54 Verletzungen, die sich ausnahmslos beim Sport ereigneten. Spagat, Gymnastik oder auch der Schuß beim Fußball waren typische Ursachen. Häufig wurde auch hier ein Knallgeräusch oder Rißgefühl angegeben. Klinisch bestand ein ausgeprägter Palpationsschmerz, ein oft prall-elastisch tastbares Hämatom und in vielen Fällen eine Belastungsunfähigkeit des Beines. Bei positivem Lasègue-Phänomen wird meist die Diagnose eines Muskelrisses gestellt. Röntgenologisch ergaben sich besonders in jungen Jahren bei einer reinen Chondrolyse diagnostische Schwierigkeiten.

Fall 3 (Abb. 4). S., 14 J.: Beim Fußballspiel nach Schußabgabe Schmerzen in der rechten Leiste. Zwei Wochen konservative Behandlung mit Externa, dann Vorstellung in der Sportorthopädischen Ambulanz. Röntgenkontrolle zeigt Abriß der Sitzbeinapophyse sowie des Trochanter minor.

Der röntgenologische Verlauf dieser Verletzungsformen (Abb. 5) ist besonders interessant und wir konnten hier durch Langzeitbeobachtungen drei Formen differenzieren.

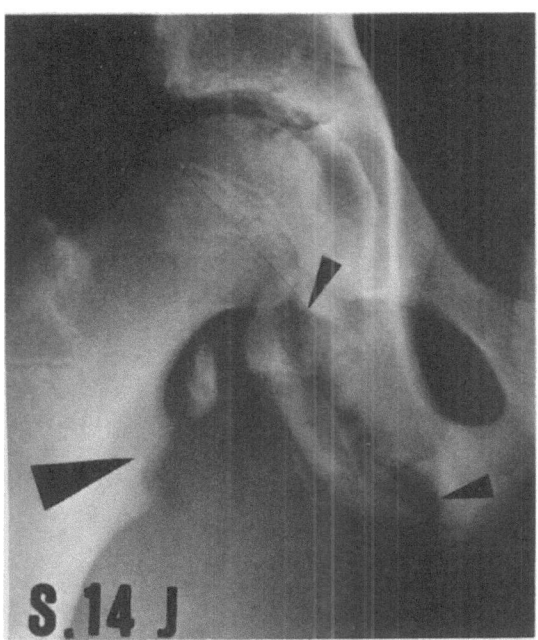

Abb. 4. Osteo-apophysäre Fraktur des Tuber ossis ischii. Abriß des Trochanter minor

Verlaufsformen			
	Rö.-Primärbefund	Rö.-Endergebnis	Schema
Typ I (33,3%)	Negativ	Uniformer Pseudotumor	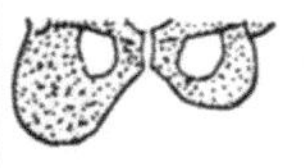
Typ II (44,4%)	Osteo-apophysäre Fraktur	Multiformer Pseudotumor	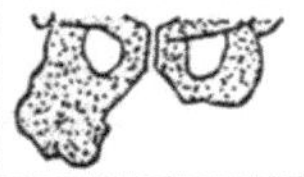
Typ III (22,2%)	Osteo-apophysäre Fraktur	Ausbleibende knöcherne Verschmelzung Fragmenthypertrophie	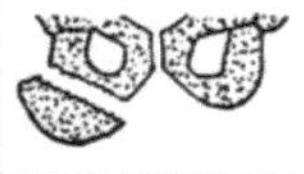

Abb. 5. Verlaufsformen der apophysären Abrißfrakturen am Becken

Typ 1. Ist die Apophyse noch nicht knöchern angelegt, dann kommt es zum Zeitpunkt der Verletzung noch nicht zu erkennbaren röntgenologischen Veränderungen. Erst einige Wochen später entstehen in der lädierten Knorpelfuge scheinbar regellose Ossifikationen und Osteolysen, die den Verdacht auf einen Tumor nahelegen. Die Strukturberuhigung nimmt oft einen mehrjährigen Zeitraum in Anspruch und letztlich resultiert meist eine uniforme Vergrößerung des Sitzbeines.

Typ 2. Die meisten Verletzungen entstehen erst *nach* Ausbildung der Apophyseninsel. Primär wird eine osteo-apophysäre Fraktur diagnostiziert, die innerhalb einiger Monate bis zu mehreren Jahren knöchern ausheilt. Wir finden wiederum das Bild eines Pseudotumors, der aber nun einen multiformen Charakter aufweist. Das Ausmaß ist dabei von der Art der primären Knorpel- und Knochenläsion abhängig.

Typ 3. Hier kommt es ebenfalls *nach* Ausbildung der Apophysensichel zur osteo-apophysären Fraktur. Das abgerissene Fragment findet nun jedoch keinen Anschluß mehr an das Sitzbein und wächst manchmal mit zunehmender Dislokation weiter.

Diskussion

In der Literatur wurden Apophysenläsionen bisher meist nur als Einzelfälle beobachtet. Die Diagnose wird primär nur selten gestellt. Daher ist von großem Interesse unsere Beobachtung über 96 Fälle insgesamt, die durch eine differenzierte Beachtung der Anamnese und Suche nach klinischen und röntgenologischen Erstbefunden und Verläufen möglich wurde. Hieraus ergeben sich die entsprechenden therapeutischen Konsequenzen und im allgemeinen die Überflüssigkeit zur Probeexcision aus differentialdiagnostischen Erwägungen.

Literatur

1. Gutschenk A (1950) Doppelseitige Abrißfraktur des Tuber ossis ischii. Arch orthop Unfallchir 33:256
2. Krahl H, Steinbrück K (1977) Verlaufsformen von Verletzungen der Wachstumsfugen am Becken. Z Orthop 115:582

3. Krahl H, Steinbrück K (1981) Pseudotumors after injuries of apophyses at pelvis. In: Chapchal G (ed) Fractures in children. Thieme, Stuttgart New York
4. Morscher E, Desaulles PA (1964) Die Festigkeit des Wachstumsknorpels in Abhängigkeit von Alter und Geschlecht. Schweiz Med Wochenschr 17:582
5. Palutke P (1975) Ein Fall von traumatischer Ablösung der Apophyse des Os ischii. Med Sport 15:6
6. Steinbrück K, Krahl H (1984) Verletzungen der Apophysen. In: Pförringer W et al (Hrsg) Die Epiphyse. Thieme, Stuttgart New York

Chondropathien unter besonderer Berücksichtigung der Chondropathia patellae

Chondropathias, Under Special Consideration of Chondropathia Patellae

W. Puhl und *E. Neusel*

Orthopädische Klinik (Ärztl. Direktor: Prof. Dr. med. W. Puhl) im RKU, Akademisches Krankenhaus der Universität Ulm

Zusammenfassung

Um den Begriff Chondropathie abzuklären, kann eine Analyse unter verschiedenen Aspekten angestellt werden.

Chondropathien können entsprechend ihrer Ätiologie und Pathogenese, aber sekundär auch entsprechend der Stadien eingeteilt werden. Gerade die Stadieneinteilung ist von speziellem Interesse für die Kliniker, weil dadurch die unterschiedlichen Behandlungsverfahren bestimmt werden. Besonders die Grundlagenforschung hat die Wichtigkeit der morphologischen Kriterien bei der Behandlung der Chondropathien aufgezeigt, weil nur das Vorliegen vitaler Chondrozyten eine medikamentöse Therapie sinnvoll macht. Die Autoren beschreiben die Ätiologie der Chondropathien entsprechend einem 1972 vorgestellten Schema, welches sowohl mechanische, als auch enzymatische Prozesse berücksichtigt. Die Grenzen der Adaptation des Knorpels werden unter besonderer Berücksichtigung junger, sportlich aktiver Leute dargestellt.

„Vitale" und „nichtvitale" Chondropathien werden unterschieden. Bei der letzten Form erscheint eine medikamentöse Therapie nicht sinnvoll. Besondere Berücksichtigung findet die Betrachtung eines speziellen Muskeltrainings und die Effekte und Nebeneffekte der medikamentösen Therapie bei der Chondropathia patellae.

Schlüsselwörter: Ätiologie – Pathogenese – Vitale und nichtvitale Chondropathien – Medikamentöse Therapie.

Summary

To clarify this term, chondropathia can be analyzed according to various aspects.

Chondropathias can be classified firstly according to etiology and pathogenesis and secondly according to stages, which is of special interest to clinicians since various treatments may be determined by this. Thirdly, basic research has shown the importance of morphological criteria. Only the existence of vital chondrocytes can respond to drug therapy.

The authors describe the etiology of chondropathia according to a scheme first outlined in 1972 and which includes mechanical and enzymatic processes starting both from the synovial fluid as well as from the cells.

The limitations of adaptive reactions are demonstrated with special emphasis on chondropathia patellae, especially in young people who are active in sports. "Vital" and "non-vital" chondropathias are

---

Anschrift für die Verfasser: Prof. Dr. med. W. Puhl, Orthopädische Klinik im RKU, Oberer Eselsberg 43, 7900 Ulm

differentiated; in the latter, drug therapy does not appear useful. Special references are made to a special muscle training and to effects and side effects of a drug treatment of chondropathia patellae.

Key-words: Etiology – Pathogenesis – Vital and non-vital chondropathia – Drug therapy.

Der Begriff Chondropathie kann unter unterschiedlichen Gesichtspunkten analysiert werden, um ihm seinen verwaschenen Charakter zu nehmen.

Die Einteilung der Chondropathien ist einerseits nach Ätiologie und Pathogenese möglich. Andererseits wird der Kliniker wegen der Zuordnung zu Befunden und möglichen Therapiewegen an einer Einteilung interessiert sein, die die Ausmaßtiefe und Lokalisation der Knorpelschädigung beschreiben. Darüberhinaus hat drittens die Grundlagenforschung gezeigt, daß es sinnvoll ist, die Chondropathien nach ihrer Histomorphologie näher zu beschreiben. Sinn der Beschreibung im Hinblick auf eine mögliche Therapie ist es letztlich darzulegen, ob eine medikamentöse Therapie einer Chondropathie möglich und sinnvoll ist, oder ob besser operative Wege einzuschlagen sind. Diese Überlegungen sind insbesondere bei der häufigen Chondropathie der Patella junger Menschen und hier insbesondere der Sportler von vorrangiger Bedeutung.

Der mit der Differentialtherapie einer Chondropathia patellae konfrontierte Arzt weiß, daß es sich um eine prozeßhafte Knorpelzerstörung handeln kann, die durch zunehmendes Absterben von Chondrozyten und damit zunehmende enzymatische Destruktion des Knorpels gekennzeichnet sein kann. Weiter ist grundsätzlich von der Möglichkeit auszugehen, daß bei der Knorpeldestruktion freiwerdende Substanzen eine Gelenkkapselentzündung (sekundäre Synovialitis) induzieren, die ihrerseits als Entzündung das Bild der Gelenkerkrankung beherrschen kann und über enzymatische Schädigungen weitere Gefahr für den vorgeschädigten Gelenkknorpel bedeutet. Es ist weiter eine selbstverständliche, für die Therapie aber doch grundsätzliche Tatsache, daß eine mögliche chondroprotektive Therapie als Ansprechpartner vitale Chondrozyten benötigt.

Außer Frage steht, daß Chondropathien, hier insbesondere auch die Chondropathia patellae, mechanisch ausgelöst sein können, worauf noch einzugehen sein wird. Daneben aber kann fraglos die Chondropathie Folge einer Noxe sein, die das Gelenk gleichmäßig, das heißt den Gelenkknorpel diffus und nicht herdförmig trifft.

In diesem Zusammenhang ist etwa an die schweren Chondropathien zu denken, die in der Folge intraartikulärer Blutungen auftreten. Der Knorpelschaden besteht hier zunächst in einer diffusen enzymatischen Auflockerung gelenkraumnaher Proteoclycanstrukturen, wobei kollagenes Netzwerk zurückbleibt. Zunehmend kommt es auch zur Devitalisierung letztlich unter Umständen der gesamten Knorpeldicke, wobei hier den Eisenpigmenteinlagerungen in den Chondrozyten wesentliche Bedeutung zukommt [2, 3, 5, 10]. Wir haben diese Veränderungen bei der hämophilen Arthropathie studieren können und nahmen unsere Beobachtungen zum Anlaß, ein tierexperimentelles Arthrosenmodell durch Eigenblutinjektionen in Kaninchenkniegelenke zu entwickeln [2, 3, 5, 10]. Wesentlich ist bei den Ergebnissen letztlich, daß bei dem Hämarthros zunächst Enzymschädigungen oberflächlicher Knorpelareale, später aber eine Devitalisierung des gesamten Knorpels eintreten kann, so daß solche Chondropathieformen im fortgeschrittenen Stadium einer chondroprojektiven Therapie nicht mehr zugängig sind, obwohl makroskopisch der verfärbte Knorpel in nahezu unveränderter Dicke vorliegen kann und damit auch das Röntgenbild einen weitgehend normalen Befund vorzutäuschen in der Lage ist.

Im Sinne einer Tendenzaussage sollten wir uns darüber klar sein, daß diffuse Chondropathien auch dosisabhängig durch die Gabe von Corticosteroiden ausgelöst oder verstärkt werden können und daß zumindest bei deutlichen Überdosierungen eine solche Möglichkeit auch für nicht steroidale Antiphlogistica in jüngster Zeit diskutiert wird [15].

Wenn wir die Chondropathien insbesondere auch als frühen Knorpelschaden bei Kindern und Jugendlichen betrachten, so kommt der Mechanik als auslösender Faktor sicher die größte Bedeutung zu:

1. Wir kennen die Knorpelschädigung durch chronisch überhöhte Drucke. Wenngleich dieser Schädigungsmechanismus außerordentlich häufig ist, so liegt eine klare Analyse bis heute wohl nicht vor. Überdacht wird, daß chronisch überhöhter Druck zur Syntheseveränderung der Zellen, zur Behinderung der intraartikulären Diffusion und damit zur trophischen Störung führen kann. Es ist aber auch denkbar, daß bei chronisch überhöhten Drucken bei der Bewegung zumindest temporär ein Einreißen des Schmierfilmes eintreten kann, wodurch es zumindest kurzzeitig zum Trockenrieb, zur enormen Erhöhung des Reibungswiderstandes und damit zum ersten Aufschilfern der Knorpeloberfläche kommt.

2. Das Gegenteil des o. g. Schädigungsmechanismus, nämlich der stark verminderte, oder gar fehlende Druck, bzw. exakter die fehlende Wechseldruckbelastung der Knorpelfläche, erscheint in gleicher Weise ungünstig zu sein. Da Wechseldruckbelastung den intracartilaginären Substratfluß in beide Richtungen fördert, kann ein Fehlen dieses Pumpmechanismus zur Dystrophie im Knorpel und zum Absterben von Chondrozyten führen. In diesem Zusammenhang müssen wir an die femuropatellare Dysplasie und die häufigen, sehr schweren Knorpelschädigungen der medialen steil gestellten Patellafacette denken. Bei weitgehender Malazie der Knorpeldicke kann die Oberfläche langzeitig glatt sein. Die histologische Untersuchung jedoch zeigt absterbende, oder abgestorbene Knorpelzellen, rasterelektronenmikroskopische Untersuchungen lassen unter glatter Oberfläche ebenfalls leere Lakunen erkennen. Mit dem langsamen Zerfall von Knorpelsubstanz an der medialen Facette der Patella – dem Zerfall eines Knorpelareals, das nicht der mechanischen Zerfetzung auf Grund von Bewegung unter Druck ausgesetzt ist – werden Abbauprodukte über die Gelenkflüssigkeit an die Gelenkkapsel gelangen, sie führen zur Entzündung mit Kapselschmerz, Ergußbildung, möglicherweise auch Pannusüberwachsen von Gelenkflächen. Das Bild der Chondropathia patellae kann so in die Differentialdiagnose der Kniegelenkmonarthritis fallen. Knorpelreiben kann zu diesem Zeitpunkt vollständig fehlen.

3. Eine wesentliche Ursache der umschriebenen Chondropathia patellae ist fraglos die zunächst oberflächliche Einreißung des Knorpels, der zu diesem Zeitpunkt morphologisch und auch mechanisch regelrecht ist. Bewegungen unter überhöhten Drucken, möglicherweise auch einmal unterstützt durch verminderte Lubrikationsmechanismen des Gelenkes, wie z. B. Ergußbildung, kann ursächlich sein. Nach arthroskopischen Untersuchungen haben wir den Eindruck, daß hier der *funktionellen Inkongruenz* des Femuropatellargelenkes eine wesentliche Bedeutung zukommt. Wir meinen mit dem Begriff funktionelle Inkongruenz in diesem Zusammenhang, daß eine an sich ihrem Gelenklager kongruent geformte Patella bei schnellen Bewegungen mit unterschiedlichen Spannungszuständen der Quadrizepsmuskulatur aus ihrer regelrechten Gleitrinne und Gleitrichtung gezogen wird, damit in einem Teil ihrer Bewegung eine Inkongruenz verursacht, die durch ein Einschnappen der Patella in das regelrechte Gleitbett wieder beseitigt wird. In der Phase des Einschnappens liegen einerseits hohe Drucke vor, andererseits wird der Schmierfilm zwischen den Knorpel-

flächen unerwartet in eine zweite Richtung belastet, was zu verfrühtem Einreißen des Filmes, zu Trockenrieb und zum Aufreißen der Gelenkfläche führen kann. Knorpeleröffnung bedeutet die Möglichkeit der Entstehung eines umschriebenen Arthroseprozesses in einem reaktionsfähigen und damit auch einer chondroprojektiven Therapie zugänglichen Umgebung.

Die Mechanismen bzw. Reaktionsmöglichkeiten des Gelenkknorpels nach Oberflächenverletzung haben wir in früheren Jahren tierexperimentell bearbeitet und mehrfach beschrieben. Insbesondere bei jüngeren Individuen besteht nach Oberflächeneinreißung oder Defektsetzung die Tendenz der Reparation, in dem sich Chondrozyten zu unreifen Bindegewebszellen dedifferenzieren und in den Defekt einwachsen. Andererseits bestehen bei allen überprüften Altersstufen sehr bald typische morphologische Arthrosemerkmale, wie Chondrozytentod, Proteoglycanverarmung und Clusterbildung [3, 4, 11, 12].

4. Letztlich ist noch auf die umschriebene Schädigung des Gelenkknorpels durch plötzliche überhöhte Krafteinwirkung hinzuweisen, auf die Chondropathie durch Prelltrauma. Insbesondere die Arthroskopie hat uns hier zu weiteren Einsichten verholfen. Typischerweise steht am Beginn einer dann in der Regel sehr umschriebenen Chondropathia patellae eine Prelltraumatisierung, die zumindest durch eine blaue Prellmarke im Kniegelenkbereich auffällt. Werden erste klinische Untersuchungen nach dem Unfallereignis durchgeführt, so ist darüberhinaus ein krankhafter klinischer Befund nicht zu erheben, das Röntgenbild ist unauffällig. Innerhalb von Wochen und Monaten entwickelt sich eine morphologische faßbare Knorpelschädigung, die bei schnellem Zerfall von Knorpelsubstanz zu einer lebhaften Synovialitis führen kann. Wir sahen solche Patienten unter der Differentialdiagnose Monarthritis. Beobachtungen der Humanmedizin zeigen makroskopisch und mikroskopisch unterschiedliche Morphologien, so beobachten wir lappig zerfetzte Knorpelareale in einem sonst gesund erscheinenden Knorpelgebiet, malazische Bereiche mit nahezu noch glatter Oberfläche, aber auch über das übrige Knorpelniveau erhobene, sehr scharf begrenzte, unter Umständen verfärbte Knorpelbezirke, die sich scharfrandig als Dissecat auslösen können.

Wir haben tierexperimentelle Untersuchungen durchgeführt [7–9, 15] und sahen sehr unterschiedliche, von der auf die Gelenkfläche auftreffenden Energiehöhe abhängige Primärverletzungsmuster. Geringste Läsionen zeigten sich zunächst im histologischen Schnitt nicht, wurden jedoch in der zeitlichen Sequenz durch ein Absterben von Knorpelzellen und auch Clusterbildungen deutlich, wobei das so geschädigte Areal unter Umständen auch von Pannusformationen überwachsen wurde. Die nächste Energiestufe führte zu Aufplatzungen in der Tiefe des Knorpels, in der Höhe der Radiärzone, parallel zum Säulenknorpel, bzw. der stärksten Kollagenbündeln. Im weiteren Verlauf der Schweregrade konnten Oberflächenaufplatzungen oder Eröffnung der Oberfläche durch Zerquetschung festgestellt werden.

Typisch für die Mehrzahl der Chondropathie nach Prellung scheint es zu sein, daß im geprellten Bereich ein Überwiegen von Chondrozytentod beobachtet wird, so daß diese Bezirke oftmals wohl einer chondroprotektiven Therapie nicht gut oder nicht mehr zugängig sind.

Bei der Besprechung der hier zur Diskussion stehenden Thematik sollte auf die Trainierbarkeit des Gelenkknorpels, d. h. die Anpassung an langsam steigende mechanische Beanspruchungen, zumindest erinnert werden, wie wir dies in tierexperimentellen Untersuchungen [13–15] nachweisen konnten. Andererseits muß in diesem Zusammenhang auf die Überlastung eines untrainierten Gewebes hingewiesen werden, wie wir es bei manchen Sportschäden nur vermuten können, am Beispiel der sogenannten Meniskusarthrose jedoch hochwahrscheinlich machen können. Gelenkknorpelgewebe ist, wie wir in experimentellen Untersuchungen und Untersuchungen von Humanknorpel zeigen konnten, seiner aktuellen Belastungssituation entsprechend gebaut. Dies gilt auch für den Tibiakopfgelenkknorpel, soweit er vom Meniskus überdeckt ist. Wird menisektomiert und frühzeitig normal belastet, so ist beim erwachsenen Menschen der Gelenkknorpel des Tibiakopfes dieser Belastung offensichtlich nicht gewachsen, er dekompensiert in aller Regel – die Folge ist eine nach Menisektomie typische Gonarthrose.

Im Einzelfall der Gelenküberlastung und Gelenktraumatisierung können die o. g., zur Knorpelschädigung führenden Mechanismen, sicher auch isoliert, häufiger aber wohl in unterschiedlichem Grade gemischt vorkommen. Aus der Sicht des Klinikers klären Anamnese, klinischer Befund, fraglicherweise arthrographischer und insbesondere arthroskopischer Befund die Situation im Einzelfall. Erhebliche, in Selbstzerstörung begriffene Knorpelareale, sprechen für operative Therapie, um dem Gelenk insgesamt weiterer Schädigungsmechanismen, etwa die durch die sekundäre Synovialitis, zu ersparen. Sind überwiegend vitale Chondrozyten anzunehmen, so dominiert die chondroprotektive Therapie evtl. in der kurzzeitigen Kombination mit Antiphlogistica. Werden intraartikulär antiphlogistische Injektionen durchgeführt, so sollte der Korticosteroidgabe außerordentlich kritisch gegenüber gestanden werden, der Enzymtherapie mit Superoxiddismutase ist bei der sekundären Synovialitis der Vorzug zu geben. Läßt die klinische Untersuchung eine funktionelle Inkongruenz des Femuropatellargelenkes vermuten, eine Situation, die oftmals nur durch Hochfrequenzaufnahmen eindeutig geklärt werden kann, so kommt der krankengymnastischen Therapie im Sinne der Symmetrierung der Muskulatur eine besondere Bedeutung zu.

Literatur

1. Cotta H, Krahl H, Steinbrück K (1980) Die Belastungstoleranz des Bewegungsapparates. Thieme, Stuttgart, S 117
2. Dustmann HO, Puhl W, Schulitz KP (1971) Knorpelveränderungen beim Hämarthros unter besonderer Berücksichtigung der Ruhigstellung. Arch Orthop Unfallchir 71:148
3. Dustmann HO, Puhl W, Krempien B (1974) Das Phänomen der Cluster im Arthroseknorpel. Arch Orthop Unfallchir 79:321
4. Dustmann HO, Puhl W (1976) Altersabhängige Heilungsmöglichkeiten von Knorpelwunden. Z Orthop 114:749
5. Gastpar H (1980) Biology of the articular cartilage in health and disease. Schattauer, Stuttgart, S 399–405
6. Jäger M, Hackenbroch MH, Refior HJ (1979) Osteosynthese, Endoprothetik und Biomechanik der Gelenke. Thieme, Stuttgart, S 112
7. Niethard FU, Puhl W (1977) Beziehungen zwischen Gelenkprellung und Arthroseentstehung, prophylaktische Therapiemöglichkeiten. Orthop Praxis 16, XIII:767
8. Niethard FU (1977) Experimentelle Untersuchungen über den Zusammenhang zwischen Knorpelprellung und posttraumatische Arthrose. Hefte zur Unfallheilkunde 129:226
9. Niethard FU, Puhl W (1978) Mikroverletzungen der Gelenkfläche als Präarthrose. Z Orthop 116:438
10. Puhl W, Dustmann HO, Schulitz KP (1971) Knorpelveränderung bei experimentellen Hämarthrose. Z Orthop 109:59
11. Puhl W, Dustmann HO, Quosdorf (1973) Tierexperimentelle Untersuchungen zur Regeneration des Gelenkknorpels. Arch Orthop Unfallchir 74:352

12. Puhl W, Dustmann HO (1973) Die Reaktionen des Gelenkknorpels auf Verletzungen (Tierexperimentelle Untersuchungen). Z Orthop 111:494
13. Puhl W (1974) Die Mikromorphologie gesunder Gelenkknorpeloberflächen. Z Orthop 112:262
14. Puhl W, Sommer HM (1983) Morphologische Anpassungsreaktion von Knorpelgewebe im Tierexperiment. Kongreßband 3. Symposium für Bindegewebsforschung. Bad Waldsee, Eular, Basel, S 160
15. Puhl W (1984) Aussagemöglichkeiten tierexperimenteller Arthrosemodell. Akt Rheumatol 9:25–28

VIII

Freie Vorträge:

Orthopädie / Traumatologie

Orthopedics / Traumatology

Verletzungs- und Schadensmuster der Skelettmuskulatur beim Fußballsport

Patterns of Skeletal Muscle Injuries in Footballers

J. Aeckerle und J. Heisel

Orthopädische Universitätsklinik (Direktor: Prof. Dr. med. H. Mittelmeier), Homburg/Saar

Zusammenfassung

Bericht über sportärztliche Erfahrungen, die im Rahmen der Betreuung einer Fußballmannschaft der Landesliga während der Saison 1981/82 und 1982/83 gesammelt wurden.

Die Auswertung der dokumentierten Behandlungsunterlagen zeigte ein deutliches Überwiegen chronisch-rezidivierender Zerrungen und Insertionstendinosen. Als Ursache wird das relativ hohe Durchschnittsalter der Sportler, die fehlende Disziplin in der Behandlungsphase sowie vor allem die unzureichende Trainingsgestaltung in der Rehabilitationsphase frischer und länger zurückliegender Verletzungen diskutiert.

Schlüsselwörter: Fußball – Zerrungen – Insertionstendinosen.

Summary

Report about medical experience in sports concerning the medical care of a soccer team of the 3rd amateur division during the seasons 1981/82 and 1982/83.

The evaluation of the medical records showed an evident prevailing of chronic recidivating muscle strains and insertion tendinitis. The main reason seems to be the high average age of the soccer players, the lack of discipline concerning the medical treatment and, above all, the insufficient manner of training during the time of rehabilitation after recent or older injuries.

Key-words: Soccer sports – Muscle strains – Insertion tendinitis.

Einleitung

Das Verletzungs- und Schadensmuster der Skelettmuskulatur zeigt nicht nur sportartspezifische Unterschiede, sondern auch Unterschiede bei Ausübung ein und derselben Sportart selbst. So ist zu erwarten, daß beim Fußballsport das Niveau der Spielstärke einen wesentlichen Einfluß auf Art frischer Verletzungen und auch chronischer Schäden hat. Sicherlich spielt hier neben der Fußballtechnik besonders die personelle Spielerbetreuung durch Trainer, Physiotherapeuten und auch Sportmediziner eine wesentliche Rolle [2, 4, 5, 8, 9].

Anschrift für die Verfasser: Dr. med. J. Aeckerle, Orthopädische Universitäts- und Poliklinik, 6650 Homburg/Saar

In Anbetracht der Tatsache, daß der Fußballsport heute in unserer Gesellschaft die wichtigste Freizeitbeschäftigung für Jugendliche und junge Erwachsene bedeutet, wurde von den Autoren eine Auswertung ärztlich behandlungsbedürftiger Verletzungen und Schäden über zwei Spielzeiten hin exakt dokumentiert und ausgewertet. Bei weitem im Vordergrund standen hier die frischen Verletzungen und chronischen Schäden der Skelettmuskulatur. Die sportmedizinische Betreuung erfolgte einerseits während des Trainings, andererseits ambulant in der Poliklinik der Orthopädischen Universitätsklinik Homburg/Saar.

Kasuistik

Bei der betreuten Fußballmannschaft der Landesliga des Saarlandes handelte es sich um 24 Amateure, die jeweils einer beruflichen Vollbeschäftigung nachgingen. In ihrer Freizeit wurde ein zweimaliges wöchentliches Training sowie am Wochenende während der Spielzeiten ein Ligaspiel durchgeführt. Die sportliche Betreuung wurde durch einen Spielertrainer wahrgenommen, darüber hinaus verfügte der Verein über einen teilzeitbeschäftigten Masseur. Die sportmedizinische Betreuung erfolgte durch die beiden Autoren. Das Durchschnittsalter der 24 Spieler betrug 26,9 Jahre. Der jüngste Sportler war 17 Jahre alt, der älteste Sportler 39 Jahre.

Ergebnisse

Die Aufschlüsselung der vorgefundenen Verletzungen und Schäden im Bereich der Skelettmuskulatur zeigte eine saisonale Verteilung mit einem deutlichen Überwiegen aufgetretener Verletzungen während der Monate März, September, Oktober und November. In den Monaten Februar, April, Mai, August sowie Dezember waren nur sehr wenige ärztliche Behandlungen notwendig. Die Monate Januar, Juni und Juli fielen in die Winter- bzw. Sommerpause, so daß auch hier keine Verletzungen zu verzeichnen waren [3–5]. Ursächlich für die Verletzung war in 45% der Fälle ein kraftvoller muskulärer Einsatz, in 32% ein Schuß (bzw. Schußversuch); in nur 23% der Fälle zogen sich die Spieler die Beschwerden im Zweikampf zu.

Hinsichtlich der *Lokalisation* der Muskelverletzungen bzw. -schäden zeigte sich ein deutliches Überwiegen der Oberschenkelmuskulatur und der Wadenmuskulatur. Insbesondere die Unterschenkelstreck- und -beugemuskulatur sowie die Hüftadduktoren waren von Zerrungen bzw. kleineren Muskelfaserrissen betroffen. Diese Verletzungen wurden sowohl während des Trainings wie auch beim sportlichen Einsatz während des Ligaspiels beobachtet. Ein Muskelfaserriß mit tastbarer Unterbrechung der Kontur wurde nie beobachtet. Bei den chronisch-rezidivierenden Schäden überwogen die Adduktorenzerrungen bzw. Ansatztendinosen, aber auch der distale Ansatzpunkt der geraden Bauchmuskulatur sowie Beschwerden im Sinne einer Achillodynie. Insgesamt standen chronische Leistenbeschwerden der Fußballer deutlich im Vordergrund (s. Tabelle 1). Auffällig war, daß das Durchschnittsalter der Fußballer mit chronisch-rezidivierenden Zerrungen der Skelettmuskulatur und auch Ansatztendinosen mit 32,5 Jahren erheblich über dem Durchschnittsalter der gesamten Mannschaft stand. Das durchschnittliche Alter der Patienten mit frischen Verletzungen lag mit 25,2 Jahren unter dem Durchschnittsalter (26,9 Jahre) [1, 7, 8].

Tabelle 1. Verteilungsmuster der Verletzungen/Schäden der Skelettmuskulatur

	Akut	Chronisch-rezidivierend
M. quadriceps femoris	3	2
M. biceps femoris	2	1
M. semi-membranosus (tendinosus)	2	2
M. gastrocnemius	4	1
M. adductus femoris	5	4
Sehnen:		
Dist. Quadriceps femoris	1	0
Prox. Rectus femoris	1	0
Dist. Achillessehne	2	2
Dist. Bicepssehne	1	0
Prox. Adductus femoris	2	3
Dist. Glutealmuskel	0	1
Prox. Ligamentum patellae	0	1
Dist. Rectus abdominis	2	1

Tabelle 2. Behandlungsdauer bei Verletzungen/Schäden der Skelettmuskulatur

	1 Woche	1–2 Wochen	2–3 Wochen	3–4 Wochen
Akute Verletzungen:				
Muskelzerrung	8	4	0	0
Muskelfaserriß	0	2	2	0
Sehnenansatztendopathie	5	3	1	0
Chronisch-rezidivierende Verletzungen:				
Muskelzerrung	2	8	6	2
Muskelfaserriß	0	2	8	0
Sehnenansatztendopathie	5	6	5	4

Die *Therapie* frischer Sportverletzungen der Muskulatur bestand neben lokaler Kühlung, Kompressionsverbänden, körperlicher Schonung auch aus allgemein physikalischen Maßnahmen, z. B. mittelfrequente Interferenzströme, Ultraschall und auch Iontophoresen. Darüberhinaus wurden teilweise Antiphlogistika in der akuten Schmerzphase rezeptiert; auf eine lokale oder systemische Spritzenbehandlung wurde in der Regel verzichtet. Teilweise wurde bei Trainingsbeginn sowie bei den ersten Einsätzen in der Mannschaft nach einer Verletzung funktionelle Verbände getragen. Zum Teil schlossen sich krankengymnastische Maßnahmen der akuten Behandlungsphase an. Eine lokale Spritzenbehandlung wurde vorwiegend bei Insertionstendinosen durchgeführt [1, 3, 4, 8].

Die Auswertung der Dokumentationskarten der Nachbehandlungsabteilung zeigte, daß in 31% der Fälle die Zahl der verordneten Anwendungen nicht ausgeschöpft, sondern die Behandlung vorzeitig abgebrochen wurde. In der Regel wurde in diesen Fällen das Training vorzeitig ohne ärztliche Erlaubnis wieder aufgenommen. Trotz Ermahnung wurde hier in den seltensten Fällen auf einen dosierten Trainingsaufbau geachtet [3, 6, 8, 9].

Die *Behandlungsdauer* akuter Verletzungen ging insgesamt meist über eine Woche, in Ausnahmefällen über 3 Wochen, bis zur völligen Ausheilung. Die Behandlungsdauer von Zerrung und Faserrissen der Skelettmuskulatur war im Durchschnitt vergleichbar mit der Dauer bei akut aufgetretenen Insertionstendinosen. Bei chronisch-rezidivierenden Zerrungen und auch Insertionstendinosen dauerte die Behandlung in der Regel länger, durchschnittlich zwischen 2 und 3 Wochen. Darüberhinaus waren während der Saison vielfach wiederholte Behandlungsmaßnahmen erforderlich, so daß bei chronisch rezidivierenden Beschwerden insgesamt doppelt so viele Maßnahmen wie bei akut einmaligen Verletzungen notwendig waren (Tabelle 2).

Diskussion

Verletzungen bzw. Schäden der Skelettmuskulatur bzw. deren Sehnenansätze waren der häufigste Grund für die ärztliche Konsultation einer Amateurfußballmannschaft der Landesliga. Das Verteilungsmuster ergab ein Überwiegen der Adduktoren sowie der Unterschenkelstreck- und -beugemuskulatur. Ärztliche Behandlungsmaßnahmen waren mit 66% weitaus am häufigsten bei Rezidiven nach Zerrungen oder Muskelfaserrissen bzw. bei chronisch-rezidivierenden Sehnenansatztendinosen erforderlich. Die durchschnittliche Dauer eines Behandlungsabschnittes bei akuten (einmaligen) Verletzungen waren mit 1,5 Wochen deutlich niedriger als bei chronisch-rezidivierenden Erscheinungsbildern mit $2^1/_2$ bis zu 3 Wochen. Die sportliche Reintegration in die Mannschaft beim Trainingsaufbau wurden nach ärztlichen bzw. krankengymnastischen Anweisungen vorwiegend durch den Spieler selbst vorgenommen. Eine spezielle physiotherapeutische Betreuung stand der Mannschaft nicht zur Verfügung.

Als wesentliche Ursache für die sehr häufig verzeichneten chronisch rezidivierenden Krankheitsbilder ist die Tatsache zu sehen, daß in über 31% die von ärztlicher Seite aus verordneten Behandlungsmaßnahmen vom Spieler vorzeitig abgebrochen wurden und das Training verfrüht wieder aufgenommen wurde. Darüberhinaus kam es oft gegen ärztlichen Rat wieder zum vorzeitigen Einsatz in der Mannschaft. Ein weiterer ursächlicher Faktor für das Auftreten rezidivierender Muskel- und Sehnenerkrankungen ist sicherlich auch das hohe durchschnittliche Lebensalter der Spieler (über 32 Jahre) zu sehen im Vergleich zum Durchschnittsalter aller 24 Mannschaftsspieler (26,9 Jahre). Durch physiologische Alterungsprozesse sind Elastizität und Stoffwechselvorgänge der Muskulatur und Sehnenansätze herabgesetzt, woraus eine verminderte Widerstandsfähigkeit und verzögerte Regeneration des Gewebes resultiert. Gerade in diesem Zusammenhang ist eine sorgfältige medizinische Rehabilitation erforderlich, die dringend notwendige individuelle Gestaltung des Trainings in der Aufbauphase kann sicherlich durch einen Masseur oder Trainer alleine nicht gewährleistet werden. Hier sind die Spieler auf ärztliche und krankengymnastische Hinweise angewiesen. Im Gegensatz zu Profi-Fußballmannschaften der 1. und 2. Bundesliga ist jedoch eine derartig intensive Betreuung im Amateurbereich kaum möglich. Dies scheint jedoch nicht nur ein finanzielles Problem zu sein. Von den Vereinsfunktionären wird der „Masseur" als wesentliche Bezugsperson der Spieler bei aufgetretenen Verletzungen gesehen. Die medizinische Betreuung, die aus Verletzungsvorbeugung, Therapie sowie Nachbehandlung und Aufbautraining bestehen sollte, zeigt somit im Amateurbereich eine deutliche Lücke in der Vorbereitungsphase auf die Reintegration verletzter Spieler in den Mannschaftswettkampf. Dieser Umstand würde für die heutige Sportmedizin eine dankbare Aufgabe darstellen.

Literatur

1. Groh H (1967) Über Muskelverletzungen. Sportarzt Sportmed 10:422
2. Harre D (1976) Trainingslehre. Sportverlag, Berlin
3. Hettinger T (1972) Isometrisches Muskeltraining. Thieme, Stuttgart
4. Hoster M (1971) Verletzungsvorbeugung beim Krafttraining. Lehre der Leichtathletik 44:1786
5. Israel S (1977) Das Erwärmen als Startvorbereitung. Med Sport 12:386
6. Keul J (1978) Training und Regeneration im Hochleistungssport. Leistungssport 3:236
7. Krejci V, Koch P (1976) Muskelverletzungen und Tendopathien der Sportler. Thieme, Stuttgart
8. Prokop L (1979) Einführung in die Sportmedizin. Fischer, Stuttgart
9. Weineck J (1980) Optimales Training. Beiträge zur Sportmedizin 10

Diagnostik und konservative Therapie der Muskelverletzungen im Sport

Diagnosis and Conservative Treatment of Muscle Injuries in Sportsmen

J. Paulsen, P. Bernett, C. Feldmeier und O. Paar

Klinik und Poliklinik für Sportverletzungen (Direktor: Prof. Dr. med. P. Bernett) der TU München

Zusammenfassung

Die Auswertung unseres Krankengutes für die Jahre 1982/83 ergibt bei insgesamt 7740 frischen Unfällen 18% Muskelverletzungen, hingegen nur 0,8% Muskelrisse, bezogen auf die Gesamtzahl der Sportverletzungen. Topographisch zeigt die untere Extremität mit 2/3 aller Läsionen das größte Verletzungsrisiko.

Die größte Zahl der Muskelverletzungen heilt unter konservativer Therapie ohne Komplikationen aus, nur vollständige Rupturen einer stark beanspruchten Muskulatur kommen für die operative Therapie in Frage, hier insbesondere im Leistungssport.

Schlüsselwörter: Muskelverletzungen – Diagnose – Konservative Behandlung – Ergebnisse.

Summary

The evaluation of our own number of patients in the years 1982/83 shows 7740 accidents with 18% muscle injuries, however only 0.8% muscle ruptures, referred to the total quantity of sports injuries. The lower extremity has a specially high risk. Most of the muscle injuries by conservative treatment heal well without problems, only complete ruptures of high strained muscle sometimes should be operated, specially in high athletic training.

Key-words: Muscle injuries – Diagnosis – Conservative treatment – Results.

Einleitung

Die allgemeine Zunahme sportlicher Betätigung, sei es im Freizeit- oder im Hochleistungssport, führt immer mehr zu akuten und chronischen Verletzungen des Bewegungsapparates. Häufig kommt es zu Muskelverletzungen durch Fehleinschätzung des eigenen Trainingszustandes bei hoher körperlicher Belastung, insbesondere bei Sportarten, die Schnellkraft erfordern. Dies veranlaßte uns, das eigene Krankengut zu überprüfen und über unsere Erfahrung bei der Behandlung von Muskelverletzungen zu berichten.

Anschrift für die Verfasser: Dr. med. J. Paulsen, Klinik und Poliklinik für Sportverletzungen, Connollystraße 32, 8000 München 40

Ergebnisse und Diskussion

Die Muskelverletzungen werden nach dem Unfallmechanismus und dem Grad der Schädigung eingeteilt [3]. Die Muskelkontusion, die durch eine stumpfe von außen einwirkende Kraft entsteht, wird häufiger bei den Ballspielen, als bei den Kampfsportarten wie Judo und Karate gesehen, während bei den anderen Sportarten, führend ist hier die Leichtathletik, Muskeldehnungen und Muskelzerrungen überwiegen.

Während bei der Dehnungn lediglich die Grenze der Elastizität erreicht wird, kommt es bei der Zerrung zu einer Verletzung einzelner Muskelfasern. Die Übergänge zwischen Zerrung und Dehnung sind fließend und bereiten diagnostisch immer wieder Schwierigkeiten. Als weitere Verletzungsmöglichkeit sind der partielle oder der komplette Muskelriß zu nennen.

Die allgemeine Symtomatik, wie die schmerzhafte Bewegungseinschränkung, die Schonhaltung der betroffenen Extremität und der lokale Druckschmerz bieten wesentliche diagnostische Hinweise, denn nicht nur die Differenzierung zwischen Muskelzerrung, Muskelkontusion oder Teilriß, sondern auch die exakte Lokalisation der Verletzung ist nicht immer einfach. Neben den Angaben zum typischen Unfallmechanismus, dem Schmerzbild und dem klinischen Befund bzw. dem funktionellen Ausfall sind uns vor allem die Radiologie, die Xeroradiographie, die Sonographie und letztlich typische Enzymbefunde, wie Erhöhung der Transaminasen wegweisend und ermöglichen eine genaue Diagnose, was für eine differenzierte Therapie entscheidend ist. Als Beispiel möchte ich einen 45jährigen Patienten vorstellen, der intensiv Bodybuilding betreibt. Er spürt beim Krafttraining einen plötzlich stechenden Schmerz in der rechten Brust und kam wegen anhaltender Schmerzen, Kraftlosigkeit und einem ausgeprägten Hämatom in unsere Ambulanz. Der klinische Befund war sehr eindrucksvoll (Abb. 1). Beim aktiven Sportler führen wir bei einer derartigen Verletzung eine operative Rekonstruktion durch. In diesem Fall zeigte sich intraoperativ ein Abriß des M. pectoralis major an seiner humeralen Insertionsstelle. Beim älteren bzw. wenig aktiven Menschen dagegen bevorzugen wir die konservative Therapie mit 2 bis 3wöchiger Ruhigstellung im Desaultverband, eventuell in Kombination mit Analgetika und Antiphlo-

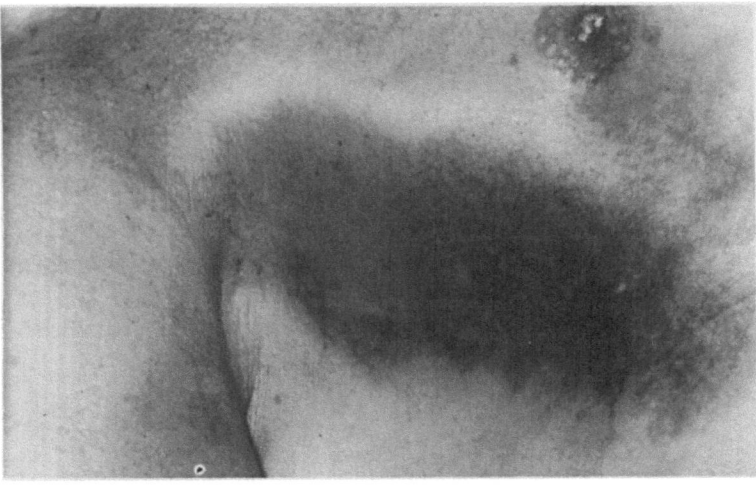

Abb. 1. Ruptur des M. pectoralis major mit ausgeprägtem Hämatom

Tabelle 1. Aufschlüsselung der Muskelverletzung nach Sportarten

	r = 84	100,0%
Leichtathletik	n = 25	30,0%
Ballsport (Handball, Fußball, Volleyball, Tennis)	n = 23	27,0%
Turnen	n = 15	18,0%
Kampfsport (Karate, Judo)	n = 13	16,0%
Sonstige	n = 8	9,0%

gistika und anschließender krankengymnastischer Nachbehandlung. Im allgemeinen haben sich bei weniger ausgeprägten Fällen einer Muskelverletzung Kältebehandlung mit Kompression bzw. funktionellen Verbände und in der akuten Phase manchmal auch die Infiltration eines Lokalanästhetikums bewährt. In der subakuten Phase bringen zusätzliche Elektrotherapie, Fango, Massagen und zeitweise auch Muskelrelaxantien gute Ergebnisse. Die Nachbehandlung richtet sich ganz nach den Gesichtspunkten der Schmerzfreiheit, das gilt für die Krankengymnastik, für die Mobilisierung und die zunehmende Belastung des Muskels. Massagen werden erst durchgeführt, wenn die aktive und passive Beweglichkeit völlig schmerzfrei ist.

Bei Aufschlüsselung der sportbedingten Muskelverletzungen handelte es sich in 77% um Muskelzerrungen, in 18,5% um Muskelkontusionen und in 4,5% um Muskelrisse. Wir behandelten von Januar 1980 bis Dezember 1983 128 Muskelrupturen, hiervon wurden 84 nachuntersucht. Zu den unfallträchtigen Sportarten gehören besonders die Leichtathletik und Ballspiele (Tabelle 1). Die Tabelle zeigt Sportarten, die eine besondere Schnellkraft und eine explosionsartige Kraftentwicklung erfordern. Hierdurch kann es bei bestehendem Mißverhältnis zwischen Belastung und Belastbarkeit zu Muskelverletzungen kommen.

2/3 aller Muskelverletzungen waren an Wade und Oberschenkel lokalisiert, betroffen sind vor allem der mediale Anteil des M. gastrocnemius, des M. quadriceps und die Adduktorengruppe.

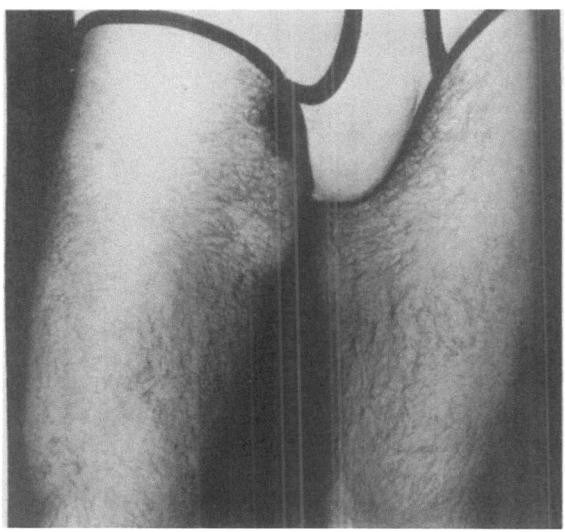

Abb. 2. Partieller Riß der Adduktorenmuskulatur

Partielle Risse in diesem Bereich lassen sich auch beim aktiven Sportler konservativ sehr gut behandeln. Als Beispiel ein 19jähriger Geräteturner mit einem partiellen Riß im Adduktorenbereich. Die zunächst bestehende Funktionseinschränkung wurde vom Patienten problemlos toleriert und später völlig kompensiert (Abb. 2).

In unserem Patientengut entfielen 85% aller Muskelverletzungen auf die Männer, sicherlich nicht zuletzt wegen einer erhöhten Risikobereitschaft im Sport.

Die frühzeitige Diagnose mit entsprechender Therapie sind entscheidend, um mögliche Spätkomplikationen wie chronische Schmerzen, oft ohne größere Belastung, vermehrte Krampfbereitschaft, eventuell auch Zystenbildung oder eine Myositis ossificans und schließlich die Gefahr einer Reruptur zu vermeiden [1, 3].

Als Beispiel einer Spätkomplikation ein 25jähriger Patient, der wegen einer massiven Schwellung am linken Oberschenkel zu uns kam (Abb. 3a). Hier konnte mit den angeführ-

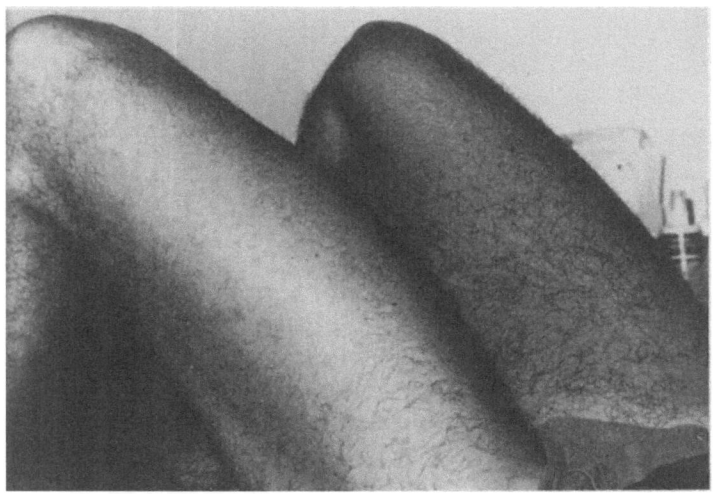

a

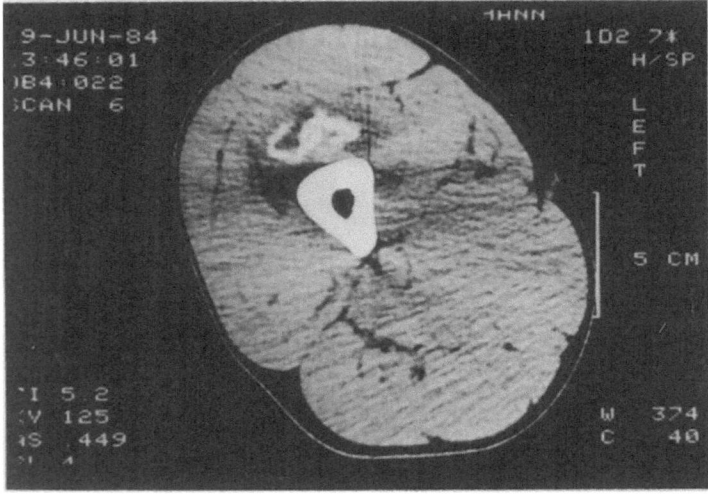

b

Abb. 3. a Massive Schwellung am linken Oberschenkel bei Kontusion vor 3 Wochen. b Computertomographie 4 Wochen nach Kontusion. Zystenbildung mit beginnender Verkalkung

ten diagnostischen Hilfsmitteln die genaue Lokalisation der Verletzung nicht festgestellt werden, erst die Computertomographie ermöglichte eine klare Aussage und Diagnose Es ergab eine ausgeprägte Zystenbildung mit bereits beginnender Verkalkung (Abb. 3b).

Die Auswertung unseres Krankengutes zeigte, daß Verletzungen der Muskulatur bei einigen Sportarten gehäuft anzutreffen sind. Präventive Maßnahmen ergeben sich aus den Faktoren, die eine Rißbereitschaft der Muskulatur begünstigen: Ermüdungserscheinungen, mangelnde Konzentration und Koordination, Kälteexposition, ungenügendes Aufwärmen, unzureichender Trainingszustand oder auch Stoffwechselstörungen [2].

Es läßt sich herausstellen, daß ein großer Teil der Muskelverletzungen unter konservativer Therapie ohne Komplikationen ausheilt. Beim Hochleistungssportler bevorzugen wir bei kompletten Rupturen die operative Rekonstruktion, um dem Athleten eine möglichst sichere und frühzeitige Wiedererlangung seiner Leistung zu ermöglichen. In den übrigen Fällen, wie z. B. beim Freizeitsportler oder beim älteren Menschen konnten wir mit den konservativen Therapieverfahren gute Ergebnisse erzielen.

Literatur

1. Bernett P, Gü߸bacher A, Schirmann A (1982) Verletzungen von Unterschenkel und Fuß. In: Jäger M, Keyl W, Wirth CJ (Hrsg) Sportverletzungen in der Praxis. Thieme, Stuttgart, S 56–63
2. Krejci V, Koch P (1976) Muskelverletzungen und Tendopathien der Sportler, 1. Aufl. Thieme, Stuttgart
3. Müller W (1979) Häufige Sportverletzung der Muskel und Sehnen der unteren Extremitäten. Unfallheilk 82:161–169

Die Therapie der Muskelverletzungen beim Sportler

Therapy of Muscle Injuries in Sportsmen

O. Paar, P. Bernett und J. Paulsen

Klinik und Poliklinik für Sportverletzungen (Direktor: Prof. Dr. med. P. Bernett) der TU München

Zusammenfassung

Komplette Rupturen der Skelettmuskulatur stellen beim Sportler eine absolute Operationsindikation dar. Die besten Ergebnisse mit der Muskelnaht werden innerhalb von 3 Tagen nach dem Unfallereignis erzielt. Zur Rekonstruktion verwenden wir resorbierbare Einzelknopf- bzw. U-Nähte. Von 24 Patienten, die von 1980 bis 1983 operiert wurden, waren bei der Nachuntersuchung 18 Patienten völlig beschwerdefrei. 4 Patienten klagten über gelegentliche Beschwerden, und bei 2 Patienten war eine deutliche Reduktion der Muskelkraft nachweisbar.

Schlüsselwörter: Verletzungen der Skelettmuskulatur – Therapie.

Summary

Injuries of skeletal muscles according to localisation and extension lead to immense impairment of the athletic capacities.

Especially affected are the muscles of the lower extremities. The types of injuries reach from simple first degree strains with sporadic laceration of muscle fibres to partially ruptured muscles and complete ruptures of the muscle belly. An operative treatment is recommended in fresh large injuries of young and sportive patients. The operative treatment shows the best prospects of a successful restoration of the muscle function immediately after the injury took place. The muscle stumps begin to retract within a few days which often makes the reconstruction of a proper length-strength relationship impossible.

We use simple adaption-sutures, sometimes combined with fibrine glue. From 1980 to 1983, 24 patients with muscle injuries, mostly of the lower limb, have been operated.

18 patients regained a complete restoration of their muscle function.

Key-words: Skeletal muscles – Injuries – Therapy.

Einleitung

Muskelläsionen sind häufige Sportverletzungen. Sie führen je nach Schweregrad zu schwerwiegenden Funktionsausfällen, die vor allem beim Sportler einer genauen Abklärung und

---

Anschrift für die Verfasser: Dr. med. O. Paar, Lehrstuhl für Sporttraumatologie, Connollystraße 32, 8000 München 40

Behandlung bedürfen. Qualitativ werden folgende Verletzungen unterschieden:

1. Dehnung
2. Zerrung
3. Partielle Ruptur
4. Totale Ruptur.

Während Überdehnungen und Zerrungen der Muskulatur eine Domäne der konservativen Therapie bleiben, bedeutet beim Sportler die partielle Ruptur eine relative und die totale Ruptur eine absolute Operationsindikation.

Rupturen treten vorwiegend im Verlauf des Muskelbauchs und am muskulären Übergang zur Sehne auf. Im ersten Fall sind langstreckige, spindelförmige Muskeln betroffen, während flache Muskeln eher am Übergang zur Sehne abreißen.

Diagnose

Die Diagnose einer partiellen bzw. totalen Muskelruptur ist nicht schwer zu stellen Funktionsausfall und Dellenbildung in Höhe der Rupturstelle sind fast immer nachweisbar. Bei starken Schwellungen kann zur differentialdiagnostischen Abklärung auch die Computertomographie (CT) herangezogen werden. Sie ermöglicht den Nachweis einer Kontiunuitätsunterbrechung, eines lokalisierten Hämatoms und, durch Abnahme der Hounsfieldeinheiten im CT, einer intramuskulären Verletzung.

Therapie

Konservativ behandelte Muskelrupturen haben meist eine bleibende Schwächung der Muskelkraft zur Folge. Der Kraftverlust kann zwar, je nach Lokalisation der Verletzung, durch andere Muskelgruppen kompensiert werden, es bleibt aber abzuwägen, ob sich beim Sportler nicht doch eine Leistungsminderung einstellt. Daher empfehlen wir im Zweifelsfall die operative Revision.

Eigene Erfahrungen

Unter den genannten Gesichtspunkten behandeln auch wir Muskelrupturen gelegentlich konservativ. Wenn die Patienten keinen Sport betreiben und sich der Funktionsausfall in Grenzen hält, bleiben wir konservativ. So wird beispielsweise die Ruptur des Musculus rectus femoris gut toleriert, und die Patienten finden sich im Alltag meist mühelos zurecht. Dagegen wird ein Abriß des Musculus pectoralis major nicht kompensiert, und die enorme Schwächung des Schultergürtels zwingt uns auch bei sportlich nicht aktiven Patienten zur Operation (Abb. 1).

Überdies hat die operative Revision einer Ruptur den Vorteil der Hämatomentleerung. Es erstaunt immer wieder, welche Blutmassen aus den einzelnen Muskellogen entfernt werden können. Diese Blutansammlungen führen nicht selten zu einem flüchtigen Kompart-

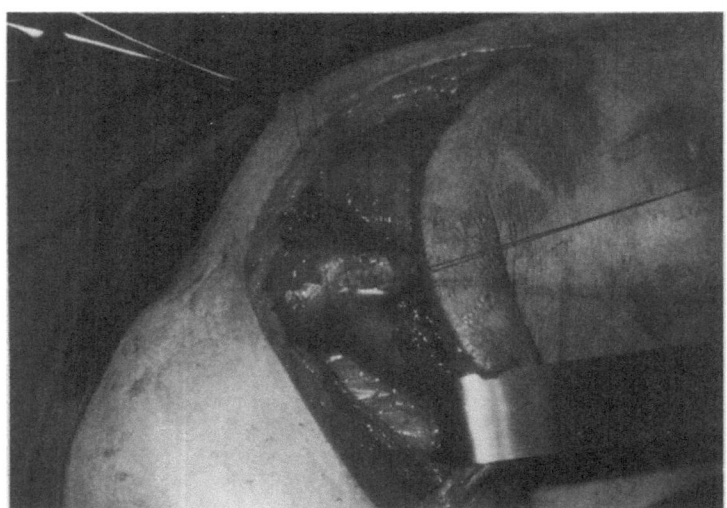

Abb. 1. Abriß des Musculus pectoralis major vom Humerus. Der Muskelstumpf mit Haltefäden angeschlungen

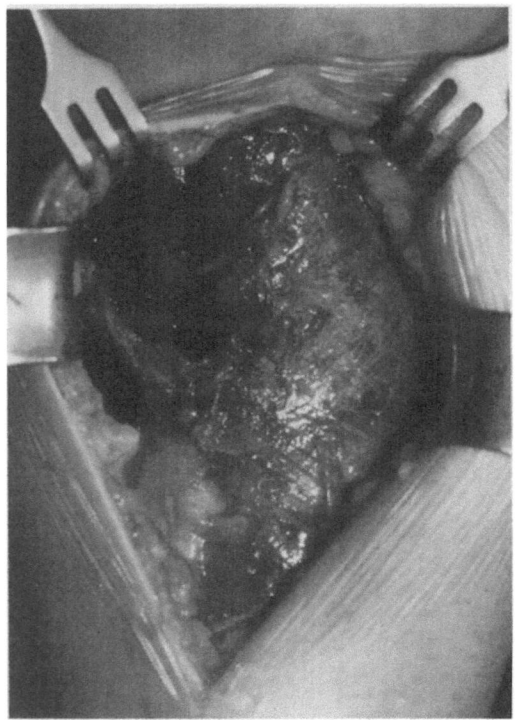

Abb. 2. Distalabriß des Musculus gastrocnemius medialis. Der zum Teil aufgefaserte Muskelstumpf retrahiert, darunter eine große subkutane Hämatomhöhle

mentsyndrom, vor allem am Unterschenkel. Meist ist das Syndrom klinisch nur durch diskrete periphere Sensibilitätsstörungen bei erhaltener Motorik zu erkennen. Es sind aber auch Fälle bekannt worden, die erst nach ausgiebiger Fascienspaltung beherrscht werden konnten. Durch die Entleerung der Blutkoagel vermeidet man auch mögliche Verkalkungen der nicht resorbierten Hämatome (Abb. 2). Die posttraumatische Myositis ossificans bleibt zwar in der Mehrzahl der Fälle symptomlos, kann aber durchaus zu Beschwerden führen, die schließlich zu einer operativen Entfernung der Verkalkungen zwingen.

Die besten Erfolge sehen wir, wenn der frisch verletzte Muskel spannungslos vernäht werden kann. Wenn die Operation innerhalb von 3 Tagen erfolgt, lassen sich die Muskelstümpfe mit resorbierbaren Einzelknopfnähten bzw. U-Nähten problemlos versorgen. Gelegentlich sind die Muskelstümpfe erheblich aufgefasert, so daß wir zusätzlich zur Naht mit dem Fibrinkleber die auseinander gewichenen Muskelbündel kleben, um einen kompakten Stumpf zu bekommen. Erst dadurch gelingt eine einwandfreie Rekonstruktion, denn die nicht aus dem Zusammenhang gerissenen Muskelbündel können an den Rupturenden besser gefaßt und adaptiert werden. Außerdem spart man mit dem Fibrinkleber zusätzliche Nähte, die erfahrungsgemäß zu Nekrosen und als Fremdkörper zu überschüssigen Narbenbildungen anregen können.

Bei alten Verletzungen sind wir jedoch mit der operativen Revision zurückhaltend. Schon eine Woche nach der Verletzung wird die Rekonstruktion durch Retraktion der Muskelstümpfe erschwert. Später füllen Narbenstränge im Sinne einer Defektheilung die verletzungsbedingte Muskeldiastase aus.

In den Jahren von 1980 bis 1983 wurden an der Klinik für Sportverletzungen der Technischen Universität München 24 komplette Muskelrisse operativ behandelt. Nicht mit inbegriffen sind dabei die veralteten Verletzungen, die wir fast ausnahmslos konservativ versorgten.

Tabelle 1. Lokalisation der Muskelverletzungen ($n = 24$) 1980–1983
(Klinik für Sportverletzungen, TU München)

M. pectoralis major	2
M. latissimus dorsi	1
M. rectus femoris	5
M. biceps femoris	3
M. adduktur magnus	4
M. gastrocnemius medialis	9

Von den 24 Patienten waren 19 Berufssportler, 3 Hobbysportler und 2 Patienten verletzten sich bei Bodybuilding (Abb. 3).

In unserem Krankengut überwogen Verletzungen an der unteren Extremität. Nach klinischer Untersuchung und zum Teil computertomographischer Befundung wurde im Durchschnitt 8 Tage nach dem Unfallereignis der operative Eingriff vorgenommen. Dabei ließ sich 18mal der verletzte Muskel problemlos adaptieren, 6mal war ein exakter Längerausgleich nicht möglich, und die Nähte konnten nicht mehr spannungsfrei angelegt werden.

Postoperativ immobilisierten wir die Gastrocnemius-Abrisse in einem Oberschenkelgipsverband und die Pectoralis-Verletzungen in einem Gil-Christverband. In den übrigen Fällen genügte die Entlastungs- bzw. Schonhaltung für 14 Tage und ein striktes Verbot, den operierten Muskel aktiv anzuspannen. Danach folgten intensive Muskelübungen, um das Muskeldefizit aufzuholen. Im Durchschnitt waren die Patienten in der Lage, 16 Wochen nach dem Eingriff den Muskel wieder voll zu belasten.

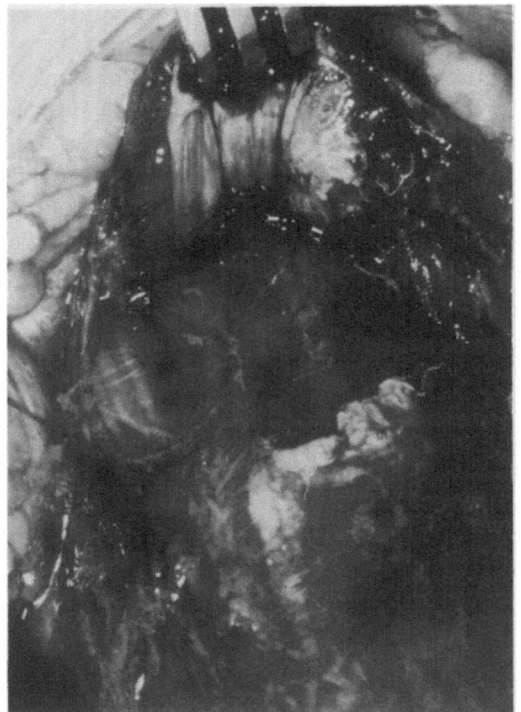

Abb. 3. Ruptur des Musculus latissimus dorsi

Die mäßigen Resultate sind auf den verspäteten Behandlungsbeginn zurückzuführen. Zwar ließ sich die Muskelkontinuität in allen Fällen wiederherstellen, doch blieb eine Teilinsuffizienz bestehen. Wir führen sie auf ausgedehnte Narbenbildungen zurück, die die Muskelfunktion beeinträchtigen und zur „Elongation" neigen.

Tabelle 2. Nachuntersuchungsergebnisse ($n = 24$)
(Klinik für Sportverletzungen, TU München)

Gut	18
Mäßig	4
Schlecht	2

Diskussion

Komplette Rupturen der Skelettmuskulatur sollen beim Sportler sobald wie möglich operativ versorgt werden. Innerhalb von 3 Tagen nach dem Unfallereignis werden mit der operativen Therapie die besten Ergebnisse erzielt.

Bei veralteten Rupturen ist jedoch Zurückhaltung geboten. Operative Eingriffe führen nicht zur erhofften Funktionsverbesserung, und eine Leistungssteigerung ist nicht zu erwarten. Nur ausnahmsweise, wenn im Alltag eine erhebliche Funktionsminderung besteht, und die Patienten regelrecht behindert sind, versuchen wir z. B. durch eine Verlängerungsplastik der Sehne, nach Resektion des interponierten Narbengewebes, die Kontinuität des verletzten Muskels wiederherzustellen.

Literatur

Brunner DH (1950) Über die geschlossenen Muskelverletzungen, insbesondere die Muskelsehnenrupturen. Z Unfallmed Berufskrankh 43:286–292

Krejci V, Koch P (1976) Muskelverletzungen und Tendopathien der Sportler. Thieme, Stuttgart

Das stumpfe Knorpeltrauma – Modell für die Entstehung einer Chondropathie
Blunt Cartilage Trauma Model for Pathogenesis of Chondromalacia

W. Noack und *E. Lambiris*

Orthopädische Universitätsklinik im RKU (Direktor: Prof. Dr. med. W. Puhl), Ulm

Zusammenfassung

Für das klinische Bild eines patellofemoralen Schmerzsyndroms ist überwiegend eine Chondropathie der retropatellaren Gelenkfläche verantwortlich. Hauptursache dieser Chondropathie sind Makro- und Mikrotraumen, wie sie besonders häufig im Sport auftreten.

Wir haben im Tierexperiment ein stumpfes Knorpeltrauma erzeugt und die Sequenz morphologischer Veränderungen im Elektronenmikroskop verfolgt.

In der Druckzone des Knorpels kommt es zur Nekrose mit konsekutiver Änderung der Elastizität des Knorpels. Daraus resultiert eine Überlastung des subchondralen Knochens. Das schmerzfreie Intervall zwischen Trauma und wiederauftretendem Schmerz wird erklärt, die mögliche Schmerzursache dieses Syndroms diskutiert.

Schlüsselwörter: Chondromalacia patellae – Experimentelles Trauma – Basale Nekrose – TEM-Untersuchungen.

Summary

The well recognized clinical syndrom of patellofemoral pain often is caused by lesions of the articular cartilage (chondromalacia patellae). Chondromalacia patellae is mainly the result of micro- and/or macrotrauma especially in athletes.

Experiments with rabbits were performed and the morphological changes following experimental trauma were examined under the electron microscope (TEM).

In the pressure zone of the cartilage degeneration and necrosis occur leading to a decrease in the elasticity of the cartilage and an alteration in the distribution of pressure on the subchondral bone.

The painfree interval between trauma and the recurring pain as well as the possible cause of pain will be discussed.

Key-words: Chondromalacia patellae – Experimental trauma – Basal necrosis – TEM investigation.

Anschriften der Verfasser:

Priv.-Doz. Dr. med. W. Noack, Orthopädische Universitätsklinik im RKU, Oberer Eselsberg 45, 7900 Ulm,
Priv.-Doz. Dr. med. E. Lambiris, Orthopädische Klinik und Poliklinik der Freien Universität Berlin im Oskar-Helene-Heim, Clayallee 229, 1000 Berlin 33

Einleitung

Der Begriff Chondropathie (Chondromalazie) dient der Beschreibung pathomorphologischer Veränderungen am hyalinen Gelenkknorpel. Um diese Veränderung qualitativ und quantitativ zu beschreiben wurde von Fründ [4] eine Einteilung in 3 Schweregrade, später von Outerbridge [10] eine 4-Stadien-Einteilung vorgeschlagen.

Sowohl die morphologisch als auch biochemisch faßbaren Veränderungen am hyalinen Gelenkknorpel zeigen, unabhängig von den Ursachen die zur Chondropathie führen, eine weitgehende Stereotypie in der Gewebsantwort.

Wie intraoperative [11, 12] und arthroskopische [2, 7] Befunde belegen, ist die klinische Symptomatik von den pathologischen Veränderungen unabhängig, das heißt, schwere Knorpelschädigungen können ohne Schmerzen einhergehen, währenddessen makroskopisch geringgradige oder keine Veränderungen zu beträchtlichen Schmerzen führen können [1, 6]. Aus diesem Grunde wurde für die Klinik der Begriff „patellofemorales Schmerzsyndrom" [3, 5] vorgeschlagen. Damit ist aber die Frage nach dem Ort der Schmerzentstehung und der Schmerzauslösung bei diesem Syndrom, trotz zahlreicher Hypothesen und mancher klinischer Befunde, bis heute nicht einheitlich beantwortet worden.

Unbestritten ist, daß Makrotraumen, aber auch unterschwellige Traumatisierungen – Mikrotraumen, wie sie im Sport entstehen – [9, 13, 14] die Entstehung eines Schmerzsyndroms begünstigen, wenn nicht gar ursächlich hervorrufen.

Wir haben im Tierversuch zu klären versucht, welche pathomorphologischen Veränderungen nach einem stumpfen Gelenktrauma am hyalinen Knorpel auftreten und diskutiert, inwieweit diese pathologischen Veränderungen geeignet sind, ein patellofemorales Schmerzsyndrom hervorzurufen.

Material und Methoden

Die Versuche wurden an ausgewachsenen Kaninchen durchgeführt.

In Narkose wurden die Kniegelenke schonend eröffnet und ein definiertes Knorpeltrauma mit einem kleinen Bolzenschußgerät am medialen Femurcondylus erzeugt. Die Stärke des Traumas wurde so gewählt, daß ein Aufplatzen der Knorpeloberfläche vermieden wurde. Nach Spülen des Gelenks mit Ringerlösung und sorgfältigem Wundverschluß konnten sich die Tiere im Käfig frei bewegen. Nach einer, zwei, vier und acht Wochen wurden die Tiere getötet, der mediale Femurcondylus entnommen und histologisch und elektronenmikroskopisch untersucht. Um die Bedeutung der knorpelzelleigenen Enzyme bei der entstehenden Knorpelschädigung beantworten zu können, wurden lysosomale Enzyme, wie die saure Phosphatase und die Arylsulfatase im Elektronenmikroskop dargestellt [8].

Befunde

Innerhalb des Untersuchungszeitraums kommt es unterhalb der Prellmarke zu streng lokalisierten charakteristischen morphologisch faßbaren Veränderungen im Knorpelgewebe. Die Sequenz dieses pathologischen Geschehens kann wie folgt beschrieben werden: Bereits

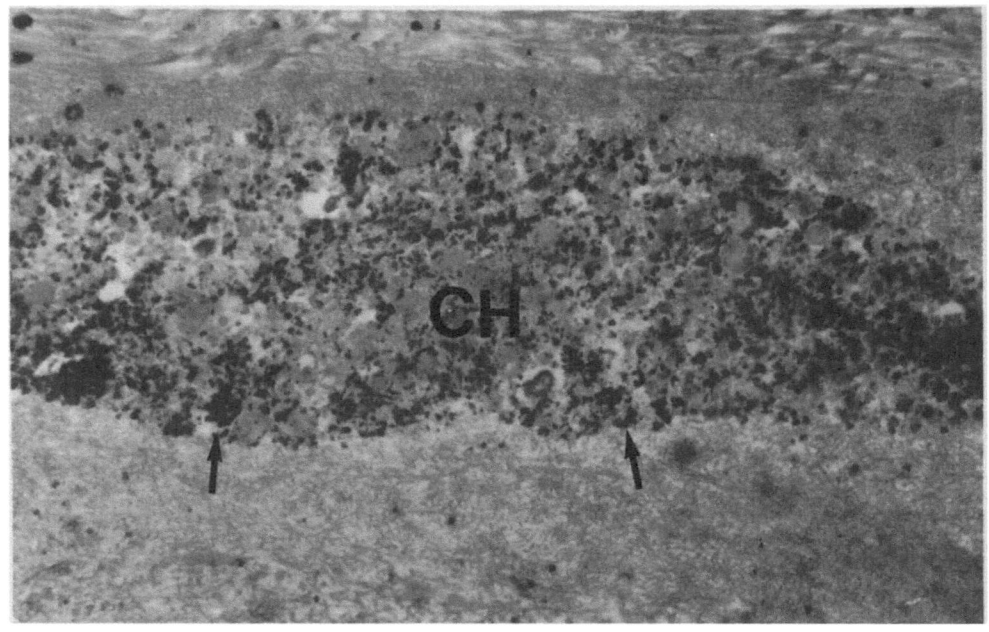

Abb. 1. Lyse eines Chondrozyten (*CH*) 7 Tage nach stumpfem Knorpeltrauma aus der Perpendikulärzone. Nachweis der Aktivität von saurer Phosphatase im Gewebe (Bleiphosphat-Niederschläge ↑)

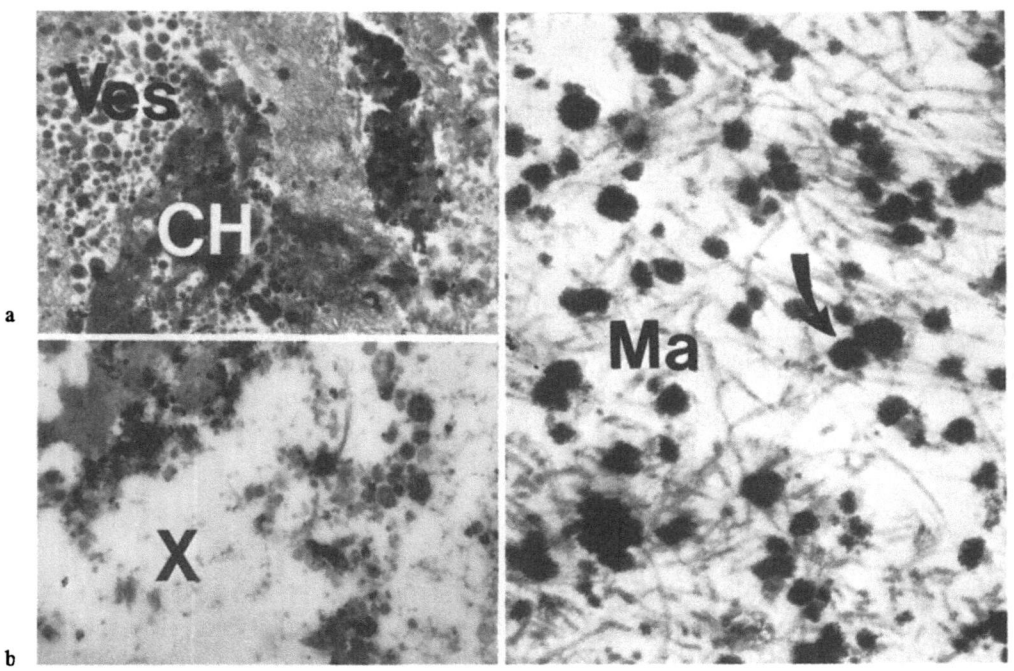

nach einer Woche existieren in einem begrenzten Areal unterhalb der Prellmarke zahlreiche Chondrozytenfragmente als Zeichen einer stattgefundenen Chondrolyse (Abb. 1). Die Zell- und Kernmembran ist zerrissen, das Karyo- und Zytoplasma verdichtet, zahlreiche Zellorganellen liegen frei in dem umgebenen Interzellularraum (Abb. 2a) Auffällig ist das Auftreten von großen Mengen von Vesikeln mit einem elektronendichten Inhalt. Innerhalb dieser Vesikel, aber auch diffus über den zerfallenen Chondrozyten, zeigt sich eine hohe Aktivität von lysosomalen Enzymen.

In der Umgebung dieser Vesikel bzw. der abgestorbenen Chondrozyten weist die Matrix typische Veränderungen auf: Die kollagenen Fibrillen sind abgeknickt und aufgespleißt (Abb. 2c). Zwischen den kollagenen Fibrillen entstehen optisch leere Räume als Zeichen der Proteoglycan- und Glucosaminoglycanverarmung (Abb. 2b). Diese Veränderungen spielen sich vornehmlich im Bereich der Perpendikulär- oder Druckzone ab und lassen die oberflächliche Tangentialzone, sofern das Trauma eine gewisse Größenordnung nicht überschritten hat, intakt (Basale Degeneration, Goodfellow et al. [5]). In den folgenden Wochen bestehen qualitativ die gleichen Gewebsveränderungen, lediglich das Ausmaß variiert. Eine Ausbreitung über die Prellmarke hinweg in das angrenzende Gewebe findet nicht statt, eine Tendenz zur Selbstheilung in dem geschädigten Gewebe ist aber ebenfalls nicht klar zu erkennen.

Diskussion

Die Versuche zeigen, daß es nach Kontusion in zeitlicher Sequenz zu typischen morphologischen Veränderungen kommt [8]. Zugrunde gehende Chondrozyten setzen zelluläre Enzyme frei, die zur Andauung der Matrix führen. Dies führt zum Gewebsverlust und Knorpelödem (Schema I). Diese pathologischen Veränderungen bedingen eine gravierende Schädigung der dreidimensionalen Gewebstextur mit Änderung der biomechanischen Eigenschaften des Knorpels. Durch den Elastizitätsverlust im geschädigten Areal werden die auf die Oberfläche des Gelenks einwirkenden Kräfte punktuell ungedämpft auf den subchondralen Knochen übertragen. Dadurch können, wie aus der Literatur bekannt, Mikrofrakturen im subchondralen Knochen entstehen, möglicherweise reicht allein die starke Druckbelastung aus, um Schmerzrezeptoren im Knochen zu erregen. Damit wäre das pathomorphologische Substrat des patellofemoralen Schmerzsyndroms nach stumpfem Gelenktrauma im subchondralen Knochen des Gelenks zu suchen (ossäre Schmerzentstehung, Schema II, III). Gleichzeitige Untersuchungen an der Synovialis ergeben keine pathologischen Befunde, so daß eine synoviale Schmerzentstehung zumindest in der Anfangsphase, nicht wahrscheinlich ist.

Das Tiermodell kann weiterhin die klinische Beobachtung eines schmerzfreien Intervalls zwischen Trauma und Beginn des patellofemoralen Schmerzsyndroms erklären helfen.

◀ Abb. 2. a Zerfallender Chondrozyt (*CH*). Austritt von zahlreichen Vesikeln (*Ves*) mit stark elektronendichtem Inhalt (Bleiphosphat-Niederschläge als Zeichen der Aktivität von saurer Phosphatase). b Optisch leere Räume (*X*) durch Matrixverlust infolge enzymatischer Andauung durch knorpeleigene Enzyme. c Verlust der typischen Textur der Matrix (*Ma*). Die Kollagenfibrillen sind aufgespleißt, dazwischen optisch leere Räume infolge Verlust von PGs und GAGs. (Bleisphophatniederschläge ↑)

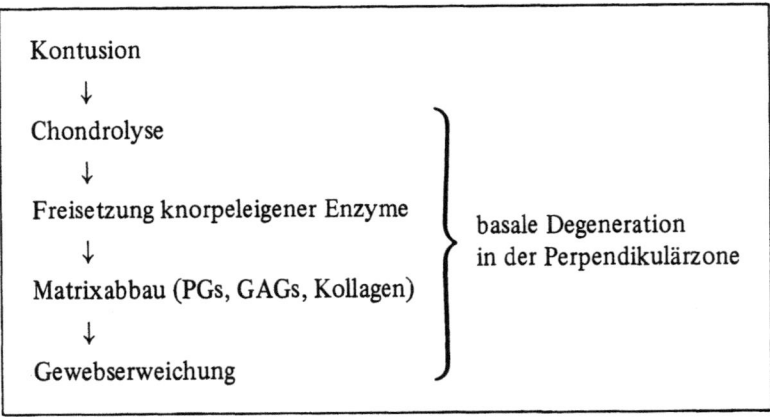

Schema I. Morphologisch faßbare Veränderung im hyalinen Knorpel nach stumpfem Trauma

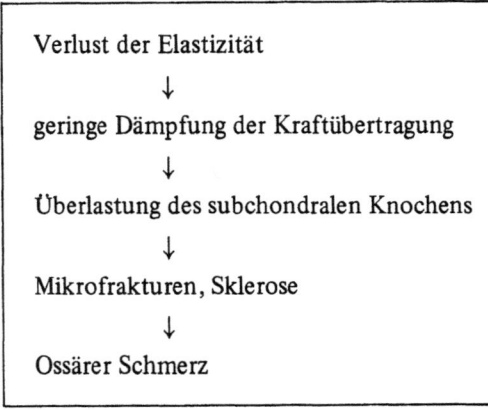

Schema II. Biomechanische Veränderungen im hyalinen Knorpel infolge lokalisierter Knorpelnekrose nach stumpfem Trauma

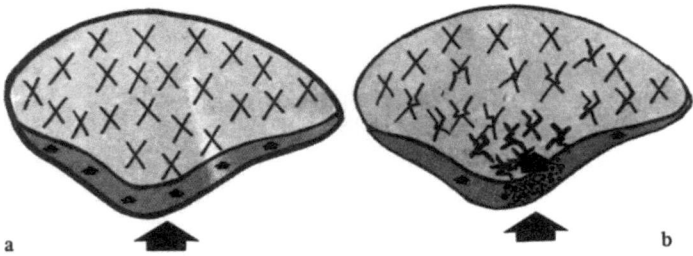

Schema III. a Gleichmäßige Druckübertragung auf den subchondralen Knochen bei unbeschädigtem Knorpel. b Punktuelle Druckübertragung mit Überlastung des subchondralen Knochens bei lokalisierter Knorpelnekrose

Während der initiale Schmerz nach Trauma offensichtlich durch Periostreizung verursacht wird, benötigt der eigentliche „Chondropathieschmerz" die lokale, durch knorpelzelleigene Enzyme ausgelöste Knorpelnekrose. Bis zu deren Ausbildung mit der oben beschriebenen Konsequenz für die Elastizität und Belastungsfähigkeit vergeht eine Latenzzeit.

Literatur

1. Darracott J, Vernon-Roberts B (1971) The bony changes in „Chondromalacia patellae". Rheumat Phys Med 11:175–179
2. De Haven KE, Collins HR (1975) Diagnosis of internal derangements of the knee. The role of arthroscopy. J Bone Jt Surg 57A:802–810
3. Ficht P (1970) Pathologie fémoro-patellaire. Masson et Cie, Paris, pp 148–161
4. Frund H (1926) Traumatische Chondropathie der Patella, ein selbständiges Krankheitsbild. Zentralbl Chirurgie 12:707–709
5. Goodfellow J, Hungerford DS, Woods C (1976) Patello-femoral joint mechanics and pathology z. Chondromalacia patellae. J Bone Jt Surg 58B:291–299
6. Insall J, Falvo KA, Wise DW (1976) Chondromalacia patellae. A prospectise study. J Bone Jt Surg 58A:1–8
7. Johnson LL, Drez D Jr, Ewing JW, Jackson RW, McGinty J (1980) Arthroscopic technique in diagnosis and surgery. Contemp Orthop 2:459–483
8. Noack W (1983) Über die Bedeutung Knorpeleigener Enzyme beim Abbau der Knorpelmatrix nach Traumen. In: Dettmer N, Lindner J, Kleesiek K, Mohr W, Puhl W (Hrsg) Theoretische und klinische Befunde der Knorpelforschung. Eular, Basel, S 213–220
9. Noesberger B (1972) Der traumatische Gelenkerguß. Ther Umsch 29:424–427
10. Outerbridge RE (1961) The etiology of chondromalacia patellae. J Bone Jt Surg 43B:752–757
11. Outerbridge RE, Dunlop JAY (1975) The problem of Chondromalacia patellae. Clin Orthop 110:177–196
12. Owre A (1936) Chondromalacia patellae. Acta Chir Scand [Suppl] 41
13. Schneider PG (1962) Die Früharthrose im Femoropatellargelenk des Leistungssportlers. Arch Orthop Unfallchir 54:401–416
14. Viernstein K, Weigert M (1962) Chondromalazia patellae beim Leistungssportler. Z Orthop 104:432–435

Sportinduzierte Epiphysenfugenverletzungen bei Kindern und Jugendlichen

Sport-Induced Epiphyseal Injuries in Children and Adolescents

A. Pfister und W. Pförringer

Staatliche Orthopädische Klinik (Direktor: Prof. Dr. med. M. Jäger), München

Zusammenfassung

Sportverletzungen der Epiphysenfugen ereignen sich vornehmlich im Adoleszentenalter mit einem Häufigkeitsgipfel während der Pubertät. Die obere Extremität ist etwa dreimal so oft betroffen wie die untere. Beim Fußball, Leichtathletik, Turnen und beim Skifahren ereignen sich die meisten und auch die schwersten Epiphysenfugenverletzungen. Die peripheren Epiphysen wurden am häufigsten von Verletzungen betroffen.

Schlüsselwörter: Epiphysenfugenverletzungen – Sportverletzungen – Kindersport.

Summary

Analysing our clinical cases of juvenile sport injuries over 15 years, we see the upper extremity three times more hurt than the lower. Most injuries were seen in sports such as soccer, athletics, gymnastics and skiing. The most frequent location of epiphyseal trauma observed was the distal radius and tibia, followed by the hand and foot.

Key-words: Epiphyseal injuries – Sport injuries – Children sports.

Einleitung

Die Anzahl der Knochenbrüche und Wachstumsfugenverletzungen beträgt etwa ein Viertel bis ein Drittel der Behandlungsfälle an orthopädisch-unfallchirurgischen oder kinderchirurgischen Kliniken, je nach Klinikstandort und unfallstatistischer Auswertung [1, 2]. Davon sind nach großen unfallstatistischen Analysen ca. 10% Verletzungen mit Beteiligung der Epiphysenfugen, die sich bei sportlicher Betätigung ereignen [3, 4]. Im folgenden wird eine Analyse der sportinduzierten Epiphysenfugenverletzungen aus der Orthop. Klinik München erstellt, betrachtet über einen Zeitraum von 1968 bis 1982.

Anschrift der Verfasser: Dr. med. A. Pfister und Dr. med. W. Pförringer, Staatliche Orthopädische Klinik, Harlachinger Straße 51, 8000 München 90

Material und Methodik

Insgesamt wurden über einen Zeitraum von 15 Jahren 12000 Sporttreibende in der Orthop. Klinik München behandelt. Davon konnten 8261 Sportverletzte oder sportgeschädigte Patienten einer genauen statistischen Analyse unterzogen werden [5]. Davon waren 1,3% oder 117 Kinder und Jugendliche bis zum 18. Lebensjahr mit Verletzungen der Epiphysenfugen, die sich ausschließlich bei sportlicher Betätigung ereigneten [6]. 10% der Verletzungen ereigneten sich bis zum 9. Lebensjahr, zwischen dem 10. und 18. Lebensjahr verletzten sich 105 Jugendliche oder 90%.

Ergebnisse

Das Verhältnis von Jungen zu Mädchen betrug 1,6:1 oder 73 männliche und 44 weibliche Verletzte. Im Durchschnitt waren die Jungen 13,15 Jahre alt, die Mädchen 12,25 Jahre. Damit liegt der Altersgipfel der Epiphysenfugenverletzungen in der Zeit des pubertären Wachstumsschubes, wie dies auch bei anderen Verletzungen im Jugendalter feststellbar ist [7, 8].

Die Gliederung der Verletzungen nach Sportarten und Geschlecht ergab eine deutliche Dominanz bei Fußball, Leichtathletik, Turnen und Skifahren. Dieses Verteilungsmuster entspricht in etwa der Häufigkeit der Sportverletzungen bei Erwachsenen [9]. Beim Skifahren überwog die Anzahl der weiblich Verletzten, bei den drei anderen Sportarten die Jungen (Tabelle 1). Die Aufgliederung der Epiphysenfugenverletzungen nach oberer und unterer Extremität zeigt drei Viertel der Verletzungen an der oberen Extremität. Hier dominieren wiederum die Leichtathletik, Turnen, Radsport und Fußball. Eine genaue Aufschlüsselung nach der Lokalisation ergibt, daß 75% der Verletzungen die distalen Oberarm-

Tabelle 1. Epiphysenfugenverletzungen bei Kindern und Jugendlichen, gegliedert nach Sportarten und Geschlecht

Sportart	Jungen	Mädchen	Gesamt
Fußball	21		21
Leichtathletik	14	6	20
Turnen	11	8	19
Skifahren	6	9	15
Radsport	5	7	12
Volleyball Handball	6	4	10
Skateboard Schlittschuh	6	2	8
Reiten		5	5
Judo Ringen	5		5
Wassersport		2	2
Gesamt	74	43	117

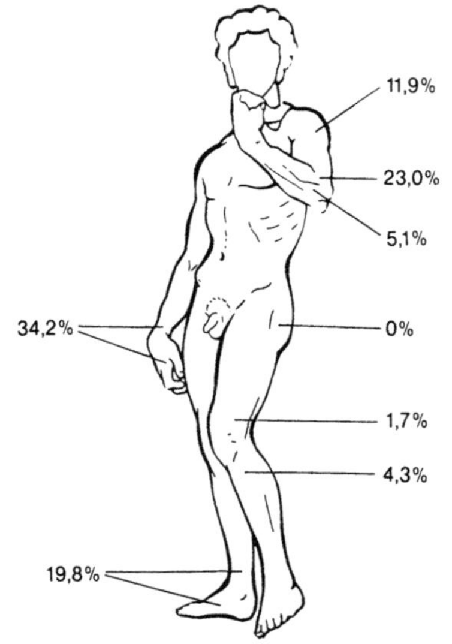

Abb. 1. Prozentuale Verteilung der Epiphysenfugenverletzungen bei Kindern und Jugendlichen

epiphysen, die distalen Unterarmepiphysen und Handepiphysen sowie die distalen Unterschenkelepiphysen und die Fußepiphysen betreffen (Abb. 1).

Die Versorgung der Epiphysenfugenverletzungen erfolgte entweder operativ oder konservativ. Hierbei überwogen die operativen Maßnahmen mit 58,1% gegenüber 41,9% konservativ Behandelten. Interessanterweise finden wir die Mehrzahl der konservativen Fälle peripher an den Extremitäten, wie distaler Unterarm und Hand sowie distaler Unterschenkel und Fuß; hauptsächlich operative Behandlung erforderten Verletzungen an der proximalen und distalen Humerusepiphyse, am proximalen Unterarm und an der Tibiaepiphyse (Tabelle 2). Die therapeutischen Maßnahmen, gegliedert nach den Sportarten, ergab die Mehrzahl der operativen Behandlungen bei Leichtathletik, Turnen, Skifahren und beim Radsport, während beim Fußball, Hand- und Volleyball konservative Maßnahmen im Vordergrund standen.

Tabelle 2. Therapeutische Maßnahmen nach Lokalisation der Epiphysenfugenverletzungen

Therapie	Operativ	Konservativ
Prox. OA	13	1
Dist. OA	27	
Prox. UA	6	
Dist. UA Hand	11	29
Prox. OS		
Dist. OS		2
Prox. US	5	
Dist. US Fuß	6	17
Gesamt	68 (58,1%)	49 (41,9%)

Diskussion

Epiphysenfugenverletzungen beim Sport ereignen sich vornehmlich im Adoleszentenalter, mit einem Häufigkeitsgipfel während der Pubertät. Entwicklungsphysiologisch stören beim Jugendlichen in der Pubertät die veränderten Hebelverhältnisse aufgrund des schnellen Längenwachstums den harmonischen Bewegungsablauf bei sportlicher Betätigung. Entsprechend häufig sind auch in anderen Statistiken die Verletzungen während des pubertären Wachstumsschubes [2, 7]. Das Verhältnis der Epiphysenfugenverletzungen an oberer und unterer Extremität beträgt in unserer Statistik etwa 3:1. Bei kindlichen Sportverletzungen im allgemeinen ist jedoch die untere Extremität nach großen Statistiken zu einem Drittel betroffen, die obere Extremität etwa zu einem Fünftel [3]. Dieses ist darauf zurückzuführen, daß bei Kindern die isolierte Tibiafraktur bei den Knochenbrüchen prozentual und absolut dominiert, bei den Epiphysenfugenverletzungen dagegen distaler Unterarm und die Hand am häufigsten betroffen sind. Die Verletzungen der peripheren Wachstumsfugen sind auch in unserer Untersuchung deutlich führend, sicherlich erklärbar durch Dreh- und Schubkräfte auf die abfangende Hand oder am Boden fixierten Fuß, die dann zu Epiphyseolysen führen. Dementsprechend wurden diese Aitken 0 und Aitken I-Verletzungen auch vornehmlich konservativ behandelt. Treten zu Schubkräften noch axial einwirkende Kräfte hinzu, wie am distalen Oberarm, am proximalen Unterarm und Unterschenkel, so entstehen Epiphysenfrakturen nach Aitken II und III, die wie in unserem Kollektiv einer operativen Behandlung bedürfen. Bei Sportarten wie Fußball, Leichtathletik, Turnen und beim Skifahren finden wir deshalb auch aufgrund der großen dynamischen Extremitätenbelastung die prozentual häufigsten wie auch klinisch schwersten Epiphysenfugenverletzungen.

Literatur

1. Tittel K, Schwauweker F (1983) Verletzungen der distalen Fibula- und Tibiaepiphyse durch den Sport. In: Chapchal (Hrsg) Sportverletzungen und Sportschäden. Thieme, Stuttgart New York, S 197–200
2. Jonasch E (1982) Knochenbruchbehandlung bei Kindern. De Gruyter, Berlin New York
3. Jonasch E, Bertel E (1981) Verletzungen bei Kindern bis zum 14. Lebensjahr. Hefte Unfallheilk 150. Springer, Berlin Heidelberg New York
4. Morscher E (1981) Classification of epiphyseal injuries. In: Chapchal G (ed) Fractures in children. Thieme, Stuttgart New York
5. Pfister A, Pförringer W, Rosemeyer B (1985) Sporttraumatologische Epidemiologie des sporttraumatologisch relevanten Patientengutes der Orthopädischen Klinik München von 1968–1983, in diesem Band S 210–214
6. Ehalt W (1961) Verletzungen bei Kindern und Jugendlichen. Enke, Stuttgart, S 20f
7. Pfister A, Bernett P (1981) Traumatologische Aspekte des Schulsports. Sozialpädiatrie in Praxis und Klinik 3(4):206–208
8. Zenker H, Fleischner G, Koller W (1978) Verletzung der Epiphyse. Ärztl Praxis 40:1262–1267
9. Steinbrück K, Rompe G, Krahl H (1983) 10 Jahre sportorthopädische Ambulanz. In: Chapchal G (Hrsg) Sportverletzungen und Sportschäden. Thieme, Stuttgart New York, S 18–20

Sporttraumatologische Epidemiologie des sporttraumatologisch relevanten Patientengutes der Orthopädischen Klinik München von 1968–1983

Sport-Induced Injuries: Analysis of Epidemiology in the Patients of the Orthopedic Clinic, Munich, from 1968 to 1983

A. Pfister, W. Pförringer und B. Rosemeyer

Staatliche Orthopädische Klinik (Direktor: Prof. Dr. med. M. Jäger), Harlachinger Straße 51, D-8000 München 90

Zusammenfassung

Insgesamt wurden über einen Zeitraum von 15 Jahren ca. 12000 Sporttreibende in der Orthopädischen Klinik München behandelt. Davon konnten 8261 sportverletzte oder sportgeschädigte Patienten einer genauen statistischen Analyse unterzogen werden. Einer operativen Versorgung bedurften 5112 Patienten, konservativ wurden 3149 Sportler behandelt. Die Verletzungshäufigkeit nach den Sportdisziplinen zeigt Fußball, Ski alpin, Turnen, Handball und Volleyball führend. Fast zwei Drittel der Verletzungen betrafen die untere Extremität, etwa ein Drittel die obere Extremität, gefolgt von Rumpf-, Wirbelsäulen-, Kopf- und Beckenverletzungen. Nach Diagnosen standen die Bandverletzungen an erster Stelle, im weiteren Frakturen, Distorsionen, Meniskusverletzungen, Sehnenverletzungen und Kontusionen.

Schlüsselwörter: Verletzungen – Diagnose – Behandlung.

Summary

Analysing our clinical cases of sport injuries over 15 years, there had been 12000 patients in our treatment. We see the lower extremity nearly three times more hurt than the upper. Most injuries were seen in sports such as soccer, skiing, gymnastics and athletics. The most frequent location of trauma was the knee joint and the ankle joint, specially ligament injuries and meniscal tears.

Key-words: Injuries – Exercise – Treatment.

Einleitung

In der BRD schätzt man die Zahl der Sporttreibenden auf über 30 Millionen Menschen. Genaue Zahlenangaben über die Anzahl der Sportverletzungen und Sportschäden fehlen allerdings, die Unfallquote liegt schätzungsweise bei 1,5% der Sporttreibenden, erreicht also etwa die Halbmillionengrenze. In der BRD werden die behandlungsbedürftigen Sportunfälle nicht einheitlich erfaßt, deshalb kann nur im Vergleich verschiedener Einzelanalysen mit

---

Anschrift für die Verfasser: Dr. med. A. Pfister, Staatliche Orthopädische Klinik, Harlachinger Straße 51, 8000 München 90

einem umfangreichen Patientengut ein Einblick in die Epidemiologie der Sportverletzungen gewonnen werden. In neuester Zeit wurde beispielsweise von Steinbrück [1] eine derartige Zehnjahresanalyse einer sportorthopädischen Ambulanz veröffentlicht. Unter diesem Gesichtspunkt wurde das an der Staatlichen Orthopädischen Klinik München behandelte Patientengut nach einer sportinduzierten Therapiebedürftigkeit analysiert.

Material und Methodik

An der Orthopädischen Klinik in München wurden von 1968–1983 etwa 12 000 Sportverletzungen und Sportschäden behandelt. Insgesamt konnten davon 8261 Sportler mit 8819 Verletzungsarten einer statistischen Analyse unterzogen werden. Davon waren 5112 operativ versorgte Patienten und 3149 konservativ behandelte Sportler. Die Unterscheidung zwischen diesen beiden Gruppen war einmal dokumentationstechnisch bedingt, zum anderen gibt sie uns klare Aufschlüsse über den Schweregrad des Unfallgeschehens, das zur Therapiebedürftigkeit führte. Selbstverständlich wird es nie gelingen, die Unfallfolgen aus einem einmaligen akuten Ereignis von den Sportschäden aufgrund rezidivierender Mikrotraumen zu trennen. Deshalb ist auch in dieser Retrospektivstudie eine genaue Unterscheidung nicht möglich und nicht gewollt.

Ergebnisse

Nach der Häufigkeitsverteilung der Sportverletzungen in den einzelnen Disziplinen sind die Sportarten Fußball und Ski alpin mit 33,2% bzw. 29,3% führend (Tabelle 1). Mit deutlichem Abstand folgen Tennis, Turnen und die Mannschaftsballsportarten Volley- und Handball. Insgesamt wurden 42 Sportarten erfaßt, wobei am Ende der Tabelle ein verletzter Rugbyspieler steht. Nach der Lokalisation der Sportverletzungen steht die untere Extremität mit fast zwei Drittel Behandlungsfällen an erster Stelle, gefolgt von den Verletzungen an der oberen Extremität mit etwa einem Viertel. An dritter Stelle rangieren Verletzungen am Rumpf mit 6,9%. Erfreulich gering sind Wirbelsäulenverletzungen mit 0,7%, Kopfverletzungen mit 0,2% und an letzter Stelle Beckenverletzungen mit 0,1% (Abb. 1). Der Diagnosenschlüssel der 8819 Verletzungen zeigt eine deutliche Dominanz der Bandrupturen, wobei hier Knie- und Sprunggelenksverletzungen führend sind. Immerhin 15,9% Frakturen sind in unserem Krankengut behandelt worden, gefolgt von 14,7% konservativ versorgten Distorsionen und 13,9% Meniskusläsionen. Mit Abstand folgen Sehnenverletzungen, Kontusionen, Muskelverletzungen und Luxationen (Abb. 2).

Bei der gesamten Altersverteilung der verletzten Athleten dominiert das dritte Lebensdezenium, wobei das zweite und vierte Lebensjahrzehnt in etwa die gleiche Verteilung aufweisen. Betrachtet man einzelne Sportarten getrennt, so ergibt sich ein eindeutiger Gipfel beim Tennis im vierten Lebensdezenium gegenüber Turnen zwischen dem 11. bis 20. Lebensjahr, was natürlich im wesentlichen auf die Schulsportverletzungen zurückzuführen ist. Fußball hat seinen Gipfel der Verletzungshäufigkeit im dritten Lebensjahrzehnt, im alpinen Skisport finden wir die meisten Verletzungen wieder in der vierten Lebensdekade. Setzt man die einzelnen Verletzungsarten in Vergleich zu den Altersgruppen, so zeigt sich

Tabelle 1. Häufigkeitsverteilung der Sportverletzungen nach Disziplinen. 8261 Sportler

Sportart	Anzahl	%
Fußball	2744	33,2
Ski alpin	2427	29,3
Mannschafts-Ballsport	732	8,8
Racketsport	500	6,0
Leichtathletik	449	5,4
Turnen	214	2,6
Eislauf-Skateboard	138	1,6
Bergsteigen	120	1,4
Reiten	103	1,2
Asiat. Kampfsport	87	1,0
Skilanglauf	75	0,9
Rodeln	70	0,8
Wassersport	57	0,6
Radfahren	39	0,4
Schwerathletik	38	0,4
⋮	⋮	⋮
Gesamt	8261	100,0

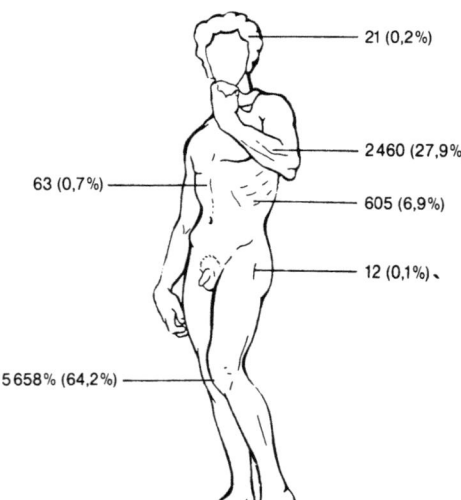

Abb. 1. Lokalisation der Sportverletzungen. 8819 Verletzungsarten bei 8261 Sportlern (Orthop. LMU München)

eine relativ große Frakturhäufigkeit in den ersten zwei Lebensdezenien. Ein absoluter Tiefpunkt wird im dritten Lebensjahrzehnt erreicht, um dann bei zunehmendem Lebensalter wieder anzusteigen. Bei den Distorsionen, wobei hier Bandverletzungen mit eingeschlossen sind, wird der Höhepunkt zwischen dem 21. bis 30 Lebensjahr erreicht, ansonsten ist die Verteilung in etwa gleichmäßig. Muskelläsionen erreichen mit zunehmendem Alter eine vermehrte Bedeutung, sie sind im fünften und sechsten Lebensjahrzehnt am häufigsten.

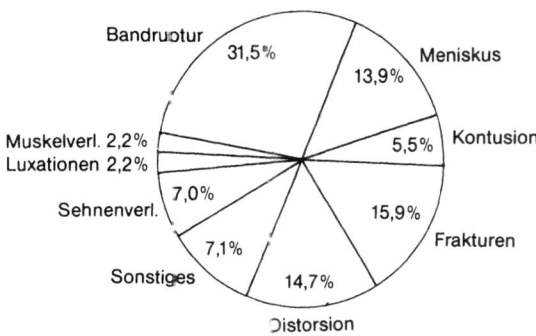

Abb. 2. Diagnosenschlüssel der 8819 Verletzungen bei 8261 Sportlern (1968–1983) (Orthop. LMU München)

Eine genaue Analyse der Verletzungen bei den einzelnen Sportarten zeigt, daß 39,5% aller konservativ behandelten Kniegelenkschäden sich beim alpinen Skilauf ereignen, bei den operativen Fällen betrug der Anteil 29,6%. Der Anteil der konservativ behandelten Knieverletzungen beim Fußball belief sich auf 21,3%, der Anteil der operativen Fälle war mit 38,5% erwartungsgemäß hoch. Bei den operativ versorgten Frakturen waren die Folgen von Skiverletzungen mit 422 deutlichst im Vordergrund vor den durch den Fußballsport erlittenen 130 und den durch die Leichtathletik erlittenen Frakturen mit 60 Fällen. Bei den Achillessehnenrupturen stehen ebenfalls Skiverletzungen mit 140 von 486 Fällen an der Spitze, wobei aber die Fußballverletzungen mit 114 Fällen und die Leichtathletikverletzungen mit 98 Fällen etwa gleichwertig und in engem Abstand folgen.

Diskussion

Die statistische Auswertung von 8261 Sportverletzten über einen Zeitraum von 15 Jahren erfaßt 61% operativ und 39% konservativ Behandelte. Die Massensportarten Fußball und alpiner Skilauf sind in beiden Untersuchungsgruppen und in der Verletzungshäufigkeit führend. Hierbei sind wieder die Kniegelenkschäden, insbesondere komplexe Kapselbandläsionen, an erster Stelle zu nennen. Die Ursache dafür dürfte bei Freizeitsportlern in der mangelnden Trainingsvorbereitung und häufiger subjektiver Selbstüberschätzung liegen, wobei dann die hohen dynamischen Belastungskräfte beim Skifahren einen darauf nicht vorbereiteten Organismus treffen. Beim Fußballspiel kommen sicherlich zunehmende Trainingsintensitäten und immer höhere Belastungen, vor allem beim Leistungssport, als Hauptursache in Betracht. Wie in anderen großen Statistiken [1, 2] ist auch in unserer Untersuchung die untere Extremität mit fast zwei Dritteln der Verletzungen führend, zurückzuführen auf den großen Anteil von Knie- und Sprunggelenksverletzungen. Diese Bandverletzungen treffen vornehmlich Sportler zwischen dem 20. bis 40. Lebensjahr. Der hohe Anteil der Frakturen im Kindes- und Jugendalter, vornehmlich bedingt durch Skifahren und Fußball, wirft ein bezeichnendes Licht auf eine ungenügende Unfallverhütung, mangelnde Koordinationsschulung und schlechte technische Sicherheitsvorbereitungen. Dies trifft auch auf die Turnsportverletzungen zu, wo der Gipfel der Unfallhäufigkeit im Schulalter liegt. Der Altersgipfel der Achillessehnenrupturen im vierten Lebensdezenium, wobei die fünfte Lebensdekade an zweiter Stelle liegt, gibt einen deutlichen Hinweis auf degenerative Sehnenveränderungen, die zur Minderbelastbarkeit führt. Der Vergleich der Altersverteilung zwischen männlichen und weiblichen Patienten bei den operierten Knieverletzungen, zugezogen beim alpinen Skisport, gibt einige interessante epidemiologische Hinweise. Der Altersgipfel der Unfallhäufigkeit bei den Männern liegt in der dritten Lebensdekade, danach nimmt die Zahl der Knieverletzungen kontinuierlich ab. Bei den Frauen liegt dieser Häufigkeitsgipfel im vierten Lebensjahrzehnt, in der fünften Dekade ist deren Anteil immer noch so hoch, wie bei den männlichen Patienten in der vierten Dekade. Offensichtlich beginnen Frauen erst ab dem 30. Lebensjahr vermehrt mit dem Skisport, haben dann aber ein motorisches und koordinatives Defizit, welches dann eine erhöhte Verletzungsanfälligkeit bedingt.

Wie im vorausgegangenen kurz dargelegt, läßt sich anhand der statistischen Analyse eines großen sportorthopädischen Krankengutes ein guter Zusammenhang zwischen Verletzungs- und Schädigungsrisiko bei einzelnen Sportarten einerseits und unfallprophylaktischen Ansätzen sowie sportspezifischen Verhaltensmustern andererseits, herstellen. Dies, im Zusammenhang mit weiteren Erkenntnissen aus dieser Analyse, sind die besten Voraussetzungen für eine Unfallprophylaxe und eine adäquate Diagnostik sowie Therapie bei Sportverletzungen.

Literatur

1. Steinbrück K, Cotta H (1983) Epidemiologie von Sportverletzungen. Dtsch Z Sportmed 6:173–186
2. Pförringer W, Rosemeyer B, Bär HW (1981) Sporttraumatologie – sportartspezifische Verletzungen und Schäden. Perimed, Erlangen

Unsere Erfahrungen mit der primären ambulanten Bandnaht in Peroneus-suralis-Blockade bei lateralen Bandverletzungen des oberen Sprunggelenkes bei Sportlern

Experience with Primary Ambulant Operative Reconstruction Under Peroneus-Suralis-Blockade in Acute Injuries of the Lateral Collateral Ligament of the Ankle Joint in Sportsmen

F. Farid, T. Witwity und B. Gödel

Privatklinik Dr. med. T. Witwity, Stade

Zusammenfassung

Hinter Distorsions- Supinationstraumen des oberen Sprunggelenkes verbergen sich sehr oft verschiedenartige Formen der lateralen Kapselbandrupturen. Von größter Bedeutung für die Prognose ist zweifelsohne die exakte klinische und radiologische Diagnostik, wobei besonderer Wert auf die vergleichende gehaltene Aufnahme beider oberer Sprunggelenke, in ap.- und seitlichem Strahlengang, gelegt wird.

Bezüglich der Therapie hat sich gezeigt, daß die frühstmögliche Revision (primäre Bandnaht) der konservativen Therapie und der sekundär-bandplastischen Maßnahme überlegen ist.

Schlüsselwörter: Oberes Sprunggelenk – Außenbandverletzungen – Peroneus-suralis-Blockade.

Summary

Distorsion-supination injuries of the ankle joint frequently include different forms of lateral collateral ligament ruptures. An exactly performed clinical and radiological examination provides early rehabilitation of the sportsmen.

Particulary dynamic X-rays ap- and axial of the injured ankle and its contralateral side are very important for precise diagnosis of ligament lesions. In the literatur there is a coherent opinion concerning the therapy of ruptures of the lateral ligament. It is beyond doubt that reconstructive treatment – as early as possible – surpasses conservative or secondary operative methods. The result of 116 cases of injured sportsmen suffering from lateral ligament lesions will be reported in detail.

Key-words: Ankle joint – Lateral collateral ligament – Injuries – Peroneus suralis anaesthesia.

Die Ergebnisse von 116 operierten Sportlern mit lateralen Kapselbandrupturen des oberen Sprunggelenkes, ambulant in Peroneus-suralis-Blockade, werden ausführlich dargestellt. Zusammenfassend wird dann festgestellt, daß die primäre Bandnaht ambulant bei Verletzungen des Ligamentum fibulotalare anterius, posterius und fibulocalcaneare, sei es isoliert oder kombiniert, in Peroneus-suralis-Blockade operationstechnisch einfach ist, und letztendlich gerade in einer Zeit, in der überall im Gesundheitswesen von Sparmaßnahmen die Rede ist, eine vorteilhafte Alternative zur Allgemein- und Spinalanästhesie darstellt.

Anschrift für die Verfasser: Dr. med. Farhad Farid, Arzt für Orthopädie, Sportmedizin, Breite-Blöcken-Ring 9, 2160 Stade

Einleitung

Hinter den Bagatellverletzungen des oberen Sprunggelenkes wie Prellung, Zerrung oder Kontusion, insbesondere Distorsions-Supinationstraumen, verbergen sich nicht selten verschiedenartige Rupturen des lateralen Kapselbandapparates, die bei nicht frühzeitiger Erkennung und dementsprechender operativer Therapie zu schwerwiegenden Folgezuständen bis zur Arthrosis deformans, führen können.

Als Verletzungsmechanismus wurde ausschließlich das Supinations-Adduktions-Plantarflexionstrauma angegeben, das meist beim Umknicken des oberen Sprunggelenkes auf unebenem Boden entstanden war.

Nicht immer kann man schon klinisch die Diagnose stellen, weil die Untersuchung durch Hämatombildung, Muskelanspannung und erhebliche Schmerzen erschwert sein kann. Aus diesem Grunde ist zu empfehlen, schon beim geringsten Verdacht eine Peroneus-suralis-Infiltrationsblockade anzulegen. Dadurch kann man mühelos gehaltene Aufnahmen in Standard ap. [3] und in seitlichem Strahlengang [1] anfertigen. Zur Vereinfachung und Standardisierung, sowie zum Strahlenschutz für den Untersucher, sollte man das Haltegerät nach Scheuba [6] benutzen.

Material und Methodik

Von 1979 bis 1984 wurden in unserer Klinik 784 Patienten mit Distorsions-Supinationstraumen behandelt. Diese Zahl beinhaltet weder die Distorsions-Pronationstraumen, noch die veralteten Bandverletzungen. Die Tabelle 1 gibt Aufschluß über Verteilung der verschiedenen Verletzungen in unserem Krankengut.

Tabelle 1. Aufteilung der Verletzungen, die sich in der Diagnose „Distorsions-Supinationstrauma", verbargen (Orthopädische Privatklinik, Stade)

Verletzungsart	Anzahl	In %
Distorsionen	302	38,5
Elongationen des lateralen Bandapparates (Aufklappbarkeit bis zu 5°)	203	25,9
Rupturen des lateralen Bandapparates (Aufklappbarkeit mehr als 5°)	279	35,6
Gesamt	784	100

Routinemäßig wurde bei diesen Patienten eine Untersuchung unter Bildverstärkerkontrolle in gehaltener Position durchgeführt. Durch Anfertigung von dementsprechenden Röntgenaufnahme wurde die Diagnose erhärtet. Von 279 operierten Patienten handelte es sich bei 116 um Sportverletzungen. Das entspricht 41,6% des operierten Patientengutes. 51 Sportler, also 43,9% des Patientengutes konnten nachuntersucht werden.

Bei allen Sportlern wurde sowohl die gehaltene Aufnahme, als auch die anschließende Operation und primäre Bandnaht in Peroneus-suralis-Blockade durchgeführt, wobei der Nervus peroneus profundes, Nervus peroneus superficalis und auch der Nervus suralis im

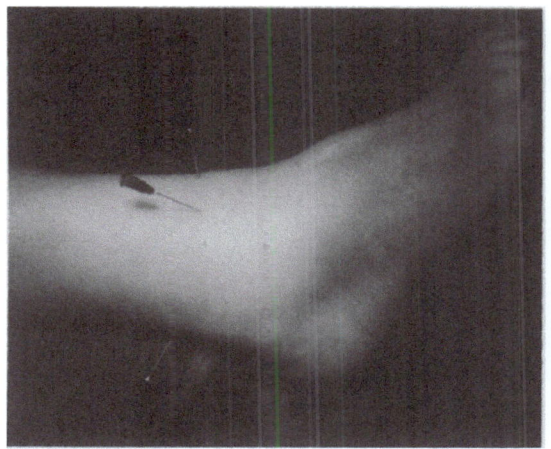
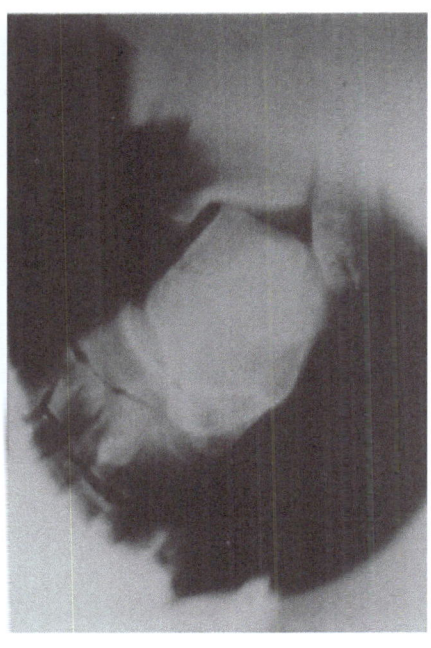

Abb. 1. Gehaltene Aufnahme in Standard ap. nach Güttner. Aufklappbarkeit von 15° als Ausdruck einer isolierten Ruptur des Ligamentum fibulotalare anterius

Abb. 2. Unsere Technik der Peroneus-suralis-Blockade ▶

distalen Drittel des Unterschenkels mit jeweils 7 ml 2%iger Meaverinlösung umspritzt wurden (Abb. 1).

Wir stellten die Indikation zur Operation bei einer vermehrten Aufklappbarkeit von mehr als 5° im Vergleich zur kontralateralen Seite (Abb. 2). Bei allen Sportlern wurde eine primäre Bandnaht durch Vicryl-U-Nähte durchgeführt (Abb. 3–5). Auf die Einzelheiten der operativen Technik wird nicht näher eingegangen, da dies in der Literatur genügend beschrieben ist. Wir haben gelegentlich auch jenseits der 12-Stunden-Grenze nach dem Unfall operiert, wenn die Schwellung dies erlaubte. Wir sind der Meinung, daß die pathophysiologische Überlegung mit enzymatischen Abbauvorgängen, besonders bei intraartikulär liegenden Hämatomen, dieses Vorgehen gerechtfertigt erscheinen läßt [4].

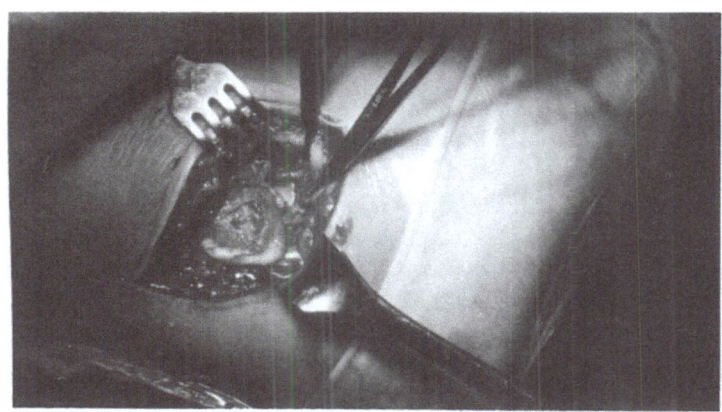

Abb. 3. Total rupturiertes, ins Gelenk eingeschlagene Ligamentum fibulotalare anterius

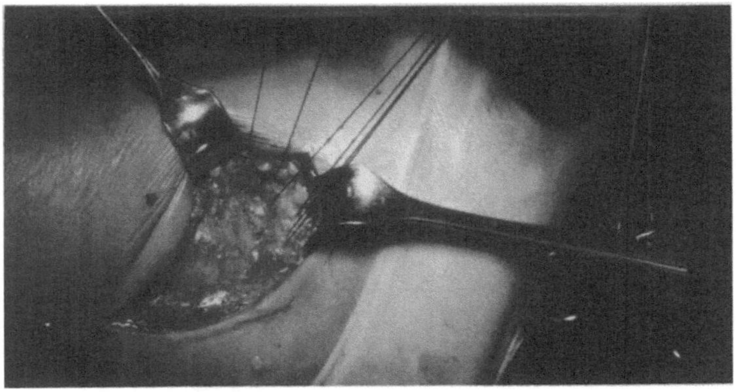

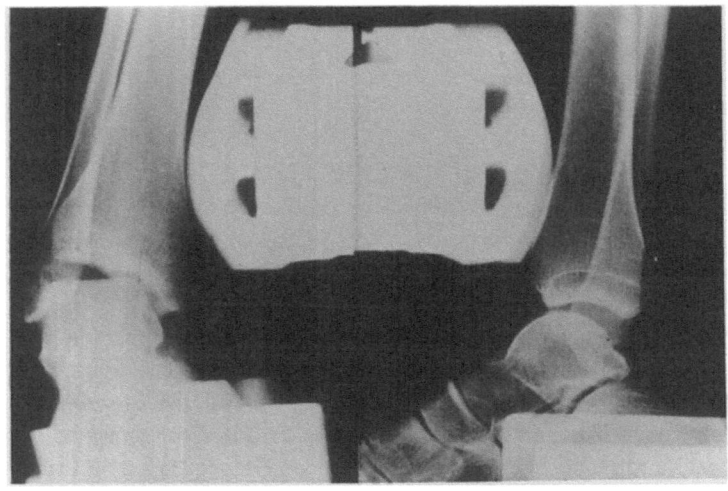

Abb. 4. Situation nach primärer Bandnaht mittels 3 Vicryl-U-Nähten

Abb. 5. Gehaltene Aufnahme in ap.- und seitlichem Strahlengang. Talusvorschub von 8 mm. Diese Aufnahmen sind Hinweis auf Verletzung aller drei Außenbandanteile

Von unseren 116 Sportlern war kein einziger dabei, der wegen erheblicher Schwellung postprimär oder gar sekundär operiert werden mußte. Postoperativ wurde bei allen Sportlern das obere Sprunggelenk für 2 Wochen in Liegegips in Pronationsstellung und nach Fäden ziehen für weitere 4 Wochen in Gehgips ruhiggestellt.

Ergebnisse

In einem Zeitraum von 5 Jahren wurde in der Privatklinik Dr. Witwity in Stade bei 116 Sportlern eine Außenbandnaht des oberen Sprunggelenkes durchgeführt. Es handelte sich ausschließlich um junge, aktive Sportler (Altersdurchschnitt knapp 21 Jahre). Bei den 51 nachuntersuchten Patienten handelte es sich um 37 Sportler und 14 Sportlerinnen, wobei 34mal das rechte und 17mal das linke Sprunggelenk betroffen war. Tabelle 2 gibt Aufschluß über Sportarten, bei denen es zu Außenbandrupturen kommen kann. Bei 32 Patienten handelte es sich um isolierte Verletzungen des Ligamentum fibulotalare anterius, während

Tabelle 2. Übersicht der einzelnen Sportarten, bei denen es zu Außenbandverletzungen kam (Orthopädische Privatklinik, Stade)

Sportart	Anzahl
Fußball	14
Handball	12
Leichtathletik	11
Basketball	4
Tennis	3
Andere Sportarten	7
Gesamt	51

Tabelle 3. Beziehung zwischen dem Grad der vermehrten Aufklappbarkeit gegenüber gesunder Seite und verletztem Bandanteil (Orthopädische Privatklinik, Stade)

Grad der Aufklappbarkeit	Verletzter Bandanteil	Anzahl
Bis zu 15°	Ligamentum fibulotalare ant.	32
25°–30°	Ligamentum fibulotalare ant. und fibulocalcaneare	14
Mehr als 30°	Alle 3 Bandanteile	5
Gesamt		51

Tabelle 4. Die postoperative Beobachtungszeit bei den Sportlern (Orthopädische Privatklinik, Stade)

Beobachtungszeit	Anzahl	In %
Bis zu einem Jahr	2	3,9
Bis zu 2 Jahren	11	21,6
Bis zu 3 Jahren	10	19,6
Mehr als 3 Jahre	28	54,9
Gesamt	51	100

kombinierte Verletzungen des oben genannten Bandes mit dem Ligamentum fibulocalcaneare 14mal diagnostiziert wurde. Lediglich bei 5 Sportlern konnten wir die Verletzung aller drei Außenbandanteile feststellen (Abb. 5).

Die Tabelle 3 gibt eine Übersicht über die Beziehung zwischen dem Grad der vermehrten Aufklappbarkeit gegenüber der gesunden Seite zu dem diagnostizierten verletzten Bandanteil. Tabelle 4 gibt einen Überblick über die Beobachtungszeit der Sportler nach der durchgeführten Bandnaht. Daraus wird deutlich, daß bei über 50% des Krankengutes die Operation mehr als drei Jahre zurückliegt. Auf unsere Anfrage, wie die Sportler mit dem

Tabelle 5. Subjektive Beurteilung des Operationsergebnisses (Orthopädische Privatklinik, Stade)

Operationsergebnis	Anzahl	In %
Sehr gut	25	49,1
Gut	19	37,2
Mäßig	7	13,7
Gesamt	51	100

Operationsergebnis zufrieden seien, gaben sie Antworten, die auf Tabelle 5 zusammengefaßt sind. Wir konnten bei keinem Patienten eine wesentliche Beeinträchtigung des Bewegungsausmaßes im oberen oder unteren Sprunggelenk feststellen. Alle Patienten waren nach wie vor in ihrem Berufs- und Sportleben aktiv.

Diskussion

Obwohl in der Literatur noch keine Einigung besteht, ob man bei frischen lateralen Kapselbandverletzungen des oberen Sprunggelenkes konservativ oder operativ vorgehen sollte [5], zeigen unsere Ergebnisse deutliche Richtlinien. Wir konnten feststellen, daß eine Aufklappbarkeit von mehr als 5° im Vergleich zur gesunden Seite zumindest eine Ruptur einer der drei Außenbandanteile bedeutet. In diesen Fällen sollte man unbedingt eine primäre Bandnaht durchführen, um späteren Problemen seitens der rezidivierenden Distorsionen (Giving-Way) bis zur Arthrosis deformans aus dem Wege zu gehen [2].

Die Anwendung der Peroneus-suralis-Blockade ist technisch einfach, ambulant durchführbar, für den Patienten risikoarm und gestattet nicht zuletzt eine schmerzfreie klinische und radiologische Untersuchung. Die Operation selbst ist ambulant in Peroneus-suralis-Blockade nicht aufwendig. Außerdem können radiologisch nicht diagnostizierbare Flake fractures intraoperativ gesehen und dementsprechend therapeutischen Konsequenzen zugeführt werden.

Zusammenfassend kann festgestellt werden, daß die primäre ambulante Bandnaht in Peroneus-suralis-Blockade bei frischen Verletzungen des lateralen Kapselbandapparates des oberen Sprunggelenkes eine Bereicherung in der operativen Therapie darstellt, der zusätzlich eine kostendämpfende Bedeutung beigemessen werden muß.

Literatur

1. Anderson KJ, Lecoqu JF (1954) Operative treatment of injury to the fibular collateral ligament of the ankle. J Bone Jt Surg 36A:825
2. Bartsch H, Weigert M (1980) Die Arthrose an den Gelenken der unteren Extremitäten beim Berufsfußballspieler. Sport und Leistungsmedizin. Kongreßband Deutscher Sportärztekongreß, Saarbrücken 1980, S 455–459

3. Güttner L (1941) Erkennung und Behandlung des Bänderrisses am äußeren Knöchel mit Teilverrenkung des Sprungbeines im Sinne der Supination (Subluxatio supinatoria pedis). Arch Orthop Unfallchir 41:287
4. Jäger M, Wirth CJ (1978) Kapselbandläsionen. Thieme, Stuttgart
5. Nizard M, Biehl G (1980) Indikation und Ergebnisse operativer Wiederherstellung von frischen und veralteten Bandverletzungen des Sprunggelenkes bei verschiedenen Sportdisziplinen. Sport- und Leistungsmedizin. Kongreßband Deutscher Sportärztekongreß, Saarbrücken, S 427–432
6. Scheuba E, Forster G, Weber G (1978) Die standardisierte „gehaltene Aufnahme" zur Diagnostik der Bandverletzungen an der unteren Extremität. Aktuelle Chirurgie, Bd 13. Thieme, Stuttgart, S 239–252

Postoperative Behandlung der fibularen Bandverletzungen
Postoperative Treatment of Injuries of the Fibular Ligaments

P. Koydl, W. Heipertz, L. Zichner und M. Starker

Orthopädische Universitätsklinik und Poliklinik Friedrichsheim
(Ärztl. Direktor: Prof. Dr. med. W. Heipertz), Frankfurt a. M.

Zusammenfassung

Bis zur Einführung des „Springschuhes" erfolgte an der Orthopädischen Universitätsklinik Frankfurt/Main nach operativer Behandlung fibularer Bandrupturen und vierzehntägiger postoperativer Ruhigstellung die Versorgung mit einem Unterschenkelgehgips für 4 Wochen. 1982 sind wir dazu übergegangen, auf den Gehgips zu verzichten und stattdessen die Sportverletzten nach sorgfältiger Aufklärung mit dem „Springschuh" zu versorgen. Die Nachuntersuchung von 71 Sportverletzten mit operativ behandelter fibularer Bandruptur ergibt, daß die Mobilität bei ihnen zu einem früheren Zeitpunkt besser ist als bei den länger Ruhiggestellten und das Endergebnis – auch bezüglich des Bandschlusses gleich günstig ist.

Schlüsselwörter: Fibularer Bandapparat – Verletzungen – Behandlung.

Summary

Before using the sport shoe according to Spring at the Orthopedic University Clinic Frankfurt/Main operated patients with ruptures of the fibular ligaments were treated with a walking cast for 4 weeks after a postoperative immobilisation of 2 weeks. Since 1982 we tend to substitute the walking cast for the sport shoe according to Spring after a careful explanation to the patient. The follow-up examination of 71 operated on patients proves an earlier good range of movement in this group compared to the group with immobilisation in a walking plaster cast. The final result particularly the syndesmosis is equal in both groupes.

Key-words: Fibular ligaments – Injuries – Treatment.

Einleitung

Der Vergleich konservativ (mit Gipsfixation bzw. Bandagen) behandelter und primär durch Naht operativ versorgter Rupturen des fibularen Kapsel-/Bandapparates ergibt eine mit 90% guten Ergebnissen günstigere Erfolgsquote bei operativer Versorgung gegenüber der konservativen Behandlung mit 72% guten Ergebnissen (Jäger).

Anschrift für die Verfasser: Dr. med. P. Koydl, Orthopädische Universitätsklinik, Marienburgstraße 2, 6000 Frankfurt 71

Dementsprechend erfolgt die Behandlung dieser Sportverletzung nach exakter klinischer Diagnostik, die durch gehaltene Röntgenaufnahmen im seitlichen und a.p.-Strahlengang komplettiert wird, überwiegend operativ. Bei Betroffenheit von zwei Anteilen des Bandapparates am Außenknöchel wird nur dann von einer Operation abgesehen, wenn der Verletzte sie ablehnt, der Allgemeinzustand schlecht ist oder der Lokalbefund beispielsweise durch Mitverletzung der Haut oder Durchblutungsstörungen das operative Vorgehen nicht zuläßt. Dabei wird ein möglichst frühzeitiger Eingriff angestrebt, da ödematöse Verquellungen der Bandstümpfe und der Kapsel schlechtere Voraussetzungen für die primäre Bandnaht schaffen und die Bandstümpfe einer relativ schnell einsetzenden Tendenz zur Retraktion aufweisen. Auch neigen ödematöse Verquellungen der Bänder und der Kapsel zur Bildung von Nekrosen und ungünstigeren Narbenverhältnissen.

Der Eingriff dient der exakten Wiederherstellung anatomischer Verhältnisse, um postoperativ eine ungestörte Sprunggelenksfunktion zu gewährleisten. Zur Sicherung glatter postoperativer Heilung erfolgt die Ruhigstellung für 2 Wochen im gespaltenen Liegegipsverband. Im Anschluß daran versorgten wir unsere Patienten bis 1982 für 4 Wochen mit einem Unterschenkelgehgipsverband. Seitdem zunächst versuchsweise und zunehmend häufiger mit dem „Springschuh" anstelle des Gehgipses. Dabei waren zunächst Widerstände gegen die neue Behandlungsmethode durch Skepsis der Patienten aber auch durch Unsicherheit bezüglich der Kostenübernahme durch den Versicherungsträger zu überwinden.

Die abschließende krankengymnastische Behandlung nahm nach Gipsruhigstellung längeren Zeitraum in Anspruch; mit dem Spezialschuh versorgte Sportverletzte bedurften – wenn überhaupt – nur kurzfristig der Übungsbehandlung zur Wiederherstellung der Bewegungsfunktion und zur Muskelkräftigung.

Krankengut

In den Jahren 1981 bis 1983 wurden von uns 71 Patienten wegen einer fibularen Bandverletzung operiert. Es waren 31 Frauen und 40 Männer mit einem Durchschnittsalter von 25 bzw. 28 Jahren. Die durchschnittliche Nachuntersuchungszeit betrug 18 Monate. Alle von uns nachuntersuchten Patienten waren vor ihrer Verletzung einer sportlichen Betätigung nachgegangen. Die Mehrzahl von ihnen hatte die fibulare Bandverletzung bei Ballspielen oder Gehen bzw. Wandern erlitten (Tabelle 1 und 2). Als Verletzungsfolgen ergab der Operationssitus in 28% eine isolierte Ruptur des Ligamentum talofibulare anterius, in 70% eine kombinierte Verletzung des Ligamentum talofibulare anterius und Ligamentum calcaneo fibulare und bei 2 Patienten eine Verletzung aller drei fibularen Bänder (Tabelle 3).

Tabelle 1. Patientengut ($n = 71$)

Geschlecht	Anzahl	Alter (Jahre)	Nachuntersuchung (Monate)
♀	31	ϕ 25 13–48	ϕ 18 6–30
♂	40	ϕ 28 15–54	ϕ 18 6–30

Tabelle 2. Unfallursache

Ballspiel	21
Gehen/Wandern	20
Leichtathletik	12
Treppe	8
Tennis	7
Turnen	3

Tabelle 3. Verletzungstyp

1. Ligamentum talofibulare anterius	28%
2. Ligamentum talofibulare anterius Ligamentum calcaneofibulare	70%
3. Ligamentum talofibulare anterius Ligamentum calcaneofibulare Ligamentum talofibulare posterius	2%

Tabelle 4. Postoperative Weiterbehandlung

Liegegips (stationär) für 2 Wochen	71
Unterschenkelgehgips für 4 Wochen	55
Spezialschuh für 6 Wochen	16

Tabelle 5. Ergebnisse

	Weiterbehandlung mit Gehgips ($n = 55$)	Weiterbehandlung mit Schuh ($n = 16$)
Sport-Teilbelastung	13 Wochen	7 Wochen
Sport-Vollbelastung	16,5 Wochen	11 Wochen
Hilfsmittel beim Sport	42%	35%
Beschwerden	25%	15%

Nachuntersuchungsergebnisse

Die von uns mit einem „Springschuh" versorgten Patienten konnten bereits durchschnittlich nach 7 Wochen mit leichten sportlichen Belastungen beginnen, während die mit einem Gehgips versorgte Untersuchungsgruppe erst 13 Wochen postoperationem mit sportlicher Betätigung begann. Ihre volle sportliche Aktivität erreichte die mit „Springschuh" versorgte Untersuchungsgruppe nach 11 Wochen, die mit Gips versorgte nach $16^{1}/_{2}$ Wochen (Tabelle 5).

Hilfsmittel beim Sport wie Knöchelstützen, Bandagen, Schuhzurichtungen, Einlagen, die Benutzung eines Spezialschuhes, benutzten 35% der mit dem „Springschuh" weiterbehandelten, dagegen 42% der mit Gehgips versorgten Patienten.

Über Beschwerden klagten 15% der mit dem Spezialschuh Versorgten und 25% der mit einem Gehgips Weiterbehandelten. Die Mehrzahl der von uns Untersuchten klagten über Beschwerden in Form von Unsicherheitsgefühl, über Schwellungszustände sowie über Schmerzen bei stärkerer sportlicher Belastung. Nur wenige der Nachuntersuchten aus beiden Gruppen gaben auch bei geringer sportlicher Betätigung Schwellungszustände oder Schmerzen an. Die vergleichende Untersuchung erbrachte, daß dies insbesondere ältere Patienten waren, deren muskuläre Sprunggelenksführung zu wünschen übrig ließ.

Diskussion

Aufgrund unserer guten Erfahrungen mit dem Spezialschuh sind wir in den letzten Monaten dazu übergegangen, die Mehrheit unserer Patienten nach einer vierzehntägigen Liegegipsbehandlung mit diesem Schuh zu versorgen. Voraussetzung für die Versorgung ist jedoch der Wille des Patienten, die strenge Auflage zu beachten, den Schuh regelmäßig — auch im Haus — zu benutzen. Bereits intraoperativ legen wir anhand des Operationssitus und der Beschaffenheit des verletzten Gewebes das weitere postoperative Vorgehen fest. Finden wir ödematöse Verquellungen, aufgefaserte und gequetschte Bandstümpfe, in denen Adaptationsnähte schlecht halten sowie Nekrosebildungen, die ausgedehnte Narben erwarten lassen, vor, so versorgen wir die Patienten nach Entfernung der Fäden und nach Abnahme des Liegegipses weiterhin für 4 Wochen mit einem Unterschenkelgehgips. Gleiches gilt, wenn eine knöcherne Beteiligung oder schlecht zu fixierende Bandfragmente vorlagen oder Bandplastiken durchgeführt werden mußten (Tabelle 6).

Tabelle 6. Wahl der postoperativen Behandlung

Liegegips	für 14 Tage
Spezialschuh	bei stabilen Nähten
Unterschenkelgehgips	ödematöse Verquellungen
	aufgefaserte, gequetschte Bandstümpfe
	Narbengewebe
	knöcherne Beteiligung
	Bandplastik

Bei sicherer Adaptation der Bandstümpfe und der Gelenkkapsel behandelten wir die Patienten nach einer zweiwöchigen Liegegipsruhigstellung mit dem „Springschuh". Durch seine hochschaftige Konstruktion mit Verstärkungszügen an der Schaftseite ergibt sich eine ausreichende Stabilisierung des Gelenkes bezüglich der seitlichen Führung. Die für den normalen Gang notwendige Bewegung im oberen Sprunggelenk ist aufgrund der Flexibilität des Materials gewährleistet. Die für den Gehakt erforderliche Dorsalextension und Plantarflexion wird durch den Schuh nicht behindert. Maximale Fußbewegungen bezüglich der Beugung und Streckung des Fußes können jedoch nicht völlig ausgeschlossen werden.

Die mit dem Spezialschuh mögliche funktionelle Frühbewegung im oberen Sprunggelenk verhindert die mit der Gipsbehandlung einhergehende Atrophie der Beuge- und Streckmuskulatur, die ihrerseits nach Gipsabnahme die Sicherheit im oberen Sprunggelenk gefährdet. Eine krankengymnastische Behandlung zur Mobilisierung des im Unterschenkelgips ruhiggestellten Sprunggelenkes und zur Kräftigung der Unterschenkelmuskulatur erübrigt sich. Der Patient kann früher in den Arbeitsprozeß eingegliedert werden.

Schwächen und Gefahren bei der Versorgung mit dem Spezialschuh sehen wir in der zu großen Bewegungsfreiheit bezüglich der Beugung und der Streckung im oberen Sprunggelenk, da der Spannungszustand des fibularen Bandapparates mit zunehmender Dorsalextension und Plantarflexion zunimmt (Jäger).

Bezüglich einer weiteren Stabilisierung waren bei einigen Fällen zusätzliche Maßnahmen erforderlich. Besonders bewährt hat sich eine gewalkte Einlage, die die Ferse gut umfaßt und bis zu den Zehen reicht. Sie erhöht die Standfestigkeit und verhindert extreme Supinations- bzw. Pronationsbewegungen des Fußes.

Bei kritischer Betrachtung unserer Untersuchungsergebnisse fallen zunächst die günstigeren Befunde bei den mit einem Spezialschuh versorgten frischen fibularen Bandverletzungen auf. Es ist jedoch zu berücksichtigen, daß bereits aufgrund des unter der Operation erhobenen Befundes eine Differenzierung der postoperativen Weiterbehandlung getroffen wurde und demzufolge beide Kollektive nur bedingt vergleichbar sind. Hinzu kommt, daß ältere Sportler einer postoperativen Weiterbehandlung mit dem „Springschuh" anfänglich kritischer gegenüberstanden als jüngere und deshalb mehrheitlich die Behandlung mit einem Gehgips wünschten.

Literatur

Fröhlich H, Gotzen L, Adam U (1984) Experimentelle Untersuchungen zur Wertigkeit der in zwei Ebenen gehaltenen Aufnahmen des oberen Sprunggelenkes. Unfallheilk 87:256

Jäger M, Wirth CJ (1978) Kapselbandläsionen. Thieme, Stuttgart

Ramseier EW (1984) Die frühfunktionelle Nachbehandlung mit Spezialschuhen bei fibularen Bandrupturen – Eine Stellungnahme der SUVA. Akt Traumatol 14:134

Regenspurger G (1975) Orthopädische Einlagen- und Schuhversorgung. Barth, Leipzig

Riemenschneider J, Gay B, Gutzeit B (1983) Erfahrungen bei der Nachbehandlung von operativ versorgten Rupturen der Außenknöchelbänder mit einem Spezialschuh. Akt Traumatol 13:226

Kniebandverletzungen im alpinen Skilauf
Knee Ligament Injuries Occurring During Alpine Skiing

H. Mellerowicz, P. Spich und M. Weigert

Abteilung für Orthopädie und Traumatologie (Direktor: Prof. Dr. med. M. Weigert), Krankenhaus Am Urban, Berlin

Zusammenfassung

Kniebandläsionen als Folge eines Skiunfalls haben eine so starke Zunahme erfahren, daß ihr Anteil inzwischen ca. 1/3 aller Skiverletzungen ausmacht. Da meist langdauernde Immobilisierung, Arbeitsunfähigkeit und teilweise Invalidität als Folge auftreten, wurden zu den Verletzungsursachen 344 von uns versorgte Patienten befragt.

36,5% unserer Patienten hatten sich beim Skilaufen verletzt. Insbesondere beim Drehsturz und den dem im modernen hohen Schaftstiefel fest fixierten Unterschenkel wird die maximale Kraft am oberen Schienbein und Knie wirksam. Da die Kniebänder hier zumeist das schwächste Glied der Kette bilden, sind sie der bevorzugte Verletzungsort. Bezeichnenderweise war es bei 76% unserer Patienten nicht zum Auslösen der wohl häufig falsch eingestellten Bindung gekommen.

In vielen Fällen wird der Kniebandschaden verspätet erkannt. Hierdurch verschlechtert sich die Prognose für die Patienten, insbesondere hinsichtlich der Sportfähigkeit, erheblich.

Zur Prophylaxe der Kniebandverletzungen wird neben einer weitgehenden Ursachenanalyse eine individuelle Bindungseinstellung und Funktionskontrolle empfohlen. Knietraumata sollten grundsätzlich von Orthopäden und Traumatologen abgeklärt werden wobei nach unserer Ansicht der Akutarthroskopie eine hervorragende Bedeutung zukommt.

Schlüsselwörter: Verletzungen beim alpinen Skilauf – Kniebänder – Skibindungen – Arthroskopie.

Summary

Lesions of the knee ligaments following a skiing accident have greatly increased and now represent one third of all skiing injuries. As long-term immobilisation, inability to work and partial invalidity are consequences of such accidents, 344 patients, who came to our attention were questioned as to the causes of the injuries.

36,5% of the patients had injured themselves while skiing. Especially during a twisting fall the upper tibia and knee are affected and much more so as the modern high skiing boots are thightly holding the lower leg. As the knee ligaments hereby are the weakest link they are subjected to injuries. It is significant that 76% of our patients stated that the frequently inadequately adjusted binding did not open automatically.

In most cases injuries of the knee ligaments are detected too late whereby the prognosis in view of sports activities is greatly impaired.

Anschrift für die Verfasser: Dr. med. H. Mellerowicz, Abteilung für Orthopädie und Traumatologie, Dieffenbachstraße 1, 1000 Berlin 61

It is recommended that not only an over-all analysis of the causes but also an individual correct adjustment of the ski-bindings and a check of its functions be conducted to prevent injuries oft the knee ligaments. Moreover, knee injuries should principally be treated by orthopedic specialists or traumatologists. According to our arthroscopy in acute cases is of utmost importance.

Key-words: Alpine skiing injuries – Knee ligaments – Ski-bindings-Arthroscopy.

Einleitung

Der alpine Skilauf – und hier insbesondere der Pistenskilauf – hat sich in den letzten 2 Jahrzehnten zum Massensport entwickelt [1]. Allein in der Bundesrepublik Deutschland schätzt man die Zahl der Skiläufer auf 5–9 Millionen, wovon 95% aus dem Flachland anreisen [1, 5, 8].

Verletzungen erleiden dabei 1–7% der Skiläufer, neben 250000 leichteren Skiunfällen wurden in Deutschland 20000 schwere, zum Teil tödliche Verletzungen pro Jahr registriert [8].

Trotz dauernder Verbesserung der Ausrüstungen, der Pisten und der Fahrtechnik bleiben diese Zahlen konstant. Veränderungen ergeben sich aber, wenn die Verletzungslokalisationen betrachtet werden. $^2/_3$ der Skiverletzungen finden sich an der unteren Extremität. Früher galten die Sprunggelenksfraktur und der distale Unterschenkelbruch, als sogenannter Schuhrandbruch, als typische Verletzungen des Skiläufers [4, 11]. Heute haben die Kniegelenksverletzungen erheblich zugenommen [18]. Ihr Anteil liegt inzwischen bei über $^1/_3$ aller Skiverletzungen [7, 14]. Auch an unserer Klinik ist dieser Trend der letzten Jahre zu beobachten, wobei seit 1975 insgesamt 344 Kniebandläsionen operativ versorgt wurden. Neben einem hohen Anteil von fußballbedingten Traumata nehmen die Verletzungen durch den alpinen Skilauf mit 36,5% den zweithäufigsten Anteil ein [6]. Einen besonderen Stellenwert gewinnt diese Feststellung durch die Tatsache, daß wir in unserem „Flachlandkrankenhaus" einen Großteil von Bandverletzungen beobachten, die erst verspätet hier diagnostiziert werden. Hierdurch ergeben sich größere Behandlungsprobleme für die Patienten.

Als Ursache der Kniebandverletzungen beim Skilauf wurden von verschiedenen Autoren äußere (Skibindung, Schuhe, Pistenzustand, Wetter, etc.) und innere Ursachen (Trainingszustand, Alkohol, Risikobereitschaft, etc.) unterschieden sowie tageszeitliche Unterschiede der Verletzungshäufigkeiten angegeben [2, 5, 8]. Epidemiologische und kontrollierte Ursachenstudien, wie sie häufig für andere Sportarten vorliegen, sind für den alpinen Skilauf eher selten [5, 9, 12].

Patienten und Methodik

Zur Ursachenanamnese der Kniebandläsionen, die zunehmend häufig zur Sportinvalidität führen, haben wir Fragebögen an Patienten verschickt, die vom 1.4.1975 bis 31.3.1983 an unserer Klinik operiert werden mußten. Es wurden insgesamt 344 Patienten angeschrieben. Wir erhielten 156 Antworten, Von 44 Patienten, die Skisportverletzungen erlitten hatten, waren 32 Frauen und 12 Männer. In unserem Krankengut waren damit die Frauen leicht überrepräsentiert, obwohl in anderen Statistiken über Skiunfälle auch der Frauenanteil überwiegt [5]. Der Altersdurchschnitt lag bei den Frauen bei $33^1/_2$ Jahren (15–53 Jahre), bei den Männern bei $37^1/_2$ Jahren (21–61 Jahre).

Ergebnisse

Der überwiegende Teil der Patienten hatte sich durch Skigymnastik auf den Urlaub vorbereitet (66%). Unvorbereitet hatten 31% ihren Skiurlaub angetreten. Überwiegend schätzten sich die Patienten als fortgeschrittene Skifahrer ein (63,6%, davon 18 Frauen und 10 Männer). Als Könner 16%, davon 6 Frauen und 1 Mann, lediglich 20,4% der Patienten (8 Frauen und 1 Mann) waren Anfänger.

Bezüglich der Bodenverhältnisse gaben 75% der Patienten an, auf einem Steilhang gestürzt zu sein, nur 25% stürzten im flachen Gelände. Bei 60% der Patienten hatte eine vereiste Piste vorgelegen. Im Tiefschnee waren 21,7% der Patienten gefallen. Ein Zusammenstoß mit anderen Skifahrern erfolgte in 17,4% der Fälle. 46,6% der Patienten bezeichneten ihre Unfallgeschwindigkeit als schnell, 53,4% schätzten sie als langsam ein. Bezüglich der Bindungsverhältnisse ergab sich folgendes Bild: 93,8% der Patienten empfanden ihre Bindung als zu fest eingestellt. Dementsprechend waren nach den Angaben nur 23,6% der Bindungen aufgegangen. 76,4% der Bindungen hatten sich nicht geöffnet. Durch ein Sportgeschäft waren 77,7% der Bindungen eingestellt worden. Durch andere Personen bei 13,8% der Verletzten und lediglich 8,5% der Patienten hatten ihre Bindung selbst eingestellt. Überwiegend handelte es sich um eigene Skier (bei 77,5%), 22,5% der Patienten fuhren mit geliehenen Skiern. Skier in der üblichen Länge wurden von 91,4% der Patienten benutzt, 8,6% der Patienten fuhren auf kurzen Skiern. Die heute gebräuchlichen hohen Skischuhe, die bis zur Wade reichen, hatten 77,5% der Patienten, 22,5% fuhren in Schuhen mit kurzem Schaft.

Die Unfallhäufigkeit nimmt vom 3. Tag an zu. In unserem Kollektiv ereigneten sich die meisten Unfälle in der 2. Woche.

Kniebandverletzungen betrafen überwiegend Patienten, die keine vorgeschädigten Gelenke hatten. Eine Vorerkrankung bestand nur bei 12,2% der Patienten. Innerhalb kürzerer Zeit nach dem Unfall wurden 69,2% der Verunfallten behandelt. Einer späteren Behandlung unterzogen sich dann 30,8%. Jedoch nur bei 53,6% der Patienten wurde frühzeitig die richtige Diagnose gestellt. Bei immerhin 46,4% der Patienten konnte der Bandschaden erst zu einem späteren Zeitpunkt festgestellt werden.

Diskussion

Unsere bisherigen Ergebnisse zeigen, daß es sich bei unseren Patienten um durchschnittliche „Flachlandskiläufer" handelt: der Großteil gehörte zu den fortgeschrittenen Skiläufern, war ca. 30 Jahre alt und in der überwiegenden Zahl auf den Urlaub vorbereitet. Typischerweise ereigneten sich die Unfälle überwiegend im steilen, vereisten Gelände, wenn auch nur bei knapp der Hälfte der Verunfallten mit zu hoher Geschwindigkeit. Auffällig sind dabei insbesondere die „Materialfaktoren": $2/3$ der Skiläufer trug den heute üblichen wadenhohen Skistiefel, bei den überwiegend eigenen Skiern waren im Skigeschäft die Bindungen eingestellt worden. Beim Sturz hatten sich dann 76,4% (!) der Bindungen nicht gelöst — und 93,8% der Patienten hatten das subjektive Gefühl einer zu fest eingestellten Bindung.

Hieraus kann gefolgert werden, daß zahlreiche Verbesserungsmöglichkeiten bestehen. Die Einstellung der Skisicherheitsbindung im Skigeschäft nach Kriterien der äußeren Messung am Schienbeinkopf wird den Faktoren der Kniebandbelastbarkeit, dem fahrerischen Können, der Schnelligkeit, den Geländebeschaffenheiten und den Schneeverhältnissen offensichtlich nicht gerecht. Computertomographisch konnte festgestellt werden, daß eine Messung des äußeren Tibiakopfdurchmessers mit der Schublehre mit dem tatsächlichen knöchernen Durchmesser nicht sicher korreliert [13]. Durch die vergrößerte Schuhhöhe nimmt die starre, langschaftige Fixation des Unterschenkels auf dem Ski zu, so daß eine vermehrte Belastung auf dem proximalen Tibiadrittel und dem Kniegelenk resultiert [1, 3, 16]. Da die Kniebänder hier zumeist das schwächste Glied der Kette bilden, kommt es häufig zu Läsionen.

Ein typisches Trauma für die Kniegelenksläsion bildet der Drehsturz, bei dem es über Außenrotation und Abduktion zur Innenbandläsion kommt. Ähnlich häufig bestehen kombinierte Verletzungen, insbesondere das „Unhappy triad", wahrscheinlich auf Grund von höherer Geschwindigkeit und Übergang zum Flexions-Valgus-Außenrotations-Trauma [16]. Verletzungen der Kreuzbänder, isoliert, des äußeren Seitenbandes und der Menisci sind weniger oft zu finden.

Da Schnelligkeit und Rasanz zunehmen, die Materialeigenschaften der Ski wechseln, Wetter, Pistenverhältnisse sich verändern und die jeweilige Kondition über das Können hinaus stark variiert, halten wir heute eine individuelle Einstellung und eigene regelmäßige Funktionskontrollen der optimal gewarteten Bindung für indiziert [1, 10]. Die Einstellung auf Grund der äußeren Messung des Tibiakopfdurchmessers erfaßt nicht sicher den tatsächlichen Knochendurchmesser, noch die Festigkeit der Kniebänder und die Kraft der darauf wirkenden Muskulatur. Darüberhinaus bleibt zu diskutieren, inwieweit grundsätzliche Änderungen an den heutigen Bindungen erforderlich wären [14].

Auffällig an unseren Untersuchungen ist weiterhin der Unfallschwerpunkt in der 2. Woche, in der eigentlich nach dem unfallträchtigen 3. Tag die Anpassung stattgefunden haben sollte.

Bemerkenswert ist auch die Tatsache, daß bei einem bedeutenden Anteil der Patienten (46%) die Diagnose erst zu spät gestellt wurde. Dadurch ergibt sich dann häufig die Konsequenz des plastischen Bandersatzes statt der Naht, wodurch sich die Prognose, insbesondere hinsichtlich der Sportfähigkeit erheblich verschlechtert.

Zu fordern ist deshalb, jedes Knietrauma zum frühestmöglichen Zeitpunkt durch einen Orthopäden oder Traumatologen abzuklären, um letztlich dem Patienten unnötig lange Behandlungszeiten und Sportinvalidität zu ersparen. Dabei kommt nach unserer Auffassung der Früharthroskopie eine überragende Bedeutung zu.

Kritisch bleibt unserer Untersuchung anzumerken, daß eine weitergehende, detaillierte Erfragung des Trainingszustandes, des fahrerischen Könnens und der verwendeten Materialien erforderlich wäre. Um aber die Mitarbeit der Patienten zu erreichen, darf der Umfang von einer DIN-A-4-Seite dabei nicht überschritten werden.

Abschließend bleibt auch hier zu bemerken, daß eine Ursachenstatistik der Skiunfälle zur Prophylaxe insbesondere der Knietraumata dringend geboten erscheint. Dieses könnte durch einen standardisierten Fragebogen erfolgen, der nach gleichen Richtlinien in allen mit Skitraumata beschäftigten Kliniken und Ambulanzen zur Anwendung kommen müßte.

Literatur

1. Ascherl R, Lechner F, Blümel G (1984) Unfallgefährdung beim Skilauf. Hefte Unfallheilk 164: 112–117
2. Bär HW (1982) Alpiner Skilauf. In: Pförringer W, Rosemeyer B, Bär HW (Hrsg) Sporttraumatologie. Beiträge zur Sportmedizin, Bd 5. perimed, Erlangen

3. Bär HW (1982) Skischuh (Alpin und Langlauf) und Kopfschutz. In: Jäger M, Ulmrich E (Hrsg) Medizinische Probleme des Skisports. Schriftenreihe des Deutschen Skiverbandes, Heft 13
4. Bernett P, Schöffel U (1982) Ursache und Prophylaxe um Skiverletzungen. MMW 8:178–182
5. Biener K (1982) Skisportunfälle – Epidemiologie und Prävention. In: Jäger M, Ulmrich E (Hrsg) Medizinische Probleme des Skisports. Schriftenreihe des Deutschen Skiverbandes, Heft 13
6. Buhl H (in Vorbereitung) Ergebnisse der operativen Versorgung früher Kniebandläsionen. Dissertation FU Berlin
7. Ellison AE, Hoddon W, Carroll RE, Wolf M (1982) Skiing injuries. Publ. health Reports 77:986
8. Grünewald B (1982) Der Gesundheitswert des Skilaufens. MMW 124:167–168
9. Hauser W (1984) Die Belastungsfähigkeit des menschlichen Beines und die daraus sich ergebencen Forderungen an die Funktionseinheit, Skischuh-Bindung. Vortrag TÜV Bayern 20. 3. 1984
10. Hauser W, Schattner R (1984) Grundlage der sicheren Skibindungseinstellung: Messung des äußeren Schienbeinkopfdurchmessers. Dtsch Z Sportmed 4 122–133
11. Lindemaier HL, Kuner EH, Huber W (1981) Der Unterschenkelbruch – Immer noch die häufigste Skifraktur? Akt Traumatol 11:52–55
12. Maisberger R, Ascherl R, Lechner F, Blümel G (1982) Untersuchungen zur Epidemiologie des Skiunfalls. ZFA (Stuttgart) 58:1739–1742
13. Menke W, Schild H, Müller AM, Brüggemann GP (1983) Die Bestimmung des knöchernen Schienbeinkopfdurchmessers durch Messung des äußeren Schienbeinkopfdurchmessers mit einer Schublehre. Dtsch Z Sportmed 34:48–60
14. Menke W, Müller EH (1981) Typische Skiverletzungen und deren Ursachen. Dtsch Z Sportmed 4:89–95
15. Pope MH, Johnson RJ (1981) Skiing injuries. Biomater Med, Artif Organs 1:1–13, Zit. nach [1]
16. Steinbrück K, Krahl H (1976) Wintersportverletzungen am Sprunggelenk und Unterschenkel. Dtsch Ärztebl 53. Zit. nach [14]
17. Wirth CJ (1982) Problem der Sportfähigkeit nach Knorpelbandläsionen. In: Jäger M, Ulmrich W (Hrsg) Medizinische Probleme des Skisportes. Schriftenreihe des Deutschen Skiverbandes, Heft 13
18. Wallenböck E, Prexel HJ (1982) Knieverletzungen im Wintersport. ZFA (Stuttgart) 58:1746–1747

Sportschäden der Kniegelenksmenisci bei Kindern und Jugendlichen
Sports Injuries of the Menisci of the Knee in Children and Adolescents

J. Heisel, B. Schwarz und E. Schmitt

Orthopädische Universitätsklinik (Direktor: Prof. Dr. med. H. Mittelmeier) Homburg/Saar

Zusammenfassung

In den Jahren 1964–1981 wurden an der Orthopädischen Universitätsklinik Homburg/Saar insgesamt 3579 Meniscectomien durchgeführt. Nur 19 Patienten (0,5%) waren jünger als 13 Jahre, 223 (6,2%) standen zwischen dem 13. und 18. Lebensjahr.

Im *Kindesalter* stellten dysplastische Veränderungen der Menisci die Hauptindikation zur operativen Behandlung dar. Im *Heranwachsendenalter* wurden traumatische Mensikusveränderungen in 79,4% vorgefunden. Die meisten dieser Meniskusläsionen traten während sportlicher Aktivitäten (Fußball, Turnen, Skifahren, Leichtathletik u. a.) auf.

Eine klinische Nachuntersuchung im Durchschnitt 8,5 bzw. 10,0 Jahre nach dem operativen Eingriff, ergab zufriedenstellende Ergebnisse. Die meisten Patienten konnten ihrer sportlichen Betätigung ohne weitere Probleme nachgehen.

Schlüsselwörter: Meniskusverletzungen – Kindes- und Jugendalter – Sport.

Summary

Between 1964 and 1981, altogether 3,579 meniscectomies were performed in our clinic. Only 19 patients (0,5%) were younger than 13 years, 223 cases (6,2%) were aged 13 to 18 years.

In *childhood*, dysplastic changes of the menisci were the main indication for operative treatment. In *adolescence*, traumatic lesions of the menisci were found in 79,4%. Most of these meniscus ruptures happened during sporting activity (soccer, gymnastics, skiing, athletic sports a.o.).

A clinical follow-up study 8.5 years rsp. 10.0 years average after the operation showed satisfactory results, most of the patients could continue their sporting activities without any further problems.

Key-words: Injuries of the menisci – Childhood and adolescence – Sports.

Vorbemerkungen

Operationsbedürftige Schädigungen der Meniscen werden im Kindes- und Jugendalter im allgemeinen selten verzeichnet. Die Angaben schwanken hier zwischen 0,16% bis 2,9% [1, 3, 7, 8]. Im Kindesalter würden dysplastische Veränderungen (Scheibenmeniskus) die Hauptindikation zur Meniskektomie darstellen [2, 5, 6, 9, 10].

Anschrift für die Verfasser: Dr. med. J. Heisel, Oberarzt der Orthopädischen Universitätsklinik, 6650 Homburg/Saar

Für das weniger häufige Auftreten von Meniskusverletzungen im Kindes- und Jugendalter werden in erster Linie die *morphologischen und histologischen Eigenheiten des Meniskusfaserknorpels* mit einer besseren Gefäßversorgung angeführt. Bei kleineren Rissen sei die Ausheilungs- und Vernarbungstendenz bei konservativer Behandlung günstiger als im Erwachsenenalter. Der Meniskus selbst besitze ebenso wie der Kapselbandapparat eine höhere Elastizität, was schwerwiegendere Verletzungen nach Distorsionen verhindern könne. Darüber hinaus würden Kinder im Gegensatz zu Erwachsenen häufiger direkte Traumata des Kniegelenkes erleiden. Barucha [1] begründet die selten beobachteten traumatischen Schädigungen der Menisken im Kindesalter mit einer deutlich schwächeren Muskelentwicklung in diesem Lebensabschnitt.

Kasuistik

Im Zeitraum von 1964–1981 (18 Jahre) wurden an der Orthopädischen Universitätsklinik Homburg/Saar insgesamt 3579 Meniskektomien durchgeführt. Nur 19 Patienten (0,5%) standen zu diesem Zeitpunkt zwischen dem 3. und 12. Lebensjahr. 223 Patienten (5,2%) waren 13 bis 18 Jahre alt.

Im *Kindesalter* war die *Geschlechtsverteilung* in etwa ausgeglichen, das laterale Gelenkkompartiment war jedoch deutlich häufiger betroffen. Im *Jugendalter* zeigte sich ein deutliches Überwiegen des männlichen Geschlechtes (Abb. 1). Innenmeniskusverletzungen und -veränderungen waren hier mehr als doppelt so häufig anzutreffen wie die des Außenmeniskus. Hinsichtlich der *Seitenverteilung* zeigte sich sowohl im Kindes- wie im Jugendalter ein deutliches Überwiegen des rechten Kniegelenkes.

Bei der Analyse der *anamnestischen Angaben* konnte im *Kindesalter* meist kein Unfallgeschehen für die Meniskussymptomatik erhoben werden. Lediglich in 3 Fällen (15,8%) lag

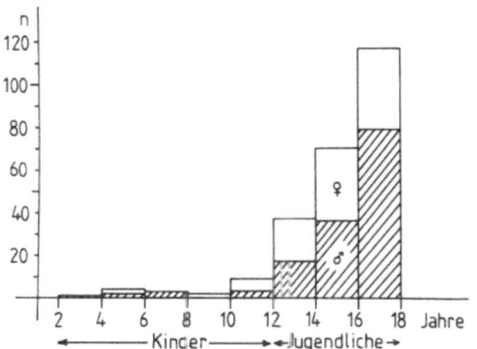

Abb. 1. Alters- und Geschlechtsverteilung unseres Krankengutes (*n* = 242)

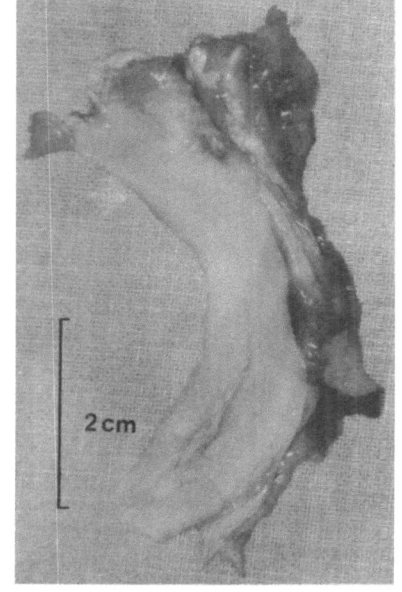

Abb. 2. Innenmeniskuslängsriß im Hinterhornbereich. Frische Sportverletzung eines 15jährigen beim Fußballspiel

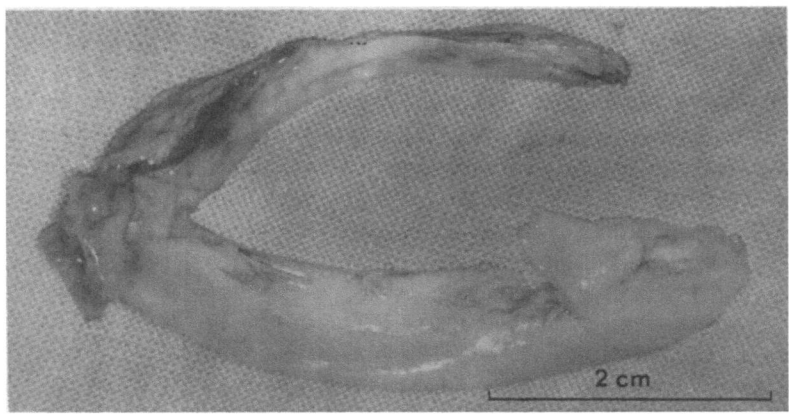

Abb. 3. Innenmeniskuskorbhenkelriß. 6 Wochen alte Sportverletzung eines 17jährigen Fußballspielers

Tabelle 1. Anamnestische Angaben

Kinder (3.–12. Lebensjahr) ($n = 19$)	
Kein Unfall	11
Sportunfall	3
Verkehrsunfall	2
Häuslicher Unfall	3
Jugendliche (13.–18. Lebensjahr) ($n = 223$)	
Kein Unfall	99
Sportunfall	109
Verkehrsunfall	11
Häuslicher Unfall	4

ein adäquates Sporttrauma zugrunde, zweimal beim Skifahren, einmal beim Fußballspiel. Im *Jugendalter* wurde in 99 Fällen keinerlei Unfallgeschehen angegeben. Bei 109 Patienten (48,9%) wurde über das erstmalige Auftreten einer Meniskussymptomatik im Rahmen eines schweren Sportunfalles berichtet.

Im Vordergrund standen schwere Kniegelenksdistorsionen bei Ballsportarten, hier in erster Linie beim Fußball-, Handball- und Volleyballsport. Darüberhinaus wurde häufig über schwere Verletzungen beim Turnen, bei Kampfsportarten, beim Skifahren und auch in der Leichtathletik berichtet (Tabellen 1 und 2).

Intraoperative Befunde

Im *Kindesalter* wurden Meniskusläsionen nach Sporttraumen ausschließlich im medialen Gelenkkompartiment vorgefunden, einmal handelte es sich um einen Basisriß, zweimal um einen Hinterhornabriß. Begleitende Bandverletzungen lagen in keinem der Fälle vor.

Bei der Gruppe der Adoleszenten war in 75% der Fällen der Innenmeniskus betroffen, wobei vornehmlich Hinterhornabrisse und Korbhenkelrisse beobachtet wurden. Eine Außen-

Tabelle 2. Betriebene Sportart (adäquates Trauma für Meniskusläsion bei 112 Fällen = 46,3%)

Kinder (3.–12. Lebensjahr) (3 Fälle = 15,8%)

Schifahren	2
Fußball	1

Jugendliche (13.–18. Lebensjahr) (109 Fälle = 48,9%)

Fußball	49
Handball	5
Volleyball	5
Basketball	2
Hockey	1
Tennis	3
Turnen	11
Trampolinspringen	2
Judo	3
Ringen	1
Gewichtheben	2
Schifahren	8
Leichtathletik	9
Schwimmen	5
Übrige	3

Tabelle 3. Intraoperative Befunde ($n = 112$)

	Kinder ($n = 3$)	Jugendliche ($n = 109$)
Innenmeniskusläsion	3	75
Vorderhornriß	–	12
Basisriß	1	11
Hinterhornabriß	2	27
Korbhenkelriß	–	25
Außenmeniskusläsion	–	34
Vorderhornabriß	–	7
Basisriß	–	12
Hinterhornriß	–	9
Korbhenkelriß	–	6
Begleitende Bandverletzung	–	8
Innenband	–	5
Unhappy triad	–	3

meniskusverletzung wurde in 34 Fällen festgestellt, meist handelte es sich hier um Basisrisse und Hinterhornabrisse. Eine gleichzeitige Bandverletzung lag in 8 Fällen vor (5mal Innenbandruptur, 3mal Unhappy triad) (Tabelle 3).

Behandlung und Ergebnisse

In den meisten Fällen wurde eine totale Meniskektomie unter Belassung einer schmalen Randleiste durchgeführt, eine subtotale Entfernung erfolgte lediglich bei Korbhenkelrissen und makroskopisch unauffälligem kapselnahen Meniskusanteil.

Im Jahre 1983 konnten 188 unserer insgesamt 242 operierten Patienten (77,7%) klinisch und röntgenologisch nachkontrolliert werden (durchschnittlicher postoperativer *Beobachtungszeitraum* bei Kindern 10,0 Jahre, bei Jugendlichen 8,5 Jahre). In nahezu 90% wurde *subjektiv* ein sehr guter bis zufriedenstellender Operationserfolg angegeben. *Klinisch* konnten keine wesentlichen funktionellen Beeinträchtigungen oder Bandinstabilitäten vorgefunden werden. Bei der röntgenologischen Untersuchung ergab sich in 30,1% eine Verschmälerung des betroffenen Gelenkspaltes ohne eindeutige Zuordnung zu einem klinischen Beschwerdebild. In 5,7% waren darüber hinaus bereits beginnende arthrotische Veränderungen nachweisbar. Bei 7 Patienten war zwischenzeitlich eine Rearthrotomie bei verbliebenem Beschwerdebild nach zuvor erfolgter subtotaler Meniskektomie durchgeführt worden. Zum Zeitpunkt der Nachuntersuchung gingen nahezu die Hälfte der Patienten einer regelmäßigen sportlichen Betätigung nach [5].

Diskussion

Die operative Entfernung rupturierter oder erheblich degenerativ veränderter Menisken stellt im Krankengut unserer Klinik der letzten 20 Jahre mit den häufigsten operativen Eingriff dar. Meist handelte es sich hier um Patienten des Erwachsenenalters. Nur 19 Patienten waren zum Operationszeitpunkt *jünger als 13 Jahre*. Ganz überwiegend war die Indikation zur Meniskektomie hier durch dysplastische Meniskusveränderungen mit entsprechendem klinischem Beschwerdebild gegeben. Traumatische Meniskusveränderungen beim Sport konnten nur in 3 Fällen eruiert werden. Im *Jugendalter* war der Anteil traumatischer Meniskusläsionen mit 82,8% im medialen und 17,2% im lateralen Kniebereich erheblich höher, rein degenerative oder dysplastische Meniskusveränderungen blieben eher die Ausnahme. Es zeigte sich eine sehr auffällige Häufung traumatischer Meniskusverletzungen im Rahmen von Sportunfällen, bei denen die Ballsportarten, vor allem das Fußballspiel deutlich im Vordergrund standen. Darüber hinaus waren in diesem Alter *komplexe Kniebinnenverletzungen* keine Seltenheit.

Bei Jugendlichen wurde bei vorliegender Meniskusläsion sehr häufig ein Fehlschlagen konservativer Behandlungsmaßnahmen beobachtet. Die Ursache sehen wir hier in einer ungenügenden reparativen Potenz des Faserknorpels. Bei kindlichen Meniskusverletzungen erschienen uns konservative Behandlungsmaßnahmen erfolgversprechender.

Die Indikation zur Meniskektomie bei Beschwerdepersistenz wird nach arthroskopischer Diagnosesicherung gestellt. Bei Kindern sollte, wenn möglich, eine subtotale Meniskektomie angestrebt werden. Auch bei Adoleszenten ist das Belassen einer schmalen Meniskusrandleiste von wesentlicher Bedeutung für eine bleibende Gelenkstabilität.

Ballsport- und Kampfsportarten gehören zu den bevorzugten Freizeitbetätigungen von Kindern und Jugendlichen. Gerade in diesem Lebensabschnitt besteht eine starke Kampf- und Einsatzbereitschaft. Es erscheint uns zweifelhaft, ob sich hier Meniskusverletzungen durch einen verbesserten Trainingsaufbau vermeiden lassen. Grundsätzlich sollte nach der

Durchführung einer Meniskektomie im Kindes- und Jugendalter die Fortführung von kampfsportlichen Belastungen im Hinblick auf die Begünstigung einer sekundären Arthroseentwicklung sorgfältig überlegt werden.

Literatur

1. Barucha E (1967) Meniskusrisse bei Kindern. Z Orthop 102:430
2. Biehl G, Harms J, Heretsch P (1981) Meniskusschäden im Kindesalter. In: Praktische Orthopädie, Bd 11. Stork, Bruchsal, S 335
3. Cotta H (1976) Kindlicher Meniskusschaden. Hefte Unfallheilkd 128:59
4. Groh H (1954) Der Meniskusschaden des Kniegelenkes als Unfall- und Aufbrauchsfolge. Enke, Stuttgart
5. Heisel J, Schwarz B (1984) Meniskusschäden im Kindes- und Jugendalter. Ursachen – Behandlung – Spätergebnisse. Akt Traumatol 14:108
6. Pfeil E (1967) Meniskusläsion und Alter. Z Orthop 102:308
7. Schulitz KP (1973) Meniskusverletzungen im Kindes- und Jugendalter. Arch Orthop Unfallchir 76:195
8. Springorum PW (1959) Meniskuseinrisse bei Jugendlichen. Zbl Chir 84:1581
9. Springorum PW (1962) Alter und Meniskusschaden. Monatsschr Unfallheilkd 65:464
10. Virenque J, Fasquie M, Gaubert J, Escrieut M (1960) Des lésions méniscales chez l'enfant. Rev Chir Orthop 2:319

Patellaspitzensyndrom bei Sportlern

Patellar Syndrome in Sportsmen

J. Heisel und J. Aeckerle

Orthopädische Universitätsklinik (Direktor: Prof. Dr. med. H. Mittelmeier), Homburg/Saar

Zusammenfassung

Beim Patellaspitzensyndrom handelt es sich um einen chronischen Überlastungsschaden des oberen Ansatzpunktes des Ligamentum patellae.

Bericht über 23 Hochleistungssportler mit klinisch manifestem, konservativ therapieresistentem Patellaspitzensyndrom. Es handelte sich meist um Fußball- oder Handballspieler. Nach operativer Diszision der Kniescheibenspitze mit Entfernung degenerativ veränderten Sehnengewebes konnte bei 20 von 22 nachuntersuchten Fällen wieder eine volle sportliche Einsatzfähigkeit erzielt werden (durchschnittlicher postoperativer Beobachtungszeitraum 4,5 Jahre).

Schlüsselwörter: Patellaspitzensyndrom – Hochleistungssportler – Ergebnisse der operativen Behandlung.

Summary

Jumper's knee means a chronic overstrain damage of the upper insertion point of ligamentum patellae.

Report about 23 high performance athletes with clinical manifest knee-cap syndrom resistant to conservative treatment. Most of them were soccer- or handball-players. After operative intervention with discision of apex patellae and removal of degenerative tendinous tissue of ligamentum patellae, fully sporting activity could be achieved in 20 of 22 controlled cases (average follow-up time 4.5 years).

Key-words: Knee-cap syndrom – High performance athletes – Results of operative treatment.

Einleitung

Beim Patellaspitzensyndrom handelt es sich um eine typische *Insertionstendinopathie des unteren Kniescheibenpoles* im Ursprungsgebiet des Ligamentum patellae. *Histologisch* wird meist ein sulzig verändertes Sehnengewebe vorgefunden. Ganz überwiegend sind Sportler von diesem Krankheitsbild betroffen, bei denen ein vielfaches, abruptes Anspannen der Quadricepsmuskulatur, wie z. B. ein kraftvolles Abspringen, erforderlich wird [4–11].

Klinisch steht ein heftig ausgeprägter *lokaler Druckschmerz* am distalen Patellaende im Vordergrund. Die Gradeinteilung in die Stadien I–V erfolgt nach dem Ausprägungsgrad des klinischen Beschwerdebildes [2].

Anschrift für die Verfasser: Dr. med. J. Heisel, Orthopädische Universitätsklinik, 6650 Homburg/Saar

In der *Behandlung* sollten zunächst konservative Maßnahmen, wie Ruhigstellung, lokale physikalische und antiphlogistische Therapie, evtl. auch krankengymnastische Muskeldehnungsübungen [3] angewendet werden. Bei Beschwerdepersistenz ist die *Indikation zum operativen Vorgehen* mit Discision der Patellaspitze sowie Entfernung degenerativ veränderter Sehnenanteile gegeben. Gleichzeitig sollten knöcherne Ausziehungen der Kniescheibenspitze mit abgetragen werden. In der *Nachbehandlung* empfehlen wir ein dosiertes Aufbautraining erst nach Ablauf von etwa 6 postoperativen Wochen.

Kasuistik

Im 8jährigen Zeitraum von 1974 bis 1983 wurden an der Orthopädischen Universitätsklinik Homburg/Saar insgesamt 31 Patienten mit konservativ-therapieresistentem Patellaspitzensyndrom operativ behandelt [1]. Bei *23 dieser Patienten* handelte es sich um *Hochleistungssportler*, hier um 21 Männer und 2 Frauen. Das linke Kniegelenk war deutlich häufiger betroffen. Die *Dauer der Anamnese* ging im Durchschnitt über 13,1 Monate, das durchschnittliche *Operationsalter* lag bei 27,3 Jahren (Tabelle 1, Abb. 1).

Hinsichtlich der *sportlichen Betätigung* standen profimäßig betriebene Ballsportarten, wie Fußball und Handball, deutlich im Vordergrund. Darüberhinaus waren 8 Leichtathleten,

Tabelle 1. Kasuistik (1974–1981

	φ Sport	Leistungssportler	Gesamt
Gesamtfallzahl	8	23	31
Geschlechtsverteilung:			
Männer	6	21	27
Frauen	2	2	4
Seitenverteilung:			
Rechts	5	8	13
Links	3	15	18
Durchschnittliche Dauer des Anamnese:	13,1 Monate		
Durchschnittliches Operationsalter:	27,3 Jahre		

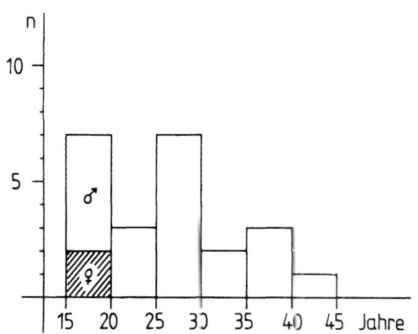

Abb. 1. Alters- und Geschlechtsverteilung unseres Krankengutes ($n = 23$)

so 3 Mittel- und Langstreckenläufer, 3 Hochspringer und 2 Zehnkämpfer, teilweise aus dem Olympia-Kader, betroffen. In einem Fall handelte es sich um einen Gewichtheber der Bundesliga (Tabelle 2).

Bei sämtlichen Patienten bestand *klinisch* ein Durckschmerz des unteren Patellapoles, eine gleichzeitige, jeweils nur geringe chondropathische Symptomatik, wurde 4mal vorgefunden.

Tabelle 2. Ausgeübte Sportart (23 Leistungssportler)

Ballsport:		14
Fußball	8	
Handball	4	
Volleyball	1	
Tennis	1	
Leichtathletik:		8
Laufen	3	
Hochsprung	3	
Zehnkampf	2	
Gewichtheben		1

Tabelle 3. Präoperativer klinischer Befund ($n = 23$)

Druckschmerz unterer Patellapol		23
Leicht	7	
Ausgeprägt	16	
Patellaverschiebe- und Anpreßschmerz		4
Leicht	4	
Ausgeprägt	–	
Muskelminderung		–
Bewegungseinschränkung Knie		–
Röntgenologischer Befund ($n = 23$)		
Unauffällig		7
Patella alta		15
Leichte Verknöcherung unterer Patellapol		1

Röntgenologisch zeigte sich bei der Mehrzahl der Sportler ein deutlicher Patellahochstand (Tabelle 3, Abb. 2).

In keinem Fall bestand eine ausgeprägte Dysplasie des femuropatellaren Gelenkes. *Intraoperativ* wurden bei sämtlichen Patienten sulzig degenerative Veränderungen des mittleren Anteils des Ligamentum patellae in seinem Ursprungsgebiet festgestellt (Abb. 3), welche vollständig ausgeschält wurden. *Postoperative Komplikationen* wurden nicht verzeichnet, die Entlassung aus dem stationären Aufenthalt erfolgt spätestens am 12. Tage nach dem Eingriff. Zu diesem Zeitpunkt wurde meist auch die schrittweise Belastung des operierten Kniegelenkes erlaubt.

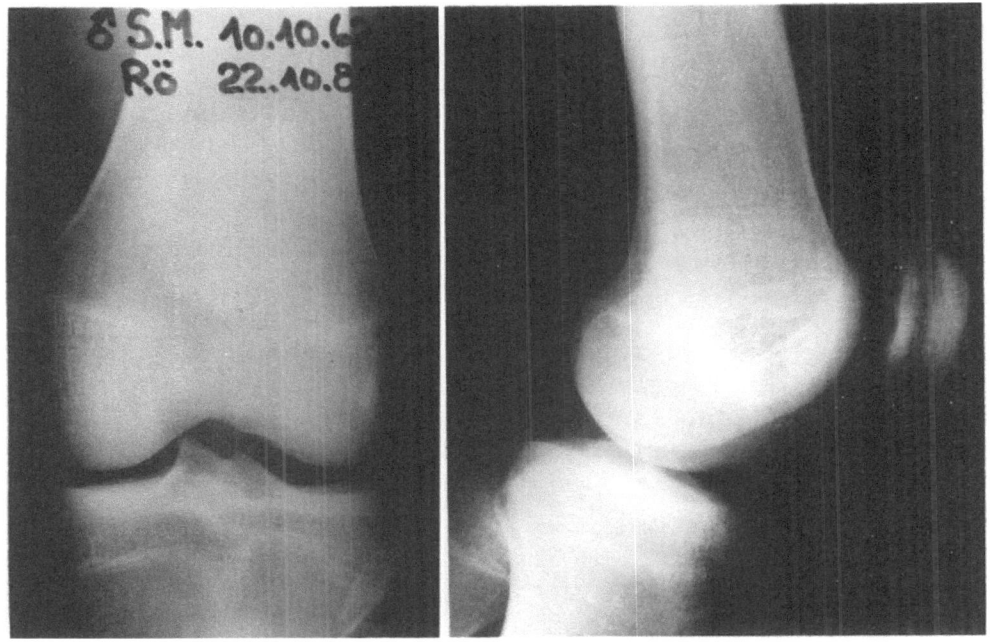

Abb. 2. Fallbeispiel: S. M., ♂, 18 Jahre, Fußballspieler der Amateuroberliga. Konservativ therapieresistentes Patellaspitzensyndrom li. seit 6 Monaten mit erheblichem Beschwerdebild bei sportlicher Belastung. Röntgenologisch zeigt sich eine deutliche „Patella alta"

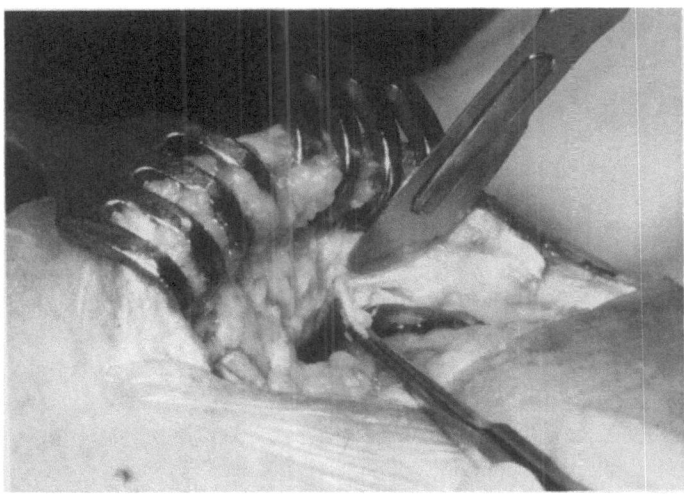

Abb. 3. Intraoperativer Situs. Zugang zur Kniescheibenspitze über untere mediale parapatellare Schnittführung. Nach Abtragung eines kleinen knöchernen Anteiles des Apex patellae wird der sulzig-degenerativ veränderte Anteil des Lig. patellae (Ursprungspunkt) entfernt

Ergebnisse der operativen Behandlung

Im Jahre 1983 konnten 22 von 23 operierten Sportlern im Durchschnitt 4,5 Jahre nach dem Eingriff in unserer Klinik bzw. bei auswärtig niedergelassenen Fachärzten klinisch nachuntersucht werden. Zu diesem Zeitpunkt gingen noch 19 Patienten regelmäßig ihrer leistungsmäßig betriebenen Sportart nach. Ein Volleyball- und ein Tennisspieler hatten wegen verbliebener Beschwerden, ein Fußballspieler aus Altersgründen den sportlichen Einsatz aufgegeben.

Die *Trainingswiederaufnahme* war durchschnittlich nach etwa 6–8 Wochen möglich. Nach Angaben der Patienten wurde die *volle sportliche Belastbarkeit* des operierten Beines jedoch erst wieder nach etwa 4–5 postoperativen Monaten erreicht. 13 Sportler waren bei der Nachuntersuchung völlig beschwerdefrei. In 5 Fällen wurde über geringe, in einem Fall eines Fußballspielers der Bundesliga über starke Kniebeschwerden bei sportlicher Höchstbeanspruchung geklagt (Tabelle 4). Wesentliche funktionelle Beeinträchtigungen wurden bei der klinischen Nachuntersuchung in keinem der Fälle beobachtet.

Tabelle 4. Operationsergebnis (22 von 23 nachkontrollierten Fällen, ϕ 4,5 Jahre postoperativ)

Trainingswiederaufnahme (Leistungssport):	
ϕ 6–8 Wochen postoperativ	
Volle Belastbarkeit (Leistungssport):	
ϕ 4–5 Monate postoperativ	
Verbliebene Beschwerden beim Leistungssport:	
Keine Beschwerden	13
Geringe Beschwerden	5
Starke Beschwerden	1
Sportaufgabe:	3
Altersgründe	1
Wegen Kniebeschwerden	2

Diskussion

Die isolierte Insertionstendopathie im Bereich des Apex patellae muß als *typischer Überlastungsschaden* angesehen werden, welcher in erster Linie *Hochleistungssportler* betrifft. Während andere Autoren die leichtathletischen Sprungdisziplinen als krankheitsbegünstigende Sportarten anführen, setzte sich unser Krankengut ganz überwiegend aus Fußball- und Handballsportlern zusammen. Als wesentlicher *dispositioneller Faktor* neben sportspezifischen Bewegungsabläufen mit abrupter und kraftvoller Anspannung der Quadricepsmuskulatur fanden wir häufig einen Kniescheibenhochstand vor, ohne daß gleichzeitig wesentliche dysplastische Veränderungen des femuropatellaren Gelenkes vorgelegen hätten.

Während bei Nicht- oder Hobbysportlern nur in wenigen Ausnahmefällen eine operative Behandlung erforderlich wurde, blieben konservative Behandlungsmaßnahmen bei Leistungssportlern nicht selten ohne bleibenden Erfolg. Die *chronische Verlaufsform des Krankheitsbildes* war in erster Linie darauf zurückzuführen, daß eine konsequente, längerdauernde

Schonung mit Entlastung kaum eingehalten wurde. Fortgeschrittene degenerative Sehnenveränderungen machten zum Erhalt der vollen sportlichen Leistungsfähigkeit ein operatives Vorgehen dann unvermeidbar. Ein sekundäres Patellaspitzensyndrom im Rahmen einer Chondropathia patellae mit ungünstigerer Prognose als bei isolierter, primärer Insertionstendinose sollte präoperativ ausgeschlossen werden [1].

Der Eingriff selbst ist nach unserer Erfahrung relativ klein und risikoarm und bietet eine gute Erfolgsaussicht. So konnten 20 von 22 nachuntersuchten Sportlern ihren Hochleistungssport wieder in vollem Umfange aufnehmen, wenn auch in einigen Fällen ein Restbeschwerdebild bei maximaler Belastung angegeben wurde. Auffällig war die Tatsache, daß trotz relativ früher Wiederaufnahme des Trainings die volle Leistungsfähigkeit erst wieder nach durchschnittlich 4–5 postoperativen Monaten berichtet wurde.

Literatur

1. Aeckerle J, Heisel J (1984) Erfahrungen mit der operativen Behandlung des primären Patellaspitzensyndromes. Orthop Prax 20 (im Druck)
2. Blazina M (1973) "Jumpers's Knee". Orthop Clin North Am 4:665
3. Jakob RP, Segesser B (1980) Quadriceps-Dehnungsübungen – ein neues Konzept in der Behandlung der Tendinosen des Streckapparates am Kniegelenk (Jumper's knee). Orthopäde 9:201
4. Janssen G (1983) Das Patellaspitzensyndrom. Orthop Prax 19:12
5. Krahl H (1972) Typische Verletzungsmuster bei Hochspringern. Z Orthop 110:789
6. Krahl H (1980) „Jumper's knee" – Ätiologie, Differentialdiagnose, therapeutische Möglichkeiten. Orthopäde 9:193
7. Roels J, Martens M, Moullier JC, Bourssens A (1976) Patellatendinitis. Am J Sports Med 6:362
8. Schneider PG (1970) Orthopädische Probleme des Leistungssports. 112:453
9. Schneider PG (1981) Das Patellaspitzensyndrom. Dtsch Z Sportmed 32:27
10. Schoiler D, Alexier B (1979) The Syndrome of the patellary apex. 1st Congress International of the Society of the Knee. Lyon, April 1979
11. Smillie IS (1974) Diseases of the knee joint. Livingston, Edinburgh London

Die Insertion des Ligamentum patellae an der Tuberositas tibiae – eine Schwachstelle sportlicher Belastung im Wachstumsalter

The Insertion of the Patellar Ligament on the Tibial Tuberosity: A Weak Point in Sporting Activity During Growth

A. S. Behfar und H. J. *Refior*

Orthopädische Klinik der Medizinischen Hochschule, Hannover

Zusammenfassung

Von 1981 bis 1984 wurden an der Orthopädischen Klinik der Medizinischen Hochschule Hannover 9 Sportler operiert, die über Beschwerden an der Tuberositas tibiae unter sportlicher Belastung klagten. Grund ihrer Beschwerden waren Ossifikationsstörungen der Tuberositas tibiae infolge eines Morbus Osgood Schlatter. Die in der distalen Patellarsehneninsertion verbliebenen Knorpelknochenfragmente, welche nicht an die Tuberositas tibiae knöchernen Anschluß finden, können Schmerzen bei kraftvoller Anspannung der Quadricepsmuskulatur hervorrufen, so daß die Sportfähigkeit der Betroffenen erheblich beeinträchtigt wird.

Eine konservative Therapie ist in diesen Fällen meist nicht erfolgversprechend.

Dahingegen kann eine operative Behandlung mit Herausschälen der Knorpelknochenanteile aus der Patellarsehne die volle Sportfähigkeit der Patienten wiederherstellen.

Schlüsselwörter: Tuberositastibiae – Traumatischer Ausriß – Behandlung – Übung.

Summary

From 1981–1984 we operated 9 young sportsmen with strong pain at the tibial tuberosity under sporting or strenous activities. Cause of their pain was an Osgood-Schlatter disease. Although the Osgood-Schlatter disease usually heals spontaneously, these 9 sportsmen had their symptoms for many years and they had to avoid sporting activities.

The etiology of their pain was a traumatic separation of an unossified portion of the cartilagineous apophysis.

The ununited fragments in the patella tendon cause symptoms which may persist into adulthood.

A conservative treatment was not succesful by the affected young people. By operative treatment, that means by removing the avulsed fragments, the sportsmen were able to reparticipate on sporting activities.

Key-words: Tibial tuberosity – Traumatic separation – Treatment – Exercise.

Anschrift für die Verfasser: Dr. med. A. S. Behfar, Orthopädische Klinik, Postfach 61 01 72, 3000 Hannover 61

Einleitung

Im Rahmen unserer Sportambulanz werden wir immer wieder von Freizeit- und Leistungssportlern mit belastungsabhängigen Schmerzen an der Tuberositas tibiae konsultiert.

Dabei handelt es sich zum Teil um Sportler mit Insertionstendinosen des Ligamentum patellae, während die andere Gruppe von Sportlern Beschwerden an der Tuberositas tibiae infolge eines Morbus Osgood-Schlatter aufweist. Die Beschwerden treten bei diesen Patienten erstmalig im frühen Jugendalter auf, können jedoch bis in das Erwachsenenalter klinisch manifest bleiben.

Die Ätiologie des Morbus Osgood-Schlatter ist seit ihrer Erstbeschreibung strittig. Folgende Theorien zu seiner Entstehung wurden aufgestellt: Lokale Ischämie der Tuberositas tibiae, systemische Erkrankung, Hormonstörung, ektopische Calcifikation am Ansatz der Sehne, traumatischer Knorpelausriß.

Die Studien von Ehrenborg zeigten jedoch eine ausgezeichnete Blutversorgung der Tuberositas, so daß eine ischämische Nekrose als Ursache des Morbus Osgood-Schlatter als unwahrscheinlich erscheint. Vielmehr erhärten seine umfassenden klinischen und experimentellen Studien an Hunden die Theorie des traumatischen Ausrisses eines Teils der knorpeligen Tibiakopfapophyse durch stetigen Zug der Patellarsehne.

In der Regel heilt der Morbus Osgood-Schlatter spontan aus. Dabei vereinigen sich die abgetrennten Knorpelknochenfragmente über eine Callusbrücke mit der Tuberositas tibiae. Die intraligamentär verbliebenen Fragmente werden dabei teilweise resorbiert. Bis zur völligen Ausheilung kann jedoch über 2–3 Jahre eine schmerzhafte Symptomatik an der Tuberositas tibiae bestehen.

In einem gewissen Prozentsatz kommt es röntgenologisch zu keiner Vereinigung der Fragmente. Durch diese Ossifikationsstörung können die schmerzhaften Symptome bis ins Erwachsenenalter persistieren, so daß die sportliche Leistungsfähigkeit der Betroffenen erheblich reduziert ist.

Material und Methodik

Von 1981 bis 1984 haben wir an der Orthopädischen Klinik der Med. Hochschule Hannover 9 Sportler mit konservativ therapieresistenten Beschwerden an der Tuberositas tibiae infolge eines Morbus Osgood-Schlatter operiert.

Die auswärts bereits erfolgte konservative Therapie umfaßte hyperämisierende Salbenverbände, Gipsruhigstellung, Ultraschall, lokale Infiltrationsbehandlung sowie lokale Kryotherapie. In allen Fällen wurde auch ein zeitlich limitiertes Sportverbot ausgesprochen.

Von den 4 männlichen und 5 weiblichen Sportlern war der jüngste zum Zeitpunkt der Operation 14 Jahre und der älteste 36 Jahre alt. Das mittlere Alter betrug 21 Jahre.

Über Beschwerden im Bereich der Tuberositas tibiae unter sportlicher Belastung klagten die Betroffenen seit 1–7 Jahren.

Folgende Sportarten wurden von den Patienten ausgeübt: Karate, Leichtathletik, Fußball, Volleyball, Tennis und Turnen.

Schmerzen wurden von den Sportlern bei kraftvoller Anspannung der Quadricepsmuskulatur und beim Niederknien angegeben. Außerhalb der sportlichen Belastung waren sie beschwerdefrei.

Klinisch fanden wir eine druckschmerzhafte Schwellung über der Tuberositas tibiae sowie Schmerzen bei aktiver Streckung des Kniegelenkes gegen Widerstand. Im Einzelfall war auch eine lokale Überwärmung an der Tuberositas tibiae festzustellen.

Röntgenologisch war bei allen 9 Sportlern eine Ossifikationsstörung der Tuberositas tibiae nachzuweisen.

Nach Sicherung der Diagnose besteht unser operationstechnisches Vorgehen in einer Längsspaltung des Ligamentum patellae über der Tuberositas tibiae und im Herausschälen der nicht völlig vereinigten Knorpelknochenfragmente. Prominente Knochenleisten werden außerdem abgemeißelt. Postoperativ legen wir für 3 Wochen einen Gipstutor an. Im Anschluß an die Gipsbehandlung erfolgt eine funktionelle Therapie bis zur vollen sportlichen Leistungsfähigkeit der Patienten.

Ergebnisse

Von den 9 operierten Sportlern mit einer Tuberositas-tibiae-Läsion konnte bei 8 Sportlern 12 Wochen postoperativ die volle sportliche Leistungsfähigkeit wiederhergestellt werden.

In einem Fall bestanden postoperativ weiterhin belastungsabhängige Beschwerden, die jedoch klinisch eindeutig einer Chondropathia patellae zuzuordnen waren.

Die präoperativ bestehende Schwellung im Bereich der Tuberositas tibiae ließ sich durch das beschriebene Operationsverfahren nicht beheben. Lediglich bei 2 der 9 operierten Sportler war eine Verminderung der Schwellung postoperativ nachzuweisen.

Ein Rezidiv oder eine Achsenfehlstellung trat postoperativ bei keinem Sportler auf, wobei in 8 von 9 Fällen schon präoperativ ein Schluß der Wachstumsfuge gesichert werden konnte.

Diskussion

Das vorliegende Krankheitsbild, das grundsätzlich immer im Zusammenhang mit dem Morbus Schlatter auftritt, muß, wie Ehrenborg nachweisen konnte, hinsichtlich seiner Ätiologie als traumatischer Knorpel-Knochenausriß gewertet werden.

Eine konservative Therapie ist nach unseren Erfahrungen in der Regel nicht ausreichend.

Aufgrund unserer Befunde und aufgrund der Untersuchungsergebnisse von King u. Blundell-Jones [6] bei 66 Patienten mit einer Tuberositas-tibiae-Läsion halten wir bei funktionsabhängigen Schmerzen an der Tuberositas tibiae und nachgewiesener Fragmentation nach ausgeheiltem M. Schlatter das operative Vorgehen für angezeigt.

Dies besteht in einem Herausschälen der Knorpelknochenfragmente aus dem distalen Patellarsehnenansatz.

Das beschriebene operative Vorgehen hat sich nach unseren Erfahrungen bei Sportlern zur vollen Wiederherstellung der Leistungsfähigkeit bewährt.

Dahingegen ist das beschriebene operative Verfahren nicht geeignet, um die meist präoperativ schon länger bestehende Schwellung im Bereich der Tuberositas tibiae zu beheben.

Im Gegensatz zu King u. Blundell-Jones [6], halten wir jedoch eine postoperative Ruhigstellung für 3 Wochen im Gipstutor für unbedingt notwendig, um eine reizlose Ausheilung an der Tuberositas tibiae zu gewährleisten.

Literatur

1. Ehrenborg G, Engfeldt B (1961) The insertion of the ligamentum patellae on the tibial tuberosity. Some views in connection with the Osgood-Schlatter lesion. Acta Chir Scand 121:491
2. Ehrenborg G, Lagergren C (1961) Roentgenologic changes in the Osgood-Schlatter lesion. Acta Chir Scand 121:328
3. Ehrenborg G, Engfeldt B (1961) Histologic changes in the Osgood-Schlatter lesion. Acta Chir Scand 121:328
4. Ehrenborg G (1962) The Osgood-Schlatter lesion. A clinical study of 170 cases. Acta Chir Scand 124:89
5. Ehrenborg G, Olsson SE (1962) Avulsion of the tibial tuberosity in the dog. Acta Chir Scand 123:28
6. King AG, Blundell-Jones G (1981) A surgical procedure for the Osgood-Schlatter lesion. The American Journal of Sports Medicine, vol 9, No 4, 250–253
7. Ogden JA, Southwick WO (1976) Osgood-Schlatter's disease and tibial tuberosity development. Clinical Orthopaedics and Related Research 116:180–188
8. Rapp IH, Le Zerte GD (1958) The pathological and clinical aspects of Osgood-Schlatter disease. J Bone Joint Surg 40A:956

Endogene Disposition oder zwangsläufige Belastungsfolge? – Zur Wertung der sportartspezifischen Belastung für die Genese des Sportschadens am Beispiel des Hammerwerfens

Endogenous Disposition or Inevitable Consequence of Stress? The Etiological Importance of Stress Specific to a Particular Sport: Illustrated by the Example of Hammer-Throwing

G. Beumer, A. Klümper und *M. Menge*

Orthopädische Fachklinik, Marienkrankenhaus, Düsseldorf-Kaiserswerth

Zusammenfassung

Anhand eines Untersuchungskollektivs von 23 Hammerwerfern der deutschen Spitzenklasse wurde das Auftreten von Sportverletzungen und Sportschäden nach ihrem ursächlichen Zusammenhang bewertet. Es ergab sich ein sportartspezifisches Verletzungsbild, das die hauptsächliche Gefährdung der Kniegelenke und der Wirbelsäule aufzeigt. Während sekundäre Sportschäden vorwiegend an den Ellbogen- und den oberen Sprunggelenken nachzuweisen waren, bereitete das Rückführen von Belastungsbeschwerden auf sportartspezifische Bewegungsabläufe insofern Probleme, als in einem Teil der Fälle allgemein anerkannte Variationen des Bewegungsapparates mit fakultativer Pathogenität diagnostiziert werden konnten. Auf eine differenzierte sportärztliche Betreuung zur frühen Aufdeckung dieser leistungsmindernden Variationen wird hingewiesen.

Schlüsselwörter: Endogene Disposition – Akute und chronische Sportverletzungen – Belastungsbeschwerden – Variationen des Bewegungsapparates.

Summary

In 23 top-ranking German hammer-throwers the incidence and causes of acute and chronic sports injuries were reviewed. There was a typical pattern of acute injuries, showing the main risk for knee joints and spine. Chronic injuries were mainly localized in elbow – and ankle – joints. It was very difficult to refer stress-related pain to sequences of motion typical for certain sports, since we found facultative pathological variations of the locomotor systems in some of the athletes. We are indicating a differentiated coaching by sports physicians in order to diagnose these efficiency-decreasing anatomical variations in time.

Key-words: Endogenous dispositions – Acute and chronic sports injuries – Stress-related pain – Anatomical variations of the locomotor system.

Einleitung

Sport gilt als gesund – zumindest soll dadurch das Auftreten der sog. „Hypokinetosen", der Folgeerscheinungen des Bewegungsmangels vermieden werden.

Anschrift für die Verfasser: Priv.-Doz. Dr. med. M. Menge, Orthopädische Fachklinik, Marienkrankenhaus, An St. Swidbert 17, 4000 Düsseldorf 31

Tabelle 1. Mittelwerte des Untersuchungskollektivs

Parameter	Inaktive	Aktive	Nachwuchs
Alter	38	23,5	17,3
Größe (cm)	188,6	187,9	186,2
Gewicht (kg)	112,5	102,0	91,0
Aktiv (Jahre)	11,5	7,2	2,2
Bestleistung	73,1	73,3	64,8[a]
TE/Woche	10,0	10,5	6,0

[a] Bestleistung in m, Nachwuchs: 6,25 kg TE/Woche = Trainingseinheiten/Woche, Trainingseinheit umfaßt 120–180 min

Auf der anderen Seite steht die große Zahl der Sportverletzungen und Sportschäden diesem Gesundheitsgedanken entgegen [1]. Neben der Unfallgefährdung werden die angeblich zwangsläufig zu erwartenden Sportschäden immer wieder als Argument gegen die Förderung des Leistungssportes herangezogen, ohne daß die Frage um die Häufigkeit und die Bedeutung dieser Überlastungsschäden geklärt ist.

Am Beispiel des Hammerwurfs soll hier versucht werden, die Folgen sportartspezifischer Belastung von endogenen Dispositionen in der Genese von „Sportschäden" abzugrenzen.

Material und Methode

Anhand der Anamnese und der Untersuchungsbefunde von 23 Hammerwerfern (Tabelle 1) wurde die Art und die Häufigkeit des Auftretens von Sportverletzungen und Sportschäden untersucht. Sieben der untersuchten Athleten waren zum Zeitpunkt dieser Untersuchung z. B. schon seit Jahren inaktiv. Elf Aktive belegten Plätze zwischen Rang 1 und 14 der aktuellen Bestenliste des Deutschen Leichtathletikverbandes (DLV, 1984), während fünf Werfer zum deutschen Nachwuchskader gehörten. Durch Einsicht in die erhältlichen Krankenunterlagen wurde außerdem der Versuch unternommen, die Bedeutung von Form- und Funktionsvarianten des Bewegungsapparates für die Entstehung der Beschwerden abzuklären.

Ergebnisse

1. Sportverletzungen: Von den 23 Hammerwerfern wurden im Verlauf der sportlichen Karriere 104 Sportverletzungen angegeben (Tabellen 2 und 3). Bei den Bagatellverletzungen ist naturgemäß nur eine ungefähre Schätzung möglich (lückenhaftes Erinnerungsvermögen, Dissimulationsneigung). Auffällig war die relativ hohe Gefährdung von Ellenbogen[1]- und Sprunggelenken sowie die Häufigkeit von akuten Lumboischialgien.

---

1 Dreißig der insgesamt 32 Ellbogenverletzungen widerfuhren allein einem Werfer durch Sturz nach Drahriß in der Wurfphase.

Tabelle 2. Verletzungsarten bei 104 erinnerten Sportverletzungen

Verletzungsart	n	%
1. Distorsion	11	10,6
2. Prellung	31	29,8
3. Band-/Kapselläsion	14	13,5
4. Zerrung	10	9,6
5. Muskelfaserriß	6	5,8
6. Fraktur	1	0,9
7. Akutes LWS-Syndrom	18	17,3
8. Sonstiges	13	12,5
Gesamt	104	100,0

Tabelle 3. Lokalisation der Verletzung

Lokalisation	n	%
Hand	3	2,9
Ellbogen	32	30,8
Schulter	4	3,9
Rumpf	22	21,1
Oberschenkel	10	9,7
Kniegelenk	5	4,8
Leiste	4	3,8
Sprunggelenk	21	20,2
Fuß	1	0,9
Sonstiges	2	1,9
Gesamt	104	100,0

Auffallend war bei den Verletzungsursachen (Tabelle 4), daß Defekte am Sportgerät mit fast 33% an 1. Stelle rangierten[2], gefolgt von Verletzungen (besonders häufig in Form von Distorsionen des oberen Sprunggelenkes) bei Ausgleichssportarten, wie z. B. Fußball, Volleyball und Handball.

An dritter Stelle lagen in 21% Unfälle beim Krafttraining. Mit ca. 3% wurde die Bedeutung der mangelhaften Technik für Verletzungen relativ gering eingeschätzt.

2. Sekundäre Sportschäden: Folgen der erinnerten und damit definierten Verletzungen werden als sekundäre Sportschäden bezeichnet. Tabelle 5 gibt eine Übersicht über Art, Lokalisation und Häufigkeit posttraumatischer Veränderungen des Bewegungsapparates.

---

[2] In den letzten 5 Jahren wurden keine Verletzungen durch defektes Sportgerät vom befragten Werferkollektiv mehr angegeben (Materialverbesserung, Intensivierung der Wartung und Kontrolle).

Tabelle 4. Ursachen der Sportverletzungen im Hammerwurf

Verletzungsursachen	n	%
1. Beim Hammerwurf:		
Schlechte Technik	3	2,9
Drahtriß (mit Sturz)	34	32,7
Normaler Wurf	11	10,6
2. Krafttraining	22	21,1
3. Allg. Training	9	8,7
4. Ausgleichssport	25	24,0
Gesamt	104	100,0

Tabelle 5. Posttraumatische (sekundäre) Sportschäden

Art	Lokalisation	n
Arthrosis deformans	Schultergelenk	2
	Ellbogengelenk	3
	Handgelenk	1
	Sprunggelenke	3
	Talo-navic.-Gelenk	1
Instabilität	Kniegelenk	2
	Sprunggelenke	6

Tabelle 6. Verteilung der Belastungsbeschwerden bei 23 Hammerwerfern. In der letzten Spalte wurde auf die Gesamtzahl der Gelenke bzw. bei der Wirbelsäule auf Zahl der Sportler gerechnet

Lokalisation	n	%, bezogen auf Verletzungen	%, bezogen auf befragte Werfer
Hand/Finger	6	5,6	13,1
Ellenbogen	7	6,6	15,2
Schulter	12	11,2	26,1
Hüftgelenke	2	1,9	8,7
Kniegelenke	37	34,5	80,0
Sprunggelenke	6	5,6	13,0
Wirbelsäule:			
HWS	5	4,7	21,7
BWS	5	4,7	21,7
LWS	21	19,6	91,3
Sonstige	6	5,6	26,1
Gesamt	107	100,0	

3. Vor allem in den osteuropäischen Ländern werden Überlastungsauswirkungen in Form der sog. „primären Sportschäden" abgelehnt und endogene Variationen für ursächlich angesehen [2].

Sieht man das zunehmende Auftreten von Belastungsschmerzen als Hinweis für eine sportbedingte Schädigung des Bewegungsapparates an, so kann einerseits die Überlastung und deren Folgen im Sinne eines verfrühten Verschleißes wie auch das Manifestwerden angeborener und/oder erworbener Erkrankungen der Stützgewebe verantwortlich gemacht werden. Im untersuchten Werferkollektiv wurden folgende, nicht auf einen einzelnen Unfall zurückzuführende „Sportschäden" erhoben (Tabelle 6): Im Vordergrund standen Beschwerden im Bereich der Knie-, Wirbelsäulen- und Schultergelenke. Bei der Erhebung dieser Beschwerdebilder fiel auf, daß von den untersuchten 23 Werfern nur drei keine Proble-

Tabelle 7. Sportschäden an den Kniegelenken

Diagnose	n	%
Patellaspitzen-Syndrom	24	38,7
Chondropathia patellae	17	27,4
Tendopathie der Quadricepssehne	8	12,9
Meniskopathien	5	8,1
Instabilität	4	6,5
Reizergüsse	2	3,2
Sonstiges	2	3,2
Gesamt	62	100,0

Tabelle 8. Vermutete endogene Ursachen für die Entstehung von Sportschäden (s. Text)

„Präexistente" Diagnosen		n
Wirbelsäule:	Beckenschiefstand	13
	Skoliosierungen	11
	M. Scheuermann	3
	Spina bifida	2
	Gefügelockerung	1
	Asymm. Übergangsw.	1
	Sacrum acutum	1
Knie:	Über Wiberg II/III	9
	Patella alta	7
	M. Schlatter	2
Hüfte:	Alte Epiphyseolyse	1
Fuß:	Fersensporn	2
Andere:	Laxität Finger- und Handgelenke	3
Gesamt		56

me mit den Knien und nur zwei Sportler keine Schmerzsyndrome an der Wirbelsäule angaben. Die Kniebeschwerden traten (bis auf drei Fälle) meist beidseits auf. Tabelle 7 gibt die erhobenen Diagnosen in ihrer jeweiligen Häufigkeit wieder: Im Vordergrund standen Insertionstendopathien am unteren und oberen Patellapol sowie chondropathische Beschwerden.

Im Wirbelsäulenbereich dominierten die Lumbalsyndrome mit 68%.

Bei der Suche nach sportfremden Ursachen für die Belastungssyndrome fanden sich 56 Befunde und Diagnosen, die im Allgemeinen als pathologisch angesehen werden (Tabelle 8): Im Kniegelenksbereich wurden neun mal Dysplasien bei insgesamt 11 verfügbaren Axialaufnahmen der Patella diagnostiziert, sieben mal fand sich eine Patella alta. Beckenschiefstände und skoliotische Fehlhaltungen wurden 13 bzw. 11mal diagnostiziert.

Diskussion

Die allgemein bekannte Unfallgefährdung im Sport kann auch anhand dieser Untersuchung bestätigt werden. Ebenso sind die sekundären Sportschäden als Defektheilungen nach Sportverletzungen unstrittig. Dagegen wird die Bedeutung von anatomischer Variation und unterschiedlicher Haltung für das mögliche Auftreten von schmerzhaften Syndromen nicht einheitlich gewertet. So warnte schon Segesser [3] (1976) davor, durch gutgemeinte diagnostische Differenzierung Formvarianten in den Augen des betroffenen Sportlers bereits als krankhafte Veränderung erscheinen zu lassen. Erst die signifikante Korrelation einer speziellen Merkmalsausprägung mit einem höheren Auftreten schmerzhafter Syndrome läßt auf die fakultative Pathogenität schließen. So weist Junghanns [4] (1979) ausdrücklich darauf hin, daß jede Wirbelsäule als Variation eines Grundtyps ihre individuelle Form besitzt. Ausprägung der Merkmale sind normal verteilt [5], eindeutige Abgrenzungen zu pathologischen Formen sind nur sehr schwer zu ziehen. Dies gilt insbesondere für den wohl überschätzten Stellenwert von Beinlängendifferenz und skoliotischer Verbiegung, während die fakultative Pathogenität für laterale Spaltbildungen und asymmetrische Übergangswirbel wohl außer Frage steht. Im untersuchten Kollektiv kann damit nur in einem Fall einer Übergangswirbelbildung von einer „endogenen" Disposition gesprochen werden. Der eigentliche Schmerzort, das Bewegungssegment, ist der radiologischen Diagnostik nur durch Funktionsaufnahmen zugänglich. Derartige Techniken sind in der Standarddiagnostik bisher noch nicht weit verbreitet.

Im Bereich des Kniegelenkes sind die sog. dysplastischen Anlagen in Form der Wiberg-Typisierung wohl lange überschätzt worden, wie es uns die klinische Erfahrung gelehrt hat. Dagegen scheint die Patella alta eher als prädisponierender Faktor zur Pathogenese der Chondropathia patellae beizutragen. Die klinischen Erfolge der Distalisierung der Tuberositas tibiae scheinen diese Aussage bisher zu belegen. In einem Fall fand sich als Ursache der geklagten Belastungsbeschwerden im Hüftgelenk eine alte Epiphyseolysis lenta capitis femoris.

Wenn sich auch in der Mehrzahl der bekundeten Schmerzsyndrome keine sichere anatomische bzw. pathologische Ursache eruieren ließ, kann nicht einfach davon ausgegangen werden, daß in diesen Fällen allein die sportliche Belastung ursächlich gewesen sein muß. Wahrscheinlicher als die Annahme von primären Sportschäden ist das Fehlen subtilerer diagnostischer Methoden.

Eine Intensivierung der sportärztlichen Untersuchung durch orthopädisch ausgebildete Sportärzte erscheint daher schon im Vorfeld des Leistungssports dringend notwendig, um nicht das Manifestwerden bzw. die Progredienz anlagebedingter Schwächen des Bewegungsapparates zu fördern.

Literatur

1. Menge M (1984) Medizinische Aspekte des Kinderhochleistungssports. In: Steiner U (Hrsg) Sport und Recht, Bd 1. CF Müller, Heidelberg
2. Franke K (1977) Traumatologie des Sports. VEB Verlag Volk und Gesundheit, Berlin
3. Segesser B (1976) Ätiologie und Prophylaxe von Sportschäden. Schweiz Z Sportmed 99–129
4. Junghanns H (1979) Die Wirbelsäule in der Arbeitsmedizin. Hippokrates, Stuttgart
5. Menge M, Markus B (im Druck) Form und Haltung der Lendenwirbelsäule sowie des lumbosacralen Übergangs bei Patienten mit und ohne Kreuzschmerz. Orthop Praxis

Die Häufigkeit von Überlastungsschäden an der unteren Extremität bei jugendlichen Turniertennisspielern
The Incidence of Stress Injuries of the Lower Extremity in Young Tournament Tennis Players

J. Sarnow und H. Laturnus

Orthopädische Klinik und Poliklinik (Direktor: Prof. Dr. med. M. H. Hackenbroch) der Universität, Köln

Zusammenfassung

Die Untersuchungen an 37 jugendlichen Turniertennisspielern zeigen einen Unterschied in der Häufigkeit von Beschwerden zwischen Ascheplatz und Hallenböden. Die Unterschiede korrelieren positiv mit der Spielpraxis und mit der Spielintensität. Eine Abhängigkeit von der Spielstärke konnte nicht festgestellt werden. Die Verbesserung des Schuhwerkes und die komplette Ausstattung der Spieler hat diese nicht vor Schäden bewahrt. Trotzdem ist der Hallenschuh u. E. ein wesentlicher Faktor zur Reduzierung von Verletzungen und Schäden. Ohne diese Schuhe würde das Ergebnis wesentlich schlechter ausfallen.

Schlüsselwörter: Hallentennisschuh.

Summary

We examined 37 adolescent tennis tournament players and found a difference in the frequency of ailments between clay and indoor courts. The differences correlate with the number of years and the intensity with which they had played tennis. We could not determine a dependence between the youths' ailments and the division in which they played. The improvement of their shoes and their complete outfit had not protected them from lesions. Nevertheless, in our opinion, indoor tennis shoes are an important factor in reducing injuries and lesions. The results would have been worse if not for these shoes.

Key-words: Indoor tennis shoes.

Einleitung

Der eigentliche Anstoß für das sog. Fieldtennis ging von Major Wingfield aus, der 1874 ein entsprechendes Patent anmeldete. Schon damals wurde auf verschiedenen Böden, u. a. sogar auf Eis gespielt. Der Deutsche Tennisbund wurde im Jahre 1902 gegründet.

Mit ca. 1.6 Millionen organisierten Tennisspielern und ca. 450000 nicht in Vereinen Spielenden ist Tennis heute als Volkssport zu bezeichnen. Der Deutsche Tennisbund ist der drittgrößte Sportverband im DSB.

Anschrift für die Verfasser: Dr. med. J. Sarnow, Orthoädische Universitätsklinik Köln, Josef-Stelzmann-Straße 9, 5000 Köln 41

Tabelle 1. Mitgliederentwicklung des Deutschen Tennis-Bundes e. V.

Jahr	Erwachsene	Jugendliche	Gesamt	Jährliche Steigerung (in %)
1955	95 179	41 535	136 714	+ 6,14
1965	194 425	54 529	248 954	+ 7,74
1975	518 541	164 899	684 440	+ 14,67
1983	1 181 299	394 693	1 575 992	+ 3,87

Tabelle 2. Bestandsstatistik DTB

Jahr	Freiplätze	Mitglieder pro Platz	Hallenplätze	Mitglieder pro Hallenplatz
1948	1 732	1:41	4	1:17919
1955	3 866	1:35	25	1:5469
1965	6 277	1:39	130	1:1915
1975	13 491	1:51	910	1:751
1983	30 639	1:51	2 517	1:626

Die Entwicklung der Mitglieder und der Plätze in den letzten Jahren ist rasant (Tabellen 1 und 2). Die Relation Freiplatz : Mitglieder blieb konstant, dagegen verbesserte sich das Verhältnis Hallenböden : Mitglieder in den letzten Jahren [7]. Tennis wurde dadurch zum Ganzjahressport.

Tennis liegt mit dem Verletzungsfaktor 0,4 $\left(\frac{\text{Sportverletzte \%}}{\text{organis. Sportler \%}}\right)$ auf der Skala der verletzungsträchtigen Sportarten ganz unten. Anders sieht es hingegen bei den Sportschäden aus, wo Tennis im Bereich der Ellenbogengelenke eine führende Stellung einnimmt. Während über Belastungsschäden bei Tennisspielern im Bereich der oberen Extremitäten, insbesondere den sog. Tennisellenbogen, eine Reihe Untersuchungsergebnisse vorliegen [1, 2, 4, 6], sollten unsere Untersuchungen einen Aufschluß darüber geben, ob die Belastungsschäden an der unteren Extremität, insbesondere bei jugendlichen Turniertennisspielern eine Rolle spielen und ob insbesondere ein Einfluß in Abhängigkeit von bespielten Böden nachzuweisen ist.

Material und Methodik

Wir untersuchten im Tennisclub Weiden, dem letztjährigen Bundesligisten und jetzigen Zweitligisten, 37 jugendliche Turniertennisspieler, 25 männliche und 12 weibliche im Alter von 11–18 Jahren (Tabelle 3). Die Spielstärke verteilte sich folgendermaßen:

Bei der männlichen Jugend spielten 2 in der Regionalliga, 6 in der Oberliga und 17 in den Verbandsligen, während bei der weiblichen Jugend 2 in der Regionalliga, 2 in der Ober-

Tabelle 3. Alter und Geschlecht des untersuchten Patientenkollektivs

Alter	♂	♀	Gesamt
11	1	1	2
12	1	–	1
13	3	3	6
14	4	2	6
15	5	1	6
16	6	2	8
17	3	1	4
18	2	2	4
	25	12	37

liga sowie 8 in den Bezirksklassen spielten. Die Spielpraxis bzw. -dauer beträgt im Durchschnitt 5,5 Jahre bei den Jungen und 5 Jahre bei den Mädchen und geht von 2–10 Jahren. Die Spielintensität beträgt auf Tenne (Sommer) durchschnittlich bei den Jungen 10,7 Stunden/Woche von 4–20 Stunden; bei den weiblichen Jugendlichen im Durchschnitt 5,5 Studen/Woche von 3–10 Stunden. Im Winter in der Halle lag der Durchschnitt bei den Jungen bei 5,6 Stunden/Woche von 1–14 Stunden, bei den weiblichen Jugendlichen bei 3,3 Stunden/Woche von 1–8 Studen.

Ergebnisse

Nur 2 Spielerinnen bevorzugten die Hallenböden, bei den Jungen waren es immerhin 9, das ist relativ doppelt so viel.

Bei den Mädchen klagte jede dritte über leichte bis mittelschwere Beschwerden, gleich ob auf Hallen- oder Tenneplätzen, obwohl Spiel und Trainingsintensität auf Hallenböden 40% niedriger war.

Bei den Jungen hatte jeder zweite leichte bis mittelschwere Beschwerden, z. T. mit mehrfachen Lokalisationen. Das Übergewicht lag in der Halle (6mal in der Halle, 1mal auf Ascheplatz, 7mal in der Halle und auf Ascheplatz). 4mal wurden Beschwerden an der LWS und 9mal an der unteren Extremität angegeben. Bei den Jungen überwogen also die Beschwerden auf Hallenböden, obwohl hier Spiel und Trainingsintensität um ca. die Hälfte niedriger lag.

Diskussion

Wie Laturnus u. Vent 1976 [3] in einer Untersuchung an 300 Freizeittennisspielern, die gleiche Spielpraxis auf Tenne und Hallenböden hatten, nachweisen konnten, kam es zu einer statistisch signifikanten Häufung von akuten Verletzungen und Schäden auf Hallenböden im Vergleich zur Tenne. Zu betonen ist, daß in diesem Kollektiv die überwiegende Mehrzahl lieber auf Ascheböden spielte.

Nur 38 von 300 besaßen einen sog. Hallenschuh.

Bei den von uns untersuchten Jugendlichen bevorzugten nur 2 Spielerinnen die Hallenböden, bei den Jungen waren es immerhin 9, das sind 36%.

Betrachtet man nun die von uns untersuchten jugendlichen Turnierspieler und teilt sie nach der Spielpraxis bis zu 5 Jahren und über 5 Jahren ein, so geben in der ersten Gruppe nur 4 von 22 Beschwerden an. Dagegen in der Gruppe der über 5 jährigen Spieldauer geben 9 von 15 Beschwerden an. Dieses erscheint uns bemerkenswert. Nach unseren Untersuchungen korrelieren die Beschwerden mit der Trainingsintensität und mit der Spielpraxis. Eine Abhängigkeit von der Spielstärke konnte nicht festgestellt werden. Alle Spieler waren mit sog. Hallenschuhen ausgestattet, sodaß der Faktor Schuhwerk von seiten des Spielers optimiert war. Trotz allem meinen wir, daß entweder die Schuhe oder die Böden optimiert werden sollten, da beides zusammen eine funktionelle Einheit darstellt. Da ebenfalls eine positive Korrelation zwischen der Spielintensität und Schäden besteht, wäre sportärztlicherseits anzuregen, die Intensität bei Jugendlichen auf Hallenböden zu reduzieren oder gar zu begrenzen.

Literatur

1. Franke K (1980) Traumatologie des Sports. Thieme, Stuttgart
2. Groh H, Groh P (1975) Sportverletzungen und Sportschäden. Herausgegeben v. Luitpold-Werk, München
3. Laturnus H, Vent J (1978) Der Tennisschuh. 26. Tagung der Vereinigung Süddeutscher Orthopäden e. V., Baden-Baden
4. Prokop L, Jelinek R, Suckert R (1980) Sportschäden. Fischer, Stuttgart
5. Pförringer W, Rosemeyer B, Bär HW (1981) Sporttraumatologie, 1. Aufl. perimed, Erlangen
6. Schwerdtner HP, Fohler N (1976) Sportverletzungen, 1. Aufl. perimed, Erlangen
7. Tennis-Jahrbuch 1976 und 1984 des Deutschen Tennis-Bundes e. V.

Sportverletzungen und Sportschäden im Basketball

Acute and Chronic Basketball Injuries

M. Geus, G. Beumer und *M. Menge*

Orthopädische Fachklinik, Marienkrankenhaus, Düsseldorf-Kaiserswerth

Zusammenfassung

Um einen Einblick in die sportartspezifische Unfallgefährdung des „kontaktlosen" Mannschaftsspiels Basketball zu gewinnen, wurden Daten von einem umfassenden Spielerkollektiv erhoben und ausgewertet.

Zusätzlich wurden Angaben zu Belastungsbeschwerden gesammelt. Es wurden insgesamt 346 Sportverletzungen, die sich bei Basketballspielen ereignet hatten, registriert. Davon entfielen über 52% auf die unteren Extremitäten mit Schwerpunkt auf den Sprunggelenken, über 23% auf die Fingergelenke.

Bei den ermittelten 195 Beschwerdebildern waren in erster Linie Knie-, Fuß- und Fingergelenke betroffen.

Die Ursachen für die Entstehung der sportartspezifischen Verletzungen werden dargestellt und Möglichkeiten der Prophylaxe aufgezeigt.

Schlüsselwörter: Basketball – Verletzungen – Lokalisation – Prävention.

Summary

To get an insight into the risk of occuring an injury while playing basketball, data from a great group of players were raised and analysed.

Additional data from complaints, relating to spezial body parts, were collected.

346 sportsinjuries were registrated, which occured to the players while playing basketball. More than 52% fell to the lower extremities with a concentration to the ankles, more than 23% to the articulations of the fingers.

The 195 points of complaint which were registrated were mostly related to the articulations of the knees, feet and fingers.

The causes of the typical basketball injuries and the means to prevent them are described.

Key-words: Basketball – Injury – Localisation – Prevention.

Anschrift für die Verfasser: Priv.-Doz. Dr. med. M. Menge, Orthopädische Klinik, Marienkrankenhaus, An St. Swidbert 17, 4000 Düsseldorf 31

Einleitung

Das Basketballspiel wurde ursprünglich 1891 von Prof. Dr. James Naismith als „körperloses Spiel" konzipiert, gedacht als Ausgleichssportart mit geringem Verletzungsrisiko für die Zeit zwischen der amerikanischen Baseball- und Footballsaison.

Gerade in den letzten zehn Jahren erfreut sich das Basketballspiel immer größerer Beliebtheit. Dies verdeutlicht die Statistik des deutschen Basketballbundes, wonach sich die Mitgliederzahl von 1973 (43996) bis zum Jahre 1982 (90959) mehr als verdoppelt hat. Gleichzeitig ist eine stetige Zunahme von Sportverletzungen und Sportschäden durch Basketball zu beobachten, wie z. B. die Zahl der Sportschadensmeldungen im LSB NRW zeigt (Landessportbund Nordrhein-Westfalen).

Material und Methode

Zur Ermittlung der sportartspezifischen Gefährdung wurden anhand eines Fragebogens 82 Bezirks- und Landesklassenspieler zu erlittenen Verletzungen und orthopädischen Problemen, die mit dem Basketballspiel assoziiert wurden, befragt. Bei einer Stichprobe von 31 dieser Spieler konnte eine gezielte orthopädische Untersuchung der Knie- und Sprunggelenke erfolgen. Zusätzlich erfolgte eine Auswertung der Kaderuntersuchung (A- und B-Kader) der sportärztlichen Untersuchungsstelle Leverkusen sowie der Untersuchungsbefunde des sportärztlichen Dienstes der Deutschen Sporthochschule Köln bei verunfallten Basketballern.

Schließlich wurde die Häufigkeit von Verletzungen während eines Kreisklassenturniers mit 16 teilnehmenden Mannschaften (105 Spieler) ermittelt.

Ergebnisse

Insgesamt wurden 346 Verletzungen registriert. Die Verteilung der Verletzungsarten und deren Lokalisationen ist Tabelle 1 zu entnehmen.

Tabelle 1. Verletzungsarten und Lokalisation der Verletzungen

Verletzungsart	n	%	Lokalisation	n	%
Distorsion	172	49,7	Sprunggelenk	184	53,2
Bandläsion	90	26,2	Fingergelenk	86	24,9
Fraktur	19	5,5	Kopf / Hals	27	7,8
Prellung	9	2,3	Knie	24	6,9
Sonstige	56	16,3	Sonstige	25	7,2
Gesamt	346	100,0		346	100,0

Tabelle 2. Die häufigsten Diagnosen, entsprechend ihrer Häufigkeit aus 346 Verletzungen

Diagnosen (Basketballverletzungen)	n	%
Distorsion der Sprunggelenke	125	36,1
Bandläsion der Sprunggelenke	56	16,2
Distorsion der Fingergelenke	46	13,3
Bandläsion der Fingergelenke	25	7,2
Kopfplatzwunde	13	3,8
Fingerbruch	11	3,2
Meniskusschaden	10	2,9
Bandläsion der Kniegelenke	8	2,3
Nasenbeinfraktur	5	1,4
Sonstige	47	23,6
Gesamt	346	100,0

Die bei diesen Verletzungen am häufigsten diagnostizierten Befunde sind in Tabelle 2 aufgeführt.

Danach betreffen über 52% der erinnerten und registrierten Verletzungen die Sprunggelenke, über 23% die Fingergelenke.

Risiko einer Verletzung bei der Ausübung des Basketballsports

Bei 82 befragten Spielern wurden 291 Verletzungen registriert, also durchschnittlich 3,5 Verletzungen pro Spieler und erinnerter Sportanamnese, d. h. die Wahrscheinlichkeit einer Verletzung bei der leistungsmäßigen Sportausübung ist sehr hoch. Bei einer durchschnittlichen Dauer der Sportausübung der befragten Spieler von 4 Jahren ist mit etwa 0.9 erinnerungswürdigen Verletzungen pro Spieljahr zu rechnen. Bezieht man diese Wahrscheinlich-

Tabelle 3. Aufteilung der Belastungsbeschwerden auf die verschiedenen Körperregionen

Lokalisation	n	Prozentualer Anteil, bezogen auf	
		Verletzungen	befragte Spieler
1. Fußgelenke	36	31,6	44,0
2. Kniegelenke	31	27,3	37,8
3. Rücken (LWS)	21	18,4	25,6
4. Fingergelenke	10	8,7	12,2
5. Schultern	6	5,3	7,3
6. Arm/Ellbogen	3	2,6	3,7
7. Hüftgelenke	3	2,6	3,7
8. Sonstige	4	3,5	4,8
Gesamt	114	100,0	

keit auf die Häufigkeitsverteilung der basketballspezifischen Verletzungen, so liegt das Risiko, eine dieser sportartspezifischen Verletzungen zu erleiden pro Spieljahr wie folgt:

Verletzung der Sprunggelenke 48%
Verletzung der Fingergelenke 23%
Verletzung der Knie 5%

Weiterhin wurden auch die Sportschäden (Belastungsbeschwerden) der befragten Spieler mit einer durchschnittlichen Spieldauer von 4 Jahren registriert. Die Spieler gaben insgesamt 114 Belastungsbeschwerden an, die sie während oder auch nach der Sportausübung verspürten. Die Lokalisationen der Belastungsbeschwerden sind der Tabelle 3 zu entnehmen.

Diskussion

Auf die Verletzungsgefahren im Basketballsport wurde bereits von verschiedenen anderen Autoren hingewiesen [2, 4, 6]. Auch in ihren Arbeiten liegen die Sprung- und Fingergelenksverletzungen an erster Stelle der basketballspezifischen Verletzungen.

Ursächlich sind vor allem

1. Konzentrierung des Spielgeschehens auf wenige Quadratmeter unter den Körben (Verletzungsgefahr durch Fouls)
2. sprunghohes Ziel (typische Lockerstellung der Fußgelenke bei Sprungwürfen)
3. Spielgerät Ball (durch harte Konsistenz Gefahr von Fingerverletzungen)
4. unzureichende Sporthallen

Bei Angriff und Abwehr agieren meist bis zu 8 Spieler auf einer Fläche von wenigen Quadratmetern unter dem Korb. Hierdurch entstehen durch Foulspiel, typische Lockerstellung der Fußgelenke und unphysiologisches Landen nach Sprungwürfen (z. B. auf dem Fuß von Gegner oder Mitspieler) die häufigen Distorsionen im Bereich der Sprunggelenke.

Die Verletzungen der Fingergelenke sind in erster Linie durch Aufprall des harten Balles gegen die entsprechenden Fingerabschnitte — bei technisch unsauberer oder ungeschickter Aktion zum Ball — bedingt.

Die Ursache für die ermittelten Belastungsbeschwerden liegen vermutlich in wiederholten Mikrotraumen und Überlastungen in den entsprechenden Körperabschnitten, die von den Spielern zwar bemerkt, aber bagatellisiert und primär nicht adäquat behandelt wurden. Immerhin glaubten 37% der verletzten Spieler, sich selbst ausreichend behandeln zu können und „verschleppten" so ihre Verletzung.

Damit kommt der sportärztlichen Betreuung eine wesentliche Bedeutung zu, da die Gefahr der „Bagatellisierung" und der sich ergebenden, nicht adäquaten Behandlung sehr groß ist.

Zur möglichen Prophylaxe sei eine Arbeit von Garrick u. Requa [2] erwähnt, nach deren Untersuchungen die beste Prophylaxe durch äußere Hilfsmittel in Tapeverband plus gelenkumfassende Basketballstiefel besteht.

Neben diesen gelenkschützenden Maßnahmen können spielgerechte Sporthallen, eine konsequente Regelauslegung durch die Schiedsrichter sowie eine optimale Technik- und Konditionsschulung zur Minderung der Verletzungsgefahren im Basketballsport beitragen.

Literatur

1. Bachmann DC (1970) Medical aspects of professional basketball. Illinois Med J 2:149–154
2. Garrick JG, Requa RQ (1973) Role of external support in the prevention of ankle sprains. Med Sci Sports 5:200–203
3. Graus V (1975) Causes, mechanism and types of knee joint injuries in basketball. Teorie a praxe telesne vychovy 24:367–372 (Cze)
4. Krämer J, Berns J (1980) Schäden am Bewegungsapparat bei Basketballspielern. Dtsch Z Sportmed 1:16–20
5. Millar AP (1973) Basketball injuries. Austral J Sports Med 5:35–40
6. Moretz JA, Grana WA (1978) Ligamentous laxity in secondary school athletes. J Am Med Ass 240:1975–1976
7. Nyga W (1978) Prophylaxe und konservative Therapie von Sprunggelenksschäden bei Basketballspielern. Dtsch Z Sportmed 9:240–244
8. Steinbrück K, Martini AK (1980) Sportverletzungen der Finger. Dtsch Z Sportmed 31:105–113

Die Druck- und Kontaktverläufe im Talo-Navikular-Gelenk unter verschiedenen Funktionen

Pressure and Contact Areas in the Talonavicular Joint During Different Functions

E. Hille und K.-P. Schulitz

Orthopädische Universitätsklinik (Direktor: Prof. Dr. med. K.-P. Schulitz), Düsseldorf

Zusammenfassung

Mit Hilfe von Druckmeßfolien wurden die Druck- und Kontaktverläufe im Talo-Navikular-Gelenk unter verschiedenen Funktionen gemessen. Die *Plantarflexion* wie auch *Pronation* stellten biomechanisch die ungünstigsten Positionen für das Talo-Navikulargelenk dar. Die Kontaktflächenlokalisation war zweigeteilt, die Druckeinwirkung war hoch und die Kraftkurve war steil. Alle genannten Parameter sind Ausdruck einer außergewöhnlichen Beanspruchung. Somit wundert nicht die außergewöhnliche Häufigkeit des Os naviculare Ermüdungsbruches beim Hochspringer, der in ausgeprägter Plantarflexions- und Pronationsstellung abspringt.

Schlüsselwörter: Talo-Navikulargelenk – Druckeinwirkung – Kontaktflächenlokalisation.

Summary

We measured with contact prints the pressure- and contact areas in the talo-navicular joint under different functions. The plantarflexion just as the pronation were biomechanically the worst positions of the talo-navicular joint. The localisation of the contact area was separated, the pressure action was high and the curve of the acting power was steep. All parameters mentioned mean an exorbitant stress of the talo-navicular joint. The frequency of os naviculare stress fractures of the high jumper, who jumps at extreme position of plantarflexion and pronation, is therefore not astonishing.

Key-words: Talo-navicular joint – Pressure and contact areas.

Einleitung

Die ungewöhnliche Belastung der Gelenkpartner des unteren Sprunggelenkes, insbesondere des Talo-Navikular-Gelenkes, beim Hochspringer, beim Basketballspieler und beim Tanzen, die sich klinisch als Ermüdungsbruch im Os naviculare ausdrückt, veranlaßte uns, die Druck- und Kontaktverläufe im Talo-Navikular-Gelenk unter verschiedenen Funktionen zu überprüfen. Die von uns durchgeführte Messung der Gelenkbeanspruchung diente als indirekte Meßmethode. Wir glauben, daß man hieraus wesentliche Rückschlüße hinsichtlich der gelenknahen trabekulären Knochenbelastung ziehen kann.

Anschrift für die Verfasser: Priv.-Doz. Dr. med. E. Hille, Orthopädische Klinik der Universität, Moorenstraße 5, 4000 Düsseldorf 1

Material und Methodik

Als Meßmethode wählten wir *Druckmeßfolien* und *Dehnungsmeßstreifen*. Die Druckmeßfolien sind biegungselastisch und erlauben eine direkte intraartikuläre Durckmessung, ohne dabei die Gelenkpartner zu zerstören. Zur Aufnahme dieser Druckmeßfolien ins untere Sprunggelenk wurden die lateralen Bänden wie Ligamentum talo calcaneo interosseum, Ligamentum talo calcaneo laterale und das Ligamentum calcaneo fibulare durchtrennt. Jetzt ließ sich der proximale Teil des unteren Sprunggelenkes nach medial kippen und die Druckmeßfolie auf die Gelenkflächen legen. Um der in vivo-Situation möglichst nahe zu kommen, wurden die medialen Bänder und das Pfannenband belassen. Die durchtrennten lateralen Bänder wurden durch sogenannte Bandplastiken ersetzt. Wir brachten je eine Kortikalisschraube in den Talus, in das Os naviculare und den Calcaneus ein. Diese drei Insertionspunkte wurden mit einem Faden fest verbunden, so daß die laterale und dorsale Sicherung des unteren Sprunggelenkes wieder gegeben war.

Zur Bestimmung der Oberflächendehnungsveränderungen wurde die dorsale Oberfläche des Os naviculare deperiostet. Es wurden je zwei Dehnungsmeßstreifen medial und lateral auf die dorsale Os naviculare – Fläche appliziert.

Wir untersuchten 15 Unterschenkelfußpräparate. Um reproduzierbare Werte zu erzielen, entwickelten wir ein Modell, das aus einer quadratischen Metallplatte, auf der in den jeweiligen Ecken vier Führungsstangen senkrecht angebracht waren, bestand. Mittelpunkt des Modells stellte ein Kugeltisch dar. Der Fuß des Präparates wurde oberhalb des Kugeltisches in einer Metallschale durch Kalteinbettmasse fixiert. Die Funktionseinheit ließ sich in sämtlichen Freiheitsgraden bewegen und arretieren. Die von oben einwirkende Kraft wurde mit einem Drehgewinde vorgenommen, wobei die aufgebrachte Kraft mittels Kraftmeßdose aufgezeichnet wurde.

Ergebnisse

In *Normalstellung* ließ sich mittels Dehnungsmeßstreifen auf der medialen Begrenzung der dorsalen Os naviculare-Oberfläche eine Stauchung und auf der lateralen eine Dehnung erzielen. Die Untersuchungen mit den intra-artikulär eingelegten Druckmeßfolien zeigten im medialen Anteil der proximalen navicularen Gelenkfläche die Kontaktaufnahmezone. Die Stauchung der Dehnungsmeßstreifen korreliert demnach mit der Kontaktaufnahmezone der Druckmeßfolien. Eine Dehnung der Dehnungsmeßstreifen geht mit einem Nichtkontakt bzw. weniger Kontakt intraartikulär einher und wird durch Anspannung der Kapselbandstrukturen hervorgerufen. Der Kontaktflächenausnutzungsgrad mit 15% der Gelenkfläche und die Druckspitzenverteilung mit 5,2 N/mm^2 zeigten keine Extremwerte.

Den steilen Anstieg der Kraftkurve bei der *Plantarflexion* deuteten wir als unmittelbare bzw. direkte Kraftübertragung auf die Pressungspartner (Abb. 1). Daß der Verlauf der Dehnungskurven nicht das erwartete Ausmaß zeigte, war auf die bei der Belastung entgegengesetzt wirkende Dehnungskomponente des Kapselbandapparates des Fußrückens zurückzuführen. Durch Vorversuche *ohne* axiale Kompression ließ sich deutlich machen, daß bei reiner *Plantarflexion* eine Dehnung der Navicularoberfläche nachzuweisen war.

Ein Kontaktzonenausnutzungsgrad von 26% und eine mit der Druckmeßfolie gemessene hohe Druckspitzenverteilung von 6,4 N/mm^2 spiegelten die hohe Beanspruchung des Talo-Navicular-Gelenkes bei *Plantarflexion* wider.

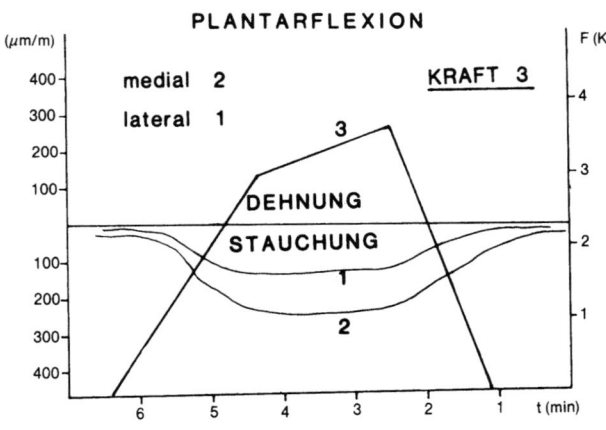

Abb. 1. Kraft-Dehnungs/Stauchungsdiagramm, aufgezeichnet gegen die Zeit. Steiler Anstieg der Kraftkurve als Ausdruck einer außergewöhnlichen direkten Beanspruchung des Talo-Navikulargelenkes. Geringe Oberflächenlängenveränderung als Ausdruck einer vermehrten Kapselspannung, die der intraartikulären Druckkomponente entgegenwirkt

Weiter waren unter *Plantarflexion* bei 10 Gelenken zwei voneinander getrennte Kontaktzonen zu erkennen (Abb. 2) Diese gelenkmechanisch ungünstige Adaptation war auf eine Inkongruenz bzw. Verkantung der Gelenkpartner zurückzuführen, was durch die hohen Druckspitzenwerte verdeutlicht wurde. In der Klinik wird dieses Phänomen durch einen funktionstüchtigen M. tibialis posterior ausgeglichen. Es sei denn, letzterer ist ermüdet.

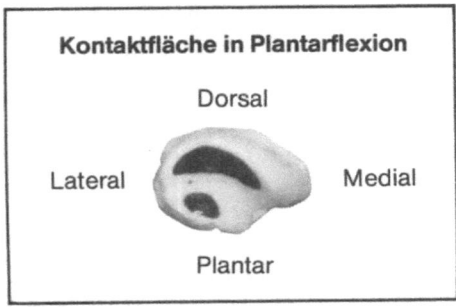

Abb. 2. Kontaktflächenlokalisation im Talo-Navikulargelenk bei Plantarflexion

Die *Dorsalflexion* löste bei den qualitativen Untersuchungen mit den Dehnungsmeßstreifen, bedingt durch die Zusammenführung der dorsalen Anteile des Talo-Navicular-Gelenkes eine Stauchung auf der Navicularoberfläche aus. Bestätigt wurde dieses Meßergebnis durch die Druckmeßfolien, die im kranial medialen Bereich eine Kontaktaufnahme aufwiesen. Da die extern aufgebrachte Kraft in Dorasalflexion nicht über den vorderen Fußpfeiler (Talus-Naviculare-Mittelfuß), sondern über den hinteren Fußpfeiler (Talus-Calcaneus) übertragen wurde, war die intraartikuläre Druckübernahme mit 4,8 N/mm^2 nur gering. Die Gelenkführung selbst war locker, was durch eine multilokuläre Kontaktaufnahme und geringgradigen Kontaktflächenausnutzungsgrad mit 10% in allen geprüften Gelenken untermauert wurde.

Die *Supination* zeigte bei den Dehnungsmeßstreifenuntersuchungen eine Stauchung der medialen und eine Dehnung der lateralen Navicularoberfläche. Der nicht nachweisbare steile Kraftanstieg der Kraftkurve ist auf die Absorption der Kräfte durch die lateralen Kapselbandstrukturen zurückzuführen. Die Druckmeßfolienuntersuchung ergab demnach medial kranial die Kontaktaufnahmezone. Die Druckspitzenverteilung zeigte mit 5,4 N/mm^2

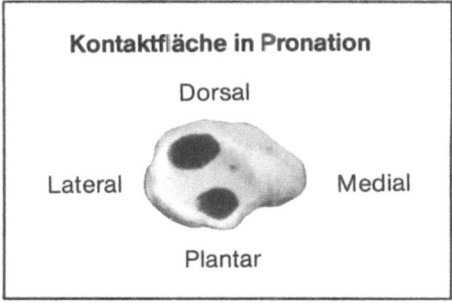

Abb. 3. Kontaktflächenlokalisation im Talo-Navikulargelenk bei Pronation

keine Extremwerte im Gegensatz zum Kontaktflächenausnutzungsgrad, der 18% betrug, was auf eine gute Gelenkadaptation schließen ließ.

Schließlich ließ sich bei der Dehnungsmeßstreifenuntersuchung in *Pronation* eine Dehnung medial und eine Stauchung lateral beobachten. Der Kraftanstieg der Kraftkurve war sehr steil. Die Druckmeßfolien zeigten die entsprechenden Kontaktzonen, wobei bei 10 Gelenken zwei voneinander getrennte Kontaktzonen nachzuweisen waren (Abb. 3). Die eine Zone lag kranial lateral, die andere kaudal medial. Wir führten diese unphysiologischen Kontaktaufnahmelokatisationen ähnlich wie bei der Plantarflexion auf eine Verkantung der sich nicht entsprechenden Radii des Taluskopfes und der proximalen Navicular-Gelenkfläche zurück. Dieser schlechte Gelenkschluß wurde durch die Berechnung des Gelenkflächenausnutzungsgrades bestätigt. Es zeigte sich hier ein geringer Ausnutzungsgrad von 12%, woraus sich eine außergewöhnliche Druckspitzenverteilung in Pronation von 6,6 N/mm^2 ergab.

Diskussion

Zusammenfassend läßt sich sagen, daß die *Plantarflexion* wie auch *Pronation* biomechanisch die ungünstigsten Positionen für das Naviculargelenk darstellen. Die Kontaktflächenlokalisation war zweigeteilt, die Druckeinwirkung war hoch und die Kraftkurve war steil. Alle Parameter sind Ausdruck einer außergewöhnlichen Beanspruchung (Abb. 4). In vivo wird diese extreme Beanspruchung durch einen funktionstüchtigen M. tibialis posterior und eine straffe Kapselbandführung kompensiert. Sind diese Strukturen jedoch durch zyklische Belastungen

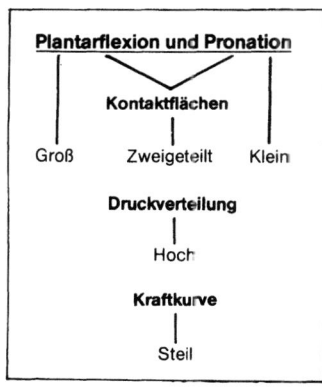

Abb. 4. Faktoren, die eine außergewöhnliche Beanspruchung des Talo-Navikulargelenkes bei Plantarflektion wie auch Pronation darstellen

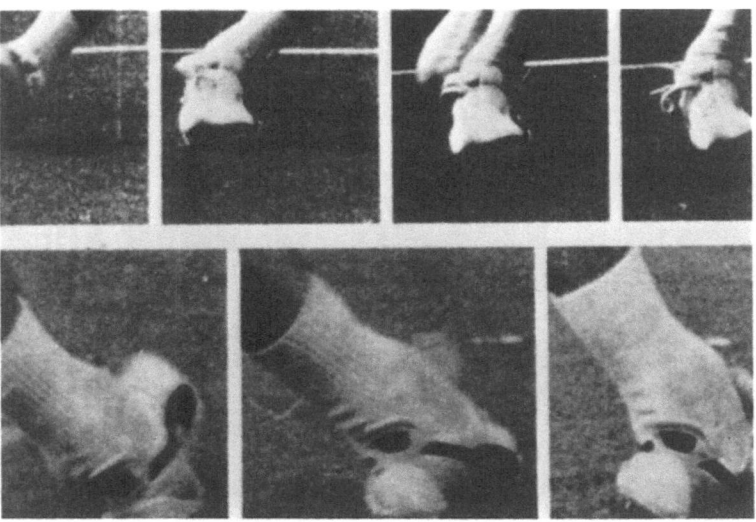

Abb. 5. Kinematographische Darstellung des Absprungfußes beim Hochsprung (Krahl u. Mitarb. [1])

überbeansprucht und somit ermüdet bzw. ausgelockert, erwarten wir Überlastungssyndrome. Hieraus erklärt sich, daß die sogenannten Bagatelltraumen während des Tanzens bei Frauen mit hochhackigen Schuhen und während des Absprunges beim Hochspringer ungewöhnliche Belastungen des Naviculare darstellen.

Der von Krahl u. Mitarb. [1] geschilderte Bewegungsablauf des Hochspringers in der Absprungphase soll zur Verdeutlichung der Pathogenese des Kahnbeinermüdungsbruches dienen (Abb. 5). Die ausgeprägte Plantarflexions- und Pronationsstellung ist ausgezeichnet auf diesen Bildern zu erkennen. Wird der Fuß dieser Maximalbeanspruchung zyklisch unterworfen, wie z. B. beim Tanzen oder Flopspringer, ist eine Lockerung der Kapselbandstruktur bzw. Überlastung des Tibialis posterior nicht verwunderlich. In diesem Zusammenhang möchte ich eine Sammelstudie über Navikularbrüche von Torg u. Mitarb. [2] anführen, die bei drei Vierteln der Patienten ein Naviculare cornutum bzw. Os tibiale externum röntgenologisch nachweisen konnten. Beide Formanomalien schränken erheblich die Funktion des M. tibialis posterior ein.

Literatur

1. Krahl H, Knebel KP, Steinbrück K (1978) Kinematographische Untersuchungen zur Frage der Fußgelenkbelastung und Schuhversorgung des Sportlers. Orthop Prax 11:821
2. Torg JS, Pavlov H, Cooley L, Bryant LH, Arnoczky MH, Bergfield SP, Hunter LY (1982) Stress fractures of the tarsal navicular. J Bone Jt Surg 64A:700–712

Überlastungsreaktionen und -schäden des Fußes

Overstress Reactions and Lesions of the Foot

K. H. Graff, H.-J. Schomaecker und H. Krahl

Orthopädische Klinik (Leitender Arzt: Prof. Dr. med. H. Krahl) Alfried-Krupp-Krankenhaus, Essen

Zusammenfassung

Die Anzahl der Überlastungsschäden am Skelettsystem hat in manchen sportlichen Disziplinen deutlich zugenommen. Besonders bei den Leichtathleten beobachteten wir in letzter Zeit eine brisante Zunahme von Streßreaktionen und Streßfrakturen des Fußskeletts. Eine hervorragende Bedeutung im negativen Sinn kommt hierbei den knöchernen Anteilen des unteren Sprunggelenkes zu. In der Verletzungsstatistik nimmt nicht etwa die klassische Disziplin Hochsprung (Flop) die Spitzenposition ein, sondern andere Schnellkraftdisziplinen der Leichtathletik (Sprint). Besonders alarmierend ist die Zunahme dieser schweren Schäden bei jugendlichen Athleten.

Schlüsselwörter: Streßfrakturen des Fußgelenks – Leistungssportler – Überlastung – Diagnostische Möglichkeiten.

Summary

We are reporting about the incidence of stress-fractures of the Os naviculare pedis in top-ranking athletes and we are demonstrating diagnostic possibilities like special radiodiagnosis and bone-scanning.

We are discussing the effects of certain ways of training, like reactive muscle strengthening, with their extreme stresses in the etiology of stress fractures of the navicular bone.

Key-words: Stress fracture of the navicular bone of the foot – Top-ranking athletes – Overstress – Diagnostic possibilities.

Einleitung

Nicht immer sind spektakuläre sportliche Aktionen Ursache langwieriger Verletzungen. Wesentlich häufiger beobachten wir Beschwerden auf Grund permanenter Überbeanspruchungen an Knochen, Gelenken und Weichteilen.

Medialer Mittel- und Rückfuß stellen besondere Schwachstellen bei Sportarten und Disziplinen mit hohen dynamischen Belastungsformen der unteren Extremitäten dar (Volleyball, Basketball, Turnen, Leichtathletik). In Abb. 1 und Tabelle 1 sind die wesentlichen Schmerzlokalisationen und Beschwerdeursachen dargestellt.

Anschrift für die Verfasser: Dr. med. K. H. Graff, Orthopädische Klinik, Alfried-Krupp-Krankenhaus, Alfried-Krupp-Straße 21, 4300 Essen 1

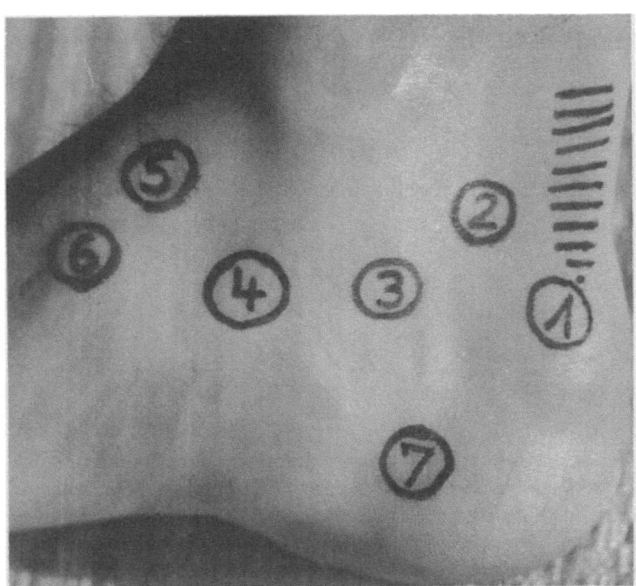

Abb. 1. Überlastungsreaktionen am medialen Rückfuß des Sportlers. Erläuterung der Zahlen in Tabelle 1

Tabelle 1. Überlastungsreaktionen am medialen Rückfuß des Sportlers

1.	Reizzustände der Achillessehne und ihrer Insertion
2.	Kapsulitiden des Subtalargelenkes Hypertropher Proc. post. tali
3.	Tenosynovitiden der Stellmuskeln des Fußes (M. tibialis post., M. Flexor digitorum longus, M. Flexor hallucis longus) „Tarsaltunnelsyndrom" = Engesyndrom des N. tibialis bzw. der N. plantaris
4.–6.	Kapsulitiden OSG und USG (vordere Kammer) Insertionstendinose M. tibialis post. Streßfraktur des Os naviculare pedis
7.	Plantarfasciitis Plantarer Fersensporn

Athleten und Experten der leichtathletischen Disziplin konnten in den vergangenen 2–3 Jahren in Zeitschriften und Mitteilungsblättern vermehrt Meldungen lesen, in denen sich langwierige Verletzungen als „Fußbruch" herausstellten.

Nun sind Streßreaktionen am knöchernen Skelett als Sportschaden nicht unbekannt, obwohl z. B. die Streßfraktur des Os naviculare pedis auch heute noch als Rarität gilt. Das in letzter Zeit gehäufte Vorkommen dieses Verletzungstyps in unserem Sportkollektiv macht es erforderlich in diesem Rahmen ausdrücklich darauf hinzuweisen. Es handelt sich hierbei um einen Sportschaden, der wahrscheinlich so manche Sportlerlaufbahn beendet hat ohne daß die Ursache erkannt wurde. Die Aktualität der Problematik wird klar, wenn man sich vor Augen hält, daß in den Jahren 1974 bis 1979 in der Sportambulanz der orthopädischen Universitätsklinik Heidelberg insgesamt 6 solche Verletzungen diagnostiziert wurden, während wir nun in unserer Sportambulanz Essen allein in den vergangenen 3 Jahren bei 25 Athleten 29 Streßfrakturen des Kahnbeins gesehen haben [4].

Ergebnisse und Diskussion

Der Vergleich von Statistiken gleichartiger Verletzungen zeigt oft erhebliche Unterschiede, je nach Zusammensetzung der Kollektive (Tabelle 2 und 3). So macht in unserer Zusammenstellung der gesamten Streßfrakturen die Kahnbeinstreßfraktur allein 50,8% aus, während Wilson et al. bei 250 Streßfrakturen keine des Kahnbeins (Soldaten), Orava et al. eine einzige bei 142 Athleten sahen [10, 14].

Ein Vergleich unseres Zahlenmaterials mit der bisher größten Zusammenstellung über Streßfrakturen des Os naviculare von Torg et al. [13] zeigt bei dem gleichen Verletzungstyp ebenfalls deutliche Unterschiede [11, 13]. Es überwiegen hier die Sportarten Football, Basketball während bei uns die Leichtathleten „einsam an der Spitze stehen". Am auffälligsten ist jedoch die Tatsache, daß bei insgesamt 21 Streßfrakturen bei 19 Athleten nur 2 Frauen zu finden sind, bei uns lag der Anteil der Athletinnen bei 68%, d. h. von 25 Sportlern waren allein 17 weiblich. Vier Athletinnen hatten eine solche Verletzung sogar eindeutig beidseits.

Die Diagnostik der Kahnbeinstreßfrakturen bereitet Schwierigkeiten. Im Mittel betrug die Beschwerdedauer vor der endgültigen Diagnose 7,4 Monate (maximal 24, minimal 1,5 Monate). Die Gründe dafür sind u. a. die zeitlich oft sehr verzögerte Darstellung im Röntgenbild, die Notwendigkeit der sauberen Röntgendiagnostik sowie die Möglichkeit der Fehlinterpretation von Röntgenbefunden [7]. Das frakturierte Kahnbein kann sich dem flüchtigen Betrachter als zwei eigenständige und separate Skelettanteile darstellen, zumal der Bruchspalt mit seiner Breite und den glatten Bändern wie ein röntgenologischer Gelenk-

Tabelle 2. Häufigkeit von Streßfrakturen und ihre Lokalisation bei unterschiedlichen Autoren (Edwin et al. − Soldaten; Orava et al. − Athleten; Eigene − Athleten)

	Wilson et al. [14]	Orava et al. [10]	Eigene
Femurhals	8	5	−
Femurschaft	−	4	−
Tibia	60 (24%)	76 (53,5%)	5
Fibula	8	20	7 (15,8%)
Naviculare	−	1	29 (50,8%)
Calcaneus	70	1	1
Metatarsale	88	26 (19,3%)	9 (15,8%)
Zehenphalanx	−	1	−
Sesambein	−	2	3
Proc. post. tali	−	−	1
Wirbelbogen	1	1	−[a]
Schambein	1	2	−
Rippen	14 (5,6%)	−	−
Humerus	−	1	−
Ulna	−	1	−
Metacarpale	−	2	−
Olecranon	−	−	1
Gesamt	250	142	57

[a] Keine Angaben unsererseits, da Ätiologie oft nicht sicher

Tabelle 3. Aufgliederung der Athleten mit Kahnbeinstreßfrakturen nach Sportarten, Geschlecht und Seitenlokalisation

	Torg et al. [13]	Eigene (1984)
Basketball	6	–
Football	4	–
Fußball (Soccer)	1	–
Leichtathletik	6	23
Tennis	1	–
Ballett	1	–
Turnen	–	1
Kein Sport	–	1
Männer	17	8
Frauen	2	17
Rechts	12	17
Links	9	12
Total	21 Frakturen bei 19 Athleten	29 Frakturen bei 25 Athleten

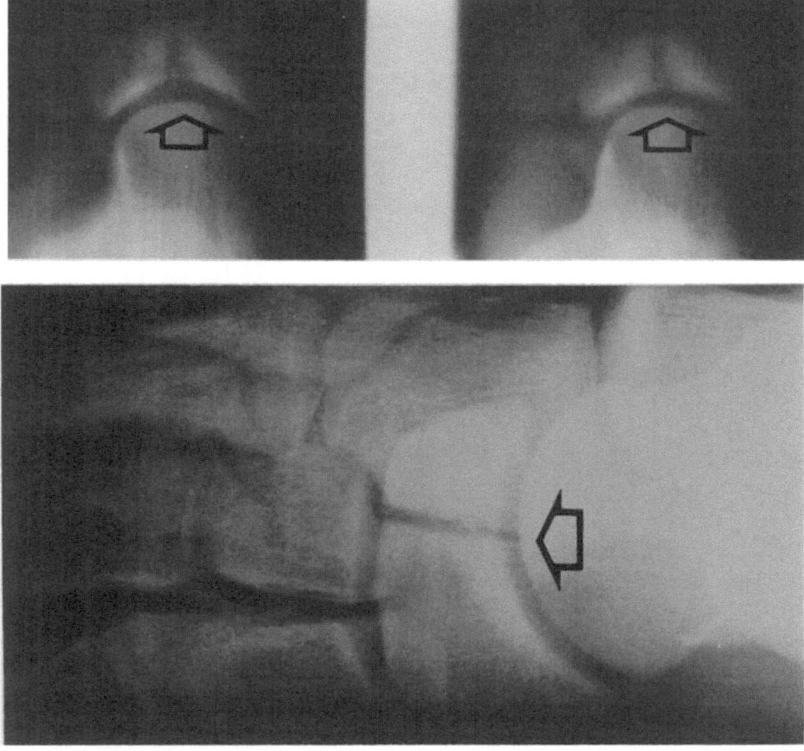

Abb. 2. Kahnbeinstreßfrakturen im Röntgenbild

Tabelle 4. Typische Beschwerden bei Kahnbeinstressfrakturen und ihre Lokalisation

A. Akute Beschwerden:

Plötzlicher, heftiger Schmerz bei dyn. Abdruck oder Landung mit zunehmender Unfähigkeit, den Fuß abzurollen

Plötzliches „Umknicken" im Lauf oder Sprung mit anschl. zunehmenden Beschwerden im Fuß

B. Chronische Beschwerden:

Morgendlicher Anlaufschmerz
Schmerzen beim dynamischen Abdruck
Schmerzen bei der Landung nach Sprüngen
Schmerzen am Tag nach dem Training oder Wettkampf
Schmerzen beim „Austrudeln" nach dem Lauf
Gefühl des Abkippens nach innen

C. Lokalisation der Beschwerden:

Im Bereich des Os naviculare bzw. Talo-calcaneo-Naviculargelenk
Reifenförmig um den Fuß herum („wie in einem Schraubstock eingespannt")
Am medialen Fußrand, entlang dem I. Strahl zum Vorfuß hin
„Im Fuß" – Keine genaue Lokalisation möglich

---

spalt aussehen kann. Nicht immer stellt sich jedoch ein glatter Frakturspalt dar, manchmal erscheint die Gelenkfläche keilförmig zerstört (Abb. 2). Trotzdem kommt dem Röntgenbefund eine entscheidende Rolle zu, besonders im Hinblick auf das therapeutische Konzept.

Von insgesamt 29 Streßfrakturen wurden 22 radiologisch, 7 szintigraphisch gesichert.

Grundlage des diagnostischen Vorgehens sollte das „typische Beschwerdebild" sein. Beschwerden können bei dieser Verletzung akut auftreten oder bereits chronisch und therapieresistent bestehen. Treten typische Beschwerden auf (Tabelle 4), lokalisieren sich diese Beschwerden „in den Fuß" bzw. den medialen Mittelfußbereich und besteht gleichzeitig ein „verdächtiger klinischer Befund", sollte an eine Kahnbeinstreßfraktur gedacht werden. Ein „verdächtiger klinischer Befund" ist der deutliche, seitendifferente Palpations- und Klopfschmerz über dem mittleren Anteil des Kahnbeins. Beidseits typische Beschwerden und klinische Befunde müssen an einen beidseitigen pathologischen Befund denken lassen.

Bei einer solchen Konstellation verfahren wir diagnostisch wie in (Tabelle 5) dargestellt.

Da sich durch ausgeblendete Kahnbeinübersichtsaufnahmen selbst komplette Frakturen nicht immer darstellen lassen, werden bei entsprechendem Beschwerdebild, klinischen Befund und negativer Übersicht immer Tomogramme angefertigt. Von 10 kompletten Frakturen waren 4 in der ausgeblendeten Kahnbeinübersicht nicht zu erkennen. Die von Torg et al. [13] sowie Pavlov et al. [9] empfohlene Tomographie in sogenannter „anatomischer Einstellung" (Vorfuß und medialer Fußrand angehoben sowie Einstellung unter Durchleuchtungskontrolle) ist nach unseren Erkenntnissen nur im Zweifelsfall notwendig. Bringt die Röntgendiagnostik bei typischen Beschwerden und verdächtigem klinischen Befund keine eindeutige Klärung, lassen wir ein Knochenszintigramm anfertigen.

Nur eine eindeutig seitendifferente Mehranreicherung im Kahnbein der betroffenen Seite bei entsprechendem Beschwerdebild und entsprechender Beschwerdedauer läßt uns eine Streßfraktur annehmen. Die alleinige fokale Mehranreicherung des Radiopharmakons

Tabelle 5. Diagnostisches Vorgehen bei Verdacht auf Kahnbeinstreßfrakturen

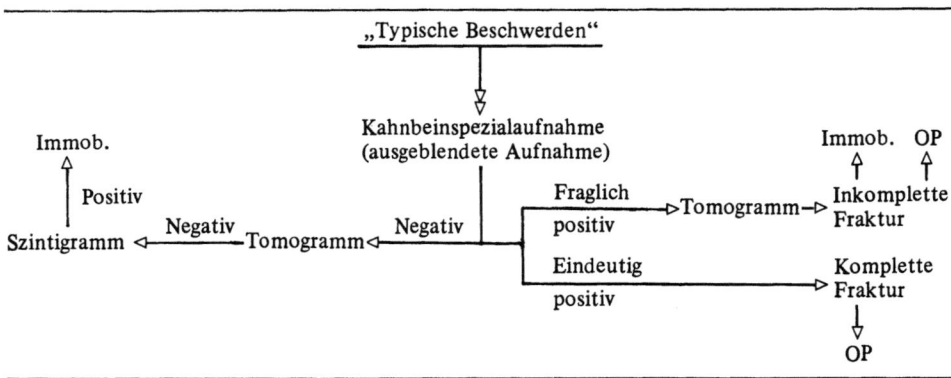

reicht uns für die Diagnose nicht aus. Die Unspezifität dieser Untersuchungsmethode ist bekannt. Bei unkritischer Überbewertung des szintigraphischen Befundes besteht die Gefahr der „falsch positiven Diagnose". Gerade bei Athleten von Disziplinen mit sehr dynamischen Bewegungsmustern beobachtet man vermehrte Speicherung in bevorzugt beanspruchten Skelettelementen, bzw. Gelenken als biopositive Reaktion auf die Belastung [2, 4, 5, 12].

Auf einige Aspekte der Problematik kann in diesem Rahmen nicht eingegangen werden (z. B. die Frage der Therapie).

Allerdings sollte noch kurz die Frage der Ursache der Häufung dieser Verletzung angesprochen werden.

Torg et al. [13] haben eindrucksvoll mikroangiographisch dargestellt, daß das Os naviculare pedis an sich selbst schon eine morphologische Schwachstelle hat. Der mittlere Anteil des von Ästen der A. tibialis anterior und A. tibialis posterior versorgten Skelettanteils verbleibt relativ avaskulär. Es ist die Stelle, an der typischerweise das Kahnbein bricht [13].

Das untere Sprunggelenk besteht aus 2 komplett getrennten Anteilen, der vorderen (Talo-calcaneo-Navikular-Gelenk) und der hinteren Kammer (Subtalargelenk). Das Kahnbein ist Bestandteil der vorderen Kammer. Im Gegensatz zum OSG spielt der Komplex des USG für die Fortbewegung (Raumgewinn) keine wesentliche Rolle. Vielmehr ist es zusammen mit den Tarsometatarsalgelenken, dem Cubo-Navikulargelenk und dem Cunio-Navikulargelenk verantwortlich für die korrekte Einstellung des Fußes unabhängig von der Position des Beines und der Beschaffenheit der Auftrittsfläche. Außerdem ermöglichen diese Gelenke durch die Verformung der Gewölbestruktur eine Dämpfung der Körperlast [3–6]. Eine Überforderung dieser Funktionen muß für Überbeanspruchungen verantwortlich sein.

Es gibt Trainingsformen, bei denen ein außerordentlich hoher Anspruch an die Dämpfungsfunktion besteht. Hierbei sei besonders auf rekative Belastungsformen mit kräftigem dynamischen Abdruck, bzw. vor allem dynamischer Landung hingewiesen. Im Rahmen des sogenannten „reaktiven Krafttrainings" (z. B. den sogenannten Tiefsprüngen) treten Belastungsspitzen auf einem Bein auf, die von Experten (Schmiedtbleicher) im Bereich des 6–10fachen des Körpergewichtes angenommen werden. Besonders bei Sprintern, Springern und Mehrkämpfern wird dem reaktiven Krafttraining eine besondere Bedeutung beigemes-

Tabelle 6. Vorkommen der Streßfrakturen in den verschiedenen Sportarten

Disziplin	Tibia	Fibula	Calcaneus	Naviculare	Metatarsale	Sesambein	Proc. post. tali	Total
Langstrecke	1	1		2	2			6
Mittelstrecke	2			4[a]	1			7
Sprint	2	6		7[b]	2			17
Hürden		1		4[c]	2			8
Drei, Weit				1				1
Hoch				3	1			4
Stabhoch				1				1
Zehnkampf							1	1
Mehrkampf				4[d]				4
Diskus						1		1
Speer				1		1		2
Kugel			1					1
Turnen				1		1		2
Volleyball					1			1
Kein Sport				1				1
Total	5	9	1	29	9	3	1	57

[a] 4 Streßfrakturen bei 3 Athleten
[b] 7 Streßfrakturen bei 6 Athleten
[c] 4 Streßfrakturen bei 3 Athleten
[d] 4 Streßfrakturen bei 3 Athleten

sen. Der hohe Anteil an Kahnbeinstreßfrakturen bei diesen Disziplinen wirft die Frage auf, ob die Anwendung dieser Trainingsformen an sich unkorrekt oder die Vorbereitung der Athleten auf dieses Training oft ungenügend ist.

Auffallend ist in der abschließenden Tabelle der hohe Anteil von Kurzstrecklern und Mehrkämpfern mit Kahnbeinstreßfrakturen. Zu dieser Gruppierung gehören auch die vier Athletinnen mit jeweils beidseitigen Kahnbeinstreßfrakturen (Tabelle 6).

Die schlechte Prognose dieser Verletzung, die sich in langen Therapieverläufen mit oft langem Trainingsausfall und manchmal frustranen Therapieversuchen äußert macht es erforderlich, die wesentlichen Ursachen herauszufinden

Literatur

1. Daffner H (1978) Stress fractures: Current concepts. Skeletal Radiol 2:221–229
2. David R, Brill MD (1983) Sports nuclear medicine bone. Imaging for lower-extremity pain in athletes. Clin Nucl Med 8:101–106
3. Graff KH, Krahl H (1984) Überlastungsschäden im Fußbereich beim Leichtathleten. Leichtathletik 3:81–87
4. Graff KH, Krahl H, Kirschberger R (1984) Streßfrakturen des Os naviculare pedis beim Athleten. (Noch nicht veröffentlicht)
5. Hille E (1980) Dehnungsmeßtechnische Untersuchungen am Os naviculare pedis. In: Cotta H, Krahl H, Steinbrück K (Hrsg) Die Belastungstoleranz des Haltungs- und Bewegungsapparates. Thieme, Stuttgart

6. Kapandji JI (1970) The physiology of the joints. Churchill Livingstone, Edinburgh London New York
7. Kirschberger R, Graff KH, Henning A (1985) Ermüdungsbrüche des Os naviculare pedis. (im Druck)
8. Krahl H, Knebel KP, Steinbrück K (1978) Kinematographische Untersuchungen zur Frage der Fußgelenkbelastung und Schuhversorgung des Sportlers. Orthop Prax 11:821–824
9. Krahl H, Knebel KP, Steinbrück K (1978) Fatigue fracture of the Os naviculare pedis in flop athletes – a kinematographic and clinical study. XXI. Weltkongreß für Sportmedizin, 7.–12. 9. 1978 in Brasilia
10. Orava S, Puranen J, Ala-Ketola L (1978) Stress fractures caused by physical exercise. Acta Orthop Scand 49:19–27
11. Pavlov H, Torg JS, Freiberger RH (1983) Tarsal navicular stress fractures: Radiographic evaluation. Radiology 148:641–645
12. Prather JL et al (1977) Scintigraphic finding in stress fractures. J Bone Jt Surg 59A (No 7)
13. Torg JS et al (1982) Stress fractures of the tarsal navicular. J Bone J Surg 64A (No 5):700–712
14. Wilson ES, Katz FN (1969) Stress fractures. Radiology 92:481–486

Die Nachbehandlung von Sportschäden und Sportverletzungen nach operativen Eingriffen aus orthopädischer Sicht
Postoperative Orthopedic Treatment of Acute and Chronic Sport Injuries

K. H. Graff und *H. Krahl*

Orthopädische Klinik (Leitender Arzt: Prof. Dr. med. H. Krahl), Alfried-Krupp-Krankenhaus, Essen

Zusammenfassung

Die Nachbehandlungsphase eines Athleten erstreckt sich bis zum Zeitpunkt der Möglichkeit des Einsatzes aller für die jeweilige Disziplin notwendigen Trainingsmittel in entsprechend hohen Intensitäten. In der Regel ist zu diesem Zeitpunkt auch die Wettkampfbelastung wieder möglich. Erst zu diesem Zeitpunkt ist die „volle Belastbarkeit" erreicht. Die „volle Belastung" wird bei Nichtbeachtung der disziplinspezifischen Belastungsmuster nicht selten zu früh freigegeben. Dies führt zu Rückschlägen bzw. Mißerfolgen nach operativen Eingriffen und bei Trainer und Athleten zu Verunsicherungen.

Schlüsselwörter: Postoperative Behandlung – Rehabilitation – Akute und chronische Sportverletzungen.

Summary

We are reporting about the importance of effective stimulation by training in postoperative treatment of athletes. We are demanding spezialized institutions for rehabilitation with qualified therapists and sufficient training equipement. The example of the ruptured Achilles tenden will illustrate rehabilitation with it's different stages.

Key-words: Postoperative treatment – Rehabilitation – Acute and chronic sport injuries.

Einleitung

Behandlungsziel bei Sportverletzten ist die Wiederherstellung der vollen Gebrauchsfähigkeit, mit kleinstem Risiko, in kürzester Zeit – auf die bekannte Kurzformel gebracht: die „volle Belastung". Dieses Ziel wird auch bei operierten Athleten angestrebt. Der Weg dorthin führt nach allgemeiner Ansicht über die Nachbehandlung, Rehabilitation, Trainingstherapie oder Rehabilitationstraining. In das Bemühen zur Erreichung dieses Ziels sind Ärzte, Krankengymnasten und Physiotherapeuten, Trainer und je nach Sportart, Popularität und „Wichtigkeit" des Athleten auch Manager und Funktionäre eingeschaltet.

In der Regel bereits vor dem Eingriff, fast immer unmittelbar danach – wenn das gesamte Ausmaß des Schadens bekannt ist, auf jeden Fall erneut vor der Entlassung aus der

---

Anschrift für die Verfasser: Dr. med. K. H. Graff, Orthopädische Klinik, Alfried-Krupp-Krankenhaus, Alfried-Krupp-Straße 21, 4300 Essen 1

stationären Behandlung, stellen Athleten und Trainer die aus ihrer Sicht essentiellen Fragen: „... Wann kann ich trainierten? ... Was kann ich trainieren? ... Wann kann ich wieder an Wettkämpfen teilnehmen? ..." Auf diese konkreten Fragen antworten ärztliche Betreuer leider nicht selten mit allgemeinen Verhaltensregeln wie: „Fang nicht zu früh an! ... Langsam anfangen, dann steigern! ..." Oder: ... „2, 4, 6, 8, ... Wochen Pause, dann volle Belastung."

Aus der Sicht der Athleten und Trainer sind solche Informationen unbefriedigend, da ungenau und unzureichend. Für den Operateur beinhaltet ein Vorgehen nach dieser Methode die Gefahr des therapeutischen Mißerfolgs bzw. des Rezidivs.

Die optimale postoperative ärztliche Betreuung eines Athleten setzt deshalb Einblick in Belastungsformen in Training und Wettkampf voraus. Sie erfordert außerdem die Möglichkeit der Abschätzung vor allem negativer Wirkungen von Trainingsmitteln auf operierten Körperstrukturen.

Postoperativ stellen sich bei Athleten zwei Fragen:

1. Wie können die durch Operation und Immobilisierung bedingten Atrophien und Bewegungseinschränkungen verhindert, möglichst klein gehalten und behoben werden?
2. Zu welchem Zeitpunkt sind risikoarm jeweils
   a) disziplinspezifische Trainingsmittel einsetzbar und
   b) ab wann ist z. B. ein operiertes Sprunggelenk oder eine operierte Achillessehne oder ein operiertes Kniegelenk für entsprechende Sportarten im Wettkampf einsetzbar?

Ergebnisse und Diskussion

Zur ersten Frage: Atrophien von Weichteilen, Gelenken und Knochen lassen sich je nach operativem Eingriff und evtl. notwendiger Immobilisierung nicht umgehen. Auf keinen Fall lassen sie sich allein durch die traditionelle Krankengymnastik verhindern oder beheben. Die im sportlichen Training für einen Trainingsfortschritt geforderten entsprechenden Trainingsreize gelten auch, bzw. gerade für die Rehabilitation operierter Extremitäten. So sind nur über enstprechende Reizintensitäten, Reizdichten, Reizdauern, Reizumfänge und eine entsprechende Trainingshäufigkeit weitere Atrophien zu verhindern, sowie Fortschritte in der Behandlung zu erzielen [2].

Bei der Frage nach dem Zeitpunkt des gefahrlosen Einsatzes in Training und Wettkampf müssen bilogische Gegebenheiten beachtet werden. Untersuchungen zeigen, daß die Reißfestigkeit von gesunden Kreuzbändern bei Affen nach einer achtwöchigen Gipsruhigstellung nur noch 61%, nach fünf Monaten nur 79% beträgt. Nach 12 Monaten war mit 91% immer noch nicht die Ausgangsfestigkeit erreicht [1]. Wenn die Funktion gesunder Bandsysteme über solche Zeiträume hinweg gemindert ist, verwundert es nicht, wenn komplette Einheilungszeiten verletzter Bänder noch höher veranschlagt werden müssen.

Die Forderung nach wirkungsvollen Trainingsreizen bereits in der frühen Nachbehandlungsperiode ist nur dann zu erfüllen, wenn der Patient (Athlet) gefahrlos unter entsprechender Anleitung in Eigenregie „trainieren" kann. Hierbei hat sich der Einsatz sog. Kraftmaschinen und adäquater Trainingsgeräte bewährt. Sie gestatten geführte und dosierte Krafteinsätze. Leider können Vereine sich solche Geräte oft nicht leisten. Manche dieser Geräte sind fast unbezahlbar. In sog. Fitness-Centern wo entsprechende Trainingsgeräte vorhanden sind, mangelt es oft an der fachgerechten Anleitung und Einweisung.

Tabelle 1. Belastungsphasen, Belastungskriterien, Trainingsmittel in der postoperativen Nachbehandlung

Belastungsphasen	Kriterien der Belastung	Trainingsmittel
1. Gipsruhigstellung Relative Ruhigstellung (2–6 Wochen)	Keine Körperlast (Gips) Teilbelastung (Gehstützen)	Krafttraining an Maschinen und adäquaten Trainingsgeräten für Rumpf, nicht operierte Extremität, Teile der operierten Extremität
2. „Normale Alltagsbelastung" (4–10 Wochen)	Reizloses OP-Gebiet Nahezu volle Beweglichkeit Ausreichende dynamische Sicherung von Gelenken	Wie 1 Beginn mit leichtem Lauftraining (5–6 min/km), intervallmäßig beginnend bei 2–5 km Verbesserung der Beweglichkeit Koordination
3. Berufliche Belastung (4–12 Wochen)		
4. Zunehmende Trainingsbelastung ohne reaktive Trainingselemente (8–16 Wochen)	Reizloses OP-Gebiet Nahezu volle Beweglichkeit Ausreichende dynamische Sicherung	Krafttraining mit Hanteln (Kniebeugen, Umsetzen) Steigerung der Laufarbeit (Tempoläufe ansteigender Intensität) Koordination
5. Sportartspezifische Belastung (8.–20. ... Woche)	Elastizität der Gewebe Volle dynamische Sicherung	Reaktive Trainingsformen Sprünge, Landungen
6. Wettkampf (10.–24. ... Woche)	„Volle Belastbarkeit" für Disziplinen mit wesentlich dynamischen Belastungen (Spielsportarten, Kampfsportarten, Leichtathletik)	

Die Einrichtung von Rehabilitationszentren mit qualifizierten Therapeuten ist deshalb sehr zu begrüßen. Solche Intensivtherapien ersetzen jedoch nicht ein differenziertes und abgestuftes Vorgehn beim Einsatz der Trainingsmittel bis hin zur vollen Wettkampfbelastung in den unterschiedlichen Sportarten und Disziplinen. Es erfordert vor allem die Absprache mit dem ärztlichen Betreuer bzw. Operateur.

Es hat sich bewährt, die Nachbehandlungszeit in Belastungsphasen einzuteilen. Für jeden Abschnitt gibt es Kriterien der Belastung, die den jeweiligen Einsatz von Trainingsmitteln gestatten oder verbieten (Tabelle 1).

Am Beispiel der Achillessehnenruptur sei das Vorgehn in unserer Klinik dargestellt. Es handelt sich hierbei nicht um eine komplette Nachbehandlungsfibel sondern um eine skizzenhafte Darstellung der Belastungsmöglichkeiten im zeitlichen Ablauf der Nachbehandlungsperiode (Tabelle 2).

Auf der Suche nach wirkungsvollen Trainigsmethoden, die einen frühen postoperativen Einsatz erlauben, ist die Elektrostimulation zur Zeit wieder im Gespräch (Abb. 1).

Es handelt sich dabei um eine Methode, bei der intervallmäßig rhythmische Kontraktionen umschriebenen Muskelabschnitten aufgezwungen werden. Der zentrale Impuls aus dem Gehirn wird indirekt oder direkt durch einen elektrischen Reiz ersetzt. Verschiedene

Tabelle 2. Behandlungsrichtlinien Achillessehnen-Ruptur

Operation:	Achillessehnennaht
Bis 2. Woche:	Oberschenkelliegegips
2.–4. Woche:	Unterschenkelliegegips (Radfahren, Krafttraining an Maschinen für Oberschenkel-, Schulter- und Rumpfmuskulatur, Hanteltraining im Liegen)
4.–6. Woche:	Unterschenkelgehgips
Nach 6 Wochen:	Gips ab, etwa 10 Tage stationäre Nachbehandlung. KG: Verbesserung der Beweglichkeit Kräftigung der Fuß- und gelenküberschreitenden Muskulatur Bewegungsbad Zunehmende Gehstrecke zunächst bei Teilbelastung (Fersenkeil bis Dorsalextension mindestens bis Neutralstellung möglich)
Ab 10.–12. Woche:	Zunehmend Gehen im profilierten Gelände Beginn mit leichter Laufarbeit (Traben), Koordinationsschulung Ballenstand mit zunehmender Gewichtsbelastung Kraftarbeit an Maschinen (Beinpresse – mit Fersen zunächst aufsetzen)
Ab 16. Woche:	Leichte Sprünge (Seilsprünge, Wechselsprünge, Hopserläufe, Kurvenläufe) Temposteigerung in der Laufarbeit Hanteltraining: Umsetzen, Kniebeugen mit zunehmender Gewichtsbelastung bis max. 90° Kniewinkel (Beweglichkeit OSG!!!)
Ab 20. Woche:	Sprungläufe, Hürdensprünge, Sprints
Ab 24. Woche:	Volle sportliche Belastung auch für Sprungdisziplinen

Tabelle 3. Vorteile und Nachteile der Elektrostimulation

Vorteile der Elektrostimulation	Nachteile der Elektrostimulation
Einfache Handhabung Früher Einsatz nach Operationen (Gips) Zielgerichtetes Arbeiten Ausschaltung schmerzbedingter Kontraktionshemmung und zentrale Ermüdung Verhinderung von Verklebungen, „Pumpfunktion" bei Ergüssen	Aufwendigkeit der Methode Vernachlässigung der Neurophysiologischen Bewegungsorganisation (Koordination) Überlastungsschäden? (Zentrale Ermüdung, Schutzfunktion der Propriorezeptoren ausgeschaltet, gleichzeitige Kontraktion aller Muskelfasern, → Läsionen an Muskulatur, Sehnen und Sehnenansätzen)

Autoren fanden bei gesunden Athleten deutliche Kraftanstiege der maximalen isometrischen Kraft, teilweise bereits nach 10 Sitzungen. Die bisherige Anwendung bei Patienten kann die Frage nach der Wirksamkeit bei realistischer Anwendung nach unserer Kenntnis noch nicht eindeutig beantworten.

Wirkungsvoll ist die Methode dann, wenn sie wesentliche Atrophien bzw. besser einen wesentlichen Kraftverlust betroffener Muskelabschnitte innerhalb der ersten 14 Tage verhindern kann. Es ist dies der Zeitabschnitt, in dem Atrophie und Kraftverlust augenschein-

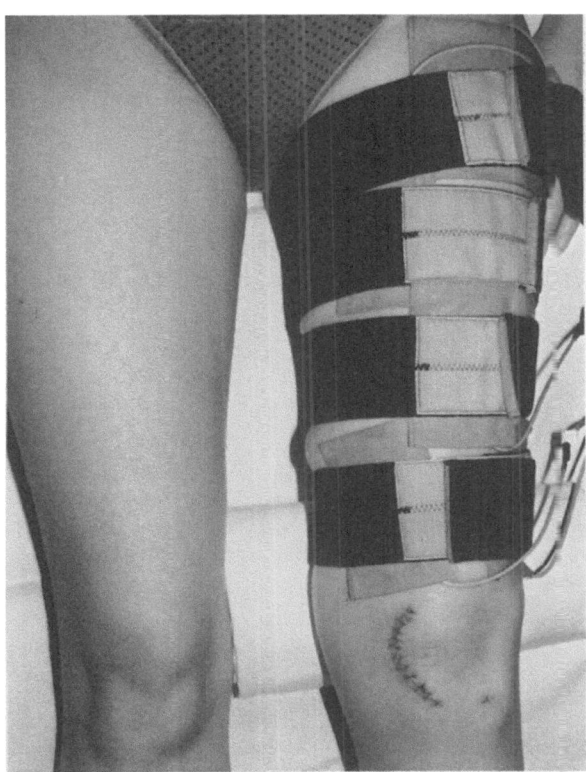

Abb. 1. Elektrostimulation des Oberschenkels

lich voranschreiten und in dem dynamische Trainingsformen noch nicht oder nur begrenzt möglich sind. Vorteile und Nachteile dieser Methode, wie sie jeweils von Skeptikern und Befürwortern gesehen werden, sind in der Tabelle 3 dargestellt.

Literatur

1. Müller W (1982) Das Knie. Springer, Berlin Heidelberg New York, S 295–296
2. Weineck J (1980) Optimales Training. In: Beiträge zur Sportmedizin, Bd 10. perimed, Erlangen

Sport für Körperbehinderte – Konsequenzen einer Bestandsaufnahme in einem Behindertensportverband

Sport for the Physically Handicapped: Consequences of a Review of the Situation in a Sports Association for the Physically Handicapped

G. Freiherr von Salis-Soglio

Klinik für Orthopädie (Leiter: Prof. Dr. med. E.-J. Henßge), Medizinische Hochschule Lübeck

Zusammenfassung

Es wird über eine Bestandsaufnahme des Behindertensports in Lübeck berichtet, die unter anderem eine Befragung von 111 behinderten Sportlern, 20 Übungsleitern und 4 Ärzten beinhaltet.

Wesentliche Aspekte sind dabei die offensichtlich ungenügende Information der Behinderten über die Möglichkeit des Behindertensports sowie der Wunsch nach verstärkter ärztlicher Präsenz. Möglichkeiten, diese Probleme zu lösen, werden angesprochen.

Schlüsselwörter: Sport für Behinderte.

Summary

We are giving a stock report about sports for handicapped in Lübeck. Our report includes a survey among 111 physically handicapped, 20 trainers and 4 physicians. The apparently insufficient information of the disabled about sports, possible for handicapped and the request for permanent presence of physicians is beeing indicated. We are going to find answers to these questions.

Key-word: Sports for physically handicapped

Einleitung

Die Versehrten- und Behindertensportgemeinschaft (VBSG) Lübeck wurde im Jahre 1952 begründet, 15 Mitglieder trafen sich anfänglich zu einem Übungsabend in der Woche.

Bis zum Jahre 1983 ist die Mitgliederzahl auf 301 angestiegen, dies entspricht allerdings nur 1% der Behinderten in Lübeck.

Das Sportangebot ist reichhaltig: es werden durchschnittlich 12 Veranstaltungen pro Woche durchgeführt, wobei 10 verschiedene Sportarten angeboten werden.

Material und Methodik

Im Rahmen einer Bestandsaufnahme des Behindertensports in Lübeck wurden u. a. 111 Mitglieder ausführlich befragt, einige wichtige Punkte sollen hier referiert werden.

Anschrift des Verfassers: Priv.-Doz. Dr. G. Freiherr von Salis-Soglio, Klinik für Orthopädie der Medizinischen Hochschule, Ratzeburger Allee 160, 2400 Lübeck

Ergebnisse

53% der Behindertensportler wurden durch andere Sportler in der VBSG auf die Möglichkeit des Behindertensports hingewiesen, nur 13% durch einen niedergelassenen Arzt, kein einziger durch einen Krankenhausarzt.

18% der Befragten begannen mit der Ausübung des Behindertensports gleich nach Eintritt der Behinderung, 71,2% erst sehr viel später. Bei letzteren lagen die Gründe bei 50% in Unwissenheit, bei 25% in mangelndem Selbstvertrauen.

Überraschenderweise sprachen sich 61,1% der Behinderten gegen eine gemeinsame Sportausübung mit Gesunden aus.

36,9% erachteten Wettkämpfe als unwichtig.

Die behinderten Sportler werden von 20 Übungsleitern betreut, die das hohe Durchschnittsalter von 60 Jahren aufweisen und zum größten Teil selbst Behinderungen aufweisen.

Letzteres gilt auch für die vier betreuenden Ärzte, die überwiegend im höheren Lebensalter stehen und ausnahmslos ein sehr starkes zeitliches und ideelles Engagement zeigen.

Übereinstimmend wurde von Behindertensportlern, Übungsleitern und Ärzten Klage über die geringe Aufmerksamkeit in der Öffentlichkeit, speziell auch in der Presse, geführt. Von den Behindertensportlern wurde nahezu einhellig der Wunsch nach verstärkter ärztlicher Präsenz geäußert.

Diskussion

Zwei Konsequenzen drängen sich nach dieser Bestandsaufnahme auf:

Zum einen ist es dringend erforderlich, die Behinderten besser über die Möglichkeit des Behindertensports zu informieren. Einer der möglichen Wege sollte sein, den Behindertensport in verstärktem Maße in die studentische Ausbildung einzubeziehen, wozu naturgemäß die sportmedizinischen Vorlesungen und Kurse geeignet erscheinen.

Des weiteren dürfte auch die bessere ärztliche Betreuung während der Sportveranstaltungen kein unlösbares Problem darstellen. Es bietet sich unter anderem doch an, daß Ärzte während ihrer Ausbildung einmal im Monat eine Behinderten-Sportgruppe betreuen, wobei je nach den überwiegenden Behinderungen verschiedene Fachrichtungen in Frage kämen.

Der Anreiz wäre sicherlich dadurch zu steigern, daß diese Tätigkeit bei der Anerkennung der Zusatzbezeichnung „Sportmedizin" Berücksichtigung findet.

Abschließend soll die Bemerkung gestattet sein, daß das Niveau unserer Sportmedizin nicht nur daran gemessen werden sollte, zu welchen Spitzenleistungen sie im Leistungssport beiträgt, sondern vor allem auch daran, was sie für ihre schwächsten Glieder zu tun bereit ist.

Leistung und Belastbarkeit im Kindes- und Jugendalter – Vergleichende Untersuchungen zum Basissportunterricht der Schulen, zum Sportförderunterricht und einem leistungsmäßig durchgeführten Ballettunterricht

Performance and Capacity in Childhood and Adolescence: Comparative Studies of Normal School Sport Classes, Special Sport Classes, and a Ballet Class

W. *Haas,* H.-D. Allescher und P. Bernett

Klinik und Poliklinik für Sportverletzungen (Direktor: Prof. Dr. med. P. Bernett) der TU München

Zusammenfassung

Die körperliche Belastung im verpflichtenden Schulsport zwingt zur Diskussion, ob durch den Schulsportunterricht im Kindesalter eine Überlastung oder eher eine Unterforderung stattfindet.

Untersucht wurden insgesamt 310 Kinder und Jugendliche im Alter von 12–18 Jahren. Durch körperliche Untersuchung und Belastungsprüfungen wurden die Leistungsschwachen erkannt. Bei insgesamt 110 telemetrischen Untersuchungen wurde das Herzfrequenzverhalten im Schulsport und in einem auf Ausdauer orientierten Sportförderunterricht ermittelt und im Hinblick auf verschiedene Schulsportarten differenziert ausgewertet. Bei 44 Kindern, die neben dem Schulsport an einer Ballettausbildung teilnahmen, wurde die Belastung ebenfalls durch Herzfrequenztelemetrie ermittelt.

Die durch Bewegungsmangel induzierte Leistungsschwäche wird durch den Schulsport nicht kompensiert. Hierfür sind Sondermaßnahmen wie der Sportförderunterricht oder motiviertes Sporttreiben z. B. im Verein nötig. Andererseits sollte einseitiger Leistungssport wie z. B. eine Ballettausbildung nicht zur Ablehnung des Schulsportes führen.

Schlüsselwörter: Schulsport – Leistungskapazität.

Summary

As physical exercise is compulsory at school it has to be discussed whether children are confronted with too heavy or too little exercise in their sports lessons.

An overall of 310 teenagers at the age of 12–18 years were examined. Those who were physically weak were found by physical examination and exercise tests. During 110 telemetric examinations heart rates in regular school sports and school sports exspecially orientated to endurance, were compared and analysed according to different kind of school sports. The intensity of exercise of 44 children who apart from their sports lessons took part in a ballet training was also found by heart-rate telemetry.

Physical weakness which results from lack of exercise is not compensated by sports lessons at school. Special measures have to be taken as for example compensatory sports lessons or motivated training, e.g. in sports clubs. On the other hand competitive sports as e.g. ballet training should not be an excuse for being exempted from school sports. The most important task of school sports is to improve versatility and stimulate future activities.

Key-words: School sports – Work capacity.

Anschrift für die Verfasser: Dr. med. W. Haas, Klinik für Sportverletzungen der TU München, Connollystraße 32, 8000 München 40

Einleitung

Die wichtigste Begründung für den verpflichtenden Schulsport ist seine gesundheitliche Zielsetzung, die bei der heute erkennbaren Verbreitung einer Ausdauerschwäche durch Bewegungsmangel aktuelle Bedeutung hat. Die Diskussion zu diesem Thema ist verunsichert, da gegen den Schulsport Vorwürfe von der Seite der „Leistungsschwachen" wegen Überforderung kommen, aber auch die Leitungssport treibenden einwenden, daß die Summe der sportlichen Aktivitäten überlastend sei. In der vorliegenden Arbeit werden Untersuchungen vorgestellt, die die Effizienz des Schulsport für die Verbesserung einer Ausdauerschwäche einerseits, aber auch den Stellenwert des Schulsports bei gleichzeitigem leistungsorientiertem Sport — hier am Beispiel einer schulmäßigen Ballettausbildung — klären sollen.

Material und Methodik

Bei insgesamt 138 Kindern und Jugendlichen wurden mittels der Telemetrie (2-fach Anlage Monitel der Firma MBB) kontinuerilich Elektrokardiogramme während einer Sportstunde aufgezeichnet, daraus in 30 s Intervallen Herzfrequenzen ermittelt, die Häufigkeiten von Frequenzintervallen festgestellt und durch Summation die Zeitabschnitte errechnet, während der definierte Herzfrequenzen (HF 130, 150, 170 min^{-1}) erreicht oder überschritten werden.

Basissportunterricht. An drei Münchner Gynmasien wurden 94 Kinder im Alter von 11–19 Jahren bei insgesamt 47 Sportstunden telemetriert. Die Untersuchungen erstreckten sich über $^{1}/_{2}$ Jahr und erreichten mit Ausnahme des Turnens alle im Sportunterricht angebotenen Sportarten.

Sportförderunterricht. Zur Ermittlung leistungsschwacher Kinder wurden an zwei Münchner Gymnasien Screeninguntersuchungen (6 Eingangsklassen, 237 Kinder im Alter von 12,6 bis 13,6 Jahren) durchgeführt, wobei Ergometrien (101 Untersuchungen, 3 Stufentests mit 0,5, 1, 1,5 W/kg, Berechnung der W170), ein Cooper-Lauftest bei drei Klassen (77 Untersuchungen, erreichte Laufstrecke nach 8 min) und die einfache Lehrerbeobachtung bei zwei Klassen zur Anwendung kamen. Aus 70 leistungsschwachen Kindern wurde eine Versuchsgruppe mit 24 und eine Kontrollgruppe mit 23 Kindern gebildet. Mit der Versuchsgruppe wurde in einem Zeitraum von drei Monaten ein zum Sportunterricht zusätzlicher Sportförderunterricht durchgeführt, der ausdauerorientiert ausgerichtet war, wobei anfänglich mit der intensiven Intervallmethode später zunehmend mit der extensiven Intervallmethode belastet wurde. Bei Versuchgruppe und Kontrollgruppe wurde die W170 mittels der dreistufigen Ergometrie in einer Eingans- und in einer Abschlußuntersuchung ermittelt. Zusätzlich wurden bei 27 Kindern die Sportförderunterrichtsstunden telemetrisch auf die Belastungsintensität untersucht. Bei 11 Kindern wurde deren Verhalten auch im normalen Basisunterricht untersucht, wobei durch Doppeltelemetrie gleichzeitig jeweils ein normal leistungsfähiges Kind zum Vergleich mit kontrolliert wurde.

Ballettunterricht. 44 Schülerinnen der Heinz-Bosl-Stiftung in München, die an einer leistungsorientierten Ballettausbildung teilnehmen wurden bei je einer Ballettstunde telemetrisch überwacht (Tabelle 1).

Tabelle 1. Übersicht über 44 untersuchte Ballettschülerinnen. Einteilung in Leistungsklassen, Alter und Trainingshäufigkeit

	n	Alter	Training/Woche
1. Klasse	11	9–16 Jahre	3 x 90 min
2. Klasse	12	10–14 Jahre	3 x 90 min
3. Klasse	9	13–16 Jahre	3 x 90 min
4. Klasse	3	13–14 Jahre	3 x 90 min
7. Klasse	9	16–19 Jahre	3–7 x 90 min

Tabelle 2. Mittlere Herzfrequenzen aller Schüler und Schülerinnen (nach Altersgruppen) und Stundenanteile, bei denen Herzfrequenzen von 130/min, 150/min und 170/min erreicht oder überschritten wurden

Altersgruppen	HF			Stundenanteile in % der Zeit		
	n	x	s	HF 130	HF 150	HF 170
Jungen						
12,3–13,3 Jahre	26	142,1	29,3	64,8	40,0	19,7
14,5–16,9 Jahre	20	141,5	30,3	64,6	40,4	19,0
17,3–18,5 Jahre	5	139,9	32,2	59,4	43,1	21,2
Mädchen						
12,5–14,2 Jahre	20	136,0	21,5	59,1	28,9	8,9
15,0–16,9 Jahre	20	123,7	20,4	33,1	12,2	2,3
17,0–17,9 Jahre	3	118,8	20,0	24,9	8,2	2,7

Tabelle 3. Mittlere Herzfrequenzen und Frequenzanteile (wie bei Tabelle 2) bei den „Großen Spielen" Fußball, Handball, Volleyball und Baskettball

Altersgruppen	HF			Stundenanteile in % der Zeit		
	n	x	s	HF 130	HF 150	HF 170
12,3–13,3 Jahre	10	158,1	27,2	82,3	62,0	42,5
14,5–16,9 Jahre	25	152,4	26,5	81,6	54,5	27,4
17,3–18,5 Jahre	5	152,3	26,0	78,8	57,2	28,2

Ergebnisse

Die durchschnittlichen Herzfrequenzen und die Stundenanteile, bei denen Herzfrequenzen von 130 min^{-1}, 150 min^{-1} bzw. 170 min^{-1} erreicht oder überschritten werden, sind in den Tabellen 2–4 für die Alters- und Geschlechtsverteilung der untersuchten Kinder und für die Differenzierung in verschiedene Sportarten des Basissportunterrichts wiedergegeben.

Tabelle 4. Mittlere Herzfrequenzen und Frequenzanteile (wie bei Tabelle 2) in der Leichtathletik

Altersgruppen	HF			Stundenanteile in % der Zeit		
	n	x	s	HF 130	HF 150	HF 170
Jungen						
12,3–13,3 Jahre	4	144,4	18,7	77,7	35,3	10,3
14,5–16,9 Jahre	6	133,8	24,5	52,4	24,2	9,6
17,3–18,5 Jahre	1	164,5	16,8	100,0	73,8	34,7
Mädchen						
12,5–14,2 Jahre	10	130,1	19,4	49,4	17,2	2,1
15,0–16,9 Jahre	8	124,8	24,4	36,8	17,2	5,1
17,0–17,9 Jahre	3	121,5	20,4	29,3	10,0	3,1

Tabelle 5. Körperliche Leistung (W170/kg) der Versuchsgruppe vor und nach einem dreimonatigem Sportförderunterricht sowie die Werte der Kontrollgruppe im gleichen Zeitraum

	n	$W170/kg_{vor}$	$W170/kg_{nach}$	Diff. (%)	Sign
Versuchsgruppe					
Buben	8	1,74	2,04	20,8	+
Mädchen	16	1,57	1,75	17,4	+–
Kontrollgruppe					
Buben	10	2,27	2,16	–1,8	–
Mädchen	13	1,93	1,77	–4,1	+

Tabelle 6. Herzfrequenzen und Frequenzanteile (wie bei Tabelle 2) Sportförderunterricht

	HF			Stundenanteile in % der Zeit		
	n	x	s	HF 130	HF 150	HF 170
Buben	8	154	27,2	84,3	55,0	29,0
Mädchen	16	151	20,2	73,0	48,2	32,5

Die Screeninguntersuchungen zeigten eine Ausdauerschwäche bei insgesamt 70 Kindern (33,9%). Die hieraus gebildete Versuchsgruppe zeigte nach einem dreimonatigen Sportförderunterricht eine signifikante Leistungsverbesserung gegenüber der Kontrollgruppe (Tabelle 5).

Intensität und Zeitdauer der Belastung im Sportförderunterricht sind für eine Ausdauerverbesserung überschwellig (Tabelle 6). Auffallend ist in diesem Zusammenhang das Verhalten der Leistungsschwachen, die im normalen Basissportunterrricht nach ihrem Herzfrequenzverhalten eher unterfordert werden, was offenbar durch eine mangelnde Integrierung dieser Kinder in den Unterricht verursacht ist.

Tabelle 7. Durchschnittliche Herzfrequenzen und Stundenanteile bei 44 untersuchten Ballettschülerinnen

Alter	HF			Stundenanteile in % der Zeit		
	n	x	s	HF 130	HF 150	HF 170
9–19 Jahre	44	145	15,3	72,1	45,6	23,0

Die Mädchen aus dem Ballettunterricht haben ein zeitlich sehr umfangreiches Training (Tabelle 1), dessen Intensität aus den Herzfrequenzprofilen mit der Belastung des Sportförderunterrichtes vergleichbar ist (Tabelle 7).

Diskussion

Nach den vorliegenden Untersuchungen kann durch den Basissportunterricht der Gymnasien die Ausdauerleistungsfähigkeit nicht entscheidend verbessert werden. Dabei ist zu berücksichtigen, daß die wirksame Schwellenherzfrequenz bei Kindern eher bei 150 min^{-1} als bei 130 min^{-1} liegt. Zudem sind die Belastungszeiten sehr gering, da sich die errechneten wirksamen Zeiten teilweise auf einen aktiven Sportstundenanteil von nur 28 min beziehen. Ausdauerbelastend sind im Schulsport nur die „großen Spiele", Ausdauersportarten im engeren Sinn werden nicht angeboten. Eine für die Gesundheit erwünschte Ausdauerschulung kann somit nur im außerschulischen Sport erworben werden.

Eine Verminderung der Ausdauerleistungsfähigkeit unter eine nach gesundheitlicher Orientierung vertretbare Grenze ist nach unseren Untersuchungen in über einem Drittel anzunehmen. Eine mittlere W170 der ausdauerschwachen Gruppe von 2,03 W/kg bei den Jungen und von 1,73 W/kg bei den Mädchen kann auf eine maximale Sauerstoffaufnahme von 33,5 ml/kg bzw. 28,5 ml/kg hochgerechnet werden. Diese Werte liegen, bezogen auf Literaturangaben unter den untersten Grenzwerten. Bei aller Problematik einer Übersetzung von „Normalwerten" in die gesundheitliche Relevanz muß doch darauf hingewiesen werden, daß bei einer durch Sport optimal geförderten körperlichen Entwicklung wesentlich höhere maximale Leistungswerte erreicht werden, die etwa bei einer VO_2 max von 55 ml/kg liegen.

Bei ausdauerschwachen Kindern ist eine Verbesserung in einem gut oragnisierten, motivierenden und auf Ausdauerbelastung ausgerichteten Sportförderunterricht – die Bereiche Haltungsschwächen und Koordinationsschwächen müssen gesondert behandelt werden – schon in kurzer Zeit zu erreichen. Die Notwendigkeit einer besonderen Fördermaßnahme kann aus unseren Untersuchungen abgeleitet werden, da nachgewiesen wird, wie sehr sich die Schwäche durch die erschwerte Eingliederung in den Klassenverband unmittelbar auch auf die Belastungsfähigkeit auswirkt.

Eine Ballettausbildung kann wie im vorliegenden Fall einer berufsorientierten Schulung mit Leistungssport verglichen werden. Die Belastungsintensitäten bezogen auf die erreichten Herzfrequenzen entsprechen etwa den Belastungen im Sportförderunterricht. Es muß dabei noch berücksichtigt werden, daß die Belastungszeiten während einer Woche wesentlich über den schulsportlichen Aktivitäten liegen. Die Leistungsparameter, die bei dieser Gruppe nicht bestimmt werden konnten, müssen wesentlich höher als beim Durchschnitt angenommen werden.

Die Frage nach einer Überlastung durch den Schulsport kann nach diesen Ergebnissen vernünftigerweise nicht mehr gestellt werden.

Von leistungsstarken Kindern wird der Schulsport deswegen in der Regel ohne die Gefahr einer Überlastung toleriert.

Der Schulsport könnte entsprechend den gesundheitlichen Zielsetzungen zumindest punktuell mehr auf Ausdauer ausgerichtet sein. Schwierigkeiten ergeben sich dabei aus seiner prinzipiell vielseitigen Aufgabenstellung, die schon im biologisch medizinischen Bereich neben der Ausdauer auch die gesundheitlich wertvollen Komponenten Koordiantion und Kraft (besonders im Hinblick auf die Haltung) zu berücksichtigen hat. So kann das Problem der Ausdauerschwäche eigentlich nur durch den außerschulischen Sport gelöst werden.

Literatur

1. Bar-Or O (1983) Pediatric sports medicine for the practioner. Springer, Berlin Heidelberg New York
2. Bar-Or O, Roy J, Shepard CLA (1971) Cardiac output of 10- to 13-year-old boys and girls during submaximal exercise. J Appl Physiol 30:219–223
3. Blum R (1975) Telemetrische Untersuchungen zur Belastung in Schulsportstunden. Sportunterricht 24:372–379
4. Franz I-W, Meyer-Rosorius R, Mellerowicz H (1983) Zur Methodik der Bestimmung der PWC170. In: Standardisierung, Kalibrierung und Methodik in der Ergometrie. Perimed, Erlangen
5. Hollmann W, Scholzmethner R, Grünewald B, Werne H (1967) Untersuchungen zur Ausdauerverbesserung 9- bis 11jähriger Mädchen im Rahmen des Schulsonderturnens. Leibeserziehung 16:321–329
6. Kindermann W, Keul J, Lehmann M (1979) Ausdauerbelastung beim Heranwachsenden — metabolische und kardiozirkulatorische Veränderungen. Fortschr Med 97:659–665
7. Lindemann H, Rautenburg HW, Breitenbach B, Haaser R (1980) Herzfrequenzanstieg und W170 als Maß für die Leistungsfähigkeit von 5- bis 14jährigen Kindern. Z Kardiol 69:508–514
8. Rutenfranz J, Mocellin R (1968) Untersuchung über die körperliche Leistungsfähigkeit gesunder und kranker Heranwachsender. I. Bezugsgrößen und Normwerte. Z Kinderheilkd 103:109–132
9. Weidemann H (1970) Die Herz- und Kreislaufbelastung im Hallensportunterricht. Hoffmann, Schorndorf

Zur Verletzungsprävention im Stabhochsprung unter besonderer Berücksichtigung des Sportgerätes

Prevention of Injuries in Pole Vaulting, Under Special Consideration of Equipment

K. Wehmeyer, A. Fels*, H. Nöcker* und H. de Marées

Lehrstuhl für Sportmedizin, *Institut für Werkstoffe, Ruhr-Universität Bochum

Zusammenfassung

Aufgrund der hohen Belastung des Glasfibermaterials (rechtwinklige Stabbiegewinkel) und des speziellen Bewegungsablaufs besteht im Stabhochsprung ein erhebliches Verletzungsrisiko bei Stabbruch im Sprung: ca. 11% der Unfälle führen zu Verletzungen, ca. 6% betreffen den Kopf- und Wirbelsäulenbereich. Ein Vergleich nutzungstypischer Schäden mit der Bruchcharakteristik von Stabsegmenten im Biegeversuch zeigt kritische Materialschäden in Form von Mikrorißfeldern und Makrorissen auf. An Stabsegmenten von Stäben gleichen Typs werden hinsichtlich Elastizitätsmodul und Bruchspannung Unterschiede von bis zu 25% bzw. 15% festgestellt. Diese Fertigungsungenauigkeiten, die sich auch durch Untersuchung der elastischen Stabeigenschaften bei voller Stablänge auf einem selbst entwickelten Prüfstand nachweisen lassen, können das Biegeverhalten der Stäbe im Sprung im Sinne einer Erhöhung des Bruch- und Verletzungsrisikos beeinflussen.

Schlüsselwörter: Stabhochsprung – Verletzungen – Glasfiber – Materialschäden – Materialprüfungen.

Summary

The high load of the glass fiber material (rectangular deflection of the pole) and the special movement pattern of the vaulter leads to a considerable risk of injury in pole vaulting: the results of 11% of the accidents caused by breaking poles during the vault are injuries, about 6% concern head and spine. A comparison of typical damages in used poles with the fracture development in new polesegments in a three-point-bending-test shows critical material damages in form of macrocracks and fields of microcracks. Young's modulus and fracture-stress were measured at segments of the same type; the differences ran up to 25% resp. 15%. These process tolerances which could also be proved by testing the elastic qualities of poles in full length on a self-developed test-stand might influence pole-bending characteristics during the vault and lead to a greater risk of injury.

Key-words: Pole vaulting – Injuries – Glass fiber – Material damages – Material tests.

Anschrift für die Verfasser: Dr. med. K. Wehmeyer, Lehrstuhl für Sportmedizin, Ruhr-Universität Bochum, Postfach 102148, 4630 Bochum 1

Einleitung

Der sicherheitstechnischen Analyse von Sportgeräten kommt, wie die tödlichen Fechtsportunfälle der letzten Jahre zeigen, in einigen Sportarten eine hohe unfallprophylaktische Bedeutung zu. Auch wenn bzw. gerade weil es im Stabhochsprung in der derzeitigen Glasfiberstabära — im Gegensatz zur Metallstabära [8] — nach Kenntnis der Autoren noch nicht zu Todesfällen durch Stabbruch im Sprung gekommen ist, wurde ein Projekt [4] begonnen zur Entwicklung semiquantitativer Prognoseverfahren, die den Übungsleiter in die Lage versetzen, werkstoffbedingte Sicherheitsrisiken weitgehend auszuschließen.

Material und Methodik

Glasfiberstabhochsprungstäbe bestehen aus folgenden Bauelementen:

— Rohrkörper aus mehreren Wicklungen mit Epoxidharz (ca. 25 Gew.-%) getränkter Glasfasermatten (ca. 75 Gew.-%) [2, 6]
— Kunststoffklebeband als äußere Wicklung
— Kunststoffstopfen an der Einstichseite als Druckschutz.

Für die im Projekt verwandten Stäbe des Typs „Pacer"[1] bestehen folgende Klassifikationskriterien (Bsp.: 425/73/18,2) [7]:

— Stablänge bezogen auf den unbelasteten Stab (= 425 cm)
— maximales Springergewicht bezogen auf ein „mittleres" Leistungsniveau [1, 3] (= 73 kg)
— Flexibilitätsnummer (= 18,2)
 Auf einem werkseigenen Prüfstand erreicht der Stab bei statischer Belastung mit einem Gewichtsstück von 50 lbs ~22,67 kg dort eine Durchbiegung von 18,2 cm. Bandbreite der 425/73er Klasse: 17,8–18,8.

Die Nutzungsdauer von Stäben ist mit 2–5 Jahren im Spitzensport und mit 5–10 Jahren im Vereinssport anzusetzen, bei bis zu 10 000 Sprüngen.

Nach dem aus sehr hoher Anlaufgeschwindigkeit (Spitzenathleten: 9,4 m/s [5]) erfolgenden Einstich, erreicht die Stabbiegung Winkel bis zu 90° zwischen den Tangenten an die Stabenden, der aus Sicherheitsgründen nicht überschritten werden sollte [1, 3].

Zur Überbelastung des Materials kommt es in erster Linie durch Überschreitung dieses maximal zulässigen Biegewinkels aufgrund falscher Stabauswahl (Springergewicht, Griffhöhe, Sprungtechnik) [3] und durch statisches Anbiegen des Gerätes ohne Sprungausführung [1].

Lokale Materialschädigungen können auftreten durch:

— Fall des Stabes auf Sprunglattenständer/Laufbahnbegrenzung
— Tritte auf/gegen den Stab insbesondere mit Spikes
— Verfehlen des Einstichkastens insbesondere Einstechen unter die Matte
— Durchstoßen des Einstichstopfens
— Transportschäden (Anstoßen usw.).

---

1 Hersteller und Marktführer: Fa. AMF-Voit, USA

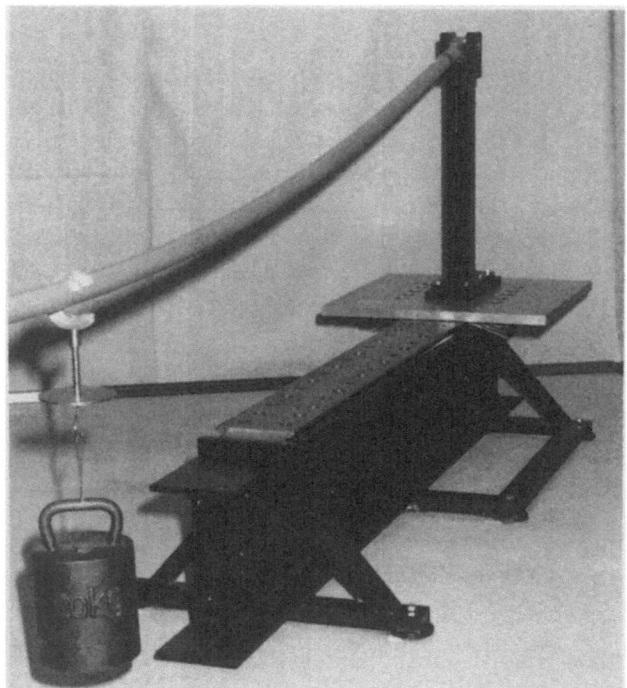

Abb. 1. Messung der elastischen Stabeigenschaften bei voller Stablänge mit zunehmender statischer Belastung in Stabmitte. Der Versuchsstand besteht aus einem beweglichen (s. Abb.) und einem starren Lagerkörper (nicht abgebildet) mit in vertikaler Ebene drehbaren Einspannvorrichtungen für die Enden des mit maximaler Vorbiegung in Belastungsrichtung eingespannten Stabes. Die Durchbiegungen werden als vertikaler Abstand zwischen Stabmitte und einer horizontalen Bezugslinie durch die Stabenden bestimmt

Bei einem Stabbruch im Sprung besteht sowohl für den Springer als auch für Umstehende ein Verletzungsrisiko durch die mit hoher Geschwindigkeit herumfliegenden Bruchsegmente. Die salto-rückwärts-ähnliche Rotationsbewegung des Springers nach dem Lösen von dem sich unter atypischen Biegungen entspannenden Stab birgt die Gefahr eines Sturzes auf oder neben den Mattenrand, insbesondere in den Einstichkasten, in sich, was zu erheblichen Verletzungen führen kann.

Die folgenden Trainerangaben zur Stabbruch- und Verletzungshäufigkeit beziehen sich auf sechs bundesdeutsche Stabhochsprungtrainingsstützpunkte[2]:

— durchschnittlicher Erfahrungszeitraum der befragten Trainer: 9 Jahre
— Anzahl der Stabbrüche im Sprung: 172
— Anzahl der Stabbrüche mit Verletzung: 19
— Anzahl der Kopfverletzungen: 8
— Anzahl der Wirbelsäulenverletzungen: 1

Im Rahmen des hier vorgestellten Pilotprojektes wurden nach Entfernung des äußeren Klebebandes folgende Arbeitsschritte durchgeführt:

1. Messung elastischer Stabeigenschaften in voller Stablänge bei statischer Belastung in Stabmitte auf einem in Anlehnung an Herstellerprüfverfahren entwickelten Versuchsstand (Abb. 1)

---

2 Ergebnisse einer unveröffentlichten Trainerumfrage der Verfasser, 1984

2. Untersuchung der Änderung elastischer Stabeigenschaften durch Stabbelastung in der Sportlehrerausbildung mit 1000 Sprüngen
3. Messung von Elastizitätsmodul und Bruchspannung der jeweils 10 Segmente zweier zerlegter Stäbe im Dreipunktbiegeversuch (Abb. 3) bis zum Bruch[3]
4. Kennzeichnung der Bruchcharakteristik.

Ergebnisse

ad 1: Die Bestimmung der Biegelinien (Abb. 2) des von der Stabkennzeichnung des Herstellers her homogenen Stabkollektivs (n = 10 Stäbe des Typs 425/73/18,2) weist folgende Charakteristika auf:

— Asymmetrie der Biegelinien in Form geringerer Durchbiegungen zur Einstichseite hin
— Inhomogenität des Kollektivs hinsichtlich der Durchbiegung an den einzelnen Meßpunkten; exemplarisch ergibt sich dür den Meßort Stabmitte bei Belastung mit 20,97 kg ein Mittelwert von $\bar{x}$ = 284,9 mm mit einem Range von R = 3,8 mm.

Ein Vergleich dreier Stäbe 425/70, 425/73, 425/75 hinsichtlich der als linear zu bezeichnenden Last-Durchbiegungs-Kurven für zunehmende statische Belastung in Stabmitte ergibt eine den Herstellerangaben tendenziell entsprechende Zunahme der „Stabhärte" (Steigung der Kurve) mit steigendem maximalen Springergewicht.

ad 2: Die sportpraktische Belastung von 2 Stäben 425/73/18,2 mit jeweils 1000 Sprüngen im Rahmen der Sportlehrerausbildung (Ausnutzung von maximal 50% der Stabbelastbarkeit)

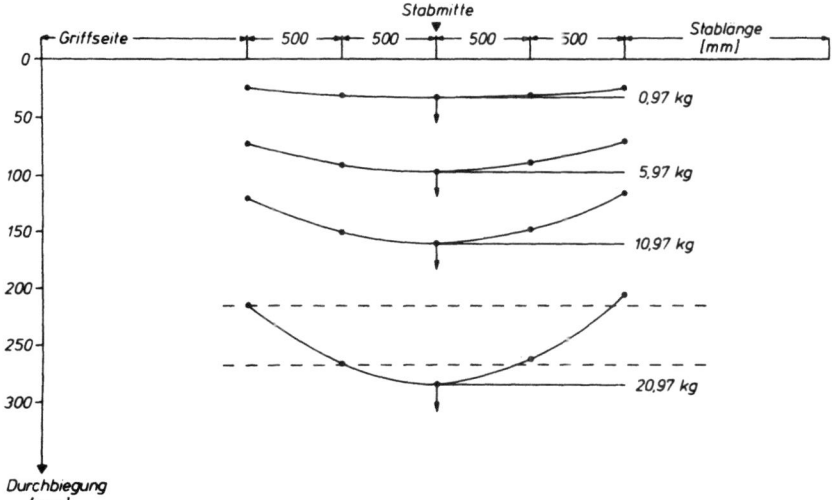

Abb. 2. Biegelinien bei zunehmender statischer Belastung in Stabmitte. Die Messung der Durchbiegungen erfolgt sowohl in der Mitte als auch 50 cm und 100 cm beidseitig von ihr. Die Sehnenverkürzung der Stäbe durch die Vorwärtsbewegung des Schlittens (s. Abb. 1) ist in der Abbildung nicht berücksichtigt.

---

3 Zug-Druck-Prüfmaschine der Fa. Zwick: Typ 1387

Tabelle 1. Elastizitätsmodul E und Bruchspannung R der jeweils 10 Segmente zweier Stäbe 425/73/18,2

Segment Nr.	Stab 1	Stab 2	Stab 1	Stab 2
	$E \times 10^3$ [N/mm^2]		R [N/mm^2]	
1 (Griffseite)	23,4	20,6	440	448
2	23,6	21,1	422	432
3	26,0	20,0	472	485
4	26,4	20,6	493	491
5	28,0	21,0	526	514
6	27,6	21,3	489	504
7	27,3	21,8	495	526
8	27,3	20,6	575	489
9	26,5	23,2	529	473
10 (Einstichseite)	20,6	15,8	384	358

Prinzip des Dreipunktbiegeversuchs:

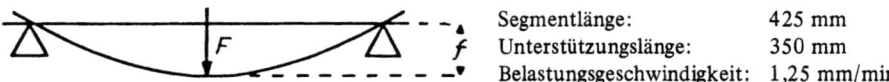

Segmentlänge: 425 mm
Unterstützungslänge: 350 mm
Belastungsgeschwindigkeit: 1,25 mm/min

Aus der Kraft(F)-Durchbiegungs(f)-Kurve werden mittels folgender Formeln die elastischen Kennwerte bestimmt:

Elastizitätsmodul: $E = Y_1 \cdot F/f$

Bruchspannung: $R = Y_2 \cdot F_{max}$

$Y_{1,2}$: Faktoren, die von der Probengeometrie und dem Versuchsaufbau abhängen. F_{max}: maximale Kraftwirkung vor dem Bruch.

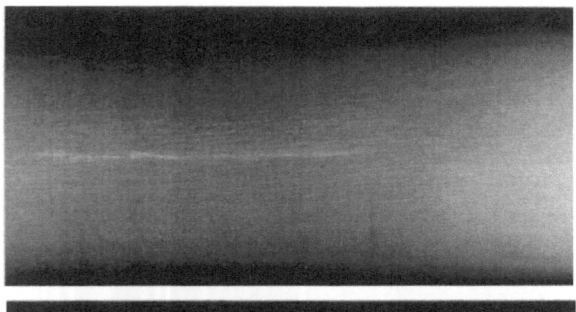

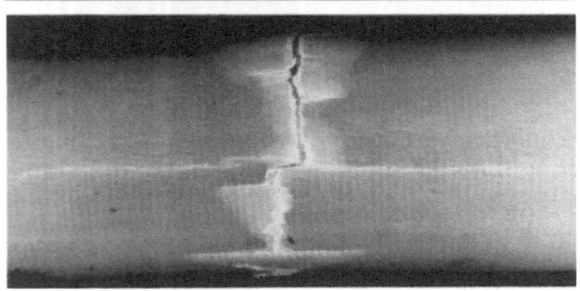

Abb. 3a, b. Bruchcharakteristik der Segmente im Dreipunktbiegeversuch. **a** Makroriß, entstanden in einem Mikrorißfeld, **b** Bruch in Stabmitte, ausgehend von dem Makroriß

führte noch nicht zu einer Änderung der elastischen Stabeigenschaften. Stabschädigungen (Mikrorisse, Abplatzungen usw.) wurden bei sachgemäßer Handhabung nicht festgestellt.

ad 3: Der Vergleich zweier Stäbe 425/73/18,2 hinsichtlich Elastizitätsmodul und Bruchspannung ihrer jeweils 10 Segmente zeigt deutliche Unterschiede, die sowohl die absoluten Zahlen als auch die Verteilung über die Stablänge betreffen (Tabelle 1).

ad 4: Bruchentwicklung im Dreipunktbiegeversuch:

— Bildung einzelner Mikrorisse
— Zunahme der Mikrorißdichte mit zunehmender Kraftwirkung
— Bildung eines Makrorisses in Stablängsrichtung innerhalb des Mikrorißfledes verbunden mit plötzlichem Kraftabfall (Abb. 3a)
— Segmentbruch in der Mitte ausgehend vom Makroriß (Abb. 3b).

Diskussion

Der für $n = 10$ Stäbe des Typs 425/73/18,2 festgestellte Unterschied in der Durchbiegung auf dem Herstellerprüfstand und dem selbst entwickelten (Hersteller: 18,2 cm bei 22,67 kg; eigene Messungen: $\bar{x} = 28,49$ cm bei 20,97 kg) weisen auf unterschiedliche Meßmethoden hin. Die laut Herstellerangabe zunächst angenommene Homogenität des Kollektivs kann allerdings bei einem Range von 3,8 mm nicht aufrecht erhalten werden. Es ist anzunehmen, daß diese handfertigungsbedingten Unterschiede bei der Stabherstellung durch den regungsarmen Versuchsaufbau des eigenen Prüfstandes aufgedeckt worden sind.

Die bei der Messung von Elastizitätsmodul und Bruchspannung an Stabsegmenten von Stäben gleichen Typs aufgetretenen Unterschiede und die daraus möglicherweise resultierenden unterschiedlichen Biegeeigenschaften im Sprung können ebenfalls durch fertigungsbedingte Toleranzen erklärt werden.

Vereinzelte Mikrorißfelder geringen Umfangs und kleinflächige Schäden an der Staboberfläche stellen nach vorläufigen Ergebnissen noch keine Beeinträchtigung der Gebrauchstauglichkeit dar. Sie sind jedoch als Vorläufer kritischerer Materialschäden zu betrachten und daher laufend durch Ausmessen zu kontrollieren. Hierzu ist eine Entfernung des Kunststoffklebebandes erforderlich.

Hohe Mikrorißdichten und Makrorisse – in Stablängsrichtung verlaufend – sind aufgrund der festgestellten Bruchcharakteristik als sicherheitstechnisch bedenklich einzustufen. Bei Erreichen einer hierdurch bedingten niedrigeren kritischen Last kann es zum plötzlichen Stabbruch kommen, weshalb eine Aussonderung des Gerätes angebracht ist.

Materialschäden werden aufgrund der Erfahrungen während der sportpraktischen Stabbelastung im Rahmen der Sportlehrerausbildung in erster Linie durch unsachgemäße Behandlung verursacht. Hierbei ist jedoch zu berücksichtigen, daß der Winkel zwischen den Tangenten durch die Stabenden nicht maximal ca. 90° betrug, sondern ca. 135°, was einer 50%igen Stabbelastung entspricht.

Literatur

1. AMF-Voit (1982) Pacer track and field equipment
2. Czingon H (1981) Der biegsame Stabhochsprungstab aus glasfaserverstärktem Kunststoff. Die Lehre der Leichtathletik 13:435–438; 14:470
3. Czingon H (1981) Tips für die richtige Auswahl von Stabhochsprungstäben. Die Lehre der Leichtathletik 16:531–534; 17:566
4. de Marées H, Friedrich K (1982) Werkstoffeigenschaften von Sportgeräten in Abhängigkeit von der Dauer und Intensität ihrer Nutzung und unter sicherheitstechnischen/verletzungsminimierenden Aspekten. Unveröffentlicher Arbeitsbericht des Lehrstuhls für Sportmedizin und des Instituts für Werkstoffe der Ruhr-Universität Bochum
5. Geese R, Woznik T (1980) Stabhochsprung – Biomechanische Untersuchungsergebnisse des Stabhochsprungs europäischer Spitzen- und Weltklasseathleten. Die Lehre der Leichtathletik 46/47: 1465–1472; 48:1499–1502
6. Hull D (1981) An introduction to composite materials. Cambridge University Press
7. Lohre G (1978) Erläuterungen zur Stabhärteangabe. Die Lehre der Leichtathletik 35:1325
8. Wazny Z (1964) Die Methodik des Übens und der Verbesserung der Technik im Stabhochsprung. Die Lehre der Leichtathletik 24:659–662

IX

Freie Vorträge:

Physiologie
Physiology

Einflußgrößen des Sports auf die Elektrolytkonzentration im Schweiß

Influence of Sport on the Concentration of Electrolytes in Sweat

D. Böhmer, P. Ambrus und A. Szögy

Sportmedizinisches Institut (Direktor: Prof. Dr. med. D. Böhmer), Frankfurt/Main

Zusammenfassung

Die Elektrolytkonzentration im Schweiß wurde bei Belastung auf dem Fahrradergometer und beim Handballspielen gemessen. Es fand sich eine Abhängigkeit der Elektrolytkonzentration vom Trainingszustand, der Sportart und der Belastungsintensität. Ein geschlechtsbedingter Unterschied wurde nicht festgestellt. Während einer Stunde Sport ist im gemäßigten Klima nur mit einem nennenswerten Verlust von Na^+ und Cl^- zu rechnen. Eine gezielte Substitution ist bei Schweißverlust von mehr als zwei Litern und bei einer ungewohnten Ausdauerbelastung zweckmäßig.

Schlüsselwörter: Elektrolytkonzentration – Schweiß – Trainingszustand.

Summary

The concentration of electrolytes in sweat during exercise was measured on a bicycle-ergometer and while playing handball. It was found that the concentration of electrolytes depends on training condition, sports discipline and intensity of training. No sex-dependent difference was found. During one hour of sports in a moderate climate, a considerable loss can only be expected of sodium and chlorides. A directed substitution is advisable for a loss of sweat of more than 2 litres and for unaccustomed endurance exercises.

Key-words: Electrolytes – Sweat – Exercise – State of training.

Einleitung

Über die Höhe der Elektrolytverluste mit dem Schweiß liegen sehr unterschiedliche Angaben vor [3–8]. Dies beruht auf den technischen Schwierigkeiten, Schweiß unter Belastung unverfälscht zu gewinnen. Die Schweißproduktion und wahrscheinlich auch die Schweißzusammensetzung ist von der Körperregion abhängig (ekkrine und apokrine Drüsen).

Trotz dieser methodischen Schwierigkeiten haben wir versucht, folgende Fragen zu beantworten:

Anschrift für die Verfasser: Prof. Dr. med. D. Böhmer, Sportmedizinisches Institut Frankfurt e. V., Marienburgstraße 7, 6000 Frankfurt/Main 71

- Besteht eine Abhängigkeit der Elektrolytkonzentration im Schweiß von der Trainingsart, dem Trainingszustand und vom Geschlecht?
- Verändert sich die Elektrolytkonzentration im Schweiß während einer Stunde Sport?
- Wie hoch ist der Elektrolytverlust durch Schweiß bei sportlicher Belastung?

Material und Methodik

Als Auffanggefäße für den Schweiß wurden Anus-Praeter-Beutel verwandt. Die Öffnung wurde auf 4 × 6 cm erweitert. Die Beutel haben den Vorteil, fest auf der Haut zu kleben, ohne diese zu reizen. Selbst unter starker körperlicher Anstrengung sind nur wenige Beutel während der Versuche abgefallen. Alle Auffangbeutel wurden vor Beginn der Ergometerarbeit auf dem Rücken angebracht. Die Hautstelle wurde vorher mit in Alkohol getränkter Watte und anschließend mit ionenarmen Wasser gereinigt. Vor und am Ende der Belastung wurde das Körpergewicht festgestellt und eine Blutprobe entnommen. Lufttemperatur, -druck und -feuchtigkeit wurden registriert.

In der ersten Versuchsreihe wurden 8 Segler (Alter 18 J., Größe 180 cm, Gewicht 68 kg), 8 Ruderer 21 J., Größe 189 cm, Gewicht 85 kg), 11 Radsportler (I) (Alter 17 J., Größe 180 cm, Gewicht 70 kg) und 14 Radsportler (II) (Alter 17 J., Größe 177 cm, Gewicht 67 kg) untersucht. Die Sportler gehörten dem Nationalkader an und waren für ihre Sportart sehr gut trainiert. Die Radrennfahrer wurden zusätzlich vor (Radsport I) und nach (Radsport II) einem 6wöchigen Vorbereitungslehrgang für die Weltmeisterschaft untersucht. Der Test erfolgte auf dem Fahrradergometer mit dreiminütiger Steigerung der Belastung bis zur Erschöpfung. Dies wurde bei den Seglern nach 18 min, bei den Ruderern und Radrennfahrern nach 22 min erreicht.

Ergebnisse

Die Elektrolytkonzentrationen zehn Minuten nach Beginn der Arbeit und am Ende der Belastung zeigen die Tabellen 1 und 2. Die Gesamtverluste, indirekt errechnet durch den Gewichtsverlust, sind in Tabelle 3 aufgeführt.

In der zweiten Versuchsreihe haben wir männliche und weibliche Handballspieler untersucht. Die Biodaten zeigt Tabelle 4.

Tabelle 1. Elektrolytkonzentration (mmol/l) im Schweiß 10 min nach Beginn eines Fahrradergometertests. Radsport II: Sportler der Radsportgruppe I nach einer intensiven 6wöchigen Trainingsperiode

Gruppe	Na	K	Ca	Mg	Cl
Segler	67,4	7,47	1,30	0,49	51,8
Ruderer	24,5	7,00	1,00	0,27	15,8
Radsport I	47,3	6,23	0,86	0,33	36,1
Radsport II	26,7	7,31	0,80	0,25	21,8

Tabelle 2. Elektrolytkonzentration (mmol/l) im Schweiß am Ende einer 18–22minütigen Fahrradergometerbelastung

Gruppe	Na	K	Ca	Mg	Cl
Segler	77,1	5,27	0,59	0,27	61,8
Ruderer	42,7	5,19	0,50	0,11	33,9
Radsport I	72,9	5,85	0,40	0,16	62,5
Radsport II	50,3	5,16	0,29	0,10	40,0

Tabelle 3. Totaler Elektrolytverlust (mmol/l) bei einem Fahrradergometertest

Gruppe	Na	K	Ca	Mg	Cl	Δ Gewicht (kg)
Segler	23,1	1,58	0,18	0,08	18,5	0,30
Ruderer	27,7	3,38	0,32	0,07	22,0	0,65
Radsport I	36,5	2,93	0,20	0,08	31,3	0,50
Radsport II	27,7	2,84	0,16	0,06	22,0	0,55

Tabelle 4. Biodaten der Handballspieler

Gruppe	n	Alter (Jahre)	Körperhöhe (cm)	Körpergewicht (kg)	Gewichtsverlust (g)	(%)
Sehr gut trainiert ♀+++	9	24,7 ± 4,1	169,0 ± 3,6	64,8 ± 5,2	1111 ± 132	1,7 ± 0,2
Gut trainiert ♀++	10	22,3 ± 3,7	167,9 ± 5,7	60,33 ± 4,69	960 ± 173	1,6 ± 0,3
Gut trainiert ♂++	11	23,6 ± 3,8	183,0 ± 4,0	84,85 ± 6,72	1623 ± 458	1,9 ± 0,4
Mittelmäßig trainiert ♂+	11	23,9 ± 5,4	180,3 ± 7,0	77,8 ± 5,9	1373 ± 174	1,8 ± 0,3

Die Probanden führten ein normales Training über 75 min durch.

Der Gewichtsverlust und die Pulsfrequenz am Ende des Trainings deuten auf eine intensive Belastung während 75 min hin.

Die Raumtemperatur lag bei 20°, die Luftfeuchtigkeit bei 55%. Der Luftdruck betrug 1023 mbar.

Das Verhalten der Elektrolytkonzentrationen während des Trainings zeigt Tabelle 5. In Tabelle 6 sind die Gesamtverluste dargestellt. (Errechnet aus dem Gewichtsverlust nach der Formel von Böhmer [1].)

Tabelle 5. Mittelwerte der Elektrolytkonzentration im Schweiß bei 75 min Handballtraining ((mmol/l) ($n = 41$); Zusammenfassung der Gruppen $♀^{+++}$, $♀^{++}$, $♂^{++}$, $♂^{+}$)

	25 min	50 min	75 min	90 min
Na^+	56,2	57,0	56,1	52,0
Cl^-	47,9	47,5	47,8	41,9
K^+	5,48	4,41	4,10	3,99
Ca^{++}	0,41	0,22	0,21	0,18
Mg^{++}	0,11	0,08	0,07	0,06

Tabelle 6. Handballspieler, 75 min Training

	Na^+	K^+	Ca^{++}	Mg^{++}	Cl^-
Männlich: $n = 11$, gut trainiert (++), 1,31 l Schweißverlust					
S.K. (mmol/l)	64,3	4,0	0,09	0,06	55,6
T.V.	84,2	5,1	0,12	0,08	72,3
Männlich: $n = 11$, mittelmäßig trainiert (+), 1,31 l Schweißverlust					
S.K. (mmol/l)	48,3	5,3	0,35	0,09	37,7
T.V.	53,7	5,8	0,39	0,10	41,5

S.K. = Schweißkonzentration der Elektrolyte, T.V. = Totaler Verlust in mmol

Diskussion

Die Elektrolytkonzentrationen im Schweiß sind bei unseren Gruppen abhängig von der Sportart, dem Trainingszustand und der Belastungsart. Deutlich höhere Werte wurden bei Segelsportlern festgestellt, die nur mäßig gut ausdauertrainiert sind, im Vergleich zu sehr leistungsfähigen Ausdauersportlern (Radrennfahrer und Ruderer).

Innerhalb der Gruppen der Handballspieler und Radrennfahrer konnte ein Trainingseinfluß auf die Elektrolytkonzentrationen beobachtet werden. Ein 6wöchiges intensives Training zur Erlangung der Bestform führte bei den schon sehr gut trainierten Radrennfahrern zu einer weiteren Reduzierung der Elektrolytkonzentration im Schweiß. Ähnliches konnte bei einer Damenhandballmannschaft festgestellt werden.

Möglicherweise beeinflußt auch die Belastungsart die Schweißzusammensetzung. Die schnell ansteigende Belastungsintensität auf dem Fahrradergometer, die bis zur Erschöpfung führt, erhöht die Elektrolyte im Serum beträchtlich. Bei der Gruppe der Segler, Radrennfahrer und Ruderer stieg der Kaliumgehalt im Serum im Mittel auf 5,5 mmol/l, in Einzelfällen auf 7,5 mmol/l. Es kam zu einer starken Säuerung im Blut. Der Lactatgehalt stieg im Mittel auf 11,5 mmol/l. Diese Extremwerte werden bei einem Handballtraining nicht erreicht. Die Elektrolyte im Serum waren am Ende der Trainingseinheit nur geringfügig angestiegen. Die ersten Schweißproben konnten 10 min nach Beginn der Belastung auf dem

Fahrradergometer gewonnen werden, bei dem Handballtraining war die Schweißbildung erst nach 25 min ausreichend stark genug, um Proben zu gewinnen.

Zwischen den Handballerinnern und Handballern konnten keine wesentlichen Unterschiede im Verhalten der Elektrolyte im Schweiß festgestellt werden.

Die absolute Schweißmenge der weiblichen Sportler während des Trainings lag deutlich niedriger als bei den männlichen Sportlern. Der auf das Körpergewicht bezogene Gewichtsverlust war jedoch in etwa gleich. Es ist somit wahrscheinlich, daß kein grundsätzlicher Unterschied im Verhalten der Schweißsekretion und der Schweißzusammensetzung zwischen weiblichen und männlichen Sportlern besteht. Ein möglicherweise altersbedingter Einfluß wurde nicht untersucht.

Die Höhe des Elektrolytverlustes ist nicht nur abhängig von Trainingszustand, Sportart und Belastung, sondern auch von Klima, psychischer Verfassung und Ernährung. Bei einem Handballspieler fanden wir hervorragende Werte für Natrium und Chlor im Schweiß. Bei der Eruierung der möglichen Gründe hierfür fand sich ein außergewöhnlich hoher Salzkonsum. Bei früheren Untersuchungen mit der Bestimmung des Ganzkörperkaliums K^{40} [2] wurden nach ungewöhnlich anstrengenden Ausdauerbelastungen noch 24 Stunden später erhebliche Mengen an Kalium mit dem Urin ausgeschieden.

Literatur

1. Böhmer D (1981) Einfluß des Hochleistungssportes auf den Wasser-Salz-Haushalt. In: Rieckert H (ed) Sport an der Grenze menschlicher Leistungsfähigkeit. Springer, Berlin Heidelberg New York
2. Böhmer D, Böhlau R (1978) Loss of potassium and sodium by athletes after long lasting performance and the expirment of substituting it. In: Landry F, Orban W (eds) Physical activity and human wellbeing. Symposia Specialists, Miami, Florida
3. Costill DL (1977) Sweating: Its compositions and effects on body fluids. Ann NY Acad Sci 301: 160–173
4. Davies CTM (1981) Effects of acclimatization to heat on the regulation of sweating during moderate and severe exercise. J Appl Physiol 741–746
5. Fortney SM, Nadel ER, Wegner CB, Bove JR (1981) Effects of blood volume on sweating rate and body fluids in exercising humans. J Appl Physiol 1594–1600
6. Kobayashi Y, Ando Y, Hosio T, Takeuchi T (1976) Therminal adaptation in highly trained athletes in a hot environment. Jpn J Phys Education 1:39–45
7. Shapiro Y, Pandolf KB, Goldmann RF (1982) Predicting sweat loss response to exercise, environment and clothing. Eur J Appl Physiol 83–96
8. Verde T, Shepard RJ, Corey P, Moore R (1982) Sweat compositions in exercise and in heat. J Appl Physiol 1540–1545

Der Elektrolythaushalt und seine hormonelle Beeinflussung bei Volleyball-Bundesligaspielen [1]

Influence of Hormones on Electrolyte Levels During First Division Volleyball Matches

U. Künstlinger, H.-G. Ludwig, E. Zimmermann und J. Stegemann

Physiologisches Institut (Leiter: Prof. Dr. med. J. Stegemann) der Deutschen Sporthochschule Köln

Zusammenfassung

Bei einem Volleyballspiel wechseln kurze Belastungsphasen hoher Intensität mit kurzen Pausen ab, so daß die Energie größtenteils anaerob bereitgestellt wird, ohne zu einem nennenswerten Blutlaktatanstieg zu führen. Es sollte geprüft werden, wie sich diese Belastungsform auf Elektrolythaushalt, hormonelle Steuerung und die Konzentration muskelspezifischer Enzyme im Serum auswirkt.

Dazu wurden einige Meisterschaftsspiele der 1. Volleybundesliga (Damen und Herren) untersucht, die alle über fünf Sätze gingen und an die Spieler nicht nur physische, sondern auch hohe psychische Anforderungen stellten.

Wie auch bei Sportarten ähnlicher Belastungsform (Tennis, Badminton, Fechten) kam es zu einem signifikanten Abfall der Plasmakaliumkonzentration um 9,7 ± 7,3%. Dieses Verhalten läßt sich z. T. mit einer gegenüber der Harnproduktion (−77,8%) weniger eingeschränkten K^+-Ausscheidung (−71,6%) erklären, die sich in einem Anstieg der K^+-Konzentration im Belastungsharn von 54,2 ± 26,4 mmol/l äußerte. Die Na^+-Ausscheidung bei Belastung (−85%) wurde so stark eingeschränkt, daß es zu einer erniedrigten Na^+-Konzentration im Harn sowie einer Abnahme des Na^+/K^+-Quotienten um 40–50% kam. Im Serum war die Na^+-Konzentration leicht (n.s.) erhöht.

Auffällig war die gegenüber anderen Sportarten extrem hohe Noradrenalin- und Adrenalinausscheidung, die bei den Frauen 245,2 ± 102,4 ng/min bzw. 64 ± 35 ng/min und bei den Männern 481,4 ± 288 ng/min und 189,2 ± 147,2 ng/min während Belastung erreichte. Diese Werte waren signifikant korreliert zur H^+-Ausscheidung und zur Belastungsdauer. Im Gegensatz zu Untersuchungen im Tennis waren die Serum-Konzentrationen der CK und alkalische Phosphatase kaum verändert.

Schlüsselwörter: Elektrolytkonzentration − Hormonelle Regulation − Volleyball.

Summary

During volleyball games short exercise periods of high intensity alternate with resting periods so that energy is mainly delivered by anaerobic pathways without a considerable increase of blood lactate. In the present study the effects of such an exercise on electrolytes, hormones and plasma concentration of muscle specific enzymes such as Creatinkinase (CK) and alk. Phosphatase (AP) were to be investigated

Blood and urine samples were taken before and after first division volleyball matches (men and women). By chance all games consisted of 5 sets causing not only physical but also emotional stress.

We found a significant decrease in plasma potassium concentration amounting to 9.7 ± 7.3%. Such decreases of plasma potassium have also been reported for similar sports (such as tennis, badminton and fencing). Our results can partly be explained by the fact that K^+-excretion was less restricted than diuresis. Urinary potassium concentration rose from 54.2 ± 35.9 mmol/l to 76.5 ± 26.4 mmol/l during

---

[1] Gefördert durch Bundesinstitut für Sportwissenschaft, 5000 Köln 40, Az.: VF 0407/01/14/84

exercise. Urinary sodium excretion was considerably reduced (−85%) leading to a diminished urinary sodium concentration and a decrease of Na^+/K^+ quotient by 40−50%. Plasma sodium concentration was slightly (n.s.) augmented.

Urinary excretions of noradrenaline (NA) and adrenaline (A) exceeded remarkably the values observed in other sports. (women: 248.2 ± 102.4 ng/min (NA) and 64 ± 35 ng/min (A); men: 481.4 ± 288 ng/min (NA) and 189.2 ± 147.2 ng/min (A)). These values were positively correlated with H^+-excretion and the duration of exercise ($p < 0.05$). In contrast to studies on tennis players CK and AP remained almost unchanged in the present study.

Key-words: Electrolytes − Hormonal regulation − Volleyball.

Einleitung

Bei einem Volleyballspiel wechseln kurze Belastungsphasen hoher Intensität mit kurzen Pausen ab. Untersuchungen von Voigt [10] ergaben, daß bei Männerbundesligaspielen lediglich 10% aller Ballwechsel länger als 10 s dauern. Die schon hieraus abzuleitende Vermutung, daß die Energiebereitstellung im Volleyball überwiegend anaerob alaktazid ist, bestätigen von Voigt durchgeführte eingehende Messungen der Laktatkonzentration, die in der Männerbundesliga Werte zwischen 1,09 und 1,8 mmol/l ergaben. Eine weitere Eigenart der volleyballspezifischen Belastung ist darin zu sehen, daß über 50% der gesamten Spielhandlungen Sprungaktionen sind [5].

Die vorliegende Untersuchung soll prüfen, wie diese spezielle Belastungsform auf den Elektrolythaushalt und seine hormonelle Steuerung wirkt.

Methodik

Wir führten unsere Untersuchung vor und nach einem Meisterschaftsspiel der 1. Bundesliga Herren (Spieldauer 118 min) und der 1. Bundesliga Frauen (92 min) durch. In beiden Spielen wurden im Urin die Konzentrationen von Kalium, Natrium und der Katecholamine bestimmt. Venöse Blutproben wurden nur in dem Damenspiel entnommen. Bestimmt wurden hier die Konzentrationsänderungen von Natrium, Kalium und Aldosteron sowie der muskelspezifischen Enzyme Creatinkinase (CK) und alkalische Phosphatase (AP). Alle Elektrolytkonzentrationen wurden flammenphotometrisch und die Enzyme mit Standardpacks der Firma Boehringer, Mannheim, gemessen. Aldosteron wurde radioimmunologisch im Institut für Flugmedizin der DFVLR Porz und die Katecholamine mit Hilfe eines gaschromatographisch-massenspektrometrischen Verfahrens [14] im Institut für Biochemie der DSHS Köln bestimmt.

Ergebnisse

1. Bestimmungen im Plasma (s. Tabelle 1)

Die Plasmakaliumkonzentration war nach dem Bundesligaspiel der Damen um 9,7 ± 7,3% gesunken, während die Natriumkonzentration − wahrscheinlich infolge der starken Hämo-

Tabelle 1. Bestimmungen im Plasma vor und nach einem Spiel der 1. Bundesliga Frauen ($n = 8$), $\bar{x} \pm SD$

	Vor Belastung	Nach Belastung	% Veränderung
Natrium	143,7 ± 1,7 mmol/l	147,5 ± 6,4 mmol/l	2,7 ± 4,2%
Kalium	4,08 ± 0,32 mmol/l	3,69 ± 0,50 mmol/l	−9,7 ± 7,3%
AP	96,1 ± 21,5 u/l	91,6 ± 19,4 u/l	−
CK	48,7 ± 24,7 u/l	48,6 ± 24,2 u/l	−
Plasmavolumen	−	−	−10,3 ± 3,5%

konzentration (ΔPV: −10,3 ± 3,6%) − einen leichten, nicht signifikanten Anstieg zeigte. Die Plasmakonzentration der muskelspezifischen Enzyme CK und AP blieb durch die Wettkampfbelastung unbeeinflußt.

2. Bestimmungen im Urin

Bei der Auswertung der Urinwerte wurde nicht nur zwischen dem Damen- und dem Herrenbundesligaspiel unterschieden; die 16 männlichen Bundesligaspieler konnten zusätzlich in 9 „Stammspieler" (Spieleinsatz: 111,4 ± 7,5 min) und 7 „Auswechselspieler" (Spieleinsatz: 13,1 ± 11,5 min) unterschieden werden.

Bei allen beobachteten Spielern trat eine deutliche Abnahme der Harnausscheidung (−74 ± 13,9%) während des Wettkampfes auf (Abb. 1). Diese Abnahme korrelierte positiv

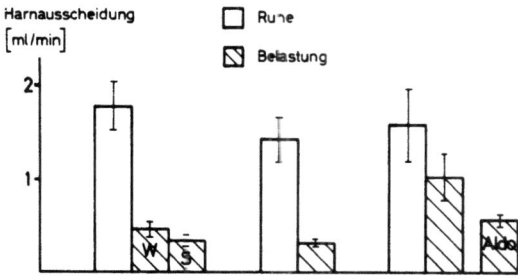

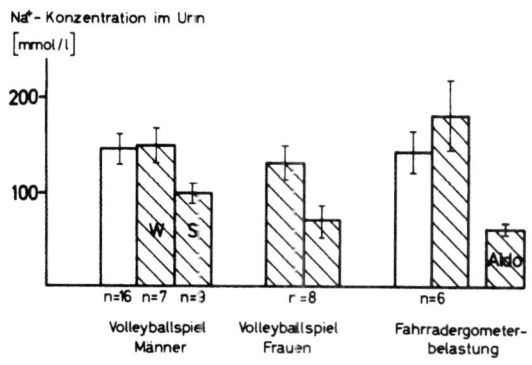

Abb. 1. Harnausscheidung und Na$^+$-Konzentration im Harn vor und nach Belastung durch ein Volleyballmeisterschaftsspiel bzw. Fahrradergometerarbeit. $\bar{x} \pm SE$. W = Auswechselspieler (Spieleinsatz: 13,1 ± 11,5 min), S = Stammspieler (Spieleinsatz: 111,4 ± 7,4 min), Aldo = Fahrradergometerarbeit nach artefizieller Erhöhung des Plasmaaldosteronspiegels

($p < 0{,}05$) mit der Belastungsdauer. Trotz der stark verringerten Diurese zeigte sich eine erniedrigte Natriumkonzentration im Belastungsharn sowohl bei den Stammspielern im Männerspiel ($-36{,}1 \pm 18{,}8\%$) als auch bei den Frauen ($-50{,}1 \pm 20{,}9\%$). Bei den Auswechselspielern (W), die verglichen mit den Stammspielern (S) eine geringer eingeschränkte Diurese aufwiesen, war dieser Abfall der Natriumkonzentration nicht zu beobachten (Abb. 1).

Trotz leicht erhöhter (Männer: von $57{,}1 \pm 37{,}7$ mmol/l auf $63{,}8 \pm 26{,}4$ mmol/l (W) und $80{,}4 \pm 27{,}3$ mmol/l (S)) bzw. unveränderter (Frauen: von $82{,}8 \pm 23{,}3$ mmol/l auf $87{,}8 \pm 11{,}2$ mmol/l) Kaliumkonzentration im Belastungsharn kommt es aufgrund der stark verminderten Diurese auch zu einer erniedrigten Kaliumausscheidung während der Belastung.

Diese Elektrolytveränderungen äußern sich in einem Absinken des Na^+/K^+-Quotienten im Belastungsharn von $1{,}73 \pm 0{,}33$ auf $0{,}83 \pm 0{,}53$ bei dem Frauenspiel und von $3{,}4 \pm 1{,}8$ auf $1{,}29 \pm 0{,}36$ bei den Stammspielern der Männerbundesligabegegnung (Abb. 2).

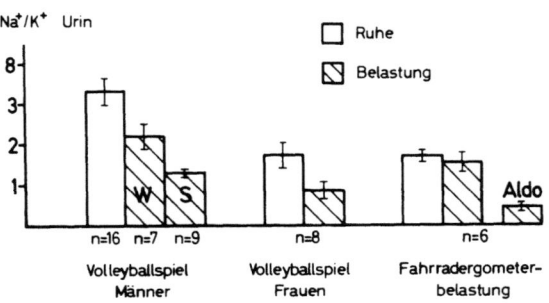

Abb. 2. Na^+/K^+-Quotient im Harn vor und nach Belastung durch ein Volleyballmeisterschaftsspiel bzw. Fahrradergometerarbeit. $\bar{x} \pm SE$. W = Auswechselspieler (Spieleinsatz: $13{,}1 \pm 11{,}5$ min), S = Stammspieler (Spieleinsatz: $111{,}4 \pm 7{,}4$ min), Aldo = Fahrradergometerarbeit nach artefizieller Erhöhung des Plasmaaldosteronspiegels

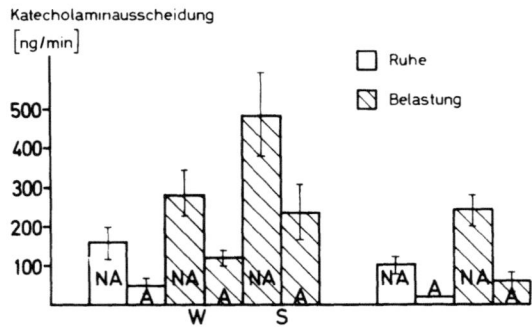

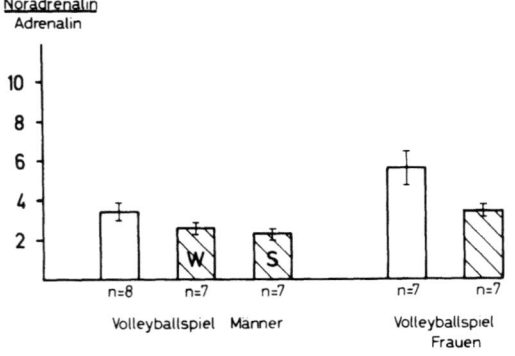

Abb. 3. Obere Bildhälfte: Noradrenalin- (NA) und Adrenalinausscheidung (A) im Harn vor und nach einem Volleyballmeisterschaftsspiel. $\bar{x} \pm SE$. Untere Bildhälfte: Noradrenalin/Adrenalin-Quotient im Harn vor und nach einem Volleyballmeisterschaftsspiel. $\bar{x} \pm SE$. W = Auswechselspieler (Spieleinsatz: $13{,}1 \pm 11{,}5$ min), S = Stammspieler (Spieleinsatz: $111{,}4 \pm 7{,}5$ min)

Die Katecholaminausscheidung nahm in allen Spielen während der Belastung signifikant zu (Abb. 3) und zeigte ebenfalls eine signifikante positive Korrelation zur Belastungsdauer. Der prozentuale Anstieg der Adrenalinkonzentration war dabei stärker ausgeprägt, so daß es zu einem signifikanten Abfall des NA/A-Quotienten während Belastung kam.

Frauen: 5,66 ± 2,09 → 3,48 ± 0,73
Männer: 3,43 ± 1,23 → 2,56 ± 0,86 (W) → 2,33 ± 0,77 (S)

Diskussion

Die Veränderungen der Plasmaelektrolytkonzentrationen beim Volleyball entsprechen im wesentlichen den Ergebnissen bei anderen Sportarten mit unregelmäßig, intervallförmiger Belastungsstruktur. So wurden auch nach Tennis-, Fecht- und Badmintonwettkämpfen [3, 11, 12] einheitlich Abnahmen des Plasmakaliums von 5—10% sowie ein leichter durch Hämokonzentration bedingter Anstieg der Natriumkonzentration gefunden. Sportarten mit langdauernder submaximaler Belastungsstruktur, wie z. B. ein 60-km-Skilanglauf [1], zeigen hingegen überwiegend einen Anstieg der Plasmakaliumkonzentration.

Das Ausbleiben einer erhöhten Kaliumkonzentration im Plasma bei Sportarten mit intervallförmiger Belastung kann damit erklärt werden, daß das während der Belastungsphasen aus den Zellen austretende Kalium in den „Pausen" wieder aktiv in die Zelle rücktransportiert werden kann. Daß es bei dieser Belastungsform sogar zu einem Abfall der K^+-Konzentration kommt, könnte seine Ursache in einem Anstieg des Plasmaaldosterons haben. Aldosteron bewirkt ein Absinken der Plasmakaliumkonzentration nicht nur über eine verstärkte K^+-Ausscheidung (bei unseren Untersuchungen nahm die K^+-Ausscheidung zwar absolut gesehen ab, war aber relativ zur Wasserausscheidung erhöht), sondern auch über einen erhöhten Kaliumtransport in die Zelle [13].

Eine erhöhte Plasmakonzentration des muskelspezifischen Enzyms CK direkt nach Belastung konnte im Gegensatz zu Untersuchungen beim Hockey [2] und Tennis nicht festgestellt werden. Wobei allerdings zu beachten ist, daß auch bei diesen beiden Sportarten der stärkste Anstieg der CK 16—48 Stunden nach Belastung auftrat.

Auffällig war in beiden beobachteten Spielen die starke Einschränkung der Diurese während der Belastung. Im Vergleich zu der hier beobachteten Abnahme des Harnzeitvolumens um 74% nahm das Harnzeitvolumen bei einer einstündigen Fahrradergometerarbeit (40 min unterhalb der Dauerleistungsgrenze + 20 min ansteigende Belastung bis zur Erschöpfung) lediglich um 35% ab.

Eine der Volleyballuntersuchung entsprechende Einschränkung der Diurese (—65%) konnte bei der Fahrradergometerbelastung erst bei artefizieller Erhöhung des Plasmaaldosteronspiegels auf 485,0 ± 110,4 pg/ml erzielt werden (Abb. 1).

Auch das Verhalten der Na^+-Konzentration im Belastungsharn während der Volleyballspiele entspricht größtenteils den Ergebnissen bei nach Aldosterongabe durchgeführter Fahrradergometerarbeit (Abb. 1). Beide Befunde, wie auch das Verhalten des Na^+/K^+-Quotienten, könnten für einen belastungsinduzierten starken Anstieg des Plasmaaldosteronspiegels beim Volleyball sprechen. Ursächlich für eine vermehrte Ausschüttung von Aldosteron könnte dabei ein starker Wasserstrom vom Blut in das Gewebe während der kurzen volleyballspezifischen Belastungsphasen sein. So beobachteten Rotstein et al. [8] während 30 s rhythmischer supramaximaler Arbeit einen Plasmavolumenverlust von 10—15%, der sie neben Osmolalitätsveränderungen in der Muskulatur auch durch einen erhöhten Filtrationsdruck sowie eine vergrößerte Filtrationsfläche zu Beginn einer Arbeitsperiode erklären. Obwohl die tatsächlich gemessenen Werte der Plamaaldosteronkonzentration (Ruhe 74,0 ± 5,9 pg/ml; nach dem Volleyballspiel: 131,1 ± 3,2 pg/ml) relativ gering erscheinen (Anstieg des Plasmaaldosterons bei Fahrradergometerarbeit von 134,3 ± 36,4 pg/ml in Ruhe auf 179,3 ± 41,4 pg/ml), müssen sie dieser Überlegung nicht widersprechen.

Untersuchungen von Skipka et al. [9] und Melin et al. [7] zeigten, daß Ausdauertrainierte neben einem geringeren Anstieg der Plasmaaldosteronkonzentration bei Belastung aufweisen. Trotz der geringeren Aldosteronkonzentration zeigen die Trainierten eine signifikant niedrigere Natriumausscheidung als Untrainierte, so daß bei den Trainierten möglicherweise eine gesteigerte Sensibilität gegenüber dem Aldoserton vorliegt, wie es auch schon für andere Hormone nachgewiesen wurde [9]. Dieses Phänomen könnte auch auf die von uns untersuchten Volleyballspieler zutreffen, die mit einem Trainingsaufwand von 10–12 h/Woche als „Trainierte" einzustufen sind.

Verglichen mit Katecholaminausscheidungswerten bei anderen sportlichen Belastungsformen liegt die beim Volleyball gemessene Noradrenalin- und Adrenalinausscheidung relativ hoch [4, 6]. Als Ursachen können diskutiert werden:

1. Relativ hohe aktive Muskelmasse
2. Lange Belastungsdauer
3. Eine enge Korrelation der Katecholaminausschüttung nicht nur zur Laktatbildungsrate [6], sondern möglicherweise auch zur alaktaziden anaeroben Energiebereitstellung
4. Einflüsse der Flüssigkeitsverschiebungen.

Literatur

1. Berg A (1977) Skilanglauf und Elektrolytveränderungen. Schweiz Z Sportmed 4:185–189
2. Budinger H (1979) Über die physische Belastung beim Hockeyspiel und die Verbesserung der Ausdauerleistungsfähigkeit durch kontrollierte Trainingsmaßnahmen. Dissertation an der DSHS Köln
3. v Dam B, Haralambie G (1977) Die Änderungen einiger biochemischer Parameter durch sportartspezifische Belastungen im Fechtsport. Leistungssport 7:285–292
4. Donike M (1984) Persönliche Mitteilung
5. Heuchert R, Voigt T, Wittmann F (1978) Untersuchung zum volleyballspezifischen Absprung und Darstellung erster Ergebnisse. Wissenschaftl Zeitschr der DHfK Leipzig 19:137–143
6. Lehmann M, Keul J (1980) Katecholaminausscheidung und Katecholaminblutspiegel bei verschiedenen Belastungen. In Sport: Aufgaben und Bedeutung für den Menschen unserer Zeit. Kongreßbericht 26. Deutscher Sportärztekongreß 1980, Bad Nauheim, S 99–103
7. Melin B, Eclache JP, Geelen G, Annat G, Allevard AM, Jarsaillon E, Zebidi A, Legros JJ, Gharib Cl (1980) Plasma AVP, neurophysin, reninactivity and aldosterone during submaximal exercise performed until exhaustion in trained and untrained men. Eur J Appl Physiol 44:141–151
8. Rotstein A, Bar-Or O, Dlin R (1982) Hemoglobin, hematocrit, and calculated plasma volume changes induced by a short, supramaximal task. Int J Sports Med 3:230–233
9. Skipka W, Stegemann J (1982) Die Bedeutung des Nebennierenrindenhormons Aldosteron für die physische Leistungsfähigkeit. Forschungsberichte des Landes Nordrhein-Westfalen Nr. 3129, Fachgruppe Medizin. Westdeutscher Verlag, Opladen
10. Voigt HF (1983) Probleme der Energiebereitstellung im Volleyballspiel. Lehre und Praxis, Beiheft zur Deutschen Volleyball-Zeitschrift 7:8–10, 27–29
11. Weber K, Eisenlauer G, Knöppler J, Hollmann W (1982) Das Verhalten verschiedener Elektrolyte im Serum von Tennisspielern unter Wettkampfbedingungen. In Sport: Leistung und Gesundheit. Kongreßbericht Deutscher Sportärztekongreß 1982 in Köln

12. Weber K, Boltersdorf P, Heck H, Hollmann W (1979) Das Verhalten verschiedener Elektrolyte im Serum von Badmintonspielern unter simulierter Turnierbelastung. In: Decker W, Lämmer M (Hrsg) Kölner Beiträge zur Sportwissenschaft 7. Richarz, St Augustin
13. Young PB, Jackson EE (1982) Effects of aldosterone on potassium distribution. Am J Physiol 243:R526–530
14. Zimmermann E, Schänzer W, Donike M (1982) Streßfaktoren vor und nach Wettkampf- bzw. Trainingsbelastung. In Sport: Leistung und Gesundheit. Kongreßbericht Deutscher Sportärztekongreß 1982, Köln, S 277–282

Plasma-Kaliumkonzentration als Kriterium der Ausbelastungssituation?
Is Plasma Potassium Concentration a Criterion of Physical Strain?

M. W. Busse, N. Maassen und D. Böning

Abteilung Sport- und Arbeitsphysiologie, Medizinische Hochschule Hannover

Zusammenfassung

In zwei formal identischen Laufbandstufentests, einmal nach normalen Ruheausgangsbedingungen (Test I), dann unter arbeitsinduzierter Laktatazidose, (Test II), wurden [K^+], Hf, $\dot{V}E$, $\dot{V}O_2$, $\dot{V}CO_2$, Säuren-Basenstatus (SBS) und [Laktat] bestimmt. Während die Ventilationsparameter, Hf und [K^+] in Test I und II weitgehend gleichartiges Verhalten und gute Reproduzierbarkeit zeigten, entwickelten sich [Laktat] und SBS in Test II völlig anders als in Test I. Schlußfolgerung:
1) Hf und $\dot{V}E$ stehen offensichtlich in keinem direkten Zusammenhang mit dem SBS oder der [Laktat].
2) Gute Reproduzierbarkeit und enge Anlehnung an $\dot{V}E$ und HF machen die Plasma-[K^+] als Belastungskriterium denkbar.

Schlüsselwörter: Plasma-Kalium-Konzentration – Physiologische Belastung – $\dot{V}_E$ – $\dot{V}O_2$.

Summary

Two incremental treadmill tests were performed: one after resting conditions, the second during exercise induced lactic acidosis. [K^+], HR, $\dot{V}E$, $\dot{V}O_2$, $\dot{V}CO_2$, the acid base status (ABS) and [lac^-] were measured. While [K^+], $\dot{V}E$ and HR showed a quite similar behaviour in both tests, the direction of change in [lac^-] and ABS was different in test I and II. Conclusions:
1) There is obviously no direct response of HR and $\dot{V}E$ to changes in [lac^-] and ABS.
2) Because of a good reproducibility and a positive relationship with $\dot{V}E$ and HR, [K^+] might turn out to be a useful indicator of physiological strain.

Key-words: Plasma potassium – Physical strain – $\dot{V}_E$ – $\dot{V}O_2$.

Einleitung

Kriterien für die relative physiologische Belastung sind üblicherweise ein Anstieg der Hf, der Ventilationsgrössen bzw. ihrer Quotienten (AAE_{O_2}, AAE_{CO_2}, RQ) und das Verhalten von Blutlaktatkonzentration bzw. Säuren-Basenstatus (SBS). Die plötzliche Zunahme der Laktatkonzentration im Blut bei intensiver Arbeit wird als Beginn einer metabolischen Azidose

---

Anschrift für die Verfasser: Prof. Dr. med. M. W. Busse, Medizinische Hochschule, Abt. Sport- und Arbeitsphysiologie, Konstanty-Gutschow-Straße, 3000 Hannover

verstanden [10]. Die dadurch erhöhte [H^+] und der vermehrte CO_2-Rückfluß zur Lunge sind nach Meinung verschiedener Autoren Hauptursache für die Mehrventilation [8, 11]. Messfühler sollen im Wesentlichen Chemorezeptoren der Karotisgabel bzw. der Lunge sein [8]. Im Gegensatz dazu diskutieren andere Autoren vegetativ vermittelte Atmungs- und Herzkreislaufantriebe aus dem Interstitium der Arbeitsmuskulatur mit der Plasma-Kaliumkonzentration als wichtigster Kenngrösse [6, 9]. Wir überprüften die Beziehung der oben genannten Größen untereinander und ihre Reproduzierbarkeit nach normalen Ruheausgangsbedingungen und unter arbeitsinduzierter Laktatazidose.

Methodik

Zehn gesunde Männer nahmen an zwei identischen Laufbandstufentests teil: zuerst eine Einlaufphase zehn Minuten 8 km/h bei 0% Steigung, dann Beginn von Test I mit 8 km/h und 5% Steigung, Steigerung der Laufgeschwindigkeit um 2 km/h alle 3 min bis zur Erschöpfung, gefolgt von 5 min Pause; unmittelbar im Anschluss daran Test II mit gleichem Schema wie in Test I. Registrierung der Ventilationsgrössen ($\dot{V}E$, $\dot{V}CO_2$, $\dot{V}O_2$) im geschlossenen System (Magnatest 710) jede Minute. Herzfrequenzmessung und Blutabnahme aus dem hyperämisierten Unterarm zur Bestimmung von pH, PCO_2, Laktat und Plasma – [K^+] im arterialisierten Venenblut während der letzten 30 Sekunden jeder Stufe, in den Pausen am Ende der 1., 3. und 5. Minute.

Statistik. Berechnet wurden Mittelwert, Standardabweichung und lineare Regression. Unterschiede der Mittelwertdifferenzen mit einer Irrtumswahrscheinlichkeit von $p < 5\%$ im t-Test für verbundene Stichproben gelten als signifikant.

Ergebnisse

Abb 1. Die [K^+] stieg in Test I und II weitgehend linear mit der Leistung an und fiel dann gleich nach Belastungsabbruch stark ab, 5 min nach Belastung bis unter die Ruheausgangswerte. Im Vergleich Test I gegen II ergab sich eine hohe Reproduzierbarkeit ($r = 0,97$, $m = 1,1$). Die Konzentrationen nach 3 min 10 – und 12 km/h lagen in Test II etwas höher ($p > 0,5$).

Für die [Laktat] und [H^+] fanden wir in Test I den bekannten Anstieg, der sich in der Pause während der ersten ca. 1,5 min noch fortsetzte und dann in einen Abfall mit Tiefpunkt nach durchschnittlich 1 min 12 km/h in Test II überging; danach erneuter Anstieg bis in die nächste Pause hinein. Die Korrelation Test I gegen II (nur Arbeitswerte) für die [Laktat] war $r = 0.46$ ($m = 0,67$). Der BE entwickelte sich spiegelbildlich zur [Laktat], die Korrelation Δ[Laktat]/ΔBE, berechnet für Test I und II zusammen, war $r = 0,9$, $m = 1,15$.

Der PCO_2 lag bei Arbeit in Test II signifikant unter I, in den Pausen war dieser Unterschied nur noch tendenziell.

Abb. 2. Ventilationsgrössen und Herzfrequenz stiegen in Test I und II weitgehend linear mit der Leistung und waren im Vergleich Test I gegen II mit $r \approx 0,9$ auch gut reproduzier-

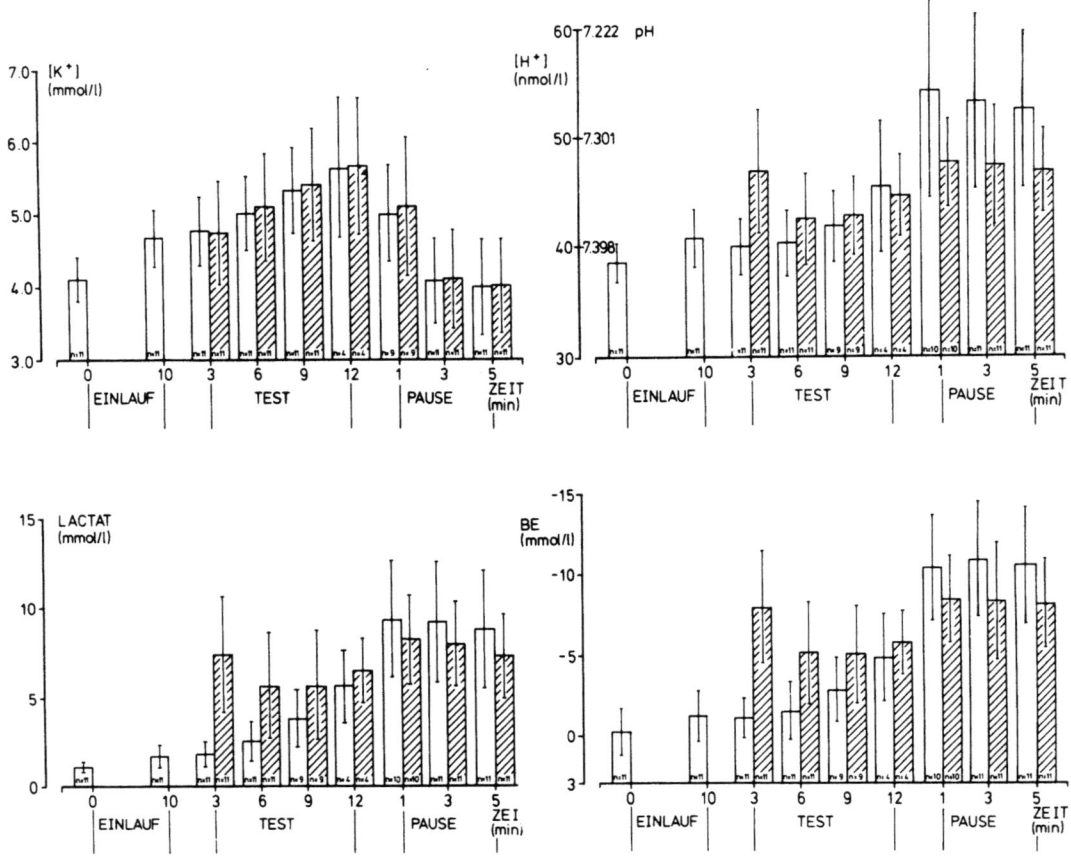

Abb. 1. [K$^+$], [Laktat], [H$^+$] und BE in Test I und II (Mittelwerte und Standardabweichungen). Schraffierte Säulen: Test II

bar ($\dot{V}E_I/\dot{V}E_{II}$: $r = 0{,}92$, $m = 1{,}13$; $\dot{V}CO_{2/I}/\dot{V}CO_{2/II}$: $r = 0{,}93$, $m = 1{,}00$; $\dot{V}O_{2/I}/\dot{V}O_{2/II}$: $r = 0{,}88$, $m = 0{,}96$; HF_I/HF_{II}: $r = 0{,}91$, $m = 0{,}99$). Die Werte von $\dot{V}CO_2$ in Test I und II erwiesen sich in jeder Belastungsstufe als identisch, während $\dot{V}E$, $\dot{V}O_2$ und HF in Test II höher waren; für $\dot{V}E$ und HF war der Unterschied signifikant. Gleich nach Belastungsabbruch fielen alle 4 Größen in Test I und II stark ab, blieben jedoch auch 5 min nach Belastung noch deutlich über den Ruheausgangswerten.

Im Vergleich aller Meßgrößen untereinander sieht man in Abb. 3 den im Wesentlichen gleichartigen Verlauf von $\dot{V}E$, HF und [K$^+$], während sich SBS und [Laktat], gezeigt am Beispiel des BE, nur während der Arbeitsphase von Test I gleichartig mit den anderen Werten entwickelten. Die Korrelation Δ[Laktat]/$\dot{V}E$ (nur Arbeitswerte) für Test I war $r = 0{,}86$, $m = 0{,}66$; für Test II $r = -0{,}23$, $m = -0{,}14$; für Test I und II gemeinsam war $r = 0{,}14$, $m = 0{,}04$. Beim Vergleich $\dot{V}CO_2$ mit [K$^+$] und $\dot{V}E$ mit [K$^+$] errechneten wir für den Einzelfall Korrelationen um $r = 0{,}9$, nur 2 Probanden lagen mit Werten um $r = 0{,}6$ schlechter. Bei Gegenüberstellung von ΔAMV (in % des max. AMV) gegen Δ[K$^+$] war $r = 0{,}79$.

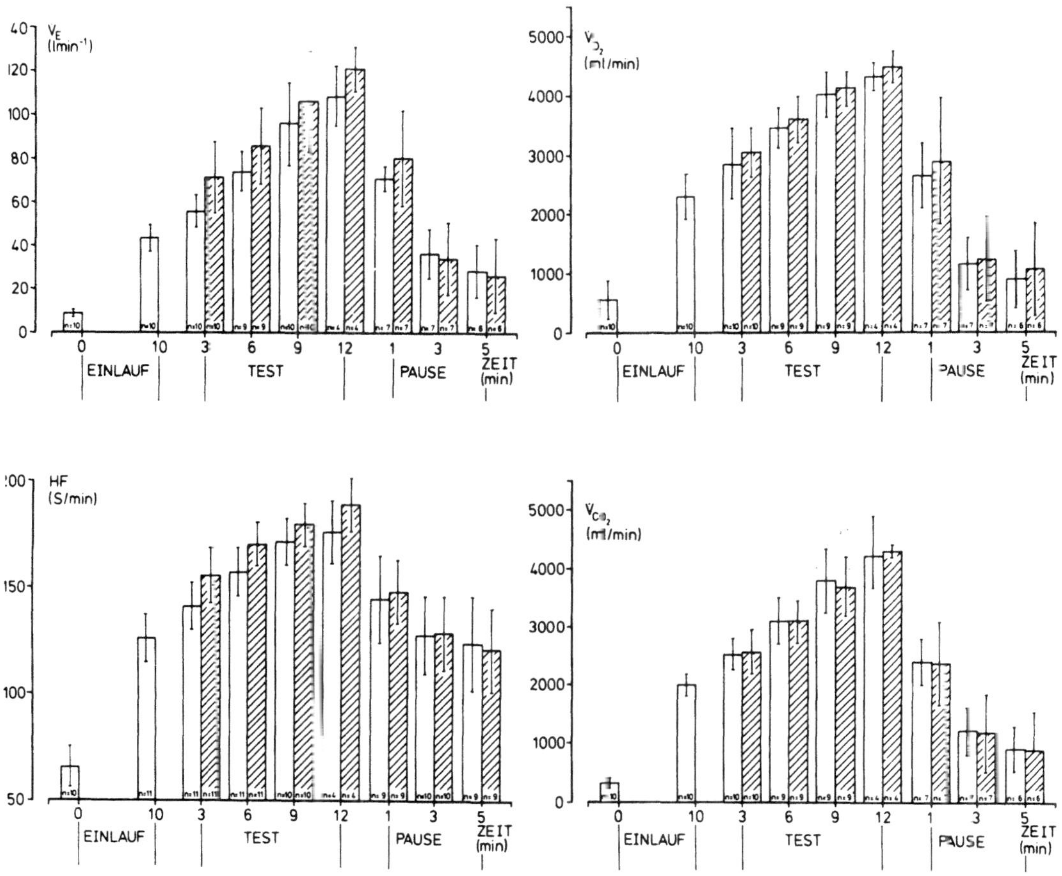

Abb. 2. V̇E, Hf, V̇O₂ und V̇CO₂ in Test I und II (Mittelwerte und Standardabweichungen). Schraffierte Säulen: Test II

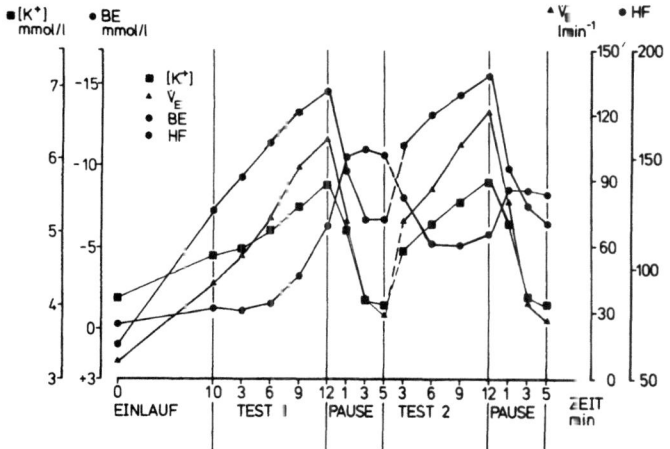

Abb. 3. Verlauf von [K⁺], BE, V̇E und HF über die ganze Versuchsdauer (nur Mittelwerte)

313

Diskussion

Unbeeinflußt vom Verhalten der [Laktat] bzw. des SBS entwickeln sich $\dot{V}E$, $\dot{V}CO_2$, $\dot{V}O_2$ und HF weitgehend gleichartig, wobei sich im Einzelfall eine meist enge Beziehung zur Plasma-Kaliumkonzentration ergibt. Dieser Befund steht im Einklang mit [9]. Für eine vom SBS völlig unabhängige Atmungsregulation spricht eine Untersuchung von Hagberg et al. [5]: sie fanden bei Patienten ohne Muskelphosphorylase unter Belastung trotz Ausbleiben von Blutlaktat (es entwickelte sich sogar eine respiratorische Alkalose) eine gleichartige Ventilationszunahme und -schwelle wie bei Gesunden. Allerdings darf in diesem Zusammenhang eine Publikation von Wassermann et al. [11] nicht übersehen werden: Patienten ohne Karotiskörperchen ventilierten im Stufentest deutlich weniger als Normalpersonen bei vergleichbarer Leistung. Diese widersprüchlichen Befunde lassen sich zumindest teilweise einordnen, wenn man nach Essfeld u. Stegemann [3] den peripheren Chemorezeptoren bei Arbeit weniger einen eigenen stimulierenden Einfluss auf das Atemzentrum zuweist als vielmehr eine bahnende Funktion für vegetative Afferenzen aus der Arbeitsmuskulatur.

Auch die in der Pause erhöhte Ventilation ist offensichtlich nur partiell Funktion der aktuellen arteriellen [H$^+$] oder des PCO$_2$: In Test I und II fiel $\dot{V}E$ von der 3. bis zur 5. Ruheminute signifikant um 8 l/min, obwohl pH und PCO$_2$ sich in dieser Zeit praktisch nicht veränderten. Möglicherweise sind die nur verzögert ansprechbaren zentralen Chemorezeptoren hier hauptverantwortlich.

Eine weitere Möglichkeit der Ventilationskontrolle durch periphere, extramuskulär gelegene Chemorezeptoren sind nach Wassermann et al. [12] (hypothetische) chemosensible Areale jenseits der Lungenkapillaren (z. B. Lungenvenen); bei leichter und mittlerer Arbeit sollen sie die Ventilation entsprechend dem CO$_2$-Rückfluß zur Lunge steuern; die gegenüber $\dot{V}CO_2$ überproportional ansteigende Ventilation bei hoher Leistung fällt seiner Meinung nach dann als Kompensation der metabolischen Azidose überwiegend in den Aufgabenbereich der Karotiskörperchen. Die enge Bindung des AMV an $\dot{V}CO_2$ fanden wir nicht uneingeschränkt bestätigt: $\dot{V}CO_2$ war in Test I und II gleich hoch ($m = 1,00$), $\dot{V}E$ dagegen in Test II signifikant höher als in Test I ($m = 1,13$). Versuche an Hunden von Favier et al. [4] und Bennett et al. [1] ergaben für den venösen CO$_2$ weder eine Bedeutung bei der Atemeinstellung nach Arbeitsbeginn noch für die isokapnische Ventilation bei Arbeit. $\dot{V}CO_2$ scheint demnach eher eine abhängige Variable als eine Steuergrösse des AMV zu sein.

Die Herzfrequenz soll hier nicht mehr im Einzelnen diskutiert werden, da sie sich parallel zur Ventilation entwickelt ($r = 0,86$, $m = 0,92$) und viel für eine weitgehend identische Atmungs- und Herz-Kreislaufkontrolle spricht [7, 9].

Schlußfolgerung

1. Zwischen Herz-Kreislaufverhalten und Ventilation auf der einen- bzw. [Laktat] und SBS auf der anderen Seite besteht ein allenfalls sehr lockerer, indirekter Zusammenhang. Parallelen zwischen Laktat- und Ventilationsschwellen [2] sind demnach zufällig.
2. Die Plasma-Kaliumkonzentration, als „unspezifische" Grösse bislang wenig beachtet, bietet sich aufgrund der hohen Reproduzierbarkeit auch bei unterschiedlichen metabolischen Bedingungen im Blut als praktisches Kriterium der aktuellen physiologischen Belastungssituation an.

Literatur

1. Bennet FM, Tallmann RD, Grodins JR and FS (1984) Role of $\dot{V}CO_2$ in control of breathing of awake exercising dogs. J Appl Physiol 56(5):1535
2. Davis HA, Bassett J, Hughes P, Gass GC (1983) Anaerobic threshold and lactate turnpoint. Eur J Appl Physiol 50:383
3. Essfeld D, Stegemann J (1983) CO_2-H^+ Stimuli and neural muscular drive to ventilation during dynamic exercise: Comparison of stimuli at constant levels of ventilation. Int J Sports Med 4:215
4. Favier R, Desplanches D, Frutoso J, Grandmontagne M, Flandrois R (1983) Ventilatory and circulatory transients during exercise: new arguments for a neurohumoral theory. J Appl Physiol 54(3):647
5. Hagberg JM, Coyle FE, Carroll JE, Miller MJ, Martin WH, Brooke MH (1982) Exercise hyperventilation in patients with McArdle's disease. J Appl Physiol 52(4):991
6. McCloskey DI, Mitchell JH (1972) Reflex cardiovascular and respiratory responses originating in exercising muscle. J Physiol (Lond) 224:173
7. Piiper J, Koepchen HP (1975) Atmung. In: Gauer/Kramer/Jung (Hrsg) Physiologie des Menschen, Bd 6. Urban und Schwarzenberg, München Berlin Wien
8. Sutton JR, Jones NL (1979) Control of pulmonary ventilation during exercise and mediators in the blood: CO_2 and hydrogen ion. Med Sci Sports 11(2):198
9. Tibes U (1981) Kreislauf und Atmung bei Sport: Spiegel des Muskelstoffwechsels. Schriften der Deutschen Sporthochschule Köln, Bd 6. Richarz, St Augustin
10. Wassermann K, van Wessel AL, Burton GG (1967) Interaction of physiological mechanisms during exercise. J Appl Physiol 22(1):71
11. Wassermann K, Whipp BJ, Koyal SN, Cleary MG (1975) Effect of carotid body resection on ventilatory and acid – base control during exercise. J Appl Physiol 39(3):354
12. Wassermann K, Whipp BJ, Casaburi R, Beaver WL (1977) Carbon dioxide flow and exercise hyperpnea. Am Rev REspir Dis 115 (Suppl):225

Einfluß eines Höhenaufenthaltes und Höhentrainings auf den erythrozytären O_2-Transport und auf Leistungsparameter
Influence of Altitude and Altitude Training on Red Cell O_2 Transport and Exercise Performance

H. Mairbäurl, W. Schobersberger, E. Humpeler und E. Raas

Institut für Physiologie (Vorstand: Prof. Dr. P. Deetjen), und Institut für Sport- und Kreislaufmedizin (Vorstand: Prof. Dr. E. Raas), Universität Innsbruck, Innsbruck, Österreich

Zusammenfassung

In einer 2wöchigen Höhenstudie (2300 m) sollte der Beitrag der körperlichen Aktivität zur Anpassung des erythrozytären O_2-Transportes an mittlere Höhe, sowie das Verhalten der physischen Leistungsfähigkeit während und nach einem Höhenaufenthalt untersucht werden. An der Studie nahmen 6 passive Kontrollpersonen und 6 Personen, welche ein Höhentraining durchführten, teil. Ergometertests bzw. Blutuntersuchungen fanden vor, während und nach dem Höhenaufenthalt statt. Während des Höhenaufenthaltes erhöhte sich der P_{50}-Wert in beiden Gruppen, signifikant mehr jedoch in der Trainingsgruppe. Diese Erniedrigung der Hb-O_2-Affinität lief parallel mit einer Abnahme des mittleren Erythrozytenalters und einer damit verbundenen Erhöhung der erythrozytären 2,3-DPG-Konzentration. Diese Werte normalisierten sich nach dem Abstieg. Die maximale Belastbarkeit nahm nach dem Aufstieg in die Höhe um ca. 10% ab, normalisierte sich in Kontrollen während des Höhenaufenthaltes und nach dem Abstieg. In der Trainingsgruppe wurde eine leichte Verbesserung der Leistungsfähigkeit bereits am Ende des Höhenaufenthaltes gefunden, auch nach der Rückkehr in Tallagen war die Belastbarkeit signifikant erhöht. Während des Höhenaufenthaltes waren die Herzfrequenz bei den einzelnen Belastungsstufen und die Laktatkonzentration in Erschöpfung signifikant niedriger als bei Vor- bzw. Nachuntersuchungen, niedriger in Trainierenden als in Kontrollen. Diese Befunde lassen sich mit den Änderungen der Hb-O_2-Affinität korrelieren.

Schlüsselwörter: Hb-O_2-Affinität – 2,3-DPG – Höhentraining.

Summary

The contribution of exercise performance at altitude to the adaptation to moderate altitude as well as exercise performance during and after an active or passive stay at altitude (2,300 m) for 2 weeks was studied on male subjects. Exercise performance tests and blood studies were performed before, during and after the stay at altitude. P_{50}-values increased during the stay at altitude in both groups, but more in training subjects. This was paralleled by an increase in reticulocyte counts and an increase in red cell 2,3-DPG-concentration. Maximal work capacity decreased right after ascent (–10%) but normalized during the stay at altitude and after descent in controls. In training subjects maximal work capacity was increased at the end of the stay at altitude and after descent. Heart rates and lactic acid concentration at each work load during exercise tests were significantly lower at altitude as compared to pre- or post altitude tests. These results can be correlated with the data on decreased Hb-O_2-affinity during the stay at altitude.

Key-words: Hb-O_2-affinity – 2,3-DPG – Altitude training.

Anschrift für die Verfasser: Dr. phil. H. Mairbäurl, Institut für Physiologie der Universität Innsbruck, Fritz-Pregl-Straße 3, A-6020 Innsbruck

Einleitung

Aus früheren Studien ist bekannt, daß es nach längerem Aufenthalt in mittlerer Höhe zu einer Abnahme der Hb-O_2-Affinität kommt [2, 3], was die O_2-Abgabe von Hb an das Gewebe begünstigt. Diese Anpassung ist an sich paradox, da der O_2-Partialdruck in mittlerer Höhe (1500–3500 m) hoch genug ist, um eine normale O_2-Aufnahme in der Lunge zu gewährleisten. Eine Verminderung der Hb-O_2-Affinität in mittlerer Höhe stellt theoretisch für den Organismus eine Verbesserung der O_2-Versorgung des Gewebes dar. Unklar sind die Mechanismen einer Anpassung. Es stellten sich uns die Fragen ob 1) körperliche Aktivität in der Höhe zur Höhenanpassung des erythrozytären O_2-Transportes beiträgt, und 2) ob ergometrische Parameter sich mit Änderung der Hb-O_2-Affinität ändern.

Methodik

Wir untersuchten diese Fragestellungen an 2 Probandengruppen, welche sich 2 Wochen lang in einer Höhe von etwa 2300 m aufhielten. Die Probanden der einen Gruppe verhielten sich rein passiv (Kontrollen), die der 2. Gruppe führten ein regelmäßiges Ergometertraining durch (täglich 45 min bei 75% der max. Belastbarkeit, kontrolliert über die Herzfrequenz). Ausbelastungstests am Fahrradergometer wurden vor, am Beginn und am Ende des Höhenaufenthaltes bzw. nach der Rückkehr in Tallagen durchgeführt. Jeweils vor den Tests wurden venöse Blutproben zur Bestimmung der Parameter des erythrozytären O_2-Transportes abgenommen. Die Bestimmung dieser Parameter erfolgte nach laborüblichen Standardmethoden [4].

Ergebnisse

Während des Höhenaufenthaltes erhöhte sich die Retikulozytenzahl von 0,95 ± 0,12% auf 1,38 ± 0,15% in Kontrollen, bzw. auf 1,58 ± 0,10% in der Trainingsgruppe. Nach der Rückkehr in Tallagen normalisierte sich die Retikulozytenzahl in beiden Gruppen. Parallel zu der Änderung der Retikulozytenzahl stieg die Konzentration an 2,3-DPG in beiden Gruppen, auch der P_{50}-Wert erhöhte sich (Abb. 1). Die Änderungen beider Parameter waren in der Trainingsgruppe stärker ausgeprägt als bei Kontrollen. Während sich die 2,3-DPG-Konzentration nach Rückkehr aus der Höhe normalisierte, blieb der P_{50}-Wert in beiden Gruppen über dem Ausgangswert.

Tabelle 1 zeigt die Ergometriebefunde beider Gruppen während der Höhenstudie. Die maximale Belastbarkeit nahm unmittelbar nach dem Aufstieg in die Höhe ab, normalisierte sich aber in der Folge. In der Trainingsgruppe wurde sogar eine signifikante Verbesserung festgestellt. Die maximale O_2-Aufnahme änderte sich in keiner der Gruppen, in der Trainingsgruppe kam es zu einer signifikanten Erhöhung der anaeroben Schwelle. Die Laktatkonzentration in Erschöpfung war bei beiden Gruppen während des Höhenaufenthaltes signifikant niedriger als in Vor- und Nachuntersuchung. Nach 2 Tagen Höhenaufenthalt war die Herzfrequenz in Ruhe und während der Ergometertests bei allen Belastungsstufen in beiden Gruppen signifikant erniedrigt (−10 ± 3/min) im Vergleich zur Voruntersuchung. Die Kontroll-Probanden behielten diesen niedrigen Wert während des Höhenaufenthaltes bei. Nach

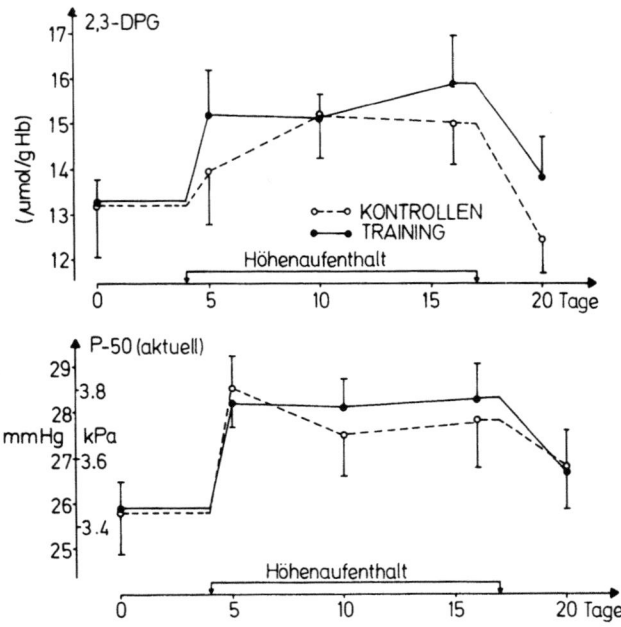

Abb. 1. Konzentration von 2,3-DPG im Erythrozyten und P_{50}-Wert vor, während und nach einem 2wöchigen Aufenthalt in 2300 m Höhe ($\bar{X} \pm SD$)

Tabelle 1. Ergometriedaten ($\bar{X} \pm SD$) aus Belastungstests vor, während und nach einem 2wöchigen Höhenaufenthalt (2300 m). ($\dot{V}O_2$ = max. O_2-Aufnahme; AT = anaerobe Schwelle (4 mmol/l Laktat))

	Höhenaufenthalt			
	Vor	Beginn	Ende	Nach
Kontrollen				
$\dot{V}O_2$ (ml/min · kg)	49,6 ± 3,4	–	–	47,5 ± 3,2
Max. W/kg	4,21 ± 0,37	3,90 ± 0,45	4,09 ± 0,67	4,37 ± 0,39
PWC 170 (W/kg)	2,70 ± 0,46	3,00 ± 0,40	3,03 ± 0,36	3,12 ± 0,18
AT (% max. W/kg)	58,3 ± 7,5	–	–	61,8 ± 7,1
Max. Puls (min^{-1})	200 ± 8	192 ± 7	186 ± 7	197 ± 7
Max. Laktat (mmol/l)	11,9 ± 1,3	8,5 ± 2,0	9,5 ± 1,4	12,0 ± 1,1
Training				
$\dot{V}O_2$ (ml/min · kg)	45,9 ± 1,1	–	–	44,5 ± 1,9
Max. W/kg	4,02 ± 0,32	3,58 ± 0,38	4,01 ± 0,29	4,32 ± 0,22
PWC 170 (W/kg)	2,93 ± 0,76	2,68 ± 0,30	3,43 ± 0,32	3,32 ± 0,40
AT (% max. W/kg)	60,2 ± 4,8	–	–	67,8 ± 2,4
Max. Puls (min^{-1})	197 ± 11	190 ± 6	179 ± 7	191 ± 8
Max. Laktat (mmol/l)	12,6 ± 1,0	8,2 ± 1,3	7,6 ± 1,1	11,2 ± 0,9

Rückkehr in Tallagen erhöhte sich die Herzfrequenz wieder. Im Gegensatz dazu erniedrigte sich in der Trainingsgruppe die Herzfrequenz während des Höhenaufenthaltes weiter bis auf Werte um etwa 15—20/min niedriger im Vergleich zu Vortests. Diese niedrigen Werte wurden auch nach dem Höhenaufenthalt bei Ergometertests gefunden.

Diskussion

Die früher beschriebene Abnahme der Hb-O_2-Affinität während eines Aufenthaltes in mittlerer Höhe konnte auch hier gezeigt werden. Quantitativ läßt sich dieser Effekt durch die Zunahme an erythrozytärem 2,3-DPG erklären. Die Ursache für den Anstieg der 2,3-DPG Konzentration ist aber unklar. Die Zunahme der Menge zirkulierender junger Erythrozyten, angezeigt durch den Anstieg der Rezikulozytenzahl, kann das erhöhte 2,3-DPG nur am Ende des Höhenaufenthaltes quantitativ erklären (junge Erythrozyten haben eine höhere 2,3-DPG-Konzentration als alte [4], nicht aber am Beginn des Aufenthaltes. Am Beginn des Höhenaufenthaltes ist die Gesamtzahl junger Erythrozyten noch zu gering. Allerdings fanden wir in dieser Studie auch keine ausgeprägte Höhenalkalose, welche früher für den DPG-Anstieg als Erklärung herangezogen wurde. Die Ursache der Erhöhung des 2,3-DPG's unmittelbar nach Aufstieg in die Höhe ist also unklar.

Es konnte gezeigt werden, daß die Änderung der Parameter des erythrozytären O_2-Transportes deutlicher ausfällt, wenn der Höhenaufenthalt mit Höhentraining in Verbindung steht. Damit konnte eine der eingangs gestellten Fragen beantwortet werden: Die Anpassung des erythrozytären O_2-Transportes erfolgt unabhängig von körperlicher Aktivität in der Höhe. Die Effekte von Training auf die Hb-O_2-Affinität summieren sich also zu den Effekten der passiven Höhenanpassung.

Während des Höhenaufenthaltes ist die Herzfrequenz (HR) in Ruhe und Belastung niedriger als in der Voruntersuchung, und zwar bereits zu Beginn des Höhenaufenthaltes (kein Trainingseffekt), und in beiden Gruppen. Eine Erniedrigung der HR weist auf ein erniedrigtes Herzminutenvolumen (HMV) hin. Tatsächlich gibt es Studien, welche ein erniedrigtes HMV in Ruhe und während Belastung nach längerem Aufenthalt in mittlerer Höhe beschrieben [1].

In der Höhe wurde also eine zu Tallagen vergleichbare Leistung mit erniedrigtem HMV erbracht. Gleichzeitig war auch noch die anaerobe Energiegewinnung bei Belastung herabgesetzt, was an den um ca. 30% erniedrigten Laktatwerten zu sehen ist. Die Frage ergibt sich, wie der Organismus das bewältigen kann. Spekulierend könnte man das folgendermaßen beantworten:

Eine Rechtsverschiebung der Sauerstoffbindungskurve (erniedrigte Hb-O_2-Affinität) zeigt an, daß zur Aufrechterhaltung eines bestimmten P_{O_2} von Hb entkoppelt werden kann, daß also die arterio-venöse O_2-Differenz erhöht ist. Damit kann bei gleichbleibender O_2-Versorgung die Gewebsdurchblutung herabgesetzt werden. Genau das könnte in der Höhe der Fall sein: Bedingt durch die Abnahme des mittleren Erythrozytenalters steigt die Konzentration von 2,3-DPG im Erythrozyten. Dadurch wird die Hb-O_2-Affinität erniedrigt und die O_2-Abgabe vom Hb erhöht, sodaß das HMV gesenkt werden kann. Da diese Effekte nach Höhentraining auch noch nach der Rückkehr in Tallagen anhalten, können diese eventuell mehrfach genützt werden: Beim Gesunden kann eine physische Leistungssteigerung stattfinden, während beim Herz-Kreislauf-Patienten die Belastung des Herzmuskels durch die reduzierte Herzarbeit herabgesetzt werden kann.

Literatur

1. Alexander JK, Hartley LH, Modelski M, Grover RF (1967) Reduction of stroke volume during exercise in man following ascent to 3,100 m altitude. J Appl Physiol 23:849–858
2. Humpeler E, Inama K, Deetjen P (1979) Improvement of tissue oxygenation during a 20 days-stay at moderate altitude in connection with mild exercise. Klin Wochenschr 57:267–272
3. Lenfant C, Torrance J, English E, Finch CA, Reynafarje C, Ramos J, Faura J (1968) Effect of altitude on oxygen binding by hemoglobin and on organic phosphate levels. J Clin Invest 47:2652–2656
4. Mairbäurl H, Humpeler E, Schwaberger G, Pessenhofer H (1983) Training-dependent changes of red cell density and erythrocytic oxygen transport. J Appl Physiol: Respir Environ Exercise Physiol 55:1403–1407

Die Auswirkungen einer 7tägigen Dauerimmobilisation auf die O$_2$-Aufnahmekinetik

Effects of Continuous 7-Day Immobilization on Oxygen Uptake Kinetics

D. Eßfeld, U. Hoffmann und J. Stegemann

Physiologisches Institut (Leiter: Prof. Dr. med. J. Stegemann) der Deutschen Sporthochschule Köln

Zusammenfassung

Nach 7tägigem, ununterbrochenem Bettaufenthalt lassen sich Änderungen der V'O$_2$-Kinetik entdecken, wenn Einzelatemzuganalyse, statistische Testsignale und spektralanalytische Auswertung kombiniert werden.

Schlüsselwörter: O$_2$-Aufnahme-Kinetik – Immobilisation – PRBS-Muster.

Summary

After a continuous 7-day bedrest alterations in the V'O$_2$ kinetics can be detected by combining breath-by-breath analysis, statistical testing signals and spectral analysis.

Key-words: Oxygen-uptake kinetics – Pseudorandom binary sequences of work load – Immobilization – Bedrest.

Einleitung

Obwohl Bettruhe ein altes und häufig angewandtes Mittel der unspezifischen Therapie ist, werden Untersuchungen zur körperlichen Leistungsfähigkeit während und nach mehrtägigem Bettaufenthalt zumeist unter dem Gesichtspunkt der Simulation von Schwerelosigkeit durchgeführt. Diese Untersuchungen sind in der Regel auf Gesunde zugeschnitten und stützen sich auf gängige Leistungstests wie die Bestimmung der maximalen O$_2$-Aufnahme, der maximalen Leistung, der Herzfrequenz-Leistungs-Beziehung im steady-state sowie auf laktatkonzentrationsabhängige Verfahren. Legt man bei der Auswahl des Testverfahrens die besonderen Bedingungen bettlägeriger Patienten zugrunde, dann müssen zusätzliche Anforderungen erfüllt werden. Das Verfahren sollte dann nicht invasiv sein, mit möglichst geringen und kurzdauernden Leistungen auskommen, und möglichst wenig empfindlich für Änderungen des Blutvolumens und der Hämodynamik sein, um die leistungsmindernden Folgen der Immobilisation von den Folgen der verminderten orthostatischen Belastung trennen zu

---

Anschrift für die Verfasser: Dr. med. D. Eßfeld, Physiologisches Institut der Deutschen Sporthochschule Köln, Carl-Diem-Weg, 5000 Köln 41

können. Ein in dieser Hinsicht entwicklungsfähiger Ansatz ist die spiroergometrische Bestimmung der O_2-Aufnahme-Kinetik im aeroben Leistungsbereich. Es wurde mehrfach gezeigt, daß die Zeitkonstante der $V'O_2$-Einstellung bei Leistungswechsel mit zunehmender Ausdauerleistungsfähigkeit geringer wird [2, 3, 6]. Bei veränderter Hämodynamik muß zwar mit Änderungen der $V'O_2$-Totzeiten gerechnet werden, nicht notwendigerweise aber auch mit Änderungen der Zeitkonstanten, da im submaximalen Leistungsbereich hämodynamische Veränderungen durch die arteriovenöse O_2-Differenz ausgeglichen werden können. Einige Untersuchungen stützen die Annahme, daß weder die Ventilationseinstellung [5, 8] noch die zentrale und periphere Kreislaufeinstellung [2, 9, 10] die Zeitkonstante der $V'O_2$-Kinetik nenenswert beeinflussen, solange keine schweren pathologischen Veränderungen vorliegen.

Ein wesentlicher Nachteil der spiroergometrischen Bestimmung der $V'O_2$-Kinetik besteht darin, daß die zeitliche Auflösung durch die Atemfrequenz begrenzt ist. Zudem wird die maximale zeitliche Auflösung nur durch Einzelatemzuganalyse erreicht, die wegen der natürlichen Schwankungen der In- und Exspirationsvolumina einzelner Atemzüge stets stark streuende $V'O_2$-Meßwerte liefert. Dies wirkt sich besonders nachteilig aus, wenn die $V'O_2$-Kinetik aus einzelnen $V'O_2$-Sprungantworten bestimmt werden soll. Um die Auswirkungen einer einwöchigen Immobilisation auf die $V'O_2$-Kinetik besser erfassen zu können, haben wir versucht, das Signal-Rausch-Verhältnis mit Hilfe statistischer Testsignale zu verbessern.

Methodik

Abb. 1 gibt einen Überblick über das Analyseverfahren. Das Testsignal besteht aus randomisierten, sprungförmigen Wechseln zwischen zwei Leitungsstufen (sog. PRBS-Muster: pseudo-random-binary-sequence [1, 12]. Dieses „Testrauschen" führt zu einer $V'O_2$-Antwort, die von unerwünschtem Rauschen überlagert ist. Der charakteristische, funktionelle

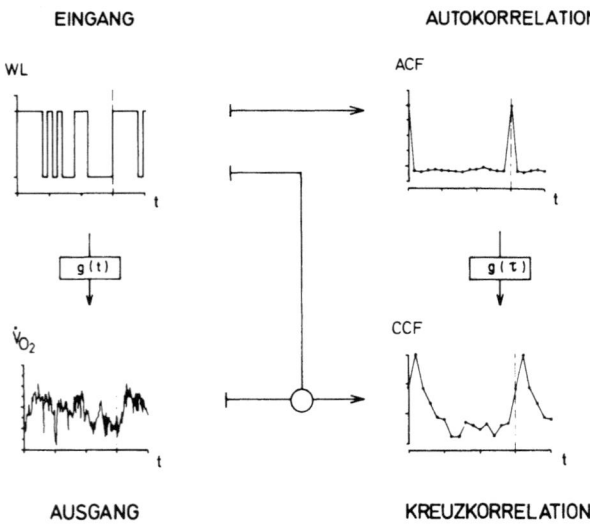

Abb. 1. Bestimmung der $V'O_2$-Kinetik mit Hilfe binärer, randomisierter Leistungsfolgen (PRBS). Auf der linken Seite sind das binäre Leistungsmuster und die verrauschte $V'O_2$-Antwort dargestellt. Aus den Originaldaten werden die Autokorrelationsfunktion (ACF) des Leistungsmusters und die Kreuzkorrelationsfunktion (CCF) zwischen Leistungs-Eingang und $V'O_2$-Ausgang berechnet. Die für das System charakteristische Verknüpfungsfunktion g(t) kann im „Korrelationsbereich" leichter ermittelt werden als im Originalbereich. (Weitere Daten zum PRBS-Muster dieser Untersuchung: 15-bit-Sequenz, 30 s pro bit, 20 W–80 W-Wechsel)

Zusammenhang zwischen Ein- und Ausgangsgröße (Gewichtsfunktion g(t)) wird nun nicht aus den Originaldaten ermittelt, sondern aus der Autokorrelationsfunktion (ACF) des Eingangssignales und der Kreuzkorrelationsfunktion (CCF) zwischen Ein- und Ausgangssignal. Bei linearen, zeitinvarianten Systemen sind die charakteristischen Verknüpfungsfunktionen in Original- und Korrelationsbereich identisch [1]. Die Analyse im Korreltationsbereich hat den Vorteil, daß hier ein erheblicher Teil des störenden Rauschens weggefiltert ist. Außerdem ergeben sich bei randomisierten Eingangssignalen relativ einfache Dreiecks-Autokorrelationsfunktionen. Bei häufigem Leistungswechsel innerhalb der PRBS-Muster nähert sich die ACF einer Impulsfunktion an. In diesem Fall ergibt die normierte CCF unmittelbar die gesuchte Gewichtsfunktion g(t) [12]. Um die korrdinativen Anforderungen des Verfahrens möglichst gering zu halten, haben wir die minimale Dauer einer Leistungsstufe relativ groß gewählt (30 s). Die Verknüpfungsfunktion von ACF und CCF mußte daher in einem zusätzlichen Auswertungsschritt ermittel werden. Hierzu wurden die Fouriertransformierten beider Funktionen berechnet (Leistungsdichtespektren und Kreuzleistungsdichtespektren). Aus diesen Funktionen können das Amplitudenverhältnis sowie die Phasenbeziehung zwischen Ein- und Ausgangsgröße für Harmonische der PRBS-Grundfrequenz ermittelt werden [1, 12].

Mit diesem Verfahren wurden sechs gesunde, männliche Probanden (Alter: 20–28 Jahre) vor und nach (1., 3., 5. Tag) einem einwöchigen, ununterbrochenen Bettaufenthalt (mit 6° Kopftieflage) untersucht. Um die Erholungsbedingungen zu vereinheitlichen, nahmen alle Probanden nach der Immobilisationsphase an einem Trainingsprogramm teil, das aus zweimal 30minütiger Fahrradergometerarbeit pro Tag bei etwa 3 mmol/l Laktatkonzentration bestand. Die Testversuche wurden auf einem permanent-magnetisch gebremsten Fahrradergometer im Sitzen bei einer Tretfrequenz von 1 Hz durchgeführt. Die Leistungsfolge bestand aus drei aufeinanderfolgenden, identischen PRBS-Zyklen (Muster: s. Abb. 1, Leistungsstufen: 20 W und 80 W, minimale Dauer pro Stufe: 30 s). Diesen Zyklen war eine 15minütige Aufwärmphase (20 W – 80 W – 20 W, 5 min pro Stufe) vorgeschaltet. Während der Aufwärmphase und am Ende des letzter PRBS-Zyklus wurden Blutproben aus dem hyperämisierten Ohrläppchen zur Kontrolle der Gedamtblut-Laktatkonzentration entnommen.

Die Leistungseinstellung erfolgte durch einen programmierbaren Regelkreis mit einer Einstellgeschwindigkeit von 400 W/s. Sauerstoffaufnahme ($V'O_2$) und Herzfrequenz (HR) wurden im Rahmen einer automatisierten, on-line Einzelatemzuganalyse ermittelt [4, 7, 11].

Für die weitere Auswertung wruden die einzelnen $V'O_2$- und HR-Messungen durch Polynome zweiter Ordnung angepaßt, so daß interpolierte Werte in äquidistanten Zeitabschnitten (1 s) abgelesen werden konnten.

Die Unterschiede zwischen den Ergebnissen vor und nach Immobilisation wurden für jede Harmonische mit Hilfe des Wilcoxon-Tests für Paardifferenzen auf Signifikanz geprüft.

Ergebnisse

Die Laktatkonzentrationsmessungen im Vollblut ergaben fast ausschließlich Werte unterhalb von 2 mmol/l. Lediglich in der ersten Untersuchung nach Immobilisation wurden am Ende der 80-W-Stufe in der Aufwärmphase vereinzelt Werte oberhalb von 2 mmol/l beobachtet (2.3 ± 0.6 mmol/l; $\bar{x} \pm SD$).

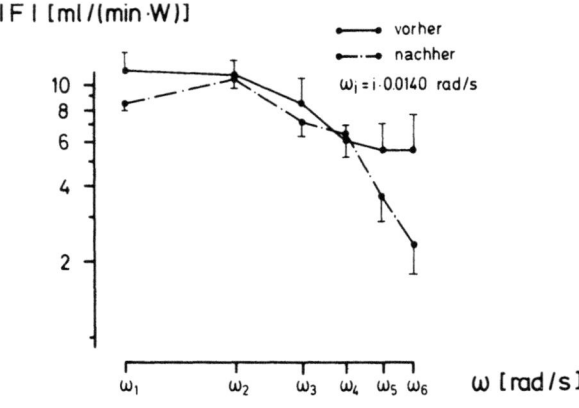

Abb. 2. Die mittleren Amplitudenverhältnisse (± SE) der Leistungs-$V'O_2$-Beziehung vor und am ersten Tag nach einwöchigem Bettaufenthalt ($n = 6$). Nach Immobilisation sinken die Amplituden der $V'O_2$-Antworten auf Leistungs-Frequenzen oberhalb von 0.056 rad/s (Periodendauer unter 113 s) signifikant ab

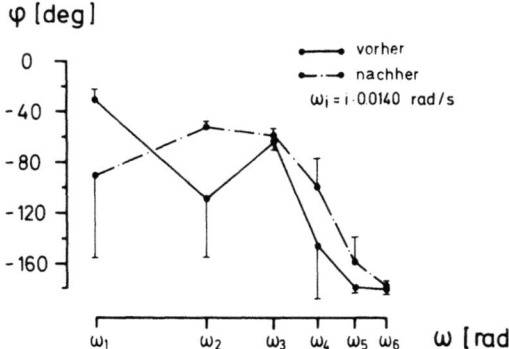

Abb. 3. Mittlere Phasenwinkel (± SE) zwischen Leistungssignal und $V'O_2$-Antwort vor und am ersten Tag nach einwöchigem Bettaufenthalt ($n = 6$). Die Phasenwinkel unterscheiden sich bei keiner der Leistungs-Frequenzen signifikant

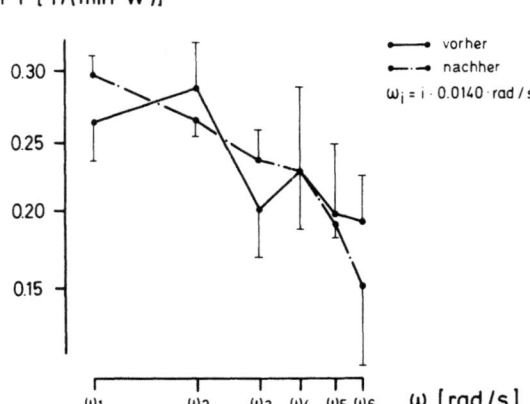

Abb. 4. Die mittleren Amplitudenverhältnisse (± SE) der Leistungs-Herzfrequenz-Beziehung vor und nach einwöchigem Bettaufenthalt ($n = 6$)

Abb. 2 zeigt, daß nach dem Bettaufenthalt das Amplitudenverhältnis der Leistungs-$V'O_2$-Beziehung bei den Frequenzen oberhalb der 4. Harmonischen (0.056 rad/s, Periodendauer 113 s) vermindert war. Dies bedeutet, daß bei sinusförmigen Leistungen gleicher Amplitude mit einer Verminderung der $V'O_2$-Amplidtude zu rechnen ist, wenn die Periodendauern unter 113 s liegen. Diese Verschlechterung der $V'O_2$-Kinetik war bei fünf der sechs Versuchspersonen zu beobachten; die bildete sich in den folgenden Tagen zurück und war im letzten

Test nicht mehr signifikant nachzuweisen. Die Phasenwinkel der Leistungs-$V'O_2$-Beziehung (Abb. 3) zeigten im Bereich der höheren Frequenzen eine nicht signifikante Abnahme nach Bettaufenthalt.

Im Gegensatz zur $V'O_2$-Dynamik war die statische Leistungs-$V'O_2$-Beziehung nach der Immobilisation unverändert. So waren die mittleren O_2-Aufnahmen während der PRBS-Zyklen mit etwa 1140 ml/min praktisch unverändert.

Die mittlere Herzfrequenz während der PRBS-Zyklen stieg von 92 ± 10 min^{-1} ($\bar{x} \pm SD$) vor Immobilisation auf 108 ± 15 min^{-1} nach Immobilisation signifikant an. Dagegen zeigte sich kein signifikanter Einfluß der Bettruhe auf die Kinetik der Herzfrequenz (Abb. 4).

Diskussion

Die Ergebnisse zeigen, daß Änderungen der $V'O_2$-Kinetik nach einwöchigem Bettaufenthalt auftreten und mit Hilfe des beschriebenen Verfahrens unabhängig von expliziten Modellannahmen beschrieben werden können. Berechnet man aus den frequenzanalytisch ermittelten Systembeschreibungen die $V'O_2$-Sprungantworten, dann ergeben sich S-förmige Kurvenverläufe, die nach Immobilisation abflachen und sich monoexponentiellen Verläufen nähern. Solche Formveränderungen können mit Totzeit-Zeitkonstanten-Modellen nur unzureichend erfaßt werden.

Die Befunde bieten keinen Anlaß zu der Annahme, daß es unter der Orthostase-Belastung nach Bettaufenthalt zu einer Verzögerung des venösen Rückstromes gekommen ist. Bei einem solchen Effekt wäre die Totzeit angestiegen, was zu größeren Phasenwinkeln hätte führen müssen. Da es trotz der verminderten Amplitudenverhältnisse zu einer (nicht signifikanten) Verminderung der Phasenwinkel gekommen ist (Abb. 3), ist anzunehmen, daß die Totzeiten nach der Immobilisation eher unverändert oder sogar verkürzt waren. Auch die Unterschiede im statischen und dynamischen Verhalten von O_2-Aufnahme und Herzfrequenz sprechen nicht für eine enge Kopplung von $V'O_2$-Kinetik und Kreislaufdynamik. Somit deutet die Verschlechterung der $V'O_2$-Kinetik nach einwöchigem Bettaufenthalt auf Veränderungen hin, die in den untersuchten Muskelgruppen selbst liegen. Dies würde bedeuten, daß bei Patienten bereits nach einwöchiger Bettlägrigkeit und unabhängig von der zugrundeliegenden Erkrankung mit einer Verschlechterung der muskulären Ausdauerleistungsfähigkeit zu rechnen ist.

Das von uns gewählte Verfahren setzt als Leistungsformen lediglich den Wechsel zwischen zwei definierten aeroben Belastungen voraus und läßt nicht-periodische körperliche Aktivitäten des Probanden während der Untersuchung zu. Wegen des günstigen Signal-Rausch-Verhältnisses ist anzunehmen, daß die Leistungsanforderungen und die Testdauer deutlich unter die gewählten Grenzen (20 W – 80 W, dreifache Wiederholung des PRBS-Zyklus) gesenkt werden können.

Literatur

1. Bendat JS, Piersol AG (1966) Measurement and analysis of random data. Wiley and Sons, New York London Sydney
2. Cerretelli P, Rennie DW, Pendergast DP (1980) Kinetics of metabolic transients during exercise. Int J Sports Med 1.171–180

3. Eßfeld D, Hoffmann U, Stegemann J (1982) Influence of aerobic capacity on time delays and time constants of gas-exchange kinetics measured on a breath-by-breath basis. Pflügers Arch [Suppl] 394:R32
4. Eßfeld D, Stegemann J (1983) CO_2-H^+ stimuli and neural muscular drive to ventilation during dynamic exercise. Comparison of stimuli at constant levels of ventilation. Int J Sports Med 4: 215–222
5. Gilbert R, Auchincloss JH Jr, Baule GH (1967) Metabolic and circulatory adjustment to unsteady state exercise. J Appl Physiol 22:905–912
6. Hickson RC, Bomze HA, Holloszy JO (1978) Faster adjustment of O_2 uptake to the energy requirement of exercise in the trained state. J Appl Physiol 44:877–881
7. Hoffmann U, Bittner H (1983) Correction of erroneous pneumotachograms in breath-by-breath analysis by means of the intrabreath N_2 balance. Naunyn-Schmiedeberg's Arch Pharm [Suppl] 322:R51
8. Jones WB, Finchum RN, Russell RO, Reeves TJ (1970) Transient cardiac output response to multiple levels of supine exercise. J Appl Physiol 28:183–189
9. Pendergast DR, Shindell D, Cerretelli P, Rennie DW (1980) Role of central and peripheral circulatory adjustments in oxygen transport at the onset of exercise. Int J Sports Med 1:160–170
10. Raynaud J, Bernal H, Bourdarias JP, David P, Durand J (1973) Oxygen delivery and oxygen return to the lungs at onset of exercise in man. J Appl Physiol 35:259–262
11. Stegemann J (1976) Rechnergesteuerte Spiroergometrie nach der Methode der Einzelatemzuganalyse. Sportarzt Sportmed 27:1–7
12. Uhrig RE (1970) Random noise techniques in nuclear reactor systems. Ronald Press, New York

Einfluß von Cl⁻-Verschiebungen auf die Sauerstoffbindungskurve während körperlicher Arbeit[1]

Influence of Cl⁻ on Hb-O₂ Affinity During Exercise

W. Schmidt, F. Trost und D. Böning

Abteilung Sport- und Arbeitsphysiologie, Medizinische Hochschule Hannover

Zusammenfassung

Arbeitsbedingte Cl^--Erhöhungen, die bei „in vitro" Untersuchungen nicht registriert werden, verringern die Hb-O₂-Affinität bei normalem und hohem PCO_2 und verbessern daher die Sauerstoffausschöpfung des Blutes. Bei Anwesenheit von Milchsäure kann ein positiver Cl^--Effekt nicht nachgewiesen werden.

Schlüsselwörter: Cl^--Hb-O₂-Affinität – Belastung.

Summary

Cl^--elevation during physical work, which can not be registrated under „in vitro" conditions, decreases the Hb-O₂ affinity under normal and high PCO_2. Therefore, the oxygen extraction of blood is more pronounced. If lactic acid is present, a positive Cl^--effect is lacking.

Key-words: Cl^--Hb-O₂ affinity – Exercise.

Einleitung

Die Ausdauerleistungsfähigkeit eines Muskels wird von der Menge des zuführbaren O_2 limitiert. Neben einer guten Kapillarisierung und einer ausreichenden Hämoglobinkonzentration ist die Größe der O_2 Partialdruckunterschiede zwischen Blut und Mitochondrien von Bedeutung. Da der Gewebe PO_2 bei starker Arbeit stets niedrige Werte aufweist, stellen PO_2-Erhöhungen im Kapillarblut eine Möglichkeit dar, die aerobe Leistungsfähigkeit zu verbessern.

Während körperlicher Arbeit wird auf Grund der anfallenden Stoffwechselprodukte CO_2 und Milchsäure der pH des Blutes gesenkt, was zu einer geringeren Hb-O₂-Affinität führt und die O_2-Abgabe des Blutes verbessert (Bohr-Effekt). Böning et al. [2] konnten

---

[1] Gefördert von der Deutschen Forschungsgemeinschaft (DFG)

Anschrift für die Verfasser: Dr. rer. nat. W. Schmidt, Medizinische Hochschule Hannover, Abteilung Sport- und Arbeitsphysiologie, Konstanty-Gutschow-Straße 8, 3000 Hannover 61

1975 zeigen, daß bei trainierten Personen die Rechtsverschiebung der Sauerstoffbindungskurve durch diese Metabolite „in vivo", das heißt direkt während Arbeit, stärker ausgeprägt ist als bei Untrainierten. In den vergangenen Jahren konnten wir in unserer Abteilung den größten Teil dieser Effekte bei den Trainierten auf generell höhere Bohreffekte des Blutes sowie auf eine jüngere Erythrozytenpopulation zurückführen [4, 11]. Wie Böning et al., fanden jedoch auch Braumann et al. [4, 5], daß die Bohreffekte, die durch Zugabe von CO_2 oder Milchsäure experimentell, also „in vitro", insbesondere bei Ausdauersportlern und Patienten mit arteriellen Verschlußkrankheiten gefunden wurden, kleiner waren als die Bohreffekte, die man direkt aus ihrem Blut während Arbeit erhält. Dieser „in vivo"-Bohreffekt muß also durch eine Substanz vergrößert werden, die während körperlicher Arbeit im Erythrozyten verstärkt oder neu auftritt.

Bis auf das Cl^- bleiben bei körperlicher Arbeit alle wichtigen allosterischen Faktoren konstant oder aber ihre Wirkung kann berechnet werden. Der Einfluß des Cl^- auf die ODC wurde bisher noch nicht intensiv am intakten Erythrozyten untersucht, da seine allosterische Wirkung als sehr gering eingestuft wird. Während schwerer langdauernder körperlicher Arbeit kann es jedoch zu starken intraerythrozytären Cl^--Erhöhungen von bis zu 35 mmol/kg H_2O (von 70 auf 105 mmol/kg H_2O) kommen [12]. Bei „in-vitro"-Bestimmungen der Hb-O_2-Bindungseigenschaften liegt die Cl^--Konzentration der Erythrozyten nach Ansäuerung bei vergleichbarem pH unter den Werten der „in-vivo"-Verhältnisse, da bei der Azidisierung die [Cl^-] des Plasma erniedrigt wird, was unter „in vivo" Bedingungen durch ständigen Cl^--Nachschub aus dem interstitiellen Raum verhindert wird [3]. Bei schwerer Arbeit erfolgt weiterhin ein Wassertransport aus dem Extrazellulärraum in die arbeitenden Muskelzellen, so daß die [Cl^-] von Plasma und Erythrozyten zusätzlich erhöht wird [10]. „In vivo" kann die erythrozytäre [Cl^-] daher um 15–20 mmol/kg H_2O höher liegen als bei gleicher Ansäuerung „in vitro".

Da die normale [Cl^-] etwa 70 mmol/kg H_2O beträgt [6], die optimale allosterische Effizienz jedoch bei etwa 90 mmol/kg H_2O erreicht wird (pH 7.4) [9, 13], kann eine arbeitsbedingte Erhöhung der [Cl^-] zu einer merkbaren Änderung der Hb-O_2-Affinität führen.

Ziel dieser Studie ist es daher zu prüfen, inwieweit eine Erhöhung der [Cl^-], die nicht „in vitro" erreicht wird, die Hb-O_2-Affinität verändert und einen positiven Einfluß auf die O_2-Versorgung des arbeitenden Muskels ausübt.

Methodik

Wir verglichen „in vitro" die Sauerstoffbindungseigenschaften von Blut mit normaler [Cl^-] mit demjenigen einer um etwa 50 mmol/l angereicherten Probe unter Standardbedingungen (pH 7,4, PCO_2 42 mmHg) und folgenden Azidoseverhältnissen: Äquilibrierung mit 10% CO_2, sowie 6% und 10% CO_2 nach Zugabe von 10 mmol/l Milchsäure. Das Blut stammte von gesunden, nichtrauchenden, jungen Männern und wurde cubitalvenös entnommen. Sauerstoffbindungskurven wurden mit einem Hemox-Analyzer der Fa. TCS in Erythrozyten Bikarbonatpuffersuspensionen aufgenommen. Parallel wurden in gleichermaßen behandelten Proben (Hämatokrit 45%–50%) Cl^--Bestimmungen im Plasma und im erythrozytären Raum, sowie extra- und intrazelluläre pH Messungen, die zur Bestimmung der erythrozytären Bohrkoeffizienten notwendig sind, durchgeführt.

Ergebnisse

Durch die Cl^--Zugabe wird die zelluläre [Hb] (MCHC) um etwa 3,5 g/dl erhöht. Die ODC der Cl^--reichen Probe ist über den gesamten Sättigungsverlauf zur rechten Seite verschoben. Unter Standardbedingungen beträgt die Differenz im P_{50} 1,5 Torr und im P_{20} 1,0 Torr ($2p < 0,001$).

Die kooperativen Eigenschaften des Hb-Moleküls sind in der Cl^--reichen Probe leicht verbessert; der „n"-Wert ist im P_{50} von 2,51 auf 2,63 erhöht $2p < 0,05$). Während auch zwischen den mit 10% CO_2 äqulibrierten Proben ein gleich großer Unterschied in der H_2-O_2-Affinität festgestellt werden kann, wiederum ist die ODC der Cl^--reichen Probe zur rechten Seite verschoben, kann beim Vergleich der mit Milchsäure angesäuerten Proben keine Differenz hinsichtlich der Lage der ODC zwischen dem normalen und Cl^--reichen Blut angezeigt werden.

Die für CO_2 Ansäuerung berechneten Bohrkoeffizienten (BC_{CO_2}) unterscheiden sich nicht, wenn sie getrennt für die Cl^--normalen und Cl^--reichen Blutproben berechnet werden (Abb. 1). Kalkuliert man den BC jedoch mittels der Standardkurve und dem angesäuerten Cl^--reichen Blut, ist eine signifikante Erhöhung festzustellen (im P_{50} und P_{20} $2p <$

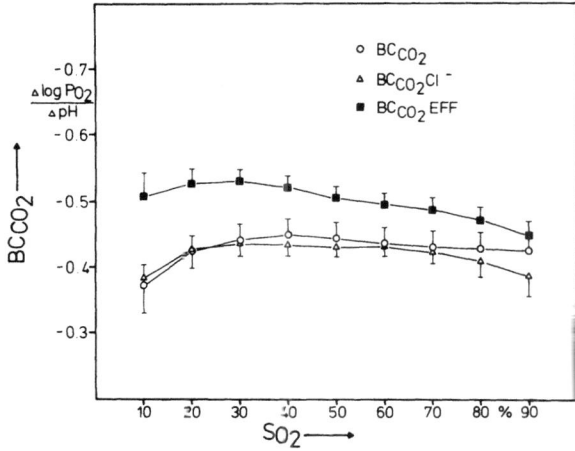

Abb. 1. Bohrkoeffizienten für CO_2 (BC_{CO_2}) über die Hb-O_2-Sättigung von 10%–90%. Dargestellt sind Mittelwerte und Standardfehler. BC_{CO_2} = Koeffizienten für Blutproben mit normaler [Cl^-]; $BC_{CO_2}Cl^-$ = Koeffizienten für Cl^--reiche Blutproben; $BC_{CO_2}EFF$ = Koeffizienten sind berechnet aus den O_2-Bindungskurven der Blutproben mit normaler [Cl^-] (PCO_2 42 mmHg) und hoher [Cl^-] (PCO_2 70 mmHg)

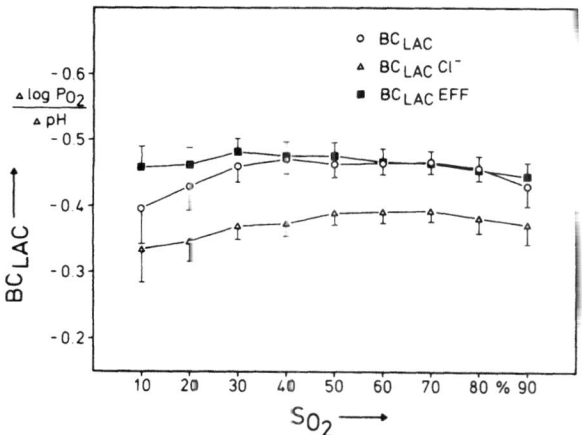

Abb. 2. Bohrkoeffizienten für Milchsäure (BC_{LAC}). Weitere Erklärung in Abb. 1

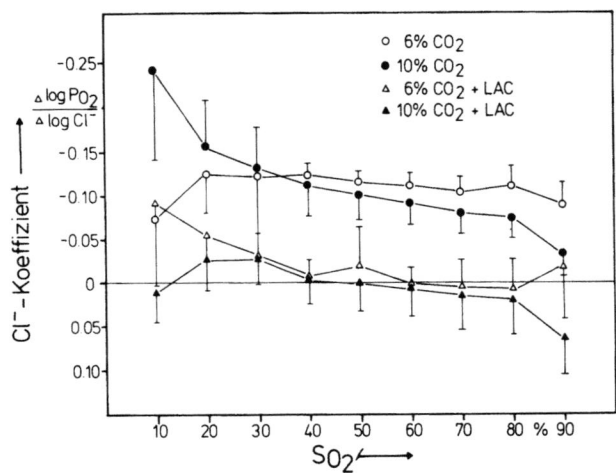

Abb. 3. Einfluß des zugegebenen Cl⁻ auf die Hb-O$_2$-Affinität über die Hb-O$_2$-Sättigung zwischen 10% und 90%. Negative Werte des Cl⁻-Koeffizienten zeigen eine Rechtsverschiebung der O$_2$-Bindungskurve an

0,001). Auch nach Berechnung der intrazellulären Bohrkoeffizienten, wie sie nach Formel (1)

$$BC_{Ery}/BC_{Pl} = \Delta pH_{Pl}/\Delta pH_{Ery} \tag{1}$$

möglich ist, bleiben die Unterschiede bestehen (im P_{50} $2p < 0{,}05$, im P_{20} $2p < 0{,}02$), so daß die Rechtsverschiebung auf die Cl⁻-Einwirkung zurückzuführen ist.

Bei Ansäuerung mit Milchsäure ist beim Vergleich der Cl⁻-reichen mit den normalen Blutproben der BC_{LAC} erniedrigt (im P_{50} $2p < 0{,}01$), der effektive BC ist gleich dem normalen BC (Abb. 2). Dies zeigt, daß übermäßige Zugabe von Cl⁻ bei Azidisierung mit Milchsäure keinerlei Einfluß auf das Hämoglobinmolekül besitzt.

An Hand der Lage der Sauerstoffbindungskurven, die auf gleiches pH, PCO$_2$ und Lac⁻ kalkuliert wurden, läßt sich der Einfluß des zusätzlichen Cl⁻ auf die O$_2$-Affinität berechnen (Abb. 3). Der Cl⁻-Koeffizient ($\Delta \log PO_2/\Delta \log Cl^-$) zeigt nur Cl⁻-Effekte bei laktatfreien Proben mit Normalem und besonders mit hohem PCO$_2$. (Signifikanz der Unterschiede in den Kurvenverläufen bei PCO$_2$ 70 mmHg $p < 0{,}025$).

Diskussion

Da der MCHC durch die Cl⁻-Zufuhr erhöht wurde, könnte die Affinitätsänderung durch Cl⁻-Zufuhr bei normalen pH und PCO$_2$ beim ersten Hinsehen auf diesen Faktor zurückgeführt werden [1]. Der MCHC beeinflußt jedoch nicht direkt die O$_2$-Bindung, sondern gleichzeitige Konzentrationsveränderungen von DPG und Cl⁻ bewirken die Verschiebung der ODC [7]. Bei einer so starken Cl⁻-Erhöhung, wie wir sie hervorgerufen haben, wird jedoch der MCHC bedingte größere DPG-Effekt durch das an der Bindungsstelle Lys β 82 konkurrierende Cl⁻ zurückgedrängt [9], so daß der Rechtsverschiebung der ODC größtenteils die allosterische Wirkung des Cl⁻ zugrunde liegt.

Der signifikant verringerte BC_{LAC} der Cl⁻-reichen gegenüber der Blutprobe mit normaler [Cl⁻] kann auf die allosterische Wirkung des LAC⁻-Anions zurückgeführt werden.

Das LAC$^-$ besitzt gegenüber dem Deoxy-Hb etwa die gleichen Assoziationskonstanten wie das Cl$^-$ [8]. Schon unter „in-vitro"-Bedingungen scheint daher bei Ansäuerung mit Lactat die Konzentration der allosterisch wirksamen kleinen Anionen in einem optimalen Verhältnis vorzuliegen, so daß eine weitere Cl$^-$-Erhöhung keine Veränderung der Hb-O$_2$-Affinität bewirkt.

In den laktatfreien Proben kann die affinitätsverringernde Wirkung er erhöhten [Cl$^-$] für normalen und insbesondere für hohen PCO$_2$ gezeigt werden. Da bei der Registrierung der „in-vivo"-Bohreffekte stets erhöhte CO$_2$-Partialdrucke gemessen wurden, kann die arbeitsbedingte Cl$^-$-Erhöhung eine Erklärung für die hohen „in-vivo"-Bohrkoeffizienten sein.

Von praktischer Bedeutung ist eine Erhöhung der [Cl$^-$] daher nur während schwerer lang andauernder körperlicher Arbeit in aeroben Bereich. Die beobachtete Rechtsverschiebung der O$_2$-Bindungskurve entspräche im unteren Sättigungsbereich einer verbesserten O$_2$-Abgabe von 2,5 Sättigungsprozent. Legt man eine Absättigung des Hb von 95% auf 20% zugrunde, bewirkt der Cl$^-$-Anstieg über den größeren arteriellen PO$_2$ eine verbesserte O$_2$-Versorgung der Muskulatur von 3,5%.

Literatur

1. Bellingham AJ, Detter JC, Lenfant C (1971) Regulatory mechanisms of hemoglobin oxygen affinity in acidosis and alcalosis. J Cin Invest 50:700–706
2. Böning D, Schweigart U, Tibes U, Hemmer B (1975) Influences of exercise and endurance training on the oxygen dissociation curve of blood under in vivo and in vitro conditions. Eur J Appl Physiol 34:1–10
3. Böning D, Tibes U, Schweigart U (1976) Red cell hemoglobin, hydrogen ion and electrolyte concentrations during exercise in trained and untrained subjects. Euro J Appl Physiol 35:243–249
4. Braumann KM, Böning D, Trost F (1982) Bohr effect and slope of the oxygen dissociation curve after physical training. J Appl Physiol 52:1524–1529
5. Braumann et al Unveröffentliche Ergebnisse
6. Funder J, Wieth JO (1966) Chloride and hydrogen ion distribution between human red cells and plasma. Acta Physiol Scand 68:234–245
7. Gros G, Rollema HS, Jelkmann W, Gros H, Bauer C, Moll W (1978) Net charge and oxygen affinity of human hemoglobin are independent of hemoglobin concentration. J Gen Physiol 72:765–773
8. Guesnon P, Poyart C, Bursaux E, Bohn B (1979) The binding of lactate and cloride ions to human adult hemoglobin. Resp Physiol 38:115–129
9. Imaizumi K, Imai K, Tyuma I (1979) The linkage between the four-step binding of oxygen and the binding of heterotropic anionic ligands in hemoglobin. J Biochem 86:1829–1840
10. Maassen N (1984) Die Abhängigkeit kurzfristiger Schwankungen der Blutosmolalität von Säuren-Basen-Gleichgewicht und Stoffwechselintensität. Dissertation Universität Hannover
11. Schmidt W, Maassen N, Trost F, Böning D (1983) Einfluß körperlichen Trainings auf die Blutbildung und auf O$_2$-Bindungseigenschaften des Hemoglobins. In: Heck H, Hollmann W, Liesen H, Rost R (Hrsg) Sport Leistung und Gesundheit S 35–40. Deutscher Ärzte-Verlag, Köln
12. Sellien S (1982) Intraerythrozytäre Chloridkonzentration bei Leistungssportlern: Untersuchung von Kapillarblut vor und nach körperlicher Ausbelastung. Dissertation Med Hochschule Hannover
13. Van Beek GG, Zuiderweg ER, De Bruin SH (1979) The binding of cloride ions to ligated and unligated human hemoglobin and its influence on the Bohr effect. Eur J Biochem 99:379–383

Der Einfluß körperlicher Aktivität auf das plasmatische Gerinnungssystem
Influence of Physical Exercise on the Blood Coagulation System

L. Röcker, B. Stiege-Quast, H.-J. Schwandt und J. Quast

Institut für Leistungsmedizin, Berlin

Zusammenfassung

Körperliche Aktivität verändert die Homöostase des plasmatischen Gerinnungssystems in Richtung einer erhöhten Gerinnungsbereitschaft. Über die Abhängigkeit dieser Veränderungen von der Intensität und Dauer der Leistungen sowie vom Trainingszustand gibt es nur sehr wenig aufschlußreiche Untersuchungen. Deshalb wurden in der vorliegenden Arbeit 15 untrainierte und 10 trainierte gesunde Männer im Alter von 18–38 Jahren ergometrisch untersucht. Blutentnahmen erfolgten vor (A), während der 30. Minute (B) im *steady-state*, bei maximaler Leistungsstufe (C), sowie 60 Minuten (D) nach der Leistung. Zu diesen Zeitpunkten wurden neben globalen Gerinnungstesten (Prothrombinzeit, partielle Thromboplastinzeit und Thrombinzeit) Einzelfaktoren des Gerinnungssystems untersucht. Die partielle Thromboplastinzeit verkürzte sich bei den Untrainierten von 36,4" (A) auf 34,9" (B), 33,8" (C) und 34,1" (D) signifikant. Von einem niedrigeren Kontrollwert (A) ausgehend (34,6") zeigten die Trainierten ein ähnliches Verhalten. Die Prothrombinzeit blieb in beiden Gruppen nahezu unverändert, ebenso die Thrombinzeit. Von den untersuchten Einzelfaktoren zeigten die Faktoren VIII und X sowie AT III besonders starke Veränderungen.

Schlußfolgerungen

1. Die ergometrische Leistung führte bei Untrainierten und Trainierten in Abhängigkeit von Intensität und Dauer zu einer Aktivierung des Gerinnungssystems.
2. Gemessen an der partiellen Thromboplastinzeit wird die leistungsbedingte Aktivierung im endogenen System ausgelöst.
3. Die Homöostase des Gerinnungssystems scheint bei Trainierten in Bezug auf die Antithrombin III-Veränderungen weniger stark beeinflußt zu werden.
4. Unter Ruhebedingungen zeigte das endogene System bei den Trainierten eine höhere Aktivität.

Schlüsselwörter: Blutgerinnung – Ergometrische Leistung.

Summary

Physical exercise leads to an activation of the blood coagulation system. There is scant evidence of how workload and training effect this activation. Therefore the present study was performed on 15 untrained and 10 endurance-trained healthy male subjects, 18–38 years old. They exercised on a bicycle ergometer. Blood samples were taken (A) before exercise; (B) after 30 minutes under steady state conditions; (C) at maximal exercise; and (D) 60 minutes after exercise. These samples allowed the measurement of prothrombin time, partial thromboplastin time (PTT), thrombin time as well as the coagulation factors.

Anschrift für die Verfasser: Prof. Dr. med. L. Röcker, Institut für Leistungsmedizin, Forckenbeckstraße 20, 1000 Berlin 33

PTT decreased significantly in the untrained subjects from (A) 36,4" to (B) 34,9", (C) 33,8", and (D) 34,1". Commencing from a lower control level (A) 34,6" the trained subjects yielded similar results. The plasma prothrombin time as well as the thrombin time remained unchanged in both groups. The factors VIII and X as well as antithrombin III showed the largest changes from the coagulation factors that were investigated.

1. The ergometric exercise lead in both groups to an activation of the blood coagulation system in dependence of the intensity and duration of exercise.
2. According to the changes in partial thromboplastin time, the exercise-induced hypercoagulability is caused by the intrinsic system.
3. The homöostasis of the coagulation system in relation to the antithrombin III-activity appears to be less influenced by the trained subjects.
4. Under resting conditions the intrinsic system showed a higher activity in the endurance-trained subjects.

Key-words: Blood coagulation – Physical exercise.

Einleitung

Nach heutigen Anschauungen herrscht zwischen Blutgerinnung und Fibrinolyse ein dynamischer Gleichgewichtszustand, der in einer latenten Gerinnung seinen Ausdruck findet. Dieses Gleichgewicht wird durch körperliche Aktivität in Richtung einer erhöhten Gerinnungsbereitschaft verschoben [1–4, 8–10, 12–14, 16]. Über die Abhängigkeit dieser Veränderungen von der Intensität und Dauer der Leistung sowie vom Trainingszustand gibt es nur sehr wenige aufschlußreiche Studien [16]. Deshalb wurde in der vorliegenden Untersuchung bei trainierten und untrainierten gesunden Männern das Verhalten des Gerinnungssystems vergleichend vor, während und nach einer standardisierten ergometrischen Leistung beobachtet.

Methodik

An dem Versuch beteiligten sich 15 untrainierte und 10 ausdauertrainierte gesunde Männer im Alter von 18–38 Jahren.

Nach einer Ruhephase von 15 Minuten im Liegen wurden die Versuchspersonen auf einem Fahrradergometer zunächst submaximal bis zu einem *steady state* mit einer Herzfrequenz von 120/min belastet. Anschließend wurde die Leistung um jeweils 50 W/min bis zur Auslastung gesteigert (Methode nach I.-W. Franz). Blutentnahmen erfolgten vor (A), in der 30. Minute der submaximalen (B), zum Zeitpunkt der maximalen Leistung (C) und 60 Minuten nach der Leistung (D). Bei einem Teil der Versuchspersonen wurde 24 Stunden nach der Leistung noch einmal Blut entnommen (E).

Das Blut wurde im Verhältnis 1:10 mit Citratpuffer versetzt, sofort zentrifugiert und aus dem Plasma anschließend die Prothrombinzeit (PTZ), Thrombinzeit (TZ), die partielle Thromboplastinzeit (PTT) und die Antithrombin III (AT III)-Aktivität mit Reagenzien der Firma Boehringer bestimmt. Einzelfaktoren wurden mit Mangelplasmen der Firmen Boehringer und Merz & Dade bestimmt.

Die statistischen Berechnungen wurden mit Hilfe nichtparametrischer Tests für unabhängige bzw. abhängige Stichproben durchgeführt.

Ergebnisse

In Tabelle 1 sind die Globaltests des plasmatischen Gerinnungssystems (PTZ, PTT, TZ) von Untrainierten und Trainierten unter Ruhebedingungen vergleichend dargestellt. PTZ und TZ zeigten keine Unterschiede, die PTT war bei den Trainierten im Vergleich zu den Untrainierten signifikant verkürzt.

In Tabelle 2 ist der Einfluß der ergometrischen Leistung auf die PTZ bei Untrainierten und Trainierten vergleichend dargestellt. Die PTZ veränderte sich bei den Untrainierten nicht, bei den Trainierten zeigte sich bei der maximalen Leistungsstufe (C) und eine Stunde nach der Leistung (D) eine geringe, jedoch signifikante Verkürzung.

In Tabelle 3 ist der Einfluß der ergometrischen Leistung auf die PTT bei untrainierten und trainierten Probanden vergleichend dargestellt. Die PTT verkürzte sich bei den Untrai-

Tabelle 1. Globale Gerinnungstests (PTZ, PTT, TZ) bei einem untrainierten Kollektiv ($n = 15$) im Querschnittsvergleich zu zwei trainierten Kollektiven ($n = 10$ bzw. $n = 17$) im Ruhezustand

	Querschnittsvergleich		
	Untrainierte ($n = 15$)	Trainierte (E) ($n = 10$)	Trainierte (M) ($n = 17$)
PTZ (s)	12,6	12,6	12,3
PTT (s)	36,4	34,6*	33,7*
TZ (s)	18,1	17,6	

Es sind die Medianwerte ($\tilde{x}$) der verschiedenen Kollektive angegeben. Die punktförmigen Kennzeichen geben die Irrtumswahrscheinlichkeit für den Fehler 1. Art des Wilcoxon-Tests an.
* $p < 0,05$, ** $p < 0,01$, *** $p < 0,001$

Tabelle 2. Verhalten der Prothrombinzeit bei der ergometrischen Leistung. Es sind die Medianwerte ($\tilde{x}$) und darunter die Percentilwerte (P_{25} und P_{75}) der Absolutwerte (A) bzw. der Differenzen in Bezug auf A (ΔB, ΔC, ΔD) angegeben. Weitere Erklärungen siehe Tabelle 1

	Prothrombinzeit (s)					
	Untrainierte ($n = 15$)			Trainierte ($n = 10$)		
	P_{25}	$\tilde{x}$	P_{75}	P_{25}	$\tilde{x}$	P_{75}
A	12,1	12,6	12,9	12,6	12,6	12,7
ΔB	−0,4	−0,2	0,0	−0,6	−0,3	0,0
ΔC	−0,6	−0,3	0,0	−0,4	−0,2	0,0
ΔD	−0,3	0,0	+0,2	−0,5	−0,5	−0,1

Tabelle 3. Verhalten der PTZ bei der ergometrischen Leistung. Erklärungen siehe Tabelle 1 und 2

	Partielle Thromboplastinzeit (s)					
	Untrainierte ($n = 15$)			Trainierte ($n = 10$)		
	P_{25}	$\tilde{x}$	P_{75}	P_{25}	$\tilde{x}$	P_{75}
A		36,4			34,6	
	34,7		38,0	32,1		35,6
ΔB		−1,5			−2,0	
	−1,9		−1,2	−3,2		−0,5
ΔC		−2,6			−2,5	
	−3,6		−1,6	−4,8		−1,0
ΔD		−2,3			−2,7	
	−3,9		−1,3	−5,1		+1,4

Tabelle 4. Verhalten der Thrombinzeit bei der ergometrischen Leistung. Erklärungen siehe Tabelle 1 und 2

	Thrombinzeit (s)					
	Untrainierte ($n = 15$)			Trainierte ($n = 10$)		
	P_{25}	$\tilde{x}$	P_{75}	P_{25}	$\tilde{x}$	P_{75}
A		18,1			17,6	
	17,3		22,5	16,4		20,6
ΔB		+0,1			−0,5	
	−0,4		+0,3	−1,1		+0,2
ΔC		+0,3			−0,4	
	−0,4		+0,9	−1,1		+0,4
ΔD		+0,5			+0,2	
	0,0		+1,1	−0,5		+0,9

nierten von 36,4″ (A) um 1,5″ (B), 2,6″ (C) und 2,3″ (D) signifikant. Von einem niedrigeren Kontrollwert (A) ausgehend (34,6″) zeigte das trainierte Kollektiv ein ähnliches Verhalten.

Von den untersuchten Einzelfaktoren zeigten die Faktoren VIII und X besonders starke Aktivitätssteigerungen.

In Tabelle 4 ist der Einfluß der ergometrischen Leistung auf die TZ bei Untrainierten und Trainierten vergleichend dargestellt. Im wesentlichen fanden sich hierbei keine Veränderungen.

In Tabelle 5 ist der Einfluß der ergometrischen Leistung auf die AT III-Aktivität bei Untrainierten und Trainierten vergleichend dargestellt. Die Ruhewerte beider Gruppen unterschieden sich nicht voneinander. Die AT III-Aktivität veränderte sich bei den Untrainier-

Tabelle 5. Verhalten der Antithrombin III-Aktivität bei der ergometrischen Leistung. Erklärungen siehe Tabelle 1 und 2

	Antithrombin-III (IU/ml)					
	Untrainierte ($n = 15$)			Trainierte ($n = 10$)		
	P_{25}	$\tilde{x}$	P_{75}	P_{25}	$\tilde{x}$	P_{75}
A	11,1	11,6	12,1	11,8	12,5	12,9
ΔB	−0,2	0,0	+0,9	+0,2	+0,7	+1,2
ΔC	−0,1	0,0	+0,0	0,5	+0,9	1,0
ΔD	−1,3	−1,1	−0,4	−0,8	−0,4	+0,02
ΔE	−1,4	−0,9	−0,5		−0,2	

ten während der Leistung nicht. 60 Minuten nach der Leistung (D) war die AT III-Aktivität jedoch signifikant ($p < 0{,}05$) vermindert. Diese Veränderung war noch bis zu 24 Stunden nach der Leistung (E) zu finden. Ein unterschiedliches Verhalten zeigte die AT III-Aktivität bei den Trainierten. Es fanden sich Aktivitätssteigerungen während der Leistung. Eine Stunde nach der Leistung (D) war die AT III-Aktivität jedoch wie bei den Untrainierten signifikant ($p < 0{,}01$) vermindert.

Diskussion

Beim Querschnittsvergleich zwischen Untrainierten und Trainierten zeigte sich unter Ruhebedingungen bei den Trainierten eine signifikant kürzere PTT. Alle anderen untersuchten Gerinnungsparameter zeigten keine signifikanten Unterschiede. Diese Ergebnisse sprechen dafür, daß beim Trainierten das endogene System eine höhere Aktivität aufweist. Dieses Ergebnis konnten wir unlängst beim Vergleich mit einer Gruppe gut trainierter Marathonläufer bestätigen (Tabelle 1). Bei der ergometrischen Leistung veränderten sich die PTZ und TZ in beiden Gruppen nur unwesentlich, wenn auch bei den Trainierten z. T. signifikant. Dagegen zeigten beide Gruppen, ausgehend von einem unterschiedlichen Kontrollwert (A), eine erhebliche signifikante Verkürzung der PTT. Diese Veränderung war in beiden Gruppen etwa gleich groß und bereits am Ende der submaximalen Leistung nachweisbar. Bei maximaler Leistungsstufe (C) zeigte sich sowohl bei den Untrainierten als auch bei den Trainierten eine weitere signifikante Verkürzung der PTT, die sich auch noch eine Stunde nach der Leistung nachweisen ließ. Aus diesen Veränderungen kann man schließen, daß die erhöhte Gerinnungsbereitschaft bei beiden Gruppen im endogenen System ausgelöst wurde, und zwar in Abhängigkeit von Intensität und Dauer der Leistung.

Dem plasmatischen Gerinnungssystem stehen als Gegenspieler hemmende Komponenten gegenüber, die dafür sorgen, daß die Gerinnung lokal und zeitlich begrenzt abläuft [5]. Von den bekannten Inhibitoren (Antithrombin I–VI) spielt AT III die wichtigste Rolle, da es fast alle am Ablauf der Gerinnung beteiligten Faktoren zu hemmen vermag. Eine intravaskuläre Thrombinbildung kann deshalb durch einen Verbrauch von AT III mit der gleichzeitig auftretenden Aktivitätsverminderung erkannt werden.

Während der Zusammenhang zwischen Blutgerinnung und körperlichen Leistungen durch zahlreiche Untersuchungen hinreichend bekannt ist, gibt es nur ganz wenige Mitteilungen über das Verhalten der Gerinnungsinhibitoren, insbesondere über die AT III-Aktivität [11, 13, 14]. In Tabelle 5 sind die Aktivitäten von AT III vor, während und nach der ergometrischen Leistung dargestellt. Diese Befunde sprechen für einen Verbrauch von AT III während bzw. nach der Leistung und sind damit ein Hinweis für eine intravaskuläre Thrombinbildung. Da bei den Untrainierten während der Leistung trotz einer Haemokonzentration keine Erhöhungen der AT III-Aktivität festzustellen war, spricht dieser Befund dafür, daß bereits während der Leistung AT III verbraucht wurde, d. h. eine intravaskuläre Thrombinbildung stattgefunden hat. Diese Ergebnisse werden durch den vereinzelten Nachweis von Fibrinmonomeren bei maximaler Leistungsstufe unterstützt. Der leistungsbedingte Abfall der AT III-Aktivität blieb jedoch innerhalb des physiologischen Referenzbereiches von 10–15 IU/ml, so daß bei Gesunden kein erhöhtes Thromboserisiko zu erwarten ist, da bekanntlich erst ein Absinken der AT III-Aktivität auf 75% der Norm zu einem erhöhten Thromboserisiko führt [5].

Inwieweit andere Kollektive (z. B. Risikopatienten) durch einen leistungsbedingten AT III-Verbrauch in dieser Hinsicht gefährdet sind, ist noch nicht untersucht. Von besonderem Interesse erscheinen in diesem Zusammenhang Befunde von Stormorken und Erikssen [15], nach denen bei Patienten mit angiographisch gesicherten Koronarerkrankungen signifikant niedrigere AT III-Werte gefunden wurden als bei einer gesunden Kontrollgruppe.

Danksagung: Für die graphischen Darstellungen und die Fertigstellung des Manuskriptes danken wir Frau Heyduck.

Literatur

1. Bärtsch P, Schmidt EK, Straub PW (1982) Fibronopeptide A after strenous physical exercise at high altitude. J Appl Physiol 53:40–43
2. Davis GL, Abildgaard CF, Bernauer EM, Britton M (1976) Fibrinolytic and hemostatic changes during and after maximal exercise in males. J Appl Physiol 40:287–292
3. Egeberg O (1963) The effect of exercise on the blood clotting system. Scand J Clin Lab Invest 15:8–13
4. Ferguson EW, Barr CF, Bernier LL (1979) Fibrinogenolysis and fibrinolysis with strenous exercise. J Appl Physiol 47:1157–1161
5. Heimburger N (1982) Die Interaktion von Plasma-Proteinen. Die Gelben Hefte 22:97
6. Huisveld IA, Hospers AJH, Bernink MJE, Biersteker MWA, Erich WBM, Bouma BN (1982) Oral contraceptives and fibrinolysis among female cyclists before and after exercise. J Appl Physiol 53:330–334
7. Hyers TM, Martin BJ, Pratt DS, Dreisin RB, Franks JJ (1980) Enhanced thrombin and plasmin activity with exercise in man. J Appl Physiol 48:821–825
8. Iatridis SG, Ferguson JH (1963) Effect of physical exercise on blood clotting and fibrinolysis. J Appl Physiol 13:337–344

9. Iatridis SG, Ferguson JH, Rierson HA, Robinson AJ (1962) Effects of exercise on blood clotting and fibrinolysis. Fed Proc 21:58
10. Korsan-Bengtsen K, Wilhelmsen L, Tibblin G (1973) Blood coagulation and fibrinolysis in relation to degree of physical activity during work and leisure time. Acty Med Scand 193:73–77
11. Mandalaki T, Dessypris A, Louizou C, Bossinakou I, Panayotopoulou C, Antonopoulou A (1977) Marathon run I: effects on blood coagulation and fibrinolysis. Thrombos Harmostas (Stuttgart) 37:444–450
12. Röcker L Der Einfluß des Sportes auf das Gerinnungs- und Fibrinolyse-System. Fortbildungsveranstaltung des DSB, 1.–2. 12. 1979, Bad Salzuflen
13. Röcker L (1983) Der Einfluß körperlicher Leistungen auf Laborbefunde. Der Kassenarzt 23:35–45
14. Röcker L, Stiege-Quast B, Schwandt HJ, Quast J (1984) Der Einfluß körperlicher Leistung auf die Antithrombin-III-Aktivität im Plasma. In: Jeschke D (Hrsg) Stellenwert der Sportmedizin in Medizin und Sportwissenschaft. Springer, Berlin Heidelberg New York Tokyo, S 482–485
15. Stormorken H, Erikssen J (1977) Plasma antithrombin III and factor VIII antigen in relation to angiographic findings, angina and blood groups in middle-aged men. Thromb Haemost 38:874–880
16. Winkelmann G, Meyer G, Roskamm H (1968) Der Einfluß körperlicher Belastung auf Blutgerinnung und Fibrinolyse bei untrainierten Personen und Hochleistungssportlern. Klin Wochenschr 46:712–716

Zur Kälteadaptation während körperlicher Leistung – Vorläufige Ergebnisse

Adaptation to Cold During Physical Activity: Preliminary Results

P. Vogelaere[1], *S. Bekaert*[1], *R. Leclercq*[2], *M. Brasseur*[3], *A. Quirion*[3] und *S. Dulac*[3]

[1] Labo Bijz. Fysicl. Lich. Obv. – HTLOK, Vrije Universiteit Brussel, Belgie; [2] Labo chimie, radio, imm., informatique, médical, Centre hospitalier J. Bracops, Bruxelles, Belgique; [3] Département des sciences de l'activité physique, Université du Québec, Trois-Rivières, Canada

Zusammenfassung

Die physiologische Adaptation von Menschen an Kälteeinwirkung ist überwiegend im Sinne einer Akklimatisation an die Umgebung untersucht worden. In dieser Studie soll jedoch während und nach einer Arbeit untersucht werden, ob es Differenzen bezüglich der kardio-respiratorischen Leistung sowie metabolischer Parameter gibt zwischen Männern, die an Kälteeinwirkung gewöhnt sind und solchen, die dieses nicht sind. Um dieses Ziel zu erreichen, wurden die Untersuchungen simultan von zwei unterschiedlichen Arbeitsgruppen und zwar in Quebec und Brüssel, durchgeführt. Als erstes Ergebnis dieser Studie liegen die Resultate der nicht an die Kälte gewöhnten Probanden vor, die die maximale fahrradergometrische Leistung sowohl bei 20 °C als auch bei 0 °C erbringen mußten. Während dieser kurzen Ausbelastungsphase ließ sich – wie aus der Literatur zu erwarten – eine Bradykardie unter Ruhebedingungen sowie während und nach der kurzen, aber erschöpfenden Leistung nachweisen. Die $\dot{V}O_2$ war während der Arbeit und danach bei einer Temperatur von 0 °C signifikant ($p \leq 0,05$) erhöht. Die Laktatkonzentration war während aller Meßzeiten niedriger während des Tests bei 0 °C und erreichte einen statistisch signifikanten Unterschied ($p \leq 0,05$) in der Erholungsphase.

Schlüsselwörter: Kälteadaptation – Körperliche Arbeit – $\dot{V}O_2$ – Laktat.

Summary

The physiological adaptation of men to cold stress is mostly studied in function of the acclimatization to the environment. In this study, however, we intend to evaluate the differences of cardio-respiratory, metabolic, hematologic, hormonal and ionic variables during and after work as well as the attention and the watchfulness in men, adapted and not adapted to the cold stress.

To carry out this study, two research groups worked stimultaneously; one at the University of Quebec, the other at the University of Brussels. The first results of this preliminary study are those on a population not adapted to cold who performed a maximal bicycle ergometry at 20 °C and 0 °C (50% pH_2O). This short and exhaustive exercise has shown as expected, the existence of a bradycardy at rest, during exercise and recuperation.

$\dot{V}O_2$ is significantly ($p < 0.05$) increased at 0 °C during exercise and recovery. Lactate concentrations were lower at all times during the test at 0 °C and level of significance ($p < 0.05$) is reached during recuperation, inducing the classical repercussion on the bicarbonate levels.

Total protein and albumine concentrations are affected by cold stress as well as the plasmatic phosphor ion concentration.

Key-words: Adaptation to cold – Exercise – $\dot{V}O_2$ – Laktat.

Anschrift für die Verfasser: Prof. Dr. med. P. Vogelaere, Vrije Universiteit Brussel, Hoger Instituut voor Lichamelijke Opvoedring, Pleinlaan 2, B-1050 Brussel

Einleitung

Kälteeinwirkung ruft eine Bradykardie nicht nur unter Ruhebedingungen, sondern auch während und nach einer körperlichen Leistung hervor [3, 4, 9, 10, 12]. Diese Bradykardie kommt durch einen veränderten Vagotonus zustande und bedeutet eine Verlängerung der QRS-Zeit und bewirkt einen Anstieg des Schlagvolumens [2, 6]. Allerdings wurde von v. Euler [14] eine derartige Bradykardie aufgrund eines Kältestresses nicht gefunden. Kältestreß führt im Vergleich zu Untersuchungen bei 20 °C [9] nicht nur unter Ruhebedingungen, sondern auch während maximaler Belastung [3] zu einem Anstieg der Sauerstoffaufnahme. Auf der anderen Seite wurden jedoch bei einer Temperatur von 25°, und zwar in der Erholungsphase, genau entgegengesetzte Ergebnisse gefunden [3].

Der respiratorische Quotient (RQ) kann bei einer erschöpfenden Arbeit unter Kältebedingungen Werte bis an 2.0 erreichen. Dieses Ergebnis scheint durch einen ausgeprägten Anstieg der CO_2-Ausscheidung hervorgerufen zu werden [7, 11]. Auch die Ventilation steigt um 50% [8] an.

Nach Åstrand [1] erreicht die Körpertemperatur Werte von 39° bis 40° während einer körperlichen Belastung in kälterer Umgebung; allerdings zeigt sich der Anstieg der Rektaltemperatur mit einer Verzögerung von 6 min nach Beginn der Leistung [13]. Auch die Laktatkonzentration scheint durch Kälteeinwirkung aufgrund Untersuchungen von Finck [5] beeinflußt zu werden, in denen das Laktat einen zweifach geringeren Anstieg bei 9 °C im Vergleich zu 20 °C aufweist. Diese Ergebnisse wurden von Claremont [3] bestätigt.

Es scheint deshalb so zu sein, daß eine Kälteeinwirkung von 0 °C eine physiologische Reaktion hervorruft, die mit der während Arbeit unter einer Temperatur von 20 °C nicht vergleichbar ist.

Material und Methodik

Es wurden 11 männliche Probanden im Alter von 18–22 Jahren untersucht. Sie wiesen eine aerobe Leistungsfähigkeit von ± 55 ml/kg Körpergewicht/min ($\dot{V}O_2$ max) auf.

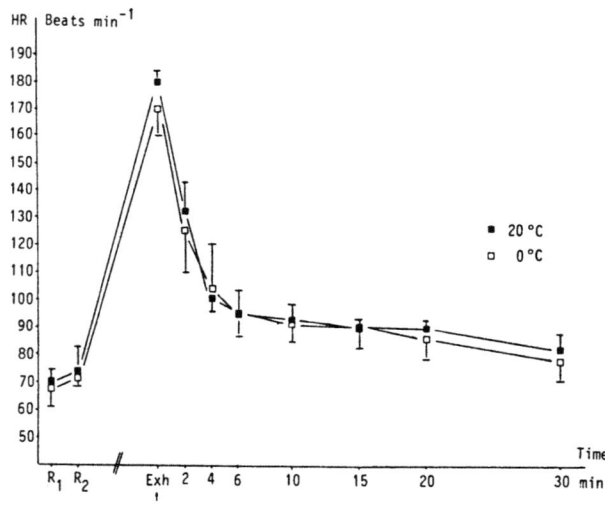

Abb. 1. Mittelwerte und Standardabweichungen für die Herzfrequenz unter Ruhebedingungen, am Ende der maximalen fahrradergometrischen Leistung und in der Erholungsphase bei den unterschiedlichen Temperaturen von 0 °C und 20 °C

Die Ergometrie wurde nach dem Prinzip der vita maxima durchgeführt. Dabei wurde als erste Leistungsstufe 60 W gewählt und dann folgend um 30 W/min bis zur Erschöpfung gesteigert. Dabei wurde auf das Einhalten einer Umdrehungszahl von 60 ± 5/min geachtet.

Verglichen wurden die Ergebnisse des 1. Testes während einer Temperatur von 20 °C und einer relativen Luftfeuchtigkeit von 60% mit dem Ergebnis des 2. Testes bei 0 °C und einer relativen Luftfeuchtigkeit von 60%.

Bestimmt wurden die Sauerstoffaufnahme, das Herzfrequenzverhalten, die Ventilationsparameter, der respiratorische Quotient, die Temperatur, das Laktat, der pH, sowie der Bikarbonatstatus einschließlich Base excess.

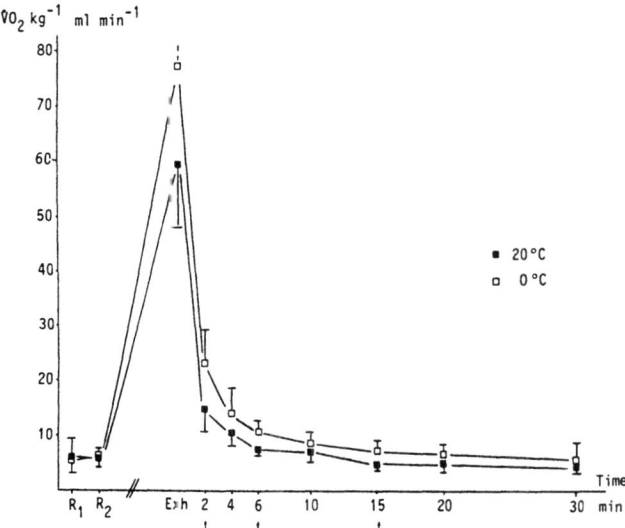

Abb. 2. Mittelwerte und Standardabweichungen der Sauerstoffaufnahme in der Ruhephase vor Ergometrie sowie die maximale Sauerstoffaufnahme und das Verhalten der O_2-Aufnahme in der Erholungsphase bei unterschiedlichen Umgebungstemperaturen von 0 °C und 20 °C

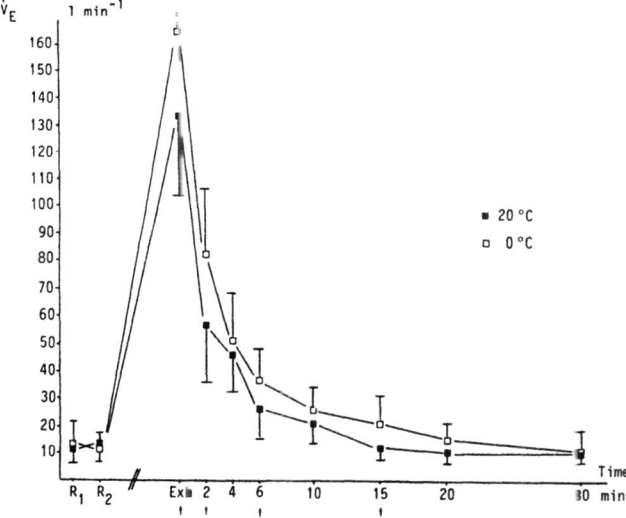

Abb. 3. Mittelwerte und Standardabweichungen der Sauerstoffaufnahme in der Ruhephase vor Ergometrie sowie die maximale Sauerstoffaufnahme und das Verhalten der Ventilation in der Erholungsphase bei unterschiedlichen Umgebungstemperaturen von 0 °C und 20 °C

Tabelle 1. Mittelwert und Standardabweichung sowie Signifikanzniveau ($p \leq 0,05$) für die kardio-respiratorischen Parameter, gemessen in der Ruhephase 5 min vor der Belastung (R_2) und im Vergleich zur maximalen Belastung sowie in der Erholungsphase und zwar während einer Umgebungstemperatur von 20 °C

	HR beats min^{-1}	$\dot{V}O_2$ l min^{-1} (STPD)	$\dot{V}O_2$ kg^{-1} ml min^{-1} (STPD)	$\dot{V}_E$ l min^{-1} (BTPS)	RQ	Rect T° °C
R_1	69,50 ± 4,96	0,49 ± 0,28	6,16 ± 3,55	11,95 ± 5,35	0,86 ± 0,06	36,69 ± 0,19
R_2	73,09 ± 9,94	0,41 ± 0,10	5,43 ± 1,29	13,05 ± 4,25	0,86 ± 0,06	36,84 ± 0,22
Exh	*178,30 ± 7,33	*4,52 ± 0,99	*61,42 ± 7,70	*133,21 ± 29,60	*1,20 ± 0,13	*37,17 ± 0,32
2	*131,60 ± 12,87	*1,15 ± 0,37	*15,02 ± 4,48	*56,46 ± 20,95	*1,66 ± 0,21	*37,27 ± 0,34
4	*100,80 ± 4,87	*0,81 ± 0,25	*10,60 ± 2,73	*40,53 ± 12,94	*1,64 ± 0,27	*37,37 ± 0,34
6	*95,06 ± 5,89	0,58 ± 0,13	7,55 ± 1,44	*26,71 ± 5,89	*1,47 ± 0,19	*37,42 ± 0,31
10	*93,90 ± 5,51	0,54 ± 0,18	7,09 ± 2,17	*21,67 ± 7,70	*1,15 ± 0,14	*37,42 ± 0,26
15	*89,00 ± 4,24	0,38 ± 0,12	4,92 ± 1,61	12,71 ± 3,73	*0,95 ± 0,10	*37,39 ± 0,22
20	*89,10 ± 3,54	*0,39 ± 0,14	*5,08 ± 1,69	11,27 ± 3,92	0,84 ± 0,08	*37,32 ± 0,19
30	*82,40 ± 5,85	*0,34 ± 0,12	*4,49 ± 1,45	*9,95 ± 2,30	*0,75 ± 0,08	*37,18 ± 0,18

Tabelle 2. Mittelwert und Standardabweichung sowie Signifikanzniveau ($p \leq 0,05$) zwischen dem Zeitpunkt 5 min vor der Ergometrie (R_2) und der maximalen Belastung, dem Zeitpunkt der maximalen Belastung sowie während der Erholungsphase für alle kardio-respiratorischen Parameter bei einer Umgebungstemperatur von 0 °C

	HR beats min^{-1}	$\dot{V}O_2$ l min^{-1} (STPD)	$\dot{V}O_2$ kg^{-1} ml min^{-1} (STPD)	$\dot{V}_E$ l min^{-1} (BTPS)	RQ	Rect T° °C
R_1	68,80 ± 7,40	0,40 ± 0,16	5,15 ± 2,27	12,27 ± 8,89	0,90 ± 0,13	36,80 ± 0,33
R_2	72,50 ± 4,86	0,45 ± 0,16	5,84 ± 2,29	12,61 ± 4,68	0,91 ± 0,13	36,94 ± 0,33
Exh	*170,00 ± 10,53	*6,93 ± 0,54	*78,55 ± 13,12	*164,86 ± 32,26	*1,11 ± 0,16	*37,20 ± 0,28
2	*125,55 ± 15,41	*1,85 ± 0,41	*22,68 ± 6,95	*82,94 ± 24,54	*1,54 ± 0,16	*37,28 ± 0,27
4	*104,09 ± 15,97	*1,16 ± 0,38	*13,99 ± 4,70	*51,35 ± 17,11	*1,47 ± 0,18	*37,33 ± 0,25
6	*94,90 ± 8,01	*0,87 ± 0,21	*10,50 ± 2,93	*36,58 ± 11,21	*1,32 ± 0,12	*37,35 ± 0,28
10	*92,70 ± 6,75	0,67 ± 0,19	7,99 ± 2,43	*25,50 ± 8,44	*1,13 ± 0,10	*37,35 ± 0,32
15	*89,10 ± 5,93	0,61 ± 0,30	7,16 ± 2,05	20,42 ± 9,76	0,94 ± 0,12	*37,32 ± 0,33
20	*86,67 ± 8,32	0,51 ± 0,19	6,13 ± 2,33	15,09 ± 5,84	0,82 ± 0,09	*37,26 ± 0,35
30	78,88 ± 8,72	0,46 ± 0,33	5,25 ± 3,42	11,98 ± 8,45	*0,73 ± 0,03	37,14 ± 0,34

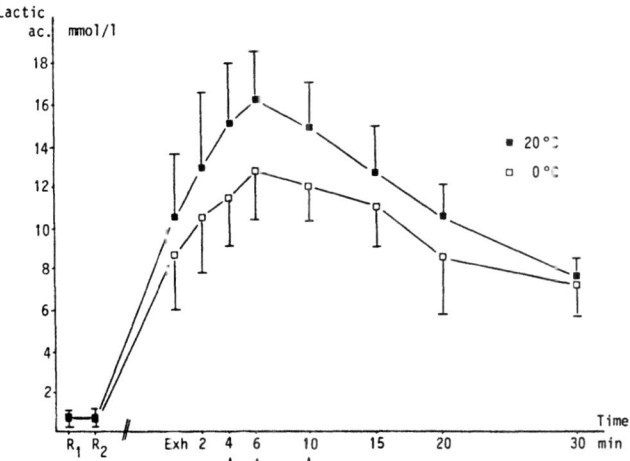

Abb. 4. Mittelwerte und Standardabweichungen der Plasma-Laktatspiegel im venösen Blut unter Ruhebedingungen sowie während maximaler Ergometrie und in der Erholungsphase danach bei 0 °C und 20 °C Umgebungstemperatur

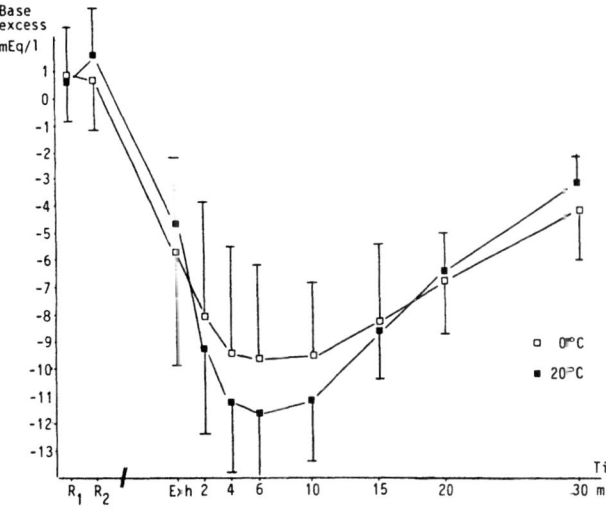

Abb. 5. Verhalten des Base-excess. Mittelwerte und Standardabweichungen unter Ruhebedingungen am Ende der erschöpfenden ergometrischen Leistung und in der Erholungsphase danach bei Umgebungstemperaturen von 0 °C und 20 °C

Tabelle 3. Mittelwert, Standardabweichung und Signifikanzniveau ($p \leq 0.05$) zum Zeitpunkt der Ruhemessung 5 min vor Belastung (R_2), auf maximaler Leistungsstufe und in der Erholungsphase danach für die metabolischen Parameter unter den Bedingungen von 20 °C

	Lact. a mmol l^{-1}	pH	Bicarbonates mEq l^{-1}	Bases excess mEq l^{-1}
R_1	0,72 ± 0,21	7,31 ± 0,03	24,38 ± 1,29	0,58 ± 1,48
R_2	0,81 ± 0,20	7,33 ± 0,03	25,00 ± 1,69	1,44 ± 1,87
Exh	*10,88 ± 3,63	*7,18 ± 0,07	*19,41 ± 2,15	*− 4,77 ± 2,53
2	*12,98 ± 3,23	*7,18 ± 0,06	*17,25 ± 1,98	*− 9,46 ± 2,99
4	*14,89 ± 3,02	*7,17 ± 0,05	*15,25 ± 2,05	*−11,42 ± 2,68
6	*16,15 ± 2,25	*7,18 ± 0,05	*14,95 ± 1,86	*−11,86 ± 2,41
10	*14,81 ± 2,10	*7,20 ± 0,04	*15,69 ± 1,74	*−11,06 ± 2,22
15	*12,67 ± 2,27	*7,24 ± 0,03	*17,55 ± 1,43	*− 8,65 ± 1,31
20	*10,30 ± 1,67	*7,28 ± 0,02	*19,16 ± 1,26	*− 6,58 ± 1,51
30	*7,46 ± 1,21	*7,33 ± 0,02	*21,75 ± 0,81	*− 3,25 ± 0,93

Tabelle 4. Mittelwert, Standardabweichungen und Signifikanzniveau ($p \leq 0{,}05$) zum Zeitpunkt der Ruhemessung 5 min vor Belastung (R_2), auf maximaler Leistungsstufe und in der Erholungsphase danach für die metabolischen Parameter unter den Bedingungen von 0 °C

	Lact. a mmol l^{-1}	pH	Bicarbonates mEq l^{-1}	Bases excess mEq l^{-1}
R_1	0,73 ± 0,19	7,32 ± 0,02	24,11 ± 1,55	0,77 ± 1,75
R_2	0,82 ± 0,24	7,31 ± 0,02	23,85 ± 1,56	0,65 ± 1,96
Exh	*8,86 ± 2,77	*7,17 ± 0,08	*18,47 ± 3,19	*−5,89 ± 4,08
2	*10,32 ± 2,50	*7,16 ± 0,06	*16,93 ± 3,14	*−8,22 ± 4,43
4	*11,56 ± 2,18	*7,15 ± 0,05	*16,04 ± 2,80	*−9,56 ± 3,95
6	*12,35 ± 2,20	*7,15 ± 0,05	*15,85 ± 2,59	*−9,78 ± 3,47
10	*11,96 ± 1,79	*7,16 ± 0,05	*16,09 ± 2,23	*−9,58 ± 2,88
15	*10,86 ± 1,75	*7,19 ± 0,05	*17,04 ± 2,16	*−8,47 ± 2,86
20	*8,29 ± 2,46	*7,21 ± 0,05	*18,28 ± 1,66	*−6,74 ± 1,98
30	*6,97 ± 1,48	*7,27 ± 0,04	*20,37 ± 1,56	*−4,16 ± 1,92

Tabelle 5. Signifikanzniveau zwischen den ermittelten Werten während einer Umgebungstemperatur von 20 °C bzw. 0 °C zu den verschiedenen Untersuchungszeitpunkten

	HR	$\dot{V}O_2$	$\dot{V}O_2 kg^-$	$\dot{V}_E$	RQ	Rest T°	Lact. a	pH	Bic.	Bases excess
R_1	NS	NS	NS	NS	NS	NS	NS	NS	NS	NS
R_2	NS	NS	NS	NS	NS	NS	NS	NS	NS	NS
Exh	S	S	S	S	NS	NS	NS	NS	NS	NS
2	NS	S	S	S	NS	S	NS	NS	NS	NS
4	NS	S	NS	NS	NS	NS	S	NS	NS	NS
6	NS	S	S	S	S	NS	S	NS	S	NS
10	NS	NS	NS	NS	NS	NS	S	NS	S	NS
15	NS	S	S	S	NS	NS	NS	NS	NS	NS
20	NS	NS	NS	NS	NS	NS	NS	NS	NS	NS
30	NS	NS	NS	NS	S	NS	NS	NS	NS	NS

Meßpunkte waren in Ruhe R_1 20 min vor der Ergometrie und R_2 5 min vor der körperlichen Leistung. Die Werte am Ende der körperlichen Leistung wurden in den ersten 10 s nach Ende der Belastung ermittelt. Die Erholungswerte jeweils in der 2., 4., 6., 10., 15., 20. und 30. Minute.

Verwendung fand das Ergometer vom Typ 380 (Siemens-Elema). Für die spirometrische Untersuchung diente das Gerät PDP 11 der Fa. Jäger. Die Untersuchungen wurden in einem klimatisierten Raum durchgeführt. Für die Bestimmung des Laktats wurde das Gerät von Perkin Elmer Coleman 55 eingesetzt.

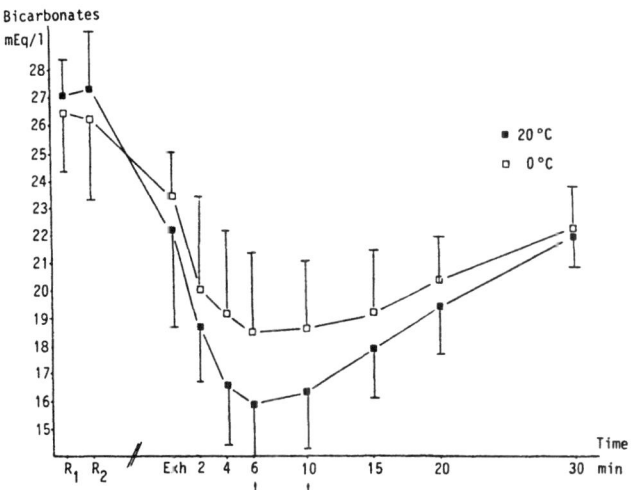

Abb. 6. Verhalten der Bicarbonat-Konzentration (Mittelwert und Standardabweichung) im venösen Blut unter Ruhebedingungen, während der maximalen Leistung sowie in der Erholungsphase danach bei Umgebungstemperaturen von 0 °C und 20 °C

Resultate und Diskussion

Während der Ruhephase vor der Belastung konnten keine signifikanten Unterschiede zwischen den Werten bei 0 °C und 20 °C nachgewiesen werden.

Am Ende der max. Fahrradergometrie war nur die Herzfrequenz bei 0 °C signifikant gesenkt, was jedoch nicht für den respiratorischen Quotienten galt. Allerdings waren die Werte der absoluten und relativen Sauerstoffaufnahme und der maximalen Ventilation eindeutig und signifikant höher bei einer Temperatur von 0 °C. Die Körpertemperatur zeigte demgegenüber bei 20 °C und 0 °C keinen Unterschied. Sowohl für das Laktat als auch für den pH und das Bicarbonat ergaben sich bei 0 °C keine niedrigeren Werte, was aufgrund der Literatur zu erwarten war. Für sämtliche Blutparameter ließ sich kein signifikanter Unterschied nachweisen.

Während der Erholungsphase ließ sich ein geringer, aber statistisch nicht signifikanter Abfall der Herzfrequenz im Sinne der Bradykardie bei 0 °C finden. Eine schwache Tendenz zur geringeren Körpertemperatur fand sich ebenfalls unter diesen Bedingungen. Allerdings war die Sauerstoffaufnahme und die Ventilation signifikant höher in der Erholungsphase bei 0 °C.

Auch die Laktatkonzentration war signifikant geringer bei 0 °C, und zwar in der 4., 6. und 10. Minute der Erholungsphase. In der 6. und 10. Erholungsminute zeigte sich auch eine signifikant höhere Konzentration an Bicarbonat.

Die Ergebnisse deuten darauf hin, daß metabolische Parameter während erschöpfender Arbeit bei 0 °C empfindlicher beeinflußt werden als während einer Belastung in einer Umgebungstemperatur von 20 °C.

Die nachgewiesene Bradykardie scheint durch den Vagotonus bedingt zu sein, wobei die Hyperventilation am Ende der Anstrengung diesbezüglich von Bedeutung sein könnte [4, 9].

Die höhere maximale O_2-Aufnahme unter den Bedingungen von 0 °C im Vergleich zu 20 °C mit 78,6 ml/kg Körpergewicht zu 61,4 ml/kg Körpergewicht kann durch den stärkeren Anstieg des Schlagvolumens erklärt werden, wie dieses von Chiu und Cheng [2] beschrieben wurde.

Literatur

1. Astrand P, Rodahl K (1977) Aerobic working capacity of Eskimos. McGraw Hill, New York, pp 312–315
2. Chiu D, Cheng K (1976) Circulatory changes in cold-acclimation and cold stress. Clin Exp Pharm Physiol 3:449–452
3. Claremont A, Nagle F, Reddan W, Brooks G (1975) Comparison of metabolic, temperature, heart rate and ventilatory responses to exercise at extreme ambient temperatures (0 °C and 35 °C). Med Sci Sports 7:150–154
4. Dulac S, Quirion A (1982) Effet du vent froid sur la réponse à l'exercice musculaire. J Can Sci Sport 7:263–266
5. Fink W, Costill D, van Handel P (1975) Leg muscle metabolism during exercise in the heat and cold. Eur J Appl Physiol 34:183–190
6. Hanna J, Hill P, Sinclair J (1975) Human cardiorespiratory responses to acute cold exposure. Am Exp Pharmacol Physiol 2:229–238
7. Jensen D (1976) The principles of physiology. Appleton Century Crofts. New York, p 1328
8. Karvonen J (1975) Die Wirkung des kalten Klimas auf Organismus und das Leistungsvermögen. Med Sport 15:56–60
9. Leblanc J, Blais B, Barabe B, Cote J (1976) Effects of temperature and wind on facial temperature, heart rate and sensation. J Appl Physiol 40:127–131
10. Leblanc J, Cote J, Dulac S, Dulong-Turcot F (1978) Effects of age, sex and physical fitness on responses to local cooling. J Appl Physiol 44:813–817
11. Messin R (1978) Analyse statistique et informatique par miniordinateur de grandeurs cardiorespiratoires et métaboliques enregistrées au repos et à l'effort, en vue de définir des facteurs limitatifs de la performance physique dans divers types de cardiopathies et pneumopathies chronique. Thèse d'aggrégation, Université Libre de Bruxelles, 1978
12. Riggs C, Johnson D, Konopka B, Kilgour R (1981) Exercise heart rate to facial cooling. Eur J Appl Physiol 47:323–330
13. Tanaka M, Volle M, Brisson G, Dion M (1979) Body temperature and heart rate relationships during submaximal bicycle ergometer exercises. Eur J Appl Physiol 42:263–270
14. Von Euler U (1974) Sympatho-adrenal activity in physical exercise. Med Sci Sports 6:165–173

Dynamik der orthostatischen Frühregulation bei ausdauertrainierten Sportlern

Dynamics of Early Orthostatic Control in Endurance-Trained Sportsmen

H. Pessenhofer, G. Schwaberger, N. Sauseng und T. Kenner

Physiologisches Institut der Karl-Franzens-Universität Graz, Österreich

Zusammenfassung

Um die Dynamik der orthostatischen Frühregulation in Beziehung zu deren körperlichen Leistungsfähigkeit zu setzen, wurde an einer Gruppe von gut ausdauertrainierten Sportlern (Straßen-Radrennfahrer) sowohl eine Bestimmung der körperlichen Leistungsfähigkeit als auch eine Kipptischuntersuchung durchgeführt. Als Kenngrößen der Leistungsfähigkeit wurden Fahrradergometerleistung und die Sauerstoffaufnahme an der anaeroben Schwelle (4 mmol/l Laktatkonzentration) sowie die entsprechenden Maximalwerte herangezogen. Die Quantifizierung der Dynamik der orthostatischen Regulation erfolgte mittels eines „Regelgütekriteriums", das aus der transienten Reaktion von Herzperiodendauer und systolischen Zeitintervallen unmittelbar nach passivem Lagewechsel mittels Kipptisch berechnet wurde.

Die Ergebnisse erbrachten eine signifikante positive Korrelation zwischen den Regelgütekriterien und den Leistungskenngrößen. Diese Korrelation kann als Zusammenhang zwischen gutem Ausdauertrainingszustand und verminderter orthostatischer Stabilität interpretiert werden, der sowohl auf eine verminderte effektorische Aktivität der zentralen Areale als auch auf vergrößerte Einstellzeit des Barorezeptor-Regelkreises zurückgeführt werden kann.

Schlüsselwörter: Barorezeptor-Reflex – Orthostatische Regulation – Orthostatische Stabilität – Körperliche Leistungsfähigkeit – Ausdauertrainierte Sportler.

Summary

To establish a relation between early orthostatic control and physical work capacity, a group of well endurance trained sportsmen (road-cyclists) was subjected to both an ergometer test and a tilt-table experiment.

For an estimation of physical capacity, work load and oxygen consumption at the anaerobic threshold and the corresponding maximal values were determined. To quantify dynamics of orthostatic control, a criterion of "quality of control", calculated from the transient reaction of heart rate and systolic time intervals, immediately after passive change of body position via a tilt-table, was used. The results demonstrated a statistically significant positive correlation between the estimates of physical work capacity and the values obtained for quality of control. That correlation indicates an interdependence of endurance training state and reduced orthostatic stability that can be traced either to a decreased efferent sympathetic activity of the central cardiovascular control areas or to an increased response time of the baroreceptor reflex arch.

Key-words: Baroreceptor reflex – Orthostatic control – Orthostatic stability – Physical work capacity – Endurance-trained sportsmen.

Anschrift für die Verfasser: Dipl.-Ing. Dr. techn. H. Pessenhofer, Physiologisches Institut der Karl-Franzens-Universität, Harrachgasse 21/5, A-8010 Graz

Einleitung

Trainierten Sportlern wird sowohl aufgrund wissenschaftlicher Untersuchungen [10] als auch aufgrund praktischer Erfahrungen eine Tendenz zur orthostatischen Instabilität zugesprochen. Zur Objektivierung der instabilen Kreislaufregulation finden meist statische Kenngrößen Verwendung, wie sie über den Schellong-Test oder ähnliche Untersuchungsmethoden erhalten werden können. Diesen Methoden, die sich am Verhalten der Stationärwerte von Blutdruck und Herzfrequenz im Liegen und Stehen orientieren, ist gemeinsam, daß mit deren Hilfe vornehmlich die Spätphase der orthostatischen Reaktion erfaßt wird [2, 11].

Das Herz-Kreislauf-Regelsystem ist jedoch ein dynamisches System, bei dem die Einstellung eines neuen Systemzustandes nach Auftreten einer Störung in Form eines „Einschwingvorganges", auch als „Transient" bezeichnet, erfolgt. Die Information über die Systemdynamik, die zur Beurteilung der orthostatischen Regulation im Hinblick auf die Stabilität die wesentlichste Bedeutung besitzt, ist vorwiegend im zeitlichen Verlauf dieser Transientphase enthalten, die primär die sogenannte „Frühphase" der Reaktion (bis ca. 60 s nach Lagewechsel) umfaßt [5].

Es war das Ziel dieser Untersuchung, einerseits eine Methodik zu entwickeln, die eine Quantifizierung der Frühphase der orthostatischen Reaktion des kardiovaskulären Systems im Hiblick auf die Stabilität ermöglicht, anderseits über eine Korrelationsanalyse Zusammenhänge zwischen der Körperlichen Leistungsfähigkeit und den mit der erarbeiteten Methode bestimmten Maßzahlen für die orthostatische Stabilität aufzuzeigen.

Untersuchungsgut und Methodik

Die Untersuchung wurde an einer Gruppe von 10 gut ausdauertrainierten Radrennfahrern (Alter: 23,8 ± 4,8 Jahre) durchgeführt. Die Probanden wurden an verschiedenen Tagen sowohl einer Ergometertuntersuchung zur Bestimmung der körperlichen Leistungsfähigkeit als auch einem Kipptischtest zur Erfassung der Dynamik der orthostatischen Regulation unterzogen.

Die Ergometeruntersuchung erfolgte auf einem mechanisch gebremsten Monark-Ergometer, die Belastung wurde, beginnend mit 50 W, alle 3 Minuten um je 50 W bis zur Ausbelastung gesteigert. Die registrierten Meßgrößen waren Herzfrequenz (EKG), Sauerstoffaufnahme und die Blutlaktatkonzentration am Ende jeder Belastungsstufe. Zur Beurteilung der Leistungsfähigkeit wurden Belastung und Sauerstoffaufnahme an der anaeroben Schwelle (4 mmol/l Blut-Laktat-Konzentration) und die entsprechenden Maximalwerte herangezogen [1, 4].

Für die orthostatische Belastung wurde ein pneumatisch gesteuerter Kipptisch verwendet, der eine rasche passive Änderung der Körperlage gewährleistete. Das Untersuchungsprotokoll bestand aus 3 Phasen, einer 15minütigen Liegephase, einer Transientphase mit der Dauer von 1 Minute und einer 15minütigen Stehphase. Während der steady-state-Phasen (Liegen/Stehen) wurde alle 5 min ein Block von 50 Herzzyklen analysiert, wobei unter Verwendung eines computerunterstützten Datenerfassungssystems (AVL 970 Myocard-Check) Herzperiodendauer und systolische Zeitintervalle bestimmt wurden. Zusätzlich

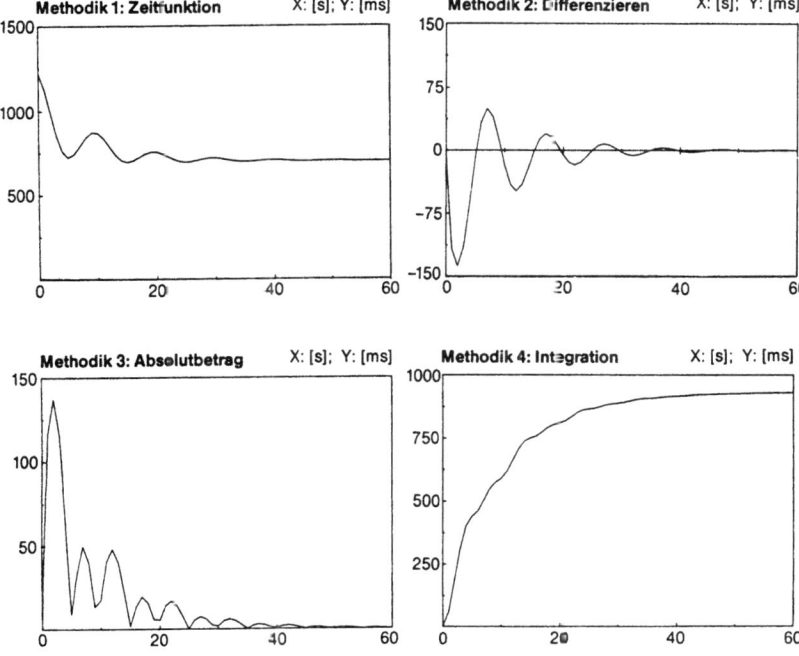

Abb. 1. Vorgangsweise bei der Berechnung des „Regelgütekriteriums" dargestellt an einem Simulationsbeispiel der Herzperiodenantwort. *Teilbild 1:* Herzperiodenantwort auf Lagewechsel. *Teilbild 2:* Abtrennung der Schwingungen. *Teilbild 3:* Bildung des Absolutbetrags. *Teilbild 4:* Ermittlung der Fläche unter der Betragskurve, der Wert des Integrals zu den Zeitpunkten 15, 25 und 50 s bildet die jeweiligen Zahlenwerte des „Regelgütekriteriums"

wurde der Blutdruck in Minutenabständen (Roche Arteriosonde 1217) aufgezeichnet. Während der gesamten Transientphase (1 min) wurde jeder Herzzyklus Schlag für Schlag ausgewertet, wofür ein halbautomatisches, computerunterstütztes Verfahren (Eigenentwicklung) Einsatz fand.

Zur Charakterisierung der Reaktion des Kardiovaskulären Systems in der Transientphase wurde ein „Kriterium der Regelgüte" in Anlehnung an das in der Regelungstechnik verwendete Kriterium der betragslinearen Regelfläche (IAE-Kriterium) [6] erarbeitet. Es basiert auf der Annahme, daß ein Einstellvorgang als umso instabiler zu klassifizieren ist, je mehr Schwankungen um den stationären Endwert während der Transientphase auftreten. Um die Schwankungen zu quantifizieren, werden diese, wie in Abb. 1 gezeigt, durch Bildung des ersten Differentialquotienten von der zeitlichen Antwort der betrachteten Meßgröße abgetrennt. Anschließend wird der Absolutbetrag der Schwankungen gebildet (es verbleiben nur positive Kurvenanteile) und schließlich wird die Fläche unter der Kurve berechnet bis zu einem vorbestimmten Zeitpunkt, als Maßzahl für den Schwankungsanteil genommen. Diese Fläche und damit der Kriteriumswert für die Regelgüte (Stabilität) ist umso größer, je mehr Schwankungen in der Antwortkurve der jeweiligen Meßgröße auf den Lagewechsel enthalten sind. Das beschriebene Kriterium wurde für jede der erfaßten Variablen (Herzperiodendauer und systolische Zeitintervalle) berechnet, wobei die Integrationszeiten für die Flächenbildung mit 15, 25 und 50 s gewählt wurden.

Ergebnisse

Abbildung 2 stellt das Regulationsverhalten einer Versuchsperson mit stabiler Regulation (oben) dem einer Person mit relativ instabiler Regulation (unten) gegenüber. Auf der linken Seite der Abbildung ist jeweils der Verlauf des Transients der Herzperiodendauer zu sehen, die rechte Seite stellt die entsprechenden ersten Differentialquotienten (Abtrennung der Schwankungen) dar. Das unterschiedliche Regulationsverhalten findet seinen Niederschlag in den Werten für das „Regelgütekriterium".

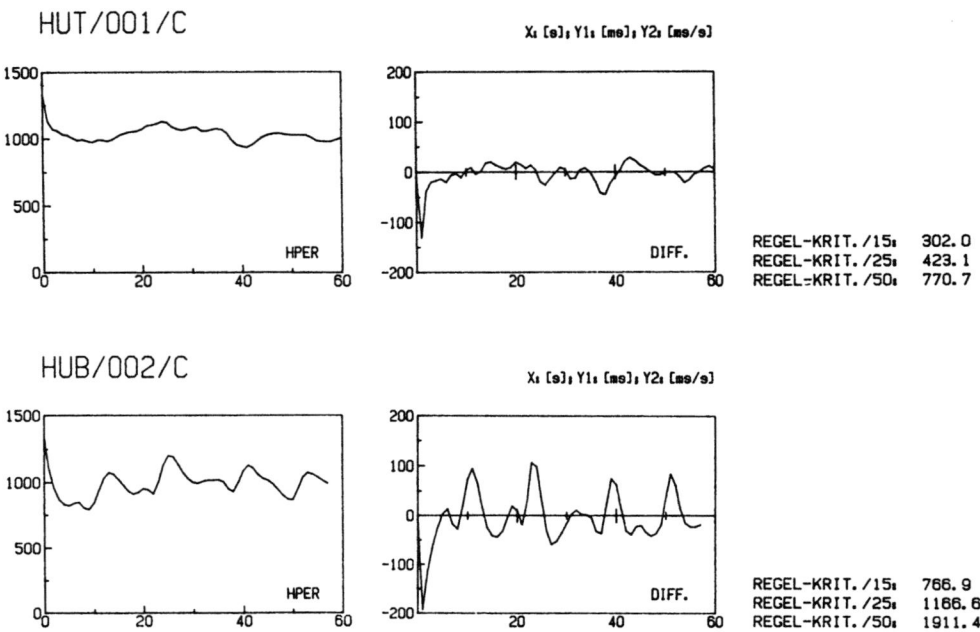

Abb. 2. Gegenüberstellung der Reaktion einer Versuchsperson mit stabilem Regulationsverhalten (*oben*) jener einer Versuchsperson mit relativ instabilem Regulationsverhalten (*unten*). *Links:* Zeitfunktion der transienten Herzperiodenänderung nach Lagewechsel (HPER). *Mitte:* differenzierte Zeitfunktion (DIFF). *Rechts:* Zahlenwerte für das Regelgütekriterium

Um eine Beziehung zwischen den gezeigten Kenngrößen der körperlichen Leistungsfähigkeit der Sportler zum Untersuchungszeitpunkt und den Rechenwerten für das Regelgütekriterium herzustellen, wurden Korrelationsmatrizen der entsprechenden Größen zueinander berechnet. Die Korrelationsanalyse des Regelgütekriteriums für die Herzperiodendauer (HPER) mit den Leistungskenngrößen erbrachte in allen Fällen statistisch signifikante positive Korrelationskoeffizienten, die Tabelle 1 entnommen werden können. Die Korrelationsuntersuchung des Gütekriteriums für die Anspannungszeit (PEP) erbrachte in einem Fall Signifikanz mit der Sauerstoffaufnahme an der anaeroben Schwelle, die Korrelationsmatrizen für die restlichen Variablen (elektromechanische Systolendauer QS_2 und Austreibungszeit LVET) enthielten nur statistisch nicht signifikante Koeffizienten.

Tabelle 1. Korrelationskoeffizienten zwischen den Kriterien der Regelgüte (Regel-Krit.) bei Integrationszeiten von 15, 25 und 50 s und den Kennwerten der körperlichen Leistungsfähigkeit. (ans) Meßwerte an der anaeroben Schwelle, (max) Maximalwerte

	Korrelationen HPER			
	Belastung ans	O_2-Aufn. ans	Belastung max	O_2-Aufn. max
Regel-Krit./15	+0,656*	+0,728**	+0,579*	+0,648*
Regel-Krit./25	+0,632*	+0,687*	+0,559*	+0,614*
Regel-Krit./50	+0,624*	+0,730**	+0,617*	+0,674*

*** $p < 0,1\%$, ** $p < 1\%$, * $p < 5\%$

Diskussion

Das im Rahmen dieser Studie erarbeitete und für die Untersuchung der eingangs aufgezeigten Problematik eingesetzte Kriterium der Regelgüte erwies sich als empfindlich und spezifisches Maß zur Quantifizierung der Kreislaufregulation im Hinblick auf orthostatische Stabilität in der Frühphase. Es stellt überdies eine Möglichkeit dar, die transiente Phase der Reaktion zahlenmäßig zu beschreiben, in der der größte Anteil der Information über das Regulationsgeschehen im kardiovaskulären System enthalten ist. Der gegenüber den „statischen" Methoden (Schellong-Test u. ä.) höhere versuchstechnische und auswertungsmäßige Aufwand kann durch den Einsatz einfacher „Personal-Computer" in Grenzen gehalten werden.

Die Korrelationen zwischen den Regelgüte-Kriteriumswerten für die Herzperiodendauer und der Leistungsfähigkeit deuten auf eine reduzierte orthostatische Stabilität in der Frühphase mit zunehmender körperlicher Leistungsfähigkeit. Als Ursache dafür kann auf der einen Seite eine verminderte effektorische Aktivität (sympathische Aktivität) der zentralen regulativen Areale angesehen werden, auf der anderen Seite könnte jedoch auch eine Phasenverschiebung zwischen Rezeptorsignal und der effektorischen Wirkung im Sinne einer vergrößerten Einstellzeit des gesamten Barorezeptor-Regelkreises dafür verantwortlich sein.

Literatur

1. Kindermann W, Simon G, Keul J (1979) The significance of the aerobic transition for the determination of work load intensities during endurance training. Eur J Appl Physiol 42:25–34
2. Kirchhoff HW (1964) Praktische Funktionsdiagnostik des Herzens und Kreislaufs. Johann Ambrosius Barth, München
3. Lewis RP, Leighton RF, Forester WF, Weissler AM (1974) Systolic time intervals. In: Weissler AM (ed) Noninvasive cardiology. Grune & Stratton, New York
4. Mader A, Liesen H, Heck H, Philippi H, Rost R, Schoerch P, Hollmann W (1976) Zur Beurteilung der sportartspezifischen Ausdauerleistungsfähigkeit im Labor. Sportarzt Sportmed 27:80–112
5. Marées H de (1976) Zur orthostatischen Sofortregulation. In: Denolin H, Demanet JC (eds) Neural control of the cardiovascular system and orthostatic regulation. Karger, Basel München Paris

6. Oppelt W (1972) Kleines Handbuch technischer Regelvorgänge. Verlag Chemie, Weinheim
7. Pessenhofer H, Schwaberger G, Sauseng N, Kenner T (1981) Analysis of transient cardiovascular response to orthostatic stress using noninvasive methods. Pflügers Arch R61:391
8. Pessenhofer H, Schwaberger G, Sauseng N, Kerschhaggl P, Kenner T (1984) Orthostatic stability and physical work capacity in sportsmen. In: Bachl N, Prokop L, Suckert R (eds) Current topics in sports medicine. Urban & Schwarzenberg, Wien München Baltimore
9. Rieckert H (1976) Die Physiologie der orthostatischen Regulation. In: Denolin H, Demanet JC (ed) Neural Control of the cardiovascular system and orthostatic regulation. Karger, Basel München Paris
10. Stegemann J, Busert A, Brock P (1974) Influence of fitness on the blood pressure control system in man. Aerospace Med 45:45–48
11. Thulesius O, Ferner U (1972) Diagnose der orthostatischen Hypotonie. Z Kreislaufforsch 61: 742–754

Zur dynamischen Sehschärfe als leistungsbeeinflussende Größe im Sport
Dynamic Visual Acuity as a Performance-Influencing Factor in Sport

G. Tidow, K. D. Wühst und H. de Marées

Abteilung für Sportwissenschaft der Ruhr-Universität Bochum, Arbeitsbereich Sportmedizin

Zusammenfassung

In vielen Sportarten werden hohe Anforderungen an die Leistungsfähigkeit des visuellen Systems – speziell an das Bewegungssehen – gestellt. Aus diesem Grund wurde die dynamische Sehschärfe mittels eines auf die Beobachtungsbedingungen im Sport ausgerichteten, modifizierten Prüfverfahrens an über 100 Sportstudierenden untersucht. Das Meßprinzip beruht auf der Projektion von normierten bewegten Sehzeichen auf eine gekrümmte Leinwand (Winkelgeschw. von 0–360°/s). Es ergab sich eine mittlere Winkelgeschwindigkeit von 200°/s (± 43°/s) bei einer Optotypengröße, die einem Visus von 0,1 entspricht. Das Kollektiv wurde bezüglich der vorrangig betriebenen Sportart differenziert. Dabei zeigte sich:

1. Der Zusammenhang zwischen statischer und dynamischer Sehschärfe war statistisch nicht zu sichern.
2. Versuchspersonen, die visuell anspruchsvolle Sportarten – z. B. Basketball und Tennis – betreiben, erzielten signifikant höhere Werte als z. B. Schwimmer.
3. Vorwiegend als Trainer eingesetzte Vpn erreichten keine signifikant besseren Resultate als Pbn ohne Trainertätigkeit.

Schlüsselwörter: Statische und dynamische Sehschärfe – Leistungsbestimmende Parameter – Sportarten

Summary

In many kinds of sports great demands are made on the efficiency of the visual system – in particular as far as the accurate perception of movements is concerned. For this reason, the dynamic visual acuity of more than 100 physical education students was investigated by means of a test, which was specifically adapted to the observational conditions and visual requirements typical of sporting situations that physical education teachers or athletes and coaches are confronted with.

The measuring principle was based on the projection of standardized moving targets (Landolt rings) onto a cylindrical screen (visual angle: 120°; angular velocity: 40°–360°/s).

Using a test object with a critical detail of 10 min of arc, the average threshold of the subjects was 200°/s ± 43°/s.

Referring to the different kinds of sport they have been active in, the students were distributed into corresponding categories. The results were as follows:

1. Correlational analysis showed that static visual acuity was unrelated to dynamic visual acuity.
2. Subjects engaged in kinds of sports which exert considerable strain on visual perception – such as basketball or tennis – scored significantly higher in the dynamic visual acuity test than those preferring swimming etc.
3. Subjects working as coaches did not reach significantly higher threshold-levels than non-coaches.

Key-words: Visual acuity, dynamic – Requirements in sport, visual – Transition, smooth-saccadic.

Anschrift für die Verfasser: Dr. med. G. Tidow, Lehrstuhl für Sportmedizin, Ruhr-Universität Bochum, Postfach 10 21 48, 4630 Bochum 1

Einleitung

Definiert man „dynamische Sehschärfe" als den Ausprägungsgrad der Fähigkeit, ein sich bewegendes Sehobjekt von möglichst geringer Größe bei möglichst hoher Darbietungsgeschwindigkeit fehlerfrei zu erkennen, so lassen sich im Training und Wettkampf wiederholt Situationen beschreiben, in denen entsprechende Sehanforderungen von Aktiven, Trainern und Schiedsrichtern zu bewältigen sind.

Die Tabelle 1 soll diese Aussage exemplarisch belegen bzw. verdeutlichen. Da auch in vielen anderen, hier nicht aufgeführten Sportarten schnelle, einmalig und kurzzeitig dargebotene Bewegungsabläufe dominieren, erscheint es sinnvoll, das Leistungsvermögen des visuellen Systems gerade in Hinblick auf maximale Geschwindigkeit und Einstellgenauigkeit der Blickbewegungen unter standardisierten Laborbedingungen zu testen.

Material und Methodik

Während Tafeln bzw. Verfahren zur Prüfung der statischen Sehschärfe nicht nur beim Ophtalmologen, sondern bei jedem praktischen Arzt zur Standardausstattung der Untersuchungszimmer gehören, fehlt ein entsprechendes Instrumentarium zur Messung der dynamischen Sehschärfe fast durchgehend. So mußte zunächst einmal eine solche Testapparatur konstruiert werden (Abb. 1)[1].

Diese besteht aus einem drehzahlgeregelten Präzisionsmotor, auf dessen Abtriebsachse ein Spiegel montiert ist, der projizierte Sehzeichen auf eine gebogene Leinwand reflektiert. Jeder Vp wurden so – sitzend bei fixiertem Kopf – pro Geschwindigkeitsstufe 10 bewegte Optotypen gezeigt, deren kritisches Detail bei konstanter Umfeldbeleuchtung einem Visus von 0,1 entsprach.

Dieser Versuchsaufbau simuliert bei der Wettkampfbeobachtung bzw. bei Wettkämpfen häufig vorkommende (visuelle) Wahrnehmungsbedingungen:

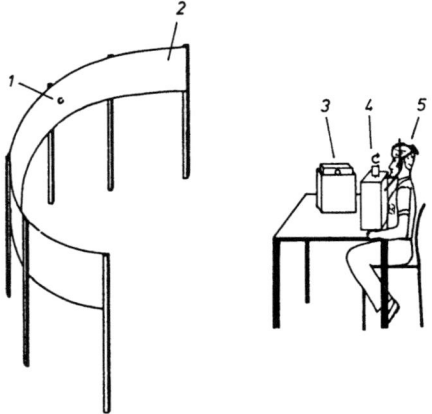

Abb. 1. Versuchsaufbau zum Testen der dynamischen Sehschärfe. *1*: Landoltring mit kritischem Detail von 10 Bogenminuten. *2*: In Kopfhöhe postierter kreisbogenförmiger Projektionsschirm (9 m lang, 0,4 m hoch = = 120° horizontaler Sehwinkel bei 4,30 m Radius zur Vp). *3*: Diaprojektor. *4*: Drehzahlgesteuerter Präzisionsmotor mit Rotationsspiegel, der die projizierten Optotypen auf den Schirm reflektiert. *5*: Kinnstütze mit Kopfarretierung

---

1 Hierbei wurden einige Konstruktionsdetails in Anlehnung an den Versuchsaufbau von Ludvigh und Miller [7] ausgeführt, deren Untersuchungen zum Sehvermögen von Flugschülern der US-Navy seinerzeit bahnbrechend gewesen sind.

1. Helladaptation
2. Kontrastwerte zwischen Sehobjekt und Umfeld zwischen 0,2–0,4 (im Versuch 0,35)
3. geringe Nahakkomodation, da Sehzeichen in 4,3 m Entfernung projiziert werden
4. Visusanforderungen zwischen 0,1 und 0,5, was höhere Geschwindigkeiten ermöglicht.

Die stufenweise Darbietung der Landoltringe mit wechselnder Lage der C-Öffnung wurde in 10 °/s-Intervallen solange gesteigert, bis mehr als 2 von jew. 10 Öffnungslagen nicht mehr richtig erkannt wurden.

Die Darbietungszeit verringerte sich dabei — analog zum Sport — mit wachsender Geschwindigkeit der Sehzeichen. Sie betrug bei z. B. 90 °/s 1,3 s, bei 200 °/s 0,6 s und bei 300 °/s nur noch 0,4 s. Die Projektion erfolgte stets von links nach rechts. Neben der dynamischen Sehschärfe wurden zusätzlich die statische Sehschärfe und das Vorliegen eines Astigmatismus überprüft.

Ergebnisse

Die statistische Auswertung des Untersuchungsgutes führte zu folgenden Resultaten:

— Das Sportstudentenkollektiv konnte unter den gegebenen Prüfbedingungen die Sehzeichen im Mittel bei einer Winkelgeschwindigkeit von 200 °/s fehlerfrei identifizieren. Die absolut höchste, von einem Pb erreichte Geschwindigkeitsstufe betrug 320 °/s, die niedrigste 140 °/s. Die Standardabweichung der normalverteilten Testwerte fiel mit 43 °/s rel. groß aus (Abb. 2).
— Zwischen der statischen und der dynamischen Sehschärfe ließ sich kein statistisch signifikanter Zusammenhang sichern. Das heißt das mit vergleichsweise geringem Auf-

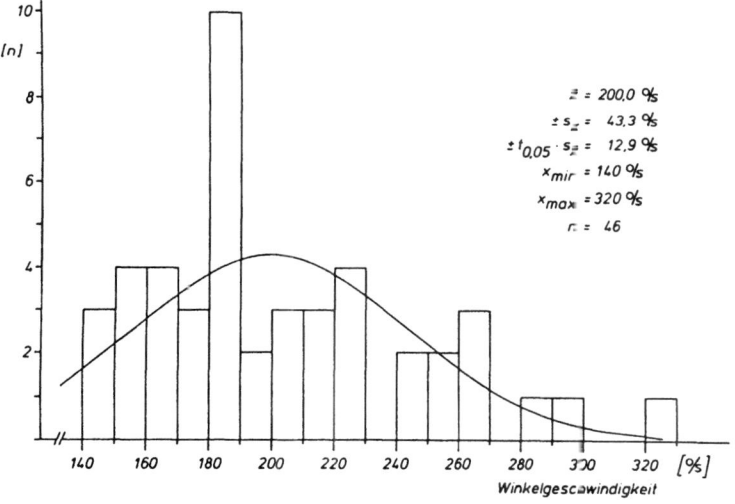

Abb. 2. Häufigkeitsverteilung und angepaßte Normalverteilungskurve der maximal erreichten Winkelgeschwindigkeitsschwelle. Kriterium für die Schwellenbestimmung war das korrekte Erkennen von mindestens 8 der 10 pro Stufe gezeigten Optotypen. Auffällig ist die rel. große Streubreite der Testergebnisse, die zudem keinen signifikanten Zusammenhang zur statischen Sehschärfe aufwiesen

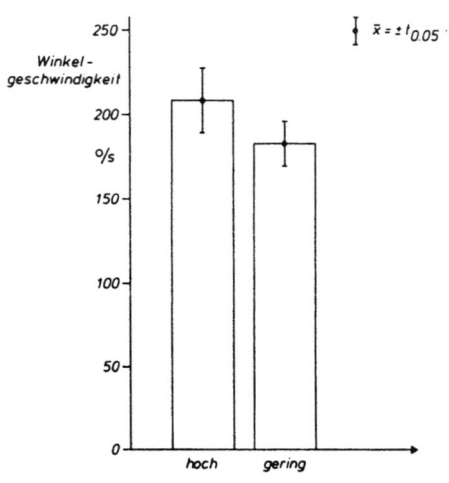

Abb. 3. Dynamische Sehschärfe in Abhängigkeit von der aktiv betriebenen Sportart. Leichtathletik, Gerätturnen, Schwimmen und Rudern wurden dabei als visuell „gering" beanspruchend eingeordnet, Spielsportarten inclus. Tennis, Tischtennis und Badminton hingegen als „hoch" beanspruchend

wand zu messende statische Sehvermögen erlaubt a priori keinen Analogieschluß auf den Ausprägungsgrad der individuell erreichbaren horizontalen Blickbewegungsgeschwindigkeit.
— Vpn, die bevorzugt eine visuell anspruchsvolle Sportart wie Fußball, Handball, Basketball oder Tennis aktiv betreiben, wiesen eine statistisch signifikant bessere dyn. Sehschärfe auf als solche, die Leichtathletik, Turnen, Schwimmen oder Rudern ausübten (Abb. 3). Trainer und Nicht-Trainer unterschieden sich nicht.
— Drei unterschiedliche, von den Vpn bei der Lösung der Testaufgabe angewandte Sehstrategien erwiesen sich als leistungsindifferent.

Diskussion

Bei der Interpretation der Befunde fällt zunächst die rel. große Streuung der Ergebnisse auf. Immerhin erreichte die Vp mit der höchsten dyn. Sehschärfe einen um mehr als den Faktor 2 besseren Wert als diejenige mit dem schwächsten Resultat. Gerade dieser Pb mit der geringsten dyn. Sehschärfe ist als Volleyball-Schiedsrichter in der Bundesliga tätig, was seine Urteilspräzision speziell für hart geschlagene und mit über 100 km/h in Liniennähe auftreffende Bälle zumindest in Frage stellt (vgl. Tabelle 1; danach erreicht *der Ball* 160 °/s Winkelgeschwindigkeit bei einer Beobachterentfernung von 10 m — der Sehwinkel beträgt 1,1 °).

Überträgt man die Palette der motorischen Beanspruchungsformen auf das visuelle System, so dürfte neben der *azyklischen Schnelligkeit* der Augenmuskeln vor allem deren optimale *Koordination* das Testergebnis maßgeblich beeinflußt haben.

Da eine ausschließlich horizontale Blickbewegung gefordert war, ist hier weniger das intermuskuläre Zusammenspiel gemeint als vielmehr die Interaktion von sakkadischen und gleitenden Augenbewegungen: Gleitende Blickbewegungen sorgen nach dem Prinzip eines „Servomechanismus" lediglich bis in den Bereich von ca. 50 °/s für weitgehend konstanten Kontakt mit dem Sehobjekt [4, 6, 10]. Spätestens bei 100 °/s Winkelgeschwindigkeit werden sie aufgrund der immer stärker einsetzenden retinalen Bildwanderung von ruckhaften

Tabelle 1. Dynamische Sehanforderungen im Sport. „V max" = Maximalgeschwindigkeit des Sehobjekts. Eine Beobachterentfernung von 10 m vorausgesetzt, ergeben sich daraus die unter „W max" aufgeführten Winkelgeschwindigkeiten. Bei den Angaben handelt es sich um Meßwerte aus dem Hochleistungssport. Setzt man die Schnelligkeit z. B. der Stoß-/Wurfhand mit der Abfluggeschwindigkeit gleich, so entsprechen 14 m/s beim Kugelstoßen einer Weite von ca. 22 m, 31 m/s beim Speerwurf einer Leistung von ca. 100 m

Disziplin/ Sportart	Phase	Objekt/ Bezugspunkt	Sehwinkel in Bogen	V max in m/s	W max in °/s
Sprint	Vorderschwung	Schwungknie	50	20	115
Kugelstoß	Ausstoß	Stoßhand	40	14	80
Hürdensprint	Landung	Schwungfußspitze	20	18	103
Speerwurf	Abwurf	Wurfhand	40	31	176
Volleyball	Schmetterschlag	Schlaghand	40	28	160
Tennis	Flug (Aufschlag)	Ball	21	70	401
Wasserspringen	Eintauchen	Fuß-Spitze	20	15	86

Blicksprüngen abgelöst. Diese Sakkaden können zwar den verlorengegangenen Kontakt zum Sehzeichen mit einer Geschwindigkeit bis über 600 °/s wiederherstellen, haben jedoch den Nachteil, daß die visuelle Wahrnehmung zumindest während des Beschleunigungsabschnitts vermindert ist – nach Aussage einiger Autoren [4, 10, 11] sogar bis zum folgenden intersakkadischen Intervall. Im Gegensatz dazu erfolgt die Informationsaufnahme bei gleitenden Folgebewegungen ununterbrochen.

Aufgrund der ermittelten Testdaten, die ja alle über 100 °/s Winkelgeschwindigkeit lagen, kann vermutet werden, daß auch der langsamste Pb die vorgelegte Beobachtungsaufgabe nur durch eine *unmittelbar ineinandergreifende Kombination* von Blicksprung und Folgebewegung lösen konnte. Möglicherweise beherrschte die Vp mit der höchsten dyn. Sehschärfe diesen „*ballistisch-phasischen Übergang*" wirklich fließend und damit perfekt[2].

Daß zwischen der statischen und der dyn. Sehschärfe kein signifikanter Zusammenhang nachgewiesen werden konnte, bestätigt Befunde anderer Autoren[3] [3, 7–9] und darf als deutlicher Hinweis darauf angesehen werden, daß in entsprechende Untersuchungen gerade der Schieds- und Kampfrichter in Sportarten mit „schnellem" Spiel- bzw. Bewegungsgeschehen eine dyn. Sehschärfeprüfung einzuschließen ist.

---

[2] Aufgrund der kürzeren Latenz der Augenfolgebewegung (gegenüber der Sakkade) beginnt das postulierte Alternieren und fließende Ineinandergreifen beider Blickbewegungen mit einer Folgebewegung. Danach wird (bei hoher Darbietungsgeschwindigkeit) eine Sakkade abgerufen, die das Sehzeichen zumindest „einholt" und die ihrerseits unmittelbar in eine gleitende Folgebewegung „einmündet". Dadurch kann die sofort einsetzende retinale Bildwanderung soweit „in Grenzen gehalten" werden, daß ein Erkennen der Öffnungslage auch bei weit über 100°/s noch möglich ist.

[3] Zu gegensätzlichen Resultaten gelangten Burg [1], Elkin [2] und Weissman/Freeburne [12]. Vermutlich ist für diese Diskrepanz neben einer in den Untersuchungen variierenden Darbietungszeit auch die Auswahl der Größe des kritischen Details verantwortlich, denn auch bei den gen. Autoren verringerte sich der Zusammenhang zwischen der dyn. und statischen Sehschärfe, wenn die Optotypengröße (und damit die Geschwindigkeit) gesteigert wurde.

Als bemerkenswert darf angesehen werden, daß diejenigen Pbn, die eine visuell speziell beanspruchende Spielsportart aktiv betreiben, im dyn. Sehschärfetest signifikant besser abschnitten als solche, die eine Individualsportart bevorzugten. Ob hier ein Selektionsmechanismus vorliegt oder aber eine trainingsbedingte Anpassung, ggf. auch eine Kombination beider Einflußgrößen, ist aufgrund bislang fehlender Feld- und Längsschnittuntersuchungen zur dyn. Sehschärfe im Sport nicht mit Bestimmtheit zu beantworten[4].

Daß die Klassifizierung nach Übungsleiter- bzw. Trainertätigkeit kein analoges Resultat erbrachte, sollte bzgl. der Aussagekraft ohne weitere Erhebungen an sportartspezischen größeren Kollektiven nicht überinterpretiert werden.

Im Gegensatz dazu darf aus dem Untersuchungsbefund, daß die gewählte Sehstrategie ohne Einfluß auf das Testergebnis blieb, keinesfalls geschlossen werden, daß die Qualität der Informationsaufnahme unabhängig vom jeweils angewandten Beobachtungsmuster ist. Konträr zu diesem *Labor*befund dürfte es im Sport vielmehr eine Vielzahl von oftmals unbewußt abgerufenen Strategien geben, die mit abnehmender Darbietungszeit und zunehmender Geschwindigkeit des Sehobjekts an Bedeutung gewinnen und erst im optimalen Zusammenspiel mit einer möglichst hohen dynamischen Sehschärfe Erfolg versprechen.

Literatur

1. Burg A (1966) Visual acuity as measured by dynamic and static tests. J App Psychol 50:460–466
2. Elkin EH (1961) Dynamic visual acuity. Tufts University Diss. Medford, Massachusetts
3. Fergenson PE, Suzansky JW (1973) An investigation of dynamic and static visual acuity. Perception 2:343–356
4. Grüsser O-J, Grüsser-Cornehls U (1980) Physiologie des Sehens: Grundriß der Sinnesphysiologie. Springer, Berlin Heidelberg New York, S 151–216
5. Hoffmann LG, et al (1981) Dynamic visual acuity: A review. J Am Optometric Assoc 52:883–887
6. Kolers PA (1972) Aspects of motion perception. Oxford New York Toronto
7. Ludvigh EJ, Miller JW (1953) A study of dynamic visual acuity. Joint project NM 001 075.01.01. United States School of Aviation Medicine, Pensacola
8. Reading VM (1972) Visual resolution as measured by dynamic and static tests. Pflügers Arch 333:17–26
9. Sanderson FH (1981) Visual acuity and sports performance. In: Cockerill JM, MacGillivary WW (eds) Vision and sport. Stanley Thornes Ltd, Cheltenham, S 64–79
10. Syka J (1979) Neurophysiologische Grundlagen des Bewegungssehens. In: Velhagen et al (Hrsg) Das okulomotorische System, physiologische und klinische Aspekte. Leipzig, S 13–20
11. Trincker D (1977) Zentralnervensystem II und Sinnesorgane. Taschenbuch der Physiologie, Bd III/2: Animalische Physiologie III. Stuttgart
12. Weissman S, Freeburne CM (1965) Relationship between static and dynamic visual acuity. J Exp Psychol 70:141–146

---

[4] Die von Sanderson [9] an *Ballspielern* erhobenen Befunde bestätigen die Bedeutung der dyn. Sehschärfe für die Spielsportarten. Pbn mit höherer dyn. Sehschärfe schnitten in sportartspezifischen Fertigkeitstests signifikant besser ab ([9], 72f.).

X

Freie Vorträge:

Biochemie
Biochemistry

Herz-Kreislauf-Verhalten und Plasmakatecholamine bei fahrradergometrischer Belastung und adrenerge Regulationsuntersuchungen an mononukleären Blutzellen bei adrenalektomierten Patienten

Effect of Bicycle Ergometry on Cardiovascular Performance and Plasma Catecholamine Response in Adrenalectomized Patients and Adrenergic Regulation of Their Mononuclear Cells at Rest

D. *Barwich*, A. Grauer, W. Bieger und H. Weicker

Abteilung Pathophysiologie und Sportmedizin (Direktor: Prof. Dr. med. H. Weicker), Medizinische Universitäts-Poliklinik Heidelberg

Zusammenfassung

Bei Patienten, die wegen eines zentralen Cushing-Syndroms beidseitig total adrenalektomiert wurden (AE-Pat.), fehlt, infolge Entfernung des Nebennierenmarkes, die endogene Adrenalinsekretion und der normale Quotient Adrenalin zu Noradrenalin (A/NA) existiert nicht mehr. Bei fahrradergometrischer Belastung zeigten AE-Pat. ($n = 10$) gegenüber untrainierten Kontrollpersonen K ($n = 9$) signifikant höhere Herzfrequenzen, diastolische Blutdrucke, niedrigere Sauerstoffaufnahmen und höhere Noradrenalinkonzentrationen bei vergleichbaren Belastungsstufen. Obwohl der Quotient A/NA gestört ist, war die adrenerge Rezeptordichte bei AE-Pat. ($n = 9$), K ($n = 13$) und Phäochromocytom-Pat. (Phäo, $n = 6$) an Lympho- und Thrombozyten unter Ruhebedingungen nicht unterschiedlich. Der cAMP-Gehalt der mononucleären Zellen war bei den AE-Pat. gegenüber K und Phäo erhöht. Eine maximale Stimulation der mononucleären Zellen mit Isoproterenol führte zu einem gleichen Anstieg von cAMP bei AE-Pat. und K, bei Phäo war der Anstieg dagegen deutlich reduziert. Die gestörte Katecholaminhomöostase bei AE-Pat. kann deren reduzierte kardiovaskuläre und respiratorische Leistungskapazität erklären, auch wenn die adrenergen Regulationsuntersuchungen an mononukleären Zellen dafür keine unmittelbaren Hinweise geben.

Schlüsselwörter: Cushing-Patienten – Adrenerge Regulation – Körperliche Belastung.

Summary

The endogenous production of epinephrine (E) is absent in bilateral adrenalectomized Cushing patients (AE) and, therefore, the normal ratio epinephrine/norepinephrine (E/NE) doesn't exist. Besides this disturbance of the catecholaminhomöostasis, AE show higher NE levels in blood, significant higher heart rate, diastolic blood pressure, and lower O_2-uptake in comparison to normal untrained people (C) during exercise. Although the E/NE ratio in AE is altered, the receptor density of lymphocytes and thrombocytes in AE, C, and patients with phaeochromocytoma (Phae) showed no differences under resting conditions. We found higher amounts of cAMP in granulocytes and lymphocytes in AE in comparison to C and Phae. Maximal stimulation of mononuclear cells with isoproterenol led to an equal increase of cAMP in AE and C. The increase of cAMP in Phae was, however, reduced. Disturbance of the sympatho-

---

Anschrift für die Verfasser: Dr. med. D. Barwich, Universität Heidelberg, Abteilung für Pathophysiologie und Sportmedizin, Hospitalstraße 3, 6900 Heidelberg

adrenal regulation system can explain the reduction of the cardiovasculatory and respiratory working capacity in AE, although our study about the adrenergic regulation of mononuclear cells doesn't give any direct indications for this assumption.

Key-words: Cushing-patients – Adrenergic regulation – Exercise.

Einleitung

Noradrenalin als Neurotransmitter und Adrenalin als Hormon sind ständig wirksam bei der Aufrechterhaltung der Homöostase des kardiozirkulatorischen Systems. Die Konzentration der Katecholamine in der systemischen Zirkulation läßt in etwa einen Rückschluß auf die Aktivität des sympathoadrenalen Systems zu. Die Wirksamkeit der Katecholamine in den Organen bzw. Zellen wird mitbestimmt durch das Verhalten der Adrenozeptoren an den Zellmembranen. Entscheidende Größen sind die Anzahl, Verteilung und Lokalisation der Rezeptoren, die Affinität der Rezeptoren für die Katecholamine und die relative Sensität der Rezeptoren für den Quotienten Adrenalin zu Noradrenalin [1]. Über die Serumkinetik von Noradrenalin und Adrenalin gibt es eine Fülle von Untersuchungen [11], über das Verhalten der Adrenorezeptoren bei körperlichen Belastungen dagegen nur wenige [5, 6, 8, 9, 14]. Neben Untersuchungen mit agonistisch und antagonistisch wirksamen Substanzen an den Adrenorezeptoren können auch Beobachtungen an Patienten, bei denen Störungen der Katecholaminhomöostase vorliegen, etwas zum Verständnis des adrenergen und noradrenergen Systems beitragen. Wir untersuchten deshalb ein Kollektiv beidseits total adrenalektomierter Cushing-Patienten (AE-Pat.) unter Ruhebedingungen und unter körperlicher Belastung. Zwei Fragestellung standen dabei im Vordergrund. Erstens wollten wir ermitteln, in welchem Maße bei diesen Patienten gegenüber gesunden Kontrollpersonen die kardiozirkulatorische und respiratorische Leistungsfähigkeit eingeschränkt ist. Zweitens sollte untersucht werden, ob bei Adrenalektomierten gegenüber Gesunden Veränderungen der adrenergen Regulationen an mononukleären Blutzellen auftreten.

Untersuchungsmethoden

Ergospirometrie. Untersucht wurden 10 AE-Pat. (Alter 34 ± 10 Jahre, Größe 161 ± 6 cm, Körpergewicht 61 ± 7 kg) und 9 gesunde, untrainierte Kontrollpersonen (Alter 32 ± 5 Jahre, Größe 172 ± 6 cm, Körpergewicht 67 ± 10 kg) auf einem Fahrradergometer in sitzender Position. Die Probanden wurden über zwei Belastungsstufen von jeweils 5 min Dauer mit daran anschließender minütlicher Belastungssteigerung bis zur subjektiven Erschöpfung belastet. Dabei wurden forlaufend die Herzfrequenz, der diastolische und systolische Blutdruck sowie die Sauerstoffaufnahme in ml/min (Siregnost, Fa. Siemens, Erlangen) registriert.

Adrenerge Regulationsuntersuchungen. Diese erfolgten an Granulo-, Lympho- und Thrombocyten bei einem Kollektiv von 9 adrenalektomierten Patienten, 6 Phäochromocytom-Patienten und 13 gesunden, untrainierten Kontrollpersonen unter Ruhebedingungen. Zur Bestimmung der adrenergen Rezeptoren wurden Radioligandenbindungsassays verwendet.

Hierzu wurden intakte Lymphocyten mit dem β-adrenergen Antagonisten ^{125}I-Cyanopindelol und intakte Thrombocyten mit dem alpha-2-adrenergen Antagonisten ^{3}H-Yohimbine versetzt (modifizierte Methoden von Brodde et al. bzw. von Motulski et al.). Das cAMP wurde radioimmunologisch (RIA-Kit NEN), Adrenalin und Noradrenalin radioenzymatisch [10] oder mittels HPLC [13] bestimmt.

Ergebnisse

Die bei fahrradergometrischer Belastung registrierten Daten (Herzfrequenz, diastolischer und systolischer Blutdruck, O_2-Aufnahme in ml/min) sind für das Kollektiv der AE-Pat. und untrainierter Normalpersonen in Tabelle 1 aufgeführt, in Abb. 1-3 graphisch dargestellt. Bei vergleichbaren Belastungsstufen haben die AE-Pat. gegenüber den Kontrollpersonen signifikant höhere Herzfrequenzen und diastolische Blutdrucke, aber signifikant niedrigere Sauerstoffaufnahmen ($p < 0.01$, t-Test für unabhängige Stichproben).

Tabelle 1. Vita-maxima-Test auf dem Fahrradergometer. A = Patienten (n = 10). B = Kontrollpersonen (n = 9). Belastungsstufen: I = 5 min, II = 5 min, III = 1-2 min

$\bar{x}$ ± SEM		Belastung (Watt/kg)	Herz-frequenz	RR syst.	RR diastol.	O_2-Aufnahme (ml/min)
A	Patienten	Ruhe	107 ± 4	140 ± 7	93 ± 4	359 ± 20
	I	0,17 ± 0,01	121 ± 5	153 ± 7	101 ± 5	613 ± 31
	II	0,87 ± 0,04	140 ± 5]**	168 ± 10	106 ± 6]**	898 ± 50]**
	III	2,03 ± 0,09	178 ± 5]**	187 ± 8	106 ± 6]**	1316 ± 72]**
B	Kontrollpersonen	Ruhe	92 ± 4	129 ± 5	83 ± 2	469 ± 35
	I	1,04 ± 0,06	116 ± 5]	150 ± 4	79 ± 3]	1170 ± 117]
	II	2,04 ± 0,10	155 ± 5]	173 ± 5	84 ± 2]	1969 ± 208]
	III	3,47 ± 0,24	184 ± 3	191 ± 5	90 ± 3	2689 ± 399

** $p < 0,01$

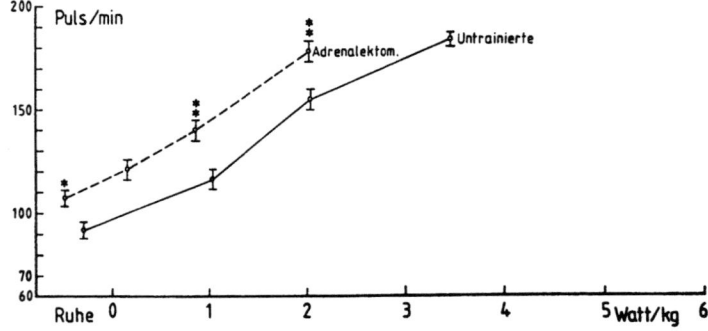

Abb. 1. Verhalten der Herzfrequenz ($\bar{x}$ ± SEM) bei stufenweiser Ausbelastung auf dem Fahrradergometer. ---- Adrenalektomierte Cushing-Patienten (n = 10), —— untrainierte Kontrollpersonen (n = 9). *$p < 0,05$, **$p < 0,01$, t-Test für unabhängige Stichproben

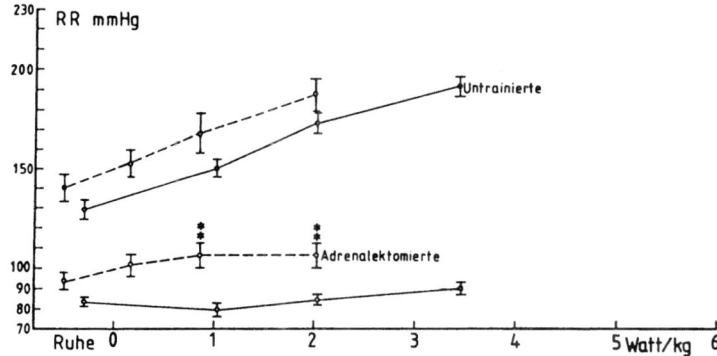

Abb. 2. Verhalten des systolischen und diastolischen Blutdrucks in mmHg ($\bar{x} \pm$ SEM)

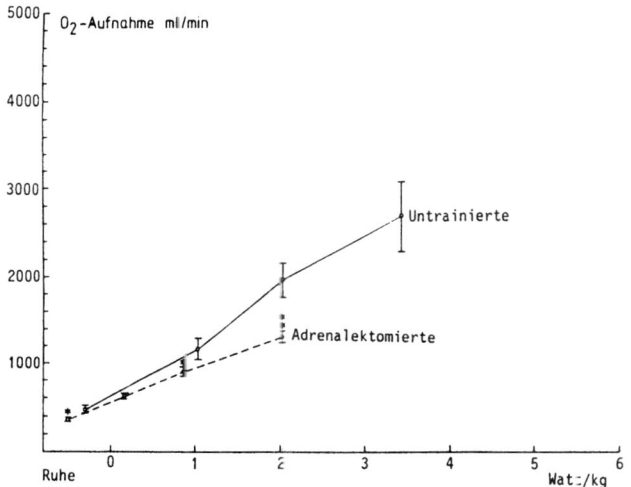

Abb. 3. Verhalten der Sauerstoffaufnahme in ml/min ($\bar{x} \pm$ SEM).

Tabelle 2. Noradrenalin und Adrenalin-Konzentrationen im Serum unter Ruhebedingungen, cAMP Gehalt der mononukleären Zellen vor und nach Stimulation mit Isoproterenol bei Normalpersonen, adrenalektomierte und Phäochromocytom-Patienten

	Normalpersonen ($n = 13$)	Adrenalektomierte Patienten ($n = 9$)	Phäochromozytom-Patienten ($n = 6$)
Noradrenalin im Serum (ng/l)	405,6	366,2	1551,2
Adrenalin im Serum (ng/l)	91,7	14,6	233,5
cAMP-Gehalt Granulocyten (pmol/l)	11,36	16,94	7,90
cAMP-Gehalt Lymphocyten (pmol/l)	16,15	26,96	13,60
cAMP-Gehalt Granulocyten (pmol/l) nach max. Isoproterenol-Stimulation	31,71	34,67	18,18
cAMP-Gehalt Lymphocyten (pmol/l) nach max. Isoproterenol-Stimulation	63,27	60,36	44,23

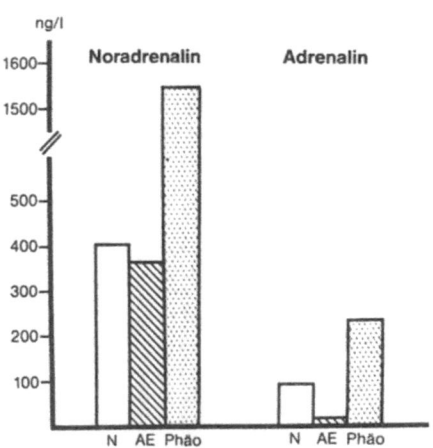

Abb. 4. Plasmakonzentration von Noradrenalin und Adrenalin in ng/l unter Ruhebedingungen bei untrainierten Normalpersonen (*N*) (*n* = 13), adrenalektomierten Cushing-Patienten (*AE*) (*n* = 9) und Phäochromocytom-Patienten (*Phäo*) (*n* = 6)

Die Untersuchungsbefunde über das Verhalten adrenerger Regulationen an mononucleären Blutzellen enthalten Tabelle 2 und Abb. 4 und 5. Bei den AE-Pat. ist gegnüber den Normalpersonen der cAMP-Gehalt erhöht, nach maximaler Isoproterenol-Stimulation jedoch kaum. Dagegen weisen die Phäochromocytom-Pat. gegenüber den AE-Pat. und Normalpersonen einen reduzierten cAMP-Gehalt, sowohl vor als auch nach Isoproterenol-Stimulation, auf. Bei erheblicher interindividueller Varianz der Rezeptorenzahl ließ sich an Lympho- und Thrombocyten der AE-Pat., Phäochromocytom-Pat. und der Normalpersonen keine, den Plasma-Katecholaminspiegeln inverse Regulation der beta- und alpha-adrenergen Rezeptoren nachweisen, d. h., die Rezeptorendichte zeigte keine Unterschiede zwischen den drei Kollektiven.

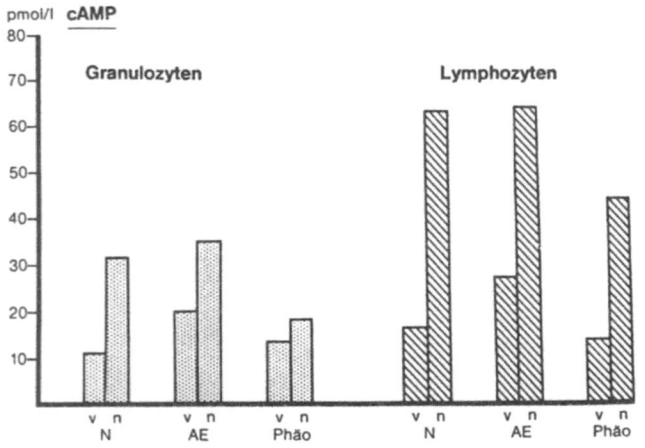

Abb. 5. cAMP-Konzentration von Granulo- und Lymphocyten in pmol/l vor (*v*) und nach (*n*) maximaler Stimulation mit Isoproterenol bei untrainierten Normalpersonen (*N*) (*n* = 13), adrenalektomierten Cushing-Patienten (*AE*) (*n* = 9) und Phäochromocytom-Patienten (*Phäo*) (*n* = 6)

Diskussion

Bei den wegen eines zentralen Cushing-Syndroms beidseits total adrenalektomierten Patienten ist das sympatho-adrenale Regulationssystem gestört. Infolge operativer Mitentfernung des Nebennierenmarks fehlt bei den meisten Patienten die endogene Adrenalinsekretion. Bei fahrradergometrischen Belastungen im Ausdauer- bzw. submaximalen Bereich fanden sich bei diesen Patienten gegenüber Gesunden höhere Noradrenalinkonzentrationen im Blut [2–4]. Patienten mit einer derartigen Störung der Katecholaminhomöostase zeigen neben Besonderheiten im Energiestoffwechsel (z. B. gesteigerte Lipolyse) [3, 4] eine reduzierte kardiozirkulatorische und respiratorische Leistungskapazität gegenüber untrainierten Normalpersonen. Im Vita-maxima-Test auf dem Fahrradergometer haben die AE-Pat. bei vergleichbaren Belastungsstufen signifikant höhere Herzfrequenzen und diastolische Blutdrucke und signifikant verminderte Sauerstoffaufnahmen (Tabelle 1, Abb. 1–3). Gegenüber den Kontrollpersonen mit 3,47 W/kg wird von den AE-Pat. die maximale Leistung bereits mit 2,03 W/kg Körpergewicht erreicht.

Es steht sich die Frage, ob die reduzierte körperliche Belastbarkeit der AE-Pat. auf die nachweislich gestörte Katecholaminsekretion zurückzuführen ist. Im Hinblick auf diesen Geischtspunkt untersuchten wir das Verhalten adrenerger Rezeptoren an Blutzellen von AE-Pat., Phäochromocytom-Pat. und gesunden, untrainierten Kontrollpersonen unter Ruhebedingungen. Die Rezeptorenzahl war trotz unterschiedlicher Adrenalin- und Noradrenalinkonzentrationen im Plasma (Tabelle 2, Abb. 4) bei diesen drei Probandenkollektiven nicht unterschiedlich. Der verminderte cAMP-Gehalt der mononucleären Blutzellen vor und nach maximaler Stimulation mit Isoproterenol bei den Phäochromocytom-Pat. gegenüber den AE-Pat. und Normalpersonen (Tabelle 2, Abb 5) weist daraufhin, daß das Hormonsignal intrazellulär nicht durchschlägt und möglicherweise eine Desensibilisierung von Postrezeptor-Mechanismen auftritt. Die höhere cAMP-Konzentration in den Blutzellen der AE-Pat. gegenüber den Normalpersonen könnte Folge des gestörten Noradrenalin/Adrenalin-Quotienten sein, aber auch durch eine Übersekretion eines anderen Hormons, z. B. durch die Hyper-ACTH-ämie, bedingt sein. Die hier erhobenen Befunden zur adrenergen Regulation lassen keine gesteigerte Katecholaminwirkung bei den AE-Pat. erkennen, und somit liefern sie keinen offensichtlichen Beitrag zur Erklärung der gesteigerten Herzkreislaufaktivität der AE-Pat. Hierbei muß man sich jedoch vergegenwärtigen, daß die Untersuchungen an Zellen vorgenommen wurden, die keine Innervation besitzen und nicht ohne weiteres einen Rückschluß auf das Verhalten innervierter Zellen mit postsynaptischen junctionalen Rezeptoren zulassen.

Literatur

1. Ariens EJ, Simonis AM (1983) Physiological and pharmacological aspects of adrenergic receptor classification. Biochem Pharmacol 20 (10):1539–1545
2. Barwich D, Weiß M, Michel G, Weicker H (1980) Die Arbeitseinstellung des Kreislaufs bei adrenalektomierten Cushin-Patienten im Vergleich zu untrainierten und trainierten Probanden. In: Sport- und Leistungsmedizin. Kongreßband Deutscher Sportärztekongreß 1980, Saarbrücken, S 111–115
3. Barwich D, Klett G, Eckert W, Weicker H (1980) Exercise-induced lipolysis in patients with central Cushing's disease. Int J Sports Med 1:120–126
4. Barwich D, Hägele H, Weiß M, Weicker H (1981) Hormonal and metabolic adjustment in patients with central Cushing's disease after adrenalectomy. Int J Sports Med 2:220–227

5. Bieger W, Zittel R, Zappe H, Weicker H (1982) Einfluß körperlicher Aktivität auf die Katecholaminrezeptor-Regulation. In: Sport: Leistung und Gesundheit. Kongreßband Deutscher Sportärztekongreß 1982, Köln, S 271–275
6. Bieger WP, Zittel R (1982) Effect of physical activity on β-receptor activity. In: Biochemistry of exercise. Proceedings of the Fith International Symposium on the Biochemistry of Exercise, June 1–5, 1982. Boston, Massachusetts, USA, pp 715–722
7. Brodde OE, Engel G, Hoyer D, Weber F (1981) The β-adrenergic receptor in human Lymphocytes. Subclassification by the use of a new radioligand (±)-125-iodocyanopindolol. Life Sci 29:2189–2198
8. Bukowiecki L, Lupien J, Follea N, Paradies A, Richard D, LeBlanc J (1980) Mechanism of enhanced lipolysis in adipose tissue of exercise-trained rats. Am J Physiol 239:E422–E429
9. Butler J, O'Brien M, O'Malley K, Kelly JG (1982) Relationship of β-adrenoreceptor density to fitness in athletes. Nature 298:60–62
10. DaPrada M, Zürcher G (1976) Simultaneous radioenzymatic determination of plasma and tissue adrenaline, noradrenaline and dopamine within the femtomole range. Life Sci 19:1161–1174
11. Galbo H (1983) Sympathoadrenal activity in exercise. In: Galbo H (ed) Hormonal and metabolic adaption to exercise. Thieme, Stuttgart New York, pp 2–27
12. Motulski HJ, Shattil SJ, Insel PA (1980) Characterisation of alpha-2-adrenergic receptors on human platelets using ^{3}H-Yohimbine. Biochem Biophys Res Commun 97:1562–1570
13. Weicker H, Weiss M, Hack F, Hägele H, Pluto R (1984) Plasmakatecholaminnachweis und praktische Anwendung mit elektronischem Detektor nach HPLC. Dtsch Z Sportmed 7:225–233
14. Williams RS, Eden RS, Moll ME, Lester RM, Wallace AG (1981) Autonomic mechanism of training bradycardia: β-adrenergic receptors in humans. J Appl Physiol 51:1232–1237

Zum Verhalten von Alpha-Adrenorezeptoren an intakten Thrombozyten bei Ausdauertrainierten, untrainierten Kontrollpersonen und Kraftsportlern [1]

Behavior of Alpha-Adrenoreceptors on Intact Platelets in Endurance-Trained Subjects, Statically Trained Athletes, and Control Subjects

M. Lehmann, P. Schmid und J. Keul

Abteilung Sport- und Leistungsmedizin (Ärztlicher Direktor: Prof. Dr. med. J. Keul), Medizinische Universitätsklinik, Freiburg i. Brsg.

Zusammenfassung

Die Alpha-Adrenorezeptorendichte (B_{max}) an intakten Thrombozyten wurde als Äquivalent der spezifischen Bindung von ^{3}H-Dihydroergocryptin bestimmt bei 10 Gewichthebern, 13 Ausdauer-Trainierten und 7 Untrainierten. B_{max} ist signifikant höher bei den Kraftsportlern (ungefähr 796 Rezeptoren pro Zelle) als bei den Untrainierten (ungefähr 457 Rezeptoren pro Zelle) und Ausdauer-Trainierten (ungefähr 420 Rezeptoren pro Zelle). Bei den Kraftsportlern bestehen negative Korrelationen zwischen B_{max} und freien, bzw. konjugierten Plasmakatecholaminen. Übertragbarkeit und klinische Bedeutung der Resultate sind derzeit offen.

Schlüsselwörter: Alpha-Adrenorezeptoren – Kraftsportler – Ausdauersportler.

Summary

Alpha-adrenoreceptor density (B_{max}) was evaluated as equivalent to ^{3}H-dihydroergocryptin specifically bound on intact thrombocytes in 10 weight lifters, 13 endurance trained subjects and 7 untrained volunteers. B_{max} is significantly higher in the group of weight lifters (approximately 796 receptors per cell) than in untrained volunteers (approximately 457 receptors per cell) and endurance trained subjects (420 receptors per cell). In the group of weight lifters negative correlations exist between B_{max} values and free as well as conjugated plasma catecholamines. Transferability and clinical significance of these results are open at present.

Key-words: Alpha-adrenoreceptors – Statically, dynamically trained subjects.

Einleitung

Körperliches Training verändert den vegetativen Tonus. Ausdauersport führt zu erhöhtem Vagotonus [5], zur Kontrolle der sympathischen Aktivität [6, 9, 15, 18], zur erhöhten Beta-Adrenorezeptorendichte [1, 10] an intakten Blutzellen, allerdings nicht bei Schwimmern [2], und zur gesteigerten metabolischen und kardiozirkulatorischen Empfindlichkeit gegenüber

---

[1] Mit Unterstützung des Bundesinstitutes für Sportwissenschaft, Köln-Lövenich

Anschrift für die Verfasser: Priv.-Doz. Dr. med. M. Lehmann, Abteilung Sport- und Leistungsmedizin der Medizinischen Universitätsklinik, Hugstetter Straße 55, 7800 Freiburg

Tabelle 1. Anthropometrische Daten und Sauerstoffaufnahmefähigkeit der untersuchten Probanden. Mittelwerte ± Standard-Abweichung

	n	Alter (Jahre)	Größe (cm)	Gewicht (kg)	VO_2 max $(ml \cdot kg^{-1})$
Gewichtheber	10	21 ± 3	169 ± 8	74 ± 9	49 ± 4
Ausdauersportler	13	24 ± 4	178 ± 4	69 ± 8	66 ± 8
Untrainierte	7	21 ± 4	186 ± 8	77 ± 12	47 ± 5

Katecholaminen [7, 10]. Dieser Befund spricht für die Übertragbarkeit des Rezeptorenverhaltens an intakten Blutzellen auf andere Organe. Die vorliegende Arbeit befaßt sich mit den Rückwirkungen des Sports auf die Dichte von Alpha-Adrenorezeptoren an intakten Thrombozyten, in Ergänzung von Untersuchungen zum trainingsbedingten Verhalten von Beta-Rezeptoren.

Methodik

Untersucht wurden 10 Geiwchtheber, 13 ausdauer-tranierte Sportler (6 Straßenradfahrer, 3 Skilangläufer, 3 Marathonläufer, 1 Mittelstreckenläufer) und 7 untrainierte Kontrollpersonen (Tabelle 1). Die Alpha-Rezeptoren an intakten Thrombozyten wurden als Äquivalent des spezifisch gebundenen Alpha-Antagonisten ^{3}H-Dihydroergocryptin ermittelt [11, 14]. Bei den Kraftsportlern wurden zusätzlich freie und konjugierte Plasmakatecholamine radioenzymatisch [3] in Ruhe und während in typischer Weise durchgeführter stufenweiser Fahrradergometrie [8–10] bestimmt. Für die Rezeptordichte liegt keine sichere Normalverteilung vor. Es wurden deshalb Medianwerte und 50%-Vertrauensbereich ermittelt. Der statistische Vergleich erfolgte mittels U-Test nach Wilcoxon, Mann und Whitney (Signifikanznieveau $p < 0.05$). Maximale Bindung und Dissoziationskonstante wurden nach Scattchard berechnet [17].

Ergebnisse und Diskussion

Die Alpha-Rezeptorendichte an intakten Thrombozyten der statisch trainierten Gewichtheber ist signifikant höher ($p < 0.05$) als bei den ausdauer-trainierten Sportlern und den Untrainierten (Abb. 1). Die spezifische Bindung von Dihydroergocryptin an Thrombozyten von ausdauertrainierten Sportlern entspricht dabei dem unteren Normbereich der Untrainierten. Ein direkter Nachweis der biologischen Relevanz dieser Befunde durch Thrombozyten-Funktionstests steht allerdings aus, wenngleich trainingsabhängige Veränderungen wahrscheinlich sind [16]. Nach derzeitiger Ansicht handelt es sich bei den Alpha-Rezeptoren der Blutplättchen überwiegend um Alpha-2-Rezeptoren [11, 14]. Die Übertragbarkeit der Befunde an Thrombozyten auf andere Organe, wie z. B. die Arteriolen ist ebenfalls offen. Die Frage nach einem Zusammenhang zwischen der veränderten Zahl von Alpha-Rezeptoren

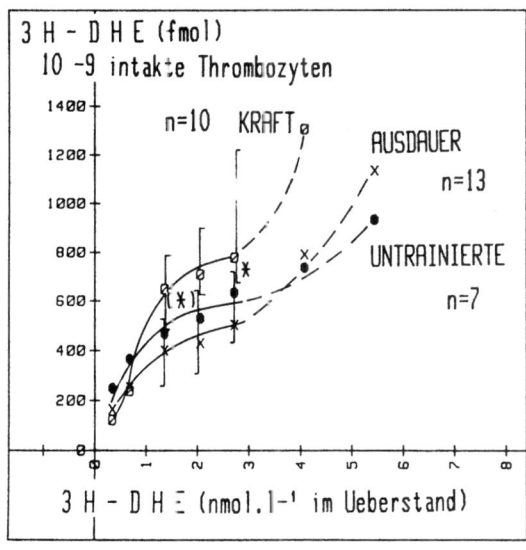

Abb. 1. Spezifische Bindung (y-Achse) von Dihydroergocryptin (^{3}H-DHE) an intakte Thrombozyten in Beziehung zur freien Konzentration im Überstand (x-Achse) bei Kraft-, Ausdauersportlern und Untrainierten. Der Verlauf der Sättigungskurven oberhalb $3-4$ nmol $\cdot$ l^{-1} DHE läßt eine weitere spezifische Bindung geringerer Affinität erwarten

Tabelle 2. Korrelationen zwischen freien, konjugierten Plasmakatecholaminspiegeln und der Alpha-Rezeptorendichte als Äquivalent der spezifischen Bindung von Dihydroergocryptin an intakte Thrombozyten. Für die freien Katecholamine wurden die Korrelationen mit den Ruhe- und Belastungswerten (entsprechend 200 W) berechnet. n.s. = nicht signifikant, * $p < 0,10$, *** $p < 0,001$

Korrelationen, $n = 8$ Gewichtheber

Parameter		r	p
Freies Plasma-DA (Ruhe)	Alpha-Rezeptorendichte	−0,43	n.s.
Freies Plasma-NA		0,50	n.s.
Freies Plasma-A		−0,38	n.s.
Freies Plasma-DA (200 W)	Alpha-Rezeptorendichte	0,51	n.s.
Freies Plasma-NA		−0,22	n.s.
Freies Plasma-A		−0,58	*
Konjugiertes Plasma-DA	Alpha-Rezeptorendichte	−0,92	***
Konjugiertes Plasma-NA		−0,90	***
Konjugiertes Plasma-A		−0,60	*

an Thrombozyten, deren Übertragbarkeit und der erhöhten Zahl auffälliger Blutdrücke bei Kraftsportlern [12] kann somit nicht beantwortet werden. Eine Reihe von Befunden spricht dafür, daß die Beta-Adrenorezeptorendichte in einer negativen Beziehung zur Konzentration an zirkulierenden endogenen oder exogenen Katecholaminen steht [1, 10]. Dies scheint auch für das Verhalten der Alpha-Rezeptoren an Thrombozyten bei den Gewichthebern denkbar, bei denen diese Frage untersucht wurde (Tabelle 2). Hierfür spricht die deskriptive, negative Beziehung zwischen freien und konjugierten Katecholaminen und der Alpha-Rezeptorendichte (Tabelle 2). Die Katecholaminkonzentration kann jedoch nicht der alleine bestimmende Faktor für eine mögliche „up-regulation" der Alpha-Rezeptoren bei den

Gewichthebern sein, da auch Ausdauertrainierte eine Kontrolle der sympathischen Aktivität zeigen [6, 9, 15, 18], ohne daß bei den von uns untersuchten Ausdauersportlern eine Zunahme der Alpha-Rezeptoren erkennbar ist (Abb. 1). Die bisher vorliegende Charakteristik der Bindungskurven von Dihydroergocryptin an intakten Thrombozyten (Abb. 1) läßt zumindest 2 unterschiedliche spezifische Bindungsstellen erwarten; eine solche hoher Affinität ($K_D = 1-2$ nmol · 1^{-1}) und eine solche geringere Affinität ($K_D => 3$ nmol · 1^{-1}), wie es z. B. auch für Glykosidrezeptoren beschrieben wird [4].

Zusammenfassend ergibt sich für Kraftsportler eine deutlich höhere spezifische Bindung für Dihydroergodryptin an Thrombozyten im Gegensatz zu Ausdauersportlern und Untrainierten. Dies läßt auf eine höhere Dichte von Alpha-Rezeptoren an Thrombozyten bei Kraftsportlern schließen. Die mögliche biologische Bedeutung und klinische Relevanz dieser Befunde ist derzeit offen. Es kann auch nicht übersehen werden, daß die zur Verfügung stehenden Radioliganden zur Alpha-Rezeptorenbestimmung große methodische Probleme aufwerfen [14]. Wir sind der Ansicht, daß solche Bindungsstudien nur eine Schätzung darstellen können. Das Verhalten der konjugierten [13] und freien Katecholamine wird an anderer Stelle ausführlich diskutiert.

Literatur

1. Bieger W, Zittel R (1982) Effect of physical activity on beta-receptor activity. In: Knuttgen HG, Vogel JA, Poortmans J (eds) Biochemistry of exercise. Human Kinetics Publishers, Champain, Ill, USA, pp 715–722
2. Butler J, O'Brien M, O'Malley K, Kelly JG (1982) Relationship of β-adrenoceptor density to fitness in athletes. Nature 298:60–61
3. Da Prada M, Zürcher G (1979) Simultaneous radioenzymatic determination of plasma and tissue adrenaline, noradrenaline and dopamine within the fentomole range. Life Sci 19:1161–1174
4. Erdmann E, Brown L, Werdan K (1984) Two receptors for cardiac glycosides in the heart. In: Erdmann E (ed) Cardiac glycoside receptors and positive inotropy. Steinkopff, Darmstadt, pp 21–26
5. Ekblom B, Kilbom A, Soltysiak J (1973) Physical training, bradycardia and autonomic nervous system. Scand J Clin Lab Invest 32:251–256
6. Hartley LH, Mason JW, Hogan RP, Jones LG, Kotchen TA, Mougey EH, Wherry FE, Pennington LL, Ricketts PT (1972) Multiple hormonal responses to graded exercise in relation to physical training. J Appl Physiol 33:602–606
7. LeBlanc J, Bouley M, Dulac S, Jobin M, Labrie A, Rouseeau-Migneron S (1977) Metabolic and cardiovascular responses to norepinephrine in trained and nontrained human subjects. J Appl Physiol 42:166–177
8. Lehmann M, Keul J, Korsten-Reck U, Fischer H (1981) Einfluß der Ergometerarbeit im Liegen und Sitzen auf Plasmakatecholamine, metabolische Substrate sowie Sauerstoffaufnahme und Herzfrequenz. Klin Wochenschr 59:1237–1242
9. Lehmann M, Keul J, Huber G, Da Prada M (1981) Plasma catecholamines in trained and untrained volunteers during graduated exercise. Int J Sports Med 2:143–147
10. Lehmann M, Dickhuth HH, Schmid P, Porzig H, Keul J (1984) Plasma catecholamines, β-adrenergic receptors, and isoproterenol sensitivity in endurance trained and non-endurance trained subjects. Eur J Appl Physiol 52:362–369
11. Lehmann M, Schmid P, Bergdolt E, Spöri U, Keul J (1984) Ist die Alpha-Adrenorezeptorendichte an intakten Thrombozyten bei statisch trainierten Athleten erhöht? Klin Wochenschr (im Druck)
12. Lehmann M, Keul J (1984) Häufigkeit der Hypertonie bei 810 männlichen Sportlern. Z Kardiol 73:137–141
13. Lehmann M, Keul J (1984) Die konjugierten Plasmakatecholamine sind bei Kraftsportlern in Ruhe und während Körperarbeit niedriger als bei Untrainierten. Klin Wochenschr (im Druck)

14. Motulsky HJ, Insel PA (1982) ^{3}H-Dihydroergocryptine binding to alpha-adrenergic receptors of human platelets. Biochem Pharmacol 31:2591–2597
15. Péronnet HJ, Cléroux J, Perrault H, Cousineau D, Champlain J, Nadeau R (1981) Plasma norepinephrine response to exercise before and after training in humans. J Appl Physiol 51:812–815
16. Pilger E, Schmid P, Schenk H (1980) Beeinflussung der Thrombozyten durch körperliches Training. In: Neue Aspekte in der Leistungsmedizin. Physiologisches Institut der Universität Graz. Tagungsbericht, S 231–242
17. Scatchard G (1949) The attraction of proteins for small molecules and ions. Ann NY Acad Sci 51:660–672
18. Winder WW, Hickson RC, Hagberg JM, Ehsani AA, McLane JA (1979) Training induced changes in hormonal and metabolic responses to submaximal exercise. J Appl Physiol 46:766–771

Verhalten von Plasmakatecholaminen, Herzfrequenzen, Laktatspiegel und Sauerstoffaufnahme bei dynamisch Trainierten, statisch Trainierten und Untrainierten während stufenweiser Fahrradergometrie [1]

Plasma Catecholamine Responses, Heart Rate, Lactate Levels and Oxygen Uptake in Dynamically Trained Subjects, Statically Trained Weight Lifters, and Untrained Control Subjects During Incremental Bicycle Ergometry

M. Lehmann, P. Schmid, E. Jakob und J. Keul

Abteilung Sport- und Leistungsmedizin (Ärztlicher Direktor: Prof. Dr. med. J. Keul), Medizinische Universitätsklinik, Freiburg i. Brsg.

Zusammenfassung

Das Verhalten verschiedener beanspruchungsbezogener Parameter wurde beurteilt bei 9 untrainierten Kontrollpersonen, 10 Straßenradfahrern und 8 Gewichthebern während stufenweiser Fahrradergometerbelastung. Thema war die Frage möglicher trainingsbezogener Veränderungen der sympathischen Regulation, wie sie durch die freien Plasmakatecholamine angezeigt werden. In Ruhe werden keine signifikanten Unterschiede zwischen den 3 Gruppen für Noradrenalin, Adrenalin, Laktat, Herzfrequenz und $\dot{V}O_2$ beobachtet. Auf gleichen Belastungsstufen zeigten die Straßenradfahrer die bekannten, niedrigeren Noradrenalin-, Adrenalin-, Laktatspiegel und Herzfrequenzen gegenüber den Kontrollpersonen. Keine signifikanten Unterschiede bestanden während maximaler Ergometerarbeit. Die Gewichtheber zeigten vergleichbar niedrige Noradrenalin- und Adrenalinspiegel wie die ausdauertrainierten Probanden während leichter und schwerer Ergometerarbeit. Das Laktatverhalten entsprach jedoch der Kontrollgruppe und die Herzfrequenzen waren sogar höher als in den beiden anderen Gruppen. Während maximaler Ergometerarbeit zeigten die Gewichtheber ferner signifikant niedrigere Adrenalinspiegel als beide anderen Gruppen.

Dynamisches und statisches Training führt zu einer vergleichbaren Kontrolle der sympathischen Aktivität. Eine höhere aerobe Kapazität und ein gesteigerter Vagotonus treten aber nur bei dynamisch trainierten Personen auf.

Schlüsselwörter: Statisches, dynamisches Training – Sympathische Aktivität.

Summary

Responses of different strain-related parameters were evaluated in 9 untrained control subjects (27 ± 3 years), 10 endurance trained cyclists (25 ± 3 years) and 8 weight lifters (21 ± 2 years) during incremental ergometric cycling. We investigated possible training-related alterations of the sympathetic regulation, as indicated by the free plasma catecholamine responses. At rest, no significant differences were observed between the 3 groups for the parameters noradrenaline, adrenaline, lactate, heart rate and $\dot{V}O_2$. At identical work loads, endurance trained athletes showed the known lower noradrenaline, adrenaline, lactate

---

1 Mit Unterstützung des Bundesinstituts für Sportwissenschaft, Köln-Lövenich

Anschrift für die Verfasser: Priv.-Doz. Dr. med. M. Lehmann, Abteilung Sport- und Leistungsmedizin der Medizinischen Universitätsklinik, Hugstetter Straße 55, 7800 Freiburg

and heart rate response. No significant differences were seen at the reached exhaustion level as compared with the control subjects. The weight lifters showed similar low noradrenaline and adrenaline responses at identical work loads as the endurance trained subjects during moderate and heavy exercise. Their lactate responses, however, corresponded to those observed in control subjects, whereas heart rate responses were even higher than in both other groups. During exhaustion, weight lifters showed a significantly lower adrenaline level than both other groups. Dynamic and static training result in similar changes of sympathetic activity. Higher aerobic power and vagal tone (indicated by heart rate responses) only occur in dynamically trained subjects.

Key-words: Static dynamic training – Sympathetic activity.

Einleitung

Kontrolle der sympathischen Aktivität, Zunahme von Vagotonus und aerober Kapazität durch chronische, dynamische Ausdauerbelastungen gelten als belegt [3, 4, 9, 13, 17]. Das Verhalten des vegetativen Tonus bei Kraftsportlern ist offen. In Querschnittsuntersuchungen wird die sympathische Aktivität bei Straßenradfahrern, Gewichthebern und Untrainierten untersucht.

Methodik

Probanden. 10 Straßenradfahrer (25 ± 3 Jahre), 8 Gewichtheber (21 ± 2 Jahre, 75 ± 4 kg Körpergewicht) und 9 untrainierte männliche Kontrollpersonen (27 ± 3 Jahre).

Testverfahren. Stufenweise Fahrradergometrie im Sitzen.

Bedingungen. 3 min-50 Watt-Stufen; Beginn mit 100 Watt bis zur subjektiven Erschöpfung; elektromagnetisch gebremstes, drehzahlunabhängiges Ergometer; liegende Venenkanüle.

Meßgrößen. Sauerstoffaufnahme (offenes System; Oxycon, Hellige AG, Freiburg); Herzfrequenz (EKG, 6-Kanal-Schreiber); Laktatspiegel (enzymatisch [6], Ohrläppchenkapillarblut), Plasmakatecholamine Noradrenalin und Adrenalin (radioenzymatisch [2], venöses Blut).

Statistik. Mittelwerte, Standard-Abweichung, Varianzanalyse und Schéfe-Test. Signifikanzniveau $p < 0,05$.

Ergebnisse und Diskussion

Die Ergebnisse sind in Abb. 1 graphisch dargestellt. Die ausdauer-trainierten Straßenradfahrer zeigen die bekannte Kontrolle von sympathischer Aktivität, Laktatazidose und Herzfrequenz, bei Zunahme der maximalen aeroben Kapazität [3, 4, 9, 12, 17] gegenüber der Kontrollgruppe. Ruhe- und Arbeitsbradykardie werden durch verminderte sympathische

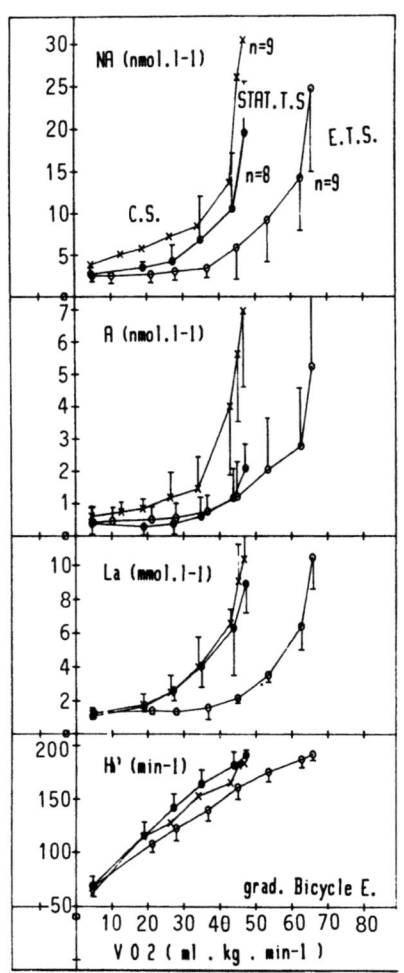

Abb. 1. Ausdauertrainierte Straßenradfahrer (*ETS*) zeigen während stufenweiser Fahrradergometrie im Sitzen niedrigere freie Plasmakatecholaminspiegel (*NA* = Noradrenalin; *A* = Adrenalin), Laktatkonzentrationen (*La*) und Herzfrequenzen (*HR*) als untrainierte Kontrollpersonen (*CS*) auf gleichen Belastungsstufen. Kraftsportler (Stat. T. S., Gewichtheber) zeigen eine vergleichbare Kontrolle der sympathischen Aktivität: niedrigere NA-Spiegel auf identischen Stufen und niedrigere A-Spiegel auf identischen Stufen und bei max. Ergometrie, jedoch in der Tendenz eine tachykarde Belastungsreaktion

Aktivität und erhöhten Vagotonus erklärt. Die Kontrolle der sympathischen Aktivität dürfte auf der gesteigerten aeroben Arbeitskapazität der ausdauer-trainierten Muskulatur beruhen, somit auf einer gesteigerten Resyntheserate von ATP und kontrollierten, muskulären wie auch generellen Laktatazidose. Die erhöhte Kapillarisierung der ausdauer-trainierten Muskulatur begünstigt ferner das Verhältnis pO_2 zu pCO_2 im Gewebe. Beziehungen zwischen Azidosegrad, Gaspartialdrücken und sympathischer Aktivität wurden beschrieben [16]. Günstige Folge der vegetativen Umstellung beim Ausdauersportler ist eine ökonomischere Herzarbeit (Bradykardie und hohes Schlagvolumen [10]) im Submaximalbereich mit unterproportionalem myokardialen Sauerstoffbedarf [5, 15] und damit bei gleicher Koronarreserve eine Zunahme der maximalen Arbeitskapazität des ausdauer-trainierten Herzens in Verbindung mit einer Steigerung des kardialen Hubraums [7, 14].

Die Kraftsportler zeigen wie erwartet keine Zunahme der maximalen aeroben Kapazität (Abb. 1). Wenngleich das Verfahren keinesfalls als sportartspezifisch angesehen werden kann, so erfaßt es doch mit der Oberschenkelmuskulatur einen nicht unerheblichen Teil der Muskelgruppen, die auch für Gewichtheben von Bedeutung sind.

Auch die Kraftsportler lassen während des Tests eine deutliche Kontrolle der sympathischen Aktivität erkennen, kenntlich an niedrigeren Plasmakatecholaminspiegeln (Abb. 1). Das Signifikanzniveau für die Noradrenalindifferenz im Submaximalbereich beträgt gegenüber der Kontrollgruppe 0,05 bis 0,01, für die Adrenalindifferenz über den gesamten Arbeitsbereich 0,01 (0,05). Bemerkenswert ist, daß der maximale Adrenalinspiegel der Kraftsportler nur 30–50% der Konzentration der Kontrollgruppe und Ausdauertrainierten erreicht. Die Resultate sind so zu deuten, daß auch die Zunahme der muskulären Grundeigenschaft Kraft eine Kontrolle der sympathischen Aktivität zur Folge hat. Diese Kontrolle wird allerdings bei zunehmender Laktataziodose hinsichtlich der Noradrenalinfreisetzung überspielt, die sich dem Kontrollkollektiv angleicht. Gesteigerte Muskelkraft bedeutet, daß sich die gleiche physikalische Belastung auf einen größeren Muskelquerschnitt verteilt. Hieraus folgt eine geringere individuelle Beanspruchung bei gleicher Belastung, und als Indikator der geringeren Beanspruchung eine Kontrolle der sympathischen Aktivität. Allerdings wird diese Kontrolle hinsichtlich der Adrenalinkonzentration bis in den Maximalbereich aufrecht erhalten, sodaß sich das Verhältnis Noradrenalin zu Adrenalin wie im Altersgang verschiebt [8, 12]. Warum diese Kontrolle der sympathoadrenergen Aktivität durch die zunehmende Laktatazidose nicht überspielt wird ist derzeit offen.

Trotz der beobachteten Kontrolle der sympathischen Aktivität ist bei den Kraftsportlern eine tachykarde Belastungsreaktion festzustellen (Abb. 1). Dies weist auf eine verminderte vagale Kontrolle hin. Ausgangspunkt könnte eine Verstellung der Empfindlichkeit der Barorezeptoren durch die überhöhten Drücke sein, wie sie bei isometrischen Belastungen beobachtet werden [1].

Zusammenfassend ist zu folgern, daß sowohl Ausdauersport wie auch Kraftsport zu einer Kontrolle der sympathischen Aktivität führen können, daß aber nur bei Ausdauertrainierten gleichzeitig auch ein erhöhter Vagotonus vorliegt. Bei Kraftsportlern ist mit einer gegenüber Untrainierten verminderten vagalen Aktivität zu rechnen. Ursächlich ist eine verminderte Empfindlichkeit der Barorezeptoren infolge chronischer Belastung durch überhöhte Drücke während des isometrischen Trainings zu diskutieren. Diese Hypothese erlaubt auch eine Deutung der erhöhten Prevalenz auffälliger Blutdrücke bei chronisch isometrisch Trainierten [11].

Literatur

1. Christensen NJ, Galbo H (1983) Sympathetic nervous activity during exercise. Ann Rev Physiol 45:139–153
2. Da Prada M, Zürcher G (1979) Simultaneous radioenzymatic determination of plasma and tissue adrenaline, noradrenaline and dopamine within the fentomole range. Life Sci 19:1161–1174
3. Ekblom B, Kilbom A, Soltysiak J (1973) Physical training, bradycardia and autonomic nervous system. Scand J Clin Lab Invest 32:251–256
4. Hartley LH, Mason JW, Hogan RP, Jones LG, Kotchen TA, Mougey EH, Wherry FE, Pennington LL, Ricketts PT (1972) Multiple hormonal response to graded exercise in relation to physical training. J Appl Physiol 33:602–606
5. Heiss HW, Barmeyer J, Wink K, Hell G, Cerny FJ, Keul J, Reindell H (1976) Studies on the regulation of myocardial blood flow in man. I.: Training effects on blood flow and metabolism of the healthy heart at rest and during standardized heavy exercise. Basic Res Cardiol 71:658–664
6. Hohorst HJ (1962) L-(+)-Laktat. Bestimmung mit Laktatdehydrogenase und DPN. In: Bergmeyer HU (Hrsg) Methoden der enzymatischen Analyse. Verlag Chemie, Weinheim, pp 266–277
7. Keul J, Dickhuth HH, Simon G, Lehmann M (1981) Effect of static and dynamic exercise on heart volume, contractility, and left ventricular dimensions. Circ Res [Suppl] 48:163–170

8. Lehmann M, Keul J, Huber G, Bachl N, Simon G (1980) Alters- und belastungsbedingtes Verhalten der Plasmakatecholamine. Klin Wochenschr 59:19–25
9. Lehmann M, Keul J, Huber G, Da Prada M (1981) Plasma catecholamines in trained and untrained volunteers during graduated exercise. Int J Sports Med 2:305–315
10. Lehmann M, Dickhuth HH, Huber G, Keul J (1983) Simultane Bestimmung von zentraler Hämodynamik und Plasmakatecholaminen bei Trainierten, Untrainierten und Kontraktionsstörung des Herzens in Ruhe und während Körperarbeit. Z Kardiol 72:561–568
11. Lehmann M, Keul J (1984) Häufigkeit der Hypertonie bei 810 männlichen Sportlern. Z Kardiol 73:137–141
12. Lehmann M, Schmid P, Keul J (1984) Age- and exercise-related sympathetic activity in untrained volunteers, trained athletes and patients with impaired left-ventricular contractility. Eur Heart J [Suppl] (in press)
13. Péronnet F, Cléroux J, Perrault H, Cousineau D, Champlain J, Nadeau R (1981) Plasma norepinephrine response to exercise before and after training in humans. J Appl Physiol 51:812–815
14. Reindell H, Delius L (1948) Klinische Beobachtungen über die Herzdynamik beim gesunden Menschen. Dtsch Arch Klin Med 193:639–644
15. Sarnoff SJ, Braunwald E, Welch jr GH, Gass RB, Stainsby WN, Macruz R (1958) Hemodynamic determinants of oxygen consumption of the heart with special reference to the tension-time-index. Am J Physiol 192:148–158
16. Schreiner-Hecheltjen J (1982) Der Einfluß der arteriellen Kohlensäurespannung und des arteriellen pH-Wertes auf die endogenen Katecholamine während der extrakorporalen Zirkulation unter dem Aspekt des Gesamtsauerstoffverbrauches. Anaesthesist 29:235–244
17. Winder WW, Hickson RC, Hagberg JM, Ehsani AA, McLane JA (1979) Training induced changes in hormonal and metabolic responses to submaximal exercise. J Appl Physiol 46:766–771

Katecholaminspiegel, psychische Aktivierung und Wettkampfstabilität[1]

Catecholamine Levels, Psychic Activation and Stability of Competition Performance

E. Zimmermann, M. Donike* und W. Schänzer*

Institut für Allgemeine Trainingslehre und *Institut für Biochemie der Deutschen Sporthochschule, Köln

Zusammenfassung

Die bisher bekannten Zusammenhänge über das Verhalten der Katecholamine unter Belastungsbedingungen lassen sich wie folgt charakterisieren: Physische Belastung erhöht die Noradrenalin-, psychische Belastung die Adrenalin-Ausschüttung. Die Folge ist, daß die Konzentrationen dieser Katecholamine im Blut und im Harn ansteigen.

Aus der Urinkonzentration, dem Volumen und der Zeit lassen sich Ausscheidungsraten berechnen, die ein Maß für die Produktionsraten darstellen.

Der Quotient von Noradrenalin zu Adrenalin (N/A) spiegelt die psychische Verfassung wider: Hohe Quotienten sind Ausdruck für Ruhe und sind vor allem bei Ausdauerbelastung im Training zu beobachten. Niedrige Quotienten hingegen sind Zeichen psychischer Belastung und Nervosität. Die Bestimmung der Quotienten hat den Vorteil, daß sie unabhängig von Schwankungen der Urindichte analytisch exakt bestimmbar sind.

Trägt man die Noradrenalin-Ausscheidung gegen den Quotienten N/A auf, so ergibt sich, unter Berücksichtigung der Trainings- und Wettkampf- Leistung, eine Analogie zu der in der Psychologie postulierten Aktivierungsskala.

Schlüsselwörter: Katecholamine – Psychische Belastung – Physische Belastung.

Summary

Catecholamines show a characteristic behaviour under stress: Physical stress elevates the secretion of norepinephrine (NE), psychic stress elevates the epinephrine (E) secretion; consequently the concentrations of these catecholamines rises in blood and urine.

Knowing the urinary concentration of NE and E, the urine volume and period of sampling, it is possible to estimate the production rate of catecholamines.

The ratio NE/E reflects the psychic condition of a person: High ratios characterise a person who is calm – a reaction that is to be found especially in the situation of endurance training. Low ratios express psychic stress and nervousness.

The GC/MS determination of the ratios of NE to E is based on exact chemical detection and is independant of variations in urine density.

---

[1] Mit Unterstützung des Bundesinstituts für Sportwissenschaft und des Bundesausschusses für Leistungssport

Anschrift für die Verfasser: Dr. med. E. Zimmermann, Institut für Allgemeine Trainingslehre der Deutschen Sporthochschule Köln, Carl-Diem-Weg 2, 5000 Köln 41

Plotting the NE/E-ratio in relation to the NE-excretion allows, in analogy to a well-known model of psychology, the demonstration of the degree of activation in relation to the performance in training and competition.

Key-words: Catecholamines – Psychic activation – Physical stress.

Einleitung

Es besteht kein Zweifel, daß die psychische Einstellung eines Athleten zum Training und Wettkampf wesentlich den Erfolg mitbestimmt. Die Spannbreite der psychischen Einstellung könnte mit Vokabeln wie absolut gleichgültig auf der einen Seite oder übernervös auf der anderen Seite bezeichnet werden. Eine zentrale Rolle bei der Erzeugung dieser Zustände speilen die Katecholamine Noradrenalin und Adrenalin. Die bisher bekannten Zusammenhänge über das Verhalten der Katecholamine unter Belastungsbedingungen lassen sich wie folgt zusammenfassen:

Physische Belastungen erhöhen die Noradrenalin-(N), psychische Belastung vorwiegend die Adrenalin-(A)-Ausschüttung. Beiden Katecholaminen ist zu eigen, daß ihre Konzentrationen unter Belastungsbedingungen im Blut, und damit auch im Harn ansteigen.

Wesentliche Aussagen können aus dem Quotienten der Urin-Konzentrationen von Noradrenalin zu Adrenalin (N/A) gemacht werden. Dieser Quotient spiegelt die psychische Verfassung eines Athleten wieder: Hohe Quotienten sind Ausdruck für eine ruhige Ausganslage. Sie treten vor allem bei Ausdauerleistungen auf. Niedrige Quotienten hingegen sind Zeichen von psychischer Belastung und Nervosität. Hier ist es offensichtlich, daß es für den Bereich der Sportpraxis darauf ankommt, die notwendige Aktivierung vor dem Start, einen optimalen Vorstartzustand, von einer übergroßen Nervosität mit Folge des Versagens zu trennen.

Methodik

Die notwendigen Parameter lassen sich relativ einfach durch eine wenig aufwendige Analysenprozedur erhalten, die sich der gaschromatographischen/massenspektrometrischen Bestimmung der Katecholamine bedient. Die Probenvorbereitung konnte durch eine neue Technik der Derivatisierung – selektive Derivatisierung der auf dem Aluminiumoxid gelösten Katecholamine – gegenüber früheren Angaben [1] wesentlich vereinfacht werden [2]. Die Reduzierung der Anzahl der Probenvorbereitungsschritte, insbesondere das Ablösen der auf dem Aluminiumoxid adsorbierten Katecholamine unter gleichzeitiger Derivatisierung, führt darüberhinaus zu einer verbesserten Reproduzierbarkeit und Freiheit von systematischen Fehlern. Insbesondere ist die Bestimmung des Quotienten unabhängig von der Urinkonzentration und von Volumenfehelern bei der Analysenprozedur.

Die aus der Psychologie bekannte Aktivierungsskala stellt einen Zusammenhang zwischen der Leistung (Ordinate) und dem Grad der Aktivierung (Abszisse) dar. Tragen wir in einem solchen Koordinatensystem auf der Ordinate die Noradrenalin-Konzentration oder Noradrenalin-Ausscheidungsrate als Maß für die physische Belastung, auf der Abszisse den Quotienten von Noradrenalin durch Adrenalin auf, so finden wir auffallende Übereinstimmungen.

Ergebnisse und Diskussion

Die Bestimmung der Katecholamine im Urin erlaubt folgende für die Sportpraxis relevanten Aussagen:

1. Wie wettkampfstabil ist ein Athlet?
   In der Abb. 1 wird das Verhalten der Katecholamine im Morgenurin an einem Trainingstag und an einem Wettkampftag verglichen. Im Training liegen die gemessenen Werte im unteren, linken Feld des Diagramms, am Wettkampftag im unteren, rechten Feld. In beiden Fällen ist natürlich keine große körperliche Aktivität vorhanden gewesen, daher resultieren die niederen Noradrenalin-Konzentrationen. Am Wettkampftag hat sich die Stimulierung des adrenergen Systems schon deutlich bemerkbar gemacht, so daß aufgrund der weit höheren Adrenalinkonzentrationen Quotienten im Bereich von 1 auftraten, die eine starke Nervosität signalisieren.

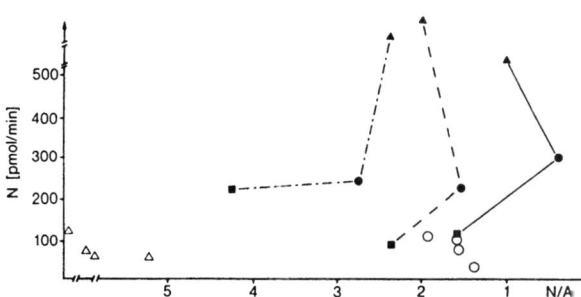

Abb. 1. Katecholamin-Verhalten im Training und beim Wettkampf: a) Vergleich der Werte im Morgenurin vor einem Wettkampf (o) und im Training (△), Ski-Nationalmannschaft Herren; b) Reaktion eines Athleten auf die Bedeutung eines Wettkampfes (Radrennen). —·—·— Deutsche Mehrkampfmeisterschaft; — — — entscheidende Etappe eines Amateur-Sechstage-Rennens; ——— Weltmeisterschaft im Punkteverfahren (1982)

2. Wie reagiert ein Athlet auf die Bedeutung des Wettkampfes?
   Die folgende Abbildung (Abb. 1) demonstriert, wie ein Athlet auf die Bedeutung des Wettkampfes reagiert. Die erste Kurve, letzter Wettbewerb im Rahmen eines Rad-Mehrkampfes (Deutsche Omnium-Meisterschaft 1982) ergibt eine relativ ruhige Ausgangslage des Morgenurins mit einem Quotienten von etwa 4,3. Der Endwert nach dem Wettkampf bei einem Quotienten von 2 entspricht dem Bereich, der bei einer Ausdauerleistung zu erwarten ist.
   Die nächste Kurve zeigt das Verhalten der Katecholamine bei einem Amateur-Sechstagerennen (Belastungsdauer 60 min). Hier war das Resultat des gesamten Wettbewerbes von dem Ausgang dieser Einzeletappe abhängig, was schon die Aufregung und damit die relativ niederen Quotienten im Morgenurin erklärt.
   Noch drastischer drückt sich der Einfluß der Bedeutung eines Wettkampfes in der dritten Kurve aus, die das Katecholaminverhalten bei einer Weltmeisterschaft (1982 Leicester) wiedergibt. Hier läßt schon der Morgenurin keine weltmeisterschaftswürdige Leistung erwarten, was auch in der Tat der Fall ist.
   Die nächste Abbildung (Abb. 2) zeigt das Katecholaminverhalten vor und nach dem Wettkampf bei einem Weltklasse-400-m-Hürdenläufer, und im Vergleich dazu Junioren, die Ausscheidungskämpfe bestritten. Es ist offensichtlich, daß sich die Junioren in einem recht nervösen Vorstartzustand befanden.
   Zum Schluß noch zwei Beobachtungen, die gleichermaßen das Problem der Wettkampfstabilität und das Problem der Trainingssteuerung betreffen.

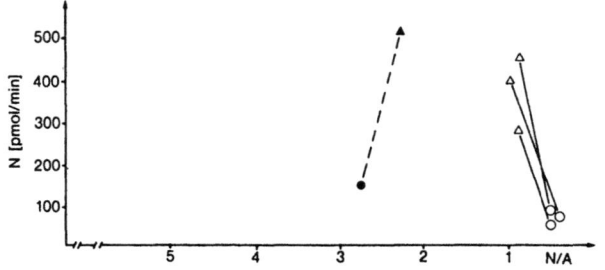

Abb. 2. Vergleich der Katecholamine vor (o) und nach dem Wettkampf (△), a) Juniorenkader im Ausscheidungswettkampf (o△), b) 400-m-Hürdenläufer der Weltklasse (●▲)

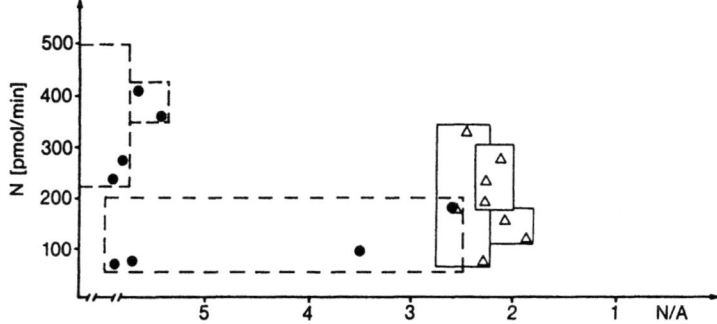

Abb. 3. Das Katecholaminverhalten im Training, Athleten der Spitzenklasse (△), weniger gut trainierte Athleten (●)

3. In welchem Bereich trainiert der Athlet?

In der Abb. 3 sind Trainingswerte zusammengestellt, die von Athleten der Spitzenklasse und von weniger guten Athleten gemessen wurden. Auffallend ist hier, daß die Athleten der internationalen Spitzenklasse bei relativ niederen Quotienten, meist jedoch auch bei hohen Noradrenalin-Konzentrationen trainieren. Hier stellt sich die Frage, inwieweit der Erfolg dieser Athleten darauf beruht, daß sie „wettkampfnah" trainieren, in dem Falle bei relativ hohen physischen Belastungen, jedoch auch mit einem hohen Grad an Motivation.

4. Wie kann eine überschießende Reaktion vermieden werden?

Die letzte Abbildung (Abb. 4) gibt einen Hinweis, wie eine übergroße Nervosität vor einem Wettkampf abgebaut werden kann. Die Kurve *1* zeigt das Verhalten bei einer Deutschen Meisterin im Judo bei einem internationalen Wettbewerb, ohne besondere Maßnahmen. Die Kurven *2* und *3* zeigen das Katecholaminverhalten nachdem ein spezielles Trainingsprogramm zum Aufwärmen und mit dem Hintergedanken, von der Wettkampfsituation abzulenken, entwickelt wurde. Es ist eindeutig, daß nach dem

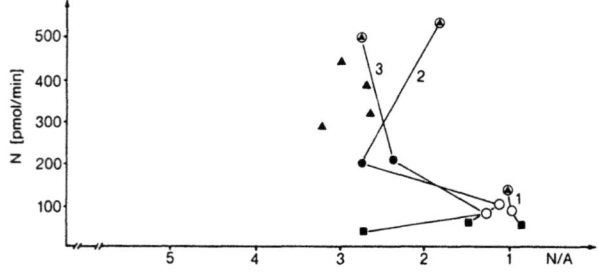

Abb. 4. Beeinflussung des Katecholaminverhaltens vor dem Wettkampf, Trainings- (▲), Morgen- (■), Vor-Wettkampf- (o) und Nach-Wettkampf-Werte (●)

speziellen Aufwärmprogramm die Vor- und Nachwettkampfquotienten höher liegen, die Wettkämpfe also bei niederen Adrenalinkonzentrationen absolviert wurden. Sie liegen im Bereich der Trainingswerte.

Wie die dargestellten Ergebnisse zeigen, kann die Katecholaminbestimmung mit Hilfe einer gaschromatographischen/massenspektrometrischen Methode folgende für die Sportpraxis wichtige Fragen beantworten:

1. Wie wettkampfstabil ist ein Athlet?
2. Wie wettkampfnah ist ein Trainingsprogramm?
3. Wie kann das Training optimiert werden?
4. Welche Maßnahmen erhöhen die Wettkampfstabilität?

Literatur

1. Zimmermann E, Donike M, Schänzer W (1983) Streßfaktoren vor und nach Wettkampf- bzw. Trainingsbelastung. In: Heck H, Hollmann W, Liesen H, Rost R (eds) Sport: Leistung und Gesundheit. Deutscher Ärzte-Verlag, Köln, S 277
2. Zimmermann E, Donike M, Schänzer W (im Druck) Direct selective derivatisation of catecholamines adsorbed on alumina – A simple and reliable GC/MS procedure for the routine detection of urinary catecholamines

Physischer Trainingszustand und psycho-emotionaler Streß im Autorennsport
Physical Performance Capacity and Psycho-Emotional Stress in Motor Racing

G. Schwaberger, H. Pessenhofer, W. Wolf, H. Gleispach, N. Sauseng, Ch. Frisch, M. Reinprecht, M. Lehmann, G. Huber und P. Schmid

Physiologisches Institut (Vorstand: Prof. Dr. med. T. Kenner), Medizinische Universitätsklinik (Vorstand: Prof. Dr. med. S. Sailer) und Universitäts-Kinderklinik (Vorstand: Prof. Dr. med. B. Hadorn) der Karl-Franzens-Universität Graz und Abteilung Sport- und Leistungsmedizin (Ärztl. Direktor: Prof. Dr. med. J. Keul) der Medizinischen Universitätsklinik Freiburg/Br.

Zusammenfassung

Der Autorennsport kann als Modell einer extremen, vorwiegend psychisch-emotional-konzentrativen Streßbelastung angesehen werden, die in der heutigen Zeit immer mehr zunimmt. In der vorliegenden Studie wurde das Verhalten von Herzfrequenz und Katecholaminausscheidung im Harn sowie einer Reihe von Parametern des Kohlenhydrat- und Fettstoffwechsels (Laktat, Glukose, freie Fettsäuren, Gesamteiweiß, Insulin, STH) bei Autorennen (Formel Ford und Renault-5-Cup) und bei erschöpfender körperlicher Belastung untersucht, die innerhalb von rund einer Woche in engem zeitlichen Zusammenhang mit den Rennen auf dem Fahrradergometer im Labor vorgenommen wurde. Außerdem wurden Fettstoffwechselstatus und Glukosetoleranz der Autorennfahrer überprüft.

Die Ergebnisse dieser Untersuchung zeigen, daß eine höhere physische Leistungsfähigkeit bzw. ein besserer Ausdauertrainingszustand eine geringere kardiozirkulatorische und metabolische Beanspruchungsreaktion des Organismus auf psycho-emotionale Streßbelastungen zur Folge hat. Schließlich konnten auch signifikante Beziehungen zwischen Trainingszustand einerseits und HDL-Cholesterin sowie Glukosetoleranz andererseits nachgewiesen werden.

Schlüsselwörter: Physische Leistungsfähigkeit – Ausdauertrainingszustand – Psychoemotionaler Streß – Autorennen – Fahrradergometer – Kohlenhydrat- und Fettstoffwechsel.

Summary

Motor car racing can be considered as a model of extreme, primarily psycho-emotional-concentrative stress, which is increasing more and more under modern situations of life. In the present paper, the physiological response of heart rate and catecholamine excretion in urine was investigated as were various parameters of carbohydrate and lipid metabolism (lactate, glucose, free fatty acids, total protein, insulin, human growth hormone) in drivers during car races (formula Ford and Renault-5-Cup) and during exhausting physical exercise, performed within about one week of the races, on a bicycle ergometer in the laboratory. Furthermore, the lipid metabolism status and glucose tolerance were examined.

The results of this investigation show that the cardiocirculatory and metabolic reaction to psycho-emotional stress decreases with increasing physical performance capacity/endurance training state. Finally, significant relationships between training state on the one hand and HDL-cholesterol as well as glucose tolerance on the other hand were found.

Key-words: Physical performance capacity – Endurance training state – Psycho-emotional stress – Motor car racing – Bicycle ergometer – Carbohydrate and lipid metabolism.

Anschrift für die Verfasser: Dr. med. G. H. Schwaberger, Physiologisches Institut der Karl-Franzens-Universität, Harrachgasse 21, A-8010 Graz

Einleitung

Die vorwiegend psychisch-emotional-konzentrative Belastung bei Autorennen ist nicht nur für viele andere konzentrative Sportarten wie Bobfahren, Ski- und Fallschirmspringen, Segelfliegen etc. [1, 3], sondern darüberhinaus auch für ähnliche Belastungsformen repräsentativ, wie sie in den letzten Jahrzehnten vor allem auf dem Arbeitsplatz zugenommen haben, so daß der Autorennsport ein extremes, aber instruktives Modell für psychisch-emotional-konzentrative Streßbelastungen in der heutigen technisierten Um- und Arbeitswelt generell darstellt [7, 8].

Zielsetzung dieser Studie war es, die physiologische Beanspruchungsreaktion des Organismus auf die vorwiegend psychische Belastung bei Autorennen zu untersuchen, mit der Reaktion auf eine rein physische Ergometerbelastung zu vergleichen und die psychische Beanspruchung im Rennen mit Parametern der körperlichen Leistungsfähigkeit in Beziehung zu setzen.

Methodik

Eine Gruppe von 20 Autorennfahrern (Alter 26,1 ± 4,4 Jahre), von denen einige ein (nicht näher definiertes und kontrolliertes) Ausdauertraining durchgeführt haben, wurde zunächst bei Autorennen der Formel Ford und des Renault-5-Cup auf dem Österreichring untersucht und nach ungefähr einer Woche in engem zeitlichen Zusammenhang mit den Rennen einer stufenweise ansteigenden Fahrradergometrie im Labor unterzogen.

Sowohl beim Renn- wie bei Ergometerbelastung wurde mittels EKG-Registrierung (Bandspeicher bzw. EKG-Schreiber) die Herzfrequenz erfaßt[1]. In Ruhe und nach jeder Belastungsphase wurde die Katecholaminausscheidung im Harn (Bio-Rad Catecholamine, München) ermittelt sowie vor und 5 min nach der Renn- und Ergometerbelastung Venenblut zur Bestimmung von Laktat (enzymatisch-photometrisch), Glukose (CBR Gluco-quant, Boehringer Mannheim), freien Fettsäuren (photometrisch), Gesamteiweiß (Biuret-Methode, Merck), Insulin (Phadeseph Insulin RIA, Uppsala) und STH (RIA-gnost hGH, Behring) abgenommen.

Außerdem wurde bei allen Autorennfahrern der Fettstoffwechselstatus (Triglyzeride, Gesamtcholesterin, HDL- und LDL-Cholesterin) sowie die Glukosetoleranz (oraler Standard-Glukosetoleranztest) ermittelt. Die Prüfung auf signifikante Unterschiede erfolgte mittels t-Test für gepaarte Stichproben, statistische Zusammenhänge wurden mittels linearer Korrelationsanalyse untersucht.

Ergebnisse und Diskussion

Tabelle 1 zeigt das Verhalten von Herzfrequenz und Katecholaminausscheidung beim Autorennen, bei Ruhe und bei erschöpfender Fahrradergometerbelastung. Die *Pulsfrequenz* liegt beim Rennen im Mittel mit rund 174/min bei etwa 90% der bei maximaler körperlicher

---

[1] Für die Bereitstellung von Memoport-II-Bandspeichergeräten zur kontinuierlichen Aufzeichnung der Herzfrequenz bei den Autorennen sind die Autoren der Fa Hellige sehr zu Dank verpflichtet.

Tabelle 1. Verhalten von Herzfrequenz und Katecholaminausscheidung im Harn bei Autorennen (mittlere Harnsammelzeit 102,5 ± 26,0 min), in Ruhe (Sammelzeit 363,5 ± 166,1 min) und bei maximaler Fahrradergometrie (Sammelzeit 84,8 ± 28,7 min)

$\bar{x} \pm s; n = 12$	Autorennen	Ruhe	Fahrradergometer
Herzfrequenz (min^{-1})	174,3 ± 14,1	75,8 ± 11,8 ***	194,1 ± 8,3
Katecholamine (ng/min)	252,3 ± 77,9	32,8 ± 20,6 ***	121,9 ± 37,3

*** $p < 0,001$

Anstrengung erreichten Herzfrequenz von ca. 194/min. Psychisch-emotionale Belastungen sind also in der Lage, ähnlich hohe Pulsfrequenzen hervorzurufen wie größte physische Belastungen (vgl. [1–3]). Die *Katecholaminausscheidung* (Adrenalin und Aroadrenalin) liegt bei den Autorennen sogar etwas mehr als doppelt so hoch wie nach Ergometerbelastung und erreicht fast das Achtfache des Ruhewertes. Daraus ist bereits die gesundheitliche Problematik hoher psychischer Streßbelastungen abzulesen, sind doch damit auch entsprechend große Effekte auf das Herzkreislaufsystem (Steigerung von Herzfrequenz und Blutdruck) und den Stoffwechsel (Steigerung von Glykogenolyse und Lipolyse) verbunden, ohne daß eine physische Folgereaktion wie Kampf oder Flucht stattfinden kann [2, 3, 7, 8].

In Tabelle 2 ist das Verhalten von Laktat, Glukose und freien Fettsäuren, den wichtigsten Parametern des Energiestoffwechsels, sowie von Gesamteiweiß, Insulin und STH bei

Tabelle 2. Verhalten von Laktat, Glukose, freien Fettsäuren, Gesamteiweiß, Insulin und STH bei Autorennen und erschöpfender Fahrradergometrie

$\bar{x} \pm s; n = 20$	Vorstart	Autorennen	Ruhe	Fahrradergometer
Laktat (mmol/l)	1,56 ± 0,39	3,27 ± 1,40 ***	0,83 ± 0,24	13,22 ± 2,48 ***
Glukose (mg/dl)	80,8 ± 17,3	112,9 ± 20,0 ***	76,1 ± 9,6 **	96,4 ± 18,8 ***
FFS (mmol/l)	0,69 ± 0,23	1,27 ± 0,44 ***	0,79 ± 0,35	0,82 ± 0,34 *
Gesamteiweiß (mg/dl)	7,11 ± 0,60	7,48 ± 0,76 n.s.	7,18 ± 0,95	8,09 ± 0,52 ***
Insulin[a] (μU/ml)	15,5 ± 8,1	12,9 ± 7,7 n.s.	16,6 ± 15,9	19,6 ± 17,3 n.s.
STH (HGH)[a] (ng/ml)	0,98 ± 0,49	7,56 ± 5,03 ***	2,78 ± 3,80	13,3 ± 13,8 ***

* $p < 0,05$, ** $p < 0,01$, *** $p < 0,001$

[a] Korrigierte Werte

Renn- und Ergometerbelastung gegenübergestellt. *Laktat* steigt auch beim Autorennen hochsignifikant an (Ausdruck einer erhöhten psychischen und auch einer gewissen physischen Belastung durch statische und dynamische Muskelarbeit; [2—8], erreicht aber bei weitem nicht die hohen Werte nach maximaler Ergometerbelastung. In erster Linie durch die glykogenolysesteigernde Wirkung der Katecholamine [4] steigt der *Glukosespiegel* hingegen beim psychisch belastenden Autorennen signifikant höher an als nach Ergometerbelastung. Ein ähnliches unterschiedliches Verhalten zeigen auch die *freien Fettsäuren*, die im Rennen (hauptsächlich durch den lipolysesteigernden Effekt der Katecholamine) sehr ausgeprägt, nach maximaler Ergometrie aber nur wenig ansteigen.

Das *Gesamteiweiß* veränderte sich beim Autorennen nicht signifikant, nimmt aber bei der Ergometrie entsprechend dem bekannten Hämokonzentrationseffekt bei schwerer körperlicher Belastung hochsignifikant zu. Darunter sind die jeweiligen auf die entsprechende Gesamteiweißänderung bezogenen Insulin- und STH-Konzentrationen angeführt. Das *Insulin* zeigt im Rennen ab-, bei Ergometrie aber zunehmende Tendenz, doch sind diese Veränderungen statistisch nicht signifikant. Demgegenüber zeigt das *STH* bei beiden Belastungen hochsignifikante Anstiege und kann daher als weiteres typisches Streßhormon neben den Katecholaminen zusätzlich längerfristig ketogene und diabetogene Wirkungen (Steigerung der freien Fettsäuren und des Blutzuckers) entfalten, was aber nur bei physischer Belastung sinnvoll ist.

Tabelle 3 enthält die Ergebnisse der Korrelationsanalysen zwischen den wichtigsten Beanspruchungsparametern beim Autorennen (Herzfrequenzmittelwert, Katecholaminausscheidung im Harn und freie Fettsäuren im Blut) und einigen Kenngrößen der körperlichen Leistungsfähigkeit. Danach bestehen statistisch sicherbare negative Korrelationen zwischen Herzfrequenz im Rennen einerseits und absoluter maximaler Sauerstoffaufnahme, maximalem Sauerstoffpuls und maximaler Wattleistung andererseits; je besser also der Trainingszustand, umso geringer ist auch die kardiozirkulatorische Beanspruchung eines Rennfahrers (vgl. [1]). Diese Aussage kann auch im metabolischen Bereich gemacht werden, zumal die beim Rennen ausgeschiedenen Gesamtkatecholamine mit der maximalen Ergometerleistung in W/kg und die freien Fettsäuren mit der relativen maximalen Sauerstoffaufnahme und der maximalen Leistung in W/kg negativ korrelieren. Ein guter körperlicher Trainingszustand hat also nicht nur bei definierten physischen, sondern auch bei psychischen Belastungen eine abgeschwächte kardiozirkulatorische und metabolische Beanspruchungsreaktion des Organismus und damit eine höhere Streßtoleranz zur Folge.

Tabelle 3. Korrelationsmatrix (lineare Korrelationskoeffizienten) für die Beziehungen zwischen den wichtigsten Beanspruchungsparametern beim Autorennen (Herzfrequenzmittelwert, Katecholaminausscheidung im Harn und freie Fettsäuren im Blut) und einigen Kenngrößen der körperlichen Leistungsfähigkeit bzw. des Trainingszustandes (absolute und relative maximale Sauerstoffaufnahme, maximaler Sauerstoffpuls, maximale Ergometerleistung in W und W/kg)

$n = 12$	$\dot{V}O_2$ max (l/min)	$\dot{V}O_2$ max (ml/kg · min)	SP max	W max	W/kg max
Herzfrequenz	—0,855***	—0,547	—0,747**	—0,670*	—0,391
Katecholamine	—0,396	—0,573	—0,276	—0,631	—0,732*
FFS	—0,482	—0,689**	—0,303	—0,515	—0,746**

* $p < 0,05$, ** $p < 0,01$, *** $p < 0,001$

Bis auf einen Autorennfahrer mit pathologischen Blutfettwerten (Triglyzeride 969 mg/dl und Cholersterin 343 mg/dl; vgl. [1]) lagen die Ergenisse der Blutfett- und Glukosetoleranzbestimmung im Normbereich. Erwartungsgemäß fanden sich bei den restlichen Autorennfahrern auch statistisch sicherbare positive Korrelationskoeffizienten zwischen dem Arteriosklerose-Protektionsfaktor *HDL-Cholesterin* und einigen Leistungskenngrößen (0,48* mit $\dot{V}O_2$/kg max, 0,59** mit W max und 0,71*** mit W/kg max). Auch zwischen Glukosespiegel 2 Stunden nach oraler Glukosebelastung und den Leistungsparametern ließen sich signifikante negative Korrelationen nachweisen (−0,70** mit $\dot{V}O_2$ max, −0,58* mit $\dot{V}O_2$/kg max, −0,75*** mit W max und −0,63** mit W/kg max). Ein besserer Trainingszustand geht also nicht nur mit einem höheren HDL-Cholesteringehalt, sondern auch mit einer besseren *Glukosetoleranz* einher, was auch eine protektive Wirkung auf die Entstehung eines Diabetes mellitus haben sollte, einem weiteren Risikofaktor für Arteriosklerose und koronarar Herzkrankheit.

Zusammenfassend zeigen die Ergebnisse dieser Studie am Beispiel von Autorennfahrern, daß ein guter körperlicher Trainingszustand eine verminderte Beanspruchung des Organismus bei psychisch-emotional-konzentrativen Belastungen und damit eine erhöhte Streßtoleranz zur Folge hat. Darüberhinaus läßt sich auch ein präventiv-protektiver Effekt in Hinblick auf Fett- und Kohlenhydratstoffwechselstörungen sowie daraus resultierende Erkrankungen des Herz-Kreislauf-Systems nachweisen.

Literatur

1. Keul J, Huber G, Burmeister P, Steinhilber S, Spielberger B, Zöllner G (1979) Auswirkungen des Autofahrens auf Herztätigkeit und Stoffwechsel bei Normalpersonen, Herzinfarktpatienten und Rennfahrern. Fortschr Med 97:2172–2178
2. Keul J, Lehmann M (1979) Psychophysische Reaktionen bei extremen Belastungen. Therapiewoche 29:4906–4922
3. Keul J. Lehmann M (1979) Emotionaler Streß beim Leistungssport. Monatskurse ärztl Fortbild 29:324–328
4. Kindermann W, Keul J (1977) Anaerobe Energiebereitstellung im Hochleistungssport. Hofmann, Schorndorf
5. Lehmann M, Huber G, Schaub F, Keul J (1982) Zur Bedeutung der Katecholaminausscheidung zur Beurteilung der körperlich-konzentrativen Beanspruchung beim Motorrad-Geländesport. Dtsch Z Sportmed 33:326–336
6. Lehmann M, Huber G, Berg A, Spöri U, Keul J (1983) Zum Verhalten von Plasma- und Harn-Dopamin, -Noradrenalin und -Adrenalin bei körperlichen und körperlich-konzentrativen Belastungen. Herz/Kreislauf 15:94–101
7. Schwaberger G (1984) Zur Objektivierung und Quantifizierung der Arbeitsbeanspruchung. Sichere Arbeit 37:17–23
8. Schwaberger G (1984) Sport als Mittel der Streßbewältigung. In: Sport als Prävention und Therapie. Wien, 14.–15. September 1984

Untersuchung unterschiedlicher Modelle der Laktatdiffusion vom Muskel ins Blut bei körperlicher Arbeit

Investigation of Different Models of Lactate Diffusion from Skeletal Muscle into the Blood During Physical Activity

H. Pessenhofer, G. Schwaberger, N. Sauseng und T. Kenner

Physiologisches Institut der Karl-Franzens-Universität Graz, Österreich

Zusammenfassung

Für die quantitative Interpretation einer bestimmten Laktatkonzentration im Blut im Hinblick auf anaerobe Energiegewinnung im Muskel ist die Kenntnis des Transportvorganges vom Bildungs- ins Blutkompartment erforderlich. Für diesen Transportvorgang werden hauptsächlich zwei Mechanismen diskutiert: die „freie Diffusion" und die „restringierte Diffusion", wobei die angestellten Betrachtungen vornehmlich auf tierexperimentellen Untersuchungen basieren. Wir haben einen systemanalytischen Weg zur Bearbeitung der Problematik gewählt, bei dem zwei mathematische Modelle der Laktatkinetik untersucht werden: ein Kompartmentansatz mit „freier Diffusion" für den Transportprozeß und einer für „restringierte Diffusion". Die Parameter der Modelle werden auf der Basis der experimentellen Daten aus einer Gruppe von Radrennfahrern über ein Systemidentifikationsverfahren bestimmt. Die erhaltenen Schätzwerte und die Beurteilung der Übereinstimmung der experimentellen Daten und der Modellsimulation über ein Anpassungskriterium lassen den Schluß zu, daß der Laktattransport mit hoher Wahrscheinlichkeit durch eine „restringierte Diffusion" zu beschreiben ist.

Schlüsselwörter: Laktatkinetik – Energiemechanismen – Systemidentifikation – Schätzwerte – Kompartmentmodelle

Summary

For quantitative interpretation of a certain lactate concentration level in circulating blood with respect to anaerobic energy libertation in skeletal muscle, definite knowledge of the transport mechanisms from the compartment of production to the blood compartment is a prerequisite. For the transport process two mechanisms are under discussion: "free diffusion" and "restricted diffusion"; for both mechanisms evidence has primarily been drawn from animal experiments. For an investigation of that problem we have chosen a system analysis approach, using two different models of lactate kinetics: a compartmental model with implemented "free diffusion" to model the transport process and another one with "restricted diffusion". The free parameters of the model are estimated using a system identification procedure and a data basis, obtained from experiments in a group of endurance trained road cyclists. The parameters estimated and the characterization of the quality of fit via a mathematical criterion lead to the highly probable conclusion that lactate transport has to be characterized by a process of "restricted diffusion".

Key-words: Lactate kinetics – Energy mechanism – System identification – Parameter estimation – Compartment modelling.

Anschrift für die Verfasser: Dipl.-Ing. Dr. techn. H. Pessenhofer, Physiologisches Institut der Karl-Franzens-Universität, Harrachgasse 21/5, A-8010 Graz

Einleitung

Bei der Gewinnung von Stoffwechselernergie über die anaerobe Glykolyse fällt Laktat als Endprodukt an. Da die Laktatutilisation der arbeitenden Skeletmuskulatur jedoch nur einen geringen Beitrag zur Elimination des gebildeten Laktats leistet, muß Laktat vom arbeitenden Skeletmuskel in das zirkulierende Blut transportiert werden, um das Auftreten der muskulären Erschöpfung, die ihre Ursache in dem mit der Laktatakkumulation verbundenen pH-Abfall hat, möglichst hintanzuhalten. Die Elimination des Laktats aus dem Blutkompartment findet dann über die ruhende oder nur mäßig bewegte Muskulatur, in der Leber oder im Herzmuskel statt. Für die Aufrechterhaltung der anaeroben Energiegewinnung sind daher Laktattransport vom Muskel ins Blut und die Elimination aus dem Blut, beide Prozesse werden unter dem Begriff „Laktatkinetik" zusammengefaßt, von prominenter Bedeutung.

Bereits vor einiger Zeit konnte von unserer Arbeitsgruppe, basierend auf einfachen Modellsimulationen gezeigt werden, daß die Parameter, die den Laktattransport (Laktatdiffusion) beschreiben, vom Ausdauertrainingszustand abhängig und möglicherweise durch Training beeinflußbar sind [11]. Für den Transportprozeß werden derzeit zwei Mechanismen diskutiert, die „freie Diffusion" und die „restringierte Diffusion" [4, 6]. Beide Varianten wurden bisher vornehmlich an Tierexperimenten untersucht, da Daten vom Menschen aufgrund der dazu notwendigen Biopsien nur spärlich vorliegen.

Es war das Ziel dieser Arbeit, diese beiden Mechanismen auf der Basis einer Modellidentifikation einander gegenüberzustellen und durch Vergleich mit experimentellen Daten eine Validierung der Modelle, bzw. eine Plausibilitätsbetrachtung anzustellen, um von beiden Varianten die wahrscheinlichere auszuwählen.

Modellerstellung und -simulation

Zur modellmäßigen Beschreibung der Laktatkinetik wird ein 2-Kompartment-Modell verwendet, da in Abb. 1 dargestellt ist. Die Laktatproduktion aufgrund der anaeroben Energiegewinnung wird der Einfachheit halber als Potenzfunktion der Zeit angesetzt und findet ausschließlich im Kompartment Y1 (Muskelkompartment) statt. Die Laktatelimination erfolgt aus dem Kompartment Y2 (Blutkompartment), zwischen den beiden Kompartments wird Laktat, beschrieben durch die Parameter K1 bzw. K3, transportiert. Für diesen Transportprozeß werden zwei unterschiedliche Modellansätze herangezogen, jener der „freien Diffusion", d. h. die Beschreibungsparameter sind konstant, und jener der „restringierten Diffusion", d. h. die Beschreibungsparamter sind von der jeweiligen Konzentration abhän-

KOMPARTMENT-MODELL

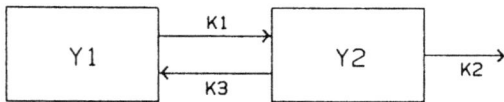

Y1 ARB. SKELETMUSKEL
Y2 MESSKOMPARTMENT (BLUT)

Abb. 1. Kompartmentmodell zur Charakterisierung der Laktatkinetik

Tabelle 1. Modellgleichungen für Laktatkinetik und Laktatproduktion

Differentialgleichungen

Freie Diffusion:
$dY1/dt = -K1 * Y1 + K3 * Y2 + P(t)$
$dY2/dt = K1 * Y1 - K3 * Y2 - K2 * Y2$

Restringierte Diffusion:
$dY1/dt = -K1(Y1) * Y1 + K1(Y1) * Y2 + P(t)$
$dY2/dt = K1(Y1) * Y1 - K1(Y1) * Y2 - K2 * Y2$
$K1(Y1) = K1/(1 + Y1/Y\text{schw})$
$Y\text{schw} = \text{const.} = 8$ [mmol/l]

Laktatproduktion
$P(t) = AO * t$ Exp. $Ta < t < Te$

gig. Für diese Abhängigkeit wurde eine einfache funktionelle Beziehung in Form einer Michaelis-Menten-Kinetik angenommen. Die Modellgleichungen für beide Ansätze können Tabelle 1 entnommen werden.

Bei Annahme physiologisch vernünftiger Werte für die freien Parameter kann das mathematische Modell am Computer simuliert werden, d. h. die Modellgleichungen werden über ein geeignetes Integrationsverfahren (Runge-Kutta-Verfahren) numerisch gelöst. Die dabei erhaltenen Lösungskurven zeigen eine gute Übereinstimmung mit experimentell erhaltenen Laktat-Zeit-Kurven [11, 12].

Modellidentifikation

Die Datenbasis für die Modellidentifikation lieferten die experimentellen Ergebnisse einer Gruppe von 12 Radrennfahrern, die am Fahrradergometer einer Stufenergometrie bis zur Ausbelastung unterzogen wurde, wobei die Blut-Laktat-Konzentrationswerte sowohl während der Belastung als auch in der Erholungsphase bestimmt wurden.

Bei der Identifikation wird, ausgehend von einer Rohschätzung für die freien Parameter, vom Computer die Laktat-Zeit-Funktion des realen Systems (experimentelle Daten) mit der Modellsimulation auf der Basis eines „least-square-Kriteriums" verglichen. Durch sequentielle Veränderung der Modellparameter nach einer modifizierten „Grid-search-Prozedur" wird jener Parametersatz gesucht, für den die Kriteriumsfunktion ein Minimum erreicht. Dieser Parametersatz des Modells kann dann als Schätzwert für die entsprechenden Parameter des realen Systems gelten [1, 12].

Ergebnisse

Das vorhin beschriebene Identifikationsverfahren wurde auf die experimentellen Ergebnisse der gesamten untersuchten Gruppe angewandt, wobei beide Varianten des Transportmecha-

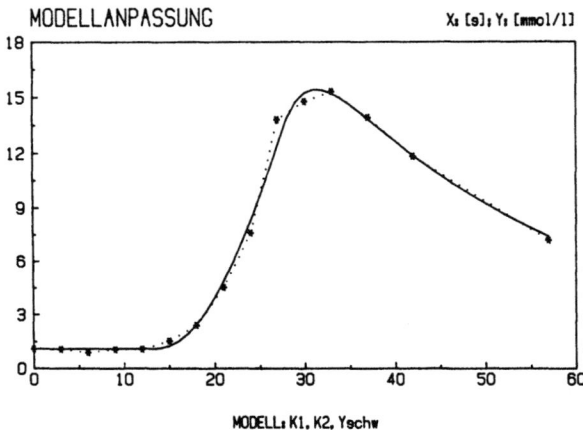

Abb. 2. Gegenüberstellung von experimentellen Daten (durch „Sterne" markiert) und Modellsimulation mit den geschätzten Parametern (durchgezogene Kurve)

Tabelle 2. Gruppenmittelwerte der geschätzten Parameter für die Modellvarianten „freie Diffusion" (links) und „restringierte Diffusion" (rechts)

	Freie Diffusion		Restringierte Diffusion	
	Mean $n = 12$	SDEV	Mean $n = 12$	SDEV
AO [mmol/l · min]	0,8034	0,2438	0,2255	0,0726
Exponent	0,6030	0,0099	1,2344	0,0235
$K1$ [1/min]	0,2037	0,0397	1,0734	0,6824
$K2$ [1/min]	0,0794	0,0103	0,0790	0,0056
$K3$ [1/min]	0,2033	0,0504		

nismus in Betracht gezogen und die Modellparameter für den Fall der optimalen Anpassung (entsprechend den Schätzwerten der realen Parameter) für beide Fälle identifiziert wurden.

Abb. 2 zeigt ein Beispiel für die Anpassung des Modells mit den geschätzten optimalen Parametern als Grundlage, an die experimentellen Ergebnisse einer Versuchsperson, es handelt sich in diesem Beispiel um die Modellvariante der „restringierten Diffusion". Es ist deutlich, daß ein hohes Maß an Übereinstimmung erzielt werden kann. Tabelle 2 bringt die Gruppenmittelwerte der geschätzten Modellparameter bei beiden Modellvarianten.

Diskussion

Um einen Vergleich zwischen den beschriebenen Modellvarianten durchführen zu können, muß, da beide optisch vergleichbare Anpassungen liefern, ein mathematisches Kriterium herangezogen werden. Die Berechnung dieses Kriteriums — auf die mathematischen Details soll hier verzichtet werden — erbrachte eine bessere Anpassungsgüte für die Variante der „restringierten Diffusion". Außerdem sind die ebenfalls geschätzten Parameter der Laktatproduktion (AO bzw. der Exponent) in diesem Falle besser interpretierbar, da aus physiologischen Gründen ein Exponent größer als 1 zu erwarten ist [9].

Man kann daraus die Schlußfolgerung ableiten, daß die Variante der „restringierten Diffusion" als die validere und somit als die wahrscheinlichere anzusehen ist. Diese Annahme wird überdies durch neueste Experimente, die die Laktat-Zeit-Funktion nach hohen Kurzzeitbelastungen betreffen, noch bestärkt, da die dabei erhaltenen Ergebnisse bei hohen Laktatkonzentrationen eindeutig Nichtlinearitäten aufweisen, die auf wahrscheinlich noch wesentlich kompliziertere als im Modell angesetzte, jedoch, wie bei der „restringierten Diffusion", ebenfalls nichtlineare Transportmechanismen hindeuten.

Literatur

1. Eykhoff P (1974) System identification – Parameter and state estimation. Wiley & Sons. New York London Sidney
2. Freund H, Gendry P (1978) Lactate kinetics after short strenuous exercise in man. Eur J Appl Physiol 39:123–135
3. Freund H, Zouloumian P (1981) Lactate after exercise in man: I. Evolution kinetics in arterial blood. Eur J Appl Physiol 46:121–133
4. Hirche H, Langohr HD, Wacker U (1970) Die Milchsäurepermeation aus dem Skeletmuskel. Pflügers Arch [Suppl] 319:R109
5. Johnson KJ (1980) Numerical methods in chemistry. Marcel Dekker, New York Basel
6. Jorfeldt L, Juhlin-Dannfelt A, Karlsson J (1978) Lactate release in relation to tissue lactate in human sceletal muscle during exercise. J Appl Physiol 44(3):350–352
7. Karlsson J, Jacobs I (1982) Onset of blood lactate accumulation during muscular exercise as a threshold concept. Int J Sports Med 3:190–201
8. Mader A, Heck H, Föhrenbach R, Hollmann W (1979) Das statische und dynamische Verhalten des Laktats und des Säure-Basen-Status im Bereich niedriger bis maximaler Azidosen bei 400- und 800-m-Läufern bei beiden Geschlechtern nach Belastungsabbruch. Dtsch Z Sportmed 30:203–211 und 249–261
9. Margaria R, Ceretelli P, Mangili F (1964) Balance and kinetics of anaerobic energy release during strenuous exercise in man. J Appl Physiol 19:623–628
10. Pessenhofer H, Schwaberger G, Sauseng N (1982) Determination of the individual aerobic-anaerobic transition on the basis of a model of lactate kinetics. Pflügers Arch [Suppl] 392:R82
11. Pessenhofer H, Schwaberger G, Sauseng N, Kenner T (1983) Laktatkinetik und aerob-anaerober Übergang bei ausdauertrainierten Sportlern. In: Heck H et al (Hrsg) Sport: Leistung und Gesundheit. Deutscher Ärzte-Verlag, Köln, S 157–162
12. Pessenhofer H, Schwaberger G, Sauseng N, Kenner T (1984) Identifikation eines einfachen Modells der Laktatproduktion und Laktatkinetik bei körperlicher Arbeit. In: Möller DPF (Hrsg) Systemanalyse biologischer Prozesse. Springer, Berlin Heidelberg New York Tokyo, S 158–164
13. Zouloumian P, Freund H (1981) Lactate after exercise in man: II. Mathematical model. Eur J Appl Physiol 46:135–147

Trainingseinflüsse auf die Einstellung der arteriellen Laktatkonzentration während einstündiger Fahrradergometerbelastung

Influence of Training on Arterial Lactate Concentration During One Hour of Bicycle Ergometry

E. Kanzow, U. Hillmer-Vogel und H. H. Langer

Abteilung Arbeits- und Sportphysiologie, Universität Göttingen

Zusammenfassung

Um zu prüfen, ob die Gleichgewichtseinstellung der arteriellen Laktatkonzentration im Verlauf einer Ausdauerbelastung von Art und Umfang des Trainings abhängt, wurden nicht spezifisch trainierte Sport- und Medizinstudenten (SMS) mit ausdauertrainierten Skilangläufern (SLL) bei einstündiger Fahrradergometerarbeit verglichen. Jede Versuchsperson hatte 2 Versuche zu absolvieren. Die Belastungsintensität im ersten Versuch entsprach der Leistung an der individuellen anaeroben Schwelle nach Stegmann. Im zweiten Versuch war die Belastung um etwa 25 W höher und führte zur Erschöpfung der Versuchspersonen, teils mit vorzeitigem Belastungsabbruch. Die Laktatkonzentrationen wurden in 5–10 min Abständen enzymatisch-photometrisch ermittelt. Im ersten Versuch unterscheiden sich die Gruppen (SMS, SLL) in Höhe und Verlauf der Laktatkonzentration ($\leqslant 2$ mmol/l bei SLL, > 2 mmol/l initial mit folgendem Rückgang bei SMS). Im zweiten Versuch bleibt die Laktatkonzentration unter 3,3 mmol/l bei SLL während einer Stunde Belastung (SMS: Höchstwerte $\geqslant 3$ mmol/l). Einem vorzeitigen Belastungsabbruch geht nur bei den SLL stets ein Anstieg der Laktatkonzentration voraus.

Die Befunde zeigen, daß erst ein gezieltes Ausdauertraining mit hohem Umfang zu einer stabilen Einstellung des Laktatvergleichgewichts bei niedrigen Konzentrationen während einstündiger erschöpfender Belastung führt. Erschöpfung oder Belastungsabbruch bei niedriger Laktatkonzentration weisen darauf hin, daß die Laktatakkumulation nicht alleinige oder Hauptursache für die Erschöpfung bei einstündiger Belastung ist.

Schlüsselwörter: Laktatkonzentration – Individuelle anaerobe Schwelle – Ausdauertraining – Fahrradergometerarbeit.

Summary

To prove the influence of type and quantity of endurance training on arterial lactate balance, we compared non-specific endurance trained physical education- and medicine students (SMS) and endurance trained cross country skiers (SLL) during 1-h-bicycle ergometer performance. Each person had to perform two tests. The intensity of the first test was at the individual anaerobic threshold (Stegmann). In the second test, the power was almost 25 W higher and led to exhaustion of the test persons, sometimes before one hour. The lactate concentration was measured in 5–10 min intervals with an enzymatic-photometric method. In the first test, there are differences between the two groups (SMS, SLL) in height and course of the lactate concentration (SLL: $\leqslant 2$ mmol/l, SMS: > 2 mmol/l initial followed by a decrease). In the second test the lactate concentration remains below 3.3 mmol/l in the SLL-group during one hour of performance (SMS: maximum $\geqslant 3$ mmol/l). A breaking-off preceded by an increase in the lactate concentration was found only in the group of SLL.

Anschrift für die Verfasser: Prof. Dr. med. E. Kanzow, Abteilung Arbeits- und Sportphysiologie der Universität, Humboldtallee 23, 3400 Göttingen

The results show that in particular a specific endurance training with a high amount of training leads to a stable adjustment of the lactate balance at low concentrations during exhausting one-hour-performance. Exhaustion or breaking-off with low lactate concentration point out that lactate accumulation is not the exclusive or main reason of exhaustion during one-hour-performance.

Key-words: Lactate balance – Individual anaerobic threshold – Endurance training – Bicycle ergometer performance.

Einleitung

An Untrainierten und Sportstudenten fanden wir, daß die arterielle Laktatkonzentration (LA) während einstündiger hoher Ausdauerbelastung – auch nach Höchstwerten von 4 bis 8 mmol/l in der 15. Minute – bis zum Ende der Stunde meist wieder erheblich abfällt [2]. Einen ähnlichen Verlauf teilte BANG (1936) mit [1]. In der vorliegenden Untersuchung sollte geprüft werden, ob für das Verhalten der arteriellen Laktatkonzentration Beziehungen zu Art und Umfang des Trainings sowie zum aerob-anaeroben Übergang existieren.

Methodik

Untersucht wurden 12 nicht speziell ausdauertrainierte Sport- und Medizinstudenten (SMS), die regelmäßig Sport treiben und trainieren, sowie 12 Skilangläufer (SLL), die überwiegend dem C-Kader, teils auch dem B- und D-Kader angehören. Jeder Proband hatte 2 einstündige Belastungen auf dem Fahrradergometer zu absolvieren. Die Höhe der ersten Belastung entsprach der in einem Vortest ermittelten individuellen anaeroben Schwelle nach Stegmann [3]. Die zweite Belastung – 8 bis 14 Tage nach der ersten – war 10 bis 45 W, meist 25 W höher als die erste.

Die Laktatbestimmungen wurden in 5 bis 10 min Abständen vorgenommen. Außerdem wurden weitere Stoffwechselparameter sowie Kreislauf- und Atmungsgrößen gemessen. Die Bestimmung der Laktatkonzentrationen erfolgte enzymatisch-photometrisch.

Ergebnisse

Abb. 1 zeigt die Verläufe der Laktatkonzentrationen bei den Sport- und Medizinstudenten. Im linken Bildteil sind die Ergebnisse der Belastungen an der Schwelle nach Stegmann, rechts die der um etwa 25 W höheren Belastung dargestellt. Die Ausgangswerte sind als kurze Striche angegeben. Bei der niedrigeren Belastung werden die Höchstwerte zwischen der 5. und der 15. Minute erreicht, mit einer Ausnahme. In den meisten Fällen steigt sie gegen Ende der Belastung wieder etwas an. Die Differenz der Höchst- und Niedrigstwerte liegt zwischen 0,48 und 2,19 mmol/l, im Mittel bei 1,26 ± 0,59 mmol/l. In einem Fall steigt die Konzentration bis zum Ende der Stunde ständig an. Ein Proband bricht den Versuch vorzeitig ab.

Bei der höheren Belastung (rechter Bildteil) ist das Verhalten der Laktatkonzentration der einzelnen Probanden unterschiedlich. Fünf von 12 Probanden brechen die Belastung

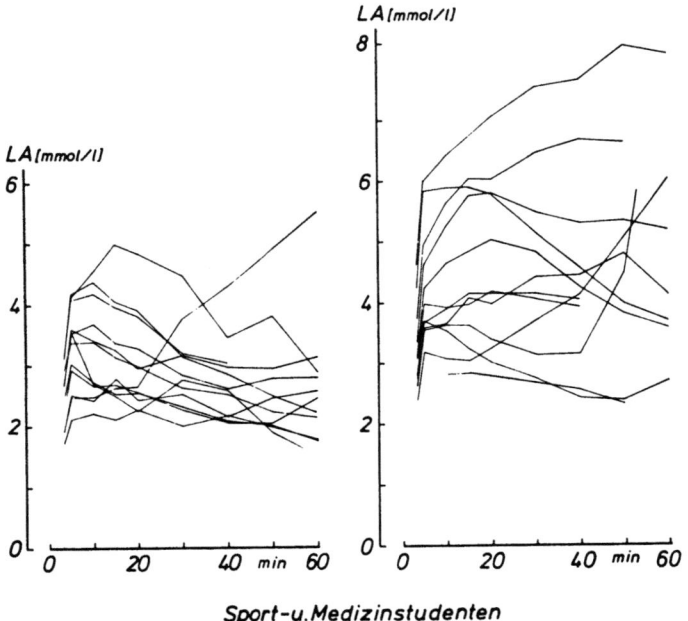

Abb. 1. Zeitlicher Verlauf der Laktatkonzentration (*LA*) während einstündiger Fahrradergometerbelastung bei Sport- und Medizinstudenten. *Links:* Belastung an der individuellen anaeroben Schwelle nach Stegmann. *Rechts:* um etwa 25 W höhere Belastung

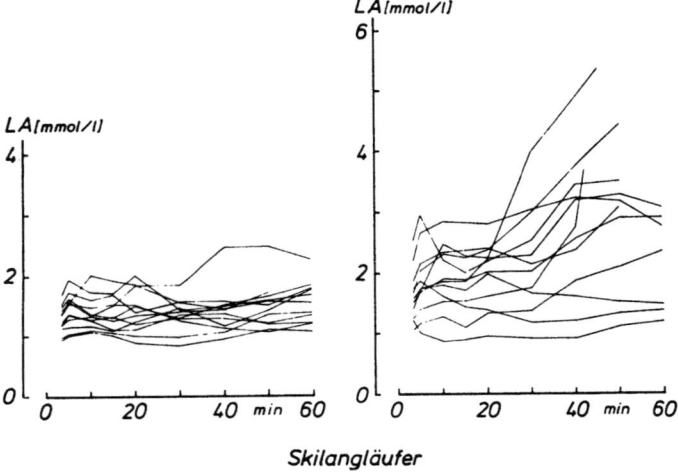

Abb. 2. Zeitlicher Verlauf der Laktatkonzentration (*LA*) während einstündiger Fahrradergometerbelastung bei Skilangläufern. *Links:* Belastung an der individuellen anaeroben Schwelle nach Stegmann. *Rechts:* um etwa 25 W höhere Belastung

vorzeitig – nach 40 bis 50 min – ab, zwei davon bei hohen Laktatkonzentrationen, die anderen 3 bei niedrigeren Werten und nach einer – wenn auch geringfügigen – Verminderung der Konzentration. In zwei Fällen steigt die Laktatkonzentration bis zur 50. bzw. 60. Minute an.

Die Laktatkonzentration der Skilangläufer (Abb. 2) bleiben bei Belastung an der Schwelle nach Stegmann fast ausnahmslos unter 2 mmol/l (bei Ausgangswerten um 1 mmol/l), Verschiebungen der Gleichgewichtseinstellung nach der einen oder anderen Richtung erreichen daher kaum mehr als 0,5 mmol/l. Ein Proband bricht den Versuch vorzeitig ab.

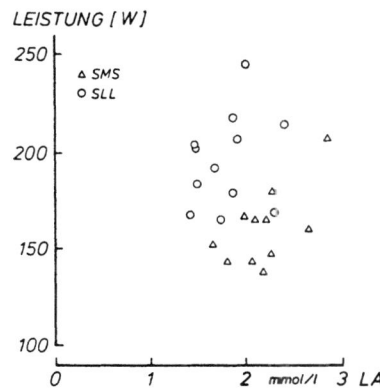

Abb. 3. Beziehung zwischen Leistung und Laktatkonzentration (*LA*) an der anaeroben individuellen Schwelle nach Stegmann

Bei der um 25 W höheren Belastung zeigt das Verhalten der Laktatkonzentration der einzelnen Probanden erhebliche Unterschiede. 5 von den 12 Probanden brechen den Versuch zwischen der 40. und 50. Minute ab. In allen diesen Fällen geht dem Abbruch ein Anstieg der Laktatkonzentration voraus — im Gegensatz zu den Beobachtungen bei den Sport- und Medizinstudenten. Dabei liegen die Laktatwerte bis zur 20. Minute bei allen Probanden noch unter 3 mmol/l. Unter den Probanden, die die geforderte Belastungszeit durchgehalten haben, ist eine Verschiebung des Laktatgleichgewichts zu höheren Konzentrationen ebenso erkennbar wie eine zu niedrigeren Werten und ein Wechsel der Richtung. Dabei bleiben die Werte in diesen Fällen im gesamten Verlauf unter 3,3 mmol/l.

Abb. 3 zeigt die Laktatkonzentrationen und die zugehörige Leistung an der Schwelle nach Stegmann. Die Sport- und Medizinstudenten werden druch die Dreiecke repräsentiert, die Skilangläufer durch die Kreise. Beide Gruppen überschneiden sich sowohl in den Laktatkonzentrationen als auch in den zugehörigen Leistungen. Eine bessere, wenn auch nicht voll befriedigende, Trennschärfe ergibt der Quotient aus Leistung und Laktatkonzentration.

Auch innerhalb der beiden Gruppen ist keine Rangordnung für die Fähigkeit, die geforderte Leistung zu bewältigen, oder für Höhe und Verlauf der Laktatkonzentration während der Langzeitbelastung erkennbar, wenn man die Lage der Werte in diesem Diagramm mit den Ergebnissen der einzelnen Langzeitbelastungen vergleicht.

Diskussion

Höhe und Verlauf der arteriellen Laktatkonzentrationen im Grenzbereich solcher Belastungen, die innerhalb einer Stunde zur Erschöpfung führen, unterscheiden sich bei den Sport- und Medizinstudenten einerseits und den Skilangläufern andererseits dadurch, daß letztere überwiegend eine stabilere Einstellung des Laktatgleichgewichtes mit niedrigeren Konzentrationen besitzen. Während sich die Sport- und Medizinstudenten 6 Std pro Woche sportlich betätigten (einschließlich sportartspezifischem Training), trainierten die Skilangläufer mindestens 2 bis 3 Std täglich. Eine Gruppe von Mittel- und Langstreckenläufern, die etwa 6 Std pro Woche trainierten, entsprach die Höhe und Verlauf der arteriellen Laktatkonzentrationen unter ähnlichen Belastungsbedingungen der Gruppe der Sport- und Medizinstudenten. Die günstigere Laktatbilanz, die die Befunde bei den Skilangläufern ergeben, stellt sich daher erst nach einem Ausdauertraining höheren Umfangs ein. Von welchem Ausmaß eines Ausdauertrainings an diese Verbesserung im Laktatstoffwechsel erzielt wird, sei es durch Verminderung der Laktatproduktion und des Laktateinstroms in das Blut, sei es durch bessere Laktateliminierung aus dem Blut, und in welchem Maße dabei auch andere Faktoren beteiligt sind, kann zur Zeit nicht angegeben werden.

Mit Hilfe des Verfahrens von Stegmann konnte recht gut eine Leistung ermittelt werden, die fast ausnahmslos über eine volle Stunde erbracht wurde. Sie gibt für diese Belastungsdauer insofern einen Belastungsgrenzwert an, als eine um nur 25 W höhere Belastung von fast der Hälfte der Probanden nur noch über 40 bis 50 min bewältigt werden konnte. Andererseits existieren keine Beziehungen zwischen Höhe und Verlauf der arteriellen Laktatkonzentration oder der zugehörigen Belastungsintensität an der Schwelle nach Stegmann (oder einem anderen Punkt des aerob-anaeroben Übergangs). Dies gilt sowohl für das einzelne Individuum als auch für Gruppen, die nach Art und Umfang ihres Trainings definiert werden können.

Der Unterschied der hier dargestellten Ergebnisse zu Befunden bei einer kürzeren Belastungsdauer (bis zu 30 min) kann damit erklärt werden, daß mit zunehmender Belastungsdauer die Erschöpfung sich über längere Zeit entwickelt und die Unfähigkeit, die Arbeit fortzusetzen, zunehmend stärker von einer Vielzahl inidividueller Faktoren (Energiebereitstellung, Mißempfindungen, vegetative Fehlreaktionen, psychische Konstellation u. a.) und äußerer Gegebenheiten (Aufforderung zum Durchhalten, Untersuchungssituation u. a.) und weniger durch eine Laktatakkumulation bestimmt wird.

Literatur

1. Bang O (1936) The lactate content of the blood during and after muscular exercise in man. Scand Arch Physiol 74(10):51–82
2. Hillmer-Vogel U, Kanzow E, Langer HH (1981) Changes in arterial lactate balance during longer period bicycle ergometer exercise. Eur J Physiol 391:R53
3. Stegmann H, Kindermann W (1981) Modell zur Bestimmung der individuellen anaeroben Schwelle. In: Kindermann W, Hort W (Hrsg) Sportmedizin für Breiten- und Leistungssport. Demeter, Gräfelfing, S 227–233

Das Verhalten der Plasmamyoglobinkonzentration bei Fahrradergometerbelastung

Plasma Myoglobin Concentration During Bicycle Ergometry

H. H. Langer, C. Fisseler, U. Hillmer-Vogel, H. Kaiser, K. Schünemann und E. Kanzow

Abteilung für Arbeits- und Sportphysiologie der Universität Göttingen

Zusammenfassung

Untersucht wurden bei 12 Skilangläufern und Biathleten (SLL) sowie 12 nicht spezifisch trainierten Sport- und Medizinstudenten (SMS) auf einem Fahrradergometer während eines vita-maxima-Versuchs, eines Stundenversuchs im Bereich der individuellen anaeroben Schwelle nach Stegmann [17], sowie einem Stundenversuch mit 10–45 W höherer Belastung die Verläufe von Myoglobin, CK-MM, CK-MB, GOT und LDH vor, während und bis 24 Std nach Belastung.

Während im vita-maxima-Versuch weder bei den Sport- und Medizinstudenten noch bei den Skilangläufern wesentliche Änderungen der Plasmamyoglobinkonzentrationen zu finden sind, zeigen die Langzeitbelastungen ein uneinheitliches Verhalten. Je schlechter der Trainingszustand und je länger die Dauer einer Belastung, desto höher sind die Anstiege der Myoglobinkonzentration. Bei schlechter Trainierten führt eine höhere Belastungsintensität bei gleicher Dauer zu höheren Myoglobinkonzentrationen. Die höchsten Myoglobinwerte wurden 1 Std nach Belastung gemessen, die höchsten Enzymaktivitäten erst 24 Std nach Belastung. Zu diesem Zeitpunkt hatten sich die Myoglobinkonzentrationen wieder dem Ruhewert genähert oder ihn erreicht.

Aufgrund der geringen Molekülgröße steigt Myoglobin im Plasma schneller an u. fällt schneller ab als die Muskelenzyme. Es ist damit ein schneller und spezifischer Indikator für Muskelzellmembranänderungen.

Schlüsselwörter: Serummyoglobin – Ausdauertraining – Fahrradergometerarbeit.

Summary

12 cross country skiers and biathletes and 12 non specific endurance-trained medicine and physical education students performed a vita-maxima-test on a bicycle ergometer, a one hour test in the range of the individual anaerobic threshold (Stegmann 1981), and a one hour test with a 10–45 W higher performance. We measured the time courses of myoglobin, CK-MM, CK-MB, GOT, α-HBDH and LDH before, during and up to 24 h after the test.

The results show that there are no considerable changes in myoglobin concentrations during the vita-maxima-tests. On the other hand, there is a different behaviour in long term endurance performance. The serum myoglobin level increases with increasing time of performance and decreasing physical training condition.

We measured the peak values of myoglobin 1 h after the end of the test, while the enzyme activities reached their maximum 24 h after the end of the test.

Anschrift für die Verfasser: Dr. med. H. H. Langer, Abteilung für Arbeits- und Sportphysiologie, Humboldtallee 23, 3400 Göttingen

Because of its small molecular size, myoglobin appears earlier in serum and disappears earlier from serum than muscle cell enzymes with their bigger size. Therefore, myoglobin is a quick and specific indicator for changes in muscle cell membranes.

Key-words: Serum myoglobin − Endurance training − Bicycle ergometer performance.

Einleitung

Seit 1975 existieren Radioimmunoassays (RIA) für Myoglobin (MG), mit deren Hilfe Ruhewerte (Normwerte) von 0−80 ng/ml [7, 8] im Serum bestimmt wurden.

Nach körperlichen Belastungen wurden Anstiege der MG-Konzentration bei Marineinfranteristen während der Grundausbildung [3, 13], Ruderern [5], Läufen von 200 m bis 85 km [1, 2, 5, 11, 12, 16], Fußball- [14], Football- und Basketballspielern [15] gefunden. Barwich [2] fand nach kurzzeitiger intensiver Fahrradergometerbelastung keine Anstiege der MG-Konzentrationen.

Der Einfluß von Belastungsdauer, -intensität und Trainingszustand auf das Verhalten der MG-Konzentration im Plasma wurde während und nach Fahrradergometerbelastung untersucht.

Methodik

12 Skiläufer und Biathleten (SLL) sowie 12 Sport- und Medizinstudenten (SMS) absolvierten je einen vita-maxima-Versuch sowie zwei Ausdauerbelastungen, die 1 Std zu erbringen waren. Im vita-maxima-Versuch wurde die Belastung beginnend mit 50 W alle 3 min um 50 W bis zum Abbruch gesteigert. Gemessen wurde die MG-Konzentration in Ruhe, am Ende jeder Belatungsstufe, sowie 5, 15 und 30 min nach Belastungsende bei den SLL, bei den SMS zusätzlich 60 min und 24 Std nach Belastungsende.

Die Leistung der im vita-maxima-Versuch ermittelten individuellen anaeroben Schwelle nach Stegmann [17] wurde als Belastung für den ersten Langzeitversuch (L1) gewählt. Im zweiten Langzeitversuch (L2) wurden die Versuchspersonen (Vp) 10−45 W (meist 25 W) höher belastet.

Blutproben wurden aus einer Armvene vor Belastung, in 5 bis 10 Minutenabständen während Belastung, 5, 15, 39 und 60 min sowie 24 Std nach Belastung entnommen. Das Myoglobin (MG) wurde mit einem RIA, ausführlich beschrieben bei Kaiser [8], bestimmt. Die Aktivitäten der Enzyme CK-MM, CK-MB, GOT, LDH u. α-HBDH wurden mi UV-Tests (Fa. Boehringer) ermittelt.

Ergebnisse

1. Myoglobin

a) Vita-maxima-Versuch. Die Myoglobin-Ruhewerte der Sport- und Medizinstudenten (SMS) lagen im Normbereich (Abb. 4), während sie bei 4 von 7 Skilangläufern (SLL) erhöht wa-

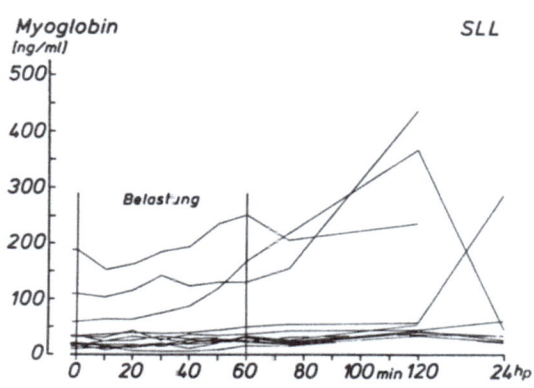

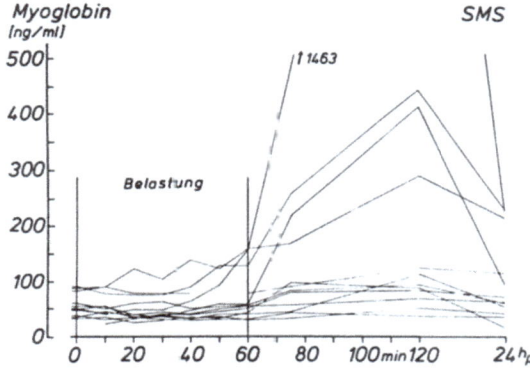

Abb. 1. Verhalten der Plasmamyoglobinkonzentrationen vor, während und nach Langzeitbelastung im Bereich der individuellen anaeroben Schwelle (*L1*) bei Biathleten und Skilangläufern (*SLL*) sowie bei Sport- und Medizinstudenten (*SMS*)

ren (Abb. 3). Während und nach Belastung änderten sich die MG-Konzentrationen nur geringfügig und nicht einheitlich. Deutliche Konzentrationsanstiege zeigten lediglich 2 Vp (SMS) (Abb. 4).

b) Langzeitversuch 1 (L1) (Abb. 1). Von den SLL hatten 8 Vp Ruhewerte im Normbereich und zeigten auch während und nach Belastung kaum Änderungen der MG-Konzentration. Bei 3 Vp waren die MG-Konzentrationen am Ende der Belastung und 60 min danach stark erhöht. Eine weitere Vp hatte lediglich 24 Std nach Belastung einen erhöhten MG-Wert.

Bei den SMS waren alle MG-Ausgangswerte im Normbereich. Nur bei 3 Vp stiegen die MG-Werte während der Belastung deutlich an. 1 Std nach Belastung waren die Werte von insgesamt 5 Vp deutlich erhöht. Der Rest der Vp zeigte ebenfalls Anstiege, jedoch nur bis zur oberen Grenze des Normbereichs. 24 Std nach Belastung lagen die Werte von den 5 Vp mit den größten Anstiegen noch oberhalb des Normbereichs.

c) Langzeitversuch 2 (L2) (Abb. 2). Bei den SLL waren im L2 alle MG-Konzentrationen in Ruhe und während der Belastung im Normbereich. 60 min nach Belastung war die MG-Konzentration nur bei einer Vp erhöht, bei einer weiteren war der Wert 24 Std nach Belastung erhöht.

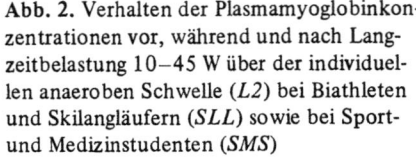
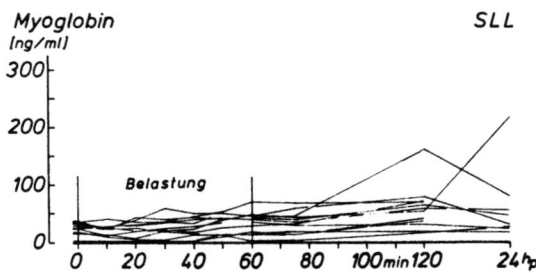
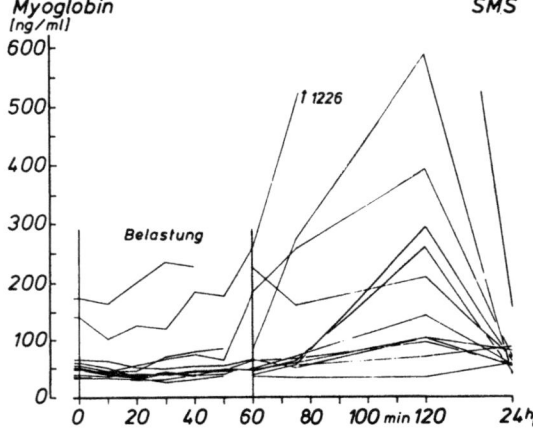

Abb. 2. Verhalten der Plasmamyoglobinkonzentrationen vor, während und nach Langzeitbelastung 10–45 W über der individuellen anaeroben Schwelle (*L2*) bei Biathleten und Skilangläufern (*SLL*) sowie bei Sport- und Medizinstudenten (*SMS*)

Bei den SMS waren bis zum Belastungsende die MG-Werte von 3 Vp erhöht, von denen 2 bereits erhöhte Ausgangswerte hatten. Bis auf eine Vp stiegen die MG-Konzentrationen aller SMS vom Belastungsende bis 60 min nach Belastung an, jedoch unterschiedlich schnell und stark, teilweise nur bis an die obere Grenze des Normbereichs. 24 Std nach Belastungsende befanden sich alle MG-Konzentration der SMS wieder im Normbereich, bis auf die der Vp mit dem exzessiven Anstieg 60 min nach Belastungsende.

Zusammenfassend läßt sich sagen, daß bei den Skilangläufern in allen 3 Versuchen nur in Einzelfällen deutliche Änderungen der MG-Konzentrationen auftraten, während bei den Sport- und Medizinstudenten besonders der Langzeitversuch mit der höheren Belastungsintensität mit hohen MG-Konzentrationen 1 Std nach Belastung verbunden war.

2. Enzymaktivitäten

Die Aktivitäten von CK-MB, GOT, LDH und α-HBDH zeigten während u. nach Belastung kaum Änderungen, weder bei den SLL noch bei den SMS, mit Ausnahme der VP, die die exzessiven MG-Konzentrationen hatte.

CK-MM (Abb. 3 und 4). Die CK-MM, im folgenden CK genannt, zeigte von den untersuchten Enzymen die deutlichsten Änderungen nach Fahrradergometerbelastung. Auffallend

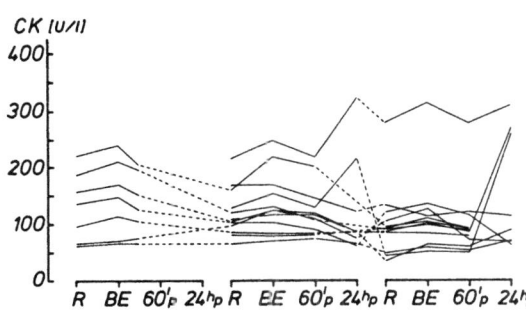
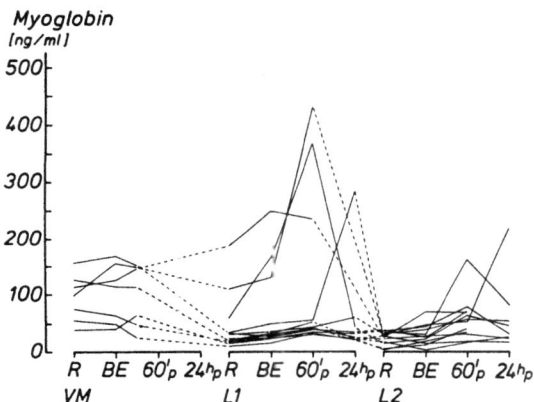

Abb. 3. Verhalten von Kreatinkinase (CK) und Myoglobin bei Biathleten und Skilangläufern (SLL) im vita-maxima-Versuch (VM), Langzeitversuch 1 (L1) und Langzeitversuch 2 (L2)

ist, daß sich die Ausgangswerte überwiegend im oberen Normbereich oder darüber befanden. Ein einheitliches Verhalten zeigten alle Vp im vita-maxima-Versuch. Hier stiegen die CK-Aktivitäten bis zum Belastungsende geringfügig an und fielen dann meist ab.

Während der Belastung zeigten sowohl die SLL als auch die SMS in beiden Langzeitversuchen überwiegend geringfügige Änderungen, in Einzelfällen deutliche Anstiege, besonders wenn die Ausgangswerte erhöht waren.

Vom Belastungsende bis 60 min danach fielen die meisten CK-Werte leicht ab. Bis 24 Std nach Belastung stiegen die Werte bei den SMS in den überwiegenden Fällen an, während dieses Verhalten bei den SLL nur in Einzelfällen zu beobachten war.

Diskussion

Kurze Belastungen mit hoher Intensität auf dem Fahrradergometer, wie sie im vita-maxima-Versuch auftraten, haben keinen nennenswerten Einfluß auf die Myoglobin-Konzentration im Serum und die CK-Serumaktivitäten. Diese Befunde stimmen mit denen von Barwich [2] überein, jedoch stiegen die MG-Konzentrationen in unseren Langzeitversuchen an, speziell bei den SMS.

Anstiege der Konzentrationen und Aktivitäten bis zum Belastungsende, die danach wieder abfallen, sind vermutlich überwiegend auf Volumenverschiebungen zurückzuführen,

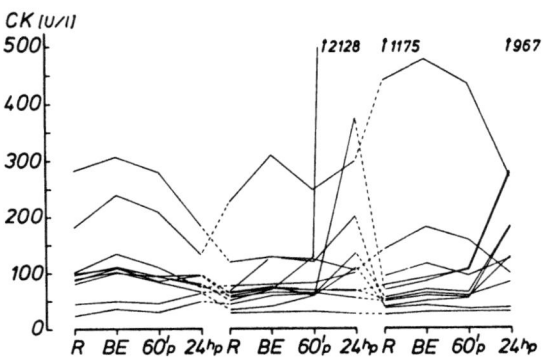
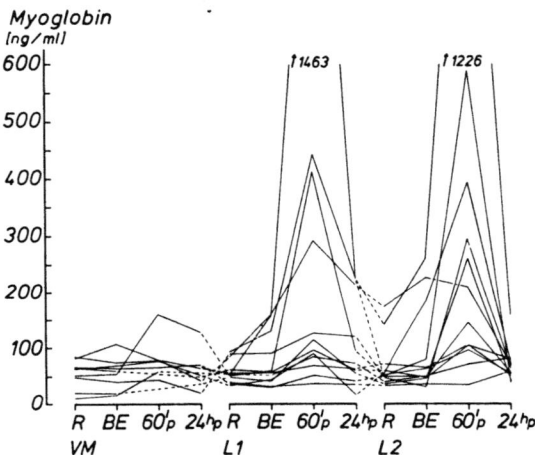

Abb. 4. Verhalten von Kreatinkinase (*CK*) und Myoglobin bei Sport- und Medizinstudenten (*SMS*) im vita-maxima-Versuch (*VM*), Langzeitversuch 1 (*L1*) und Langzeitversuch 2 (*L2*)

die Anstiege bis zu 15% vortäuschen können [4, 12]. Art und Größe der Hämatokrit- sowie Myoglobin- und Enzymaktivitätsänderungen in der vorliegenden Untersuchung stützen diese Annahme. Roti [14] und Hansen [5] fanden bei trainierten Läufern geringere MG-Konzentrationsänderungen nach Belastung als bei untrainierten. Diese Trainingswirkungen werden in der vorliegenden Untersuchung bestätigt. So hatten die SLL trotz gleicher oder höherer Belastung geringere Konzentrationsanstiege. Zum anderen absolvierten die SLL nach der Sommerpause ein umfangreiches Ausdauertraining. Da die 2 Langzeitbelastungen in einem Abstand von 1–4 Wochen stattfanden, können die gleichen oder geringeren MG-Konzentrationen trotz 10–45 W höherer Belastung trainigsbedingt sein. Die Myoglobin-Konzentraion im Serum ist bestimmt durch die Myoglobinausscheidung aus der Muskelzelle, den Transport in den Kreislauf und die Elimination. Übersteigt die Ausschwemmung die Elimination, steigt die Konzentration im Serum an.

Die Myoglobinausscheidung aus der Zelle ist abhängig von der Größe des „Defekts" einer Zelle und der Anzahl der betroffenen Zellen.

Die Elimination findet überwiegend in der Niere statt [10] und ist wahrscheinlich durch Training nicht zu steigern, ebensowenig wie die Transportgeschwindigkeit. Geringere MG-Konzentrationen im Serum sind vermutlich mit einer verbesserten Membranstabilität zu erklären, die durch ein Ausdauertraining erzielt wurde [5]. Jones [6] fand an isolierten

Säugetiermuskeln, daß die Zellmembran erst nach Belastungsende instabil wurde und das Maximum der Enzymfreisetzung (CK, LDH) 1–2 Std betrug. Überträgt man diese Befunde auf die Ergebnisse der vorliegenden Untersuchung, so läßt sich der starke Anstieg der MG-Konzentration eine Stunde nach Belastung erklären.

Myoglobin erscheint relativ schnell im Serum, weil es als kleines Molekül (17200 Da) die Kapillarwände passieren kann [10], während die großmolekularen Enyzme zu ca. 95% über die Lymphe und den ductus thoracicus in den Blutkreislauf gelangen. Durch die hohe Clearance-Rate der Niere für Myoglobin sind die Werte 24 Std nach Belastung wieder stark gesunken.

Die MG-Konzentrationsanstiege eines Skilangläufers in beiden Langzeitversuchen von 1 Std bis 24 Std nach Belastung sind auf Fußballtraining in diesem Zeitraum zurückzuführen. Trainingsbelastungen am Vortage der Versuche sind vermutlich Ursache für erhöhte MG-Ruhewerte und speziell für erhöhte CK-Werte.

Durch die langen Halbwertzeiten der CK (Normalisierung in 3–5 Tagen) erlaubt die CK-Aktivität im Serum keine spezifische Aussage über Muskelschädigungen durch ein bestimmtes Training, wenn täglich trainiert wird. Werden jedoch die Serum CK-Aktivitäten zur Diagnostik eines Übertrainings herangezogen, sind die Ausgangswerte zu berücksichtigen.

Myoglobin ist aufgrund der geringen Molekülgröße ein sensibler Indikator für Muskelzellmembranänderungen und kann damit als Parameter für Trainingsfortschritte und Übertraining angewendet werden.

Literatur

1. Bank WJ (1977) Myoglobinuria in marathon runners possible relationship to carbohydrate and lipid metabolism. Ann NY Acad Sci 301:942–949
2. Barwich D, Merkt J, Keilholz U, Weicker H (1983) Myoglobin- und β_2-Mikroglobulinkonzentrationen im Serum bei Sportlern vor und nach unterschiedlichen Belastungen. In: Heck H, Hollmann W, Liesen H, Rost R (Hrsg) Sport, Leistung und Gesundheit. Deutscher Ärzte-Verlag, Köln, S 45–50
3. Demos MA, Gitin EL, Kagen LJ (1974) Exercise myoglobinemia and acute exertional rhabdomyolysis. Intern Med 134:669–673
4. Friedel R, Mattenheimer H, Trautschold I, Forster G (1976) Der vorgetäuschte Enzymaustritt. J Clin Chem Clin Biochem 14:109–117
5. Hansen KN, Bjerre-Knudsen J, Brodthagen U, Jordal R, Paulev P-E (1982) Muscle cell leakage due to long distance training. Euro J Appl Physiol 48:177–188
6. Jones DA, Jackson MJ, Edwards RHT (1983) Release of intracellular enzymes from an isolated mammalian skeletal muscle preparation. Clin Sci 65:193–201
7. Jutzy R (1975) Radioimmunoassay of serum myoglobin in acute myocardial infarction. Am J Cardiol 35:147
8. Kaiser H, Sold G, Dittmann H, Gründler U, Rumpf K-W, Schrader J, Spaar U, Köstering U, Kreuzer H (1981) Myoglobin im Serum. Referenzwerte und Klinik. Lab Med 5:283–289
9. Kaiser H, Spaar U, Sold G, Wolfrum D-I, Kreuzer H (1979) Radioimmunologische Bestimmung von Human-Myoglobin in der Diagnostik des akuten Myokardinfarkts. Klin Wochenschr 57:225–235
10. Koskelo P, Kekki M, Wager O (1967) Kinetic behaviour of ^{131}I-labelled myoglobin in human beings. Clin Chim Acta 17:339–347
11. Maxwell JH, Bloor CM (1981) Effects of conditioning on exertional rhabdomyolysis and serum creatine kinase after severe exercise. Enzyme 26:177–181
12. Munjal DD, McFadden JA, Matix PA, Coffmann KD, Cattaneo SM (1981) Changes in serum myoglobin, total creatine kinase, lactate dehydrogenase and creatine kinase MB levels in runners. Clin Biochem 16(3):195–199

13. Olerud JE, Homer LD, Carrol HW (1981) Serum myoglobin levels associated with severe exercise. Military Med 146:274–276
14. Roti S, Iori E, Guiducci U, Emanuele R, Robushi G, Bandini P, Gnudi A, Roti E (1981) Serum concentrations of myoglobin, CPK and LDH after exercise in trained and untrained athletes. J Sports Med 21:113–118
15. Sabria M, Rubal A, Rey C, Foz M, Domenech FM (1983) Influence of exercise on serum levels of myoglobin measured by radioimmunoassay. Eur J Nucl Med 8:159–161
16. Schiff HB, MacSearreigh ETM, Kallmeyer JC (1978) Myoglobinuria, rhabdomyolysis and marathon running. Quart J Med 188:463–472
17. Stegmann H, Kindermann W (1981) Modell zur Bestimmung der individuellen anaeroben Schwelle. In: Kindermann W, Hort W (Hrsg) Sportmedizin für Breiten- und Leistungssport. Demeter, Gräfelfing, S 227–233

Belastungshypermyoglobinämie bei Sportlern unterschiedlicher Disziplinen – Eine vergleichende Studie

Postexercise Hypermyoglobinemia in Sportsmen: A Comparative Study in Different Disciplines

E. *Malewski*, D. Barwich und H. Weicker

Institut für Pathophysiologie und Sportmedizin (Direktor: Prof. Dr. med. H. Weicker), Universität Heidelberg

Zusammenfassung

Die Art, Dauer und Intensität einer muskulären Belastung, der Trainingszustand des Sportlers und nicht ausgeheilte Läsionen des muskuloskelettären Apparates sind Faktoren, von denen die Höhe der Myoglobinzunahme im Blut abhängt.

Ziel der Studie war es, bei Sportlern unterschiedlicher Disziplinen in Ruhe und nach sportartspezifischer Belastung die Myoglobinkonzentrationen zu bestimmen und zu vergleichen. Myoglobin (MG) wurde radioimmunologisch gemessen. Untersucht wurden Fußballspieler ($n = 10$), Volleyballspieler ($n = 12$), Hockeyspieler ($n = 10$), Marathonläufer ($n = 14$), 25-km-Läufer ($n = 7$), 5000-m-Läufer ($n = 12$), Sprinter ($n = 15$), Geher ($n = 6$), Kraulschwimmer (2×100 m, 2×1500 m, Krafttraining) ($n = 15$). Bei nur wenig unterschiedlichen MG-Konzentrationen von 31 bis 57 ng/ml in Ruhe fanden sich bei den Langläufern und Sportlern der Spielsportdisziplinen die höchsten MG-Zunahmen, bei einzelnen Marathonläufern bis über 1000 ng/ml, bei Fußballspielern durchschnittlich 233 ng/ml. Aus den Untersuchungen kann geschlossen werden, daß in erster Linie die mechanische und nicht die metabolische Belastung der Muskulatur für die Höhe der Nachbelastungs-Hypermyoglobinämie verantwortlich ist. Weiterhin ist der Serummyoglobinspiegel ein zuverlässiger Indikator zum Nachweis von Schädigungen der Muskulatur.

Schlüsselwörter: Myoglobin – Muskuläre Belastung – Muskulaturschädigungen – Kreatinkinase.

Summary

Myoglobin (MG) increase in the blood depends on type, duration, intensity of the muscular activity, trained state of the sportsmen and unhealed injuries of the musculoskeletal system. A study to determine and compare the MG concentrations before and following sports specific activity was therefore carried out in different sports disciplines. MG were estimated by RIA and compared in the following groups of sportsmen, football ($n = 10$), volleyball ($n = 14$), hockey ($n = 10$), marathon ($n = 14$), 25 km runners ($n = 7$), 500 m runner ($n = 12$), sprinters ($n = 15$), walker ($n = 6$), crawlers (2×100 m, 2×1500 m, weight training ($n = 15$). Although pre-exercise MG concentrations of different sports showed only a range of 31 to 57 ng/ml, following sport specific activity, the long distance runners and the contact sportsmen showed the highest increase of MG concentrations in blood. In some marathoners values more than 1000 ng/ml were found. Footballers averaged 233 ng/ml.

From this study it can be ascertained that predominantly the mechanical rather than metabolic activity is responsible for the postexercise increase of MG. MG is therefore also a good indicator to determine the extent of damage in the muscles.

Key-words: Myoglobin – Muscle – Exercise – Muscular damage – Creatine kinase.

Anschrift für die Verfasser: E. Malewski, Furtwänglerstraße 19, D-6900 Heidelberg

Einleitung

Als muskelspezifisches Hämoprotein besitzt Myoglobin schon lange klinische Bedeutung für unterschiedliche Herz- und Skelettmuskelerkrankungen, und seit der Entwicklung des RIA, der die exakte Bestimmung selbst kleinster Serumkonzentrationen erlaubt, wächst seine diagnostische Relevanz.

In der Sportmedizin jedoch wird oft noch immer der CK-Bestimmung der Vorrang gegeben, zu unrecht wie wir meinen. Zwar liegen in der Literatur bereits diverse Studien über das Myoglobinserumverhalten nach sportlichen Belastungen vor [1, 2, 5, 7], jedoch fehlt bislang eine breite vergleichende Studie, die die Beurteilung von Muskelschädigungen nach sportlichen Belastungen, seien es Traningsüberlastungen oder muskuläre Verletzungen nach Wettkämpfen genauer erfassen ließe. Dies war das Ziel der vorliegenden Untersuchung.

Zu diesem Zweck wurde ein möglichst heterogenes Kollektiv von Sportarten ausgewählt.

Probanden und Methodik

Die untersuchten Probanden waren Freizeit- oder Leistungssportler (Alter $\bar{x} = 22 \pm 3,5$ J.). Die Gruppengröße lag zwischen 8 und 15 Probanden.

Die Belastungen waren wie folgt definiert: *Volleyball* (60 min Tainingsspiel); *Volleyball-Japantest* (2 x 96 m Schnellkraft-Ausdauertest); *Fußball* (2 x 45 min Traingsspiel); *Hockey* (2 x 35 min Trainingsspiel); *Schwimmen* (2 x 100 m Kraul, 2 x 1500 m Kraul, jeweils 1 h Pause); *Krafttraining Schwimmer* (2 x 8 WH à 80% Maximalkraft, 2 x 8 WH à 90% Max.-K., 2 x 8 WH à 80% Max.-K., Arm-Schulter-Brustmuskulatur, Dauer: ca. 45 min) 2 x 200 m (1 h Pause), 200/400 m (1 h Pause); 5000 m, 25 km, 3-h-Lauf (zurückgelegte km: 30–40 km); *Gehen* (Bahn: 3 x 30 min); *Laufband:* 10 min à 9 km/h, 10 min à 11 km/h, dann jede Minute 1 km/h zusätzlich bis zur maximalen Erschöpfung); *Fahrradergometrie:* (Standardbelastung bis zur Erschöpfung).

Die Konzentrationsmessung wurde mit einem käufglichen RIA (RIA-MAT^R Myoglobin, Byk-Mallinckrodt) vorgenommen. Probabnahme erfolgte direkt vor der Belastung, direkt nach und 1 h nach Belastungsende. Weitere Stoffwechselparameter wurden bestimmt.

Ergebnisse

In Abb. 1 sind die ermittelten prozentualen Myoglobinastiege der untersuchten Disziplinen dargestellt: in Tabelle 1 sind die Vor- und Nachbelastungskonzentrationen aufgeführt.

Die bei weitem größten Anstiege sind bei den 3-h-Läufern zu finden mit Konzentrationszunahme von über 900%. Neben ihnen weisen auch die Fußballspieler hohe Nachbelastungskonzentrationen auf. Allgemein sind es vor allem die Langzeitbelastungen und die Spielsportarten, die zu hohen Nachbelastungswerten führen.

Relativ hohe Konzentrationsänderungen für die Kürze der Belastungszeit haben auch die 200/400 m Läufer, betrachtet man den Maximalanstieg 1 h nach Belastungsende, vor allem auch im Vergleich mit dem Japantest der Volleyballer, einem Schnelligkeits-Ausdauertest mit einer Belastungszeit von ca. 30 s.

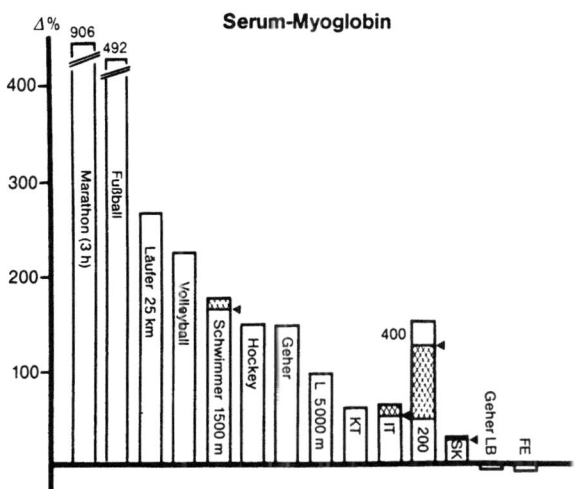

Abb. 1. Mittlere prozentuale Serummyoglobinanstiege in den einzelnen Disziplinen (schwarzer Pfeil = Werte 1 h nach Belastungsende)

Tabelle 1. Myoglobinserumkonzentrationen vor und nach Belastung in ng/ml

Disziplin	Vor	Nach	1 h nach Belastung, vor 2. Belastung	nach 2. Belastung
Volleyball	51,9	165,1		
Japan-Test	52,3		78,3	87,0
Fußball	39,3	232,7		
Hockey	40,5	100,9		
2 × 100 m Kraul	57,2		73,5	78,5
2 × 1500 m Kraul	35,3		92,9	105,9
Krafttraining	67,7	108,2		
2 × 200 m	42,9	42,3	55,5	63,2
200 m/400 m	40,5	59,7	92,8	113,9
5000 m	37,9	70,3		
25 km	54,7	196,6		
3-h-Lauf	37,8	308,4	468,5	
Gehen (Bahn)	56,2	138,7		
Gehen (Laufband)	58,3	57,6		
Fahrradergometrie	72,9	68,0		

Auffällige geringe Veränderungen dagegen wurden bei der Geher-Laufbandbelastung und bei der Fahrradergometrie ermittelt, obwohl beide eher zu den Langzeitbelastungen gerechnet werden müssen.

Die bereits im Mittel durch sehr hohe Anstiege auffälligen 3-h-Läufer zeigen auch in der Einzelbetrachtung Besonderheiten (Abb. 2). Die einzelnen Läufer weisen bei nahezu gleicher Belastung — die bewältigte Strecke lag bei allen zwischen 30—40 km — doch sehr unterschiedliche Veränderungen auf. Die Abbildung zeigt Konzentrationen, die nach Belastung z. B. noch im Normalbreich liegen, sowie Werte von über 1800 ng/ml. Diese hohen Konzentrationen wurden vor allem bei Läufern mit schlechtem Trainigszustand gefunden.

Abb. 3 zeigt die Myoglobinanstiege in Beziehung zur gemessenen Laktatkonzentration. Hierbei ist auffällig, daß die höchsten Myoglobinkonzentrationen besonders bei geringeren

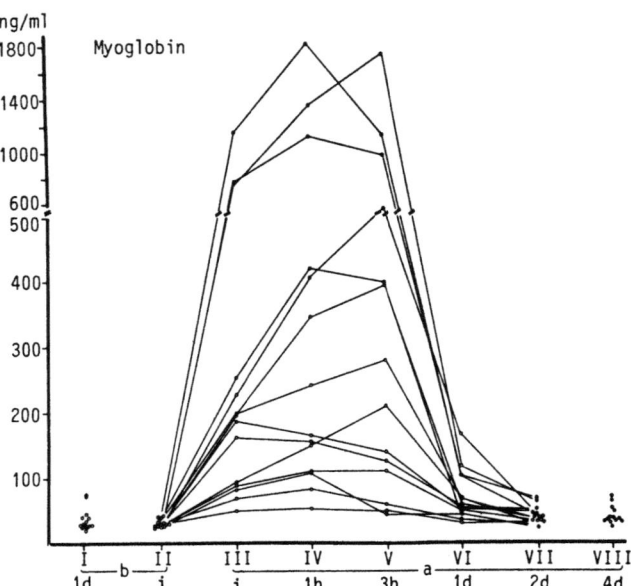

Abb. 2. Einzeldarstellung der Serummyoglobinkonzentrationen der einzelnen 3 h-Läufer vor und nach Belastung (*II* = vor Belastung, *III* = nach Belastung, *IV* = 1 h nach Belastungsende)

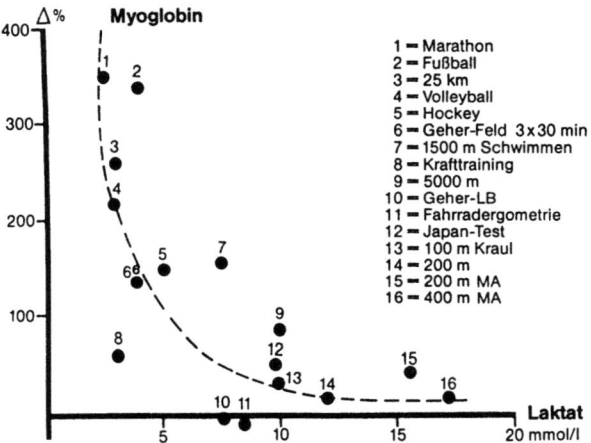

Abb. 3. Mittlere prozentuale Myoglobinanstiege in bezug zur gemessenen Laktatkonzentration in den einzelnen Gruppen

noch im aeroben Bereich befindlichen Laktatwerten auftreten. Die Serumkinetik des Myoglobins, die maximale Nachbelastungwerte nach 1–2 h Belastungsende zeigt, konnte in dieser Abbildung nicht berücksichtigt werden, da nicht in allen untersuchten Gruppen dieser Wert bestimmt wurde. Dies bedeutet zwar eine geringgradige Verschiebung der Kurve zu höheren Werten, besonders im Kurzstreckenbereich, da hier die Differenz zwischen Nachbelastungswert und Maximalanstieg am größten ist, der Grundzusammenhang bleibt jedoch bestehen, d. h. vor Zeitfaktor bei der Belastungsbeurteilung scheint von größerer Bedeutung für die Myoglobinanstiege zu sein als die absolute Höhe der Laktatkonzentration. Eine eindeutige Beziehung zu den weiteren gemessenen Stoffwechselparametern konnte nicht gefunden werden.

Abb. 4 vergleicht nun die prozentuale Zunahme des Myoglobins mit der der Kreatinkinase (CK).

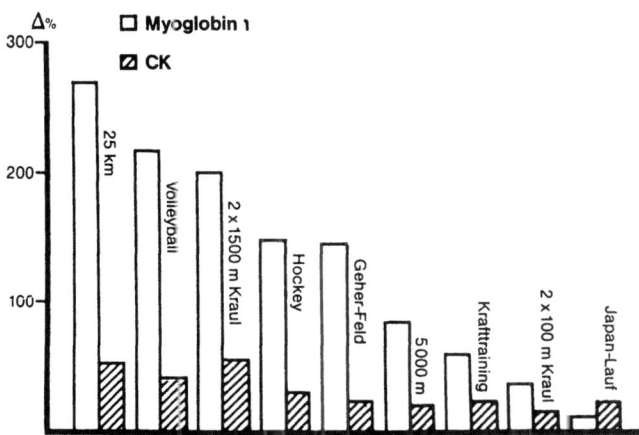

Abb. 4. Vergleich der mittleren prozentualen Myoglobin- und Kreatinkinase (*CK*)-Anstiege in den einzelnen Gruppen

Es fällt zunächst auf, daß Myoglobin mit Ausnahme des Japanlaufs weitaus stärkere Anstiege zeigt. Wichtiger ist jedoch noch, daß Myoglobin viel deutlicher die disziplinspezifischen Unterschiede in den einzelnen Gruppen zu zeigen vermag. Dies beruht sicherlich vor allem auf dem geringeren Molekulargewicht des Myoglobins gegenüber dem der CK.

Eine weitere Beobachtung, die in vielen Gruppen zu finden war, ist das im Vergleich zur restlichen Gruppe differierende Serummyoglobinverhalten bei Probanden mit hohen Vorstartwerten, d. h. mit vorgeschädigter Muskulatur. Ihre Nachbelastungskonzentrationen lagen meist weit über denen der anderen Probanden der gleichen Gruppe.

Diskussion

Die unterschiedlichen Konzentrationsanstiege des Myoglobins stehen ohne Zweifel mit den belastungsphysiologischen Vorgängen im Muskel in engem Zusammenhang.

Durch die ausbleibenden Anstiege des Myoglobins nach Fahrradergometrie und Laufbandbelastung liegt die Erwägung einer mikrotraumatischen Muskelschädigung nahe, da Aspekte der Muskelschädigung wie harte Laufflächen (Asphalt/Tartan), Ballkontakte, Sprünge und abrupte Laufrichtungsänderungen bei diesen Belastungen weitgehend fehlen.

Ein weiterer zu berücksichtigender Faktor der Beurteilung ist der physiologische Zellumsatz. Möglicherweise kommt es unter Belastung zu verstärktem Abbau bereits überalterter oder vorgeschädigter Zellen, was u. a. die relativ überhöhten Anstiege des Myoglobins bei Läufern mit hohen Vorstartwerten, also vorgeschädigter Muskulatur erklären würden.

Weitere denkbare Pathomechanismen stellen die verschiedenen Komponenten des Belastungsstoffwechsels dar wie ATP-Verarmung oder Membranpermeabilitätsstörungen bei Milieuveränderungen, z. B. durch die Laktatazidose, die oft in der Literatur in diesem Zusammenhang genannt wird [3, 5, 7].

Ein eindeutig sichtbarer Zusammenhang mit der Laktatazidose konnte in dieser Studie nicht festgestellt werden, da ja gerade bei den geringsten Laktatserumkonzentrationen die höchsten Myoglobinwerte zu messen waren. Nicht auszuschließen ist jedoch der Einfluß einer zwar geringgradigen, aber länger bestehenden Belastungsazidose auf die Myoglobinfreisetzung aus der Muskelzelle. Allerdings gibt es klinische Beispiele von Nachbelastungshypermyoglobinämie ohne Laktateinfluß wie z. B. bei der rezessiv vererbten McArdles Disease, bei der durch den Phophorylasemangel keine aerobe und anaerobe Glykolyse abläuft.

Die dargestellten Ergebnisse unterschreichen die Bedeutung der Messung von Myoglobinnachbelastungskonzentrationen für die Sportmedizin.

Die Messungen zeigen eine deutliche Abhängigkeit von der Art der Belastung, d. h. Myoglobinkonzentrationsanstiege müssen sportartspezifisch beurteilt werden.

Die in dieser Studie gefundenen Werte könnten als Richtlinie im Sinne von Nachbelastungsnormalwerten für die Beurteilung muskulärer Beanspruchung bzw. Überbeanspruchung verwendet werden.

Myoglobinbestimmungen sollten daher Anwendung finden in der Objektivierung des Ausmaßes muskulärer Verletzungen infolge von Wettkämpfen oder Traningsüberlastungen. Außerdem können sie, wie besonders aus der Gruppe der 3-h-Läufer zu ersehen war und wie auch schon oft in der Fachliteratur dokumentiert wird, zur Trainingsbeurteilung herangezogen werden, da die Höhe der Nachbelastungshypermyoglobinämie u. a. vom Trainingszustand abhängig ist [4, 6].

Für alle diese Anwendungsmöglichkeiten ist die Myoglobinmessung der CK-Bestimmung unbedingt vorzuziehen, da sie sowohl größere Sensitivität als auch höhere Spezifität besitzt, was den klinischen Aussagewert stark verbessert.

Literatur

1. Eliot RS, Shafer RB, Gibas MA (1967) Demonstration of myoglobinemia in football players. Arch Phys Rehabil 48:229–232
2. Fowler WM, Chowdhury SR, Pearson CM, et al (1962) Changes in serum enzyme levels after exercise in trained and untrained subjects. J Appl Physiol 17:943–946
3. Knochel JP (1972) Exertional rhabdomyolysis. N Engl J Med 287:927–929
4. Maxwell JH, Bloor CM (1981) Effects of conditioning on exertional rhabdomyolysis and serum creatine kinase after severe exercise. Enzyme 26:177–181
5. Norregaard-Hansen K, Bjerre-Knudsen J, Brodthagen U (1982) Muscle cell leakage due to long distance training. Eur J Appl Physiol 48:177–188
6. Ritter WS, Stone MJ, Willerson JT (1978) Reduction in exertional myoglobinemia after physical conditioning. Arch Intern Med 139:645–647
7. Schiff H, MacSearraigh ETM, Kallmeyer JC (1978) Myoglobinuria, rhabdomyolysis and marathon running. Q J Med 188:463–472

Muskuläre Leistungsfähigkeit, Myoglobin und β_2-Mikroglobulin im Plasma von Dialysepatienten bei fahrradergometrischer Belastung

Muscular Work Capacity and Myoglobin and β_2-Microglobulin in the Plasma of Dialysis Patients During Exercise on a Bicycle Ergometer

W. *Huber*[1], E. *Marquard*[1], D. *Barwich*[2] und H. *Weicker*[2]

[1] Abteilung Nephrologie und Dialyse (Leiter: Priv.-Doz. Dr. med. W. Huber), Stiftung Rehabilitation Heidelberg, Rehabilitationsklinik und [2] Abteilung für Pathophysiologie und Sportmedizin (Direktor: Prof. Dr. med. H. Weicker), Medizinische Universitätspoliklinik Heidelberg

Zusammenfassung

17 männliche Dialysepatienten und eine Kontrollgruppe von 17 gesunden Männern wurden auf einem Fahrradergometer stufenweise ansteigend bis zur subjektiven Erschöpfung belastet. Die mittlere erreichte Leistung der Dialysepatienten betrug 89,4 W, die der Kontrollgruppe 157,0 W. Somit besteht bei Dialysepatienten eine Leistungsminderung von 43%. Aus venösem Blut wurde vor dem Test, bei maximaler Belastung und nach 30minütiger Erholung Myoglobin und β_2-Mikroglobulin bestimmt. Dialysepatienten haben in Ruhe einen Myoglobin-Serumspiegel von 355 ± 107 ng/ml, der damit bis zum 10-fachen des Normalwertes der Kontrollen (40 ± 16 ng/ml) erhöht ist. Die β_2-Mikroglobulin-Serumspiegel der Dialysepatienten betrugen in Ruhe 70 ± 16 mg/l. Sie sind im Vergleich zu den Kontrollen (1,3 ± 0,6 mg/l) bis zum 40fachen erhöht. Bei maximaler Belastung und nach 30minütiger Erholung fand sich in beiden Testgruppen keine signifikante Erhöhung des Myoglobins und des β_2-Mikroglobulins im Bezug zum Ruhewert. Die Erhöhung des Myoglobins und des β_2-Mikroglobulins ist bei Dialysepatienten auf die fehlende renale Elimination zurückzuführen. Obwohl bei Dialysepatienten eine renale Myopathie vorliegt, führt eine mechanisch nicht traumatisierende körperliche Belastung wie Fahrradfahren, nicht zu vermehrter Freisetzung von Myoglobin und β_2-Mikroglobulin in die Blutbahn. Eine Schädigung der Muskulatur durch diese Belastungsart findet somit nicht statt.

Schlüsselwörter: Dialyse – Leistungskapazität – Myoglobin – β_2-Mikroglobulin.

Summary

17 male dialysis patients and a control group of 17 healthy men were put under a gradually increasing load an a bicycle ergometer until subjective exhaustion was reached. In patients the mean reached load was 157.0 watts. Thus in dialysis patients there is a reduction of work capacity by 43%. Prior to, with maximal load and 30 min following the exercise myoglobin and β_2-microglobulin were determined from venous blood samples. In dialysis patients the myoglobin basal concentration is 355 ± 107 ng/ml, which is the 10-fold of that of controls (40 ± 16 ng/ml).

The β_2-microglobulin basal concentration of dialysis patients is 70 ± 16 mg/l. In comparison to controls (1.8 ± 0.6 mg/l), this is the 40-fold. With maximal load and after 30 min of recovery there was no significant elevation of myoglobin- and β_2-microglobulin concentrations in relation to the basal val-

---

Anschrift für die Verfasser: Priv.-Doz. Dr. med. W. Huber, Abteilung Nephrologie und Dialyse der Medizinischen Universitätsklinik, Bonhoefferstraße, 6900 Heidelberg

ues in both groups. Although dialysis patients suffer from a renal myopathy, cycling in such a way as to put only a comparatively minor mechanical strain does not cause a greater quantity of myoglobin and β_2-microglobulin to enter the blood circulation. Thus a damage of muscle cells does not occur when subjected to this type of strain.

Key-words: Dialysis – Work capacity – Myoglobin – β_2-Microglobulin.

Einleitung

Myoglobin ist ein O_2-transportierendes Hämoprotein, das sich intrazellulär im Skelett- und Herzmuskel findet. Es ist ein excellenter Indikator für muskuläre Schädigung und reagiert empfindlicher als die Kreatinkinase [6]. Pathologisch erhöhte Serumwerte finden sich vor allem bei primären und sekundären Myopathien [5] und beim frischen Herzinfarkt [4, 6]. Bis um das dreifach erhöhte Serumwerte wurden ferner bei Sportlern nach Lauf- und Spielwettbewerben beobachtet, während nach Fahrradergometrie im Labor keine Erhöhung festzustellen war [2].

Extreme Langzeitbelastungen sind bekannt als Ursache für eine vorübergehende Abnahme der glomerulären Filtrationsrate. Zum Nachweis hierfür eignet sich das β_2-Mikroglobulin, ein Bestandteil der HLA-Antigene. Erhöhte Serumwerte zeigen eine lymphatische Erkrankung an, sonst sind sie ein Hinweis auf eine verminderte renale Elimination [3].

Dialysepflichtige niereninsuffiziente Patienten haben eine verminderte körperliche Leistungsfähigkeit auf Grund einer Reihe urämischer Folgeerkrankungen, in erster Linie der renalen Anämie und der renalen Myopathie und peripheren Neuropathie. Eine Erhöhung des Serum-Myoglobins bei Dialytikern ist beschrieben. Als Hauptursache wird die fehlende renale Elimination als auch zum Teil die renale Myopathie angenommen [4]. Untersucht werden sollte, ob bei solchermaßen vorgeschädigten Personen körperliche Belastung eine muskuläre Schädigung, kenntlich an einem Anstieg des Serum-Myoglobins, nach sich zieht.

Methodik

Die Patientengruppe bestand aus 17 männlichen Dialysepatienten, die seit durchschnittlich 4,8 Jahren in chronisch intermittierender Hämodialysebehandlung (3 x 5 Std pro Woche) sind. Elf der Paitenten haben eine renale Anämie. Die Kontrollgruppe setzte sich aus 17 gesunden, untrainierten Männern zusammen (Tabelle 1).

Die Fahrradergometrie wurde mit 0,7 W/kg KG begonnen und alle 6 min um 25 W gesteigert. Als Kriterium zum Belastungsabbruch galt die subjektive Erschöpfung oder das Vorliegen eines der üblichen Abbruchkriterien bei Ergometrie. Myoglobin und β_2-Mikroglobulin wurde aus venösen Blutproben die vor, bei maximaler Belastung und 30 min nach Belastung entnommen wurden, mit Hilfe käuflicher Reagenziensätze radioimmunologisch bestimmt (Myoglobin: RIA-mat-Myoglobin, Byk-Mallinckrodt; β_2-Mikroglobulin: Phadebas β_2-microtest, Pharmacia Diagnostics). Gleichzeitig wurde aus Kapilarblut des hyperämisierten Ohrläppchens Lactat (Boeheringer-Testcombination) und Blut-pH (Analyzer Corning 168) bestimmt. Die statistische Prüfung erfolgte mit dem t-Test nach Student. Als Signifikanzniveau galt eine Irrtumswahrscheinlichkeit von 5% ($p < 0,05$).

Tabelle 1. Probandendaten und Ergebnisse der Belastung

		Alter (Jahre)	Hb (g %)	Max HF (Imp/min)	Max. Leistung (W)	Rel. max. Leistung (W/kg KG)	Arbeitsdauer (min)
Patienten ($n = 17$)	$\bar{x}$	34,0	9,5	133,0	89,4	1,37	15,4
	SEM	± 3,43	± 0,89	± 8,72	± 5,80	± 0,09	± 1,21
Kontrollen ($n = 17$)	$\bar{x}$	32,6	15,5	171,4	157,0	2,15	29,3
	SEM	± 2,83	± 0,39	± 3,42	± 14,52	± 0,20	± 3,09

Ergebnisse

Eine Zusammenfassung der Probandendaten und Ergebnisse der Belastung zeigt Tabelle 1.

Die Patienten erreichten mit 89,4 W 56,9% der mittleren Leistung der Kontrollgruppe. Bezogen auf das Körpergewicht erreichen sie 63,7% der Kontrollgruppe. Der Leistungsunterschied zwischen den Gruppen ist hoch signifikant ($p < 0,005$). Die submaximale Herzfrequenz erreichten nur 3 von 17 Patienten. Bei den übrigen wurde die Belastung wegen subjektiver Erschöpfung vorzeitig abgebrochen, dabei wurde als Abbruchgrund häufiger muskuläre Ermüdung in den Beinen als Dyspnoe angegeben. In der Kontrollgruppe erreichten 14 von 17 Probanden die submaximale Herzfrequenz.

In der Patientengruppe waren die mittleren Werte für pH bzw. Lactat bei maximaler Belastung 7,16 bzw. 5,1 mmol/l, in der Kontrollgruppe waren dies 7,25 bzw. 6,33 mmol/l.

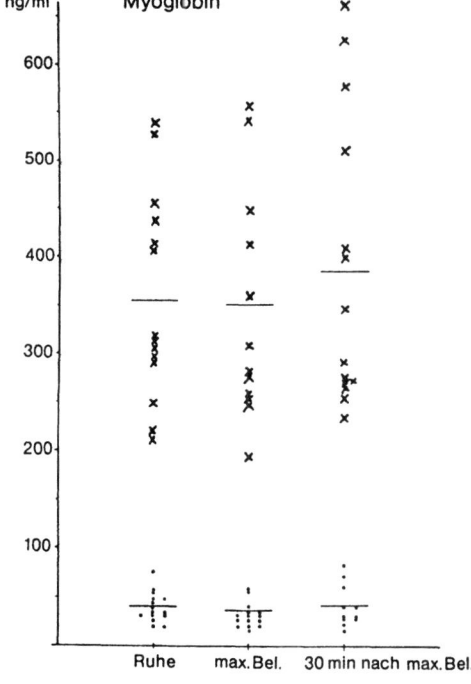

Abb. 1. Myoglobin im Serum vor (*I*), bei max Belastung (*II*) und 30 min nach Belastung (*III*).

Patienten
I: 355 ng/ml ± 107 ng/ml
II: 351 ng/ml ± 119 ng/ml
III: 384 ng/ml ± 149 ng/ml

Kontrollen
I: 39,5 ng/ml ± 15,5 ng/ml
II: 34,2 ng/ml ± 11,3 ng/ml
III: 39,1 ng/ml ± 19,0 ng/ml

(Werte für $\bar{x} \pm$ SD)

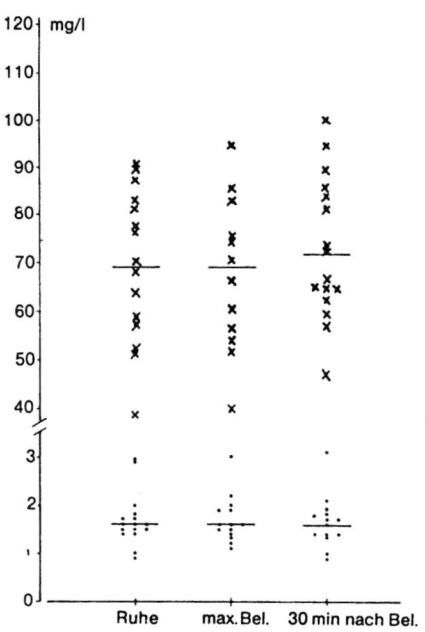

Abb. 2. β_2-Mikroglobulin im Serum vor (*I*), bei max. Belastung (*II*) und nach 30 min nach Belastung (*III*).

Patienten   I: 68 mg/l ± 16,0 mg/l
            II: 68 mg/l ± 15,0 mg/l
            III: 73 mg/l ± 15,0 mg/l

Kontrollen I: 1,7 mg/l ± 0,54 mg/l
            II: 1,7 mg/l ± 0,47 mg/l
            III: 1,6 mg/l ± 0,53 mg/l

(Werte für $\bar{x}$ ± SD)

Der Unterschied zwischen beiden Gruppen ist nicht signifikant, so daß angenommen werden kann, daß die Patienten von metabolischer Seite her gleich hoch beansprucht waren wie die Kontrollen.

Abb. 1 und 2 zeigen die Meßwerte von Myoglobin und β_2-Mikroglobulin im Serum. Sämtliche Werte der Patienten sind gegenüber den Kontrollen signifikant erhöht ($p < 0,0005$).

Innerhalb der Gruppen ergab sich zwischen den einzelnen Belastungsstufen in keinem Fall ein signifikanter Unterschied.

Diskussion

Die verminderte körperliche Leistung der Dialysepatienten von 43% liegt in derselben Größenordnung, wie sie auch von anderen Autoren gefunden wurde [1].

Der häufigste Abbruchgrund bei Patienten war „muskuläre Ermüdung der Beine", so daß neben dem sicherlich vorhandenen Faktor Anämie als weiterer leistungslimitierender Faktor eine muskuläre Schwäche durch die renale Myopathie anzunehmen ist. Während für das β_2-Mikroglobulin sicher nur die fehlende renale Elimination — keiner der Dialysepatienten hatte eine nennenswerte Urinproduktion — für eine Erhöhung der Serum-Spiegel in Frage kommt, kann bei Myoglobin zusätzlich ein vermehrter Anfall mitursächlich sein.

Eine Erhöhung beider Proteine nach Belastung bei Kontrollen würde für eine verminderte GFR sprechen, was jedoch bei Dialysepatienten kaum noch möglich ist. Eine Erhöhung des Myoglobins alleine wäre ein Hinweis für einen vermehrten Anfall durch stattgefundene muskuläre Schädigung.

Wie nicht anders zu erwarten, ergab sich keine Änderung der β_2-Mikroglobulinspiegel unter und nach Belastung, sowohl bei Patienten, wie auch bei Kontrollen.

Aber auch die Myoglobin-Serumspiegel zeigten unter und nach Belastung keine Änderung in beiden Gruppen.

Fahrradfahren, das die Muskulatur vergleichsweise nur gering mechanisch belastet, führt bei Dialysepatienten wie bei der Kontrollgruppe nicht zu einer vermehrten Freisetzung von Myoglobin in die Blutbahn.

Dieser Befund spricht dafür, daß bei Dialysepatienten, trotz Hinweise auf eine Myopathie, die Zellpermeabilität für Myoglobin und die Vulnerabilität der Muskelzellen bei der angewandten Belastungsart nicht erhöht sind.

Literatur

1. Barnea N, Drory Y, Iaina A, Lapidot G, Reisin E, Eliahou H, Kellermann JJ (1980) Exercise tolerance in patients on chronic haemodialysis. Israel J Med Sci 16:1
2. Barwich D, Merkt J, Keillolz U, Weicker H (1982) Myoglobin und β_2-Mikroglobulin im Serum bei Sportlern vor und nach unterschiedlicher Belastung. Kongreßbericht dtsch. Sportärztekongreß Köln 1982, S 45–50
3. Grützner FJ (1982) Diagnostik mit β_2-Mikroglobulin. Inn Med 9:45–56
4. Kaiser H, Rumpf KW, Nordbeck H, Schrader J, Spaar U, Scheler F, Kreuzer H (1981) Erhöhtes Serum-Myoglobin bei Niereninsuffizienz. Klin Wochenschr 59:247–248
5. Kiessling WR, Ricker K, Pflughaupt K, Mertens HG, Haubitz I (1981) Serum-Myoglobin in primary and secondary skeletal muscle disorders. J Neurol 224:229–233
6. Miyoshi K, Saito S, Kawai H, Kondo A, Iwas M, Hayashi T, Yagita M (1978) Radioimmunoassay for human myoglobin: method and results in patients with skeletal muscle and myocardial disorders. J Lab Clin Med 92:868–870

Serumenzymaktivitätsänderungen als Folge von Ausdauerbelastungen und die Adaptation dieser Veränderungen durch ein Training

Changes of Serum Enzyme Activity Following Endurance Exercise and Their Adaptation by Training

W. Kattwinkel und H. Rieckert

Institut für Sport und Sportwissenschaften, Abteilung Sportmedizin (Direktor: Prof. Dr. med. H. Rieckert), Universität Kiel

Zusammenfassung

An 15 Sportstudenten wurden die Enzymaktivitätsdifferenzen (ΔU) der LDH, HBDH, GOT, GPT, PHI und der CK vor und nach einem Steigerungslauf und einer halbstündigen Dauerbelastung im Laufbandergometer gemessen. Nach einem achtwöchigen, leichtathletischen Ausdauertraining wurden die gleichen Messungen wiederholt. Der Umfang des Trainings betrug zweimal wöchentlich 1 Std, die Intensität lag im Bereich der aerob-anaeroben Schwelle. Als Maß für den Trainingserfolg wurde das Laktatäquivalent genommen, das als Folge des Trainings von 0,17 auf 0,11 mmol/l/ml/kg abfiel.

Als Folge des Trainings kam es nach dem Steigerungslauf zu einem geringeren Anstieg der Enzymaktivitäten als vor der Trainingsperiode. Bei der CK war der Anstieg 5,3 ΔU/l gegenüber vor dem Training 7,5 ΔU/l. Bei der PHI betrugen die Aktivitätsänderungen vor dem Training 19,4 ΔU/l und nach dem Training 7,4 Δ/l. Nach der halbstündigen Dauerbelastung sanken die Aktivitätswerte der CK von 14,8 ΔU/l vor dem Training auf 9,1 ΔU/l nach dem Training, die der LDH von 20,8 ΔU/l auf 15,3 ΔU/l und die der PHI von 31,4 ΔU/l auf 22,6 ΔU/l. Alle Meßwerte lagen im physiologischen Bereich. Die gleichen Messungen wurden bei 6 Mittelstreckenläufern nach der Vorbereitungs- und nach der Wettkampfperiode durchgeführt. Dabei änderte sich das Laktatäquivalent von 0,15 auf 0,07 mmol/l/ml/kg. Die Enzymaktivitätsänderungen waren nur bei der LDH mit 24,3 ΔU/l in der Vorbereitungsphase und 13,0 ΔU/l nach der Wettkampfperiode und bei der PHI von 24,5 ΔU/l auf 15,9 ΔU/l auffallend.

Schlüsselwörter: Enzymaktivität – Dauerbelastung – Training – Adaptation.

Summary

The serum enzyme activities of LDH, HBDH, GPT, PHI and CK were measured in 15 sport students before and after continuous exercise of half an hour on a treadmill ergometer with step-wise increasing speeds. This test was repeated after an athletic training of 8 weeks. The training duration was one hour twice a week with an intensity between the aerobic-anaerobic threshold. The lactate equivalent was used to measure the success of the training. It decreased during the training from 0.17 to 0.11 mmol/l/ml/kg.

The training induced a lesser increase of enzyme activities after the treadmill ergometer test than before the training period. The increase of CK was 5.3 ΔU/l after training as opposed to 7.5 ΔU/l before training. The PHI changed from 19.4 ΔU/l before to 7.4 ΔU/l after training. After continuous 1/2 hour exercise, the activity of CK decreased from 14.8 ΔU/l before training to 9.1 ΔU/l after training, that of LDH from 20.8 ΔU/l to 15.3 ΔU/l and that of PHI from 31.4 ΔU/l to 22.6 ΔU/l. Exept CK, all enzymes measured were within physiological limits. The same tests were performed with middle distance runners after the preparation and after the contest period. The lactate equivalent changed from 0.15 to

---

Anschrift für die Verfasser: Dr. med. W. Kattwinkel, Institut für Sport und Sportwissenschaften, Abteilung Sportmedizin, Universität Kiel, Olshausenstraße 40, 2300 Kiel

0.07 mml/l/ml/kg. An obvious but not significant change of enzyme activity were found only with LDH, changing from 24.3 ΔU/l after preparation to 13.0 ΔU/l after contest period, and of PHI, changing from 24.5 ΔU/l to 15.9 ΔU/l.

Key-words: Enzyme activity – Endurance exercise – Training – Adaptation.

Einleitung

Die Enzymdiagnostik nimmt im Rahmen der Sportmedizin einen sehr großen Raum ein, wohl auch in der Hoffnung, aus ihr eine Leistungsdiagnostik entwickeln zu können. Dabei differieren die vorliegenden Arbeiten in der Methodik und in den Ergebnissen erheblich. Während sich sehr viele Autoren mit der Auswirkung körperlicher Belastung auf die Enzymaktivität im Serum befassen [2, 3, 9, 13, 14, 16, 17, 25], ist die Zahl der Veröffentlichungen, die gezielt die Adaptation der Enzymaktivitäten durch Training untersuchen, wesentlich geringer und in den Ergebnissen sehr unterschiedlich [11–13, 18, 26, 27]. Einige Verfasser erforschten die intrazelluläre Adaptation an Training mit Hilfe von Muskelbiopsien [11, 12, 26, 27]. Die Methode ist nicht als Routinemethode für die Leistungsdiagnostik verwendbar. Im Rahmen dieser Arbeit wurden die Enzymaktivitätsveränderungen der GOT, GPT, HBDH, LDH, PHI und der CK nach standardisierten Belastungen vor und nach achtwöchigem leichtathletischen Ausdauertraining untersucht.

Material und Methodik

Im Rahmen dieser Arbeit wurden zwei Gruppen untersucht:

1) 15 Sportstudenten, die sich bereiterklärt hatten, ein vorgeschriebenes Traninng zu absolvieren.

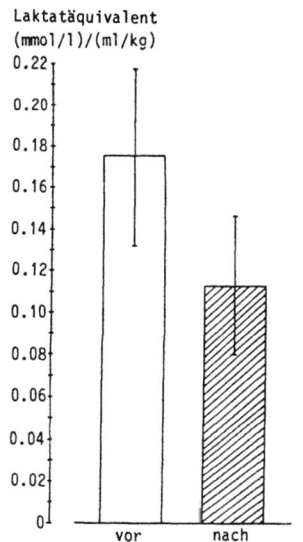

Änderung des maximalen Laktatäquivalents nach acht Wochen Training

Abb. 1. Veränderungen des Laktatäquivalentes bei maximaler Belastungen als Folge von Training

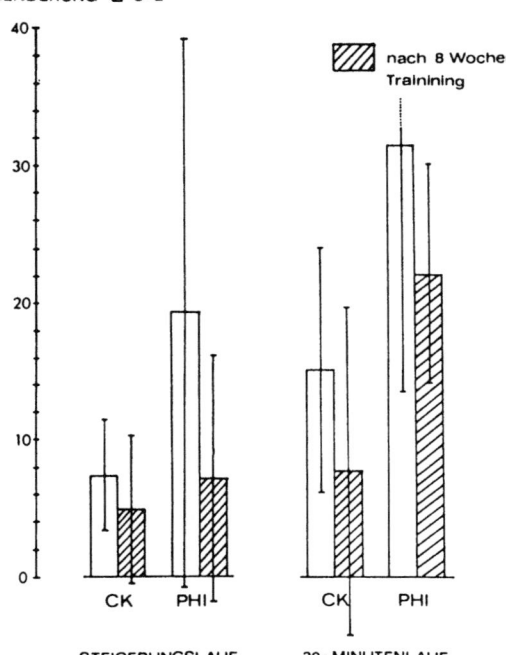

Abb. 2. Enzymaktivitätsveränderungen ΔU der CK und PHI als Folge von verschiedenen Belastungen vor und nach Training

2) 6 Mittel- bzw. Langstreckenläufer, die im Rahmen ihrer Trainingsperiodik nach der Vorbereitungs- und nach der Wettkampfsperiode untersucht wurden.

Untersuchungsgang. Nach Laufbandgewöhnung wurden bei der 1. Gruppe vor Trainingsbeginn und nach Trainingsabschluß je zwei Tests durchgeführt, ein Steigerungslauf und ein $1/2$-Studen-Lauf, dessen Geschwindigkeit individuell bei jedem Probanden an der aerob-anaeroben Schwelle bestimmt worden war. Um vergleichbare Testergebnisse zu erhalten, entsprachen die Dauer und Intensität der Test vor Trainingsbeginn denen nach Training. Gruppe 2 absolvierte nach der Vorbereitungs- und nach der Wettkampfperiode einen Steigerungslauftest. Herzfrequenz, O_2-Aufnahme und Laktatwerte nach jeder Steigerungsstufe wurden registriert. Enzymbestimmungen erfolgten nach Blutentnahme vor und direkt nach dem Lauf.

Ergebnisse

Gruppe 1. Maximale Herzfrequenz- und maximale Laktatäquivalentwerte sanken als Trainingsfolge hochsignifikant (Herzfrequenz 195/187 Schäge/min; Laktatäquivalent 0,17/0,11 mmol/l/ml/kg). Enzyme: Bei GPT und HBDH konnten keine signifikanten Veränderungen festgestellt werden.

Gruppe 2. Signifikante Veränderungen gegenüber der Vorbereitungsperiode zeigen sich nach der Wettkampfperiode bei der maximalen Herzfrequenz (nach Vp. 194, nach Wp.

191) und bei den Laktatwerten (nach Vp. 8,8, nach Wp. 7,9 mmol/l). Entsprechend ist bei den Enzymen nach der Wettkampfperiode ein geringerer Anstieg der LDH (ΔU 24,3/ 13ΔU/l) und PHI (ΔU24,5%15,9ΔU/l) auffällig aber nicht signifikant.

Diskussion

Um die Effizienz des Trainings zu überprüfen, wurden die Parameter Herzfrequenz, O_2-Aufnahme, maximale Lactat- und Lactatäquivalentwerte der Tests vor und nach dem Training miteinander verglichen. Die Werte unterschieden sich hochsignifikant. Ein Trainingserfolg kann also angenommen werden [8, 12].

Enyzme

Ruhewerte: Mit Ausnahme der CK lagen alle Ruhewerte im Normbereich. Da nur Sportstudenten untersucht wurden, können derartig erhöhte Ruhewerte als Folge früherer sportlicher Aktivitäten angesehen werden [13, 14, 17, 25].

Belastungswerte: Wie aus Tabelle 1 ersichtlich, kam es zu einem deutlichen Aktivitätsanstieg der Enzyme LDH, PHI und CK nach den Läufen. Dieser verstärkte Enzymaustritt aus der Zelle als Folge körperlicher Belastung wurde von vielen Autoren berichtet [13, 14, 16–18]. Dabei zeigte sich, daß mit Steigerung der Intensität und Dauer der Belastung auch ein erhöhter Enzymefflux verbunden war [2, 9, 17]. Zum Versuch einer Erklärung dieser Hyperpermeabilität wurden verschiedene Ansätze verwandt:

1. Mechanische Zellschädigung durch Reibung und Druckveränderung in der Muskulatur [13],
2. Hypoxie der Arbeitsmuskulatur [15],

Tabelle 1. Enzymaktivitätsveränderungen als Folge von verschiedenen Belastungen vor und nach Training

		Steigerungslauf				1/2-Stundenlauf			
		Vor Training		Nach Training		Vor Training		Nach Training	
		GOT							
Ruhewert		$\bar{x}_1$	10,8	$\bar{x}$	12,0	$\bar{x}'_1$	11,8	$\bar{x}'_3$	11,2
		s	2,9	s	3,1	s	3,1	s	3,5
Nach Belastung		$\bar{x}_2$	11,2	$\bar{x}_4$	12,2	$\bar{x}'_2$	12,5	$\bar{x}'_4$	11,0
		s	2,5	s	3,1	s	3,7	s.	2,8
Aktivitätsänderung		ΔU	0,4	ΔU	0,2	ΔU	0,7	ΔU	−0,1
		s	1,0	s	1,3	s	1,1	s	2,0
Signifikanzniveau		p_1	n.s.		n.s.		s.		n.s.
		p_2			n.s.				n.s.

Tabelle 1 (Fortsetzung)

	Steigerungslauf		1/2-Stundenlauf	
	Vor Training	Nach Training	Vor Training	Nach Training
	LDH			
Ruhewert	$\bar{x}_1$ 200,0 s 39,7	$\bar{x}_3$ 202,0 s 25,2	$\bar{x}'_1$ 169,0 s 57,9	$\bar{x}'_3$ 199,5 s 40,1
Nach Belastung	$\bar{x}_2$ 201,0 s 35,3	$\bar{x}_4$ 213,2 s 26,3	$\bar{x}'_2$ 189,8 s 63,3	$\bar{x}'_4$ 214,8 s 37,5
Aktivitätsänderung	ΔU 1,0 s 25,0	ΔU 11,2 s 13,7	ΔU 20,8 s 12,1	ΔU 15,3 s 21,7
Signifikanzniveau	p_1 n.s. p_2	h.s. n.s.	s.	s. n.s.
	PHI			
Ruhewert	$\bar{x}_1$ 46,7 s 17,4	$\bar{x}_3$ 28,9 s 9,5	$\bar{x}'_1$ 52,0 s 17,0	$\bar{x}'_3$ 26,2 s 9,7
Nach Belastung	$\bar{x}_2$ 66,1 s 24,6	$\bar{x}_4$ 36,3 s 11,5	$\bar{x}'_2$ 83,4 s 21,8	$\bar{x}'_4$ 48,8 s 12,7
Aktivitätsänderung	ΔU 19,4 s 20,0	ΔU 7,4 s 8,9	ΔU 31,4 s 17,9	ΔU 22,6 s 8,0
Signifikanzniveau	p_1 s.s. p_2	h.s. s.	s.s.	h.s. n.s.
	CK			
Ruhewert	$\bar{x}_1$ 77,4 s 47,6	$\bar{x}_2$ 82,2 s 40,5	$\bar{x}'_1$ 96,4 s 79,4	$\bar{x}'_3$ 74,7 s 35,4
Nach Belastung	$\bar{x}_2$ 84,9 s 47,2	$\bar{x}_4$ 87,5 s 38,7	$\bar{x}'_2$ 111,2 s 82,0	$\bar{x}'_4$ 83,8 s 42,8
Aktivitätsänderung	ΔU 7,5 s 4,0	ΔU 5,3 s 5,4	ΔU 14,8 s 8,9	ΔU 9,1 s 12,3
Signifikanzniveau	p_1 s. p_2	s. s.s.	h.s.	s. s.s.

p_1 = Ruhewert gg. Wert nach Belastung
p_2 = ΔU vor Training gg. ΔU nach Training

3. Hyperpermeabilitätsreaktionen im Sinne eines Entzündungsvorganges während Regeneration nach intensiven Ausdauerbelastungen [13],
4. Energiedefizit der Arbeitsmuskulatur [2],
5. Unterschiedliche Beanspruchung verschiedener Enzyme, sowie deren Lokalisation und Molekulargewicht [17].

Änderung der Aktivitätsanstiege als Trainingsfolge: Die Aktivitätsänderungen ΔU der GOT, PHI, CK und der LDH nach $1/2$-Stundenlauf fielen nach dem Training geringer aus als vorher. Die Aktivitätsanstiege unterschieden sich bei CK und PHI signifikant. Zu ähnlichen Ergebnissen kamen bereits Nutall u. Jones [18] sowie Gardner et al. [7] Auch Liesen et al. [14] und Israel et al. [9] stellten bei gut tranierten Marathonläufern erheblich geringere Aktivitätsanstiege als bei langsameren Läufern fest. In Anlehnung an o. g. Begründungen für die Hpyerpermeabilität der Zellembran müssen die Erklärungen für die Verringerung des Enzymeffluxes gesehen werden:

ad 1. Da die Test vor und nach Training identisch waren, kann es zu keinem Unterschied bei der mechanischen Beanspruchung der Muskulatur gekommen sein. Es kann dementsprechend kein unterschiedlicher Aktivitätsanstieg heraus resultieren.

ad 3. Leider wurden im Rahmen dieser Arbeit weder Entzündungsfaktoren noch deren Inhibitoren untersucht, so daß hierüber keine Aussagen gemacht werden können.

ad 2 et 4. Hochsignifikante Verbesserung der O_2-Aufnahme und des Lactatäquivalentes sprechen für eine bessere Versorgung der Arbeitsmuskulatur, die eine höhere Membranstabilität zur Folge haben könnte.

ad 5. Als Folge des Ausdauertrainings kommt es intrazellulär zu einem Absinken glykolytischer Enzyme [3, 26, 27]. Es könnte daher auch zu einem geringeren Enzymefflux nach Belastung kommen.

Literatur

1. Berg A (1977) Die aktuelle Belastbarkeit. Versuch ihrer Beurteilung anhand von Stoffwechselgrößen. Leistungssport 7/5:420–424
2. Berg A, Haralambie G (1978) Changes in serum creatine kinase and hexose phosphate isomerase activity with exercise duration. Eur J Appl Physiol 39:191–201
3. Berg A, Keul J (1982) Serumenzymkinetik während und nach intensiver Langzeitbelastung. Dtsch Z Sportmed 1 12–17
4. Bylund AC, Bjurö T, Cederblad G, Holm J, Lundholm K, Sjoström M, Angquist KA, Schersten T (1977) Physical training in man skeletal muscle metabolism in relation to muscle morphology and running ability. Eur J Appl Physiol 36:151–169
5. Costill DL, Fink WJ, Pollock ML (1976) Muscle fiber composition and enzyme activities of elite distance runners. Med Sci Sports 8:96–100
6. Fowler WM, Gardner GW, Kazerunian HH, Lauvstad W (1968) Effect of exercise on serum enzymes. Arch Phys Med Rehabil 49:554
7. Gardner GW, Bratton R, Chowdhurry, Fowler WM, Pearson CM (1964) Effects of exercise on serum enzyme levels in trained subjects. J Sports Med 4:103
8. Hollmann W, Hettinger Th (1976) Sportmedizin. Arbeits- und Trainingsgrundlagen. Schattauer, Stuttgart – New York, pp 445–454
9. Israel S, Scheibe J, Köhler E, Stumpe H (1976) Enzymaktivitäten im Serum nach einem 88-km-Lauf. Med Sport 16:363–367
10. Kindermann W, Simon G, Keul J (1978) Dauertraining. Ermittlung der optimalen Trainingsherzfrequenz und Leistungsfähigkeit. Leistungssport 8/1:34–39
11. Keul J, Berg A, Lehmann M, Chavez RS (1982) Enzymadaptation im Muskel durch Training. Dtsch Z Sportmed 12:403–407
12. Keul J, Berg A, Lehmann M, Dickhuth HH (1980) Metabolic adaptation induced by training and its relevance for performance diagnostics. Sport- und Leistungsmedizin. Kongreßband Deutscher Sportärztekongreß Saarbrücken, S 19–33

13. Liesen H, Hollmann W (1981) Ausdauersport und Stoffwechsel. Wissenschaftl Schriftenreihe des Deutschen Sportbundes 14:83–102
14. Liesen H, Michel D, Hollmann W (1973) Aktivitätsveränderungen von Serumenzymen bei jungen und alten Athleten durch einen Marathonlauf. Sportwissenschaften 3:323–335
15. Loegering DJ, Critz JB (1971) Effect of hypoxia and muscular activity on plasma enzyme levels in dogs. Am J Physiol 220:100–104
16. McKechnie JM, Leary WP, Joubert SM (1967) Some electrocardiographic and biochemical changes recorded in marathon runners. S African Med J 41:722
17. Michel D (1977) Über den Einfluß verschiedener Langlaufbelastungen auf Enzymaktivitäten im Serum des Sportlers. Inaug-Diss
18. Nutall FQ, Jones B (1968) Creatinekinase and glutamic oxalacetic transaminase activity in serum: kinetics of changes with exercise and effect of physical conditioning. J Lab Clin Med 71:847
19. Oberholzer F, Claasenn H, Moesch H, Howald H (1976) Ultrastrukturelle, biochemische und energetische Analyse einer extremen Dauerleistung (100-km-Lauf). Schweiz Z Sportmed 24:71–98
20. Rick W (1977) Klinische Chemie und Mikroskopie, 5. Aufl. Springer, Berlin Heidelberg New York, S 221–246
21. Sachs L (1968) Statistische Auswertungsmethoden. Springer, Berlin Heidelberg New York
22. Schlang HA, Kirkpatrick CA (1961) The effect of physical exercise on serum transaminase. Am J Med Sci 242:338
23. Schmidt E, Schmidt FW (1979) Enzymologie. In: Siegenthaler W (Hrsg) Klin Pathophysiologie, 4. Aufl. Thieme, Stuttgart
24. Schmidt M, Gadermann E, Voigt KD (1970) Zum Energiestoffwechsel von Leistungssportlern unter Wettkampfbedingungen. Med Welt 21
25. Schubert B (1979) Das Verhalten verschiedener Enzyme und des Lactats im Serum bei Sportstudenten unter standardisierter Ergometerbelastung. Inaug-Diss
26. Sjödin B, Thorstensson A, Frith K, Karlsson J (1976) Effect of physical training on LDH activity and LDH isozyme pattern in human skeletal muscle. Acta Physiol Scand 97:150–157
27. Sprynarova S, Bass A, Mackova E, Vondra K, Vitek V, u a (1980) Changes in maximal aerobic power, aerobic capacity and muscular enzyme activities at two stages of the annual training cycle in ski runners. Eur J Appl Physiol 44:17–23
28. Thomas L (1984) In: Thomas L (Hrsg) Labor und Diagnose, 2. Aufl. Die Medizinische Verlagsgesellschaft, Marburg/Lahn
29. Wittmann OFA (1983) Pers Mitteilung Sportärztl Untersuchungsstelle der BW Warendorf

Einfluß einer biologischen Wirkstoffkombination auf die belastungsinduzierte Immunreaktion bei Ausdauersportlern

Influence of a Biological Preparation on the Exercise-Induced Immunological Response in Endurance-Trained Sportsmen

A. Berg, M. Lais, G. Huber und J. Keul

Abteilung Sport- und Leistungsmedizin (Leiter: Prof. Dr. med. J. Keul), Medizinische Universitätsklinik Freiburg

Zusammenfassung

Aus einer regionalen Skilangläufergruppe ($n = 25$) wurden in Bezug auf Alter und Leistungsfähigkeit 2 nahezu identische Gruppen gebildet und auf ihre belastungsbedingte Immunreaktion (Akute-Phase-Proteine, C3-, C4-Komplement, Immunglobuline IgG, IgM, IgA) unter Einfluß einer biologischen Wirkstoffkombination in der Vorbereitungs-, Wettkampf- und Regenerationsphase eines 60-km-Skimarathonlaufs beobachtet. Bei vergleichbaren, nicht signifikant unterschiedlichen Ausgangswerten bleibt in der Verumgruppe der für die Placebogruppe nachweisbare belastungsinduzierte Anstieg der Immunglobuline und Akute-Phase-Proteine in der Vorbereitungsphase aus; ebenso ist die Maximalreaktion in der Regenerationsphase nach dem Wettkampf signifikant geringer ausgeprägt. Die unter Gabe der Wirkstoffkombination meßbar verringerte Immunreaktion kann als Zeichen für eine geringere periphere Streßsituation gedeutet werden.

Schlüsselwörter: Belastung – Immunreaktion – Biologische Wirkstoffkombination.

Summary

2 groups of cross-country skiiers with identical performance data were selected to examine the training- and competition-induced immunological response with and without intake of a biological preparation. Blood samples were collected before starting the administration as well as 6 min, 1 h and 1, 3 and 5 days after a competitional 60-km-cross-country skiing. In all samples, serum concentrations of acute phase proteins, C3-, C4-complement and immunoglobuline IgG, IgM, IgA, were measured. In regard to comparable control values at the beginning of the study, no training-induced increase of the immunoglobuline or acute phase proteins could be found in the administration group in contrast to the placebo group; likewise, the maximum immunological responses observed after competition were significantly reduced in the administration group. This reduced immunological response points to a decreased peripheral stress-reaction of the stressed peripheral tissues.

Key-words: Physical exercise – Immunological response – Biological compound preparation.

Anschrift für die Verfasser: Priv.-Doz. Dr. med. A. Berg, Abteilung Sport- und Leistungsmedizin der Universitätsklinik, Hugstetter Straße 55, 7800 Freiburg

Einleitung

Die immunologische Reaktion in der Nachbelastungsphase wie auch der Immunstatus von intensiv Trainierenden wurde von verschiedenen Autoren zur Beschreibung der Reizbeantwortung des Organismus auf den peripheren Belastungsstreß wie auch zur Interpretation des Adaptations- und Trainingszustandes herangezogen [5, 8, 13]. Die so auch über die Immunreaktion erkennbare individuelle Belastbarkeit stellt für den intensiv Sporttreibenden eine limitierende Größe im Trainings- und Anpassungsprozeß dar [3]. Es muß gefragt werden, ob durch die gezielte Gabe biologischer Wirkstoffe die Belastbarkeit des Organismus verändert und die an der belastungsinduzierten Immunreaktion objektivierbare Streßreaktion positiv beeinflußt werden kann.

Methodik

Zur Beantwortung dieser Fragestellung wurden im Rahmen einer Doppelblindstudie aus einer regelmäßig trainierenden regionalen Skilangläufergruppe ($n = 25$) zwei im Bezug auf Alter und Leistungsfähigkeit nahezu identische Gruppen gebildet (G1: $n = 10$, 36,1 ± 9,6 Jahre, 60-km-Skimarathonwettkampfzeit 261 ± 32 min; G2: $n = 10$, 36,3 ± 8,9 Jahre, 60-km-Zeit 264 ± 37 min) und auf ihre belastungsbedingte Immunreaktion unter Einfluß einer im Handel erhältlichen Wirkstoffkombination[1] (Placebogruppe = G1; Verumgruppe = G2) untersucht. Die Darreichungsform entsprach der vom Hersteller empfohlenen Dosierungsangabe[2]. Ruheblutproben wurden in der Vorbereitungs-, Wettkampf- und Regenerationsphase eines 60-km-Skimarathonlaufs zu Beginn der Studie (1. Tag), am 12. Tag der Medikation, vor dem Wettkampf sowie 6 Minuten und 1 Stunde nach Zieleinlauf (18. Tag) und am 1., 3. und 5. Tag nach dem Lauf (19., 21., 23. Tag der Medikation) entnommen. Mittels RIA wurde (Fa. Behring, Marburg) alpha-1S-Glykoprotein, alpha-1-Antitrypsin, Coeruloplasmin, alpha-2HS-Glykoprotein, alpha-2-Makroglobulin, Haptaglobin, C3-, C4-Komplement sowie die Immunglobuline IgG, IgM und IgA bestimmt. Die Proteinkonzentrationen wurden gegenüber dem Ruhewert der Erstuntersuchung entsprechend dem jeweiligen Hämatokritwert [2] korrigiert. Die Ergebnisse wurden für die paarigen Vergleiche mit dem Student-t-Test für paarige Stichproben, für die Mittelwert- und Differenzvergleiche innerhalb der beiden Untersuchungsgruppen mit dem Student-t-Test für unpaarige Stichproben auf signifikante Unterschiede überprüft.

Ergebnisse

1) Während der Vorbereitungsphase kommt es zum 12. Tag im Gegensatz zur Verumgruppe in der Placebogruppe zu meßbaren, teilweise signifikanten Anstiegen der Immunproteine (Coeruloplasmin; $p = < 0,02$; C4-Komplement: $p = < 0,01$). Durch die intensive Wettkampfbelastung kommt es für beide Sportlergruppen zu meßbaren Veränderungen

---

1 Revital Energen, Bio-Naturkraft GmbH, Biologische Präparate, 8011 München/Neufarn
2 3 x 1 Kapsel, 1 x 1 Trinkampulle

Tabelle 1. Serumkonzentrationen der Akute-Phase-Proteine ($\bar{x} \pm s$, mg/dl) vor, während und nach einem 60-km-Skimarathonlauf in 2 Gruppen von Ausdauersportlern (G1: $n = 10$, Placebo, G2: $n = 10$, Wirkstoffkombination)

			Vorbereitung		Wettkampf (18. Tag)			Regeneration		
			1. Tag	12. Tag	vor Belastung	6 min nach	1 h nach	1 Tg. nach Wettkampf	3 Tg. nach	5 Tg. nach
alpha-1-Antitrypsin	G1	$\bar{x}$	218	229	199	244[d]	241[e]	266[d]	275[e]	230
		s	34,1	45,2	46,9	48,5	39,7	53,7	46,6	37,3
	G2	$\bar{x}$	213	224	181[c]	226	226	247	246	201
		s	21,6	29,2	16,1	23,7	23,2	32,8	23,8	20,4[a]
alpha-2-Makroglobulin	G1	$\bar{x}$	214	227	194[b]	220	222	244[b]	256[d]	219
		s	42,3	45,2	40,8	53,7	43,5	53,4	49,5	38,0
	G2	$\bar{x}$	215	219	184[d]	212	217	226	236[d]	199
		s	68,8	76,0	65,5	62,4	66,0	64,3	71,0	55,5
alpha-1-Glykoprotein	G1	$\bar{x}$	60,6	68,9	55,9	68,2	64,2	84,2[d]	82,6[d]	64,3
		s	14,6	15,9	16,0	18,5	17,9	21,9	17,3	14,3
	G2	$\bar{x}$	54,7	55,5	42,6[c]	53,6	53,9	66,1[b]	63,4[b]	49,5
		s	11,5	10,7[a]	9,76[a]	10,9[a]	9,01	13,3[a]	10,3[c]	9,25[b]
alpha-2-HS-Glykoprotein	G1	$\bar{x}$	58,0	60,5	52,1[e]	60,5	61,5	63,8[b]	66,8[d]	56,9
		s	7,99	11,4	9,05	15,6	13,4	12,7	12,9	11,0
	G2	$\bar{x}$	56,3	57,6	47,4[d]	59,6	61,4[a]	62,2[a]	63,3[d]	50,3[d]
		s	9,01	9,89	11,7	9,94	12,9	12,7	8,39	8,44
Coeruloplasmin	G1	$\bar{x}$	27,9	31,5[b]	25,8	29,9[a]	30,7[a]	35,5[e]	35,7[e]	28,7
		s	4,84	6,11	5,11	4,88	5,66	6,21	4,97	4,71
	G2	$\bar{x}$	28,0	28,1	22,7[e]	28,4	28,4	31,7[a]	31,5[c]	25,4
		s	4,4	5,46	3,12	4,73	5,04	5,88	5,42	4,93
Haptoglobin	G1	$\bar{x}$	104	101	94,3	84,6[a]	89,7	135[d]	134[a]	112
		s	84,7	70,6	60,2	66,7	72,4	75,0	72,9	68,2
	G2	$\bar{x}$	134	132	117	115	119	174	166	137
		s	66,4	72,0	63,2	72,4	76,6	88,7	75,2	65,3

Signifikanzangaben als Index gg. den Ausgangswert bzw. für die errechneten Mittelwertsdifferenzen in beiden Gruppen als:
[a] $p < 0,05$; [b] $p < 0,02$; [c] $p < 0,01$; [d] $p < 0,005$; [e] $p < 0,001$

gegenüber dem Vorstartruhewert; im Gegensatz zur Verumgruppe kommt es jedoch unmittelbar nach der Wettkampfbelastung zu einem signifikanten Abfall im Haptoglobin der Placebogruppe ($p = < 0,05$).

2) Die belastungsinduzierten Maximalreaktionen sind am 1. und 3. Tag nach dem Wettkampf zu beobachten. Im Gegensatz zur Verumgruppe sind in der Placebogruppe auch Anstiege für die Immunglobuline nachweisbar. In der Regel ist die belastungsinduzierte Immun-

Tabelle 2. Serumkonzentrationen der Komplementfaktoren C3 und C4 und der Antikörper IgG, IgM, IgA ($\bar{x} \pm s$, mg/dl) vor, während und nach einem 60-km-Skimarathonlauf in 2 Gruppen von Ausdauersportlern (G1: $n = 10$, Placebo; G2: $n = 10$, Wirkstoffkombination)

			Vorbereitung		Wettkampf (18. Tag)			Regeneration		
			1. Tag	12. Tag	vor Belastung	6 min nach	1 h nach	1 Tg. nach Wettkampf	3 Tg. nach	5 Tg. nach
C3	G1	$\bar{x}$	72,9	74,6	63,7[b]	73,3	71,7	79,3	82,5[a]	71,3
		s	19,9	22,0	15,8	20,2	17,3	21,7	21,2	18,5
	G2	$\bar{x}$	64,6	64,8	54,8[e]	62,6	64,5	69,5	72,9[e]	62,2
		s	8,32	11,6	9,49	8,14	9,38	12,3	1,24	11,5
C4	G1	$\bar{x}$	30,0[c]	33,2	29,0	33,3[a]	32,6	38,7[e]	39,8[e]	33,7[a]
		s	8,83	7,23	5,28	7,41	6,12	9,4	8,22	6,37
	G2	$\bar{x}$	32,6	32,1	27,3[d]	31,8	32,9	36,7[a]	38,8[c]	32,6
		s	6,04	5,49	7,34	7,88	7,83	8,15	7,52	6,53
IgG	G1	$\bar{x}$	1200	1280	1090[b]	1260	1250	1310	1370[b]	1190
		s	227	227	214	259	248	297	256	241
	G2	$\bar{x}$	1200	1210	1000[e]	1190	1200	1230	1230	1040[d]
		s	244	268	225	277	270	276	242	224
IgM	G1	$\bar{x}$	187	189	162[c]	176	178	193	204	170
		s	79,4	71,9	67,4	65,5	71,9	88,7	89,0	68,4
	G2	$\bar{x}$	161	154	129[d]	149[a]	153	157	157	140[d]
		s	69,5	64,6	55,3	67,9	65,6	67,7	60,4	58,6
IgA	G1	$\bar{x}$	225	240	201[a]	234	234	252[a]	258[c]	214
		s	113	116	98,2	118	115	133	128	105
	G2	$\bar{x}$	246	250	209[d]	244	249	255	264	219
		s	78,8	81,0	69,2	83,4	84,9	85,3	86,4	70,4

Signifikanzangaben als Index gg. den Ausgangswert bzw. für die errechneten Mittelwertsdifferenzen in beiden Gruppen als:
[a] $p < 0,05$; [b] $p < 0,02$; [c] $p < 0,01$; [d] $p < 0,005$; [e] $p < 0,001$

reaktion für die Verumgruppe geringer ausgeprägt, so daß jetzt signifikante Unterschiede in den Konzentrationen für alpha-1-Gykoprotein ($p = < 0,01$) und alpha-1-Antitrypsin ($p = < 0,05$) als auch signifikante Unterschiede im Nachbelastungsverhalten der beiden Gruppen für alpha-1-Antitrypsin (Diff. G1 vs G2 29mg/dl, $p = < 0,05$) alpha-2HS-Glykoprotein (Diff. G1 vs G2 4,9 mg/dl, $p = < 0,05$), Coeruloplasmin (Diff. G1 vs G2 4,3 mg/dl, $p = < 0,025$) und IgG (Diff. G1 vs G2 146 mg/dl, $p = < 0,02$) nachweisbar sind.

Diskussion

Mit seiner Funktion, alteriertes Eigengewebe zu erkennen und zu eliminieren, steht das Immunsystem auch in direkter Beziehung zur körperlichen Belastung [12]. Ausgelöst durch die intensive Belastung ist in der Peripherie mit Veränderungen im Struktur- und Membranstoffwechsel zu rechnen. Dabei treten zelluläre Makromoleküle, lysosomale Peptide und biologisch aktive Gewebebestandteile bei erhöhter Gewebspermeabilität und peripherer Hyperosmolarität vermehrt aus und können für den Sportler eine veränderte Plasmaproteinzusammensetzung verursachen [5, 6].

So sind Veränderungen der Serumglykoproteine und Immunglobuline akut sowie im Rahmen der Trainingsanpassung chronisch nachweisbar [5, 6, 8, 12] bei Sportlern beobachtet worden. Während die Akutveränderungen als physiologische immunobiochemische Reaktion auf die periphere belastungsinduzierte Homöostaseveränderung gedeutet wird, können chronisch erhöhte Konzentrationen der Proteinaseinhibitoren als Anpassungsreaktion auf wiederholte unphysiologische Streßsituationen und als Schutzmechanismus zur Verhinderung einer erneuten Akutphasenreaktion verstanden werden [12]. Andererseits muß jedoch die Konzentrationserhöhung auch mit der verstärkten belastungsabhängigen Abwehrleistung des Organismus und der verstärkten Elimination von alterierten Zellen und Zellbestandteilen im Zusammenhang gesehen werden [5, 6, 13]. In diesem Sinne spiegelt das Ausmaß der reaktiven Immunantwort auf einen definierten Belastungsreiz die individuelle Verarbeitung der eingegangenen Streßsituation in Abhängigkeit des Trainings- und Belastbarkeitszustandes wieder.

In Anlehnung an überwiegend subjektive Erfahrungsberichte wird mit der Anwendung biologischer Wirkstoffe und Kombinationspräparate die Verbesserung der Leistungsfähigkeit, Verkürzung der Regenerationsphase und Stabilisierung der Körperfunktionen angestrebt. Während eine Verbesserung der sportmedizinisch meßbaren Leistungsfähigkeit bei gesunden Personen unter Gabe mikronisierter Pollen nicht objektiviert werden kann [7, 9, 11], scheinen klinische Beschwerdebilder von der Behandlung mit biologischen Kombinationspräparaten beeinflußbar [1, 4]. Kann für derartige klinische Patientenstudien ein therapeutischer Placeboeffekt nicht ausgeschlossen werden [10], so überrascht die signifikant niedrigere Infektanfälligkeit für Leistungsschwimmer unter Behandlung mit einem Pollenextrakt-Präparat [9]. In der hier durchgeführten Untersuchung können erstmals für Ausdauersportler mit vergleichbarer Trainingsanpassung und vergleichbarer Leistungsfähigkeit signifikante Unterschiede in der belastungsinduzierten Immunantwort unter Gabe eines biologischen Kombinationspräparates objektiviert werden. Analog zum Verhalten in der Vorbereitungsphase wird unter Einfluß der Wirkstoffkombination die belastungsinduzierte Immunreaktion meßbar verringert ausgelöst. Bei der angenommenen Funktion der untersuchten Plasmaproteine in der Verbindung mit intensiver körperlicher Aktivität kann die beobachtete vermindert ausgeprägte Immunantwort als Zeichen einer geringeren peripheren Streßsituation interpretiert werden [12]. Bei vorzeitiger Rückkehr der Akutphasenparameter auf das Ausgangsniveau kann dieses Verhalten als eine beschleunigte Regenerationsfähigkeit und damit erhöhte Belastbarkeitsreserve der untersuchten Sportler unter Gabe der Wirkstoffkombination interpretiert werden.

Literatur

1. Barsom S (1983) Mikronisierter Pollen steigert die Abwehrkräfte. Ärztl Praxis 35:1177–1183
2. Beaumont W van, Strand JC, Petrofsky JS, Hipskind SG, Greenleaf JE (1973) Changes in total plasma content of electrolytes and proteins with maximal exercise. J Appl Physiol 34:102–106
3. Berg A (1977) Die aktuelle Belastbarkeit – Versuch ihrer Beurteilung anhand von Stoffwechselgrößen. Leistungssport 7:420–424

4. Föllmer W (1983) Klimakterische Beschwerden nicht nur durch Hormonmangel. Ärztl Praxis 35: 2719–2721
5. Haralambie G (1969) Serum glycoproteins and physical exercise. Clin Chim Acta 26:287–291
6. Haralambie G (1970) Changes of serum glycoprotein levels after long-lasting physical exercise. Clin Chim Acta 27:475–479
7. Kindermann W, Rheinfrank (1983) Einfluß eines biologischen Präparates auf die körperliche Leistungsfähigkeit bei Marathonläufern. Dtsch Z Sportmed 34:126–131
8. Liesen H, Dufaux B, Hollmann W (1977) Modifications of serum glycoproteins the days following a prolonged physical exercise and the influence of a physical training. Europ J Appl Physiol 37: 243–254
9. Maughan RJ, Evans SP (1982) Effect of pollen extract upon adolescent swimmers. Brit J Sports Med 16:142–145
10. Piechowiak H (1983) Die Scheinheilung. Dtsch Ärztebl, 80. Jahrg, Heft 9, S 31–36
11. Steben RE, Boudreaux P (1976) The effect of pollen and protein extracts on selected blood factors and performance of athletes. J Sports Med Phys Fitness 18:221–226
12. Uhlenbruck G, Sölter J, Jansen E (1981) Neue Reaktionsmechanismen des C-reaktiven Proteins (CRP) und verwandter Proteine. J Clin Chem Clin Biochem 19:1201–1208
13. Wulf E, Salomon B, Schmechta H, Lukowsky A (1984) Fibronectinkonzentrationen im Plasma nach Langlaufbelastungen. Med Sport 24:68–70

Der Einfluß von extremen Ausdauerbelastungen auf den Eiweißstoffwechsel des Menschen mit besonderer Berücksichtigung des Immunsystems

The Influence of Extreme Endurance Loads on the Human Protein Metabolism, Under Special Consideration of the Immune System

W. Lindner† und *K. Jung*

Abteilung Sportmedizin (Leiter: Prof. Dr. med. K. Jung) der Johannes-Gutenberg-Universität Mainz

Zusammenfassung

Sechs Langstreckenläufer führten im Sommer 1981 in 20 Tagen einen 1100-km-Lauf durch die Bundesrepublik Deutschland durch. Vier von ihnen ernährten sich mehr oder weniger ovolaktovegetabil, zwei vegetarisch. Trotz hoher absoluter, relativ niedriger Eiweißzufuhr kam es zu einem kontinuierlichen Abfall des Gesamtproteingehaltes im Serum. Die Änderungen der Proteinfraktionen entsprachen denen einer Akutphasenreaktion. Der IgG- und IgA-Gehalt im Serum nahm kontinuierlich ab. Der Cortisolspiegel lag ständig über, der Insulinspiegel unter der Norm, der Glucagonspiegel stieg im Laufe des Tages jeweils an. Der Harnstoff-N-Spiegel im Serum bewegte sich stets an der oberen Normgrenze; in der ersten Laufhälfte zeigte sich eine gering erhöhte Proteinausscheidung. Die eingetretenen Veränderungen lassen auf eine Verschiebung des Stoffwechsels in Richtung einer katabolen Lage zur Deckung des Energiebedarfs über die Gluconeogenese schließen. Die Änderungen der Proteinfraktionen deuten auf eine während des Laufs zunehmende, nicht abheilende Traumatisierung der Muskulatur und Abwehrschwäche des Immunsystems, in Übereinstimmung mit dem subjektiven Befinden und den klinischen Befunden, hin.

Schlüsselwörter: Langstreckenlauf – Vegetarische Diät – Immunsystem – Muskulaturtraumatisierung – Abwehrschwäche.

Summary

In summer 1981, six long-distance runners covered a 1100-km-course across the Federal Republic of Germany within 20 days. Four of them were on a more or less ovo-lacto-vegetable and two a vegetarian diet. In spite of a high absolute but indeed low relative protein supply, a continuous decrease of the total protein content could be noticed in the serum. The alterations of the protein fractions corresponded to those of an acute-phase reaction. The Immunoglobulin-G and the Immunoglobulin-A content decreased continuously. The cortisol level was always above the norm, the insulin level always below. The glucagon level increased continuously in the course of the day. The urea-N-level moved around the upper limit. During the first part of the course a slightly elevated protein elemination could be noticed. Those alterations give size to the assumption that there is a shift of the metabolism towards a catabolic state, i.e. an attempt to cover the energy requirement through the gluconeogenesis. The alterations of the protein fractions point to an increasing and not healing traumatisation of the muscles and to a resistance-debility of the immunosystem, which are in accord with the subjective state of health and the clinical reports.

Key-words: Long distance run – Vegetarian diet – Immunosystem – Muscle traumatisation – Resistance debility.

Anschrift für die Verfasser: Prof. Dr. med. K. Jung, Johannes-Gutenberg-Universität FB 26, Abteilung Sportmedizin, Postfach 3980, 6500 Mainz

Einleitung

Bei der Langzeitausdauerbelastung steht die aerobe Energiebereitstellung aus Kohlenhydraten und/oder Fetten im Vordergrund. Der Anteil der Aminosäuren ist gering, mit zunehmender Belastungsdauer nimmt die Gluconeogenese aus glucoplastischen Aminosäuren zu [4, 5]. Nach langdauernder Belastung und Erschöpfung der Glykogenvorräte ist mit einem erhöhten Proteinkatabolismus zu rechnen. Der Insulinspiegel fällt ab, Cortisol- und Glucagonspiegel dagegen steigen an [6]. Im arbeitenden Muskel überwiegt die Proteolyse [3], die anfallenden Abbauprodukte gelangen über das Blut in die Leber. Hier kommt es zu einer verstärkten Synthese gluconeogenetischer und Harnstoffzyklusenzyme, die zum endgültigen Abbau der Proteine beitragen. Damit einhergehend steigt die Harnstoffproduktion und der Harnstoffspiegel im Serum. Es kommt zu ihrer erhöhten Ausscheidung und zu einer negativen Verschiebung der Stoffwechselbilanz [1].

Methodik

Fünf Läufer und eine Läuferin (Alter 33 bis 55 Jahre) liefen 1981 von der dänischen bis zur österreichischen Grenze und legten dabei täglich eine Strecke zwischen 47 und 63 km (insgesamt 1100 km in 20 Tagen) zurück. Die Körperlänge betrug 156 bis 187 cm, das Körpergewicht 61 bis 76 kg. Die Trainingsvorbereitung bestand ein bis zwei Monate vor dem Lauf in einer wöchentlichen Strecke von 70 bis 140 km. Die Tagesstrecke wurde in fünf Etappen (morgens drei, nachmittags zwei) aufgeteilt. Die Laufgeschwindigkeit betrug anfangs ca. 10 km/Std, gegen Ende ca. 8 km/Std. Alle Teilnehmer kamen ohne größere Schwierigkeiten am Ziel an. Die Teilnehmer ernährten sich in unterschiedlicher Weise, zwei rein vegetratisch, die übrigen vier ovolaktovegetabil (zwei streng, zwei weniger streng). Die Blutentnahmen erfolgten morgens am liegenden, nüchternen, abens am sitzenden, relativ nüchternen Probanden. Urinproben wurden teilweise in der Mittagspause, teilweise während der letzten Tagesetappe und teilweise als 24-Std-Urin gesammelt. Die Bestimmung der einzelnen Parameter und die statistische Auswertung erfolgt nach den üblichen Methoden. Als Kritik sind die Unregelmäßigkeit des Tagesrhythmus, die teilweise stark erschwerten Arbeitsmöglichkeite, die fehlenden Vor- und Nachuntersuchungen sowie die Auswertung in verschiedenen Institutionen zu erwähnen.

Ergebnisse

Die durchschnittliche tägliche Kalorienzufuhr betrug 4200 kcal. Die beiden Laktovegetarier aßen am meisten, die reinen Vegetarier am wenigsten. Die durchschnittliche Fettaufnahme lag bei 32%, die durchschnittliche Kohlenhydrataufnahme bei 55% der gesamten Kalorienzufuhr. Am weitesten unter den Normwerten ernährte sich ein Vegetarier. In der ersten Laufhälfte kam es zu einer kontinuierlichen Gewichtsabnahme, bis gegen Ende des Laufes nahm das Gewicht dann wieder etwas zu. Der durchschnittliche Gewichtsverlust betrug etwa zwei Kilogramm, bei den Vegetariern war er am deutlichsten uasgeprägt. Die Eiweißzufuhr der Laktovegetarier lag mit durchschnittlich 2,69 g/kg Körpergewicht/Tag und 13,7%

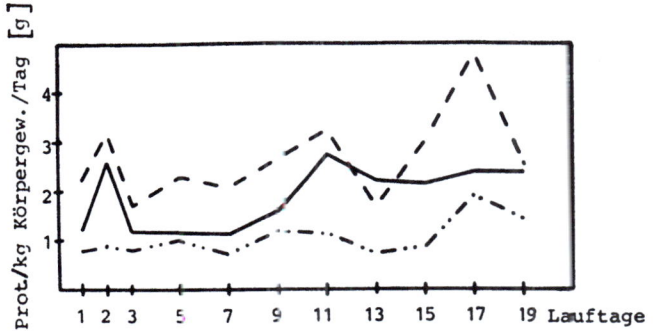

Abb. 1. Durchschnittliche Protein-aufnahme der Probanden mit normaler (———), lacto-vegetabiler (– – –) und vegetarischer Ernährung (–··–) während des Laufs

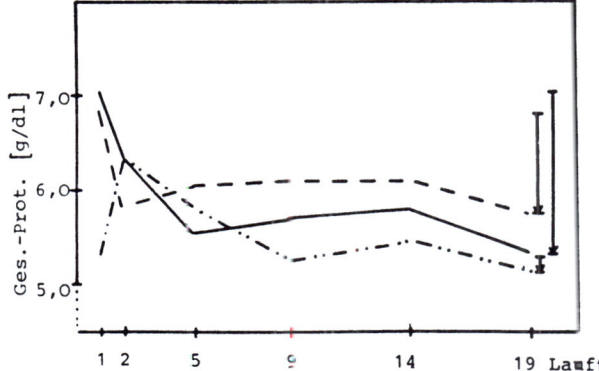

Abb. 2. Verhalten der Gesamt-Protein-Konzentration bei den Probanden mit normaler (———), lactovegetabiler (– – –) und vegetarischer (–··–) Ernährung während des Laufs. $\mathbf{I}$ = Abnahme vom 1. zum 19. Lauftag

der Gesamtkalorien am höchsten (Abb. 1). Die niedrigste Eiweißaufnahme verzeichneten die reinen Vegetarier (1,16 g bzw. 0,94 g/kg/Tag). Bei allen Teilnehmern lag der Eiweißgehalt der Nahrung körpergewichtsbezogen weit über dem Soll, gesamtkalorienbezogen weit darunter. Der Gesamt-Protein-Gehalt lag von Beginn an der unteren Norm von 6,5 g/dl und nahm während des Laufes signifikant und kontinierlich um durchschnittlich 1 g/dl ab, bei den Vegetariern am geringsten (Abb. 2). Bei allen Probanden waren die Serum-Protein-Schwankungen zu Beginn größer, in der zweiten Laufhälfte nur gering. Die jeweilige Höhe während des Laufs entsprach individuell etwa der Menge der Proteinaufnahme. Die durchschnittliche Abnahme des Gesamtproteingehaltes verlief etwa parallel den durchschnittlichen Gewichtsveränderungen. Bezüglich der einzelnen Proteinfraktionen zeigte sich eine schwach signifikante Abnahme der Albumine um 11,7% (Tabelle 1). Die α_1-Globuline nahmen schwach signifikant um 23,8% zu. Nicht statistisch gesichert werden konnte die Zunahme der α_2-Globuline um 20,5%. Die β-Globuline nahmen zunächst zu, um vom 10. Tag an wieder abzusinken. Die γ-Globuline zeigten eine schwach signifikante Abnahme um 23,3%. Aus der α_1-Fraktion zeigte das HDL-Apolipoprotein A–I eine nicht signifikante Abnahme. Die Haptoglobin-Konzentration aus der α_2-Fraktion erhöhte sich gering, jedoch nicht signifikant. Das LDL-Cholesterin aus der β-Fraktion nahm zu Beginn stärker ab, gegen Ende gering zu, sodaß insgesamt eine geringe, nicht signifikante Abnahme resultierte. Die Transferrinwerte (ebenfalls β-Fraktion) verringerten sich gering, statistisch nicht signifikant. Aus der γ-Fraktion nahm die IgG-Konzentration während des Laufs signifikant, durchschnittlich um 215 mg/dl, ab, am geringsten bei den Laktovegetariern und Vege-

Tabelle 1. Durchschnittlicher Albumingehalt, α_1-, α_2-, β- und γ-Globulin-Gehalt im Serum der sechs Probanden an 3 Tagen während des Laufs

Lt. a.	Alb.		α_1		α_2		β		γ		G.-Prot.
	[g/dl]	[%]	[g/dl]	[%]	[g/dl]	[%]	[g/dl]	[%]	[g/dl]	[%]	[g/dl]
2.	4,37	63,4	0,21	3,1	0,39	5,7	0,75	10,9	1,16	16,8	6,9
9.	4,25	63,5	0,23	3,4	0,43	6,4	0,76	11,4	1,05	15,6	6,7
19.	3,86	62,2	0,26	4,2	0,47	7,6	0,73	11,8	0,89	14,3	6,2

Lt. a. = Abendwert der jeweiligen Lauftage

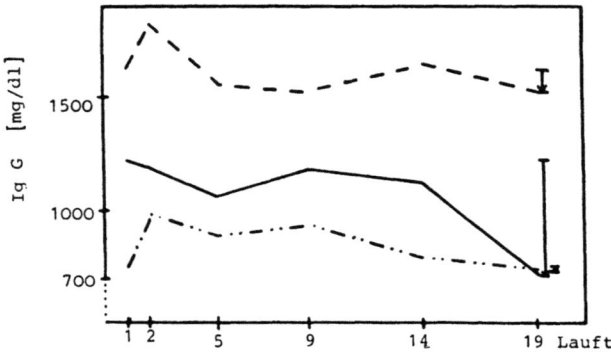

Abb. 3. Verhalten der IgG-Konzentration bei den Probanden mit normaler (———), lactovegetabiler (– – –) und vegetarischer (– · · –) Ernährung während des Laufs. $\mathbb{I}$ = Abnahme vom 1. bis zum 19. Lauftag

tariern (Abb. 3), am stärksten in den letzten Tagen. Nach einer gewissen Erholungsphase stiegen die Werte weit über die Ausgangskonzentrationen an. Die IgA-Konzentration nahm während des Laufs ebenfalls gering, nicht signifikant, ab, am stärksten bei den Laktovegetariern. Am niedrigsten von Anfang an waren die Konzentrationen der Vegetarier. Die morgendlichen Nüchternwerte des Cortisolspiegels lagen im Vergleich zur Norm relativ hoch, zeigten jedoch während des Laufs keine charakteristischen Veränderungen. Die Insulinkonzentration war im Vergleich zu den Normwerten stets relativ niedrig und nahm während des Laufs weiter (insgesamt signifikant) ab. Die morgendlichen Nüchternwerte des Glucagon-Spiegels zeigten während des Laufs keine Veränderungen. Der Harnstoff-N-Spiegel im Serum lag stets an der oberen Normgrenze. In der ersten Laufhälfte fand sich eine gering erhöhte Proteinausscheidung im Urin. Die Höhe der Gesamtstickstoffausscheidung im Urin stimmte meist mit der Höhe der Proteinaufnahme überein. Einzelne Ausnahmen lassen eine vorübergehende Einschränkung der Nierenfunktion vermuten.

Diskussion

Die gefundenen Veränderungen — stets relativ hoher Cortisolspiegel, relativ niedriger Insulinspiegel, Zunahme der Glucagon-Konzentration am Tage, hoher Harnstoffspiegel, Abfall des Gesamtproteingehaltes — lassen auf eine weitgehende Umstellung des Stoffwechsels in

Richtung einer katabolen Lage, vornehmlich zur Absicherung des täglich hohen Energiebedarfs schließen. Somit kann von einer ständig erhöhten Gluconeogenese aus glucoplastischen Aminosäuren und neben einer vorwiegenden Fettmobilisation auch von einer teilweisen Nutzung der Eiweiße zur Energiegewinnung ausgegangen werden. Dieser Effekt war offenbar bei den Probanden mit lactovegetabiler Ernährung am höchsten, wie der hohe Harnstoff-N-Spiegel im Serum ausweist. Die Wirkung der Hormone, besonders des Cortisols, und die sinkende labile Eiweißreserve dürften dann auch zur Einschränkung der Neusynthese im retikulo-endothelialen System geführt haben, möglicherweise der Grund für die gegen Laufende bei fast allen Probanden aufgetretene Bronchitis bzw. Schnupfen. Schließlich führten die Hormonkonzentrationsveränderungen zu einer proteolytischen Wirkung auf die Muskulatur. Die somit überlastete und dadurch möglicherweise traumatisierte Muskulatur, wofür die gegen Laufende aufgetretenen Muskelbeschwerden sprechen, könnte auch die Protein-Fraktionsverschiebungen im Sinne einer Akutphasenreaktion verursacht haben. Eine erhöhte Kohlenhydrataufnahme hätte eventuell den Stoffwechsel positiv im Sinne einer Reduzierung der katabolen Lage und Verschiebung mehr zur anabolen Lage beeinflussen können. Ein eiweißsparender Effekt wurde bei KH-Mast nachgewiesen [2, 7]. Andererseits werden jedoch bei einer hohen Kalorienaufnahme durch das große Volumen, zumal bei lactovegetabiler vegetarischer Kost, Grenzen für eine überwiegend KH-haltige Ernährung deutlich. Insgesamt zeigte der Deutschlandlauf 1981 die Grenzen der Regenerationsfähigkeit des menschlichen Organismus auf. Wenn keiner der Probanden vorzeitig den Lauf abbrach, wird einerseits die hohe Anpassungs- und Leistungsfähigkeit deutlich, andererseits keineswegs eine Gesundheitsschädigung ausgeschlossen.

Die Autoren danken für die Durchführung der Bestimmungen den Herren Prof. Dr. E. Buddecke, Prof. Dr. H. Schriewer, Dr. H. Schürmeyer und Dr. N. Nolte.

Literatur

1. Buddecke E (1977) Grundriß der Biochemie. De Gruyter, Berlin New York
2. Galbo H, Holst JJ, Christensen NJ (1979) The effect of different diets and of insulin on the hormonal response to prolonged exercise. Acta Physiol Scand 107:19–32
3. Karlson P, Gerok W, Gross W (1982) Pathobiochemie. Thieme, Stuttgart New York
4. Keul J, Haralambie D (1973) Die Wirkung von Kohlenhydraten auf die Leistungsfähigkeit und die energieliefernden Substrate im Blut bei langwährender Körperarbeit. Dtsch Med Wochenschr 98: 1806–1811
5. Neumann G (1983) Metabole Regulation bei Langzeitausdauerbelastungen. Med Sport 23:169–175
6. Rapoport SM (1975) Medizinische Biochemie. VEB Volk und Gesundheit, Berlin
7. Schütz E, Caspers H, Speckmann EJ (1978) Physiologie. Urban & Schwarzenberg, München Wien Baltimore

Hormonelle und metabolische Antwort auf wiederholte Sprint- und Ausdauerbelastung bei Schwimmern

Hormonal and Metabolic Reaction to Repeated Sprint and Distance Swimming

M. Weiß, M. Jockers, H. J. Gath und H. Weicker

Abteilung Pathophysiologie und Sportmedizin (Direktor: Prof. Dr. med. H. Weicker), Medizinische Universitäts-Poliklinik Heidelberg

Zusammenfassung

Schwimmen unterscheidet sich in seiner physischen Beanspruchung von anderen Sportarten durch die horizontale Körperlage, Arbeit mit anderen Muskelgruppen sowie die Einflüsse des Wasserdruckes und veränderter thermoregulatorischer Anforderungen. Die sich daraus möglicherweise ableitenden differenten regulatorischen Verhaltensweisen könnten sich in hormonellen und metabolischen Parametern niederschlagen. Unter dieser Fragestellung wurden Katecholamine, Insulin, Parameter des glykolytischen Stoffwechsels und des Fettumsatzes bei 15 Kaderathleten im Schwimmen untersucht. In einer Doppelbelastung mit 1stündiger Pause über die kurze (2 x 100 m) und lange (2 x 1500 m) Wettkampfstrecke. Als Vergleichsbelastungen wurden 2 x 200-m-Sprints von Hockey- und Fußballspielern herangezogen, sowie eine Ausbelastung auf dem Fahrradergometer und eine Gehbelastung von 3 x 30 min an der aeroben, individuellen anaeroben und anaeroben Schwelle.

Die Katecholaminwerte zeigten den erwarteten Anstieg, wobei die Schwimmer mit den Ruhewerten jedoch höher lagen und exzessivere Anstiege von Noradrenalin und andeutungsweise auch Adrenalin zeigten. Nach 1 h waren die Ausgangswerte noch nicht voll erreicht. In der Wiederholung der Kurzbelastung lagen die Wiederanstiegswerte niedriger, nach zweiter Langbelastung höher. Insulin reagierte im Gegensatz zu anderen Belastungsformen bei den Schwimmern nicht. Die Laktat- und Pyruvatanstiege im 100-m-Schwimmen waren vergleichbar der wesentlich kürzeren 200-m-Laufbelastung und lagen nach der 1500-m-Strecke in gleicher Höhe wie nach Fahrradergometerbelastung. Nach 1500-m-Schwimmen fanden sich exzessive Glukoseanstiege, die Alaninproduktion war quantitativ größer, nach der 100-m-Strecke fanden sich auch Harnstoffanstiege. Die glykolytischen Parameter erholten sich bei den Schwimmern besser. Bei ausgeprägter Glycerolbildung führte die Kurzbelastung nicht zu Fettsäureanstieg oder Ketobildung, was erst nach längeren Strecken und in Abhängigkeit von der Intensität nachweisbar war.

Wir schließen aus diesen Ergebnissen, daß beim Schwimmen das sympathische System stärker aktiviert wird, ein ausgeprägter glykolytischer Umsatz erfolgt und die Glukoneogenese stärker aktiviert ist. Die Wiederholung des Belastungsreizes verändert die metabolische und hormonelle Reaktion mit stärkeren anaeroben Komponenten und verringertem Fettsäure-uptake.

Schlüsselwörter: Schwimmen – Hormonelle und metabolische Reaktion.

Summary

Because swimmers perform under different conditions compared with running or cycling (horizontal position, other muscle groups, water pressure, thermoregulative adaption), other hormonal and metabolic adjustment could be expected. Therefore, we studied catecholamines, insuline and parameters of glycolytic (glucose, lactate, pyruvate, alanine, urea) and lipolytic (FFA, glycerol, β-OH-butyrate and

---

Anschrift für die Verfasser: Dr. med. M. Weiß, Medizinische Universitäts-Poliklinik, Abteilung Pathophysiologie und Sportmedizin, Hospitalstraße 3, 6900 Heidelberg

aceto-acetate) metabolism in 15 top swimmers in repeated short (2 x 100 m, 1 h interval) and long (2 x 1500 m, 1 h interval) events. Results were compared with 2 x 200 m sprints (1 h interval) of 10 hockey players of national class and 12 soccer players of regional class, 3 x 30 min walking (1 h interval) of 7 athletes of national class at aerobic, individual anaerobic, and anaerobic threshold and with stepwise increasing bycicle ergometer test until exhaustion.

We found typical patterns in all parameters, but several differences in swimmers: higher resting and post exercise levels of norepinephrine and epinephrine, no reaction of insuline (no decrease of endurance type nor increase in the post exercise period like after sprinting 200 m). Glucose increased only after the second short swim but reached highest levels after the 1500 m event. Lactate and Pyruvate increased like in anaerobic sprint after 100 m and even up to levels like after bycicle ergometer testing in swimming 1500 m. Increase of alanine was higher in swimmers and only swimmers reached pre-exercise levels. Significant urea production was found only in the short swim test. Despite comparable increase of glycerol, FFA remained on the pre-exercise level in swimming 100 m and the first event of 1500 m. No β-OH-butyrate or aceto-acetate production took place in the short event in contrast to swimming 1500 m.

We concluded that swimming needs higher sympathetic activity, very high glycolytic activity, even in the 1500 m events, and, therefore, higher gluconeogenesis can be seen and post-exercise reactions differ. Repetition of events changes hormonal and metabolic reaction.

Key-words: Swimming — Hormonal and metabolic reaction.

Einleitung

Das Schwimmen ist in seinen physiologischen Anforderungen zwar vielfach untersucht. So liegen zur hohen aeroben Energieproduktion zahlreiche Arbeiten vor, auch über die Laktatproduktion (Übersicht bei [1]). Zur gesamten metabolischen Antwort auf Schwimmbelastung und die hormonelle Regulation sind uns aber nur wenige Arbeiten bekannt [2, 6–8], die sich überwiegend jedoch mit den Einflüssen verschiedener Wassertemperaturen befassen, nicht jedoch mit den speziellen Anpassungen und vor allem nicht mit der Differenzierung gegenüber anderen aeroben und anaeroben Belastungsformen und auch nicht in der Wiederholung der Belastung. Unterschiede gegenüber Laufen und Radfahren wären evtl. zu erwarten durch die horizontale Körperposition, durch den äußeren Druck des Wassers, der überwiegenden Vortriebsarbeit mittels Armmuskulatur und den erhöhten thermoregulatorischen Anforderungen im besser wärmeleitenden Milieu. Daß sich dies kardiozirkulatorisch auswirkt, ist bekannt, eine Interaktion mit dem Stoffwechselverhalten über die kreislaufregulierenden Hormone ist jedoch nicht ausgeschlossen. Desweiteren ist nicht exakt bekannt, ob der gleiche Belastungsreiz nach Pausen, wie sie bei Meisterschaften vorkommen, jedesmal gleich beantwortet wird. Ziel der vorliegenden Untersuchungen war es, Hormonantwort, Fett- und Zuckerstoffwechsel bei wiederholten kurzen und langen Schwimmbelastungen im grundsätzlichen Verhalten aufzuklären und mit anderen Belastungen wie Sprint, Fahrradergometrie und Gehen zu vergleichen.

Material und Methode

Die untersuchten Kollektive und Belastungen sind in Tabelle 1 dargestellt. Bei den Schwimmern, alles Kaderathleten, wurde die kürzeste und längste olympische Strecke gewählt und als Stilart Kraul. Hockey- und Fußballspieler aus unterschiedlichen Leistungsklassen unter-

Tabelle 1. Anthropometrische Daten der Kollektive und Belastungsverfahren sowie erreichte Zeiten während der Tests

	Kollektive				
	n	Alter	Größe	Gewicht	Magergewicht
Schwimmer, A-D-Kader	15	19,9 ± 3,1	184,1 ± 7,5	75,0 ± 9,1	67,3 ± 7,5
Hockeyspieler, Bundesliga	10	22,5 ± 5,3	179,3 ± 6,3	74,6 ± 7,4	66,3 ± 6,2
Fußballspieler, Bezirksliga	12	23,7 ± 4,2	179,0 ± 4,0	75,6 ± 5,8	
Geher, A-D-Kader	7	23,0 ± 4,7	179,7 ± 5,3	66,4 ± 4,6	
Sportstudenten	15	23,5 ± 1,5	180,4 ± 6,5	75,1 ± 4,6	

		Belastungen		
		1. Durchgang	2. Durchgang	3. Durchgang
Schwimmer:	2 × 100 m, 1 h Pause	58,95 ± 2,95	59,3 ± 3,40	
	2 × 1500 m, 1 h Pause	18:45,3 ± 62,7	18:32,2 ± 32,2	
Hockeyspieler:	2 × 200 m, 1 h Pause	26,34 ± 1,48	26,49 ± 1,23	
Fußballspieler:	2 × 200 m, 1 h Pause	28,0 ± 1,11	28,02 ± 1,27	
Geher:	3 × 30 min, 1 h Pause	aerobe Schw.	ind. anaer. Schw.	anaer. Schw.
Sportstudenten:	Fahrrad-Ergometrie, +50 Watt alle 3 min bis Max.			

zogen sich einer typischen aneroben Laufbelastung inform eines 200-m-Sprints. Diese Belastungen wurden nach 1 h passiver Pause wiederholt. Die Untersuchungen fanden am späten Nachmittag statt, letzte Mahlzeit jeweils mittags, zwischendurch keine Substitution von Kohlenhydraten. Geher wurden am Vormittag mit standardisierter Ernährung untersucht. Die Belastungsintensität wurde nach vorangegangenem Laufbandtest festgelegt; aerobe Schwelle (2 mmol Laktat) für den ersten Durchgang, individuelle anaerobe Schwelle (Steigungswinkel der Laktatkurve 45°) für den zweiten und 4 mmol Laktat für den dritten Test, zwischen jedem Durchgang 1 h passive Pause. Sportstudenten absolvierten eine übliche maximale Ausbelastung auf dem Fahrradergometer. Blutentnahmen erfolgten über eine Verweilkanüle aus einer Armvene jeweils vor dem Aufwärmen und innerhalb von 3 min nach jeder Belastung, bei den Gehern zusätzlich 1 h nach der letzten Belastung. Die Katecholaminbestimmungen wurden mittels HPLC durchgeführt, einer von Weicker unlängst in der Anwendung sportmedizinischer Untersuchungen vorgestellten Hochdruckflüssigkeitschromatographie [9]. Insulin wurde mittels RIA bestimmt, die Parameter des Fett- und Zuckerstoffwechsels mit den üblichen enzymatischen und fluorimetrischen Verfahren.

Ergebnisse und Diskussion

Die Schwimmer fallen zunächst durch höhrere Ausgangswerte bei den Katecholaminen auf (Abb. 1), vor allem vor der 1500-m-Strecke. Die Anstiege von Noradrenalin nach Belastung sind in allen Fällen signifikant und liegen höher als bei 200-m-Läufen als typische anaerobe Belastung und sind vergleichbar der maximalen aeroben + anaeroben Ausbelastung auf dem

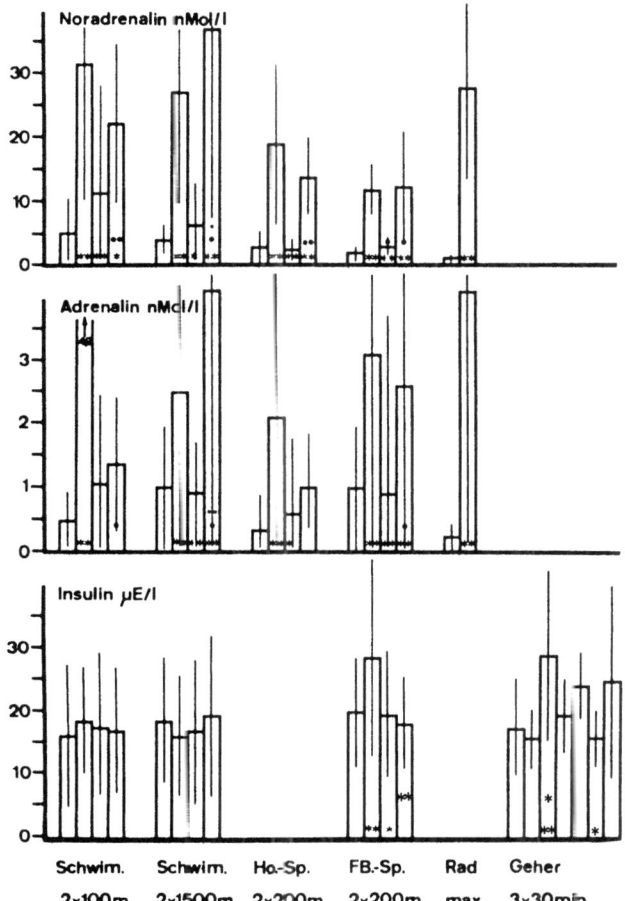

Abb. 1. Plasma-Katecholaminspiegel und Serum-Insulin vor und nach wiederholten Belastungen mit eingeschalteter 1stündiger Pause (1. Säule: Ausgangswert, 2. Säule: unmittelbar nach der ersten Belastung, 3. Säule: 1 Stunde nach Belastungsende, 4. Säule: unmittelbar nach der zweiten Belastung, usw.). Signifikanzniveau · $p < 0,05$, ·· $p < 0,01$. In der untersten Reihe dargestellt das Signifikanzniveau gegenüber der vorangegangenen Probe, darüber Signifikanzniveau gegenüber dem Ausgangswert, darüber Signifikanzniveau der zweiten Belastung gegenüber der ersten Belastung

Fahrradergometer. Die höchsten Werte überhaupt werden nach dem zweiten Durchgang über 1500 m erreicht, die signifikant über den Werten nach dem ersten Durchgang liegen, wogegen bei kürzeren Belastungen der Wert im Wiederholungsfall tendenziell aber nicht signifikant niedriger ist. In der 1stündigen Pause werden die Ausgangswerte nicht immer erreicht. Die Adrenalinwerte verhalten sich analog in einem fast gleichbleibenden Verhältnis zu Noradrenalin, mit Ausnahme des überhöhten Anstiegs im ersten Durchgang des 100-m-Schwimmens. Auch hier sind die Erholungswerte tendenziell höher als die Ausgangswerte, in der kurzen Widerholungsbelastung der Anstieg geringer und in der langen Belastung höher. Insulin (Abb. 1) verändert sich bei den Schwimmern nicht, steigt reaktiv nach anaerober Belastung im Lauf an und fällt nach reiner Ausdauerbelastung im Gehen ab. Die Schwimmer verhalten sich also quasi indifferent. Die hohen Adrenalinspiegel vor der 1500-m-Strecke dürften dabei psychisch ausgelöst sein, als Ausdruck der Angst vor der langen Strecke, die für einen Teil der Athleten ungewohnt war. Für die übrigen höheren Werte besteht im Vergleich der Kollektive keine unbedingte metabolische Notwendigkeit. Hier dürften sich Körperposition und Wasserdruck mit einer stärkeren Kreislaufzentralisation auswirken [4]. Außerdem werden thermoregulatorische Einflüsse wirksam. Auswirkungen auf Metabolismus und Interaktion mit anderen Hormonen können erwartet werden. Die ansteigenden

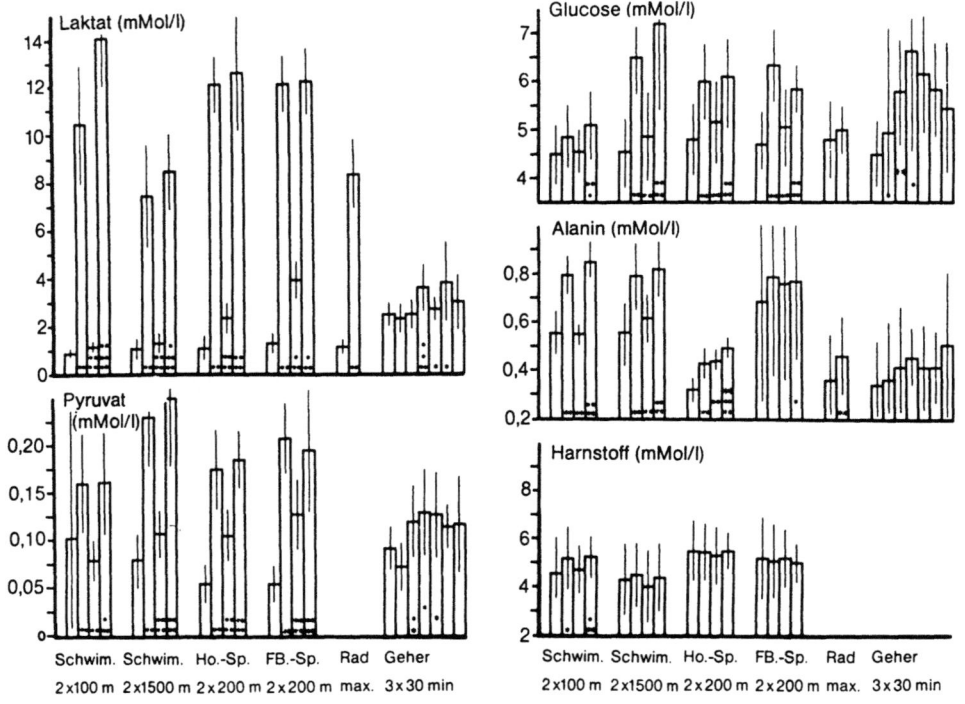

Abb. 2. Verhalten von glykolytischen Parametern, Alanin und Harnstoff vor und nach wiederholten Belastungen (Erklärungen siehe Abb. 1)

Glukosewerte (Abb. 2) dürften Ausdruck der Phosphorylase-Aktivierung mit hepatischer und mukulärer Glykogenolyse sein und die steigenden Glycerolwerte (Abb. 3) Ausdruck der katecholaminstimulierten, rasch einsetzenden Lipolyse. Die Insulinsekretion wird dabei, trotz der Überschußfreisetzung von Glukose, offenbar supprimiert. Die glykolytische Aktivität, gemessen an Laktat und Pyruvat (Abb. 1), ist vergleichbar der wesentlich kürzeren anaeroben 200-m-Laufbelastung, in der 1500-m-Stecke aber unerwartet hoch im Vergleich zur Gehbelastung an der anaeroben Schwelle. Der über längere Zeit für anaerobe Belastung einsetzbare Indikator Alanin zeigt, daß dies nicht ausschließlich durch Endspurtverhalten erklärbar ist.

Die Parallelität des Verhaltens von Laktat/Pyruvat zu Alanin deutet auf Herkunft des Alanins aus der Glykolyse durch Transaminierung von Pyruvat hin. Alanin wird dann in der Leber, neben den Precursern Laktat und Pyruvat sowie Glycerol, zur Glukoneogenese eingesetzt, die Aminogruppe geht in die Harnstoffsynthese über [5]. Der Alaninanstieg ist bei den Schwimmern in Relation zu den nicht wesentlich unterschiedlichen Pyruvatwerten quantitativ am stärksten. Trotzdem normalisieren sich die Werte in der 1stündigen Pause wieder unter gleichzeitiger Harnstoffproduktion (Abb. 1). Auch die Werte anderer Glukose-Precurser wie Laktat, Pyruvat und Glycerol normalieren sich bei den Schwimmern besser. Dies deutet auf eine besser funktionierende muskuläre Transaminierung und raschere hepatische Glukoneogenese hin. Damit wird für den hohen glykolytischen Umsatz ständig Substrat nachgeliefert, was sich vor allem in den Glukosespiegeln der Wiederholung der 1500-m-Strecke auswirkt und bei begrenztem Glykogenvorrat bedeutsam werden kann.

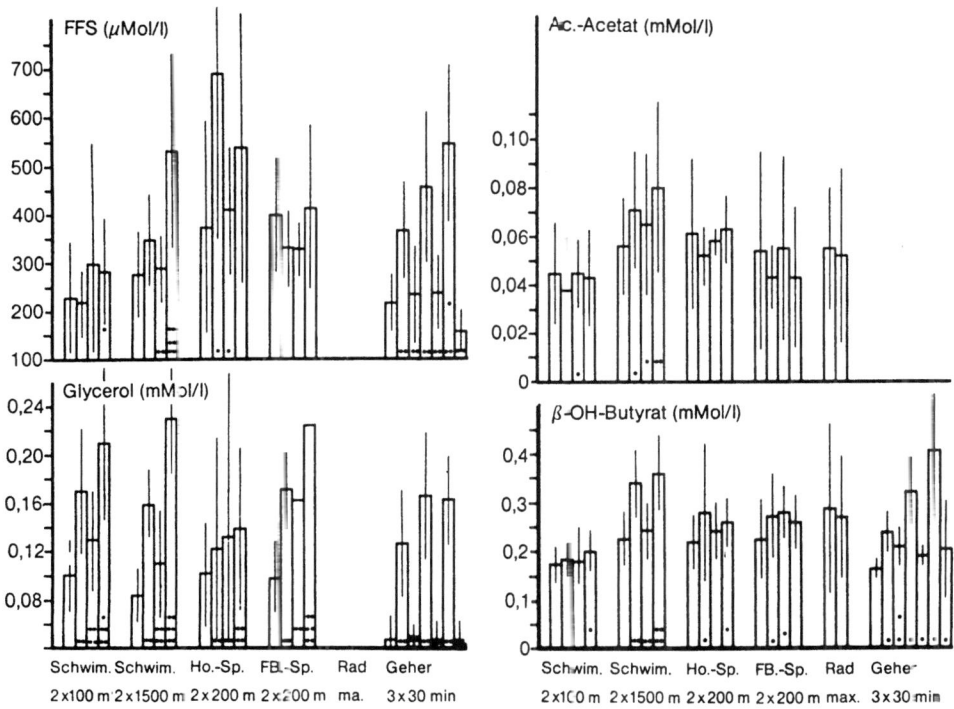

Abb. 3. Fettstoffwechselverhalten vor und nach verschiedenen wiederholten Belastungen (Erklärungen siehe Abb. 1)

Inwieweit hierbei Einflüsse des Wassers und/oder veränderte Katecholaminspiegel wirksam werden oder der hohe Trainingszustand des untersuchten Kollektivs ausschlaggebend ist, kann momentan nicht entschieden werden. Hinsichtlich des Erholungsverhaltens zu diskutieren ist die durch Eintaucheffekte veränderte renale Situation, was für die Harnstoffausscheidung ebenso bedeutsam ist, wie für die Elimination saurer Äquivalente, und sich evtl. auch in geringem Maße auf die Glukoneogenese auswirkt. Weiterhin denkbar ist eine intramuskuläre Re-Transaminierung unter Einsatz von α-Ketogluterat und Oxalacetat zu Glutamat und Aspartat, Substanzen, die renal ausgeschieden werden unter Ammoniakproduktion mit gleichzeitiger Elimination von H-Ionen. Dieser Mechanismus kann bei Schwimmern begünstigt sein durch die immersionsbedingt gesteigerte Diurese [3].

Die freien Fettsäuren (Abb. 3) werden nach der kurzen Schwimmbelastung, ähnlich den Fußballspielern, rasch metabolisiert, so daß bei gleichstarker Lipolyse (Glycerolspiegel) keine Fettsäureanstiege resultieren wie bei den Hockeyspielern. Dabei erfolgt keine Ketogenese (β-OH-Butyrat) wie bei 200-m-Läufen der Spieler. Das Verhalten des Fettstoffwechsels auf der 1500-m-Schwimmstrecke liegt zwischen Sprint- und Gehbelastung mit hoher Lipolyse und Überschußproduktion von Fettsäuren.

Die Wiederholung der kurzen Schwimmstrecke wird mit einer geringeren Katecholaminausschüttung beantwortet, aber trotzdem einer verstärkten Lipolyse (Glycerolspiegel), gleichzeitig geringerer Fettsäureverwertung und höheren anaeroben Komponenten. Die Erholungswerte liegen dabei noch nicht auf dem Niveau der Ausgangswerte, so daß zu diskutieren ist, ob die noch aktiven metabolischen Systeme eines wesentlich geringeren regulatorischen Reizes bedürfen, oder ob Summationseffekte vorliegen. Es besteht auch die Möglichkeit einer erhöhten Rezeptorsensibilität durch die vorangegangene Belastung. Theoretisch könnten auch zur Beseitigung von Ammoniak oder Aminogruppen aus Alanin Substrate des Zitratzyklus, z. B. Oxalacetat, intramuskulär transaminiert werden, wodurch die Aufnahmefähigkeit für Fettsäuren und Pyruvat und damit die aerobe Kapazität reduziert wird. Auf der 1500-m-Strecke scheinen die Erschöpfungsbereiche im zweiten Durchgang nach vorangegangener unvollständiger Erholung erreicht, und alle Systeme reagieren überschießend und unökonomisch. Dieses Wiederholungsverhalten ist bei den Schwimmern ausgeprägter und bei den glykolytischen Parametern deutlicher.

Schlußfolgerungen

Die vorgestellten Ergebnisse lassen vermuten, daß bei Schwimmern das sympathische System stärker aktiviert wird, ein ausgeprägter glykolytischer Umsatz erfolgt und die Glukoneogenese stärker akitviert wird. Dies verändert das Nachbelastungsverhalten. Die 1500-m-Strecke entpricht in ihrem Stoffwechselverhalten nicht einer reinen Ausdauerbelastung. Die Wiederholung eines Belastungsreizes verändert die metabolische und hormonelle Reaktion. Inwieweit die Besonderheiten im Schwimmen auf Wasserdruck, Körperposition, thermoregulatorische Einflüsse oder differenten Krafteinsatz mit anderen Muskelgruppen zurückzuführen ist, kann momentan nicht entschieden werden. Hierzu sind genauere Untersuchungen im Gang. Eine Veränderung äußerer Bedingungen aber erfordert sicher ein differentes regulatorisches Verhalten, insbesondere des sympathischen Systems, mit den sich daraus ableitenden metabolischen Konsequenzen.

Literatur

1. Astrand PO (1978) Aerobic power. In: Eriksson B, Furberg B (eds), Swimming Medicine IV. University Park Press, Baltimore, pp 127–131
2. Costill DL, Camill PJ, Eddy D (1967) Metabolic responses to submaximal exercise in three water temperatures. J Appl Physiol 22:628–632
3. Epstein M (1978) Renal effects of head-out-water immersion in man: implications for understanding of volume homeostasis. Physiol Rev 58:529–581
4. Faulkner J (1966) Physiology of swimming. Res Quart Am Ass Health 37:41–54
5. Felig P (1973) The glucose-alanine cycle. Metabolism 22:179–207
6. Haralambie G, Senser L (1980) Metabolic changes in man during long-distance swimming. Eur J Appl Physiol 43:115–125
7. Houston ME, Christensen NJ, Galbo H, Holst JJ, Nielsen B, Nygaard E, Saltin G (1978) Metabolic responses to swimming at three different water temperatures. In: Eriksson B, Furberg B (eds) Swimming Medicine IV. University Park Press, Baltimore, pp 327–333
8. Lavoie I (1982) Blood metabolites during prolonged exercise in swimming and leg cycling. Eur J Appl Physiol 48:127–133
9. Weicker H, Weiss M, Hack F, Hägele H, Pluto R (1984) Plasma-Katecholaminnachweis und praktische Anwendung mit elektronischem Detektor nach HPLC. Dtsch Z Sportmed 35:225–233

Einfluß verschiedener Ernährungsformen auf die Fettmobilisation unter körperlicher Belastung in vivo und auf die Fettgewebsmobilisation in vitro

Influence of Different Diets on Lipid Mobilization During Exercise In Vivo and on Lipid Tissue Mobilization In Vitro

H. Kather und E. Wieland

Medizinische Universitätsklinik Heidelberg (Direktor: Prof. Dr. med. Dr. h. c. mult. G. Schettler)

Zusammenfassung

Es ist wenig über den Einfluß von Ernährungsfaktoren auf die Depotfettmobilisation im Serum in vivo und in isolierten Adipozyten in vitro bekannt. Wir haben 7 freiwillige Probanden über 4 Wochen kontrolliert mit wöchentlich wechselnden Diäten ernährt und die Fettmobilisation in vivo vor und während körperlicher Belastung (200 Watt, 18 min) und in vitro untersucht.

Die Serumglyzerinspiegel während des Fastens und unter fettreicher Kost waren hoch (112 μmol/l und 89 μmol/l). Während kohlenhydratreicher Kost und bei Prudent-Diet dagegen niedrig (24 μmol/l und 30 μmol/l). Unter körperlicher Belastung stiegen die Werte in allen Fällen auf ungefähr das Dreifache an.

Es bestand eine enge Beziehung zwischen der Fettmobilisation in vivo in Ruhe und der basalen Lipolyse in vitro, sowie der durch körperliche Belastung stimulierten Lipolyse in vivo und der durch Noradrenalin (10^{-7} mol/l) stimulierten Lipolyse in vitro. Die Ergebnisse lassen vermuten, daß bei der Adaptation des Fettgewebsstoffwechsels an verschiedene Ernährungsformen neben hormonalen Einflüssen auch hormonunabhängige Änderungen des Zellstoffwechsels eine entscheidende Rolle spielen.

Schlüsselwörter: Diät – Körperliche Belastung – Isolierte Adipozyten – Lipolyse – Serumglyzerinspiegel.

Summary

The influence of different diets on the metabolism of adipose tissue in vitro, as well as on lipolysis in vivo is poorly investigated. We, therefore, kept 7 volunteers on 4 different diets, each for one week. At the end of each week we studied serum glycerol levels during exercise (200 watt, 18 min) and the glycerol release of their isolated adipocytes.

Serum glycerol levels were high after one week of a diet rich in fat and after one week of starvation (89 μmol/l and 112 μmol/l). On the other hand, they were reduced after one week of a diet rich in carbohydrate or the so called "Prudent-Diet" (reduced in fat content, rich in polyunsaturated fatty acids) (24 μmol/l and 30 μmol/l). During exercise, serum glycerol increased approximately 3 fold in all conditions mentioned.

Lipolysis in vivo was closely related to the glycerol release of isolated adipocytes in vitro. Serum glycerol levels measured during rest in vivo showed the same response as unstimulated lipolysis of the isolated adipocytes in vitro. A similar pattern was observed when comparing stimulated lipolysis due to physical exercise to stimulation of isolated adipocytes with norepinephrine (10^{-7} mol/l) in vitro.

Key-words: Diet – Exercise – Isolated Adipocytes – Lipolysis – Serumglycerol.

Anschrift für die Verfasser: Priv.-Doz. Dr. med. H. Kather, Klinisches Institut für Herzinfarktforschung an der Medizinischen Universitätsklinik, Bergheimer Straße 58, 6900 Heidelberg

Einleitung

Über Adaptationsprozesse bei körperlicher Belastung in Abhängigkeit von der Ernährung ist wenig bekannt. Die meisten der vorliegenden Daten beziehen sich auf die Skelettmuskulatur. Über den Einfluß von Ernährungsfaktoren auf die Depotfettmobilisation ist in der Literatur nur selten und widersprüchlich berichtet. Das hat vor allem methodische Gründe. Bisher fehlten genügend empfindliche Meßmethoden um den Lipolysemetaboliten Glycerin im Inkubationsmedium sehr weniger isolierter menschlicher Fettzellen, wie man sie durch Nadelbiopsien gewinnen kann, und in minimalen Serummengen zu messen.

Wir haben deshalb Probanden definiert und kontrolliert ernährt und an ein und derselben Person die Regulation des Fettgewebes in vitro, als auch die Fettmobilisation unter körperlicher Belastung in vivo, untersucht. Glycerin als Parameter der Lipolyse wurde in beiden Fällen mit einer von uns entwickelten hochempfindlichen Biolumineszenzmethode gemessen [1].

Material und Methodik

Probanden. 7 männliche, gesunde, idealgewichtige, körperlich aktive Probanden im Alter zwischen 20 und 30 Jahren wurden für 4 Wochen stationär aufgenommen um die Kontrolle über die Einhaltung der wöchentlich wechselnden Diäten zu gewährleisten. Am 6. Tag jeder Diätphase erfolgte eine Fahrradergometerbelastung, am 7. Tag eine Fettgewebsbiopsie.

Diäten:

1. Woche: fettreich (60% Fett, 15% Kohlenhydrate).
2. Woche: fettreduziert, fettsäuremodifiziert (Prudent-Diet, 30% Fett, PS-Quotient 1,8, 55% Kohlenhydrate).
3. Woche: kohlenhydratreich (5% Fett, 70% Kohlenhydrate).
4. Woche: hypokalorisch (300 kcal/Tag).

Der Proteinanteil während der ersten 3 Diäten betrug einheitlich 15%, die tägliche Kalorienmenge belief sich auf 2800 kcal/Tag bis 3200 kcal/Tag.

Ergometrie. Die Belastung begann mit einer Eintretephase von 3 min bei 50 Watt, gefolgt von einer konstanten Belastung bei 200 Watt über 18 min.

Blut. Blut wurde 10 min vor der Belastung nach einer 30minütigen Ruhephase im Liegen, zum Zeitpunkt 0 auf dem Ergometer sitzend, dann alle 3 min unter der Belastung bis zur 21. Minute und in der nachfolgenden Ruhephase nach 10 und 30 min aus einer Verweilkanüle entnommen. Das Blut wurde jeweils sofort bei +4 °C in einer Kühlzentrifuge absertiert.

Fettzellen. Die Zellen wurden durch Nadelbiopsie aus subcutanem periumbilicalen Fettgewebe gewonnen und wie bereits früher beschrieben isoliert [1]. Die isolierten Adipozyten wurden dann für 3 Stunden bei 37 °C in einem Krebs-Henseleit-Bicarbonat-Puffer, pH 7.4, inkubiert. Das Inkubationsmedium enthielt 4 g/100 ml Humanalbumin (Behring), 5 mmol/l Glucose (Merck) und zur Entfernung des in vitro akkumulierenden Lipolyseinhibitors Adenosin Adenosindesaminase (0,32 kµ/l, Boehringer Mannheim). Zur in vitro Stimulation der Lipolyse enthielten einige Ansätze 10^{-7} mol/l Noradrenalin.

Glycerinbestimmung. Die Glycerinbestimmung erfolgte im Serum und in den Fettzellinkubationen mit einer von uns entwickelten Biolumineszenzmethode [1].

Ergebnisse

Am höchsten waren die Ruheserumglycerinspiegel unter der fettreichen Kost (89 µmol/l) und nach dem Fasten (112 µmol/l). Unter der Belastung stiegen sie auf ungefähr das Dreifache des Ruhewertes an (206 µmol/l und 314 µmol/l). Während der Prudent-Diet-Phase und unter der kohlenhydratreichen Kost waren sie ungefähr 4–5fach niedriger (30 µmol/l und 24 µmol/l). Auf diesem niedrigen Niveau stiegen sie unter der Belastung ebenfalls auf das Dreifache des Ruhewertes an (78 µmol/l und 53 µmol/l). An die Belastung schloß sich in jedem Fall das typische Reboundphänomen an.

Eine eindeutige Beziehung zwischen der Glycerinfreisetzung des Fettgewebes in vitro und den Serumglycerinspiegeln in vivo bestand unter basalen Bedingungen (Abb. 1). Eine ähnliche Beziehung zeigt die durch Noradrenalin (10^{-7} mol/l) stimulierte Lipolyse in vitro im Vergleich mit der durch körperliche Belastung in vivo stimulierten Lipolyse (200 Watt, 18 min). Eine Ausnahme bildet lediglich das Verhalten der Fettzellen unter der Prudent-Diet, bei der die Glycerinfreisetzung in vitro nicht vermindert ist (4,5 µmol/10^6 Zellen), die Glycerinspiegel in vivo jedoch niedrig sind (78 µmol/l).

Diskussion

Unsere Ergebnisse zeigen, daß Ernährungsfaktoren einen entscheidenden Einfluß auf die Fettmobilisation in Ruhe und unter körperlicher Belastung besitzen. Der menschliche Organismus stellt sich nach unseren Befunden auf das jeweilige Angebot an Energieträgern ein.

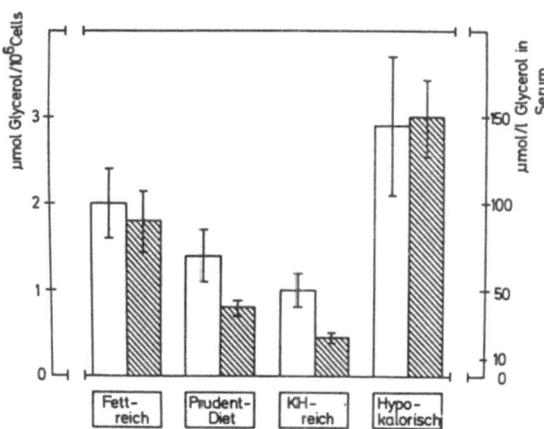

Abb. 1. Beziehung zwischen der basalen Lipolyserate (*weiße Säulen*) isolierter Adipozyten und den Ruheserumglycerinspiegel (*schraffierte Säulen*) unter unterschiedlichen Ernährungsformen. Experimentelle Bedingungen wie unter Materialien und Methodik beschrieben. Die Werte sind aus 7 Probanden gemittelt

Ernährungszustände mit reichlichem Fettangebot (fettreiche Kost, hypokalorische Kost) korrelieren mit hohen Serumglycerinspiegeln in Ruhe und unter Belastung und hohen basalen Lipolyseraten in vitro. Umgekehrt sind unter kohlenhydratreicher Kost und Prudent-Diet sowohl die Glycerinspiegel im Serum, als auch korrespondierend die Glycerinfreisetzung aus den isolierten Adipozyten reduziert.

Da sich eine enge Beziehung zwischen der Fettmobilisation aus dem Fettgewebe in vitro und der vorangegangenen Ernährungsperiode ergibt, muß die Regulation der Energiefreisetzung neben hormonalen Einflüssen auch direkt auf zellulärer Ebene stattfinden. Die Zellen erwerben während der verschiedenen Diätphasen offensichtlich eine Information, die sie auch dann noch besitzen, wenn sie auf ihrem physiologischen Kontext herausgenommen werden. Hormonale Informationsübertragung scheidet in vitro aus, da die Fettzellinkubationen keine, oder nur definierte Hormonzusätze (Noradrenalin) enthielten. Ein direkter Einfluß der Glucosekonzentration im Sinn des von Randle und Mitarbeitern [2] publizierten Glucose-Fettsäure-Zyklus ist ausgeschlossen, da alle Fettzellinkubationen unter allen Ernährungsperioden identische Glucosemengen (5 mmol/l) enhielten.

Literatur

1. Kather H, Schröder F, Simon B (1982) Microdetermination of glycerol using bacterial NADH-linked luziferase. Clin Chim Acta 120:295–300
2. Randle PJ, Hales CN, Garland PB, Newsholme EA (1963) The glucose fatty-acid cycle. Lancet I: 785–789

Training bei hypokalorischer Kost

Training and Calorie-Restricted Diet

A. Wirth, C. Diehm, H. Zappe, F. Hack, I. Vogel und E. Kern

Fachklinik Teutoburger Wald (Direktor: Priv.-Doz. Dr. med. A. Wirth) sowie Medizinische Klinik (Direktor: Prof. Dr. med. Dr. h. c. mult. G. Schettler) und Abteilung für Pathophysiologie und Sportmedizin (Direktor: Prof. Dr. med. H. Weicker) der Universität Heidelberg

Zusammenfassung

Aus energetischer Sicht ist es sinnvoll, eine Reduktionskost bei Adipösen mit vermehrter Muskelarbeit zu kombinieren. 20 Männer und Frauen wurden daher einer energiereduzierten Mischkost von 300 kcal/die mit und ohne einem zusätzlichen Ergometertraining über 4 Wochen unterzogen. Durch diese Kombinationstherapie nahmen das Körpergewicht um ca. 10,7 kg, der systolische und diastolische Blutdruck in Ruhe um 17 bzw. 11 mmHg ab. Bei einer Dauerbelastung lagen die Herzfrequenzen niedriger, der systolische Blutdruck reduzierte sich um 26 und der diastolische Blutdruck um 13 mmHg; der respiratorische Quotient sank von 0,92 auf 0,76. Bei maximaler Belastung bewirkte das Ergometertraining eine Zunahme der Leistungsfähigkeit, die während der gesamten Therapiedauer im Mittel um 41 Watt betrug. Die Ergebnisse zeigen, daß hinsichtlich kardiopulmonaler Größen ein Ausdauertraining eine sinnvolle Ergänzung zur Reduktionskost ist.

Schlüsselwörter: Training – Adipöse – Ergometrie – Blutdruck.

Summary

From an energetic point of view, a combination of energy restriction and physical work may be beneficial. Therefore, 20 men and women received a calorie restricted diet of 300 kcal/d with and without an additional ergometer training for 4 weeks. The combined therapy reduced body weight by 10.7 kg and systolic as well as diastolic blood pressure by 17 and 11 mmHg, respectively. During endurance exercise, heart rate was decreased and systolic blood pressure was lower by 26 and diastolic blood pressure by 13 mmHg. The respiratory quotient dropped from 0.92 to 0.76. During maximal ergometry, the training induced an increase in physical performance, which was higher by 41 watts thoughout the study. The results indicate that physical training promotes beneficial effects with regard to cardio-pulmonary factors in combination with calorie restriction.

Key-words: Training – Obesity – Ergometry – Blood pressure.

Einleitung

Zur Gewichtsabnahme werden heutzutage meistens hypokalorische Diäten mit einem Kaloriengehalt zwischen 200 und 1000 kcal pro Tag in Form einer Mischkost oder einer flüssi-

---

Anschrift für die Verfasser: Priv.-Doz. Dr. med. A. Wirth, Fachklinik Teutoburger Wald, Teutoburger-Wald-Straße 33, 4502 Bad Rothenfelde

gen Formula-Diät angewandt. Aus einer Reihe von Überlegungen ist es sinnvoll, diese Therapie mit einem Ausdauertraining zu kombinieren:

1. zur weiteren Negativierung der Energiebilanz und damit zur verstärkten Gewichtsabnahme;
2. zur verstärkten Mobilisation von Depotfett unter Schonung der Proteinstubstanz (Skelettmuskulatur);
3. zur versärkten Abnahme des systolischen und diastolischen Blutdruckes;
4. zur Kompensation der verminderten körperlichen Leistungsfähigkeit.

Wir führten daher bei Adipösen eine Gewichtsreduktion mit und ohne Ausdauertraining über 4 Wochen unter kontrollierten Bedingungen durch.

Patienten und Methodik

20 Patienten, 12 Männer und 8 Frauen mit einem mittleren Alter von 38 Jahren (24–49 Jahren) und einem Broca-Index über 1,2 nahmen an der Studie teil. 6 von ihnen wiesen einen Grenzwerthypertonus auf, sonstige Krankheiten lagen nicht vor. Die Gruppe R ($n = 10$) erhielt eine Reduktionskost mit 300 kcal pro Tag in Form einer konventionellen Mischkost.

Die Gruppe R + T führte zusätzlich ein Ergometertraining auf einem Fahrrad an 6 Tagen in der Woche durch. Sie trainierte 6mal täglich mit ca. 50% der maximalen Leistungsfähigkeit, beginnend mit je 5 min und Steigerung auf 20 min.

Zur Durchführung dieser Untersuchungen wurden die Patienten 5 Wochen stationär aufgenommen.

Maximale Ergometrie. Beginn der Belastung auf dem Fahrradergometer mit 50 Watt für Frauen und 100 Watt für Männer, Steigerung um 50 Watt alle 3 min bis zur Erschöpfung.

Spiroergometrie. Belastung mit 60 Watt für Frauen und 90 Watt für Männer über 10 min. Die Sauerstoffaufnahme und CO_2-Abgabe wurde mit einem offenen Spirometersystem untersucht.

Ergebnisse

Das Körpergewicht nahm in dem 28tägigen Beobachtungszeitraum unter Reduktionskost um 9,4 kg (336 g/die) und unter zusätzlichem Ausdauertraining um 10,7 kg (382 g/die) ab (Abb. 1). Der Blutdruck konnte bei kombinierter Therapie stärker gesenkt werden, wobei sich dieser Effekt vorwiegend beim diastolischen Blutdruck zeigte (Abnahme von 4,1 versus 10,7 mmHg; Abb. 2).

Bei der spiroergometrischen Untersuchung mit 50% der maximalen Leistung stieg nach kombinierter Therapie die Herzfrequenz als Ausdruck des Trainingserfolges weniger an (Tabelle 1). Die bereits in Ruhe bei Ausdauertrainierten gemessenen niedrigeren systolischen und diastolischen Blutdruckwerte waren unter Belastung noch deutlicher different. Der re-

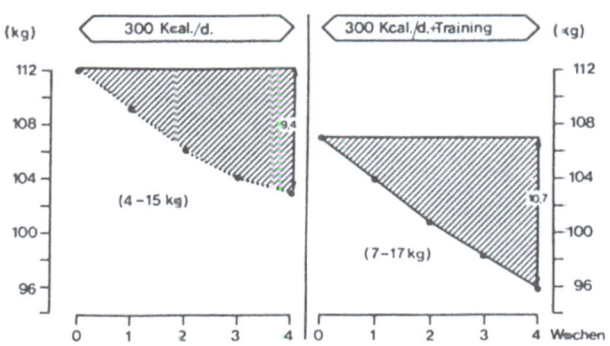

Abb. 1. Körpergewicht unter einer 300 kcal/d Mischkost mit und ohne Ergometertraining bei 20 Adipösen

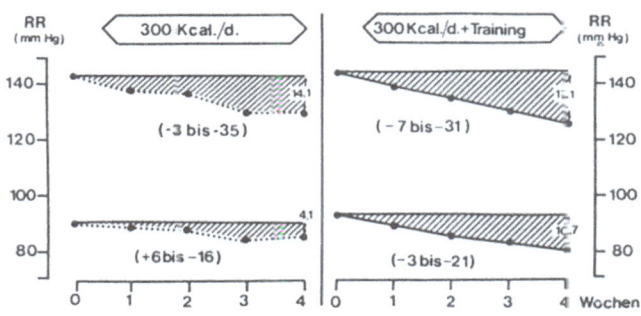

Abb. 2. Blutdruck unter einer 300 kcal/d Mischkost mit und ohne Ergometertraining bei 20 Adipösen

Tabelle 1. Herzfrequenz, Blutdruck und respiratorischer Quotient nach 10 min Belastung mit 75 Watt bei Patienten mit Reduktionskost von 300 kcal/d (R) und Patienten mit zusätzlichem Ergometertraining (R + T) vor und nach 4 Wochen Therapie

		Herz-frequenz (min^{-1})	Blutdruck		Respirato-rischer Quotient
			Systolisch (mmHg)	Diastolisch (mmHg)	
Gruppe R	vorher	123 ± 22	177 ± 14	97 ± 5	0,92 ± 0,12
	P	n.s.	n.s.	n.s.	n.s.
	nachher	126 ± 24	163 ± 15	93 ± 12	0,86 ± 0,11
Gruppe R + T	vorher	138 ± 18	192 ± 20	103 ± 8	0,92 ± 0,04
	P	< 0,01	< 0,05	< 0,05	< 0,01
	nachher	119 ± 19	166 ± 16	90 ± 8	0,76 ± 0,06

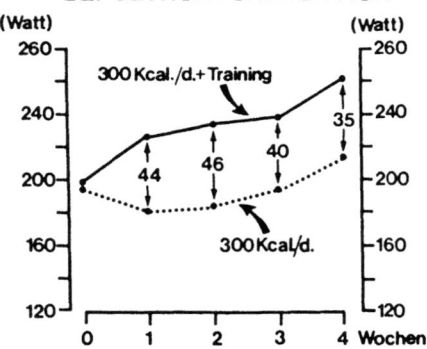
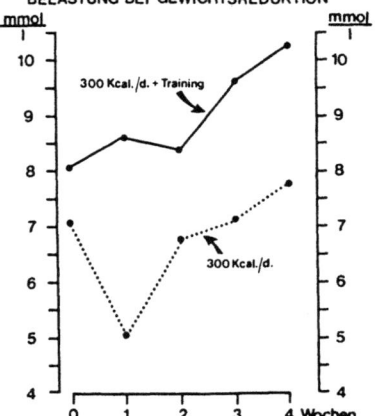

Abb. 3. Maximale Wattleistung unter einer 300 kcal/d Mischkost bei 20 Adipösen

Abb. 4. Maximale Laktatkonzentration im venösen Serum bei Ergometerbelastung unter 300 kcal/d Mischkost bei 20 Adipösen

spiratorische Quotient zeigte bei alleiniger Reduktionskost eine Tendenz zur Abnahme, bei zusätzlicher Muskelarbeit fiel er deutlich von 0,92 auf 0,76 als Ausdruck einer vermehrten Fettoxidation. Die maximale Leistungsfähigkeit, beurteilt unter Ergometerbedingungen, nahm in den ersten beiden Wochen unter kalorienreduzierter Diät leicht ab (Abb. 3). Ein begleitendes Training hingegen führte zu einer deutlichen Zunahme. Die Differenz von ca. 40 Watt blieb während der gesamten Therapiedauer bestehen. Ähnlich wie die Wattleistung, verhielt sich auch die maximale venöse Laktatkonzentration (Abb. 4).

Diskussion

Das tägliche Ergometertraining von erheblicher Dauer und Intensität führte zu einer zusätzlichen Gewichtsabnahme von 1,3 kg (+ 14%). Da nur das Körpergewicht gemessen wurde, konnte zwischen der Abnahme der Fettmasse, der Muskelmasse und des Körperwassers nicht unterschieden werden [6]. Weitere Untersuchungen müssen daher zeigen, ob durch ein begleitendes Ausdauertraining diese Körperanteile in unterschiedlichem Ausmaß verändert werden. Untersuchungen, bei denen die Körperfettmasse mit Hilfe der Hautfaltendickemessung und der Muskelabbau mit Hilfe der Stickstoffbilanz errechnet wurden, lieferten bisher keine klaren Ergebnisse [2, 5, 7].

Eine hypokalorische Kost senkt den häufig bei Adipösen erhöhten systolischen und diastolischen Blutdruck, ein Ausdauertraining allein führt zu ähnlichen Veränderungen. Kombiniert man beide Therapiemethoden, so kommt es bereits in Ruhe und noch deutlicher unter Belastung zu einem Abfall des Blutdrucks, was auch andere Untersucher feststellten [1, 4]. Die mit Kalorien- und Salzrestriktion sowie Training erreichbaren Blutdrucksenkungen entsprechen etwa denen einer Betablocker- oder Diuretikatherapie.

Bei der maximalen Belastung zeigt sich, daß unter einer Reduktionskost die Leistungsfähigkeit in den ersten beiden Wochen abnimmt [3]. Ob diese Abnahme der physischen Leistung durch Dysfunktion der kardialen oder peripheren Muskulatur bedingt ist, ist unklar. Neuere Untersuchungen sprechen dafür, daß die linksventrikuläre Funktion unter einer Gewichtsreduktion eher verbessert wird [3]. Die Abnahme der Leistungsfähigkeit dürfte demnach vorwiegend in einer Schwäche der Skelettmuskulatur zu suchen sein. Dafür spricht, daß a) ein Ausdauertraining den anfänglichen Leistungsabfall überkompensiert und b) die maximalen Laktatspiegel dem Leistungsverhalten parallel gehen.

Insgesamt gesehen führt ein Ausdauertraining auf dem Fahrradergometer in Kombination mit einer hypokalorischen Kost bei Adipösen zu folgenden Vorteilen:

1. Schnellere Gewichtsabnahme,
2. deutliche Senkung des systolischen und diastolischen Blutdruckes in Ruhe und bei körperlicher Belastung,
3. Überkompensation der bei alleiniger Reduktionskost feststellbaren Abnahme der Leistungsfähigkeit.

Da sowohl von seiten des Herz-Kreislauf-Systems als auch des Stoffwechsels keinerlei Komplikationen feststellbar waren und die Patienten gerne Gebrauch von der vermehrten körperlichen Aktivität machten, kann diese Kombinationstherapie empfohlen werden.

Literatur

1. Franz I-W (1983) Hypertoniebehandlung: Gewichtsabnahmetraining oder Medikamente? Z All Med 59:1477–1483
2. Krothkiewski M, Toss L, Björntorp P, Holm G (1981) The effect of a very-low-calorie diet with and without chronic exercise on thyroid and sex hormones, plasma proteins, oxygen uptake, insulin and c-peptide concentrations in obese women. Int J Obesity 5:287–293
3. Phinney SD, Horton ES, Sims EAH, Hanson JH, Danforth E Jr, LaGrande BM (1980) Capacity for moderate exercise in obese subjects after adaptation to a hypocaloric, ketogenic diet. J Clin Invest 66:1152–1161
4. Rieckert H, Zinsser F, Gratze U (1982) Die Grundlagen des menschlichen Energiestoffwechsels – Eine Studie zur Belastbarkeit unter Reduktionskost. In: Ditschuneit H, Wechsler GF (Hrsg). perimed, Erlangen, S 9–22
5. Warwick PM, Garrow JS (1981) The effect of addition of exercise to a regime of dietary restriction on weight loss, nitrogen balance, resting metabolic rate and spontaneous physical activity in three obese women in a metabolic ward. Int J Obesity 5:25–32
6. Wirth A (1984) Körperliche Tätigkeit und Fettsucht. In: Ketterer H (Hrsg) Fettsucht – Gicht. Thieme, Stuttgart, S 39–42
7. Wolf LM, Courtois H, Javet H, Schrub JC (1975) Physical training associated with semistarvation in the treatment of obesity. In: Howard A (ed) Recent advances in obesity research. Newman, London, pp 281–283

Bioluminetrische Bestimmung von Glycerin und freien Fettsäuren im Serum. Neue hochempfindliche Methoden für Fettstoffwechseluntersuchungen unter körperlicher Belastung

Bioluminescent Determination of Glycerol and Free Fatty Acids in Serum Samples: Newly Developed Ultrasensitive Tools for Studying Fat Metabolism During Exercise

E. Wieland und H. Kather

Medizinische Universitätsklinik Heidelberg (Direktor: Prof. Dr. med. Dr. h. c. mult. G. Schettler)

Zusammenfassung

Es werden zwei hochempfindliche bioluminometrische Methoden zur Bestimmung von Gycerin und freien Fettsäuren vorgestellt, die mit minimalen Serummengen auskommen (5–50 μl). Beide Methoden sind besonders für sportphysiologische Untersuchungen geeignet. Darüber hinaus lassen sich zellphysiologische Untersuchungen mit geringen Zellzahlen durchführen.

Schlüsselwörter: Glycerin – Freie Fettsäuren – Biolumineszenz – Serum – Untersuchung.

Summary

We present two highly sensitive bioluminescent assays for the determination of glycerol and free fatty acids. They both require only 5–10 μl of serum. For this reason both methods are especially suitable for physiological studies in the realm of sports medicine. In addition, studies on cell physiology can be performed using only a few cells.

Key-words: Glycerol – Free fatty acids – Bioluminescence – Serum – Exercise.

Einleitung

Sportphysiologische Untersuchungen erfordern die Bestimmung einer Vielzahl von Metaboliten im Serum. Hierzu werden gewöhnlich große Mengen Serum benötigt. Lumineszenztechniken sind hochempfindlich und spezifisch. Wir haben deshalb zwei Biolumineszenzmethoden zur Bestimmung der Lipolysemetabolite, freies Glycerin und freie Fettsäuren entwickelt. Beide Methoden benötigen nur 5–50 μl Serum und sind darüber hinaus auch für zellphysiologische Untersuchungen geeignet.

Anschrift für die Verfasser: Dr. med. E. Wieland, Klinisches Institut für Herzinfarktforschung, Bergheimer Straße 58, 6900 Heidelberg

Prinzip. Glycerin wird mit Hilfe von Glycerokinase zu Glycerin-3-phosphat umgewandelt, das dann in Anwesenheit von Arsenat [1] entsprechend der Sequenz: Glycerin-3-phosphat – Dihydroxyacetonphoshat – Glycerinaldehyd-3-phosphat – 3-Phosphoglycerat unter Bildung von 2 mol NADH umgewandelt wird.

Fettsäuren werden durch eine Acyl-CoA-Synthetase unter Bildung von AMP und Pyrophosphat (PP_i) aktiviert [2]. PP_i wird dann in Anwesenheit von Fructose-6-phosphat [3] entsprechend der Sequenz: Fructose-6-phosphat – Fructose-1,6-bisphosphat – Triosephosphat ebenfalls zu Phosphoglycerat und anorganischem Phosphat umgewandelt. Auch hierbei entstehen 2 mol NADH. Als Indikatorsystem dient in beiden Fällen eine bakterielle NADH-abhängige Luziferase, die als quantifizierbares Signal Licht produziert.

Material und Methodik

10 µl Serum wurden mit 10 µl HCl (1 mol/l) behandelt, um eventuell störende Dehydrogenasen zu denaturieren. Nach einer Minute wurde die Probe mit 10 µl NaOH (1 mol/l) neutralisiert und entsprechend verdünnt (10–50fach für Glycerin, 50–100fach für freie Fettsäuren). Für die Fettsäurebestimmung enthielt das Wasser 0,25% (vol/vol) Triton-X-100.

50 µl der verdünnten Probe wurden mit 50 µl eines Inkubationsmediums vermischt, das sich wie folgt zusammensetzte:

Glycerinumwandlung. 28 mmol/l TEA-HCl, pH 9,0, 1,1 mmol/l P_i, 20 mmol/l Arsenat, 1,1 mmol/l Dithiotreitol, 1,5 mmol/l ATP, 2,9 mmol/l $MgCl_2$, 8 mmol/l NAD, 7 U/ml Glycerokinase, 2,3 U/ml Glycerin-3-phosphat-Dehydrogenase, 33 U/ml Triosephosphatisomerase und 19 U/ml Glycerinaldehyd-3-Dehydrogenase.

Fettsäureumwandlung. 23 mmol/l Hepes, pH 8,0, 1,1 mmol/l KCl, 20 mmol/l Arsenat, 1,1 mmol/l Dithiotreitol, 2,9 mmol/l $MgCl_2$, 8 mmol/l NAD, 0,065 mmol/l CoA, 0,53 µmol/l EDTA, 33 U/ml Triosephosphatisomerase, 14 U/ml Aldolase, 0,10 U/ml PP_i-Phosphofructokinase, 0,04 mmol/l Fructose-6-Phosphat und 6,7 mU/ml Acyl-CoA-Synthetase.

Lumineszenzassay. Proben wurden für jeweils 180 min bei 25 °C für die Glycerinumwandlung und bei 37 °C für die Fettsäureumwandlung inkubiert und dann vor der NADH-Bestimmung nochmals 5–10 mal mit Wasser verdünnt.

In einem Phosphatbuffer (0,2 mol/l), der 0,4 mmol/l Dithiotreitol und 67 mmol/l Raffinose enthielt, wurden 1,5 mU/ml Luziferase und 1,7 mU/ml NAD(P)H : FMN-Oxidoreductase gelöst. 4,7 mmol/l Tetradecanal wurden in einer wässrigen Lösung, die 50 g/l fettsäurefreies Albumin und 10 g/l Triton-X-100 enthielt, bei pH 7,0 und 50 °C gelöst.

Die Tetradecanal- und Luziferaselösung wurde in kleinen Portionen eingefroren. 0,11 mmol/l FMN wurde täglich neu in einem Phosphatbuffer (2 mol/l, pH 7,0) gelöst und lichtgeschützt auf Eis bis zum Gebrauch aufbewahrt.

100 ml des Lumineszenzcocktails enthielten 0,5 mmol/l Tetradecanal, 1,1 µmol/l FMN, 5,3 mU/l Luziferase und 8,3 U/ml NAD(P)H : FMN-Oxidoreductase. Die Messungen wurden in einem automatischen Lumineszenzmeßgerät (Berthold LB 950 T) mit 0,01 ml Probe durchgeführt. Die Lichtproduktion wurde durch automatische Zugabe von 0,25 ml des Lumineszenzcocktails gestartet. Die Auswertung erfolgte an Hand von externen Glycerin- und Fettsäuregraden.

Chemikalien. Tetradecanal und Raffinose waren von EGA Chemie, Steinheim und Merck AG, Darmstadt. ATP, NAD, Triosephosphatisomerase und die Enzyme zur Lumineszenzmessung und zur Glycerinbestimmung waren von Boehringer Mannheim, Mannheim. Acyl-CoA-Synthetase, die Enzyme zur Fettsäureumwandlung und fettsäurefreies Albumin waren von Sigma Co., St. Louis, USA. CoA, Fettsäuren und Pufferreagenzien waren von Serva GmbH, Heidelberg.

Ergebnisse

Beide Methoden sind 10 bis 100 mal empfindlicher als herkömmliche Methoden zur Glycerin- und Fettsäurebestimmung. Bei einem Signal zu Rauschen Verhältnis von 1, liegt die untere Nachweisgrenze für Glycerin bei 1 μmol/l. Für freie Fettsäuren beträgt sie 5 μmol/l.

Das Lichtsignal ist für beide Bestimmungen bis zu einer Konzentration von 30 μmol/l linear abhängig.

Die Genauigkeit beider Methoden wurde durch einen Vergleich mit etablierten Meßmethoden untersucht. Eine hervorragende Übereinstimmung besteht mit einer fluorimetrischen Methode zur Glycerinbestimmung [4] und einer enzymatischen colorimetrischen Methode zur Bestimmung freier Fettsäuren (Wako NEFAC-Kit) (Abb. 1).

Ausgedehnte Wiederfindungsversuche zur Richtigkeitskontrolle lagen in verdünnten Serumproben mit 6,7 μmol/l Glycerin zwischen 90 und 110% ($n = 25$), mit 10 μmol/l Palmitinsäure zwischen 96 und 104% ($n = 22$).

Diskussion

Durch die ausgezeichnete Empfindlichkeit beider Methoden ist es möglich, mit minimalen Serummengen (5–50 μl) auszukommen. Beide Methoden leisten damit einen Beitrag mit

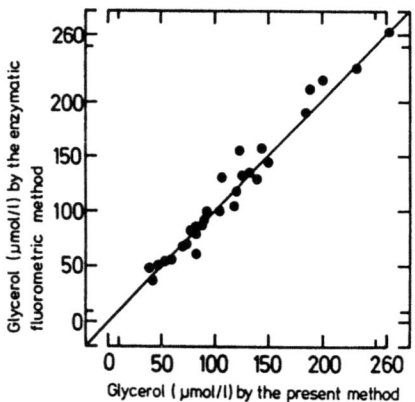 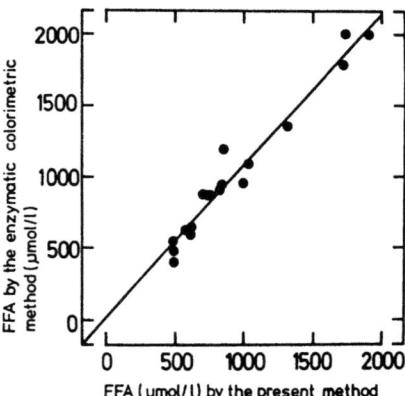

Abb. 1. Vergleich der vorgestellten Methode zur Glycerinbestimmung mit einer enzymatischen fluorimetrischen Methode ($r = 0,99$, $y = 1,03 x + 0,66$, $n = 30$) und der vorgestellten Methode zur Bestimmung freier Fettsäuren mit einer enzymatischen colorimetrischen Methode ($r = 0,98$, $y = 1,082 x + (-4,67)$, $n = 20$) in Serumproben

insgesamt weniger Blut bei sportmedizinischen in vivo Untersuchungen zur Depotfettmobilisation auszukommen. Darüberhinaus sind beide Methoden einfach zu handhaben, da Serumproben direkt ohne vorangehende Extraktionsschritte eingesetzt werden können. In Serumproben ist die Reaktionsgeschwindigkeit der enzymatischen Fettsäureumwandlung durch die Konzentration des Serums selbst bestimmt. Seren sollten deshalb minimal 50fach verdünnt werden, um nicht falsch niedrige Meßergebnisse zu erhalten.

Neben Messungen in Seren sind zellphysiologische Untersuchungen möglich. Wir haben beide Methoden zur in vivo Untersuchung der hormonalen Regulation in isolierten menschlichen Adipocyten angewendet. Geringe Fettgewebsmengen, wie sie durch Nadelbiopsien gewonnen werden können (100–300 g), sind für ca. 300 Messungen ausreichend. Damit ist es erstmals möglich geworden, beim Menschen in vitro Untersuchungen zum Energiestoffwechsel mit in vivo Daten der selben Person zu korrelieren.

Literatur

1. Genovese J, Schmidt K, Katz J (1970) Enzymic degradation of isotopically labeled compounds. I. Degradation of ^{14}C-labeled glycerol. Anal Biochem 34:161–169
2. Shimizu S, Inoue K, Tani Y, Yamada H, Tabata M, Murachi T (1980) Enzymatic determination of serum free fatty acids: A colorimetric method. Anal Biochem 107:193–198
3. O'Brien WE (1976) A continous spectrophotometric assay for argininosuccinate synthetase based on pyrophosphate formation. Anal Biochem 76:423–430
4. Laurell S, Tibbling G (1966) An enzymatic fluorometric micromethod for the determination of glycerol. Clin Chim Acta 13:317–322

Technik und Anwendung der Katecholaminbestimmung im Urin und im Plasma mit der HPLC

Technique and Application of Catecholamine Estimation in Urine and Plasma by HPLC

R. Pluto, M. Feraudi und H. Weicker

Institut für Pathophysiologie und Sportmedizin (Direktor: Prof. Dr. med. H. Weicker), Medizinische Poliklinik der Universität Heidelberg

Zusammenfassung

Trotz vielseitiger Fragestellungen in Klinik und Wissenschaft konnten die Katecholaminkonzentrationen im Plasma bisher lediglich mittels Radioenzymassays verläßlich im pg/ml-Bereich bestimmt werden. Diese Verfahren sind jedoch wegen mehreren Extraktionsschritten, enzymatischer Umwandlung der Katecholamine durch COMT oder PNMT zu Metanephrinen, einer dünnschichtchromatographischen Auftrennung und Szintillationszählung sehr zeitaufwendig, teuer und wegen der Radioisotopenmessung nur in Speziallabors durchführbar. Die Kostenintensität, der relativ geringe Probendurchsatz pro Tag und der apparative Aufwand limitieren auch den routinemäßigen Einsatz der Massenspektroskopie nach gaschromatographischer Katecholaminauftrennung. Hingegen ist die Katecholaminbestimmung im Urin mittels HPLC ein relativ einfaches Verfahren, welches wir für die Bestimmung der Serumkatecholamine modifizieren konnten. Bei einem täglichen Probendurchsatz von 60–70 liegt der Variationskoeffizient bei 5–10%, die Wiederfindungsrate bei 70–80%. Reproduzierbare Katecholaminkonzentrationen in einem Bereich zwischen 200 und 2000 pg/ml konnten gemessen werden. Somit liegt eine Routinemethode zur Katecholaminbestimmung im Urin und Plasma vor, die in großen Untersuchungsreihen exakte Werte liefert, mit hoher Sensitivität und Spezifität.

Schlüsselwörter: Katecholamine – Katecholaminbestimmung – HPLC – Untersuchung – Sympathikoadrenerge Regulation.

Summary

In spite of various unanswered questions in clinical and scientific work, plasma catecholamine concentrations have been estimated in the pg/ml range reliably only by radioimmunoassay. Since enzymatic conversion of catecholamines by COMT or PNMT to metanephrines and a thin layer chromatography separation are required, these techniques are time consuming, expensive and feasible only in specialised laboratories. The cost intensity, small number of estimations per day and the expenditure of such an equipment are also the limiting factors for routine measurements of catecholamines by mass spectrography after gas chromatographical separation.

In comparison, however, estimation of catecholamines in urine by HPLC is a very simple technique. We have been able to modify this technique for estimation of plasma catecholamines. 60–70 estimations per day are possible, the variation coefficient is in the range of 5–10%, recovery rate is 70–80%. Reproducible catecholamine concentrations in the range between 20 to 2000 pg/ml could be measured.

Anschrift für die Verfasser: Dr. med. R. Pluto, Medizinische Poliklinik, Abteilung Pathophysiologie und Sportmedizin, Hospitalstraße 3, 6900 Heidelberg

In our laboratory a routine method for catecholamine estimation in urine and plasma is now existing which produces exact values with high sensitivity and specificity, even in large quantities.

Key-words: Catecholamines – Catecholamine-estimation – HPLC – Exercise – Sympatho-adrenergic regulation.

Einleitung

Innerhalb des Stoffwechsels und des kardiozirkulatorischen Systems haben Katecholamine vielfältige Aufgaben. Ihre verläßliche Bestimmung im pg/ml-(nmol/l–)Bereich, in dem sie im Blutserum vorliegen, stellt ein großes Problem dar. Für die Urin-Katecholaminbestimmung eignen sich fluorometrische Methoden [1], bei denen im ng/ml-Bereich gearbeitet werden kann. Für die Serum-Katecholaminspiegel war die Anwendung radioaktiver Markierung ein wesentlicher Fortschritt, wobei sogenannte radioenzymatische Methoden sehr exakte Ergebnisse liefern [2, 3, 6]. Die verschiedenen Katecholamine werden z. B. durch COMT (Catecholamin-O-methyltransferase) zu ihren Metanephrinen methyliert, wobei ^{14}C-markiertes SAM (S-adenosyl-1-methionin) als Methylgruppendonator verwendet wird. Anschließend wird eine Ionenaustauschchromatographie oder Dünnschichtchromatographie durchgeführt, mehrere Reinigungs- und Extraktionsschritte angeschlossen und schließlich eine Szintillationszählung vorgenommen. Nachteilig bei diesen Methoden ist der große Arbeitsaufwand, die relativ ungenaue Messung von niedrigen Adrenalinkonzentrationen sowie die Tatsache, daß Radioenzymassays teuer und wegen der Radioisotopenmessung nur in Speziallabors durchführbar sind. Eine routinemäßige Bestimmung großer Probenzahlen ist damit nicht möglich. Ähnliche Einschränkungen gelten auch für die massenspektroskopische Bestimmung der Katecholamine nach gaschromatographischer Auftrennung [9]. Bei der von uns verwendeten Hochdruckflüssigkeitschromatographie (HPLC) werden die Katecholamine nach ihrer Auftrennung elektrochemisch bestimmt [4, 5, 8].

Material und Methodik

Aufarbeitung einer Plasma-Probe:

Probenentnahme: 5 ml Vollblut in Vacutainer-Röhrchen (mit 5 pg EGTA und 9 pg Glutathion); nach Zentrifugation in einer Kühlzentrifuge Abpipettieren des Plasmas und Einfrieren bei -20 °C für Versand

Adsorption der Katecholamine an Al_2O_3: Plasma in Eppendorf-Röhrchen geben (1 ml); Zugabe von 400 μl Trispuffer (pH 8,7) und 10 mg Al_2O_3; 10 min vertikales Schütteln; Zentrifugation bei 9000 g; Überstand wird zur Präparation von Standardseren verwendet; Bodensatz, welcher an Al_2O_3 adsorbierte Katecholamine enthält, wird dreimal mit 2 $^0/_{00}$igem Trispuffer gewaschen, zentrifugiert; Puffer wird verworfen.

Desorption der Katecholamine mittels Perchlorsäure: Al_2O_3-Katecholamine + 100 μl 0,1-molare $HClO_4$; horizontales Schütteln und Zentrifugation bei 2200 g; Katecholamine und $HClO_4$ im Überstand, zur Adsorption von Al_2O_3-Resten Überstand über Whatman-Minicap filtrieren; 10–50 μl der Probe über Vorfiltersatz mit Millipor-Filter (0,4 μl) in HPLC-System geben.

Aufarbeitung einer Urinprobe:

Gleiches Prinzip, jedoch ist hier das Ionenaustauscher-Verfahren an Biorex 70 mit anschließender Elution der Katecholamine durch Borsäure die Methode der Wahl.

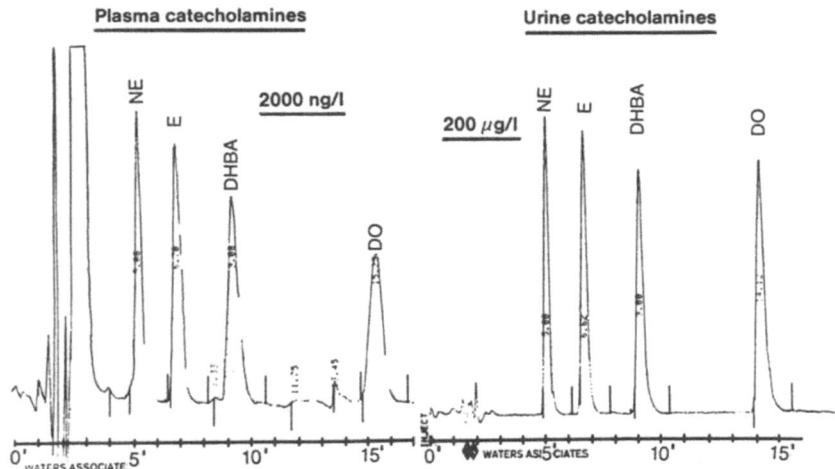

Abb. 1. Plasma-Katecholamin- und Urin-Katecholamintrennung durch HPLC mit elektrochemischer Detektion. *NE* = Noradrenalin, *E* = Adrenalin, *DHBA* = Dihydroxybenzylamin (interner Standard), *DO* = Dopamin

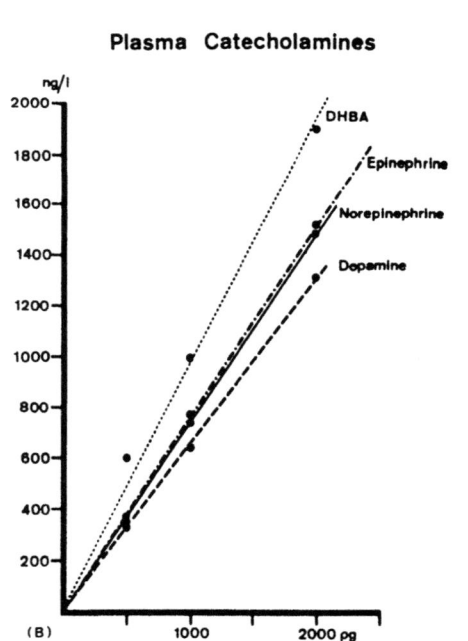

Abb. 2. Eichkurven der Plasma-Katecholamine

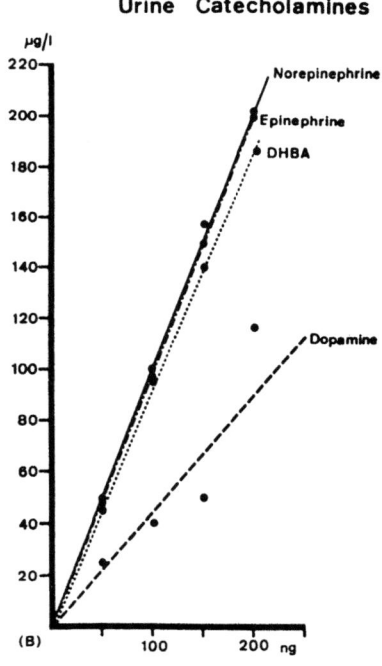

Abb. 3. Eichkurven der Urin-Katecholamine

Tabelle 1. Mittelwerte, Standardabweichung (SD), Variationskoeffizient und Wiederfindungsrate, 10mal bestimmt nach Al_2O_3-Adsorption und $HClO_4$-Desorption der gleichen Plasma-Katecholaminproben unterschiedlicher Konzentration

ng/l	n	Adrenalin				Noradrenalin				Dopamin			
		$\bar{x}$	SD	VC%	RR%	$\bar{x}$	SD	VC%	RR%	$\bar{x}$	SD	VC%	RR%
500	10	410,1 ± 26,7		6,5	82,0	389,8 ± 34,7		8,9	77,8	399,6 ± 39,1		9,7	79,8
1000	10	712,7 ± 68,9		9,6	71,2	787,5 ± 61,8		7,8	78,6	668,0 ± 94,4		14,1	66,7
2000	10	1582,3 ± 195,2		9,6	79,0	1637,3 ± 70,3		4,2	81,8	1390,3 ± 196,9		14,1	69,4

Tabelle 2. Mittelwerte, Standardabweichung (SD), Variationskoeffizient (VC) und Wiederfindungsrate der Urin-Katecholamine verschiedener Konzentrationen, 10mal bestimmt nach Ionenaustauscherchromatographie an Bio Rex 70 und Elusion mit Borsäure

µg/l	n	Adrenalin				Noradrenalin				Dopamin			
		$\bar{x}$	SD	VC%	RR%	$\bar{x}$	SD	VC%	RR%	$\bar{x}$	SD	VC%	RR%
50	10	42,8 ± 0,89		2,07	85,7	44,1 ± 2,33		5,28	88,2	42,4 ± 0,95		2,24	84,8
100	10	90,2 ± 0,24		0,26	90,2	94,9 ± 0,22		0,23	94,9	92,1 ± 0,13		0,14	92,1
150	10	146,5 ± 1,67		1,13	97,6	149,2 ± 0,54		0,36	99,4	152,0 ± 0,50		0,32	101,2
200	10	176,2 ± 0,27		0,15	88,0	178,3 ± 0,25		0,14	89,1	200,9 ± 0,52		0,25	100,4

Ergebnisse

Zur quantitativen Auswertung wird der Rechner mit Standardserum bzw. Standardurin kalibriert. Neben der direkten Kurvenzeichnung der Katecholaminpeaks, die durch die unterschiedlichen Retentionszeiten der Katecholamine zustande kommen, werden die jeweiligen Konzentrationen direkt in ng/l (bzw. in pg/ml oder nmol/l) ausgedruckt. Die Trennzeit beträgt ca. 10–12 min (Abb. 1).

Mittels der beschriebenen Verfahren konnten wir Eichkurven erstellen, die bis zu 2000 pg/ml Serum bzw. 200 ng/ml Urin linear sind und durch den Nullpunkt des Ordinatensystems gehen (Abb. 2 und Abb. 3).

Die Variationskoeffizienten waren bei Aufarbeitung aus dem gleichen Plasma für Noradrenalin und Adrenalin 5–10%, bei Dopamin 10–15%. Die Wiederfindungsrate für Adrenalin und Noradrenalin lag bei 70–80%, für Dopamin bei 60% (Tabelle 1). Die entsprechenden Werte bei Urin-Katecholaminbestimmungen zeigt Tabelle 2.

Diskussion

Die Vergleichsuntersuchungen mit fluoreometrischen Methoden sowie dem Radioenzymassay nach DaPrada und Zürcher und der HPLC-Bestimmung nach Katecholaminextraktion mit einem organischen Lösungsmittelsystem nach Smedes (7) zeigen erhebliche Vorteile der HPLC-Technik mit elektrochemischem Detektor nach Katecholaminadsorption an Al_2O_3 für Plasma-Katecholamine und Biorex 70 für Urin-Katecholamine. Wir erreichen eine kurze Analysezeit von 15 min bei einem Probendurchsatz von 60–70 Plasma-Proben innerhalb von 24 h durch Verwendung eines gekühlten, automatischen Probengebers. Die HPLC-Technik liefert reproduzierbare Werte für die Serum-Katecholamine in einem Bereich zwischen 200 und 2000 pg/ml. Sowohl für die Urin- als auch für die Plasma-Katecholaminbestimmung zeigen die linearen Eichkurven die Leistungsfähigkeit des Verfahrens. Dopamin ist im Vergleich zu Adrenalin und Noradrenalin etwas weniger verläßlich zu ermitteln. Somit liegt eine Routinemethode zur Katecholaminbestimmung vor, die auch in großen Untersuchungsreihen exakte Werte liefert mit hoher Sensitivität und Spezifität.

Literatur

1. Anton AH, Sayre DF (1962) Study of the factors affecting the aluminiumoxide-trihydroxyindol procedure for the analysis of catecholamines. J Pharmacol Exp Ther 138:360–375
2. Da Prada M, Zürcher G (1976) Simultaneous radioenzymatic determination of plasma and tissue adrenaline, noradrenaline and dopamine within the femtomole range. Life Sci 19:1116–1174
3. Engelman K, Portnoy B (1970) A sensitive double-isotope derivative assay for norepinephrine and epinephrine. Circ Res 26:53–57
4. Hallmann H, Farnebo LO, Hamberger B, Jonsson G (1978) A sensitive method for the determination of plasma catecholamines using liquid chromatography with electrochemical detection. Life Sci 23:1049–1052
5. Hjemdal P, Paleskog M, Kahan T (1979) Determination of plasma catecholamines using liquid chromatography with electrochemical detection. Comparison with a radioenzymatic method. Life Sci 25:131–138

6. Passon PG, Peuler JD (1973) A simplified radiometric assay for plasma norepinephrine and epinephrine. Anal Biochem 51:618–621
7. Smedes F, Kraak JC, Poppe H (1982) Simple and fast solvent extraction system for selective and quantitative isolation of adrenaline, noradrenaline, and dopamine from plasma and urine. J Chromatog 231:25–39
8. Watson E (1981) Current concepts: Liquid chromatography with electrochemical detection for plasma norepinephrine and epinephrine. Life Sci 28:493–497
9. Zimmermann E, Schänzer W, Donike M (1982) Streßfaktoren vor und nach Wettkampf- bzw. Trainingsbelastung. In: Heck H, Hollmann W, Liesen H, Rost R (Hrsg) Sport: Leistung und Gesundheit. Kongreßband Deutscher Sportärztekongreß Köln, S 277–281

XI

Freie Vorträge:

Hormone
Hormones

Das Verhalten der Schilddrüsenhormone unter körperlicher Belastung. Eine Studie zum peripheren Hormonstoffwechsel

Changes in Thyroid Hormone Metabolism During Exercise: A Study of Peripheral Hormone Metabolism

C. Köhnlein, F. Kokenge* und H. Rieckert

Abteilung Sportmedizin (Direktor: Prof. Dr. med. H. Rieckert), Institut für Sport und Sportwissenschaften der Universität Kiel, in Zusammenarbeit mit der * II. Medizinischen Klinik (Direktor: Prof. Dr. med. H. Löffler) der Universität Kiel

Zusammenfassung

69 Marathonläufer wurden vor und nach einem Marathonlauf untersucht. Zur Beurteilung der Schilddrüsenfunktion wurden folgende Parameter herangezogen: T3, rT3, T4, T3-Index und TSH. Die T3-Werte zeigten einen leichten, jedoch nicht signifikanten Abfall von 125,21 ng/dl auf 124,27 ng/dl, die Konversionsrate gemessen am T3/T4-Quotienten sank von 17,13 auf 16,19 signifikant ab. Die Serumkonzentration des reverse T3 stieg von 22,01 auf 29,1 hochsignifikant an. Die Konversionsrate, gemessen am rT3/T4-Quotienten, stieg von 3,00 auf 3,73 hochsignifikant an. T4, T3-Index zeigten ebenfalls einen signifikanten Anstieg, während TSH keinerlei signifikante Veränderungen zeigte. Weiterhin wurden 33 Probanden einer standardisierten Ergometriebelastung unterzogen. Die Belastung begann mit 100 Watt und wurde nach jeweils 3 min um 50 Watt gesteigert bis zu einer Belastung von 250 Watt. In Ruhe sowie auf jeder Belastungsstufe und nach 3 min Erholung wurden die obengenannten Schilddrüsenparameter bestimmt. Gleichzeitig erfolgte die Registrierung der Herzfrequenz und der Sauerstoffaufnahme. Unter der standardisierten 12minütigen Ergometerbelastung zeigten sich hochsignifikante Anstiege in T3-Serumspiegel. Die Konversionsrate T3/T4 zeigte ebenfalls einen hochsignifikanten Anstieg, der eine Konversionssteigerung bedeutet. T4-Serumkonzentration, der T3-Index und reverse T3 sowie das TSH zeigten keine signifikanten Konzentrationsänderungen unter der Akutbelastung. Die Bedeutung der vorgenannten Ergebnisse wird diskutiert.

Schlüsselwörter: Maximale körperliche Leistung – Submaximale körperliche Leistung – Thyroidhormone – Konversionsrate.

Summary

69 marathon runners were investigated before and after a marathon run. To judge the thyroid function the following parameters were measured: T3, rT3, T4, T3-index, and TSH. The T3 serum concentration showed a small insignificant decrease from 125.21 to 124.27 ng/dl; however, the conversion rate, measured by the T3/T4 ratio decreased significantly from 17.13 to 16.19. There was highly significant increase of the reverse T3 serum concentration of 29.01 ng/dl from 22.01 ng/dl. The conversion ratio rT3/T4 increased from 3.00 to 3.73, which was significant, indicating a inhibition of T4 conversion. T4 and T3 index also showed a significant increase, whereas TSH serum concentration showed no significant change.

Anschrift für die Verfasser: C. Köhnlein, Institut für Sport und Sportwissenschaften der Universität Kiel, Abteilung Sportmedizin, Olshausenstraße 40–60, Haus N40a, 2300 Kiel

Further, 33 volunteers were investigated undergoing standardized short-term heavy exercise (12 minutes bicycle ergometer exercise with increasing work load). Heart rate and oxygen uptake were registered simultaneously. Before exercise, at every work load level and after three minutes' rest, blood samples were taken and the above-named thyroid parameters were measured by solid phase radio immune assays. A highly significant increase in T3 serum concentration was found (125 ng/dl to 148 ng/dl). The conversion ratio T3/T4 showed a significant increase, indicating a conversion rise. T4 serum concentration, T3 index, reverse T3 and TSH showed no significant changes during the 12 minutes' bicycle ergometer exercise. The meaning of the above results is discussed.

Key-words: Maximal physical exercise – Submaximal physical exercise – Thyroid hormones – Conversion ratio.

Einleitung

In den letzten Jahren der Schilddrüsenforschung ist zunehmend deutlich geworden, daß die Schilddrüsenfunktionslage nicht allein über Hypothalamus, Hypophyse und die peripheren Hormonspiegel T_3 und T_4 über einen negativen feed-back-Mechanismus reguliert wird, sondern zusätzlich bei Anpassung an verschiedene metabolische Situationen periphere Stoffwechselvorgänge eine Rolle spielen. Im übrigen hat sich herausgestellt, daß das T_4 selbst kaum Stoffwechselwirkung hat, sondern erst der in Stellung 5'-dejodierte Metabolit, das Trijodthyronin [10]. Der bei der 5-Dejodierung entstehende Metabolit, das reverse T_3, hat keinerlei stoffwechselaktive Wirkung. Im einzelnen stellt sich der periphere Hormonstoffwechsel wie folgt dar (Abb. 1).

Ausgehend von Beobachtungen einer Konversionshemmung im Sinne eines low-T_3-Syndroms bei schwerkranken Patienten, die sich in einer katabolen Stoffwechselsituation befinden [11], stellt sich für uns die Frage, ob auch im physiologischen Rahmen bei unterschiedlicher körperlicher Belastung Änderungen im Verhalten des peripheren Schilddrüsenhormonstoffwechsels zu finden sind. Für uns standen im wesentlichen zwei Fragen im Vordergrund:

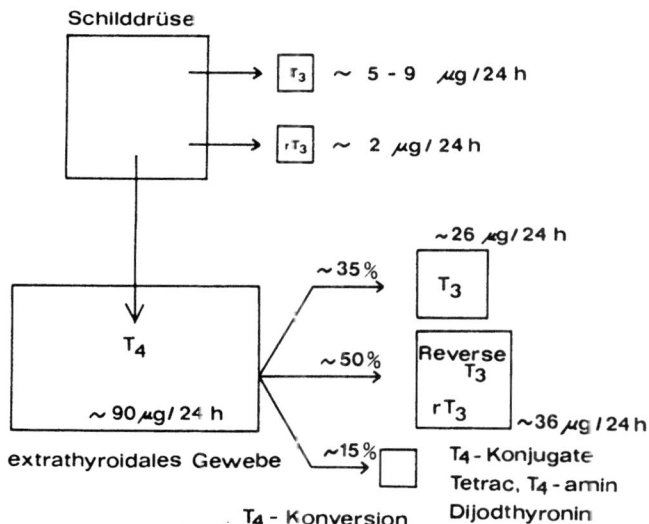

Abb. 1. Intra- und extrathyreoidale Konversion des L-Thyroxin in Trijodthyronin, reverse-Trijodthyronin und Dijodthyronin

1. Wie verhalten sich TSH, T_3, T_4, T_3-Index und rT_3 bei einer langen Ausdauerbelastung in Form eines Marathonlaufs?
2. Wie verhalten sich die obengenannten Schilddrüsenparameter bei einer standardisierten Ergometriebelastung mit steigender Intensität über 12 min?

Berichte über das Verhalten der Schilddrüsenhormone unter körperlicher Belastung liegen in der Literatur vereinzelt vor. Sie zeigen weit auseinanderweichende Ergebnisse.

Material und Methoden

Es wurden 69 euthyreote Marathonläufer untersucht, denen unmittelbar vor dem Lauf und nach dem Zieleinlauf Blut entnommen wurde. Das Durchschnittsalter der Läufer betrug 37 Jahre, die durchschnittliche Laufzeit 3 Std und 5 min. 33 Probanden unterzogen sich der Ergometerbelastung. Die Belastung erfolgte mittels Fahrradspiroergometrie im Sitzen und auf einem elektrisch gebremsten drehzahlunabhängigen Fahrradergometer. Alle 3 Minuten wurde die Belastung um 50 Watt bis auf 250 Watt gesteigert. Die Entnahme der Blutproben erfolgte vor der Ergometrie, am Ende jeder Belastungsstufe und nach einer dreiminütigen Erholungsphase.

Die Bestimmung von T_3, T_3-Index und T_4 erfolgte jeweils mit einem handelsüblichen Solide Phase Radioimmunoassay der Firma Henning, Berlin. TSH und rT_3 wurden nach der Doppelantikörpermethode gemessen.

Ergebnisse

Der T_3-Index, die T_4-Spiegel und auch die reverse-T_3-Spiegel sowie die TSH-Spiegel zeigten unter der Akutbelastung in Form einer standardisierten Ergometerbelastung keinerlei signifikante Veränderungen. Die Abb. 2 zeigt den T_3-Spiegel in ng/dl. Hier fand sich ein hoch-

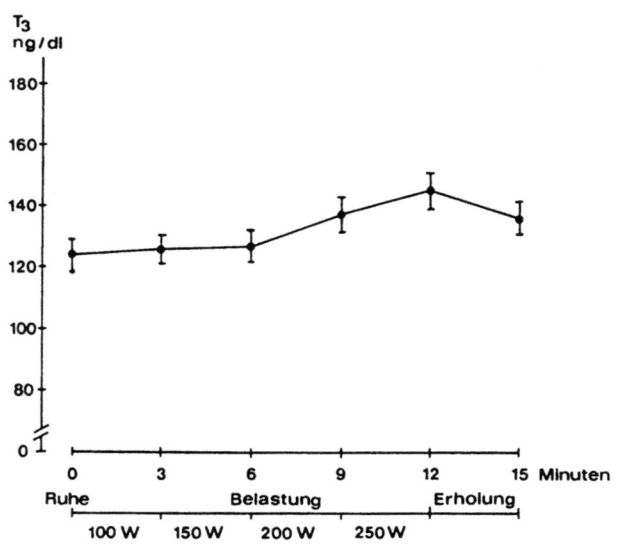

Abb. 2. T_3-Spiegel in ng/dl ($p < 0{,}001$)

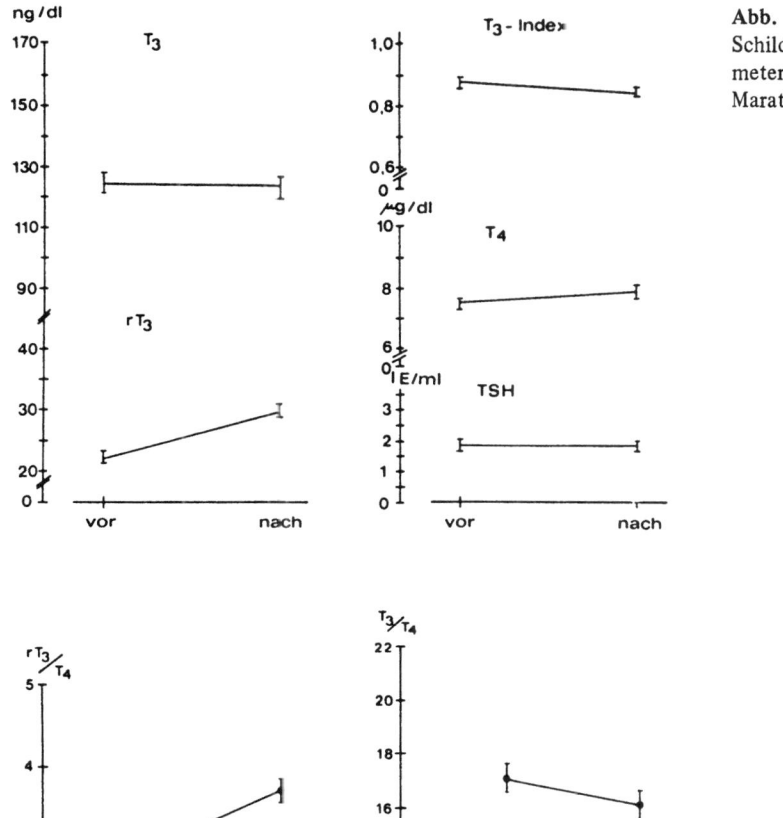

Abb. 3. Ergebnisse der fünf Schilddrüsenhormon-Parameter vor und nach dem Marathonlauf

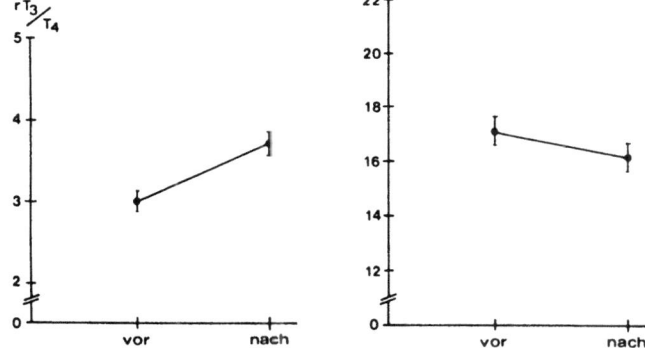

Abb. 4. Quotient T_3/T_4 bzw. rT_3/T_4 ($p < 0,001$, $p < 0,01$)

signifikanter Anstieg von 125 ng/dl in Ruhe auf 148 ng/dl auf der höchsten Belastungsstufe. Die T_4-Konversion gemessen am Quotienten T_3/T_4 zeigte über den beobachteten Zeitraum ebenfalls einen hochsignifikanten Anstieg, gleichbedeutend mit einer Konversionssteigerung. In Abb. 3 sind die Ergebnisse der fünf Schilddrüsenhormonparameter vor und nach dem Marathonlauf wiedergegeben. Die T_3-Serumkonzentrationen zeigen einen nur leichten, nicht signifikanten Abfall von 125 auf 124 ng/dl. Der T_3-Index fällt signifikant ab. Entsprechend ist ein signifikanter Anstieg des T_4-Spiegels zu verzeichnen. Keinerlei signifikante Veränderungen finden wir im Verhalten der TSH-Spiegel vor und nach dem Marathonlauf. Das reverse-T_3 stieg nach dem Marathonlauf hochsignifikant an. Einen besseren Überblick über die Konversionsänderung gibt der Quotient aus T_3/T_4 bzw. rT_3/T_4 in Abb. 4. In beiden Fällen ergeben sich hochsignifikante Veränderungen, gleichbedeutend mit einer Konversionshemmung.

Diskussion der Ergebnisse

Über das Verhalten des Gesamtthyroxins bei einer kürzeren Belastung liegen in der Literatur vereinzelt Befunde vor, die sehr widersprüchlich sind. So fanden Caralis et al. [1], während De Nayer et al. [3] einen leichten Abfall der T_4-Serumkonzentration fand. Demeter et al. [2] wiesen einen hochsignifikanten Anstieg bis in den oberen Grenzbereich der Schilddrüsenfunktion nach und schlossen daraus, daß körperliche Belastung zu einer Steigerung der Schilddrüsenfunktion führt. In Übereinstimmung mit Galbo [6] konnten wir nachweisen, daß es nach einer kurzen erschöpfenden Belastung von 12 min nicht zu einer signifikanten Änderung im Gesamt-T_4-Spiegel kommt. In neueren Arbeiten wird das T_4 als ein Prohormon beschrieben, das selbst wenig Stoffwechselaktivität hat. Die eigentliche Stoffwechselaktivität wird dem 5'-dejodierten L-Thyroxin zugeschrieben [10].

Über die Veränderung des T_3-Serumspiegels unter körperlicher Belastung finden wir in der Literatur ebenfalls unterschiedliche Ergebnisse. Galbo et al. [5] und Caralis et al. [1] fanden keine signifikanten Veränderungen im Serum-T_3-Spiegel, während Schmid et al. [16] und Premachandra et al. [14] signifikante Erhöhungen des T_3-Serumspiegels maßen. In Übereinstimmung mit letzteren fanden auch wir bei 33 Probanden einen hochsignifikanten Anstieg des Serum-T_3-Spiegels. Hierbei blieb der T_4-Serumspiegel sowie das übergeordnete Hormon, das TSH, unverändert. Wir schließen hieraus auf eine gesteigerte periphere 5'-Dejodierung mit dem Ergebnis einer gesteigerten T_3-Produktion. Entsprechend stieg die Konversionsrate gemessen an dem Quotienten T_3/T_4 hochsignifikant an. Das reverse-T_3 blieb bei der kurzen erschöpfenden Belastung unverändert.

Auch zu den Schilddrüsenhormon-Konzentrationen unter einer langen Ausdauerbelastung liegen widersprüchliche Befunde vor. Bezüglich des T_4-Spiegels sind die Befunde der verschiedenen Autoren einheitlicher. So fanden O'Connell et al. [12] und Kirkeby et al. [8] nach 3,5-stündiger Belastung leichte T_4-Erhöhungen. Auch Refsum und Strömme [15] fanden nach einem 70 km cross country ski race erhöhte T_4-Werte. Dessypris et al. [4] und Theilade et al. [17] fanden bei Marathonläufern keine signifikanten T_4-Veränderungen. Wir konnten bei 69 Marathonläufern einen signifikanten Anstieg des T_4-Spiegels nachweisen, parallel hierzu zeigte sich ebenfalls ein signifikanter Abfall des T_3-Index. Diese Befunde deuten darauf hin, daß die Veränderungen des T_4-Spiegels nicht in einer Verschiebung des Thyroxin-bindenden Globulins zu suchen sind, vielmehr sind wir der Meinung, daß die T_4-Erhöhung durch eine adrenerge Stimulation bedingt ist. Eine hypophysäre Stimulation der Schilddrüse scheidet ebenfalls aus, da auch bei der langen Ausdauerbelastung der TSH-Spiegel völlig konstant blieb. Interessante Veränderungen fanden sich hier bei der langen Ausdauerbelastung im T_3- sowie im reverse-T_3-Serumspiegel. Wir fanden bei 69 Probanden einen leichten, nicht signifikanten Abfall der T_3-Serumspiegel, während das reverse-T_3 von 23 auf 29 ng/dl hochsignifikant anstieg. Auch O'Connell et al. [13] fanden nach $3^1/_2$-stündiger Fahrradergometrie ein Absinken des T_3-Spiegels sowie ein Ansteigen des reverse-T_3-Spiegels. Die Änderung der Konversionsrichtung des T_4 nach langanhaltender Ausdauerbelastung wird deutlicher anhand der Quotienten T_3/T_4 und rT_3/T_4. Wir fanden einen signifikanten Abfall des T_3/T_4-Quotienten und einen signifikanten Abstieg des rT_3/T_4-Quotienten, was einer Konversionshemmung gleichkommt.

Über die Ursachen dieses Konversionshifts herrscht weitgehend Unklarheit. Hennemann [7] vermutet, daß die Änderung im T_3- und rT_3-Spiegel wahrscheinlich durch eine Verminderung der 5'-Dejodase-Aktivität verursacht sind. Als Grund für die herabgesetzte Enzymaktivität vermutet Hennemann [7] eine verminderte Konzentration von

Glutathion, welches in reduziertem Zustand als Kofaktor der Jodthyronindejodinase wirkt. NADPH ist notwendig zur Reduzierung des Glutathions, und die Hauptquelle des NADPH ist der Hesosemonophosphat-Shunt, der bei verminderter Glukoseverbrennung eine geringere NADPH-Bereitstellung bewirkt. Köhrle [9] beschreibt unterschiedliche pH-Optima der 5- und 5'-Dejodaseaktivität. Die 5-Dejodase zeigt ein pH-Optimum im alkalischen Bereich bei 8–9, während die 5'-Dejodase ihr Optimum bei einem pH von 6–7 hat. Diese pH-Abhängigkeit der Dejodasen könnte auch eine Erklärung für die genannten Befunde geben, da bei einer kurzen intensiven, erschöpfenden Belastung der Organismus in eine Lactacidose kommt, während bei einer langen Ausdauerbelastung keine größeren Abweichungen vom normalen pH-Wert gefunden werden. Auch über die Glukosemangeltheorie von Hennemann [7] wären unsere Befunde der Konversionshemmung bei einer langen Ausdauerbelastung und der Konversionssteigerung bei einer akuten Belastung zu stützen. Bei langer Ausdauerbelastung werden normale bis erniedrigte Glukosewerte gemessen, während bei einer kurzen intensiven Belastung normale bis erhöhte Glukosewerte gefunden werden. Über diesen Mechanismus kommt es zu einem entsprechenden intrazellulären Glukoseangebot, das die beobachteten Konversionsänderungen erklären könnte.

Teleologisch mag die Bedeutung dieser Befunde darin liegen, daß beim Marathonlauf die beschriebene Konversionsänderung in Richtung einer Abnahme von T_3 und Zunahme von rT_3 Ausdruck eines in dieser Situation erwünschten Energiesparmechanismus sind. Andererseits scheint der Anstieg von T_3 bei einer kurzzeitigen Ausbelastung im Zusammenhang mit einer in dieser Situation raschen Mobilisation von Energie zu stehen.

Literatur

1. Caralis DG, Edwards L, Davis PJ (1977) Serum total and free thyroxine and triiodothyronine during dynamic muscular exercise in man. Am J Physiol 233:E115–E118
2. Demeter A, Pop T, Civara Z, Uta J (1975) Das Verhalten der Schilddrüsenfunktion bei Sportlern vor und nach körperlicher Belastung. Med Sport 15:384–387
3. De Nayer P, Malvaux M, Ostyn M, van den Schrieck HG, Beckers C, De Visscher M (1968) Serum free thyroxine and binding-proteins after muscular exercise. J Clin Endocr Metab 28:714–715
4. Dessypris A, Wägar G, Fyhrquist F, Mäkinen T, Welin MG, Lamberg B-A (1980) Marathon run: effects on blood cortisol, ACTH, iodothyronines – TSH and vasopression. Acta Endocrinol 95: 151–157
5. Galbo H, Hummer L, Petersen IB, Christensen NJ, Bie N (1977) Thyroid and testicular hormone responses to graded and prolonged exercise in man. Europ J Appl Physiol 36:101–106
6. Galbo H (1983) Hormonal and metabolic adaption to exercise. Thieme, Stuttgart New York
7. Hennemann G (1979) Pathophysiology of peripheral thyroxine conversion. J Endocrinol 80:19P
8. Kirkeby K, Strömme SB, Bjerkedal I, Hertzenberg L, Refsum HE (1977) Effects of prolonged, strenuous exercise on lipids and thyroxine in serum. Acta Med Scand 202:463–467
9. Köhrle J (1982) Physiologische und biochemische Grundlagen des extrathyroidalen Stoffwechsels von L-Thyroxin und anderen Jodthyroninen. Akt Endokr Stoffw 3:2–12
10. Loos U, Grau R, Pfeiffer EF (1981) Regulation der Schilddrüsen-Stoffwechsellage in der Peripherie (Beeinflussung der T_4-Konversion). Sport med 4:28–38
11. Loos U, Grau R, Keck FS (1982) Periphere Dejodination von Thyroxin. Münch med Wochenschr 124:1021–1024
12. O'Connell M, Phinney SD, Horton ES, Sims EAH, Danforth E Jr (1978) The effect of a ketogenic diet and acute exercise on thyroid hormone metabolism. 6th Annual Meeting Endocrine Society, Miami/Florida
13. O'Connell M, Robbins DC, Horton ES, Sims EAH, Danforth E Jr (1979) Changes in serum concentrations of 3,3'5'-triiodothyronine and 3,5,3'-triiodothyronine during prolonged moderate exercise. J Clin Endocrinol Metab 49:242–246

14. Premachandra BN, Winder WW, Hickson R, Lang S, Holloszy JO (1981) Circulating reverse triiodothyronine in humans during exercise. Eur J Appl Physiol 47:281–288
15. Refsum HE, Strömme SB (1979) Serum thyroxine, triiodothyronine and thyroid stimulating hormone after prolonged heavy exercise. Scand J Clin Lab Invest 39:455–459
16. Schmid P Wolf W, Pilger E, Schwaberger G, Pessenhofer H, Pristautz H, Leb G (1980) Das Verhalten verschiedener Schilddrüsenhormone bei körperlicher Belastung. Sport- und Leistungsmedizin, Kongreßband Deutscher Sportärztekongreß, Saarbrücken 1980
17. Theilade P, Hansen JM, Skovsted L, Kampmann J-P (1979) Effect of exercise on thyroid parameters and on metabolic clearance rate of antipyrine in man. Acta Endocrinol 92:271–276

Unterschiedliche Reaktionen des endokrinen Systems und des Stoffwechsels bei aktiver und passiver Regeneration nach Ergometerbelastung

Influence of Active versus Passive Recovery After Ergometric Exercise on Fat Metabolism and Hormonal Regulation

U. Keilholz, J. Weidner, M. Weiß und H. Weicker

Abteilung Pathophysiologie und Sportmedizin (Direktor: Prof. Dr. med. H. Weicker), Medizinische Universitäts-Poliklinik Heidelberg

Zusammenfassung

An einem Kollektiv von 18 Probanden untersuchten wir das Verhalten einiger Hormone und der Parameter des Glukose- und Fettstoffwechsels in der Regenerationsphase nach fahrradergometrischer Belastung von unterschiedlicher Dauer und Intensität. Die Regenerationsphase wurde aktiv und passiv gestaltet, und die Messungen erfolgten in der Zeit bis zu 2 Stunden nach Belastungsende.

Es ergaben sich deutliche Unterschiede in der Nachbelastungsreaktion des endokrinen Systems in Abhängigkeit von der Belastungsart. Die Reaktion des HGH war nicht beeinflußt von der Regenerationsart (Anstieg unter Belastung um 130–280%, Rückgang nach Belastung unter den Ausgangswert, HWZ ca. 30 min), wohl aber die von ACTH und Cortisol (ACTH: Belastungsanstieg um 200–400%, Rückgang auf Ruhewert. HWZ bei aktiver Regeneration länger als bei passiver. Cortisol: verspäteter Anstieg, Maximum bei Kurzbelastung erst 30 min nach Belastungsende. Große Unterschiede je nach Belastungsintensität). Im Glukosestoffwechsel ergaben sich keine wesentlichen Unterschiede in Abhängigkeit von der Regenerationsart. Sowohl Dauerbelastungen als auch Kurzbelastungen stimulieren die Lipolyse, diese ist in der Nachbelastungsphase überschießend und führt zu einem Anstieg der Ketonkörper. Die Verwertung der freigesetzten Fettsäuren ist bei aktiver Regeneration besser und die Erhöhung der Ketonkörper um die Hälfte geringer als bei passiver Regeneration.

Schlüsselwörter: Regenerationsphase – Fettstoffwechsel – Hormonelle Regulation.

Summary

The influence of the mode of recovery (active versus passive) on the reactions of the fat metabolism and the hormones ACTH, cortisol, and HGH was examined in 18 normal male subjects before, during, and until 2 hours after termination of exercise. After short-term exercises as well as after long-term exercises, the levelling-off of lipolysis was slow, as indicated by prolonged elevation of serum glycerol. This resulted in an increase of free fatty acids in the serum and was followed by exercise ketosis, indicating hepatic metabolisation of the free fatty acids. The increase of glycerol and free fatty acids was more prolonged and the post-exercise ketosis more pronounced in passive as compared to active mode of recovery. These findings suggest a prolongation of lipolysis by active recovery and a better uptake of the free fatty acids by the skeletal muscle, resulting in less hepatic metabolisation of free fatty acids and decreased formation of ketone-bodies. The hypophysical hormones ACTH and HGH increased during exercise. The decrease after exercise of HGH was not influenced by the mode of recovery. ACTH showed

---

Anschrift für die Verfasser: Dr. med U. Keilholz, Abteilung Pathophysiologie und Sportmedizin der Universität Heidelberg, Hospitalstraße 3, 6900 Heidelberg

a slower post-exercise decrease in active compared to passive recovery. Correspondingly, the exercise induced elevation of serum cortisol levels during active recovery exceeded those during passive recovery.

Key-words: Recovery – Fat metabolism – Hormonal regulation.

Einleitung

Die Umstellung des Metabolismus und des Endokrinium des Organismus von Ruhebedingungen auf körperliche Belastungssituationen ist sehr intensiv untersucht worden. Es ist dagegen wenig darüber bekannt, welche Faktoren die Rückstellung von der Arbeitsphase zur Ruhephase beeinflussen. Da die Nach-Belastungsreaktionen sicherlich die Regeneration nach körperlichen Belastungen entscheidend beeinflussen, ist das Ziel der vorliegenden Arbeit die Beschreibung der Rückstellvorgänge, insbesondere des Fettstoffwechsels und einiger metabolisch-aktiver Hormone. Es soll der Einfluß der Dauer der Belastung, der Intensität der Belastung und der Unterschied zwischen einer aktiven und passiven Nachbelastungsphase auf die Rückstellvorgänge untersucht werden.

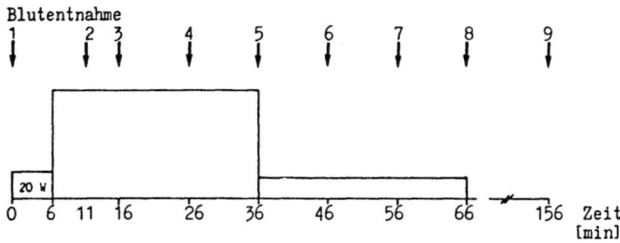

Belastungsschema von Versuch 1

a) Ausdauerbelastung mit Nachbelastung
b) Ausdauerbelastung ohne Nachbelastung
c) Minimalbelastung (30 W)

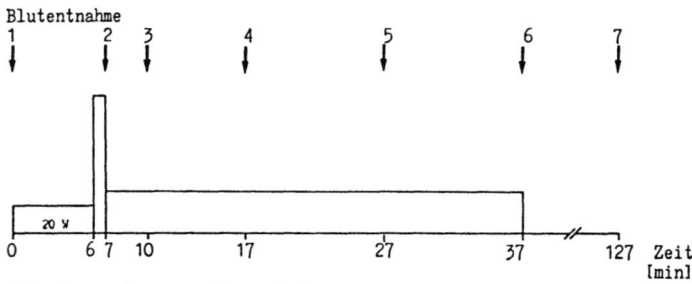

Belastungsschema von Versuch 2

a) 1 min 95 % der Maximalleistung mit Nachbelastung
c) 2 min 100 % der Maximalleistung mit Nachbelastung
b) 1 min 95 % der Maximalleistung ohne Nachbelastung

Abb. 1. Belastungsschemata der Versuche

Material und Methodik

Es wurde ein Kollektiv von 18 gesunden Männern (keine Leistungssportler) im Alter zwischen 20 und 30 Jahren untersucht. Die Versuche wurden auf einem elektrisch-gebremsten Fahrradergometer im Sitzen durchgeführt. Zuvor wurde mittels einer gestuften Ergometrie die maximale Leistungsfähigkeit und die anaerobe Schwelle für jeden Probanden bestimmt. Es wurden insgesamt 6 Versuche durchgeführt, 3 Ausdauer- und 3 Kurzbelastungen mit aktiver und passiver Gestaltung der Nachbelastungsphase (Abb. 1).

Die venösen Konzentrationen von Laktat, β-Hydroxy-Butyrat und Acetoacetat wurden enzymatisch bestimmt [4], Glycerol ebenfalls enzymatisch [1] und die freien Fettsäuren titrimetrisch [5]. Die Hormone ACTH, Cortisol und HGH wurden mit käuflichen RIAs bestimmt.

Zur Ermittlung statistisch-signifikanter Unterschiede zwischen den Mittelwerten aus den verschiedenen Versuchen wurde der Wilkoxon-Test angewandt.

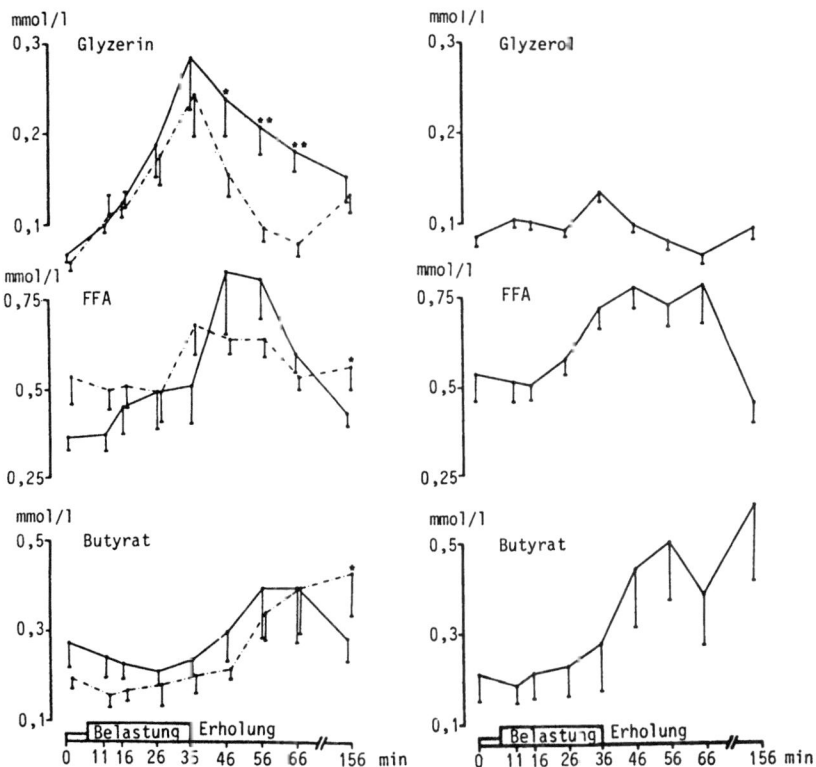

Abb. 2. Fettstoffwechsel bei Ausdauerbelastungen (——— mit Nachbelastung, —·— ohne Nachbelastung). Fettstoffwechsel bei Minimalbelastungen ($\bar{x} \pm$ SEM, $n = 9$, * $p < 0,05$, ** $p < 0,01$)

Ergebnisse

Die mittlere Maximalleistung im Vortest war 4,4 W/kg, die Sauerstoffaufnahme dabei 3,368 ml/min. Bei der Ausdauerbelastung lagen die venösen Laktatspiegel zwischen 2 und 3,9 mmol/l, die Belastung lag also im aerobanaeroben Übergangsbereich. Bei der niedrigen Dauerleistung blieb die Laktatkonzentration unter 1,2 mmol/l.

10 min nach submaximaler Kurzbelastung war der Laktatspiegel 3,3 ± 1,2 mmol/l und 10 min nach maximaler Kurzbelastung 9,8 ± 2,8 mmol/l.

Fettstoffwechsel

Die Serumkinetik der Stoffwechselparameter ist in den Abb. 2 und 3 dargestellt. Hierbei fallen folgende Phänomene auf: Nach Dauerbelastung ist ein transitorischer Anstieg der freien Fettsäuren zu verzeichnen, während der Glycerolspiegel als Indikator der Lipolyse langsam abfällt. Bei aktiver Nachbelastungsphase ist die Rückstellung der Lipolyse langsamer als bei passiver, die Erhöhung der freien Fettsäuren ist schneller rückläufig und es werden weniger Ketonkörper gebildet. Dies ist durch eine vermehrte muskuläre Verstoffwechselung der freigesetzten Fettsäuren erklärbar, wohingegen bei passiver Nachbelastungs-

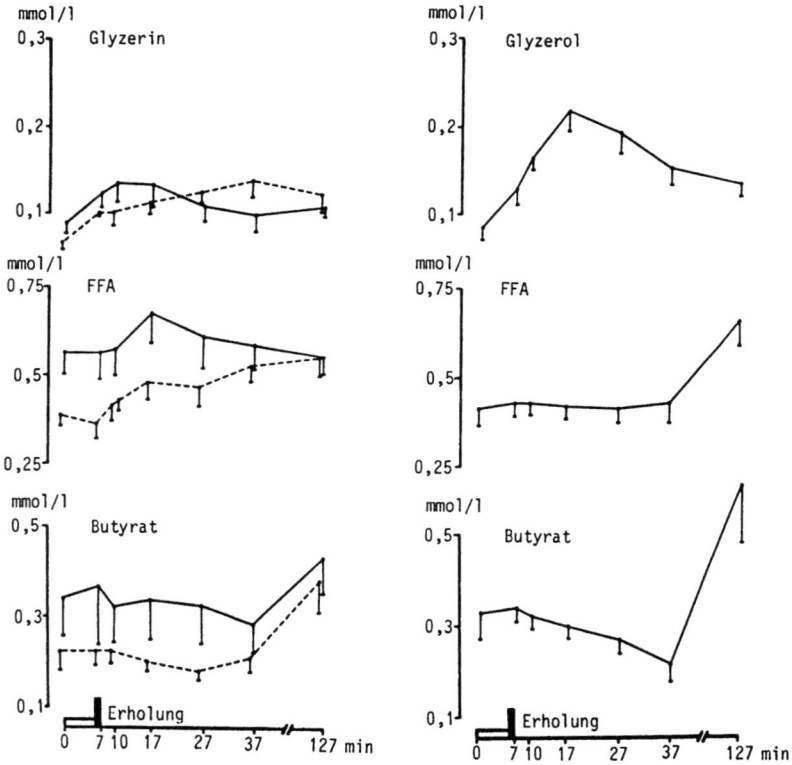

Abb. 3. Fettstoffwechsel bei Kurzbelastungen (1 min, 95% max.; – – – mit Nachbleastung, —— ohne Nachbelastung). Fettstoffwechsel bei Kurzbelastung (2 min, 100%; $\bar{x}$ ± SEM, $n = 9$, * $p < 0,05$, ** $p < 0,01$)

phase die freien Fettsäuren vermehrt von der Leber aufgenommen werden und die hepatische Ketogenese verstärken.

Nach submaximaler Kurzbelastung finden sich keine ausgeprägten Änderungen, abgesehen von einer späten Ketogenese. Nach maximaler Kurzbelastung jedoch kommt es in der aktiven Nachbelastungsphase zu einem deutlichen Glycerolanstieg als Ausdruck einer signifikanten Lipolyse. Während dieser Zeit bleibt der Plasmaspiegel der freien Fettsäuren unverändert niedrig. Dies spricht dafür, daß in dieser Phase die freien Fettsäuren von der Skelettmuskulatur zur Energiegewinnung herangezogen werden. Erst nach Ende der aktiven Phase steigt der Plasmaspiegel der freien Fettsäuren deutlich an, während der Glycerolspiegel weiter zurückgeht. Zu diesem Zeitpunkt werden also mehr freie Fettsäuren vom Fettgewebe freigesetzt als von der Skelettmuskulatur aufgenommen werden können. Jetzt kommt es auch zu einer ausgeprägten Ketogenese, die für eine hepatische Metabolisierung der im Überschuß freigesetzten Fettsäuren spricht.

Hormone

Dauerbelastung (Abb. 4) führen bekanntermaßen zu einem Anstieg des HGH, dessen Höhe nur eingeschränkt von der Belastungsintensität abhängt. Im Anschluß an die Belastung sinkt der Plasmaspiegel mit einer Halbwertzeit von 20–30 min wieder ab. Ein eindeutiger Einfluß durch die Art der Nachbelastungsphase ist nicht erkennbar.

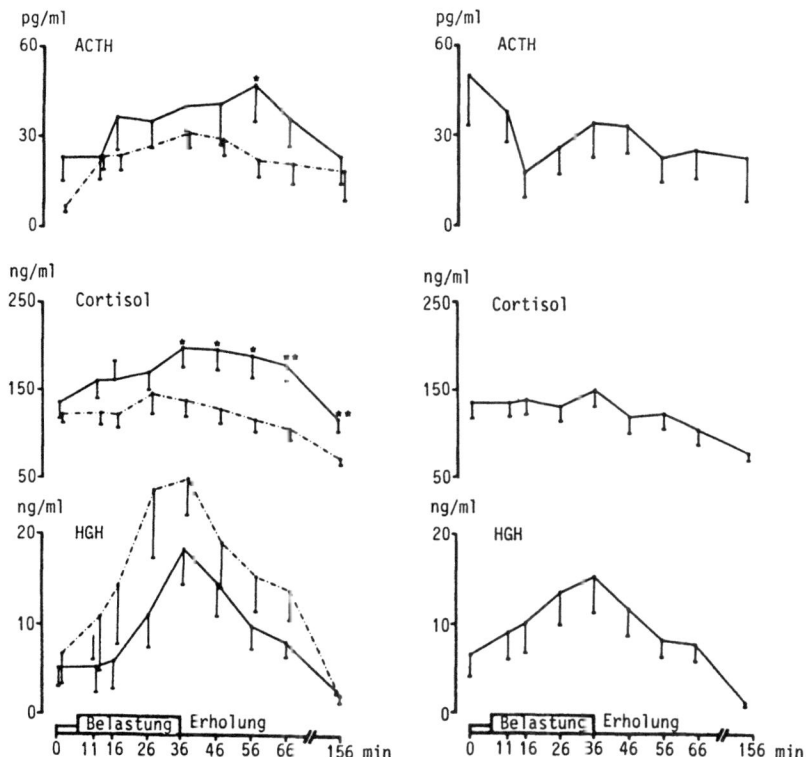

Abb. 4. Hormone bei Ausdauerbelastungen (——— mit Nachbelastung, —·— ohne Nachbelastung). Hormone bei Minimalbelastungen ($\bar{x} \pm$ SEM, $n = 9$, * $p < 0{,}05$, ** $p < 0{,}01$)

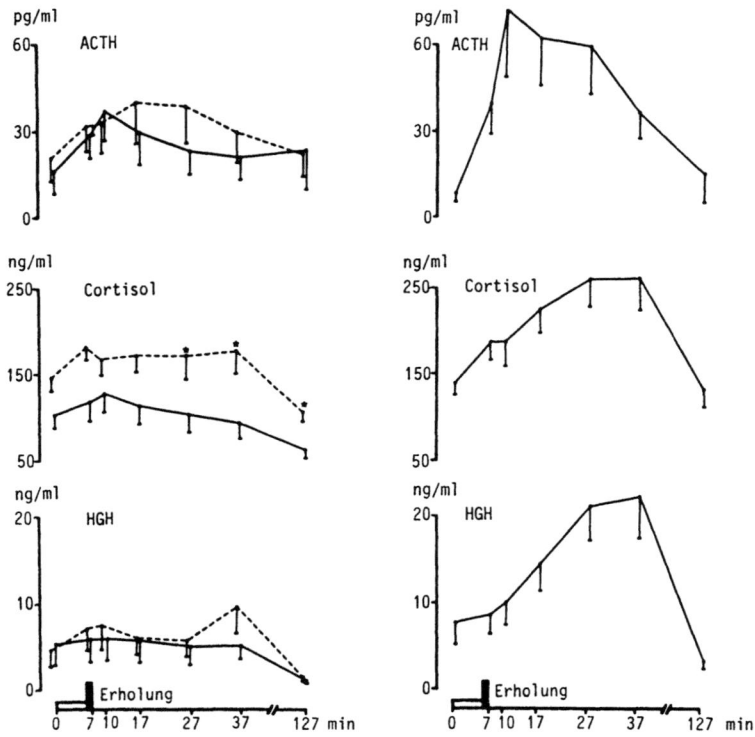

Abb. 5. Hormone bei Kurzbelastungen (1 min, 95% max.; – – – mit Nachbelastung, ——— ohne Nachbelastung). Hormone bei Kurzbelastung (2 min, 100%; $\bar{x} \pm$ SEM, $n = 9$, * $p < 0,05$, ** $p < 0,01$)

ACTH wird durch Dauerbelastung mäßig stimuliert, und die erhöhten Plasmaspiegel perisierten länger während der aktiven Nachbelastungsphase als während der passiven. Nur bei aktiver Nachbelastungsphase kommt es auch zu einem signifikanten und prolongierten Antieg von Cortisol.

Bei maximalen Kurzbelastungen (Abb. 5) findet sich ein markanter Anstieg des ACTH in der aktiven Nachbelastungsphase. Nach submaximalen Kurzbelastungen ist der Anstieg nur mäßig ausgeprägt und persistiert nur bei aktiver Nachbelastungsphase. Hierzu korrespondierend ist ein deutlicher Anstieg des Cortisol nur nach maximaler Kurzbelastung zu beobachten, ein weniger deutlich ausgeprägter auch bei aktiver Nachbelastungsphase nach submaximaler Kurzbelastung.

Nur nach der maximalen Kurzbelastung fanden wir einen deutlichen Anstieg des HGH, nicht jedoch nach submaximaler Kurzbelastung.

Diskussion

Die Lipolyse nach Belastungen ist immer überschießend, durch eine aktive Nachbelastungsphase wird sie noch prolongiert. Eine aktive Nachbelastungsphase führt zu einer vermehrten muskulären Metabolisierung der freien Fettsäuren, daher ist das Ausmaß des Anstiegs der freien Fettsäuren nach Belastungen ebenso verringert wie die durch hepatische Metabolisierung der Fettsäuren resultierende Ketogenese.

Die Deutung der beobachteten hormonalen Veränderungen ist weniger eindeutig. Bei Dauerbelastungen sind die Veränderungen relativ unspezifisch und bilden sich nach Abschluß der Belastung relativ schnell zurück. Die Anstiege von HGH und ACTH können, neben Katecholaminen, die Lipolyse begünstigen [3] und der Anstieg von Cortisol die Sekretion der freigesetzten Fettsäuren aus dem Fettgewebe ins Blut [2].

Durch Kurzbelastungen werden relativ starke Anstiege der drei beobachteten Hormone induziert. Diese Veränderungen müßten hier, wie bei Dauerbelastungen, Lipolyse und Sekretion der freien Fettsäuren stimulieren. Die Kinetik des Anstieges ist so langsam, daß der Stoffwechsel während der Belastung nicht beeinflußt werden kann. Diese hormonelle Umstellung kann jedoch, neben anderen Faktoren, für die Bereitstellung von freien Fettsäuren in der Nachbelastungsphase verantwortlich sein.

Literatur

1. Eggstein M (1966) Eine neue Bestimmung der Neutralfette im Blutserum und Gewebe. Klin Wochenschr 44:267–273
2. Gollnick PD, Soule RG, Taylor AW, Williams C, Iannuzu D (1970) Exercise induced glycogenolysis and lipolysis in the rat: hormonal influence. Am J Physiol 219:729
3. Federspil G, Fefebvre P, Luyckx A, De Palo C (1975) Endocrine mechanisms of exercise-induced fatty acids mobilization in rats. In: Howald H, Poortsmans JR (eds) Metabolic adaptation to prolonged physical exercise. Proceedings of the Second International Symposium on Biochemistry of Exercise, Magglingen 1873. Birkhäuser, Basel, p 301
4. Olsen C (1971) An enzymatic fluorometric micromethod for the determination of acetoacetate, β-hydroxybutyrate, pyruvate, and lactate. Clin Chim Acta 33:293–300
5. Wirth A, Eckhard J, Weicker H (1980) Automatic potentiometric titration and gas-liquid chromatography of underivatised free fatty acids. Clin Chim Acta 71:47–54

Verhalten von Streßhormonen beim Bergsteigen in mittleren Höhen
Response of Stress Hormones to Mountaineering at Intermediate Altitudes

N. Bachl, A. Hammerle, F. Berghold, A. Engel und M. Maierhofer

Institut für Sportwissenschaften, Abteilung Sportphysiologie, Universität Wien

Zusammenfassung

Bei 6 Bergführern wurden vor und nach einer hochalpinen kombinierten Tour mit Eisklettern bis 70° und Felsklettern bis zum 5. Schwierigkeitsgrad unter schwierigsten Witterungsverhältnissen (Sommergewitter mit Schneesturm und Temperatursturz) die Blutkonzentrationen von Cortisol, Prolaktin, Renin, Beta-Endorphin (RIA), Adrenalin, Noradrenalin (radioenzymatisch) und Laktat (elektroenzymatisch) bestimmt. Die Plasmakonzentrationen von Cortisol und Beta-Endorphin zeigten einen schwachsignifikanten Anstieg, Adrenalin, Noradrenalin und Prolaktin erhöhten sich nicht signifikant. Bei der arteriellen Blutlaktatkonzentration bestand ein hochsignifikanter Anstieg. Auch unter Berücksichtigung der sympathoadrenergen Stimulation vor Belastungsbeginn zeigt sich, daß bei der für die Bergführer gewohnten Streßbelastung die Trends im Verhalten der Streßhormone bei physischer Belastung bestätigt werden.

Schlüsselwörter: Bergsteigen – Beta-Endorphin – Cortisol – Prolaktin.

Summary

Six experienced mountain-guides were investigated before and after a combined ice- and rock-climbing tour up to 70 degree ice and 5th degree rock under extremely bad weather conditions (thunderstorm and snow fall). Plasma levels of cortisol and beta-endorphin show a slightly significant increase. Adrenaline, noradrenaline, prolactin and the renin activity did not rise significantly. Only arterial blood lactate concentration show a highly significant increase. Taking into account the sympathoadrenergic stimulation before start of the mountain-tour, the present results of that pilot study show that this 10-h combined ice- and rock-tour can be considered a common stress for the experienced mountain-guides.

Key-words: Mountaineering – Beta-endorphin – Cortisol – Prolactin.

Einleitung

Hormonelle Regulationsmechanismen bei physischem und/oder psychischem Streß sind für leistungsphysiologische Fragestellungen von zunehmendem Interesse. Neben dem Verhalten der Katecholamine und der Nebennierenrindenhormone werden in den letzten Jahren neue

---

Anschrift für die Verfasser: Univ.-Doz. Dr. med. N. Bachl, Institut für Sportwissenschaften, Abteilung Sportphysiologie, Universität Wien, Auf der Schmelz 6, A-1150 Wien

Erkenntnisse über die Integration der zentralnervösen Steuerung in die endokrine Regulation und Kontrolle gewonnen. Ein Hauptaugenmerk wurde dabei den „endogenen Opiaten" gewidmet, von denen vor allem „Beta-Endorphin" im zerebrospinalen Bereich als Neurotransmitter sowie von der Hypophyse ins Blut sezerniert zusammen mit den in vielen Organen gefundenen Opiatrezeptoren auf die vielfältigen Wirkungsmöglichkeiten dieser Substanz hinweist.

In der vorliegenden Pilotstudie soll versucht werden, Kenntnisse über das Regulationsverhalten von Beta-Endorphin zusammen mit anderen Streßhomonen bei einem kombinierten Streß zu erhalten.

Material und Methodik

Während eines zweiwöchigen Bergführer-Prüfungskurses im Großglockner Massiv (Standort Hoffmannshütte, 2444 m) wurden 53 Bergführer bzw. Bergführeranwärter sowohl am Beginn und am Ende des Hochgebirgsaufenthaltes sowie vor, während und nach einer Testtour in der Mitte des Lehrganges klinisch und anthropometrisch untersucht.

Für die vorliegende Fragestellung wurden von sechs durch Zufall bestimmten Bergführern cubital-venöse Blutproben vor (20.00 bis 21.00 Uhr am Vorabend der Testtour) sowie nach Ende (16.00 Uhr) der eigentlichen Testtour auf 3500 m Seehöhe (5 min nach Belastungsende) jedoch vor dem Abstieg abgenommen.

Die Gesamtdauer dieser alpinistisch äußerst herausfordernden hochalpinen kombinierten Tour mit Eisklettern bis 70 Grad und Felsklettern bis zum 5. Schwierigkeitsgrad betrug bis zur Blutentnahme im Schnitt 10 Std. Erschwerend wirkte sich aus, daß während mehr als der Hälfte der Testzeit äußerst ungünstige Witterungsverhältnisse bestanden, da es zu einem Temperatursturz mit Schneesturm und Sommergewitter kam.

Die Bestimmung der venösen Plasmakonzentrationen von Beta-Endorphin (Beta-Endorphine-like immunoreactivity) erfolgte mittels Radioimmunoassay (NEN-Kit) jene von Cortisol, Prolaktin und der Reninaktivität mittels Radioimmunoassay der Firma Serono. Die Katecholamine wurden radioenzymatisch bestimmt, nur die Analyse der Laktatkonzentration erfolgte elektroenzymatisch aus Kapillarblut.

Die statistische Auswertung bezieht sich auf die Mittelwerte und Standardabweichung, den t-Test und die lineare Korrelation.

Ergebnisse

Die Bergführeranwärter (Durchschnittsalter $27,9 \pm 6,4$ Jahre, Gewicht $71,4 \pm 6,5$ kg, Größe $177,2 \pm 5,7$ cm) waren zwischen 6–12 Jahre hochalpinistisch tätig, ihre durchschnittliche maximale Sauerstoffaufnahme lag in Abhängigkeit zusätzlicher Sportaktivitäten zwischen 50 und 60 ml/kg/min. Während des 14tägigen Bergführerprüfungskurses gab es keine signifikanten Veränderungen des Körpergewichts, des systolischen und diastolischen Blutdrucks. Nur der Ruhepuls nahm von $71,5 \pm 7,8$ auf $62,9 \pm 6,8$ Schläge/min als ein Zeichen der Höhenadaptation signifikant ab. Die durchschnittliche Hämokonzentration während der Tour gemessen am Anstieg des Hämatokrits von $47,9 \pm 2,2$ auf $48,5 \pm 1,9$

Tabelle 1. Verhalten von Mittelwerten, Standardabweichung und Signifikanzniveaus verschiedener Streßhormone vor und nach einer hochalpinen Bergtour

	Bergtour		p
	vor	nach	
Prolaktin (ng/ml)	5,50 ± 1,62	8,90 ± 4,30	n.s.
Cortisol (mcg%)	9,38 ± 6,35	18,12 ± 4,57	0,05
Beta-Endorphin (pg/ml)	84,67 ± 7,76	96,40 ± 12,30	0,05
Noradrenalin (pg/ml)	666,67 ± 228,27	962,50 ± 358,55	n.s.
Adrenalin (pg/ml)	96,67 ± 28,05	156,25 ± 69,69	n.s.
Laktat (mmol/l)	1,22 ± 0,36	6,25 ± 0,78	0,001

war gering, was durch eine vorgeschriebene und überwachte Flüssigkeitszufuhr erreicht wurde. In Tabelle 1 ist das Verhalten einiger ausgewählter Streßhormone vor und nach der 10stündigen Bergtour dargestellt, wobei sich außer dem hochsignifikanten Anstieg von Laktat nur schwach signifikante Erhöhungen bei Cortisol und Beta-Endorphin ergeben.

Diskussion

Aus bisherigen Untersuchungen [2–4,7] scheint erwiesen, daß die Plasmaspiegel von Beta-Endorphin bei dosierter Belastung (maximale Ergometrie) ansteigen, wobei bei Trainierten von höheren Ruhewerten ausgehend auch höhere Nachbelastungswerte verzeichnet werden können [7]. Der prozentuelle Anstieg hingegen ist bei Trainierten geringer, was auch durch Ergebnisse von Colt [3] bestätigt wird. Die Angaben über den prozentuellen Anstieg bei verschiedenen Belastungsformen sind uneinheitlich (Tabelle 2) und schwanken zwischen 20% und 400%, wobei allerdings bei vielen Arbeiten die jeweilige Leistungsfähigkeit der Probanden nicht angegeben wird. Aus den bisherigen Literaturangaben [2–4, 7] kann geschlossen werden, daß die Beta-Endorphin-Erhöhung im Plasma jedenfalls mit der *Intensität* der jeweiligen Belastung verbunden ist. Der Anstieg von Beta-Endorphin in der vorliegenden Studie beträgt bei mäßigen individuellen Schwankungen im Mittel 14%, was weder von physischer (niedrig intensive Langzeitbelastung) noch psychischer Seite auf eine ungewohnt große Belastung schließen läßt. Aus der Gesamtsicht ergibt sich auch keine wesentliche Umkehr dieser Aussage, wenn ein möglich höherer Beta-Endorphin-Anstieg bei mehreren Nachbelastungsblutabnahmen berücksichtigt würden. Dem widerspricht zum Teil die hohe Laktatkonzentration, die sicher nur durch eine erhöhte physische Aktivität in den letzten Minuten vor dem Erreichen der Schutzhütte erklärt werden kann, zumal auch zwischen dem Anstieg von Beta-Endorphin und Laktat eine positive Korrelation von 0,77 ($p < 0,05$) besteht.

Der Anstieg von Cortisol beträgt in der vorliegenden Studie 93%, wobei zwischen Cortisol und Beta-Endorphin eine signifikant negative Korrelation ($r = -0,89$, $p < 0,05$) besteht. Dies bestätigt zusammen mit anderen Literaturangaben (Tabelle 2), daß Cortisolanstiege bei Langzeitausdauer eher höher, bei kurzfristigen Belastungen und Ergometrien eher niedriger sind [4, 8, 9].

Tabelle 2. Gegenüberstellung ausgewählter Literaturangaben über den prozentuellen Beta-Endorphin- und Cortisolanstieg bei verschiedenen Belastungen

Kollektiv	Belastungsart	% Anstieg	p	
Beta-Endorphin				
Langstreckenläufer	42 km (26,2 miles)	99	0,05	Dearman (1983)
	9,6 km (6 miles)	133	0,01	
	3,2 km (2 miles)	25	0,05	
	maximale Ergometrie	79	0,05	
Skilangläufer	maximale Ergometrie	206	0,01	Tröger (1980)
Untrainierte Frauen	maximale Ergometrie	360	0,05	
Untrainierte Männer	maximale Ergometrie	235	0,05	
Trainierte Bergführer	10 h Bergtour	14	0,05	Bachl (1980)
Cortisol				
Langstreckenläufer	42 km (26,2 miles)	101	0,001	Dearman (1983)
	9,6 km (6 miles)	22	0,05	
	3,2 km (2 miles)	31	0,01	
	maximale Ergometrie	31	0,05	
Kurzstreckenläufer	400 m	31	0,01	Barwich (1983)
Sprinter	200 m	38	0,01	
Skilangläufer	maximale Ergometrie	29	n.s.	Wolf (1983)
	36 km Skilanglauf	65	0,01	
Trainierte Bergführer	10 h Bergtour	93	0,05	Bachl (1984)

Prolaktin steigt nach der hochalpinen Bergtour um 62%, wegen der hohen Standardabweichungen der Nachbelastungswerte jedoch nicht signifikant an. Da im Gegensatz zum Cortisol die zirkadiane Rhytmik bei Prolaktin kaum Einflüsse auf die Konzentration hat, ferner die Hämokonzentration, gemessen am Hämatokrit, nur sehr gering ist, ist für die erhöhten Konzentrationen nach Belastung eine Änderung der hypophysären Sekretion wahrscheinlich. Vergleichsweise werden in Mitteilungen von Schmid [6] nach 60 min Schwimmtraining an bzw. über der anaeroben Schwelle Anstiege von 36% bzw. nach Unterteilung in weniger gut und sehr gut ausdauertrainierte Gruppen, für letztere von 58% gefunden. In beiden Studien ist allerdings ein weiter abzuklärendes individuell verschiedenes Prolaktinverhalten während Belastung festzustellen.

Bei den Katecholaminen finden sich am oberen Rande der Norm liegende Ausgangswerte, die wohl auch Einflüsse der Höhenlage reflektieren.

Obwohl der prozentuelle Anstieg von Adrenalin höher als jener von Noradrenalin ist, können wegen der kurzen Halbwertszeit Belastungsausmaße und Wechselwirkungen physischer und psychischer Anforderungen nicht beurteilt werden.

Zusammenfassend kann festgestellt werden, daß sich aus den vorliegenden Daten dieser Pilotstudie an einem kleinen Kollektiv unter nicht standardisierten Bedingungen doch die Trends im Verhalten der Streßhormone bei physischen Belastungen bestätigen lassen, wenn auch individuelle, weiter abzuklärende Reaktionsunterschiede bestehen und fernerhin Faktoren wie Höhe, Kälte und nur ein Blutabnahmezeitpunkt nach Belastung bei unterschiedlicher Halbwertszeit der einzelnen Hormone berücksichtigt werden müssen.

Die angegebenen Beziehungen zwischen den einzelnen Streßhormonen weisen jedenfalls auf die Notwendigkeit weiterführender Untersuchungen unter standardisierten physischen und/oder psychischen Bedingungen hin.

Literatur

1. Barwich D, Rettenmeier A, Weicker H, Schwarz W (1984) Streßhormones in the serum of athletes after successive exertions. In: Bachl N, Prokop L, Sucker R (eds) Current topics in sports medicine. Proceedings of the World Congress of Sports Medicine, Vienna 1982. Urban & Schwarzenberg, Wien München Baltimore, p 420
2. Carr DB, Ballen BA, Skrinar GS, Arnold MA, Rosenblatt M, Beitins IZ, Martin JB, McArthur JW (1981) Physical conditioning facilitates the exercise-induced secretion of beta-endorphin and beta-lipotropin in women. N Engl J Med 350:560
3. Colt EWD, Wardlaw SL, Frantz AG (1981) The effect of running on plasma β-endorphin. Life Sci 28:1637–1640
4. Dearman J, Francis KT (1983) Plasma levels of catecholamines, cortisol and beta-endorphins in male athletes after running 26.2, 6 and 2 miles. J Sports Med 23:30
5. Leblanc J, Cote J, Jobin M, Labrie A (1980) Effects of physical and mental stress on plasma catecholamines and cardiovascular parameters. In: Usdin E, Kvetnansky R, Kopin IJ (eds) Catecholamines and stress: Recent advances, vol 8. Elsevier/North-Holland, New York Amsterdam Oxford, p 255
6. Schmid P, Wolf W, Rainer F, Schwaberger G, Pessenhofer H (1983) Progesteron- und Prolaktinverhalten männlicher Sportler bei Kurzzeit- und Ausdauerbelastungen. In: Sport: Leistung und Gesundheit, Kongreßband Deutscher Sportärztekongreß 1982, Köln, S 199
7. Tröger M, Nowacki PE, De Castro P, Breidenbach T, Teschemacher H (1980) Veränderungen des β-Endorphin-Spiegels im Plasma von Skilangläufern und untrainierten Normalpersonen bei erschöpfender körperlicher Belastung. In: Sport- und Leistungsmedizin. Kongreßband Deutscher Sportärztekongreß 1980, Saarbrücken, S 79
8. Weicker H (1983) Metabolische Anpassungsreaktionen auf verschiedene Belastungsformen. In: Sport: Leistung und Gesundheit, Kongreßband Deutscher Sportärztekongreß 1982, Köln, S 177–197
9. Wolf W, Schmid P, Schwaberger G, Pessenhofer H (1984) The behaviour of cortisol, insulin, HGH and glucagon serum levels under the effect of short- and longtime physical exertion in athletes. In: Bachl N, Prokop L, Suckert R (eds) Current topics in sports medicine. Proceedings of the World Congress of Sports Medicine, Vienna 1982. Urban & Schwarzenberg, Wien München Baltimore, pp 433

Streßhormonkonzentrationen und deren interindividuelle Varianz im Blut von Sportlern bei Doppelbelastungen

Stress Hormone Concentrations and Their Interindividual Differences in Sportsmen After Two Conservative Sport-Specific Tests

D. Barwich, M. Weiß und H. Weicker

Abteilung Pathophysiologie und Sportmedizin (Direktor: Prof. Dr. med. H. Weicker), Medizinische Universitäts-Poliklinik Heidelberg

Zusammenfassung

Einfache körperliche Belastungen aktivieren hormonelle Regulationssysteme, wobei Intensität und Dauer der körperlichen Aktivität für den zeitlichen Verlauf der Zu- und Abnahme von Hormonkonzentrationen im Blut entscheidende Größen darstellen. Die interindividuellen Schwankungen der Serumhormonspiegel sind dabei in der Regel erheblich. Gegenstand der Studie war es, das Verhalten hormoneller Regulationssysteme bei Doppelbelastungen zu untersuchen. Dazu absolvierten Hockeyspieler ($n = 10$) und Fußballspieler ($n = 12$) zwei 200-m-Läufe, Volleyballspieler ($n = 10$) zwei Japanläufe und zwei Schwimmerkollektive ($n = 15$) schwammen zweimal 100 m bzw. zweimal 1500 m. Zwischen den jeweiligen Belastungen wurde eine Stunde pausiert. Vor und nach den einzelnen Belastungen erfolgten venöse Blutentnahmen für die radioimmunologische Bestimmung von ACTH, HGH, Prolaktin und Cortisol und für Noradrenalin und Adrenalin mittels HPLC. Im Gegensatz zur Erstbelastung kommt es nach der Zweitbelastung nicht zu einem Wiederanstieg von Wuchshormon und Cortisol im Blut. Dies deutet auf eine regulative Umstellung der entsprechenden Regulationssysteme. Dagegen sind ACTH, Noradrenalin, Adrenalin und Prolaktin durch die Zweitbelastung erneut stimulierbar. Die interindividuelle Varianz der Hormonkonzentrationen ist vor und nach der Zweitbelastung gegenüber der Erstbelastung meist geringer. Dieser Befund weist auf eine Nivellierung von metabolischen und neuronalen Abläufen durch die vorausgegangene körperliche Belastung.

Schlüsselwörter: Doppelbelastung – Streßhormone.

Summary

A single physical exertion leads to a characteristic stimulation of hormonal regulation systems. The kinetic of serum hormone levels depends on intensity and duration of the activity. One must also keep in mind that the interindividual variations of serum hormone concentrations are generally very pronounced. Until now it is not very clear what kind of reactions and variations occur when a double consecutive sports-specific activity is performed. Therefore, sportsmen in different disciplines were tested in a double consecutive sports-specific activity. Hockey ($n = 10$) and football players ($n = 12$) performed 2 x 100 m runs, volleyball players ($n = 10$) two so-called Japanese runs, swimmers ($n = 15$) 2 x 100 m and 2 x 1500 m swims. One hour interval was observed between the two tests. Venous blood samples were obtained before and after both tests. ACTH, HGH, prolactin, and cortisol were estimated by RIA, noradrenaline and adrenaline by HPLC. In contrast to the first tests, there was no subsequent increase of cortisol and HGH in the second tests, which could suggest regulative alterations of these control

---

Anschrift für die Verfasser: Dr. med. D. Barwich, Medizinische Universitätsklinik Heidelberg, Abteilung Pathophysiologie und Sportmedizin, Hospitalstraße 3, 6900 Heidelberg

mechanisms. The interindividual variations of the hormonal concentrations before and after the second tests are generally smaller than in the first tests. This finding is an indication of adaptation of metabolic and hormonal response to previously performed physical activity.

Key-words: Double consecutive sports activity – Stress hormones.

Einleitung

Über die Aktivierung hormoneller Regulationssysteme durch einmalige körperliche Belastungen gibt es zahlreiche Untersuchungen. Lokomotorische Aktivität führt in der Regel zu einer Konzentrationszunahme von Hormonen im Blut. Daraus kann auf eine gesteigerte Sekretionsleistung der entsprechenden endokrinen Organe geschlossen werden. Intensität, Dauer und Art der Belastung sind entscheidende Faktoren für das serumkinetische Verhalten von Hormonen [3]. Derzeitig ist aber noch weitgehend unklar, ob sich die nach einmaliger körperlicher Belastung einstellende hormonelle Reaktionsweise in ähnlicher Art auch nach einer Zweitbelastung, die einer Erstbelastung in kurzem Abstand folgt, wiederholt [1]. Wir untersuchten deshalb bei Sportlern verschiedener Disziplinen das Verhalten einiger Streßhormone vor und nach zwei, mit einer einstündigen Pause aufeinanderfolgenden sportspezifischen Belastungen.

Untersuchungsmethoden

Zwei Schwimmerkollektive ($n = 15$) schwammen 2 x 100 m bzw. 2 x 1500 m, 10 Volleyballspieler absolvierten 2 sogen. Japanläufe, 12 Fußballspieler und 10 Hockeyspieler liefen 2 x 200 m. Zwischen den jeweiligen Belastungen wurde eine Stunde pausiert. Vor und nach der ersten und der folgenden zweiten Belastung wurden den Sportlern venöse Blutproben entnommen. ACTH, Cortisol, HGH und Prolaktin wurden im Plasma radioimmunologisch bestimmt, Noradrenalin und Adrenalin mittels HPLC.

Ergebnisse

Die gemessenen Hormonkonzentrationen im Plasma bei Sportlern der verschiedenen Kollektive sind in Tabelle 1 als $\bar{x} \pm$ SD aufgelistet. In Abb. 1 und 2 sind die individuellen Hormonkonzentrationen vor und nach der ersten und zweiten Belastung der jeweiligen Disziplin aufgezeichnet. Die Abbildungen zeigen deutlich die zum Teil erhebliche interindividuelle Varianz der Hormonkonzentrationen vor und nach den Doppelbelastungen. ACTH steigt bei der überwiegenden Anzahl der Sportler sowohl nach der ersten als auch nach der zweiten Belastung. Für die Cortisolspiegel gilt dies nicht. Während es nach der Erstbelastung zu einem Anstieg der Cortisolkonzentration kommt, tritt nach der Zweitbelastung überwiegend ein Abfall auf, nur bei den 2 x 1500-m-Schwimmern zeigen die Hälfte der Sportler auch nach der Zweitbelastung einen Cortisolanstieg (Abb. 1). Die HGH-Konzentrationen verhalten sich ähnlich wie die Cortisolkonzentrationen. Nur bei den 2 x 1500-m-Schwim-

Tabelle 1. Mittlere Hormonkonzentrationen ($\bar{x} \pm$ SD) von ACTH (pg/ml), Cortisol (ng/ml), HGH (ng/ml), Prolaktin (ng/ml), Noradrenalin (nmol/l) und Adrenalin (nmol/l) vor und nach Doppelbelastungen.

		vor	nach	p	vor	nach	p
2 × 100 m Schwimmen (n = 15)	ACTH	15,9 ± 13,8	57,6 ± 30,6	0,001	13,7 ± 11,8	36,6 ± 18,0	0,001
2 × 1500 m Schwimmen (n = 15)	$\bar{x} \pm$ SD	26,6 ± 19,4	89,5 ± 36,0	0,001	26,5 ± 29,8	88,2 ± 69,2	0,010
2 × Grundlinienlauf Volleyball (n = 10)	(pg/ml)	25,8 ± 27,4	73,7 ± 80,6	n.s.	28,2 ± 31,3	38,8 ± 32,7	0,05
2 × 200-m-Lauf Hockey (n = 10)		122,3 ± 152,4	168,4 ± 169,6	0,010	110,0 ± 142,6	138,5 ± 142,6	0,001
2 × 200-m-Lauf Fußball (n = 12)		36,6 ± 48,6	76,6 ± 53,6	0,010	42,8 ± 44,9	51,8 ± 40,7	n.s.
2 × 100 m Schwimmen	Cortisol	83,1 ± 22,7	97,5 ± 28,9	n.s.	96,2 ± 39,2	87,6 ± 37,2	0,01
2 × 1500 m Schwimmen	$\bar{x} \pm$ SD	104,6 ± 22,2	171,5 ± 33,7	0,001	152,5 ± 31,0	157,9 ± 34,3	n.s.
2 × Grundlinienlauf Volleyball	(ng/ml)	92,2 ± 34,9	140,1 ± 69,0	0,050	118,2 ± 69,1	106,8 ± 69,5	n.s.
2 × 200-m-Lauf Hockey		92,9 ± 32,8	112,0 ± 34,2	n.s.	95,9 ± 33,9	89,8 ± 40,4	n.s.
2 × 200-m-Lauf Fußball		101,5 ± 48,7	127,3 ± 58,7	n.s.	164,0 ± 75,8	152,8 ± 74,4	0,050
2 × 100 m Schwimmen	HGH	4,8 ± 5,4	4,9 ± 4,8	n.s.	3,6 ± 3,5	2,7 ± 2,2	0,05
2 × 1500 m Schwimmen	$\bar{x} \pm$ SD	4,0 ± 3,9	19,7 ± 11,6	0,001	3,2 ± 1,6	8,0 ± 3,9	0,01
2 × Grundlinienlauf Volleyball	(ng/ml)	5,6 ± 4,9	11,0 ± 8,5	0,050	4,1 ± 2,0	2,6 ± 1,1	0,01
2 × 200-m-Lauf Fußball		1,9 ± 2,0	12,4 ± 9,7	0,010	10,3 ± 6,8	8,1 ± 7,2	0,050
2 × 100 m Schwimmen	Prolaktin	6,9 ± 1,9	8,6 ± 3,7	0,050	6,7 ± 3,1	8,3 ± 4,3	0,01
2 × 1500 m Schwimmen	$\bar{x} \pm$ SD	7,4 ± 2,9	20,4 ± 13,3	0,001	9,9 ± 4,7	18,1 ± 6,8	0,001
2 × 200-m-Lauf Fußball	(ng/ml)	13,2 ± 7,1	13,1 ± 5,0	n.s.	10,0 ± 4,5	9,8 ± 3,8	n.s.
2 × 100 m Schwimmen	Noradrenalin	4,9 ± 5,7	32,1 ± 20,4	0,001	6,4 ± 10,0	26,7 ± 14,6	0,001
2 × 1500 m Schwimmen	$\bar{x} \pm$ SD	5,3 ± 5,8	28,1 ± 17,9	0,001	5,6 ± 5,4	31,6 ± 18,4	0,001
2 × Grundlinienlauf Volleyball	(nmol/l)	2,75 ± 1,4	6,48 ± 4,6	0,050	1,97 ± 0,82	6,01 ± 1,60	0,001
2 × 200-m-Lauf Hockey		3,1 ± 2,79	19,0 ± 12,6	0,010	2,6 ± 1,75	14,44 ± 6,47	0,01
2 × 100 m Schwimmen	Adrenalin	0,52 ± 0,44	2,16 ± 2,13	0,050	0,74 ± 0,62	1,79 ± 1,51	0,050
2 × 1500 m Schwimmen	$\bar{x} \pm$ SD	0,93 ± 0,96	2,99 ± 2,56	0,010	0,72 ± 0,81	2,98 ± 2,32	0,010
2 × Grundlinienlauf Volleyball	(nmol/l)	0,26 ± 0,11	1,35 ± 0,74	0,050	0,56 ± 0,39	0,58 ± 0,25	n.s.
2 × 200-m-Lauf Hockey		0,21 ± 0,21	1,56 ± 1,47	n.s.	0,22 ± 0,11	1,34 ± 1,18	n.s.

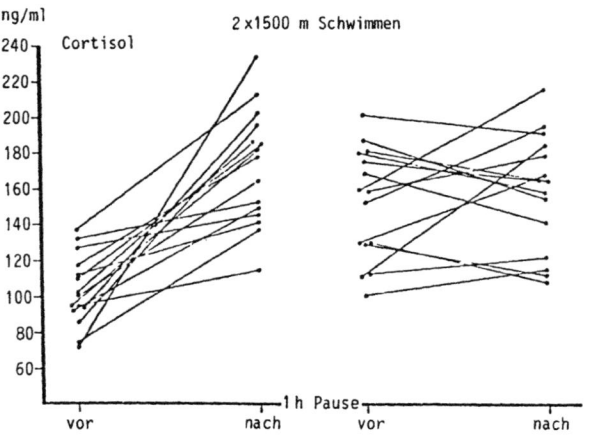
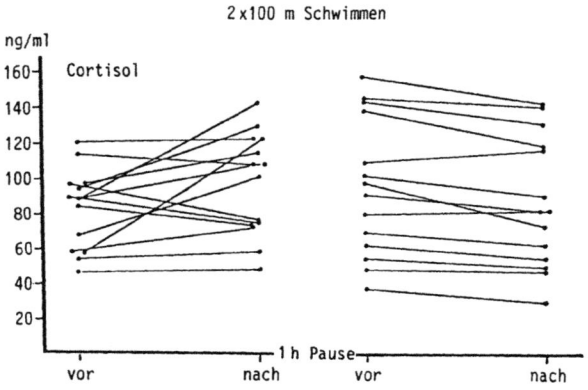
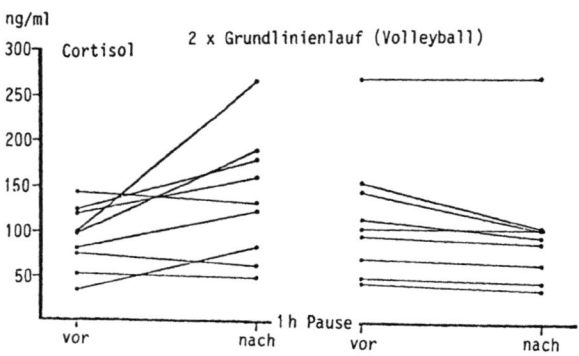

Abb. 1. Cortisol-Konzentration (ng/ml) im Serum vor und nach Doppelbelastungen

mern steigen die HGH-Spiegel fast ausnahmslos an, wobei die interindividuelle Varianz der HGH-Konzentrationen gegenüber der Erstbelastung wesentlich geringer ist (Abb. 2). Prolaktin verhält sich ähnlich wie ACTH, d. h. die Hormonkonzentrationen nehmen nach beiden Belastungen zu. Auch die Serumkonzentrationen von Noradrenalin und Adrenalin steigen an, sowohl nach der ersten wie auch nach der zweiten Belastung. Die interindividuellen Schwankungen der Serumspiegel dieser Hormone sind besonders ausgeprägt bei den Schwimmern, weniger auffällig bei den Volleyball- und Hockeyspielern.

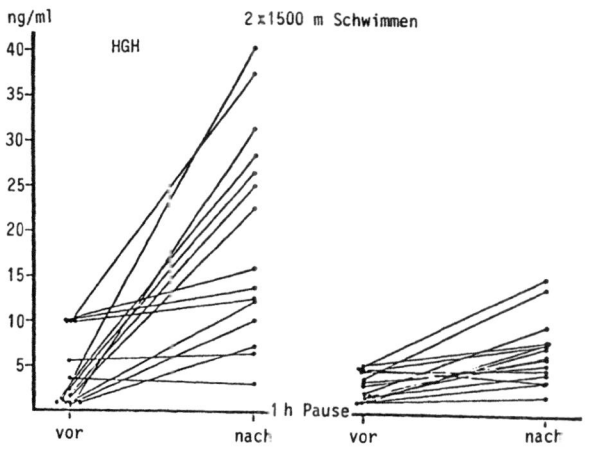
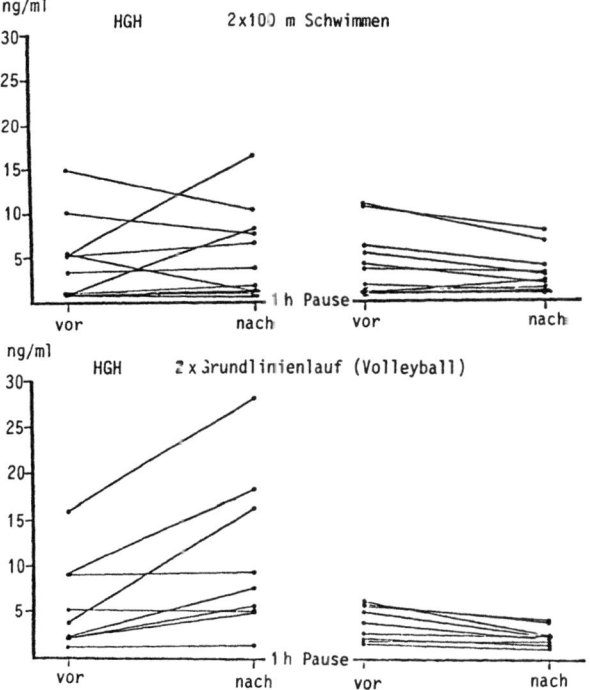

Abb. 2. HGH-Konzentration (ng/ml) im Serum vor und nach Doppelbelastungen

Diskussion

Bei den basalen, unmittelbar vor sportlichen Belastungen gemessenen Hormonkonzentrationen handelt es sich nicht um Ruhewerte, vielmehr handelt es sich um Vorstartkonzentrationen. Sie fallen in die Phase der Antizipation einer motorischen Leistung, in der emotionale Prozesse dominieren und durchaus Einfluß auf hormonelle Regulationssysteme nehmen können. Weitere Faktoren, die das Endokrinium tangieren, wie Nahrungsaufnahme, Tagesrhytmik endokriner Funktionen, Umgebungsverhältnisse wie etwa Wärme und Kälte, optische und akustische Signale etc., müssen in Betracht gezogen werden. Fast ausnahmslos steigen bei allen Probanden der verschiedenen Kollektive nach der ersten Belastung Noradrenalin, Adrenalin, ACTH, Cortisol, HGH und Prolaktin an. Die Höhe der Vorstartkonzentration dieser Hormone bestimmt aber nicht die nach Belastungsende erreichte Konzentration. Vermutlich gibt es Hyper- und Low-responder. Grundsätzlich wird durch die Erstbelastung die hormonelle Homöostase gestört und die Regulationssysteme für die einzelnen Hormone sind bestrebt, eine Gleichgewichtslage wiederherzustellen [2]. Die hierfür vorhandenen Rückkopplungs- oder Feed-back-Mechanismen, differentialer und integraler Art, benötigen dafür unterschiedlich lange Zeiten. Über den zeitlichen Verlauf von An- und Abschaltvorgängen bei durch körperliche Belastung aktivierten hormonellen Regulationssystemen ist jedoch nur sehr wenig bekannt. Erreichen die Hormonkonzentrationen eine Stunde nach Ende der ersten Belastung wieder das Niveau der Vorstartkonzentrationen, so läßt dieser Befund nicht ohne weiteres auf die Wiederherstellung einer Gleichgewichtslage schließen. Die Überprüfung der erneuten Reaktionsbereitschaft hormoneller Systeme durch eine Zweitbelastung kann zur Klärung der genannten Problematik etwas beitragen. Im Gegensatz zur Erstbelastung kommt es nach der Zweitbelastung zu keinem Anstieg, vielmehr zu einem Abfall der HGH- und Cortisolkonzentrationen. Das bedeutet, daß für diese Hormonsysteme zur Wiederherstellung der Ausgangslage eine einstündige Pause nicht ausreicht. Die bei einigen Hormonkonzentrationen beobachtete Abnahme der interindividuellen Varianz bei der Zweitbelastung gegenüber der Erstbelastung könnte auf eine Nivellierung von neuroendokrinen Abläufen, ähnlich einem Trainingseffekt, zurückgeführt werden. Die Studie zeigt, daß intermittierende körperliche Belastungen besondere Reaktionsweisen von hormonellen Systemen hervorrufen. Ein erweitertes Wissen über derartige Vorgänge wäre wünschenswert, besonders im Hinblick auf das häufig geübte Intervalltraining.

Literatur

1. Barwich D, Rettenmeier A, Weicker H (1982) Serum levels of the so-called stress hormones after short-term consecutive exercise. XXIInd World Congress on Sports Medicine, Vienna, Austria, 1982. Int J Sports Med
2. Barwich D (im Druck) Reaktionsweisen des adrenalen Glukokortikoidsystems bei Sportlerinnen
3. Galbo H (1983) Hormonal and metabolic adaption to exercise. Thieme, Stuttgart New York

Plasma-Prolaktin unter körperlicher Belastung: Klinische Konsequenzen

Exercise-Induced Changes in Plasma Prolactin Levels: Clinical Consequences

K. G. Wurster, E. Keller, M. Zwirner, A. E. Schindler, B. Horrer, M. Liebenau, M. Schrode und H.-Ch. Heitkamp*

Universitäts-Frauenklinik Tübingen (Direktor: Prof. Dr. med. H. A. Hirsch) und *Institut für Sportmedizin (Direktor: Prof. Dr. med. D. Jeschke) im Zentrum für Innere Medizin der Universität Tübingen

Zusammenfassung

Bei 131 Untersuchungen unter standardisierten Laufband- resp. Fahrradergometerbelastungen sowie im Leichtathletiktraining resp. beim Marathonlauf wurden Prolaktin- und FSH-Bestimmungen durchgeführt. Drei verschiedene Trainingszustände bei Frauen (Untrainierte, Hobby- und Hochleistungssportlerinnen) wurden untereinander sowie mit dem Fitneszustand von Hobbyläufern verglichen. Prolaktin stieg mit zunehmender aerober Kapazität und damit zunehmender Belastungsdauer im Labor signifikant an. Die Prolaktinmaxima nach einer disziplintypischen Trainingseinheit wie nach dem Marathonlauf waren höher als unter Laborbedingungen, doch ebenfalls erst 5–10 min nach Belastungsende. Männer wiesen signifikant niedrigere Prolaktinantworten auf als Frauen. Zwischen der Höhe der Prolaktinantwort auf die körperliche Belastung bestehen signifikante Beziehungen zur Zyklusinstabilität. Damit läßt sich ein großer Teil der sportassoziierten Zyklusstörungen erklären und gegebenenfalls gezielt therapieren.

Schlüsselwörter: Prolaktin – Ausdauerdisziplin – Trainingszustand – Menstruationszyklus – Oligomenorrhoe.

Summary

In 131 investigations prolactin and FSH were measured during standardized treadmill or bicycle ergometer exercise as well as during track and field training or a marathon run. The different physical fitness states in women (untrained, hobby and top athletes) were compared to each other as well as to male hobby runners. In the laboratory exercise tests, prolactin increased with higher aerobic capacity and, hence, with longer exercise time. The maxima of prolactin were significantly higher after discipline-specific training and after the marathon run than under laboratory conditions, but the maxima occurred at the same time: 5 to 10 min after the end of exercise. Men had a significantly lower prolactin response to physical effort. Significant correlations were found between the irregularity of the menstrual cycle and the level of the prolactin response to exercise, in absolute values as well as in the area under the hormonal curves. With these findings some of the sport-associated menstrual dysfunctions could be clarified and successfully treated.

Key-words: Prolactin – Endurance discipline – Physical fitness – Menstrual cycle – Oligomenorrhea

Anschrift für die Verfasser: Dr. med. K. G. Wurster, Universitäts-Frauenklinik, Schleichstraße 4, 7400 Tübingen

Einleitung

Prolaktin ist eines jener Streßhormone, das unter physischer wie psychischer Belastung erheblich ansteigen kann. Die Bedeutung und damit die physiologische Notwendigkeit der Prolaktinerhöhung bei Streß ist bisher unklar. Hyperprolaktinämien können andererseits Ursache von Zyklusstörungen sein. Deshalb sollte der Frage nachgegangen werden, ob Prolaktin eine entscheidende Bedeutung bei der erhöhten Rate von Oligo-Amenorrhoen in den Ausdauersportarten (20–50%).

Material und Methode

131 Untersuchungen erfolgten bei beiden Geschlechtern, unterschiedlichem Belastungsmodus sowie Trainingszustand. Bei 76 Frauen und 20 Männern wurden über einen liegenden Cubital-Venenkatheter insgesamt 6 bis 9 Proben zur Plasma-Prolaktin- und FSH-Bestimmung entnommen. Zeitpunkte der Abnahmen waren 30 und 1 min vor, nach 1/3 und 2/3 der Belastung sowie 1, 5, 10, 30 und 60 min nach Abbruch der körperlichen Anstrengung. Abhängig vom Traininszustand wurden bei den Frauen ausgewählt:

1. A- bis D-Kader-Athletinnen der Leichtathletik
2. Hobbyläuferinnen auf der Marathondistanz
3. Untrainierte Studentinnen als Vergleichsgruppe

Zum Vergleich der hormonellen Reaktion unter den Geschlechtern erfolgten bei 20 Hobby-Marathonläufern identische Untersuchungen. Die Untrainierten wurden ausschließlich auf dem Fahrradergometer, die Marathongruppe und die Spitzenathletinnen sowohl auf dem Laufband als auch in einer Trainingseinheit belastet, die typisch für ihre Disziplinen war.

Belastungsmodi: Fahrrad – Beginn mit 50 Watt, nach je 3 min Steigerung um 50 Watt. Laufband – Steigung 5%, Beginn mit 8 km/h, nach je 3 min Steigerung um 2 km/h. Belastung bis zur körperlichen Erschöpfung.

Die Ergebnisse werden als Mediane (x) mit Quartilsabweichungen (ABW) angegeben. Die statistische Absicherung erfolgte mit dem Wilcoxon- und dem U-Test.

Ergebnisse

Keine der untersuchten Personen hatte basal erhöhte Prolaktinwerte (15 ng/ml). Die Ruhewerte der Spitzensportlerinnen waren alle identisch. Die untrainierten Frauen hatten beim Legen des Venenkatheters höhere Werte als zu Beginn und während der Belastung. Die Belastungsdauer auf dem Laufband betrug zwischen 10 min bei den Untrainierten und 17 min bei den Langstreckenläuferinnen. Die Untrainierten wiesen keine signifikante Prolaktinänderung auf. Die Hobby- und Hochleistungssportgruppen zeigten signifikante Prolaktinanstiege mit Maximalwerten bis zu 58 ng/ml 5–10 min nach Abbruch der Laufbandbelastung wegen Erschöpfung (Tabelle 1). Bei den Untrainierten, den Kurzstreckenläuferinnen sowie der Marathongruppe hatte rund ein Drittel keine oder nur geringe Prolaktinanstiege bis

Tabelle 1. Maximaler Prolaktin-Anstieg in Prozent bei Labor- und Trainingsbelastung ($n = 120$)

	Laufband ($n = 84$)		Training ($n = 36$)	
	Bel.-Dauer (min)	Anstieg (%)	Bel.-Dauer (min)	Anstieg (%)
Untrainierte	10	21	–	–
Kurzstrecke	11	121*	50	205*
Mittelstrecke	13	283*	65	700
Langstrecke	17	387*	45	430
Marathon (w)	12	195*	192	1583*
Marathon (m)	16	103*	179	513*

* Signifikanz $p < 0,05$ (Wilcoxon-Test)

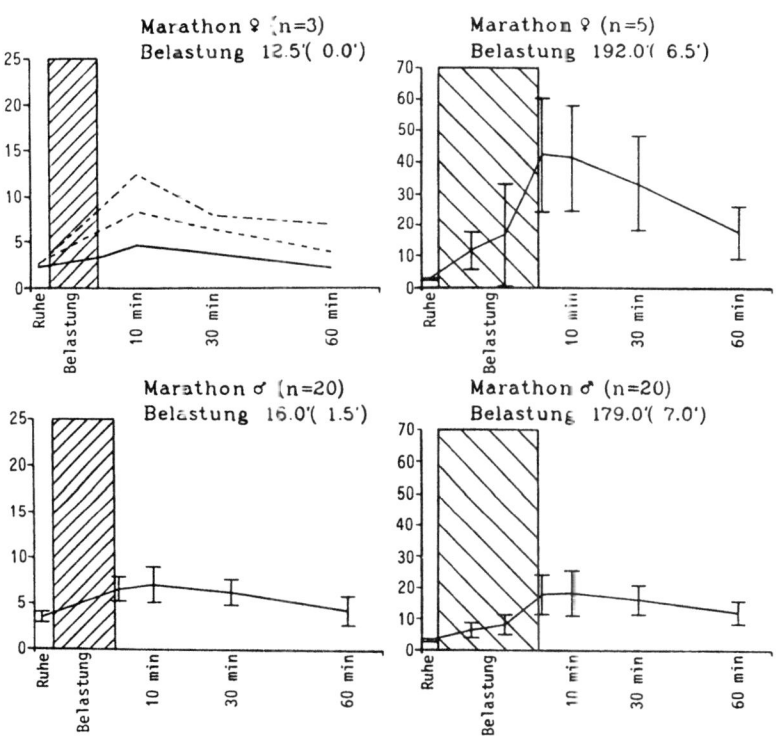

Abb. 1. Unterschiedlicher Prolaktinverlauf (ng/ml) durch Laufbandbelastung (links, $n = 23$) und Marathonlauf (rechts, $n = 25$) bei identischen Personen, bei Frauen ohne hormonale Kontrazeption. (Belastungszeit in Minuten, Gesamtdaten als x (ABW))

max. 9 ng/ml. Mit der Zunahme der aeroben Kapazität und damit der Belastungsdauer nahmen die Anstiege zu (Tabelle 1). 60 min nach Abbruch der körperlichen Arbeit waren die Ruhewerte wieder erreicht. Die Männer hatten im Vergleich zu den Frauen mit gleicher Belastungsdauer signifikant geringere Prolaktinerhöhungen.

Die Trainingsbelastung resp. der Marathonlauf führten zu deutlich höheren Prolaktinanstiegen (Tabelle 1). Maximalwerte von 79 ng/ml wurden gemessen. Trotz Belastungszeiten von 40–192 min erreichte Prolaktin seine Maxima erst nach 1–10minütiger Erholung. Auf die Ruhewerte war Prolaktin 1 Stunde nach Belastungsende noch nicht wieder zurückgekehrt. Der Vergleich des Prolaktinverhaltens zwischen Labor- und Trainingsbelastung bei identischen Personen zeigte den wesentlich höheren Stimulus des Marathonlaufes (Abb. 1, Tabelle 1), Die Marathonläufer wiesen auch hier nur Anstiege auf, die zwischen 30 und 50% jener der Frauen lagen.

Von 5 Werferinnen, die im Rahmen ihres Wurftrainings untersucht wurden, bot nur eine Athletin einen deutlichen Prolaktinanstieg. Dagegen kam es bei 4 Läuferinnen (100–1500 m) zu massiven Prolaktinanstiegen nach einem Wettkampf gegen internationale Konkurrenz.

Um den Einfluß solch passagerer Hyperprolaktinämien auf die Zyklusstabilität zu untersuchen, wurden die Flächen unter den Hormonkurven dem Zyklus gegenüber gestellt (Tabelle 2). Dabei zeigte sich eine deutliche Zunahme der Flächen unter den Prolaktinkurven mit der Abnahme der Zyklusstabilität. Weiter fiel FSH während und nach der Belastung signifikant ab. Die durch den Abfall negativen Flächenwerte bei FSH nehmen mit der abnehmenden Zyklusstabilität ebenfalls zu (Tabelle 2). Das Prolaktinverhalten gibt jedoch nicht die ausschließliche Erklärung für die bei Sportlerinnen gehäuft gesehenen Zyklusstörungen ab. Prolaktinanstiege über die Normgrenze von 15 ng/ml waren nicht obligat mit einer Oligo- oder Amenorhoe assoziiert (Tabelle 3). Auch hatten nicht alle Frauen mit nur geringen Prolaktinveränderungen einen stabilen Menstruationszyklus.

Tabelle 2. Flächen unter den Prolaktin- und FSH-Kurven bei Laborbelastung und unterschiedlicher Zyklusstabilität ($n = 66$)

		Kurzstrecke	Langstrecke	Marathon (w)	Marathon (m)
Prolaktin	Labor-Bel.	96	251	210	138
	Trainings-Bel.	252	348	1096	665
FSH	Labor-Bel.	−471	−3349	−463	−2045
	Trainings-Bel.	−1527	−1729	−685	−627

Tabelle 3. Prolaktinanstieg (≤ 15, >15 ng/ml) durch Laborbelastung bei $n = 66$ Frauen mit unterschiedlicher Zyklusstabilität

	n	Regelm. Zyklus (%)	Unregelm. Zyklus (%)	Amenorrhoe (%)
Anstieg von				
Prolaktin ≤ 15 ng/ml	48	75	21	4
Prolaktin > 15 ng/ml	18	45	33	22

In Gesamttafel $p < 0,02$ (nach Fisher u. Yates)

Diskussion

Trainingszustand, Intensität und Dauer der Belastung beeinflussen als wesentliche Größen das Prolaktinverhalten bei körperlicher Belastung. Bereits geringe Fitness-Unterschiede zeichnen sich durch höhere Prolaktinantworten bei den besser Trainierten aus [2, 4, 8]. Die Basalwerte verändern sich zwar nicht [1, 11], doch führt Ausdauertraining zu einer höheren Sensibilität des den Prolaktinspiegel steuernden Systems. So steigen auch die durch TRH-Stimulation erzielten Prolaktinspiegel durch Ausdauertraining an [3].

Weiter beeinflussen metabolische Parameter die Prolaktinsekretion. Die intrazelluläre Hypoglykämie ist als wesentlicher Stimulus für die Prolaktinfreisetzung anzusehen [12]. So führt Fasten oder fettreiche Ernährung vor körperlicher Arbeit zu einer Prolaktinausschüttung [7], Veränderungen also, die bei Langzeitbelastungen wie dem Marathonlauf ablaufen können. Neben dem physischen spielt auch der psychische Streß im Rahmen sportlicher Betätigung eine wesentliche Rolle. Denn selbst der kurzzeitige 100- oder 400-m-Lauf führte zu deutlichen Prolaktinanstiegen. Einflüsse auf die Hypothalamus-Hypophysen-Nebennieren-Achse verändern ebenfalls das Ausmaß der Prolaktinfreisetzung. Endogene Morphine sind daran mitbeteiligt; keinen Einfluß dagegen hat die Einnahme hormonaler Kontrazeptiva. Auch trat bei keiner Frau eine Galaktorrhoe auf.

Der passagere Anstieg von Prolaktin sowie der Abfall von FSH wirkt sich negativ auf die Zyklusstabilität aus. Wahrscheinlich spielt die Sensität des Regulationssystems und damit die Höhe und Dauer der beschriebenen Hormonänderungen mit die wesentliche Rolle, wenn Zyklusstörungen auftreten.

Literatur

1. Bonen A, Belcastro AN, Ling WY, Simpson AA (1981) Profiles selected hormones during menstrual cycles of teenage athletes. J Appl Physiol 50:545–551
2. Bonen A (1983) Exercise-related disturbances in the menstrual cycle. In: Future issues in exercise biology. Human Kinetics Publishers Champaign (in press)
3. Boyden TW, Pamenter RW, Grosse D, Stanforth P, Rotkis T, Wilmore JH (1982) Prolactin responses, menstrual cycles, and body composition of women runners. J Clin Endocrinol Metab 54:711–714
4. Brisson GR, Volle MA, de Carufel D, Desharnais M, Tanaka M (1980) Exercise-induced dissociation of the blood prolactin response in young women according to their sports habits. Horm Metab Res 12:201–205
5. Dale E, Gerlach DH, Withite AL (1979) Menstrual dysfunction in distance runners. Obstet Gynecol 54:47–53
6. Feicht CB, Johnson TS, Martin BJ, Sparkes KE, Wagner WW Jr (1978) Secondary amenorrhea in athletes. Lancet II:1145–1146
7. Galbo H (1981) Endocrinology and metabolism in exercise. Int J Sports Med 2:203–211
8. Moretti C, Cappa M, Paolucci D, Fabbri A, Santoro C, Fraioli F, Isodori A (1981) Pituitary response to physical exercise: sex differences. In: Borms H, Hebbelinck M, Venerando A (eds) Women and sport. Karger, Basel, pp 180–186
9. Schwartz B, Rebar RW, Yen SSC (1980) Amenorrhea and long distance running. Fertil Steril 34:306
10. Shangold MM (1980) Sports and menstrual function. Phys Sports Med 8:66–69
11. Shangold MM (1982) Update: Advising patients about exercise. Endocrine & fertility forum. Report from the 29th annual of the society for gynecologic investigation
12. Woolf PD, Lee A, Leebaw W, Thompson D, Lilavivathana U, Brodows R, Campbell R (1977) Intracellular glucopenia causes prolactin release in man. J Clin Endocrinol Metab 45:377

Prolaktinverhalten als Längsschnittstudie bei Hochleistungssportlerinnen [1]

Behavior of Prolactin in a Longitudinal Study of High-Performance Female Athletes

U. Korsten-Reck, E. Winter, P. Schmid, M. Breckwoldt, P. Burmeister und J. Keul

Zentrum Innere Medizin, Lehrstuhl und Abteilung Leistungs- und Sportmedizin (Ärztl. Direktor: Prof. Dr. med. J. Keul) und Zentrum Gynäkologie, Abteilung endokrinologische Gynäkologie (Ärztl. Direktor: Dr. med. M. Breckwoldt), Albert-Ludwigs-Universität Freiburg i. Brsg.

Zusammenfassung

Bei Leistungssportlerinnen treten gehäuft Zyklusstörungen auf. Unter anderem werden erhöhte Prolactinspiegel (PRL) dafür verantwortlich gemacht. 26 Leistungssportlerinnen nahmen an einer Längsschnittstudie teil, die über ein Jahr lief, und damit einen vollständigen Trainingszyklus umfaßte. Die insgesamt 15 ausdauertrainierten Radfahrerinnen wurden zu vier Zeitpunkten endokrinologisch und stoffwechselmäßig untersucht, die 11 schnellkrafttrainierten Siebenkämpferinnen zu drei Zeitpunkten. Dabei wurden jeweils vor (Basalwert: 8–10 Uhr morgens) und nach intensiver körperlicher Belastung (Ergometrie oder Feldtest) die Hormone PRL, STH, Cortisol und ACTH sowie die Stoffwechselparameter freies Glycerin, FFS und Gesamteiweiß (GE) bestimmt.

Ergebnisse: PRL erfährt unter Trainingseinfluß deutliche Veränderungen. Es zeigt erniedrigte Basalspiegel und veränderte Reaktionsmuster auf maximale körperliche Belastung. Leistungs- und sportartspezifische Belastungen erzielen geringere Hormonausschüttung. Es bestehen Unterschiede zwischen den ausdauer- und schnellkrafttrainierten Sportlerinnen. Die Ausdauersportlerinnen weisen häufiger trainingsabhängige Zyklusstörungen auf. Die Siebenkämpferinnen zeigen teilweise geringere Hormon- und Stoffwechselveränderungen.

Aufgrund der betriebenen Sportart und des dazu notwendigen Trainings kommt es offensichtlich zu einer unterschiedlichen hormonellen Adaptation, was als Ökonomisierung angesehen werden kann.

Schlüsselwörter: Längsschnittstudie – Hormone – Hochleistungssportlerinnen – Ergometrie – Feldtest.

Summary

Disturbances in the menstrual cycle often occur in high performance female athletes. An increased level of prolactin is thought to be partially responsible. 26 female athletes took part in a long-term study which was carried out over one year so that a complete training cycle was included. 15 endurance trained bicycle riders underwent endocrinological and metabolic examinations at 4 different times. 11 sprint trained septathlon athletes underwent the same tests at 3 different times. The levels of the hormones PRL, HGH, cortisol and ACTH and the metabolic parameters free glycerol, FFA and total protein (TP) were measured before (basal values: 8–10 am) and after intensive physical exercise.

Results: There are significant training-dependent changes of PRL. The basal level is reduced and an altered reaction pattern is observed during maximal physical stress. Thus, the hormone release is inversely related to performance. There are further differences of the hormonal responses between

---

[1] Mit Unterstützung des Bundesinstituts für Sportwissenschaft, Köln-Löwenich

Anschrift für die Verfasser: Dr. med. U. Korsten-Reck, Abteilung Sport- und Leistungsmedizin an der Medizinischen Universitätsklinik, Hugstetter Straße 55, 7800 Freiburg

endurance trained and sprint trained-athletes. The endurance trained athletes show more menstrual cycle disturbances than the other group. The septathlon athletes have less cycle irregularities. As a result of particular sports and different training programs an endocrinological adaptation is observed, which can be seen as economisation.

Key-words: Long-term – Hormones – High performance athletes – Ergometry – Field tests.

Einleitung

Hochleistungstraining führt bei Sportlerinnen gehäuft zu Störungen des normalen Menstruationszyklus, die bis zur Amenorrhoe reichen können. Untersuchungen haben gezeigt, daß sich unter körperlicher Belastung die Serumspiegel einzelner Hormone verändern. Erhöhte Prolaktinspiegel sollen dabei neben anderen Faktoren entscheidenden Einfluß auf den Zyklusverlauf haben [1, 2]. Die vorliegende Arbeit untersucht das Prolaktinverhalten über Zeiträume von über einem Jahr, wodurch Veränderungen der Prolaktinspiegel während eines vollständigen Trainingszyklus beobachtet werden konnten.

Untersuchungsgut und Methodik

Es wurden insgesamt 26 Frauen untersucht, als Beispiel für ausdauertrainierte Frauen 15 Radsportlerinnen, als Schnellkrafttrainierte eine Gruppe von 11 Siebenkämpferinnen (A- und B-Kader). Die Radfahrerinnen wurden zu vier Zeitpunkten sportartspezifisch, das heißt auf dem Fahrradergometer (März 1983), stufenweise Fahrradergometrie) und auf dem Fahrrad im Feldtest (März 1983, 72-km-Strecke, Juni 1983, 60-km-Strecke) untersucht, die Siebenkämpferinnen führten insgesamt dreimal einen Test durch, dabei untersuchten wir sie zweimal nicht sportartspezifisch auf dem Fahrradergometer (Okt. 1982, März 1983 stufenweise Fahrradergometrie) und einmal auf dem Laufband (Nov. 1983, Geschwindigkeit 8 km/h, 7,5% Steigung) (Abb. 1). Die Zyklusphase war unterschiedlich, da die meisten Untersuchungen als Feldtest, im Trainingslager oder innerhalb der halbjährlichen Kaderuntersuchungen in unserem Institut durchgeführt wurden.

Stoffwechselparameter und Hormonspiegel wurden mittels einer ersten Blutabnahme vor der Belastung (zwischen 8 und 10 Uhr morgens zur Bestimmung der Basalwerte) und einer zweiten unmittelbar nach der Belastung gemessen. Das entnommene Blut wurde nach 20 min zentrifugiert, und das Serum bei $-20\,°C$ sofort eingefroren. An Stoffwechselparametern wurden das Gesamteiweiß (GE, Biuret-Methode), die freien Fettsäuren (FFS, [7]), das freie Glycerin [3], das Laktat [5] und die Glukose [9] gemessen. Es wurden die Hormone Prolaktin (Prolaktin-Ria-125, Cea Sorin bzw. Becton Dickinson), STH (HGH-Ria-Kit), ACTH (CIS-ACTH-Ria-Kit, Cea Sorin) und Cortisol (Cortisol-Ria-Kit, Serono) bestimmt. Die Fahrradergometrie wurde stufenweise, von 50 Watt ausgehend, alle drei min um jeweils 50 Watt gesteigert bis zur maximalen kardiopulmonalen Ausbelastung. Gleichzeitig wurde die Herzfrequenz aus dem mitlaufenden EKG (HF, Multiscriptor EK 22, Fa. Hellige Freiburg) ermittelt. Die Laktatbestimmung erfolgte aus dem Blut des hyperämisierten Ohrläppchens. Die standardisierte Fahrradergometrie (Ergotest, Fa. Jaeger Würzburg) und die standardisierte Laufbanduntersuchung (Lauf-Ergotest LEB 4, Fa. Jaeger Würzburg) fanden vormittags, jeweils beginnend zwischen 8 und 10 Uhr, statt.

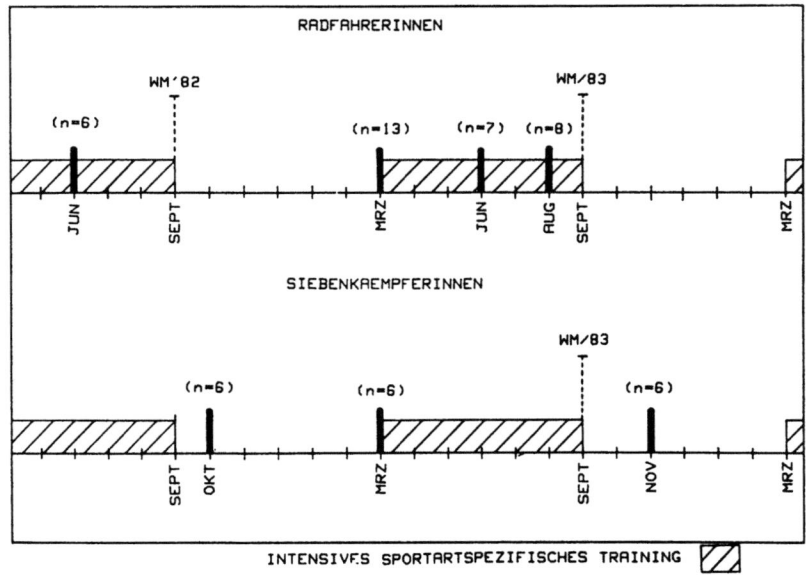

Abb. 1. Untersuchungszeitpunkte im Trainingszyklus

Die Meßergebnisse in Text und Tabellen wurden bei den Stoffwechselparametern als Mittelwerte mit einfacher Standardabweichung ($\bar{x} \pm s$) angegeben. Die statistische Überprüfung auf signifikante Mittelwertsunterschiede erfolgte dabei mit dem gepaarten t-Test nach Student. Da bei Betrachtung der untersuchten Hormone keine Normalverteilung angenommen werden kann, wurde die Medianstatistik angewandt. In den Tabellen der Hormone

Tabelle 1. Anthropometrische Daten

	Anthropometrische Daten	
	Radfahrerinnen	Siebenkämpferinnen
Anzahl (n)	15	11
Alter (Jahre)	19,4 ± 2,28	22,8 ± 1,54[c]
Körpergewicht (kg)	56,7 ± 6,09	62,2 ± 3,28[a]
Körpergröße (cm)	168,6 ± 4,67	171,9 ± 3,39
Korrelationsgewicht (kg/cm)	0,34 ± 0,032	0,36 ± 0,017
Menarche	13,7 ± 1,54	13,2 ± 1,17
orale Kontrazeptiva	7 (46,7%)	8 (72,7%)
Zyklusverlauf:		
regelmäßig	3 (20%)	10 (90,9%)
unregelmäßig	6 (40%)	1 (9,1%)
sekundäre Amenorrhoe	3 (20%)	0
regelmäßig erst nach Einnahme der Pille	3 (20%)	0

Signifikanzniveau: [a] $p < 0,05$, [b] $p < 0,01$, [c] $p < 0,001$

ist neben dem Median $\tilde{x}$, der 50%-Vertrauensbereich (VB) und die Spannweite R (range = x-max $-$ x-min) aufgeführt [8]. Die statistische Überprüfung des Vergleichens zweier Medianwerte verbundener Stichproben erfolgte mit dem Vorzeichentest. Als Signifikanzniveau wurde bei allen Berechnungen eine Irrtumswahrscheinlichkeit von unter 5% ($p < 0,05$) angenommen [8].

Aufgrund der unterschiedlichen Dauer der einzelnen Untersuchungen und der verschiedenen exogenen und endogenen Einflüsse, ist ein direkter Vergleich nur eingeschränkt möglich. Die vorliegende Arbeit sollte als Bestandsaufnahme gewertet werden.

Tabelle 2. Ergometrische Daten

Siebenkämpferinnen	Ergometrische Daten		
	Okt. 1982	März 1983	Nov. 1983
	Stufenweise Fahrradergometrie nach TRH-Stim.	Stufenweise Fahrradergometrie	Aerober Laufbandtest
Herzfrequenz			
Ruhe	82,7 ± 14,4	70,8 ± 17,7	77,8 ± 4,7
max.	175,3 ± 11,3[c]	175,3 ± 6,7[c]	191,3 ± 1,97[c]
Belastung (Watt/kg)	3,18 ± 0,16	3,36 ± 0,13	–
Max. Belastung	200 ± 0 (Watt)	206,6 ± 8,1 (Watt)	14,4 ± 0,7 (km/h)
Laktat (mmol/l)			
Ruhe	1,76 ± 0,48	1,86 ± 0,67	1,46 ± 0,24
max.	8,26 ± 1,31[c]	9,51 ± 1,54[c]	11,87 ± 2,36[c]
Glukose (mmol/l)			
Ruhe	7,22 ± 0,79	5,76 ± 0,49	–
max.	5,61 ± 0,76	6,16 ± 0,49	–

Radfahrerinnen	Jun. 1982	März 1983	Jun. 1983	Aug. 1983
	Stufenweise Fahrradergometrie nach TRH-Stim.	Stufenweise Fahrradergometrie	Feldtest	3 anaerobe Tests 40-, 60-, 80-Sekunden-Test
Herzfrequenz				
Ruhe	59,4 ± 9,3	77,5 ± 12,2	–	67 ± 12,7
max.	197,8 ± 6,1[c]	177,9 ± 1,05[c]	–	180,0 ± 4,3[c]
Belastung (Watt/kg)	5,4 ± 0,32	5,5 ± 1,05	–	7 (Standard.)
Max. Belastung (Watt)	331,0 ± 14,0	300,0 ± 40,0	–	408,4 ± 34,3
Laktat (mmol/l)				
Ruhe	1,72 ± 0,34	2,11 ± 0,46	2,01 ± 0,30	1,87 ± 53
max.	11,33 ± 1,10[c]	12,84 ± 2,09[c]	8,95 ± 1,55[c]	11,26 ± 1,92[c]
Glukose (mmol/l)				
Ruhe	6,73 ± 1,49	–	–	–
max.	6,38 ± 2,21	–	–	–

Signifikanzniveau: [a] $p < 0,05$, [b] $p < 0,01$, [c] $p < 0,001$

Ergebnisse

In Tabelle 1 sind die anthropometrischen Daten zusammengefaßt. Tabelle 2 zeigt die ergometrischen Daten der Radfahrerinnen und Siebenkämpferinnen. In der Gruppe der Radfahrerinnen wurden 3 Frauen zwischen März und September amenorrhoeisch. Das entspricht genau der Phase, in der intensiver trainiert wurde. Um zu überprüfen, ob die Pilleneinnahme das Hormonverhalten (Prolaktin, STH, ACTH, Cortisol) vor und nach Belastung beeinflußt, haben wir die Ergebnisse der Sportlerinnen mit und ohne Pillenanamnese gegenüber gestellt. Es konnten dabei keine signifikanten Unterschiede festgestellt werden. Nach der Belastung kommt es bei den drei ersten Untersuchungszeitpunkten der Radfahrerinnen im Juli 1982, März 1983 und Juni 1983 zu signifikanten Prolaktinanstiegen, entsprechend den Ergebnissen anderer Autoren [1, 2, 4, 6]. Die Mediane der basalen Spiegel betragen zwischen 6,0 und 8,9 ng/ml. Es scheint so, als ob niedrige Ausgangswerte höhere Prolaktinanstiege nach sich ziehen (Tabelle 3). Die Kurzzeitbelastungen im August 1983 rufen keine signifikanten Konzentrationserhöhungen hervor. Das Wachstumshormon STH, ebenfalls ein Streßhormon, reagiert auf die Belastungen wie das Prolaktin mit einem deutlichen Hormonanstieg während der drei ersten Untersuchungen. Auch bei den Siebenkämpferinnen ruft der Belastungsreiz in allen drei Untersuchungen deutliche Prolaktinanstiege hervor (Tabelle 3), wobei auffällig ist, daß das Prolaktin bei der 2. Fahrradergometrie den geringsten Anstieg zeigt. Vergleicht man die Radfahrerinnen mit den Siebenkämpferinnen, so weisen die Siebenkämpferinnen relativ geringere Anstiege zu den Ausgangskonzentrationen auf.

Tabelle 3. Prolaktinverhalten bei Radfahrerinnen und Siebenkämpferinnen zu verschiedenen Zeitpunkten, in Ruhe und unter Belastung

Prolaktin (ng/ml)	Ruhe			Nach Belastung		
	Median	50%-Bereich	Range	Median	50%-Bereich	Range
Radfahrerinnen						
Juni 1982	7,1	4,9–11,0	14,2	21,9[a]	12,1–25,5	29,2
März 1983	8,9	7,4–13,0	11,9	12,4[a]	10,6–21,9	54,1
Juni 1983	6,0	3,9–12,0	13,9	29,0[a]	23,9–46,3	30,4
August 1983	6,3	4,8–7,3	14,5	7,1	4,3–17,2	17,5
Siebenkämpferinnen						
Oktober 1982	11,9	8,7–17,0	21,7	19,7[a]	15,0–31,0	29,6
März 83	7,1	6,9–8,7	5,8	9,6[a]	8,1–10,5	17,6
November 1983	7,0	6,1–7,5	11,4	22,0	17,2–26,0	27,9

Signifikanzniveau: [a] $p < 0,05$

Diskussion

Bezugnehmend auf die Korrelationsgewichte, das heißt das Verhältnis von Körpergewicht und Körpergröße (kg/cm) reagieren die Radfahrerinnen, deren relativer Fettanteil gegenüber den Siebenkämpferinnen geringer zu sein scheint, häufiger mit Zyklusstörungen [1, 2, 6]. Die basalen Prolaktinspiegel sind bei den Radfahrerinnen teilweise niedriger als bei der anderen Gruppe. Zudem konnten wir dokumentieren, daß die basalen Prolaktinspiegel mit fortschreitendem Trainingsvolumen abnehmen, wobei man davon ausgehen kann, daß parallel dazu eine Verschiebung des Muskelfettverhältnisses zugunsten der Muskelmasse stattfindet.

Da die Kurzzeitbelastungen (August 1983) bei den Radfahrerinnen keinen signifikanten Prolaktinanstieg im Gegensatz zu den anderen Untersuchungen hervorrufen konnten, läßt dies vermuten, daß das Prolaktin erst auf Dauerstreß reagiert, wobei bei den langjährig ausdauertrainierten Radfahrerinnen die Belastungsdauer wohl besonders hoch angesetzt werden muß, um eine hormonelle Antwort zu erreichen. Dies kann Ausdruck einer Ökonomisierung oder Adaptation sein.

Auf die Langzeitbelastungen im März 1983 reagieren die Radfahrerinnen mit einem relativ geringen Prolaktinanstieg. Dies und auch die erniedrigten basalen Spiegel in den späteren Trainingsphasen (im Juni 1982, Juni 1983 und August 1983) lassen uns annehmen, daß durch die häufige, regelmäßige Trainingsbelastung ein Gewöhneffekt erzielt wurde. Mittels TRH-Stimulation konnte in früheren Arbeiten gezeigt werden [2], daß der hypophysäre Prolaktinpool bei ausdauertrainierten Radfahrerinnen geringer war, als bei untrainierten Frauen. Wenn allerdings eine bestimmte Belastungsschwelle überschritten wird, scheint das Prolaktin in überschießender Weise zu reagieren, wofür die Anstiege bei den Radfahrerinnen im Juni 1982 und 1983 sprechen könnten.

Die Oligo- und Amenorrhoen, die in der vorliegenden Studie bei den Sportlerinnen trainingssynchron aufgetreten sind, könnten also auf erhöhte Prolaktinkonzentrationen zurückzuführen sein. Ob auch anovulatorische Zyklen oder Corpus-luteum-Insuffizienzen vorliegen, wurde nicht kontrolliert. Das STH, als besonders sensibel ansprechendes Streßhormon, zeigt auch in seinen Basalwerten Unterschiede, was Ausdruck für die verschiedenartige physisch-statische Streßentwicklung der einzelnen Belastungen sein kann [2, 4, 6]. Beobachtungen weisen auch darauf hin, daß Art, Dauer und Intensität der Belastung die hormonelle Reaktion verändern können, wobei Motivation bzw. emotionales Empfinden und Trainingszustand ebenfalls von Bedeutung sind.

Bezogen auf die Trainingsphasen können mit zunehmendem Belastungsvolumen nur wenige eindeutige Veränderungen beobachtet werden: Die basalen Prolaktinspiegel fallen. Ob die hohen Prolaktin- und STH-Anstiege im Juni und die fehlenden Hormonanstiege während anaerober Tests im August bei den Radfahrerinnen durch den veränderten Trainingszustand zu begründen sind, oder ob dafür andere Faktoren verantwortlich gemacht werden müssen, kann nicht endgültig beantwortet werden.

Zusammenfassend kann gesagt werden, daß das Prolaktin unter Trainingseinfluß deutliche Veränderungen erfährt. Es zeigt während eines Trainingszyklus erniedrigte Basalwerte und veränderte Reaktionsmuster auf maximale körperliche Belastung, im Sinne einer Adaptation an den Belastungsreiz. Intensives Ausdauertraining scheint diese Anpassung eher zu bewirken als Schnellkrafttraining. Ausdruck dieser Veränderungen kann die geringere Hormonausschüttung bei leistungsangepaßten und sportartspezifischen Belastungen sein. Als Folge des Trainings scheint auch die Verschiebung des Muskel-Fett-Quotienten zur Muskelmasse hin, Einfluß auf das Prolaktinverhalten zu haben. Parallel zu diesen Beobachtungen treten bei den ausdauertrainierten Athletinnen häufiger Zyklusstörungen in Form von Oligo- und Amenorrhoen auf. Dies korreliert eng mit dem Trainingspensum im Ausdauerbereich.

Literatur

1. Boyden, TW, Pamenter RW, Crosso D, Stanforth Ph, Rotkis Th, Wilmore JH (1982) Prolactin responses, menstrual cycles and body composition of women runners. J Clin Endocr Metab 54:711
2. Ecker D (1984) Hormonelle und metabolische Veränderungen bei Ergometerbelastung von Leistungssportlerinnen. Dissertation, Albert-Ludwigs-Universität, Freiburg
3. Eggstein M, Kreutz FH (1966) Eine neue Bestimmung der Neutralfette im Blutserum und Gewebe (I. Mitteilung). Klin Wochenschr 44:262
4. Galbo H (1983) Hormonal and metabolic adaptation to exercise. Thieme, Stuttgart New York
5. Hohorst H (1962) L-(+)-Laktat, Bestimmung mit Laktatdehydrogenase und DPN. In: Bergmeyer HU (ed) Methoden der enzymatischen Analyse. Weinheim, S 266
6. Keizer HA, Kuipers H, Vertappen FT, Jansen F (1982) Limitations of concentration measurements for evaluation of endocrine status of exercising women. Can J Appl Sport Sci 7:79–84
[From: Keizer HA (ed) (1983) Hormonal response in women as a function of physical exercise and training. DdV, Haarlem]
7. Keul J, Linnet N, Eschenbruch E (1968) The photometric autotitration of free fatty acids. Z Klin Chem Klin Biochem 6:394
8. Sachs L (1970) Statistische Methoden. Springer, Berlin Heidelberg New York
9. Slein NW (1962) D-Glukose, Bestimmung mit Hexokinase and Glucose-6-Phosphat-Dehydrogenase. In: Bergmeyer HU (ed) Methoden der enzymatischen Analyse. Weinheim, S 117

Sport konditioniert die hypothalamische Zyklusregulation

Influence of Sport on the Hypothalamic Regulation of Menstruation

A. S. Wolf[1], T. Sir-Petermann[1], M. Grünert[2] und R. Benz[1]

[1] Frauenklinik (Direktor: Prof. Dr. med. Ch. Lauritzen) und [2] Sportmedizinische Abteilung (Leiter: Prof. Dr. med. R. E. Wodick) der Universität Ulm (Donau)

Zusammenfassung

Die Genese der häufigen Zyklusstörungen bei Ausdauersportlerinnen ist bislang ungeklärt. Deshalb wurden bei 10 zyklusstabilen Frauen die hypothalamisch gesteuerten LH-Episoden in Ruhe (8. Zyklustag) und während 3 Std Dauerbelastung am Fahrradergometer (10. ZT.) untersucht. Während bei untrainierten Frauen (n = 3) die LH-Episoden unter Belastung völlig verschwanden und LH trotz Anstieg von Östradiol abfiel, nahmen die LH-Episoden bei trainierten Frauen (n = 5 mit 2–6 Std Sport/Woche) an Frequenz und Größe zu. Diese Einheitlichkeit trifft für Leistungssportlerinnen nicht mehr zu. Die Daten bestätigen, daß Zyklusstörungen von Sportlerinnen hypothalamisch verursacht sind.

Schlüsselwörter: Zyklusstörungen – Sportlerinnen – Hypothalamische Regulation.

Summary

The origin of cycle disorders in women performing endurance sports is unknown so far. For this reason the hypothalamic LHRH mediated LH-pulses were examined in 10 healthy female volunteers with normal cycles during rest (day 8 of the cycle) and during 3 hours of exercise on the bicycle ergometer.

In untrained subjects (n = 3), the LH-pulses disappeared under exercise, although oestradiol rose markedly. Trained women with exercise of 2–6 h/week (n = 5) reacted with increase of magnitude and frequency of LH-pulses. This uniformity was not detectable in competitive athletes of endurance sports. These data confirm the hypothalamic origin of cycle disorders in sportswomen.

Key-words: Cycle disorders – Sportswomen – Hypothalamic regulation.

Einleitung

Etwa ein Drittel aller Sportlerinnen in Ausdauer-Disziplinen leiden an schweren Zyklusstörungen wie Oligo-, Amenorrhoen [1]. Als Ursache wurde Leistungs- und Trainingsintensität [5, 10], verbunden mit vermindertem Körperfett und Abfall der peripheren Steroidumwandlung [6], Minderung der Östradiolclearance [7], Wettbewerbs-Streß [11], sowie veränderte psychische Merkmale [12] beschrieben. Es blieb aber bislang ungeklärt, ob es sich

---

Anschrift für die Verfasser: Priv.-Doz. Dr. med. A. Wolf, Universitätsfrauenklinik Ulm, Prittwitzstraße 43 7900 Ulm

bei der Sportler-Amenorrhoe um ein zentral-hypothalamisches oder peripheres Ereignis handelt. Aus diesem Grunde wurden die Einflüsse von sportlicher Aktivität auf die hypothalamisch gesteuerten LH-Episoden von zyklus-gesunden Frauen untersucht.

Material und Methode

10 klinisch gesunde Frauen (2 Hochleistungssportlerinnen, 5 trainierte Frauen mit 2–6 Wochenstunden Sport, und 3 völlig untrainierte Frauen) mit einem stabilen Zyklus von 28 ± 2 Tagen Länge (Durchschnittsalter 27,6 Jahre) nahmen an den Experimenten teil. Sie hatten in den letzten 6 Monaten weder Medikamente noch orale Kontrazeptiva verwendet.

Die Untersuchungen fanden am 8. und 10. Zyklustag zwischen 9 und 12 Uhr statt. Dabei wurde am *1. Tag in Ruhe* (auf der Liege) eine Verweilkanüle in die Cubitalvene gelegt und zunächst alle 15 min Blut entnommen. Nach 2 Std wurde 25 µg LHRH i.v. appliziert, weitere Blutentnahmen folgten 25 und 40 min nach LHRH-Gabe. Es schloß sich eine Maximalbelastung auf dem Fahrrad-Ergometer über 20 min an unter Messung von Laktat, Blutdruck und Dauer-EKG (alle 3 min) sowie Registration von Herzfrequenz, Sauerstoffaufnahme, Atemminutenvolumen, Atemfrequenz, respiratorischer Quotient und Sauerstoffpuls (alle 30 s). Am *2. Versuchstag* wurde nach Entnahme der Basalwerte über 3 Std eine *Dauerbelastung* am Fahrrad-Ergometer, etwa 30% unterhalb der anaeroben Schwelle durchgeführt. Die Blutentnahmen alle 15 min, sowie der LHRH-Test nach 3 Std Belastung waren analog zum Ruhetag. Sämtliche hier gemessenen Hormone wurden radioimmunologisch bestimmt.

Nach Yen et al. [13] wurde eine LH-Episode als Anstieg des LH von mindestens 30%, gefolgt von > 2 absteigenden Werten definiert.

Ergebnisse

Die unterschiedlichen Befunde ließen sich am besten dem jeweiligen Trainingszustand zuordnen: *Untrainierte Frauen* (U) zeigten unter Ruhebedingungen normale LH-Episoden mit einer LH-Episode pro 1,5 Std und LHRH-induziertem LH-Anstieg auf 38–372 ng/ml. Während der Ausdauerbelastung über 3 Std waren die LH-Episoden völlig verschwunden und der LHRH-induzierte LH-Anstieg deutlich abgeschwächt. Prolaktin war im Verlauf der Ausdauerbelastung gering, jedoch nicht signifikant abgefallen, FSH eher niedriger. Östradiol war nach Dauerbelastung auf nahezu den doppelten Wert angestiegen. *Trainierte Frauen* (T) erzielten ein völlig abweichendes Resultat: Während in Ruhe keine oder wenig frequente kleine LH-Pulse (1 Puls/3 Std, LH-Amplitude 18 ng/ml) mit abgeschwächter Antwort von LH auf LHRH überwogen, nahmen die LH-Pulse unter Ausdauerbelastung an Amplitude (14–50,5 ng/ml) und Frequenz (1 Puls/Std) deutlich zu. Der LHRH-induzierte Anstieg von LH war gegenüber Ruhe deutlich gesteigert (126–650 ng/ml) (siehe Tabelle 1 und Abb. 1). Auffällig sind die Ergebnisse von 2 Hochleistungssportlern mit einem wöchentlichen Laufpensum von 90–120 km: Während bei der Probandin 1 hohe LH-Basalwerte verbunden mit zahlreichen großamplitudigen LH-Episoden unter Dauerbelastung völlig verschwanden, funktionierte bei der zweiten der Hypothalamus unbeeinflußt weiter.

Tabelle 1. Übersicht von LH-Episoden, LHRH induziertem LH-Anstieg und Östradiol in Ruhe und unter 3 Std Ergometerbelastung. LS = Leistungssportler, T = trainierte, U = Untrainierte Frauen

Probandin		Max. O_2- Uptake % (Soll)	Ruhewerte				Belastungswerte			
			LH-Episoden		Δ LH (LHRH) (ng/ml)	E_2 (pg/ml)	LH-Episoden		Δ LH (LHRH) (ng/ml)	E_2 (pg/ml)
			Zahl	Amplitude			Zahl	Amplitude		
LS	1	132,7	1	18	131	78	1	13	174	89
	2	129,1	2	36,5	215	40	–	–	385	21
T	3	111,9	1	18,5	65	63	2	50,5	650	182
	4	102,8	–	–	118	158	1	21	270	406
	5	94,1	–	–	130	133	–	–	158	86
	6	93,6	–	–	88	80	1	14	206	129
	7	94,4	–	–	103	60	2	24,5	126	76
U	8	67,7	2	94,5	372	140	–	–	35	201
	9	65,4	2	16	93	43	–	–	155	74
	10	88,9	2	16,5	38	44	1	17	68	43

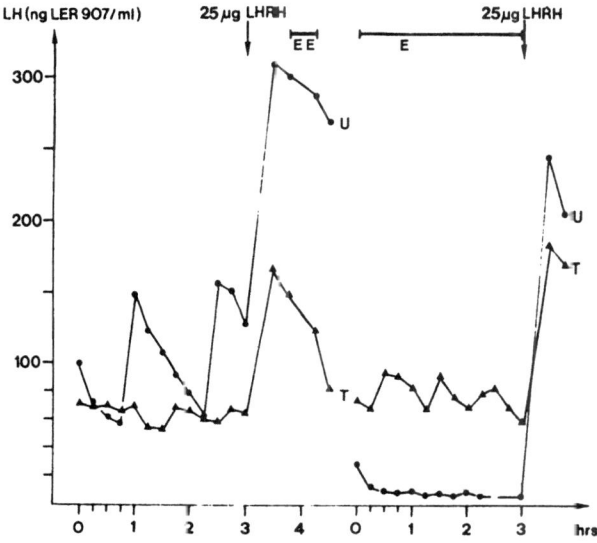

Abb. 1. Typischer Verlauf der LH-Episoden bei je einer untrainierten (*U*) und trainierten (*T*) Probandin in Ruhe, nach LHRH-Injektion, erschöpflicher (*EE*) und 3 Std dauerhafter Belastung (*E*) am Fahrradergometer

Bei keiner Probandin kam es während der Belastung zu nennenswerten metabolischen Veränderungen.

Diskussion

Die vorliegenden Ergebnisse an 10 Probandinnen zeigen ein unterschiedliches Verhalten der hypothalamischen Zyklusreaktion in Abhängigkeit vom Trainingszustand: Untrainierte

Frauen reagieren bei Überschreiten eines Belastungswertes mit Verschwinden der LH-Episoden. Da Östradiol unter der Belastung angestiegen war, kann nur der Verlust der pulsatilen LHRH-Freisetzung als ursächlich betrachtet werden. Als Erklärung bieten sich sowohl der Anstieg des endogenen Dopamin (Prl. war geringfügig abgefallen!) als auch die Hemmwirkung durch endogene Opiate an [2]. Regelmäßiges Training scheint den Hypothalamus anzupassen oder zu konditionieren [9], was sich in Form von zahlreicheren, größeren LH-Episoden gegenüber dem Ruhezustand darstellt. Dies kann man in erster Linie dem deutlichen, teils erheblichen Zuwachs des Östradiol zuschreiben, welches sowohl die Frequenz des Pulsgebers als auch die Menge freigesetzten LH anhebt.

Die LH-Episoden lassen unter Belastung bei Leistungssportlerinnen keine einheitliche Zuordnung erkennen: Obwohl die Zahl der Untersuchungen gering, zeigt sich, daß auch der „konditionierte" Hypothalamus bei Überschreiten einer individuellen physischen oder psychischen Leistungsschwelle seine Pulsgeberfunktion aufgibt. Dieser kurzfristige Verlust hat dann eine Corpus luteum-Insuffizienz [11], und erst bei längerem Andauern Anovulation zur Folge. Dies uneinheitliche Verhalten spiegelt sich auch in der Literatur wieder, wo nach sportlicher Belastung von Langstreckenläuferinnen erhöhte [3] bis teilweise erniedrigte LH-Werte [8] sowie erniedrigte Östradiolwerte [4] gefunden wurden.

Alle Daten weisen jedoch darauf hin, daß es sich bei der Sportler-Amenorrhoe eher um eine hypothalamische als periphere Störung handelt.

Literatur

1. American College of Sports Medicine (1979) Opinion Statement on the participation of the female athlete in long-distance running. Med. Sci. Sports 11:IX–XI
2. McArthur JW, Bullen BA, Beitins JZ, Pagano M, Badger TM, Klibanski A (1980) Hypothalamic amenorrhea in runners of normal body composition. Endocr Res Commun 7(1):13
3. Baker ER, Mathur RS, Kirk RF, Landgrebe SC, Moody LO, Williamson HO (1982) Plasma gonadotropins, prolactin, and steroid hormone concentrations in female runners immediately after a long-distance run. Fertil Steril 38:38
4. Boyden TW, Pamenter RW, Stanforth P, Rotkiss T, Wilmore JH (1983) Sex steroids and endurance running in women. Fertil Steril 39:629
5. Feicht CB, Johnson TS, Martin BS, Sparkes KW, Wagner WW Jr (1978) Secondary amennorrhea in athletes. Lancet 2:1145
6. Frisch RE, Wyshak G, Vincent L (1980) Delayed menarche and amenorrhea in ballet dancers. N Engl J Med 303:17
7. Keizer HA, Poortman J, Bunnik GSJ (1980) Influence of physical exercise on sex-hormone metabolism. J Appl Physiol 48(5):765
8. Kuoppasalmi K, Näveri H, Härkönen M, Adlercreutz H (1980) Plasma cortisol, androstenedione, testosterone and luteinizing hormone in running exercise of different intensities. Scand J Clin Lab Invest 40:403
9. Prior JC (1982) Endocrine "conditioning" with endurance training. A preliminary review. Can J Appl Spt Sci 7:148
10. Schwartz B, Cumming DC, Riordan E, Selye M, Yen SSC, Rebar RW (1981) Exercise-associated amenorrhea: A distinct entitiy? Am J Obstet Gynecol 141:662
11. Shangold M, Freeman R, Thysen B, Gatz M (1979) The relationship between long-distance running, plasma progesterone, and luteal phase length. Fertil Steril 32(2):130
12. Yates A, Leehey K, Shisslak CM (1983) Running – an analogue of anorexia? N Engl J Med 308:251
13. Yen SSG, Vanden Berg G, Tsai CC, Parker D (1974) Ultradian fluctuations of gonadotropins. In: Ferin M et al (eds) Biorhythmus and reproduction. Wiley & Sons, New York, p 203

Die Normbereiche für Testosteron- und Epitestosteron-Urinspiegel sowie des Testosteron-/Epitestosteron-Quotienten [1]

Normal Ranges of Urinary Testosterone and Epitestosterone Levels and of the Testosterone/Epitestosterone Ratio

M. Donike, B. Adamietz, G. Opfermann, W. Schänzer, J. Zimmermann und F. Mandel

Institut für Biochemie der Deutschen Sporthochschule Köln

Zusammenfassung

Biologische Parameter differieren von Individuum zu Individuum und sind darüberhinaus periodischen Schwankungen unterworfen. Insbesondere sind Urinkonzentrationen von Hormonen von einer Reihe von Faktoren abhängig, die keinen direkten Rückschluß erlauben.

Im Falle der Steroidhormone gilt jedoch, daß das Verhältnis der synthetisierten und metabolisierten Hormone recht konstant ist. Das mit Hilfe der Gaschromatographie gewonnene Steroidspektrum ist eine individuelle Größe, die ähnlich charakteristisch ist wie ein Fingerabdruck.

Zur Ermittlung von Normbereichen sind viele statistische Verfahren beschrieben. Für die Berechnung der Normbereiche des Testosteron-Epitestosteron-Quotienten modifizierten wir ein nicht-parametrisches Verfahren, da parametrische Verfahren, auch nach Logarithmierung der Werte, keine adäquate Anpassung darstellten.

Schlüsselwörter: Normbereich – Nicht-parametrische statistische Verfahren – Testosteron – Epitestosteron-Quotienten.

Summary

There is an enormous interindividual and an additional periodical variation of biological parameters. Especially the concentrations of hormones in urine are dependent on several factors which do not permit direct conclusions. In the case of steroid hormones, the ratio of endogenously produced and metabolised hormones is rather constant. The steroid spectrum, seen be gas-chromatography, is nearly as characteristic as a finger-print.

Many statistical methods are described to determine normal ranges. To calculate the normal range of the testosterone-/epitestosterone-ratio, we modified a non-parametric method, because a parametric method – even after logarithmic adaptation – did not represent an adequate fit.

Key-words: Normal range – Non parametric statistical method – Testosterone-epitestosterone ratio.

---

[1] Mit Unterstützung des Bundesinstituts für Sportwissenschaft

Anschrift für die Verfasser: Prof. Dr. med. M. Donike, Institut für Biochemie der Deutschen Sporthochschule Köln, Carl-Diem-Weg 2, 5000 Köln 41

Einleitung

Nach Testosteron-Applikation steigt die Urinkonzentration von Testosteron-glucuronid sehr stark an. Mit Hilfe eines gaschromatischen Verfahren [1] kann nach geeigneter Probenvorbereitung im Analysengang auf konjugierte Anabolika auch das exogene Testosteron erfaßt werden. Wichtig für die Beurteilung, ob exogenes Testosteron appliziert wurde, ist das Verhältnis des Testosteron-Spiegels zu dem der anderen endogenen Steroide. Epitestosteron-glucuronid, ein naher Verwandter des Testosterons, erscheint auch nach Testosteron-Applikation in gleichbleibender Konzentration [2]. Daher kann aus dem Verhältnis Testosteron zu Epitestosteron, das normalerweise sowohl bei Männern als auch bei Frauen nahe bei 1 liegt, bei hohen Quotienten auf eine exogene Testosteron-Zufuhr geschlossen werden.

1. Die Bedeutung der Klassenbreite

Martin et al. [3] diskutieren die Vor- und Nachteile einer Reihe von Methoden zur Bestimmung von Normbereichen. Allen diesen Methoden gemeinsam ist jedoch die zentrale Bedeutung der Klassenbreite.

Die Frage, die zu klären ist, lautet: Wann sind Klassenbreiten groß genug, um einerseits die Abweichungen der einzelnen Häufigkeiten möglichst minimal zu halten und andererseits den Gehalt an Information nicht zu weit zu reduzieren. Denn jede Erweiterung der Klassenbreite bringt einen Informationverlust mit sich.

Martin et al. [3] beschreiben ein Verfahren (Vorzeichenwechsel), um diese Frage zu klären. Manchmal kann die Anzahl der Vorzeichenwechsel jedoch wegen einer großen Häufigkeit in einer der Randklassen nicht das absolute Minimum [1] erreichen. Im Interesse des Informationsgehaltes ist es deshalb nach Martin et al. [3] tolerierbar, die Anzahl der Vorzeichenwechsel zu minimieren.

2. Ableitung der wahren Verteilungsfunktion

Das genaueste Verfahren zur Bestimmung von Normbereichen ist nach Martin [3] die Ableitung der wahren Verteilungsfunktion. Ist diese bekannt, kann der Normbereich durch einfache mathematische Operationen bestimmt werden. Wenn der Bereich zwischen 2,5% und 97,5% der Population als Normbereich definiert wird, entfernt man von der Gesamtfläche je 2,5% an beiden Enden. Geht es um einseitige Fragestellungen, so ist es bei ausgeprägt schiefen Verteilungen möglich, 5% der Fläche von einem Ende der Kurve zu entfernen, um den Normbereich festzulegen.

3. Beschreibung des verwendeten Verfahrens

Bei der Erarbeitung des verwendeten Verfahrens wurde von folgender Überlegung ausgegangen:

Es soll die wahre Verteilungsfunktion ermittelt werden, ohne jedoch die Parameter der Verteilung wie Mittelwert, Standardabweichung, Schiefe und Excess direkt oder indirekt zu berücksichtigen.

Daniel und Woods [4] beschrieben einige Funktionsgleichungen und untersuchten Möglichkeiten, ihre experimentellen Daten durch diese Kurven zu beschreiben.

Das Problem in allgemeiner Form war, wie bei allen Kurvenanpassungen, die Summe der Abweichungsquadrate für eine bestimmte Menge an Werten einer unabhängigen Veriablen X_j, wobei j von i bis N läuft, und die korrespondierenden Y-Werte $Y(X_j)$ zu minimieren.

Gegeben ist eine Funktion mit M Koeffizienten $A1, A2, A3, \ldots, AM$ und der unabhängigen Veränderlichen X. Im Normalfall der Kurvenanpassung nach der Methode der kleinsten Fehlerquadrate, wird ein System linearer Gleichungen geschaffen, die dann leicht aufzulösen sind. Im Falle von nicht-linearen Funktionen ist dies jedoch manchmal mit großen Schwierigkeiten verbunden, da die resultierenden Ableitungen schwer zu berechnen sind. Deshalb wurde zur Bestimmung der Koeffizienten ein Iterationsverfahren benutzt, wie es Simon [5] beschreibt.

Weiterhin muß noch ein Entscheidungskriterium angegeben werden, das es erlaubt zu entscheiden, wann die kleinst mögliche Summe der Abweichungsquadrate erreicht ist. Prinzipiell sind zwei Methoden praktikabel:

a) Prüfung der Konvergenz der Summe der Fehlerquadrate auf einen bestimmten Wert
b) Vorgabe eines Grenzwertes, bei dessen Unterschreitung der Rechenprozeß gestoppt wird.

Woods [4] beschrieb eine Gleichung, die diese Aufgabe erfüllen kann.
Die Gleichung lautet:

$$Y = A \cdot X^B \ e^{(C \cdot X)} \qquad (1)$$

Die Gleichung 1 enthält drei Koeffizienten A, B und C, die sich mittels des Iterationsverfahrens bestimmen lassen. Als X-Werte wurden die Klassenmitten gegen die relativen Häufigkeiten als Y-Werte aufgetragen.

In Zusammenhang mit der Diskussion um die Einführung eines Grenzwertes für Testosteron bei Doping-Kontrollen war natürlich die Frage der Normbereiche abzuklären. Da der Bezug auf ein endogenes Steroid, dessen Konzentration durch Testosteron-Zufuhr nicht beeinflußt wird, die Möglichkeit eröffnet, Dichteschwankungen des Urins zu korrigieren oder zu kompensieren, setzte die Medizinische Kommission des IOC einen Grenzwert von 6

Tabelle 1. Normbereiche, berechnet für 95, 99 und 99,9% statistischer Sicherheit und die angegebenen Stichproben: Moskau = B-Proben der offiziellen Doping-Kontrollen der Olympischen Spiele in Moskau (1980); Lake Placid = B-Proben der offiziellen Doping-Kontrollen der Olympischen Spiele in Lake Placid (1980); Stud. ges. = 50 weibliche und 50 männliche Sportstudenten, 718 Einzelbeobachtungen; Proc. 81–83 = Routine-Dopingproben der Jahre 1981, 1982 und 1983

Stichprobe	n	Med.	Untere Grenze			Obere Grenze		
			99,9%	99%	95%	95%	99%	99,9%
W. Moskau	140	0,60	0,05	0,10	0,19	2,09	2,67	3,23
M. Moskau	424	0,55	0,03	0,06	0,14	3,65	4,81	5,71
Lake Placid W.	84	0,78	0,04	0,10	0,21	3,71	4,86	5,88
Lake Placid M.	338	0,64	0,04	0,07	0,16	4,44	5,85	6,93
Stud. ges.	718	0,65	0,04	0,09	0,16	2,85	3,74	4,51

für das Testosteron-Epitestosteron-Verhältnis fest. Das oben beschriebene Verfahren der Normbereichbestimmung wurde auf Urinproben bei Routine-Doping-Kontrollen ($N = 2700$), und Nachuntersuchungen an Dopingproben der Olympischen Winterspiele in Lake Placid (1980) und der Sommerspiele in Moskau (1980), getrennt nach Männern und Frauen, angewandt (vgl. Tabelle 1). Die Histogramme (Abb. 1 und 2) lassen erkennen, daß Testosteron angewendet wurde (vgl. auch Tabelle 2). Hingewiesen sei auf den Umstand, daß in den Werten der Routineproben auch „Testosteron-positive Proben" enthalten sind, wodurch die berechneten Normbereiche nach höheren Werten verschoben werden.

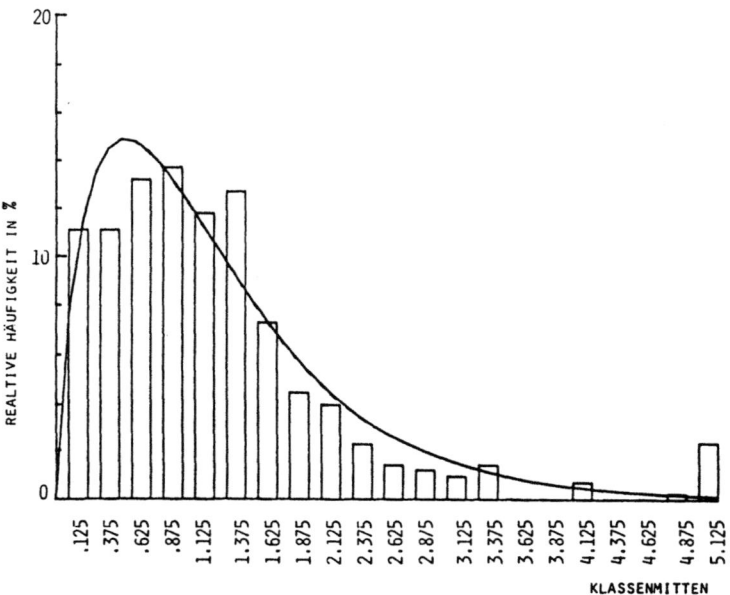

Abb. 1. Verteilung des Testosteron/Epitestosteron-Quotienten aus Routineanalysen 1981–1983 ($n = 2700$)

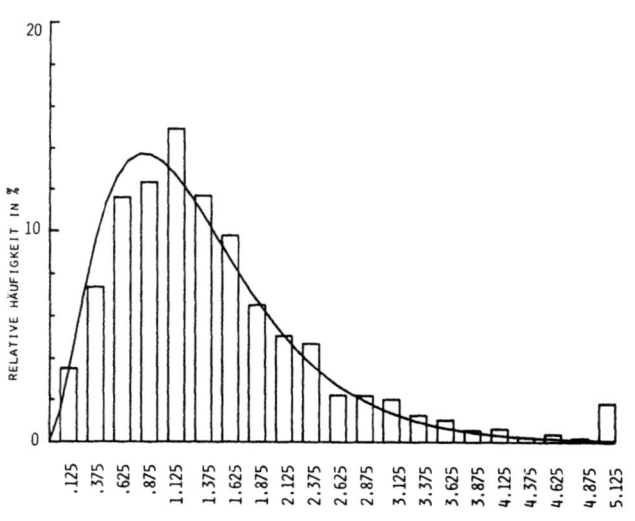

Abb. 2. Verteilung des Testosteron/Epitestosteron-Quotienten, Olympische Spiele 1980 in Moskau (Männer, $n = 424$)

Tabelle 2. Vergleich der Anzahl der „positiven" Proben laut Definition der Medizinischen Kommission des IOC mit dem Grenzwert 6 und dem berechneten Grenzwert 5,3 ($p = 99,9$). Stichproben siehe Legende zu Tabelle 1

Stichprobe	n	Grenzwert 6 (Definition)	Grenzwert 5,3 (berechnet, $p = 99,9\%$)
W. Moskau	140	10 (7,1%)	11 (7,86%)
M. Moskau	424	9 (2,12%)	9 (2,12%)
Lake Placid W.	84	1 (1,2%)	1 (1,2%)
Lake Placid M.	338	1 (0,3%)	2 (0,6%)
Stud. ges.	718	0 (0%)	0 (0%)
Proc. 81–83	2702	34 (1,26%)	46 (1,7%)

Literatur

1. Donike M, Zimmermann J, Bärwald K-R, Schänzer W, Christ V, Klostermann K, Opfermann G (1984) Routinebestimmung von Anabolika im Harn. Dtsch Z Sportmed 35:14
2. Donike M, Zimmermann J, Bärwald K-R, Schänzer W, Christ V, Klostermann K, Opfermann G (1983) Nachweis von exogenem Testosteron. In: Heck H, Hollman W, Liesen H, Rost R (Hrsg) Sport: Leistung und Gesundheit. Deutscher Ärzte-Verlag. Köln, S 293
3. Martin F, Gudzinowicz C, Fanger H (1975) Normal values in clinical chemistry. New York
4. Daniel, Cuthbert (1980) Fitting equations to data. New York
5. Simon W (1977) Mathematical techniques for biology and medicine. MIT Press

Die Suppression der endogenen Androgenproduktion durch Methandienon[1]

The Suppression of Endogenous Androgen Production by Methandienone

M. Donike, H. Geyer, W. Schänzer und J. Zimmermann

Institut für Biochemie der Deutschen Sporthochschule Köln

Zusammenfassung

Die Gabe von Anabolika schaltet, ähnlich wie die Zufuhr von exogenem Testosteron, die endogene Androgenproduktion auf dem Wege der Rückkopplung über die Hypophyse ab. Diese Rückkopplung über die Hypophyse ist ein langsamer Prozeß, der einige Tage erfordert. Nach Absetzen der Anabolika wird die körpereigene Produktion zwar stimuliert, jedoch wird die vorher vorhandene, genetisch vorgegebene Androgenproduktion erst nach einer gewissen Zeit erreicht. Die Erholungszeit der endokrinen Systeme ist abhängig von der Dosis und der Zeitdauer der Einnahme der applizierten Anabolika.

Schlüsselwörter: Anabolika – Endogene Androgenproduktion.

Summary

The application of anabolic steroids decreases the endogenous androgen production by the same feed-back mechanism as is found after testosterone application. This feed-back mechanism is a slow process which is only effective after some days. After stopping the ingestion, the endogenous production is stimulated. The recovery time of the endocrine system is dependant of the dose and the time of the application of the anabolic steroids.

After application of high doses of anabolics for a long time, the original steroid level, which is determinated by genetic factors, will sometimes not be reached again or it will take a rather long time for the recovery.

Key-words: Anabolic steroids – Endogenous androgen production.

Einleitung

Methandienon ist ein Testosteron-Derivat, das durch Dehydrierung des Testosterons in 1,2-Stellung und α-Methylierung in 17-Stellung entsteht. In den Kreisen der „Kraftsportler", zu denen in diesem Zusammenhang auch die nicht olympischen Sportarten Kraft-Dreikampf und Bodybuilding zu rechnen sind, wird Methandienon als wirksamstes Anabolikum betrachtet (und auch gehandelt).

---

1 Mit Unterstützung des Bundesinstituts für Sportwissenschaft

Anschrift für die Verfasser: Prof. Dr. med. M. Donike, Institut für Biochemie der deutschen Sporthochschule Köln, Carl-Diem-Weg 2, 5000 Köln 41

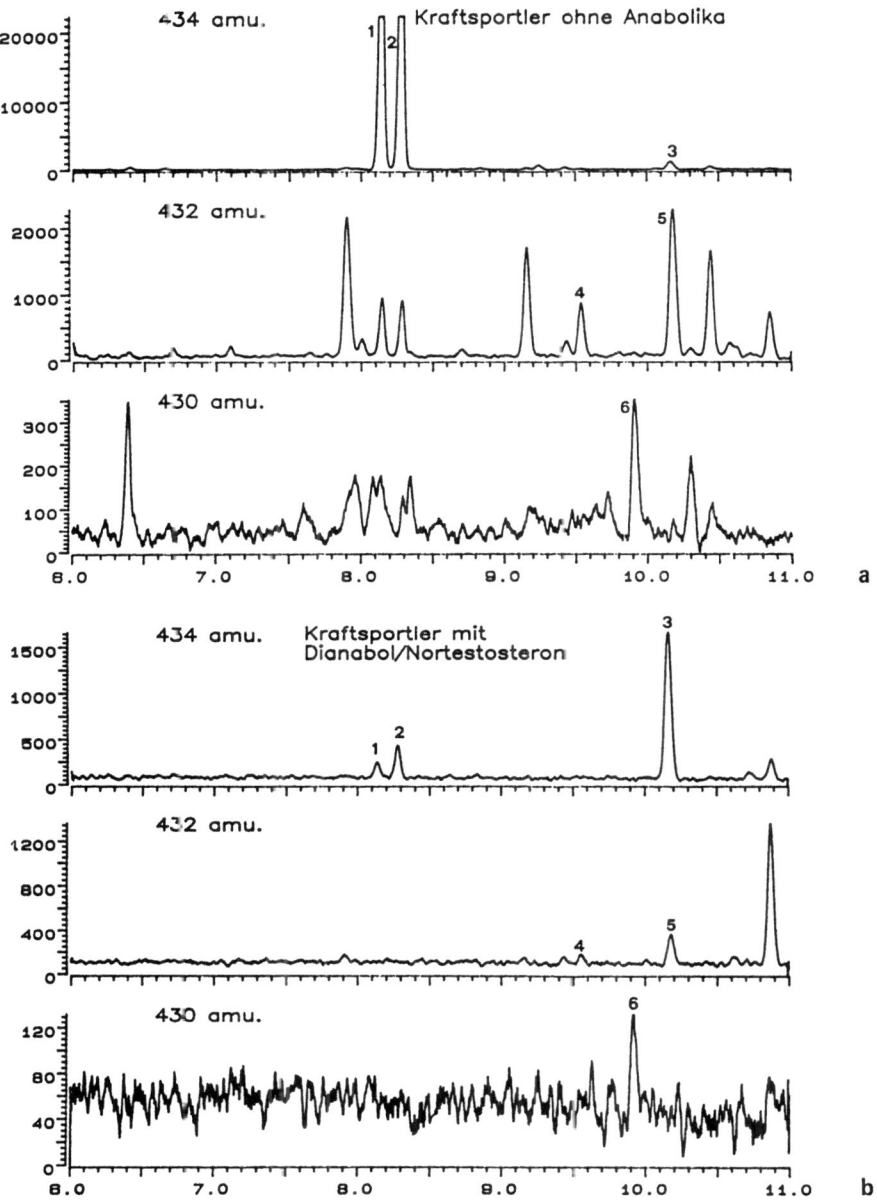

Abb. 1a, b. Vergleich der Steroid-Spektren zweier Kraftsportler im Training. a ohne Anabolika, b unter Methandienon-Einfluß. *1* cis-Androsteron, *2* Etiocholanolon, *3* 1,2-D$_2$-Testosteron, *4* Epitestosteron, *5* Testosteron, *6* Androstendion

Bei unseren Untersuchungen, welche Faktoren das Steroidspektrum von Sportlern beeinflussen, waren die Änderungen unter Anabolika-Einfluß besonders augenfällig (vgl. [3]). Der Vergleich des Steroidspektrums eines Kraftsportlers ohne Anabolika (Abb. 1a) und eines Kraftsportlers unter Methandienon (Abb. 1b) zeigt die auftretenden Veränderungen. So sind Testosteron und seine Metaboliten Androsteron und Etiocholanolon fast vollständig unterdrückt.

Methodik

Die analytischen Untersuchungen erfolgten nach der kürzlich beschriebenen „Routineprozedur für anabole Steroide" [1].

Inwieweit die Unterdrückung der endogenen Androgenproduktion geht, soll an 2 Beispielen demonstriert werden:

1. Vergleich der Urin-Konzentrationen, ein Kollektiv von 311 Routineproben mit 4 Kraftsportlern nach Anabolika-Einnahme.
2. Vergleich der Ausscheidungsraten von Kraftsportlern, mit und ohne Anabolika-Einnahme.

Ergebnisse

In der Tabelle 1 sind die Konzentrationen wiedergegeben, die für Androgene bzw. deren Metaboliten bei Routine-Dopinguntersuchungen im Sommer 1983 (311 Routineproben von Männern, 2. Hälfte 1983) gemessen wurden. Zur Demonstration des Anabolika-Einflusses dienen die Werte von 4 Kraftsportlern, von denen 2 zusätzlich Nortestosteron (Nandrolon, KS1) und Testosteron (KS4) eingenommen hatten.

Bei den Versuchspersonen KS1–KS3 liegen die Mittelwerte von 3 Morgenurinen deutlich niedriger als das Mittel der 311 Routineproben. Der beste Indikator für die Reduktion der endogenen Steroidproduktion ist das Epitestosteron, das in einem anderen Zusammenhang – Bestimmung der exogenen Testosteronapplikation – schon als Referenzsteroid dient [2]. Die Epitestosteron-Konzentration wird durch Gabe von Testosteron (KS4) nicht beeinflußt. Die Abb. 2 veranschaulicht die Befunde der Tabelle 1.

Ausscheidungsraten, direkt verknüpft mit den Produktionsraten, eignen sich besser zur Beurteilung des Einflusses exogener Faktoren auf die Steroidproduktion als die Konzentrationsvergleiche. Aus praktischen Gründen bevorzugen wir die Angabe von µg/h, da nicht immer ein 24-Std-Urin zur Verfügung steht. Die Abb. 3 stellt die Androgenproduktion der schon oben erwähnten Kraftsportler KS1–KS4 der von 3 Anabolika-freien Kraftsportlern (KS5–KS7) gegenüber.

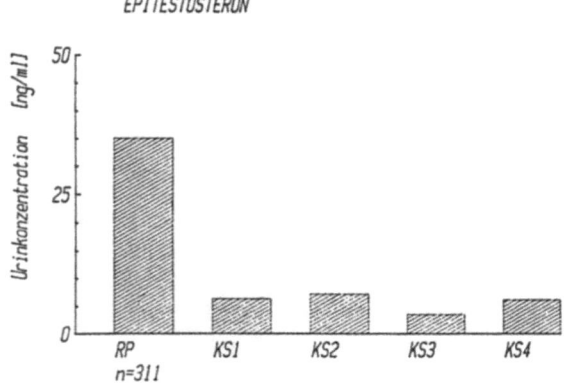

Abb. 2. Histogramm der Konzentrationen des Epitestosterons bei Kraftsportlern (*KS1–KS4*) nach Gabe von Methandienon und von einem Kollektiv von Normalpersonen (*RP*)

Tabelle 1. Konzentrationen (ng/ml) einiger endogener androgener Steroide bei „normalen" Routine-Dopingproben (RP) und Kraftsportler unter dem Einfluß von Anabolika. KS1 = Kraftsportler mit Dianabol, Nortestosteron; KS2 und KS3 = Kraftsportler mit Dianabol; KS4 = Kraftsportler mit Dianabol, Testosteron; Mittel aus 3 Morgenurinen

	RP		KS1		KS2		KS3		KS4	
	$\bar{x}$	±S	$\bar{x}$	±S	$\bar{x}$	±S	$\bar{x}$	±S	$\bar{x}$	±S
Epitestosteron	35,1	30,9	6,4	3,5	7,3	3,9	3,6	0,9	6,3	3,3
Testosteron	42,2	27,9	8,9	2,8	17,4	6,5	6,9	1,4	99,3	80,0
DHEA	383,0	728,5	12,7	1,4	55,3	29,4	38,8	25,3	67,6	66,4
Cis-Androsteron	2435,9	1334,6	34,3	21,6	327,2	102,4	201,1	164,6	1770,3	1561,4
Etiocholanolon	2397,3	1418,6	35,6	11,9	223,7	26,9	161,0	68,3	1642,8	1301,2
11-α-OH-Androsteron	953,7	562,9	39,9	50,6	93,2	106,7	228,6	160,8	800,6	651,7
11-α-OH-Etiocholanolon	447,3	427,7	57,4	57,5	93,2	106,7	36,2	19,5	141,3	158,9
Androstendion	26,2	49,2	11,3	6,2	10,3	4,6	9,8	2,8	23,0	12,6

Tabelle 2. Ausscheidungsraten μg/h endogener Steroide im Urin von Kraftsportlern im Training unter Anabolika-Gabe (KS1–KS4) und ohne Anabolika (KS5–KS7). KS1 = Kraftsportler mit Dianabol, Nortestosteron; KS2 und KS3 = Kraftsportler mit Dianabol; KS4 = Kraftsportler mit Dianabol, Testosteron; KS5–KS7 = Kraftsportler ohne Anabolika

	KS1	KS2	KS3	KS4	KS5	KS6	KS7
Epitestosteron	0,2	0,2	0,2	0,4	3,7	4,4	3,3
Testosteron	0,6	0,7	0,5	4,3	5,2	4,0	5,1
11-α-OH-Androsteron	5,7	8,1	12,2	62,3	80,3	85,3	87,4
11-α-OH-Etiocholanolon	2,4	1,2	1,4	21,7	5,2	4,7	53,0
Cis-Androsteron	2,7	8,3	7,7	117,9	147,6	233,9	267,9
Etiocholanolon	2,8	6,8	4,5	99,8	48,4	175,0	206,9

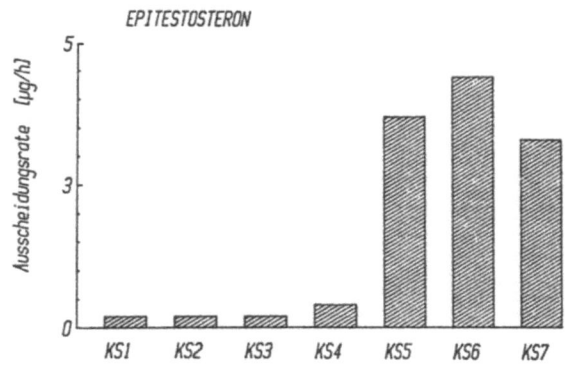

Abb. 3. Histogramm der Ausscheidungsraten (μg/h) von Epitestosteron. *KS1–KS4* = Kraftsportler nach Gabe von Methandienon, *KS5–KS7* = Kraftsportler ohne Anabolika

Diskussion

Unter Anabolika-Einnahme verändert sich das Steroidspektrum signifikant. Die Urinkonzentrationen einiger androgener Steroide von 4 Kraftsportlern, die Anabolika (Methandienon) einnahmen, liegen deutlich niedriger als die Konzentrationen in 311 Sportlerurinen (Routine-Dopingproben von Männern, 2. Hälfte 1983). Dieser Befund wird bestätigt, wenn man statt der Konzentrationen die Ausscheidungsraten berechnet. Die Ausscheidungsraten der oben genannten 4 Kraftsportler liegen im Vergleich zu 3 Anabolika-freien Kraftsportlern mit vergleichbarer Trainingsbelastung deutlich niedriger. Diese Reduzierung der Steroidausscheidung ist nur durch eine Unterdrückung der Androgenproduktion über einen negativen Feed-Back-Mechanismus zu erklären.

Die vorgestellten Ergebnisse beweisen, daß die Produktionsraten der Androgene durch die Anabolika reduziert wurden und nicht durch intensives Krafttraining. Diese Befunde stehen im Einklang mit den Literaturangaben, daß die Produktion der Hypophysen-Hormone LH/FSH allgemein durch Androgene gedrosselt wird [4]. Der Feed-Back-Mechanismus, bestehend aus dem Regelkreis Androgenkonzentration und Hypophysenhormon-Ausschüttung, spricht bekanntlich auch auf Anabolika an. In diesem Zusammhang sei erwähnt, daß nach langdauernder Methandienongabe die Ausschaltung der endogenen Androgenproduktion nicht in allen Fällen reversibel ist [5].

Auch im Bereich der Ausdauerbelastung ist kein signifikanter Unterschied in den Ausscheidungsraten zwischen maximaler Ausdauerbelastung und Ruhebedingungen zu erkennen [5].

Literatur

1. Donike M, Zimmermann J, Bärwald K-R, Schänzer W, Christ V, Klostermann K, Opfermann G (1984) Routinebestimmung von Anabolika im Harn. Dtsch Z Sportmed 35:14
2. Donike M, Bärwald K-R, Klostermann K, Schänzer W, Zimmermann J (1983) Nachweis von exogenem Testosteron. In: Heck H, Hollmann W, Liesen H, Rost R (Hrsg) Sport: Leistung und Gesundheit. Deutscher Ärzte-Verlag, Köln, S 293
3. Vermeulen A, in: Pasqualini JR, Jayle MF (1964) Structure and metabolism of steroids. New York, p 109
4. Forth W, Henschler D, Rummel W (1977) Allgemeine und spezielle Pharmakologie und Toxikologie. Mannheim Wien Zürich
5. Donike M, et al: Unveröffentlichte Versuche

XII

Freie Vorträge:

Sport und Gesundheit
Sport and Health

Trainingseffekt eines „Aerobic-Programms" im Vergleich zum „Trimm-Trab mit Gymnastik"[1]

The Effect of an "Aerobic Program" Compared to a "Jogging Program with Calisthenics"

K. Scheib, G. Schmid, H.-Ch. Heitkamp und D. Jeschke

Zentrum Innere Medizin (Ärztlicher Direktor: Prof. Dr. med. D. Jeschke), Abteilung Sportmedizin der Universität Tübingen

Zusammenfassung

Über Trainingseffekte von „Aerobic" im Vergleich zu herkömmlichen, unter Gesundheitsaspekten konzipierten Sportangeboten liegen unseres Wissens keine Erkenntnisse vor. Mit 10 Frauen im Alter um 23 Jahre wurde ein Aerobic-Programm und mit 8 gleichaltrigen Frauen ein Lauftreff-Programm (Dauerlauf mit vorausgehender Gymnastik) über 8 Wochen, jeweils 2mal pro Woche zu je 45 min durchgeführt. Die durchschnittliche Herzfrequenz während der gesamten Belastungszeit betrug in beiden Programmen ca. 150/min. Die Effektivität wurde mittels Spiroergometrie (Fahrrad), an Hand von Fettstoffwechselparametern und sportmotorischen Tests überprüft. Beide Kollektive unterschieden sich initial lediglich in der maximalen Sauerstoffaufnahme, die bei der Läufergruppe höher lag.

Beide Gruppen verbesserten signifikant die maximale Wattleistung. Die maximale Sauerstoffaufnahme und maximale Laktatspiegel stiegen nur bei der Aerobic-Gruppe eindeutig an. Die PWC 170 erhöhte sich bei Läuferinnen im Durchschnitt stärker als bei den Aerobicerinnen. Bei beiden Kollektiven fielen die Cholesterinspiegel signifikant ab, wobei HDL- und LDL-Lipoproteine bei Aerobicerinnen signifikant, bei Läuferinnen tendenziell abnahmen. Die sportmotorischen Tests erbrachten teilweise eine stärkere Verbesserung von Flexibilität und Kraftkomponenten in der Aerobic-Gruppe gegenüber den Läuferinnen.

Ein Aerobic-Programm verbessert ähnlich wie ein Dauerlauf-Programm Komponenten der aeroben Ausdauer. Effekte auf die kardiovaskuläre Regulation erscheinen beim Lauftraining ausgeprägter. Erwartungsgemäß führt „Aerobic" zu deutlicheren Effekten im Bereich von Beweglichkeit und Kraft. Unter präventiven Überlegungen können sie in ausreichendem Maß auch durch eine sinnvolle Gymnastik im Rahmen eines Lauftreff-Programms erzielt werden.

Schlüsselwörter: Aerobic – Dauerlauf – Aerobe und anaerobe Ausdauer – Cholesterin – Lipoproteine – Kraftkomponenten – Flexibilität.

Summary

There is little knowledge about the training effects of aerobics in relation to wellknown, practised sports designed for health care. 10 women with a medium age of 23 taking part in an aerobic program were compared to 8 women of the same age engaged in a jogging program with preceding calisthenics. The programs lasted for 8 weeks with a training twice per week for 45 min. The medium heart frequency in both programs was about 150 beats per minute.

---

1 Mit Unterstützung des Landessportverbandes Baden-Württemberg e. V.

Anschrift für die Verfasser: Dr. med. K. Scheib, Zentrum Innere Medizin, Abteilung Sportmedizin, Hölderlinstraße 11, 7400 Tübingen

The efficiency was to be shown by bicycle spiroergometry, by changes of fat metabolism and by physical fitness tests. Initially, both groups differed only in the maximum oxygen capacity, being higher in the running group. Both groups improved the maximum work load significantly. The maximum oxygen uptake and the maximum lactate concentration increased in the aerobic group only. The PWC 170 rose more in those with jogging. Cholesterol dropped in both groups, HDL- and LDL-cholesterol decreased significantly in the aerobic-, with a tendency in the running group, too. The aerobic group improved more in flexibility and force.

An aerobic program improves parameters of aerobic capacity as does a running program. Effects on the cardiovascular regulation are more pronounced in jogging. Benefits in flexibility and force are more obvious in aerobics, as expected. However, similar preventive effects may be reached by appropriate calisthenics in combination with jogging.

Key-words: Aerobic – Jogging – Aerobic and anaerobic capacity – Cholesterol – Lipoproteines – Force – Flexibility.

Einleitung

Wie in vereinzelten Längsschnittuntersuchungen gezeigt wurde [1, 10], ist durch „Aerobic" eine Verbesserung der körperlichen Leistungsfähigkeit, gemessen an der maximalen Leistung und der maximalen Sauerstoffaufnahme, zu erzielen. Ob aber die Effekte dieser Zweckgymnastik mit denen herkömmlicher, unter Gesundheitsaspekten konzipierten Sportangeboten verglichen werden können, wurde unseres Wissens bisher nicht untersucht. Auch liegen Untersuchungsbefunde über andere Parameter der körperlichen Leistungsfähigkeit und in der Prävention interessierende Stoffwechselgrößen nicht vor.

Ziel der vorliegenden Studie war es, an Hand von spiroergometrischen Meßgrößen, mit Hilfe sportmotorischer Tests und an Fettstoffwechselparametern die Auswirkungen eines Aerobic-Programms und die eines Dauerlauftrainings mit vorausgehender Gymnastik, wie es vom Deutschen Leichtathletikverband in „Lauf-Treffs" heutzutage angeboten wird, zu überprüfen.

Probanden und Methoden

Für die Untersuchungen stellten sich 18 Studentinnen mit einem Durchschnittsalter von 23 Jahren zur Verfügung. 10 wählten das Aerobic-Programm, 8 das Lauftreff-Programm. Beide Kollektive waren im Alter (Laufgruppe: 22,5 ± 2,1 Jahre, Aerobic-Gruppe: 24,2 ± 1,9 Jahre) und in der Körpergröße (Laufgruppe: 166,5 ± 6,5 cm, Aerobic-Gruppe: 166,5 ± 9,3 cm) vergleichbar. Auch im Körpergewicht (Laufgruppe: 57,3 ± 4,7 kg, Aerobic-Gruppe: 56,2 ± 5,4 kg) und im Gesamtkörperfettgehalt, gemessen an den Hautfaltendicken bestanden keine Unterschiede. Nach der Sportanamnese lagen ebenfalls gleiche Ausgangsbedingungen vor.

Das Aerobic-Programm wurde in Anlehnung an Rome, Fonda u. a. [2, 9, 11] unter besonderer Berücksichtigung sportmethodischer Prinzipien gestaltet (Abb. 1). Es bestand aus 3 Laufteilen von insgesamt 10 min Dauer, 2 Gymnastikteilen von insgesamt 32 min Dauer und einer abschließenden Entspannungsphase von 3 min. Bei dem Lauftreff-Programm erfolgte nach einer 20minütigen Gymnastik ein Lauftraining von 25 min. Bei dem Aerobic-Programm lagen über die Gesamtdauer durchschnittliche Herzfrequenzen von 153/min, beim Laufprogramm während der Gymnastik Durchschnittswerte von 130/min, während des

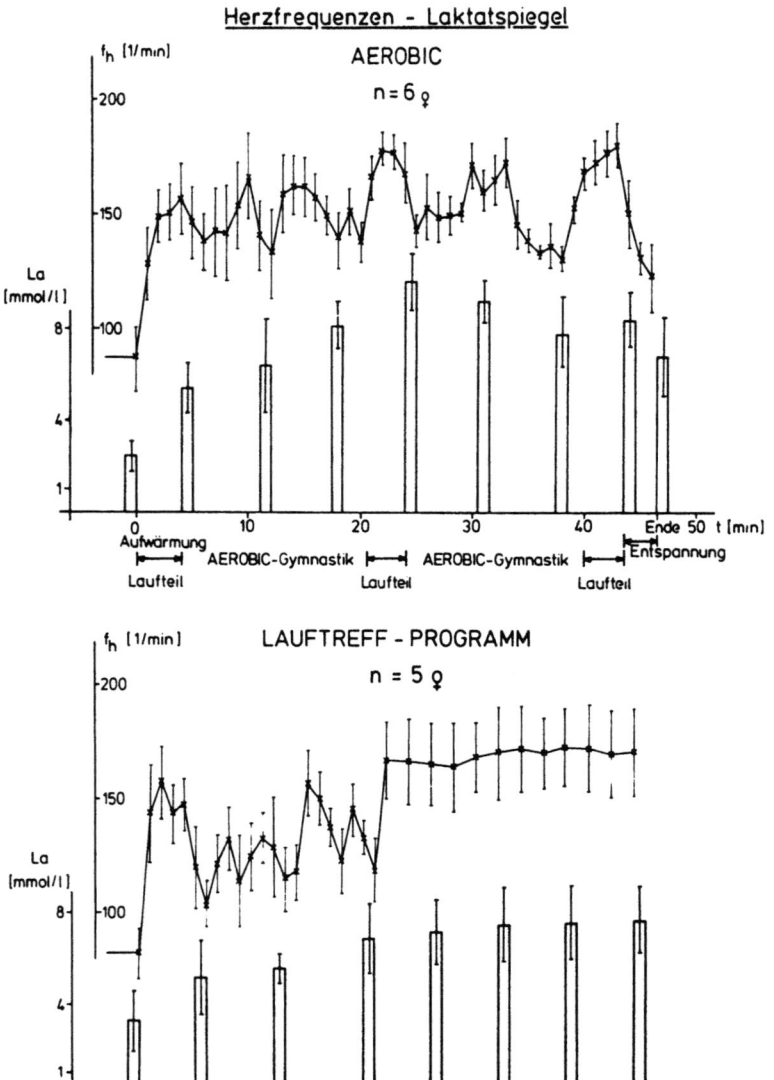

Abb. 1. Verhalten von Herzfrequenzen und Laktatspiegel während eines „Aerobic"-Programms und eines „Lauftreff"-Programms

Laufens von 169/min vor, so daß sich ein Gesamtdurchschnitt von 152/min ergab. Die Laktatspiegel erreichten im Aerobic-Programm im Mittelteil die höchsten Werte von 10 mmol/l, um danach gering abzufallen. Beim Lauf-Programm war während der Gymnastik ein kontinuierlicher Anstieg bis auf 7 mmol/l zu beobachten, der sich während des Laufteils nicht mehr änderte.

Beide Programme mit gleicher Dauer von 45 min wurden 2x/Woche über einen Zeitraum von 8 Wochen durchgeführt.

Vor und nach dem Training wurden spiroergometrische Untersuchungen mittels Fahrradergometrie (Siemens-Elema 380B, Ergopneumotest Firma Jaeger), beginnend mit 50 W und Steigerung um jeweils 50 W nach 3 min bis zur Erschöpfung durchgeführt. Die Ergometrien erfolgten in gleichen Zyklusphasen der Probandinnen. Vom Fettstoffwechsel wurden Gesamtcholesterin, HDL- VLDL- und LDL-Cholesterin (Lipidophor All in 12, Immuno AG, Heidelberg) ausgewertet. Außerdem wurden sportmotorische Tests zur Überprüfung von Kraftkomponenten und Flexibilität durchgeführt.

Die statistische Bearbeitung der Meßwerte erfolgte nach dem Wilcoxon-Test für Paardifferenzen bzw. 2 Stichproben.

Ergebnisse

Bei beiden Kollektiven war eine geringfügige, nicht eindeutige Abnahme des Gesamtkörperfettgehaltes bei gleichem Körpergewicht feststellbar. Der Gesamtcholesterinspiegel fiel bei der Aerobic-Gruppe um 15,5% (5,55 mmol/l ± 1,20 mmol/l vor, 4,69 ± 1,03 mmol/l

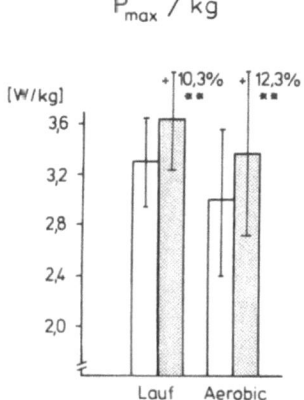

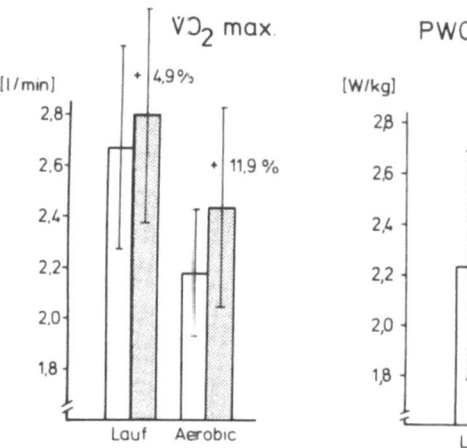

Abb. 2. Relative maximale Wattleistung (P_{max}/kg Körpergewicht), maximale Sauerstoffaufnahme ($\dot{V}O_2$ max) und PWC 170/kg Körpergewicht vor und nach Training. * = 2 alpha < 0,05, ** = 2 alpha < 0,01

nach), bei der Dauerlauf-Gruppe um 8,7% (5,21 mmol/l ± 0,68 mmol/l vor, 4,75 mmol/l ± 0,98 mmol/l nach) signifikant ab. Bei den Lipoproteinen ergab sich eine eindeutige Abnahme des HDL-Cholesterins von 22,4% (1,81 ± 0,36 mmol/l vor, 1,42 ± 0,28 mmol/l nach) bei der Aerobic-Gruppe, nur tendenziell von 8,4% bei der Laufgruppe. VLDL-Cholesterin änderte sich nicht. LDL-Cholesterin fiel wieder signifikant bei der Aerobic-Gruppe (3,52 ± 1,04 mmol/l vor, 3,08 ± 0,88 mmol/l nach) um 12,5% ab. Ein tendenziell gleichartiges Verhalten war auch bei den Läuferinnen mit einem Abfall um 10,1% zu beobachten.

Bei der Spiroergometrie (Abb. 2) steigerten beide Kollektive ihre maximale Wattleistung pro kg Körpergewicht in nicht verschiedener Größenordnung. Die maximale Sauerstoffaufnahme war initial bei der Aerobic-Gruppe eindeutig geringer. Sie stieg signifikant um 11,9% an, während bei den Läuferinnen nur eine geringe, nicht eindeutige Steigerung von 4,9% zu beobachten war. Die initial in beiden Gruppen gleiche PWC 170 erhöhte sich, wobei die Läuferinnen einen Zuwachs von 17,9% gegenüber den Aerobicerinnen von nur 10,5% aufwiesen. Allerdings war die differente Zuwachsrate statistisch nicht zu sichern. In der Erholungsphase nach erschöpfender Belastung (Abb. 3) wies die Laufgruppe einen deutlich stärkeren Rückgang der Arbeitsherzfrequenz auf.

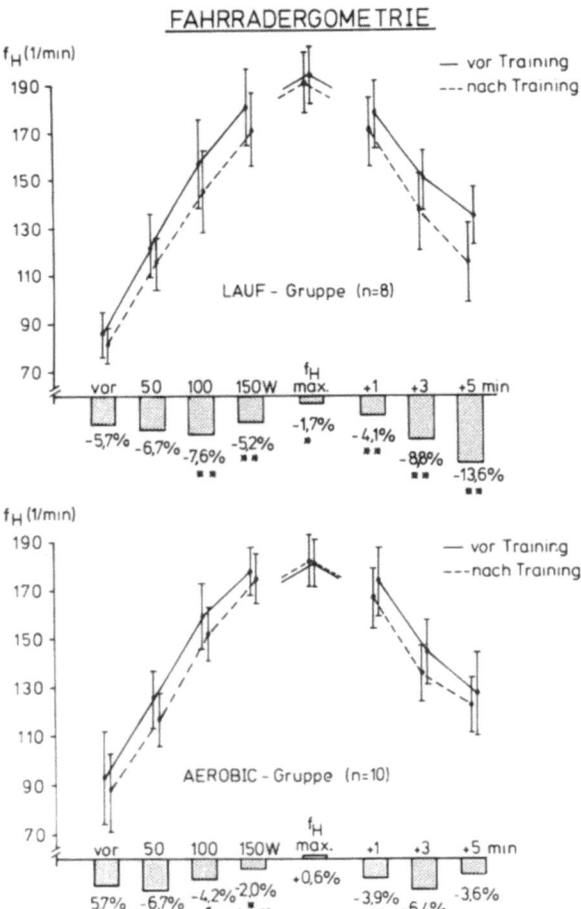

Abb. 3. Herzfrequenzen in Ruhe, sitzend (vor), während standardisierter Belastung, bei Maximalbelastung sowie in der Erholungsphase vor und nach Training. * = 2 alpha < 0,05, ** = 2 alpha < 0,01

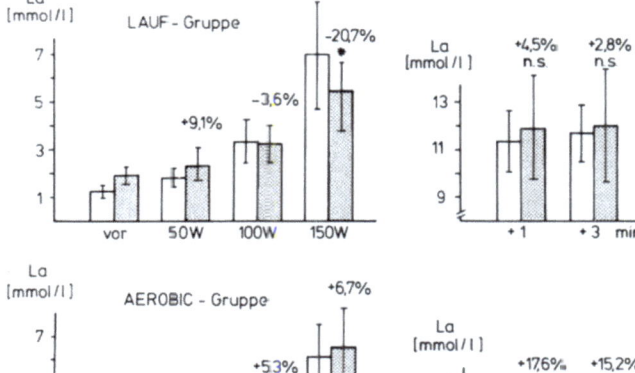

Abb. 4. Laktatspiegel in Ruhe, im Sitzen, auf submaximalen Belastungsstufen und in der Erholungsphase vor und nach dem Training

Bei den Laktatspiegeln (Abb. 4) war im submaximalen Arbeitsbereich bei 150 W in der Laufgruppe eine signifikante Reduktion zu beobachten. In der Erholungsphase, 1 und 3 min nach der Belastung, zeigten die Aerobicerinnen signifikant höhere Laktatspiegel nach Training im Gegensatz zu den Läuferinnen. Gruppenunterschiede ließen sich nicht sichern.

Bei den sportmotorischen Tests (Abb. 5), mit denen Kraftausdauerkomponenten im Schulter-Arm-Bereich, Rumpf- und Rückenbereich sowie Oberschenkelbereich überprüft wurden, zeigten die Aerobicerinnen initial nur bei „Liegestützen" geringere Werte. Durch das Training konnten mit Ausnahme bei „Sit-ups" beide Kollektive ihre Leistung verbessern, die Aerobicerinnen prozentual, aber statistisch nicht eindeutig stärker als die Läuferinnen. Bei der Überprüfung der Flexibilität mittels „Ausschultern", „Rumpfvorbeugen", „Quer-" und „Seitspagat" unterschieden sich die Gruppen initial nicht. Eindeutige Verbesserungen wies die Aerobic-Gruppe im „Ausschultern", „Quer-" und „Seitspagat" auf, während die Läuferinnen sich geringfügiger, eindeutig nur im „Querspagat" stiegerten.

Diskussion

Der Vergleich der Zweckgymastik Aerobic mit einem Dauerlauftraining und vorgeschalteter Gymnastik ist trotz teilweise ähnlicher Übungsteile problematisch, da es sich im Prinzip um unterschiedliche Trainingsformen handelt. Beim Aerobic liegt dominant eine Intervallbelastung verschiedenster Muskelgruppen [5, 6], beim Lauftraining dominant eine kontinuierliche Beanspruchung gleicher Muskeln vor. Trotz gleicher Trainingsdauer und Trainingszeiten ist Art und Intensität der energetischen Belastung different, was nicht am Herzfrequenzverhalten, sondern deutlich an Laktatspiegeln abgelesen werden kann, worauf schon andere Autoren hinwiesen [5, 6]. Dadurch erklären sich die quantitativ aber kaum qualitativ unterschiedlichen Effekte. Zusätzlich beeinflußt der Ausgangsleistungszustand und die Art

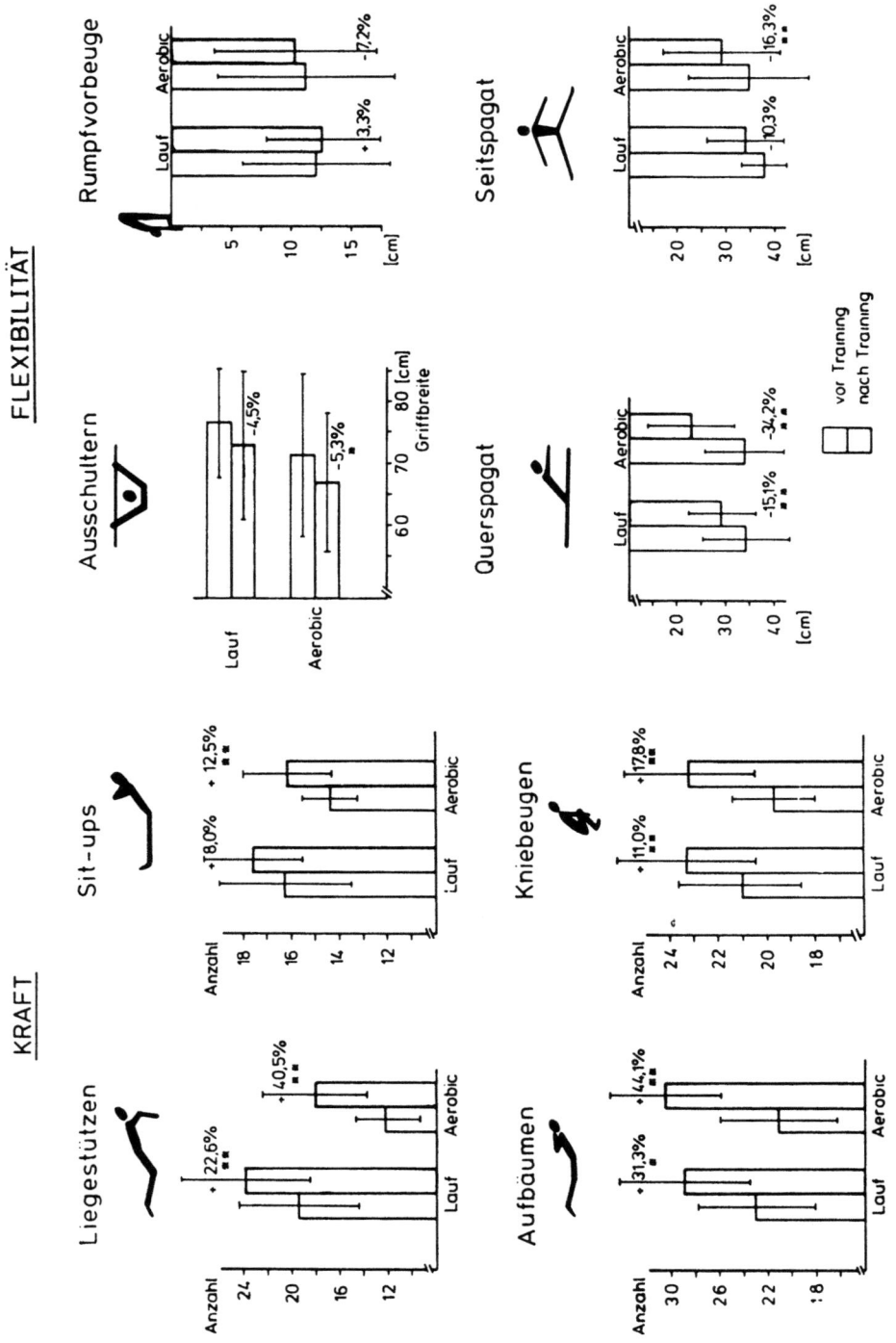

Abb. 5. Sportmotorische Tests: Kraftausdauerkomponenten gemessen in Wiederholungszahlen pro 30 s und Flexibilität gemessen in cm.
* = 2 alpha < 0,05, ** = 2 alpha < 0,01

des Belastungsverfahrens [7], das für die Läuferinnen nicht sportartangenähert war, die spiroergometrischen Ergebnisse.

Ohne Zweifel führt ein sinnvoll aufgebautes Aerobic-Programm schon nach wenigen Wochen zu eindeutigen Leistungsverbesserungen in Ausdauerkomponenten [1, 3, 4, 10, 12]. Sowohl die anaerobe Kapazität als auch die aerobe Kapazität wurde in unserer Aerobic-Gruppe, die initial eine geringere maximale Sauerstoffaufnahme gegenüber den Läuferinnen aufwies, gesteigert. Bei der Laufgruppe fiel die prozentual erheblich bessere kardiovaskuläre Regulation und größere Erholungsfähigkeit auf, die im Verein mit den niedrigen Laktatspiegeln im submaximalen Arbeitsbereich trotz nicht sportartspezifischer Belastung sowohl auf eine höhere aerobe muskuläre Kapazität wie auch auf eine bessere vegetative Regulation hinweisen. Im Hinblick auf die Prävention von vegetativen Dysregulationen wird man deshalb einem typischen Ausdauerprogramm den Vorzug vor Aerobic geben, auch unabhängig von der Tatsache, daß letzteres individuell schlecht dosiert werden und kardiovaskuläre Risiken beinhalten kann [5, 6, 8]. In den Fettstoffwechselparametern zeigten sich lediglich quantitative, aber nicht qualitative Unterschiede. In Kraftkomponenten und Flexibilität war Aerobic erwartungsgemäß überlegen. Jedoch sollte dieser Aspekt nicht überbewertet werden, da unter präventiv-medizinischen Gesichtspunkten durchaus ausreichende Adaptationen auch durch eine sinnvolle Gymnastik im Rahmen eines Lauftreffs erreichbar sind.

Literatur

1. Durrant E (1975) The effect of jogging, rope jumping an aerobic dance on body composition and maximum oxygen uptake of college females. Unpublished Ed D Dissertation. Brigham Young University, Salt Lake City, Utah
2. Fonda J (1981) Jane Fonda's workout book. Simon and Schuster, New York
3. Forster C (1975) Physiological requirements of aerobic dancing. Res Q 46:120–122
4. Igbanugo V, Gutin B (1978) The energy cost of aerobic dancing. Res Q 49:308–316
5. Jeschke D (1983) Was meint der Kardiologe zur Aerobic-Gymnastik? Klinik + Praxis 47
6. Kindermann W, Klenk G, Schmitt W, Salas-Fraire O (1983) Aerobic aus internistisch-leistungsphysiologischer Sicht. Dtsch Ärztebl 80(34):37–40
7. Mellerowicz E, Franz I-W (Hrsg) (1983) Standardisierung, Kalibrierung und Methodik in der Ergometrie. Perimed, Erlangen
8. Metcalf JA, Watson HK, Matthews RG, Guynn CH (1981) ECG effects of aerobic dance. Postgrad Med 70:219–223
9. Meyer-Andersen M (1983) Aerobic, 6. Aufl. Goldmann, München
10. Rockefeller KA, Burke EJ (1979) Psycho-physiological analysis of an aerobic dance programme for women. Brit J Sports Med 13:77–80
11. Rome S (1983) Aerobic – Bewegungstraining, das Spaß macht. Mosaik, München
12. Weber H (1973) The energy cost of aerobic dancing. Med Sci Sports 5:65–66

Trainierbarkeit der aeroben Ausdauer bei Rauchern und Nichtrauchern [1]

Improvement of Aerobic Capacity in Smokers and Nonsmokers by Endurance Training

H.-Ch. Heitkamp, B. Wahler, G. Schmid und D. Jeschke

Zentrum Innere Medizin (Ärztlicher Direktor: Prof. Dr. med. D. Jeschke), Abteilung Sportmedizin der Universität Tübingen

Zusammenfassung

Die negativen Einflüsse von Nikotin und CO auf kardiovaskuläre Leistungsfähigkeit und Sauerstofftransportkapazität des Blutes als Ursachen einer verminderten aeroben Ausdauerleistungsfähigkeit sind im Akutversuch gut belegt. Unklar ist, ob deren Trainierbarkeit beeinflußt wird.

Acht chronische Raucher (durchschnittlich 20 Zigaretten täglich seit 6 Jahren) und neun Nichtraucher wurden sechs Wochen lang dreimal pro Woche einem 30minütigen Dauerlauftraining im individuellen anaeroben Schwellenbereich unterzogen. Initial wiesen die Raucher einen höheren Gesamtkörperfettgehalt, ein höheres maximales Atemminutenvolumen und eine niedrigere maximale Laufleistung gegenüber dem gleichaltrigen Nichtraucherkollektiv auf. Die Sportanamnese war vergleichbar.

Durch das Training steigerten beide Kollektive ihre maximale Laufleistung und die anaerobe Schwelle, wobei letztere bei Nichtrauchern stärker anstieg. Nichtraucher wiesen auch eine signifikant höhere maximale Sauerstoffaufnahme und eine höhere anaerobe Kapazität auf. Die maximale Atemfrequenz stieg bei Nichtrauchern an und fiel bei Rauchern ab. Bei beiden Kollektiven nahm die Erythrozytenzahl zu, der Hämoglobingehalt nur bei Rauchern.

Rauchen beeinflußt nicht nur akut die Ausdauerleistungsfähigkeit, sondern setzt auch deren Trainierbarkeit herab.

Schlüsselwörter: Rauchen – Aerobe Kapazität – Ausdauertraining.

Summary

Negative influences of nicotin and CO on cardiovascular working capacity and oxygen transport capacity of blood are well documented in short-term experiments to be causes of lower endurance capacity. It remains unclear, however, whether its improvements can be influenced.

Eight dedicated smokers (20 cigarettes daily for 6 years in the mean) and nine non-smokers underwent a 30-min aerobic endurance training with an intensity calculated from the individual anaerobic threshold.

Smokers initially differed from non-smokers by a higher percentage of body fat, a higher exspiratory minute volume, and a lower maximum running performance on the treadmill as compared to non-smokers of the same age. All had comparable athletic histories.

Both groups improved their maximum running performance and the anaerobic threshold; the latter showed a stronger increase in non-smokers. Non-smokers also exhibited a significantly higher maximum

---

[1] Mit Unterstützung des Landessportverbandes Baden-Württemberg e. V.

Anschrift für die Verfasser: Dr. med. H.-Ch. Heitkamp, Zentrum Innere Medizin, Abteilung Sportmedizin, Hölderlinstraße 11, 7400 Tübingen

oxygen uptake and a higher anaerobic capacity. The maximum breathing frequency rose in the nonsmokers and fell in the smokers. In both groups, there was a rise in the erythrocyte count; in the smokers the hemoglobin concentration also rose.

It is concluded that smoking not only limits the endurance capacity but also the improvement of the aerobic capacity by training.

Key-words: Smoking – Aerobic capacity – Endurance training.

Einleitung

Die negativen Einflüsse des Rauchens auf Parameter der aeroben Ausdauerleistungsfähigkeit sind im Akutversuch gut belegt [1, 2, 7, 9, 13, 15]. Querschnittsuntersuchungen an Rauchern und Nichtrauchern ergaben jedoch kontroverse Ergebnisse [3, 4, 8, 10, 11, 16]. Untersuchungen zur Trainierbarkeit von Cooper et al. [6] ließen inverse Beziehungen zur Anzahl der gerauchten Zigaretten und Dauer des Rauchens erkennen. Allerdings wurde das Trainingsprogramm nicht näher charakterisiert. Deswegen sollte dieser Frage mit einem definierten Ausdauertrainingsprogramm an jungen Erwachsenen nachgegangen werden.

Probanden und Methoden

Mit 17 Sportstudenten wurde über sechs Wochen lang dreimal pro Woche zu je 30 min ein Dauerlauftraining im individuellen anaeroben Schwellenbereich durchgeführt. Neun waren Nichtraucher und acht chronische Raucher, die im Durchschnitt seit 6 Jahren (Minimum 4,

Tabelle 1. Anthropometrische Größen, rotes Blutbild und Thiocyanat von Rauchern (R) und Nichtrauchern (NR)

		R (n = 8)	2α vor/n.	NR (n = 9)	2α vor/n.	2α R/NR
Alter [Jahre]		24,6 ± 1,4		25,2 ± 1,1		n.s.
Körpergröße [cm]		176,9 ± 4,7		176,1 ± 8,1		n.s.
Körpergewicht [kg]	vor	75,1 ± 9,3	n.s.	66,1 ± 6,6	<0,05	= 0,05
	nach	74,3 ± 8,6		64,8 ± 5,8		<0,05
scF [mm]	vor	61,6 ± 16,8	n.s.	37,4 ± 11,7	= 0,02	<0,02
	nach	56,6 ± 16,8		32,6 ± 11,8		= 0,01
Hb [mmol/l]	vor	9,9 ± 0,6	<0,01	9,6 ± 0,5	n.s.	n.s.
	nach	10,4 ± 0,7		9,6 ± 0,5		n.s.
HK [%]	vor	48,3 ± 2,5	n.s.	48,2 ± 2,2	n.s.	n.s.
	nach	49,3 ± 2,8		47,4 ± 2,1		n.s.
Ery [10^{12}/l]	vor	4,95 ± 0,17	<0,01	4,84 ± 0,33	<0,05	n.s.
	nach	5,26 ± 0,26		5,16 ± 0,22		n.s.
Thiocyanat [μmol/l]	vor	137,7 ± 52,1	n.s.	47,3 ± 21,3	n.s.	<0,01
	nach	131,0 ± 34,3		54,5 ± 16,0		<0,01

Maximun 10 Jahre) durchschnittlich 20 Zigaretten pro Tag (Minimum 15, Maximum 25) inhalierten. Beide Kollektive (Tabelle 1) unterschieden sich nicht in Sportanamnese, Alter und Körpergröße. Lediglich im Körpergewicht waren die Raucher eindeutig schwerer aufgrund eines höheren Gesamtkörperfettgehalts, gemessen an Hautfaltendicken. Während des Trainings wurden die Raucher angehalten, ihren Zigarettenkonsum konstant zu halten, was sich am unveränderten Thiocyanatgehalt[2] verifizieren ließ. Vor und nach der Trainingsperiode wurde eine erschöpfende, progressive Laufbandspiroergometrie (Steigung 5%, Beginn mit 8 km/h, Steigerung um jeweils 2 km/h nach 3 min — Laufband Fa. Jaeger, Ergopneumotest Fa. Jaeger) durchgeführt. Neben spirometrischen Ruhe-, Submaximal- und Maximalwerten und üblichen kardiovaskulären Parametern wurden Laktatbestimmungen im submaximalen Arbeitsbereich sowie in der Erholungsphase aus dem Blut des hyperämisierten Ohrläppchens vorgenommen (enzymatisch, Fa. Boehringer Mannheim). Aus Laktatleistungskurven wurde nach der Methode von Simon und Keul [14] bei einem Steigungswinkel von tan $\alpha = 1$ die anaerobe Schwelle definiert. Außerdem erfolgten Blutbildkontrollen.

Die Meßwerte wurden statistisch mit dem Wilcoxon-Test für zwei Stichproben und Paardifferenzen bearbeitet.

Ergebnisse

Das Training führte zu einer signifikanten Reduktion des Gesamtkörperfettgehaltes bei Nichtrauchern, nur tendenziell bei Rauchern. Bei beiden Kollektiven stieg in nahezu gleicher Größenordnung von 6 bis 7% die Erythrozytenzahl an. Bei den Rauchern war eine signifikante Erhöhung des Hämoglobingehaltes zu beobachten. Bei den spirometrischen Pa-

Tabelle 2. Spirometrische Größen bei Rauchern (R) und Nichtrauchern (NR) vor und nach dem Training

		R	2α vor/n.	NR	2α vor/n.	2α R/NR
VC [l]	vor	5,36 ± 0,36	n.s.	5,53 ± 0,63	n.s.	n.s.
	nach	5,32 ± 0,43		5,51 ± 0,61		n.s.
$FEV_{1,0}$ [l]	vor	4,60 ± 0,45	n.s.	4,74 ± 0,72	n.s.	n.s.
	nach	4,61 ± 0,37		4,72 ± 0,68		n.s.
$\dot{V}_E$ max [l/min]	vor	135,1 ± 14,3	n.s.	120,5 ± 7,1	n.s.	n.s.
	nach	136,9 ± 12,4		127,2 ± 12,3		n.s.
BF [l/min]	vor	54,4 ± 6,9	<0,05	52,7 ± 6,5	<0,02	n.s.
	nach	51,9 ± 8,7		58,7 ± 5,9		n.s.
$\dot{V}_E/\dot{V}O_2$ max	vor	35,5 ± 3,9	n.s.	34,1 ± 7,9	n.s.	n.s.
	nach	34,1 ± 4,5		34,8 ± 6,1		n.s.
$\dot{V}_E/\dot{V}CO_2$ max	vor	33,2 ± 4,3	n.s.	32,1 ± 7,0	n.s.	n.s.
	nach	31,9 ± 2,9		32,0 ± 5,4		n.s.

---

[2] Wir danken dem Institut für Sozialmedizin und Epidemiologie des Bundesgesundheitsamtes Berlin für die Durchführung der Analysen

rametern (Tabelle 2): Vitalkapazität, 1-Sekunden-Kapazität bestand weder vor noch nach Training ein Unterschied. Das maximale Atemminutenvolumen, das initial bei Rauchern höher als bei Nichtrauchern gemessen wurde, zeigte keine eindeutige Beeinflussung durch Training. Die maximale Atemfrequenz, die sich initial in den Kollektiven nicht unterschied, senkte sich signifikant bei Rauchern und erhöhte sich eindeutig bei Nichtrauchern. Die maximalen Atemäquivalentwerte wurden bei keinem der Kollektive beeinflußt. Die maximale Sauerstoffaufnahme (Abb. 1) stieg nur bei Nichtrauchern signifikant an. Der aerobe Ener-

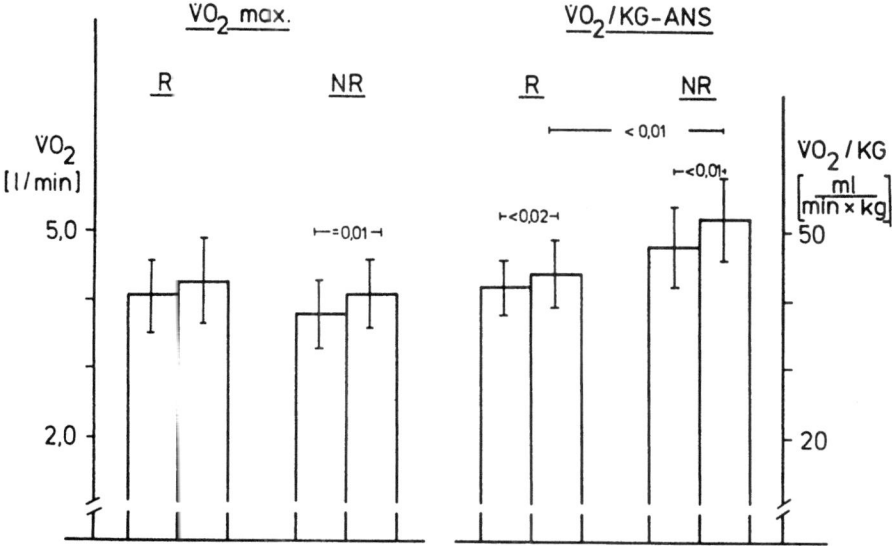

Abb. 1. Maximale Sauerstoffaufnahme bei Rauchern (R) und Nichtrauchern (NR) vor (*linke Säule*) und nach (*rechte Säule*) Training. – Relative Sauerstoffaufnahme (V̇O₂/kg – ANS) bei beiden Kollektiven an der individuellen anaeroben Schwelle vor und nach dem Training

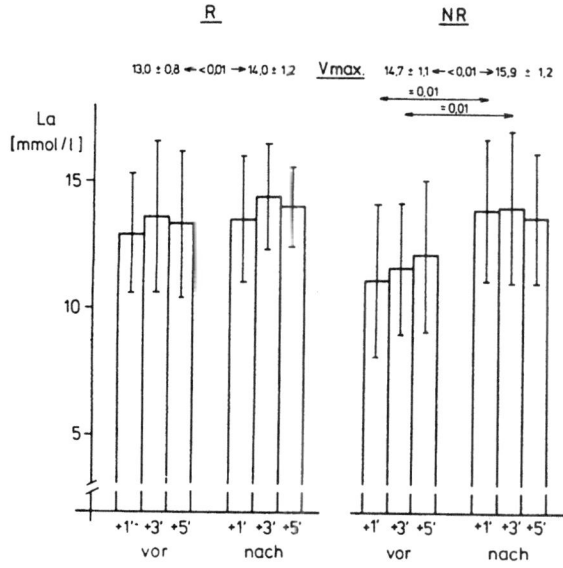

Abb. 2. Laktatkonzentrationen in der 1., 3. und 5. min der Erholungsphase bei Rauchern (R) und Nichtrauchern (NR) vor und nach dem Training

gieumsatz an der anaeroben Schwelle, der bei den Kollektiven initial nicht verschieden war, stieg durch Training bei Rauchern wie Nichtrauchern an. Der Zuwachs war aber eindeutig größer bei den Nichtrauchern, sodaß sich nach Training signifikante Gruppenunterschiede ergaben.

Die anaerobe Kapazität (Abb. 2), gemessen an den Laktatspiegeln in der Erholungsphase, zeigte keine Differenzen zwischen den Kollektiven, jedoch war ein signifikanter Anstieg bei den Nichtrauchern in der 1. und 3. Erholungsminute im Gegensatz zu den Rauchern feststellbar. Die nicht näher dargestellten Ruhe- und die maximalen Herzfrequenzen unterschieden sich weder vor noch nach dem Training noch zwischen den Kollektiven.

In der maximalen Laufgeschwindigkeit (Abb. 2), die bei den Rauchern initial signifikant niedriger war, wurde eine Steigerung bei beiden Kollektiven in der Größenordnung von 7 bis 8% beobachtet.

Diskussion

Unter dem Aspekt der körperlichen Leistungsfähigkeit sind die Auswirkungen des Rauchens in erster Linie auf die sympatikomimetischen Effekte des Nikotins, auf die Beeinträchtigung der Sauerstofftransportkapazität durch CO und auf Einflüsse der Rauchpartikel zurückzuführen. Die in Akutversuchen beobachteten Erhöhungen von Ruhe- und Arbeitsherzfrequenzen im submaximalen Bereich, Reduktionen der maximalen Herzfrequenz, periphere Vasokonstriktion mit Blutdrucksteigerungen und der Konsequenz einer myokardialen Mehrbelastung sind wie gesteigerte Lipolyse und Glykolyse als Noradrenalin- bzw. Adrenalin-Effekte zu deuten [1, 2, 7, 9]. Eine Einschränkung der maximalen Sauerstoffaufnahme wird nach Untersuchungen von Klausen et al. [9] sowie Chevalier et al. [5] auf Carboxyhämoglobinbildung und Verschiebung der Sauerstoffdissoziationskurve nach links gedeutet. Die Rauchpartikel selbst sind für die obstruktive Ventilationsstörung mit verstärkter Atemmuskelarbeit verantwortlich [7, 15].

Trotz dieser offensichtlichen Akuteffekte wurden in Querschnittsstudien zwischen Rauchern und Nichtrauchern im jungen Erwachsenenalter nur geringe Differenzen aufgedeckt. Auch wir konnten mit unseren Methoden keine offensichtlichen Funktionsstörungen nachweisen. Das maximale Atemminutenvolumen, das Cooper [6] niedriger fand, wurde bei unseren Rauchern, ähnlich wie bei Madsud [11], höher bestimmt. Die verminderte Laufleistung unserer Raucher ist mit Wahrscheinlichkeit auf deren höheren Gesamtkörperfettgehalt zurückzuführen.

Entscheidende Unterschiede stellten sich erst im Rahmen des Trainings heraus. Bei gleichem Trainingsumfang und -intensitäten, die rein theoretisch individuell optimalen Intensitäten entsprachen, war eine Steigerung der maximalen Sauerstoffaufnahme nur bei Nichtrauchern zu beobachten, die auch die anaerobe Schwelle deutlich stärker als Raucher steigern konnten. Die bei Rauchern sich einstellende Polyglobulie, die auf den geringeren O_2-Partialdruck bei Carboxyhämoglobinbildung zurückzuführen ist — vergleichbar einem Höhentraining —, reichte offenbar nicht aus, um eine höher aerobe Kapazität zu erzielen. Worauf letztendlich die verminderte Trainierbarkeit zu beziehen ist, bleibt unklar. Auffällig bei den Rauchern war, daß auch deren anaerobe Kapazität durch Training nicht anstieg und sich deren maximale Atemfrequenz nicht erhöhte wie bei Nichtrauchern, sondern abfiel. Man ist versucht, an eine Blockade zellulärer Regelkreise zu denken, eine Theorie, die auch von Örlander et al. [12] aufgrund von muskelbioptischen Befunden aufgestellt wurde. Ob hierfür der Eingriff des Nikotins in die vegetativen Regulationen verantwortlich zu machen ist oder ob CO als Enzymgift der Cytochrome, wie von Chevalier et al. [5] vermutet, als hauptwirksame Faktoren zu gelten haben, ist unklar.

Kein Zweifel kann aber daran bestehen, daß trotz der bekannten stimulierenden, analeptischen Wirkungen des Nikotins, die manche Sportler angeblich benötigen, Rauchen und körperliches Training unvereinbar sind.

Literatur

1. Behr MJ, Ka-Hei L, Jones RH (1961) Acute effects of cigarette smoking on left ventricular function at rest and exercise. Med Sci Sports Exerc 13:9–12
2. Biener K, Wüest A, Schwarzenbach FH, Müller P (1980) Leistungsmessungen nach Zigarettenkonsum. Schweiz Z Sportmed 28:77–82
3. Blackburn H, Brozek J, Taylor HL (1960) Common circulatory measurements in smokers and non-smokers. Circulation 22:1112–1124
4. Chevalier RB, Bowers JA, Bondurant S, Ross JC (1963) Circulatory and ventilatory effects of exercise in smokers and non-smokers. J Appl Physiol 18:357–360
5. Chevalier RB, Krumholz RA, Ross JC (1966) Reaction of non-smokers to carbon monoxide inhalation. JAMA 198:1061–1064
6. Cooper KH, Gey GO, Bottenberg RA (1968) Effects of cigarette smoking on endurance performance. JAMA 203:189–192
7. Erikssen J, Enger SC (1978) Smoking, lung function physical performance and latent coronary heart disease in presumably healthy middle-aged men. Acta Med Scand 203:509–516
8. Ingemann-Hansen T, Halkjaer-Kristensen J (1977) Cigarette smoking and maximal oxygen consumption rate in humans. Scand J Clin Lab Invest 37:143–148
9. Klausen K, Andersen C, Nadrup S (1983) Acute effects of cigarette smoking and inhalation of carbon monoxide during maximal exercise. Eur J Appl Physiol 51:371–379
10. Krumholz RA, Chevalier RB, Ross JC (1964) Cardiopulmonary function in young smokers. A comparison of pulmonary function measurements and some cardiopulmonary responses to exercise betwen a group of younger smokers and a comparable group of non-smokers. Ann Intern Med 60:603–610
11. Maksud MG, Baron A (1980) Physiological responses to exercise in chronic cigarette and marijuana users. Eur J Appl Physiol 43:127–134
12. Örlander J, Kiessling K-H, Larsson L (1979) Skeletal muscle metabolism, morphology and function in sedentary smokers and non-smokers. Acta Physiol Scand 107:39–46
13. Parker PA (1954) Acute effects of smoking on physical endurance and resting circulation. Res Q 25:210–217
14. Simon G, Berg A, Dickhuth H-H, Simon-Alt A, Keul J (1981) Bestimmung der anaeroben Schwelle in Abhängigkeit vom Alter und von der Leistungsfähigkeit. Dtsch Z Sportmed 32:7–12
15. Shapiro W, Johnston GE, Dameron RA Jr, Patterson JL Jr (1964) Maximum ventilatory performance and its limiting factors. J Appl Physiol 19:199–203
16. Zwi S, Goldman HI, Levin A (1964) Cigarette smoking and pulmonary function in healthy young adults. Am Rev Respir Dis 89:73–81

Gesundheitsbezogene Angebote in Prävention und Rehabilitation im Rahmen der Turn- und Sportvereine

Prevention and Rehabilitation of Various Diseases by Training Programs: Organizational Aspects

H.-G. Ilker

Zusammenfassung

Es wird über zwei Umfragen bei den Deutschen Sportorganisationen und bei an gesundheitsorientierten Sportangeboten interessierten oder über sie informierten Einzelpersonen berichtet. Ziel war es zu einer Bestandsaufnahme der gegenwärtigen entsprechenden gesundheitsbezogenen Sportangebote in Prävention, Rehabilitation und Therapie der verschiedensten Gesundheitsstörungen zu kommen. Da zum Zeitpunkt des Referates und der Drucklegung die Umfrageaktion noch nicht beendet war, werden vorläufige Ergebnisse und Tendenzen mitgeteilt, diskutiert und der Versuch unternommen, Schlußfolgerungen zu ziehen. Diese betreffen den medizinischen, pädagogischen und organisatorischen Bereich.

Schlüsselwörter: Prävention – Rehabilitation – Organisatorische Aspekte.

Summary

The paper deals with two surveys of German sports organizations and of individuals interested in or informed on health-oriented sports activities. The goal of the study was to assess the present status of the health-oriented sports possibilities in the prevention, rehabilitation and treatment of various diseases. As the survey has not been completed by the time of print, the preliminary results and tendencies are communicated and discussed and an attempt has been made to derive conclusions, which concern the medical, pedagogical and organisatory aspects.

Key-words: Prevention – Rehabilitation – Organisatory aspects.

Einleitung

Es war beabsichtigt, eine Bestandsaufnahme der Angebote in den Deutschen Turn- und Sportverein zu geben, die sich mit Prävention, Rehabilitation oder Therapie von Gesundheitsstörungen befassen. Ziel der Aufstellung sollte es sein, die Kooperation von Ärzten und Vereinen zur Ausbreitung entsprechender Aktivitäten in Sportgruppen anzuregen.

Anschrift des Verfassers: Dr. med. H.-G. Ilker, Facharzt für Innere Krankheiten, Sportmedizin, Schwarzenbergstraße 5, 2100 Hamburg 90

Methodik

Basis der Zusammenstellung sind zwei Umfragen. Die erste Unfrage ging vom Generalsekretär Gieseler des Deutschen Sportbundes aus. Sie war an die Landessportbünde gerichtet. Sie wurden gebeten, Rückmeldungen über gesundheitsbezogene Aktivitäten der Vereine ihres Bereiches in Prävention, Rehabilitation und auch Therapie zu erstatten.

Eine zweite Umfrage wurde zielgerichtet an Personen gestartet, von denen bekannt war, daß sie eine besondere Neigung zur Organisation gesundheitsbezogener Angebote haben oder auch solche Aktivitäten ärztlich und/oder organisatorisch vertreten, bzw. auch, daß man besonders gute Informationen zu diesem Problemkreis von ihnen erwarten konnte.

Ergebnisse

Während die erste Anfrage eng umgrenzt die Turn- und Sportvereine betraf, zeigten die Rückantworten der zweiten Umfrage, daß auch von nicht sportvereinsgebundenen organisatorischen Trägern eine Palette von Angeboten vorliegt. Da z. Z. des Referates bzw. der Drucklegung des Kongreßbandes der Rücklauf der Antworten noch anhält, wird eine spätere detaillierte Bearbeitung erforderlich werden.

Vorläufige Tendenzen, die sich aus den ersten Antworten der Umfragen ergeben, berechtigen schon, eine Diskussion mit dem Ziele vorläufige Schlußfolgerungen zu ziehen und zu beginnen.

Es gibt Abgrenzungsschwierigkeiten in Bezug auf die *organisatorischen Träger von Vereinscharakter:*

— „übliche" Vereine, die zusätzlich gesundheitsbezogene Angebote in ihr Vereinsprogramm aufgenommen haben.
— „reine" Behindertensportvereine im engeren Sinne mit ausschließlich gesundheitsbezogenen Sportangeboten.
— Vereine mit eigenen Behindertensportabteilungen, zusätzlich zum sonst üblichen Vereinsrahmen.

In all diesen Gruppen wird zum Teil allgemeiner Behindertensport angeboten, wobei nicht immer erkennbar ist, ob dabei spezielle Gesundheitsstörungen berücksichtigt werden. Auf der anderen Seite gibt es ganz gezielte Angebote für spezielle gesundheitliche Störungen.

Übergeordneter Gesichtspunkt für Vereine, die ja auch wirtschaftlich denken müssen, scheint zu sein, daß größere Krankheitsgruppen als Ansprechpartner zur Verfügung stehen müssen. Beispiele sind die „Volksseuchen" wie Herz-Kreislauf-Erkrankungen, Lungenerkrankungen, bösartige Erkrankungen und Erkrankungen des rheumatischen Formenkreises.

Spezialgruppen für nur kleine Patienten-Kollektive mit selteneren Erkrankungen finden sich so auch nur selten in organisatorischer Anlehnung an die Sportvereine. Eher werden sie betrieben oder betreut von Kliniken, Reha-Einrichtungen, Gesundheitsämtern, Volkshochschulen aber auch von engagierten Einzelorganisatoren z. B. in Arztpraxen. Solche Spezialgruppen werden noch am ehesten in Großstädten angeboten, bei denen kurze Wegebelastungen eine gewisse Konzentration ermöglichen. Beispiele hierfür sind Gruppen für cerebralgeschädigte Kinder, MS-Kranke, Dialysepatienten, Patienten nach Nierentransplantationen, Rollstuhlfahrergruppen.

Innere Medizin, Orthopädie und Neurologie/Psychiatrie sind die bevorzugten Fachbereiche, die für gesundheitsbezogene sportliche Gruppenangebote geeignet sind.

Im Bereich der inneren Medizin einschließlich Kardiologie finden sich als Ergebnis der Umfragen Angebote im Bereich Prävention und Rehabilitation von Herz-Kreislauf-Erkrankungen und rehabilitative Angebote für die Bereiche der Atemwegserkrankungen und der onkologischen Krankheiten.

Herz-Kreislauf-Prävention wird betrieben in Spezialgruppen für Teilnehmer mit erkennbaren Risikofaktoren. So gibt es spezielle Gruppen für Hypertoniker und Diabetiker, z. B. in Karlsruhe (von Frankenberg). In der Hamburger Tunerschaft von 1816 wird im dritten Jahr eine komplexe Maßnahme angeboten, die neben gesundheitsbezogener körperlicher Aktivität Ernährungsberatung und Enstpannungsmethoden wie autogenes Training beinhaltet („Aktion Fit durch den Winter"). Gute Beispiele für mehr Flächendeckung anstrebende Maßnahmen sind die kommunale Prävention in Eberbach/Wiesloch (Bergdolt) und das Modell Bibertal (Siegfried).

Bei der *Herz-Kreislauf-Rehabilitation* ist das Angebot sehr umfassend und gut aufgelistet. Es gibt inzwischen über 800 „Ambulante Herzgruppen", zu 75% in den deutschen Turn- und Sportvereinen organisiert (25% andere Träger). Wegen des hohen Bekanntheitsgrades dieser Einrichtung unter dem Dach der Deutschen Arbeitsgemeinschaft für kardiologische Prävention und Rehabilitation e. V. und des ständig durch Traenckner aktualisierten Verzeichnisses der bestehenden Gruppen einschließlich der betreuenden Ärzte und Übungsleiter soll in diesem Rahmen darauf nicht näher eingegangen werden.

Für die große Gruppe der *Erkrankungen der Atemwege* zeigen sich erste Gruppenaktivitäten vor allem im Bereich des Landessportbundes Bayern (Großner).

Ausgehend von dem großen Modellversuch in Nordrhein-Westfalen gibt es vereinzelt Gruppen für *onkologische Erkrankungen*.

Bei den *orthopädischen Erkrankungen* beziehen sich Maßnahmen der Prävention vor allem auf die Haltungsgymnastik für Kinder und Jugendliche als unterstützende Maßnahme in Form einer Gruppentherapie und in Anlehnung an orthopädische Fachbehandlung. Organisatorische Träger sind seltener Sportvereine, häufiger kommunale Einrichtungen wie Gesundheitsämter.

Bei den degenerativen Erkrankungen der Wirbelsäule und der großen Gelenke stehen Gesichtspunkte der *Rehabilitation* im Vordergrund. Angeboten werden in zwei Hamburger Vereinen Gruppen mit Teilnehmern nach Hüftgelenks- und Kniegelenksendoprothesenversorgung.

Bei den *neurologisch-psychiatrischen Erkrankungen* gibt es kleinere Gruppen bzw. die Planung von entsprechenden Gruppen für Parkinsonpatienten, für MS-Patienten und eine bekannte schon länger bestehende Gruppe, die von Pfarrer Mentz und Ehefrau (Göttingen) seit Jahren betrieben wird, für hirngeschädigte Kinder.

Diskussion

Bei Gesundheitsstörungen, die sich für sportliche Gruppenaktivitäten eignen, sind zunächst die *Stadien der Gesundheitsstörung* zu beachten. Sportliche Aktivitäten können umfassen die Bereiche von Prävention und Rehabilitation, nur mit Ausnahmen den Bereich der Therapie.

Die in Frage kommenden Erkrankungen betreffen vor allem die Fachbereiche Innere Medizin, Orthopädie und Neurologie/Psychiatrie.

Bei der großen Zahl der *Atemwegserkrankungen* vor allem im vorgeschrittenem Lebensalter ist dringend eine Ausweitung anzustreben. Folgende Krankheiten scheinen für eine sportliche Gruppenbetreuung geeignet zu sein: Asthma bronchiale, chronische Bronchitis, Lungenemphysem, Bronchiektasie, Pleuraverschwartungen, Zustand nach Kollaps-Therapie, Zustand nach Lungenresektion.

Bei den *onkologischen Erkrankungen* geht es neben der Verbesserung der körperlichen vor allem auch darum, durch die gruppenbezogenen Maßnahmen eine Stabilisierung der psychischen Situation zu erzielen. Dieser Gesichtspunkt hat in gewissem Grade natürlich für alle gesundheitsbezogenen Angebote Gültigkeit.

In die Gruppen zur Rehabilitation *orthopädischer Störungen* können Erkrankungen des rheumatischen Formenkreises bei nicht zu schweren Defekten integriert werden. Das gilt auch für hinsichtlich der Prozessaktivität stationäre leichtere Bechterewformen und Zustände nach cerebralen Durchblutungsstörungen mit geringen Restparesen.

Bewegungsaktivitäten werden immer wieder auch für psychiatrische Erkrankungen, insbesondere auch für Drogenabhängige gefordert. Unsere Umfragen haben entsprechende Aktivitäten größeren Ausmaßes aber nicht erkennen lassen.

Die *Kosten für gesundheitsbezogene Angebote* werden überwiegend von den Teilnehmern getragen, meistens in Form eines Vereinsbeitrages oder einer Kursusgebühr. Für bestimmte Bereiche zeichnen sich aber mehr und mehr auch Zusatzdeckungen durch die Krankenkasse und die Rentenversicherungsträger ab. Das betrifft in großem Ausmaße schon die ambulante Rehabilitation im Bereich der Herzkrankheiten. In gewissem Ausmaß auch Gruppen für die Prävention von Herz-Kreislauf-Erkrankungen und für onkologische Gruppen. Mit weiterer Entwicklung gesundheitsbezogener Sportangebote werden zunehmend Gespräche mit den Kostenträgern anzustreben sein, um zumindest für einen begrenzten zeitlichen Rahmen Unterstützungen einzuwerben. Überwiegend wird man aber wohl auch in Zukunft auf die Kostendeckung durch die am Bewegungsprogramm Beteiligten angewiesen sein.

Die *Aufgaben der Ärzte* die Gesundheitsmaßnahmen in Gruppen mitorganisieren oder mittragen, ist in mehrfacher Weise denkbar. Je nach Engagement reichen sie von der Beratung organisatorischer Träger über gelegentliche oder ständige Anwesenheit bis zur aktiven Teilnahme mit Einzel- oder Gruppenberatung der Teilnehmer. Etwaige Eingangs- oder Kontrolluntersuchungen, die meistens aus Rehabilitations-Klinikbefunden oder aus dem hausärztlichen Bereich stammen, müssen gesichtet und für die Gruppenarbeit berücksichtigt werden.

Die *Aufgabe der Verbände* zur Ausweitung gesundheitsbezogener Angebote in den Turn- und Sportvereinen und auch bei anderen organisatorischen Trägern wird es in naher Zukunft sein, Einzelaktivitäten besonders engagierte Ärzte, Übungsleiter und Vereine zu koordinieren. Hierbei müßten auch die entsprechenden Dach-Organisationen bereit sein, miteinander zu sprechen. Neben der Hilfestellung bei der Organisation derartiger Aktivitäten hätten sie die Aufgabe der Ausbildung und Fortbildung für speziell zu schulende Übungsleiter und für die betreuenden Ärzte. Querverbindungen wären zu iniziieren zwischen Deutscher Sportbund, Deutscher Sportärztebund, Deutscher Behindertensportverband, Deutsche Arbeitsgemeinschaft für kardiologische Prävention und Rehabilitation kommunalen Einrichtungen, Kostenträgern und Selbsthilfegruppen. Die Kontaktaufnahme der Dach-Organisationen sollte sowohl bundesweit wie auch auf Länderebene erfolgen.

Wie am Beispiel der Rehabilitation nach Herzinfarkt sichtbar, wird es am ehesten möglich sein, zu flächendeckenden gesundheitsbezogenen sportlichen Gruppenangeboten für Prävention, Rehabilitation und vielleicht auch Therapie der wichtigsten Massenerkrankungen zu kommen, wenn zwei Organisationen kooperieren. Sie sind überall bis in die kleinste Gemeinde verbreitet

— die niedergelassenen Kassenärzte
— die Turn- und Sportvereine des Deutschen Sportbundes

Verhalten der Lipoproteine und Apo-Lipoproteine bei Untrainierten und Ausdauertrainierten [1]

Behavior of Lipoproteins and Apolipoproteins in Untrained and Endurance-Trained Subjects

T. Kullmer, U. Müller, G. Sroka und *W. Kindermann*

Abteilung Sport- und Leistungsmedizin (Leiter: Prof. Dr. med. W. Kindermann) der Universität des Saarlandes, Saarbrücken

Zusammenfassung

Das Verhalten der Apolipoproteine im Vergleich zu den Lipoproteinen im Blutserum in Abhängigkeit von der körperlichen Leistungsfähigkeit wurde bei 159 Probanden (jeweils 53 Ausdauertrainierte, Gemischttrainierte und Normalpersonen) untersucht. Für den prozentualen Anteil des HDL-Cholesterins am Gesamt-Cholesterin sowie Apo A_1/Apo A_2 fanden sich signifikante bis hochsignifikante Unterschiede zwischen den drei Gruppen. LDL/HDL sowie Apo A_1 erwiesen sich als geringfügig weniger trennscharf. Keine Gruppenunterschiede bestanden für Gesamt-Cholesterin und Apo B. Der prozentuale Anteil des HDL-Cholesterins am Gesamt-Cholesterin, Apo A_1/Apo A_2 und LDL/HDL korrelieren am engsten mit der maximalen Sauerstoffaufnahme bzw. der Sauerstoffaufnahme der individuellen anaeroben Schwelle. Keine verwertbaren Korrelationen ergeben sich für Gesamt-Cholesterin, Apo B und Apo A_2.

Aufgrund der vorliegenden Ergebnisse wird die Schlußfolgerung gezogen, daß hinsichtlich des Einflusses vermehrter körperlicher Aktivität auf den Fettstoffwechsel bei der derzeit angewandten Methodik die Apolipoproteine keinen höheren Stellenwert als die Lipoproteine besitzen. Die Bestimmung des Quotienten Apo A_1/Apo A_2 kann aber eine nützliche diagnostische Ergänzung zu den Lipoproteinen darstellen.

Schlüsselwörter: Apolipoproteine – Lipoproteine – Training.

Summary

The behaviour of the serum apolipoproteins as compared to the lipoproteins – both in relation to the physical performance capacity – was studied in 159 subjects (53 endurance-trained persons, 53 variably-trained and 53 sedentary individuals). For the percentage of HDL in total-cholesterol as well as for Apo A_1/Apo A_2, significant to highly significant differences were found between all three groups. LDL/HDL as well as Apo A_1 proved to have marginally less selectivity. No differences between the groups were found for total-cholesterol and Apo B. The percentage of HDL in total-cholesterol, Apo A_1/Apo A_2 and LDL/HDL showed the strongest correlations with maximum oxygen uptake and with the oxygen uptake corresponding to the individual anaerobic threshold, respectively. No useful relevant correlations were found for total-cholesterol, Apo B and Apo A_2.

From the results obtained and with regard to the influence of increased physical activity on the human lipid metabolism, it was concluded that under use of the customary laboratory methods the apolipoproteins do not posses a higher diagnostic value than the lipoproteins. On the other hand, the ratio Apo A_1/Apo A_2 can be regarded as a useful diagnostic supplement to the lipoproteins.

Key-words: Apolipoproteins – Lipoproteins – Training.

---

[1] Mit Unterstützung des Bundesinstitutes für Sportwissenschaft, Köln-Lövenich

Anschrift für die Verfasser: Prof. Dr. med. W. Kindermann, Abteilung Sport- und Leistungsmedizin der Universität des Saarlandes, 6600 Saarbrücken

Einleitung

Das Verhalten der Lipoproteine im Blutserum in Abhängigkeit von körperlicher Aktivität wurde in den letzten Jahren mehrfach untersucht, wobei insbesondere eine Beeinflussung der gefäßprotektiven HDL-Fraktion nachgewiesen werden konnte [1–3, 10]. Dabei ist von Bedeutung, daß die HDL keine einheitliche Fraktion darstellen, sondern u. a. in die Subfraktionen HDL_2 und HDL_3 differenziert werden müssen, von denen in erster Linie HDL_2 als gefäßprotektiv angesehen wird [7, 11]. Die Identifizierung der Proteinkomponenten der einzelnen Lipoproteine, der Apolipoproteine, stellt eine Möglichkeit zur Beurteilung der Anteile der einzelnen Subfraktionen der HDL dar. Apo A_1 gilt als wesentliche Proteinkomponente von HDL_2, während Apo A_2 in erster Linie in HDL_3 enthalten ist, so daß über die Konzentrationen von Apo A_1 bzw. den Quotienten Apo A_1/Apo A_2 die Höhe der gefäßprotektiven HDL_2-Subfraktion abgeschätzt werden kann. Diese Differenzierung ist von praktischer Bedeutung, denn normale HDL-Konzentrationen können durchaus mit erniedrigten Konzentrationen der HDL_2-Subfraktion einhergehen [8]. Hinsichtlich des Einflusses vermehrter körperlicher Aktivität auf die das atherogene Risiko beeinflussenden Blutfette ist von besonderem Interesse, inwieweit sich der nachgewiesene Anstieg der HDL-Fraktion auf die beiden Subfraktionen HDL_2 und HDL_3 verteilt. Deshalb werden in der vorliegenden Studie neben den Lipoproteinen auch die Apolipoproteine bei Sportlern unterschiedlicher körperlicher Aktivität und Leistungsfähigkeit bestimmt. Gleichzeitig sollte geprüft werden, inwieweit analog zu den Lipoproteinen ein Zusammenhang zwischen den verschiedenen Parametern der Apolipoproteine und der körperlichen Leistungsfähigkeit besteht.

Untersuchungsgut und Methodik

159 gesunde männliche Probanden (beschreibende Daten Tabelle 1) wurden aufgrund ihrer Trainingsanamnese drei gleich großen Gruppen zugeteilt: A – Ausdauersportler (z. B. Lang- und Mittelstreckenläufer); G – Gemischttrainierte (z. B. Ballspielsportler); N – Normalpersonen (Untrainierte oder nur gelegentlich Sporttreibende).

Bei allen Probanden wurden im morgendlichen Nüchternblut folgende Fettstoffwechselparameter bestimmt: Gesamt-Cholesterin, HDL-Cholesterin, LDL-Cholesterin, HDL, LDL, Apo A_1, Apo A_2 und Apo B. Zusätzlich wurden die Quotienten HDL-/Gesamt-Cholesterin prozentual, LDL/HDL, Apo A_1/Apo A_2 und Apo B/Apo A_1 berechnet.[2]

Die Bestimmung des Cholesterins erfolgte mit einer kommerziell erhältlichen Testkombination (CHOD-PAP, Boehringer, Mannheim), die Serum Lipoproteine wurden mittels eines ebenfalls kommerziell erhältlichen Systems (Lipidophor All in 12, Immuno, Heidelberg) nach elektrophoretischer Trennung der Lipoproteinfraktionen und anschließender Präzipitation mit Polyanionen entsprechend dem Verfahren von Wieland und Seidel bestimmt [13]. Die Apolipoproteine wurden durch radiale Immunodiffusion ermittelt.

---

2 Die Konzentrationsangaben für alle Fettstoffwechselparameter erfolgten in mg%, da unterschiedliche Angaben für das Molekulargewicht der Apolipoproteine vorliegen

Tabelle 1. Alter, Größe, Gewicht sowie maximale Sauerstoffaufnahme und Sauerstoffaufnahme der individuellen anaeroben Schwelle der untersuchten Probanden. A (Ausdauertrainierte), G (Gemischttrainierte), N (Normalpersonen). Statistik: ns – nicht signifikant; $+ p < 0,05$; $++ p < 0,01$; $+++ p < 0,001$

	Alter (Jahre)	Größe (cm)	Gewicht (kg)	$\dot{V}O_2$ max. (ml · kg · min^{-1})	$\dot{V}O_2$ IAS (ml · kg^{-1} · min^{-1})
Untersuchte Probanden ($n = 159$)	22,5 ± 4,1	181,3 ± 6,8	72,8 ± 8,4	58,3 ± 10,3	43,0 ± 12,0
A ($n = 53$)	19,9 ± 3,2	181,8 ± 6,2	67,9 ± 6,2	68,7 ± 3,9	55,3 ± 4,1
G ($n = 53$)	23,3 ± 3,8	181,6 ± 7,5	75,0 ± 8,1	59,8 ± 5,6	44,3 ± 6,6
N ($n = 53$)	24,2 ± 4,0	180,4 ± 6,7	75,5 ± 8,3	46,5 ± 5,1	29,3 ± 5,4
Statistische Vergleiche					
A/G/N	+++	ns	+++	+++	+++
A/G	+++	ns	+++	+++	+++
A/N	+++	ns	+++	+++	+++
G/N	ns	ns	ns	+++	+++

Bei allen Probanden wurde eine stufenweise ansteigende Laufbandbelastung bis zur subjektiven Erschöpfung durchgeführt. Mit einem offenen spirometrischen System (Fa. Jaeger, Würzburg) wurde die maximale Sauerstoffaufnahme als Parameter der maximalen körperlichen Leistungsfähigkeit gemessen. Als Maß für die Ausdauerleistungsfähigkeit wurde die individuelle anaerobe Schwelle berechnet [12].

Alle korrespondierenden Parameter der drei Gruppen wurden miteinander verglichen. Sämtliche Fettstoffwechselparamter wurden mit der maximalen Sauerstoffaufnahme sowie der Sauerstoffaufnahme der individuellen anaeroben Schwelle in Beziehung gesetzt, um mögliche Wechselbeziehungen zwischen Fettstoffwechsel und körperlicher Leistungsfähigkeit zu objektivieren. Es wurden Mittelwerte ± Standardabweichungen berechnet. Die Gruppenvergleiche erfolgten mittels einfaktorieller Varianzanalyse. Die Untersuchung auf Wechselbeziehungen wurde mittels linearer Regressionsanalyse durchgeführt. Unterschiede mit $p \leq 0,05$ wurden als signifikant bezeichnet.

Ergebnisse

Der Vergleich der Leistungsparameter der drei Gruppen A, G und N zeigt für die Maximal- und Ausdauerleistungsfähigkeit hochsignifikante Unterschiede (Tabelle 1).

Beim Vergleich der verschiedenen Lipoprotein – und Apolipoproteinparameter zeigen sich HDL-/Gesamt-Cholesterin prozentual und Apo A_1/Apo A_2 als am trennschärfster (Tabelle 2). Für LDL/HDL und Apo A_1 lassen sich signifikante Unterschiede zwischen A und G sowie A und N bzw. zwischen A und N sowie G und N nachweisen. Für Gesamt-Cholesterin und Apo B bestehen keinerlei Unterschiede zwischen den Gruppen.

Tabelle 2. Lipoprotein- und Apolipoproteinparameter aller untersuchten Probanden. Abkürzungssymbole und Statistik s. Legende zu Tabelle 1

	Gesamt-Cholesterin (mg%)	HDL-Cholesterin (mg%)	HDL-/Gesamt-Cholesterin (%)	LDL-Cholesterin (mg%)	$\frac{LDL}{HDL}$	Apo A_1 (mg%)	Apo A_2 (mg%)	$\frac{Apo\ A_1}{Apo\ A_2}$	Apo B (mg%)	$\frac{Apo\ B}{Apo\ A_1}$
Untersuchte Probanden ($n = 159$)	174,8 ± 28,3	48,4 ± 11,3	27,9 ± 5,9	113,1 ± 24,0	1,01 ± 0,32	131,7 ± 26,3	42,5 ± 7,0	3,15 ± 0,67	79,4 ± 19,3	0,62 ± 0,20
A ($n = 53$)	168,2 ± 29,2	51,1 ± 10,4	30,6 ± 5,3	105,4 ± 23,6	0,87 ± 0,23	136,3 ± 20,6	40,4 ± 7,7	3,47 ± 0,68	76,0 ± 16,1	0,57 ± 0,14
G ($n = 53$)	177,2 ± 28,3	49,0 ± 10,3	27,8 ± 5,7	114,6 ± 25,0	1,03 ± 0,36	138,4 ± 29,0	44,6 ± 6,6	3,14 ± 0,65	84,3 ± 21,6	0,63 ± 0,23
N ($n = 53$)	179,0 ± 26,0	45,1 ± 12,3	25,2 ± 5,4	119,2 ± 21,3	1,13 ± 0,35	120,4 ± 25,0	42,4 ± 5,7	2,83 ± 0,50	78,0 ± 18,9	0,67 ± 0,20
Statistische Vergleiche										
A/G/N	ns	+	+++	+	+++	+++	++	+++	ns	+
A/G	ns	ns	+	ns	++	ns	++	+	ns	ns
A/N	ns	++	+++	++	+++	+++	ns	+++	ns	++
G/N	ns	ns	+	ns	ns	+++	ns	++	ns	ns

Tabelle 3. Korrelationskoeffizienten zwischen Lipoprotein- und Apolipoproteinparametern sowie maximaler Leistungsfähigkeit und Ausdauerleistungsfähigkeit aller untersuchten Probanden

Maximale Leistungsfähigkeit ($\dot{V}O_2$ max.)			Ausdauerleistungsfähigkeit (Individuelle anaerobe Schwelle)		
Lipoproteine bzw. Apolipoproteine	r	p	Lipoproteine bzw. Apolipoproteine	r	p
HDL-/Gesamt-Chol. (%)	0,368	< 0,001	Apo A_1/Apo A_2	0,379	< 0,001
Apo A_1/Apo A_2	0,348	< 0,001	HDL-/Gesamt-Chol. (%)	0,313	< 0,001
LDL/HDL	−0,326	< 0,001	LDL/HDL	−0,302	< 0,001
Apo A_1	0,277	< 0,001	Apo A_1	0,285	< 0,001
HDL-Cholesterin	0,251	< 0,005	HDL-Cholesterin	0,214	< 0,010
LDL-Cholesterin	−0,219	< 0,010	Apo B/Apo A_1	−0,188	< 0,025
Apo B/Apo A_1	−0,217	< 0,010	LDL-Cholesterin	−0,182	< 0,025
Gesamt-Cholesterin	−0,132	ns	Gesamt-Cholesterin	−0,105	ns
Apo B	−0,050	ns	Apo A_2	−0,069	ns
Apo A_2	0,009	ns	Apo B	0,015	ns

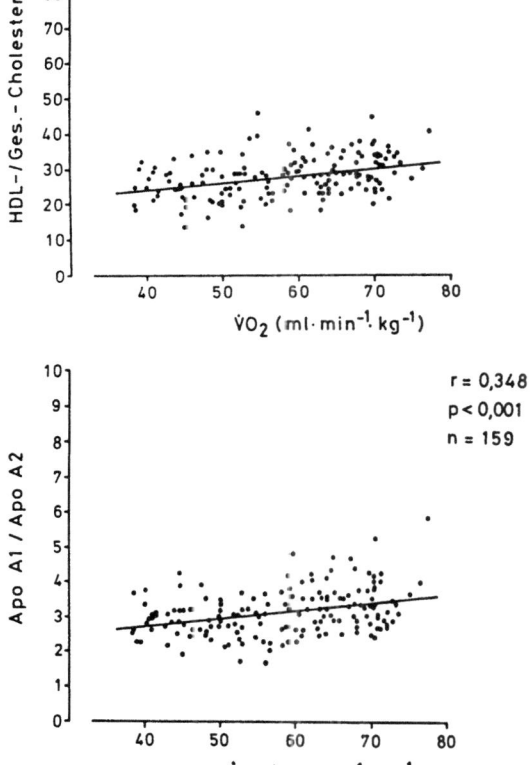

Abb. 1. Regressionsgerade zwischen maximaler Sauerstoffaufnahme und HDL-/Gesamt-Cholesterin prozentual (*oben*) sowie maximaler Sauerstoffaufnahme und Apo A_1/Apo A_2 (*unten*)

Bei der Regressionsanalyse wurden sämtliche Lipoproteine und Apolipoproteine mit der maximalen Sauerstoffaufnahme und der Sauerstoffaufnahme der individuellen anaeroben Schwelle in Beziehung gesetzt. Dabei ergaben sich unterschiedlich hohe Korrelationskoeffizienten (Tabelle 3). Der prozentuale Anteil des HDL-Cholesterins am Gesamt-Cholesterin sowie die Quotienten Apo A_1/Apo A_2 und LDL/HDL zeigen den engsten Zusammenhang zur maximalen Sauerstoffaufnahme bzw. Sauerstoffaufnahme der individuellen anaeroben Schwelle. Deutlich niedriger und in der Reihenfolge abnehmend liegen die Korrelationskoeffizienten für Apo A_1, HDL-Cholesterin, LDL-Cholesterin und Apo B/Apo A_1. Keine signifikanten Beziehungen bestehen für Gesamt-Cholesterin, Apo B und Apo A_2. In Abb. 1 sind als Beispiel die Ergebnisse der Regressionsanalysen zwischen HDL-/Gesamt-Cholesterin prozentual bzw. Apo A_1/Apo A_2 und maximaler Sauerstoffaufnahme dargestellt.

Diskussion

Der aus früheren Untersuchungen bekannte Zusammenhang zwischen körperlicher Aktivität und dem Verhalten der Serum-Lipoproteine wurde in dieser Untersuchung bestätigt [2, 10]. Bei Personen mit gesteigerter körperlicher Leistungsfähigkeit kommt es insbesondere zu einer Zunahme der gefäßprotektiven HDL-Fraktion, die am besten durch Veränderungen des prozentualen Anteiles des HDL-Cholesterins am Gesamt-Cholesterin sowie durch Veränderungen des Quotienten LDL/HDL dokumentiert werden kann.

Der Zusammenhang zwischen Apolipoproteinen und körpferlicher Leistungsfähigkeit ist bisher nur vereinzelt untersucht worden [14]. Einige Autoren sehen in den Apolipoproteinen im Vergleich zu den Lipoproteinen sogar bessere Diskriminatoren für die Koronarsklerose [4, 6]. Was den Zusammenhang mit der körperlichen Aktivität betrifft, so bestehen in dieser Studie lediglich für Apo A_1/Apo A_2 und bedingt auch für Apo A_1 relevante Beziehungen zur körperlichen Leistungsfähigkeit. Die vorliegenden Daten weisen darauf hin, daß bei der Beurteilung der Auswirkungen körperliche Aktivität auf den Fettstoffwechsel die Apolipoproteine den Lipoproteinen keineswegs überlegen sind. In Anbetracht der großen Schwankungsbreite der Apolipoprotein-Normalwerte in der Literatur bleibt es zunächst offen, inwieweit durch eine Verbesserung der Methodik ein höherer Stellenwert der verschiedenen Apolipoproteine erreicht werden kann.

Auch unter den jetzigen methodischen Bedingungen scheint der Quotient Apo A_1/Apo A_2 eine sinnvolle diagnostische Ergänzung zu den Lipoproteinen darzustellen. Die Erhöhung dieses Quotienten mit zunehmender körperlicher Leistungsfähigkeit weist gleichzeitig darauf hin, daß die mit vermehrter körperlicher Aktivität einhergehende HDL-Zunahme in erster Linie die gefäßprotektive HDL_2-Subfraktion betrifft, wenn davon ausgegangen wird, daß durch Apo A_1 die HDL_2-Subfraktion identifiziert werden kann [5, 9].

Literatur

1. Adner MM, Castelli WP (1980) Elevated high density lipoprotein levels in marathon runners. JAMA 243:534–536
2. Berg A, Keul J (1984) Beeinflussung der Serumlipoproteine durch körperliche Aktivität. Dtsch Ärztebl 15:1161–1167

3. Cowan GO (1983) Influence of exercise on high density lipoproteins. Am J Cardiol 52:13B–13B
4. Fruchart JC, Bertrand M, Parra H, Gentilini JL, Boniface B, Coniface M (1982) Lipoprotéines et apolipoprotéines plasmatiques. Intérêt de leur dosage dans le dépistage de l'athérosclérose coronarienne. Comparaison avec les informations fournies par la coronarographie. Nouv Presse Med 47:3491–3494
5. Gotto AM (1983) High density lipoproteins: Biochemical and metabolic factors. Am J Cardiol 52:2B–4B
6. Maciejko JJ, Holmes DR, Kottke BA, Zinsmeister AR, Dinh DM, Mao SJT (1983) Apolipoprotein A-1 as a marker of angiographically assessed coronary-artery disease. N Engl J Med 7:358–389
7. Mertz DP (1982) Vasoprotektive und vasoaggressive Eigenschaften von Lipoproteinen im Serum. Münch Med Wochenschr 120:1671–1672
8. Miller NE, Hammett F, Saltissi S, Van Zeller H, Coltart J, Lewis B (1981) Relation of angiographically defined coronary artery disease to plasma lipoprotein subfractions and apolipoproteins. Br Med J 282:1741–1744
9. Reuter W, Hermann W (1982) Stoffwechsel, Funktion und klinische Relevanz des HDL-Cholesterols. Dtsch Gesundheitswes 37:49–56
10. Schnabel A, Kindermann W (1982) Effect of maximal oxygen uptake and different forms of physical training on serum lipoproteins. Eur J Appl Physiol 48:263–277
11. Shepherd J, Packard CJ, Stewart JM, Vallance ED, Lawrie TDV, Morgan HG (1980) The relationship between the cholesterol content and subfraction distribution of plasma high density lipoproteins. Clin Chim Acta 101:57–62
12. Stegmann H, Kindermann W (1982) Comparison of prolonged exercise tests at the individual anaerobic threshold and the fixed anaerobic threshold of 4 mmol $\cdot$ l^{-1} lactate. Int J Sports Med 3:105–110
13. Wieland H, Seidel D (1978) Fortschritte in der Analytik des Lipoproteinmusters. Inn Med 5:290–300
14. Zonderland ML, Erich WBM, Peltenburg AL, Havekes L, Bernink MJE, Huisveld IA (1984) Apolipoprotein and lipid profiles in young female athletes. Int J Sports Med 5:78–82

Schwangerschafts- und Geburtsverlauf bei Leistungssportlerinnen

Course of Pregnancy and Labor in High-Performance Sportswomen

A. Berg, B. B. Schaller, U. Korsten-Reck und J. Keul

Abteilung Sport- und Leistungsmedizin an der Medizinischen Universitätsklinik (Ärztlicher Direktor: Prof. Dr. med. J. Keul), Freiburg i. Brsg.

Zusammenfassung

Einflüsse des Sports, auch des Leistungssports auf die Schwangerschaft oder den Geburtsverlauf werden verneint oder sind nicht bekannt. Zur Objektivierung möglicher Zusammenhänge zwischen Sportanamnese und Gravidität wurden 400 Leistungssportlerinnen der sportmedizinischen Untersuchungsstellen Freiburg, Heidelberg und Tübingen aufgrund der anamnestischen Schwangerschafts- und Geburtsverlauf befragt und die Ergebnisse von 140 Sportlerinnen mit zurückliegendem Geburtsereignis zusammengestellt. Bei im Bezug zu Vergleichsstudien ähnlichem Durchschnittsalter liegt der Anteil der Erstgraviditäten für die befragten Sportlerinnen deutlich höher (73,6 gg. 51,6% Münch. Studie). Mit einem Alter mit durchschnittlich 29 Jahren stellen die Kraftsportlerinnen die ältesten Erstgebärenden dar. Gegenüber dem Mittelwert der Gesamtgruppe weisen die Ausdauersportlerinnen ($n = 17$) einen erhöhten Anteil an Risikoschwangerschaften und -geburten auf. Generell ist der Anteil an Sectioentbindungen (17% für die Gesamtgruppe) gegenüber den benutzten Vergleichswerten erhöht. Erstaunlicherweise bringen die Sportlerinnen mit den höchsten Trainingsintensitäten (Ausdauer- und Kraftsportlerinnen) überwiegend Mädchen zur Welt (in 78%). – Aufgrund der vorliegenden Befunde kann ein Einfluß der Trainingsanamnese auf Schwangerschaft und Geburt nicht ausgeschlossen werden, jedoch müssen konstitutionelle von sportspezifischen Faktoren unterschieden werden.

Schlüsselwörter: Schwangerschaft – Geburtsverlauf – Neugeborene – Leistungssport.

Summary

Evident influence of physical training, even of high-performance training, on the course of pregnancy and labour are usually neglected or are up to now unknown, respectively. In order to demonstrate possible relationships between training history and pregnancy, 400 high performance athletes examined in regional departments of sports medicine were questioned about their individual history of training as well as of a possible pregnancy and labour. The data of 140 athletes having been delivered were compared with results of German national perinatal studies. With a comparable mean age, the percentage of primiparae is increased in the athletes' group (73.6% vs 51.6% of the Munich perinatal study); the oldest primiparae could be found in the power-trained females (mean age 29 years). In comparison to the overall result, an increased number of high-risk pregnancies and deliveries was found in the endurance-trained females. In contrast to the control groups, the duration of labour (30% longer than 10 hs) as well as the percentage of abdominal deliveries (17%) are increased in the athletes questioned. It should be emphasized, that the percentage of female new-borns rises significantly in the most intensively trained athletes (endurance and power-trained females: 78%).

Anschrift für die Verfasser: Priv.-Doz. Dr. med. A. Berg, Abteilung Sport- und Leistungsmedizin an der Medizinischen Universitätsklinik, Hugstetter Straße 55, 7800 Freiburg

The data observed point to a possible influence of training history on the course of pregnancy and labour; nevertheless, constitutional and training-specific factors must be differenciated in highly-trained women.

Key-words: Pregnancy – Labour – New-born – Well-trained females.

Einleitung

Nachweisbare Einflüsse des Sports, auch des Spitzensports, auf die Schwangerschaft oder den Geburtsverlauf sind bisher wenig bekannt oder werden verneint. Allgemein wird gesagt, daß in der Schwangerschaft die bisherige Lebensweise, einschließlich der gewohnten sportlichen Aktivität, beibehalten werden kann, solange sich die Schwangere nicht selbst überfordert fühlt [14]. Für eine sportlich tranierte Frau wird so auch eine bessere Verarbeitung des Geburtsereignisses postuliert. Anderserseits ist bei körperlich arbeitenden Frauen die Anzahl an untergewichtig ausgetragenen Kindern vermehrt, und bei den Schwangeren selbst schneiden die „Nur Hausfrauen" durch eine geringere perinatale Sterblichkeit besonders der Frühgeborenen und durch geringere Anteile untergewichtiger Kinder günstig ab [10]. Die Freizeitgestaltung und der Einfluß auf Schwangerschafts- und Geburtsverlauf wird dagegen kaum erfaßt. Insgesamt wird das Thema in der deutschsprachigen Fachliteratur im Gegensatz zum Jogging-Land USA trotz wachsender Breitensportaktivitäten und der sicherlich auch zunehmenden Rate sporttreibender Schwangerer nicht aufgegriffen [7, 11].

Die vorliegende Zusammenstellung für Leistungssport treibende Frauen soll in diesem Sinne erste Hinweise für mögliche Zusammenhänge zwischen Aktivitätsanamnese und Schwangerschaft geben und dazu anregen, für eine möglicherweise größere Untersuchungszahl gezielt der Fragestellung nachzugehen.

Methodik

Zur Beantwortung der Fragestellung wurden 400 Leistungssportlerinnen der sportmedizinischen Untersuchungsstellen Freiburg, Heidelberg und Tübingen aufgrund einer anamnestischen Schwangerschaftswahrscheinlichkeit angeschrieben und über einen Erhebungsbogen zur Trainingsanamnese vor und während der möglichen Schwangerschaft sowie zum möglichen Schwangerschafts- und Geburtsverlauf befragt. Die Bögen von 140 Sportlerinnen konnten bei zurückliegendem Geburtsereignis ausgewertet und die Ergebnisse für die 4 Trainingsformen Ausdauer, kompositorische Sportarten mit überwiegend aeroben Anteilen (Spielsportarten), kompositorische Sportarten mit überwiegend anaerob-technischen Anteilen, Kraftsport zusammengestellt werden. Das Alter der in der Untersuchung erfaßten Sportlerinnen betrug zum Erhebungstermin 30,6 +/− 6,0 Jahre.

Ergebnisse

Das Alter zum Zeitpunkt der Geburt sowie die trainngsanamnestischen Daten für die befragten Sportlerinnen sind in Tabelle 1 zusammengestellt. Der mittlere Trainingsumfang

Tabelle 1. Sport und Schwangerschaft. Persönliche Daten: Leistungsniveau, Trainingsintensität ($\bar{x}/s$)

	n	Trainings-alter (J)	Training (J)	Trainings-umfang (n/Woche)	Trainings-intensität (h/Woche)
Gesamt	140	25,5/3,8	9,2/4,6	3,8/2,2	7,5/5,1
Ausdauer	17	27,0/4,8	9,4/3,7	5,6/2,3	9,4/4,5
Komp. aer.	88	25,0/3,1	9,1/4,6	3,2/1,9	6,5/5,3
Komp. anaer.	26	25,3/3,3	9,1/4,4	4,7/3,0	9,1/4,9
Kraft	9	29,2/6,8	10,9/5,8	4,7/1,7	9,6/3,1

Tabelle 2. Sport und Schwangerschaft. Aktivitätsanamnese während der Schwangerschaft (% n, $\bar{x}/s$)

	n	Ge-plante Grav. (%)	Train.-Pause v. Grav. (%)	Pausen-dauer (Wochen)	Sport i. d. Grav. (%)	Trainings-dauer (Wochen)	Trainings-intensität (n/Woche)
Gesamt	140	62	21	27,6/42,9	84	24,1/8,9	3,0/2,2
Ausdauer	17	65	18	32,0/28,3	88	23,3/1,3	3,7/2,9
Komp. aer.	88	60	17	32,4/61,8	77	23,9/10,0	3,1/2,3
Komp. anaer.	26	62	23	10,0/3,5	84	25,8/8,6	2,6/1,6
Kraft	9	67	44	23,1/6,3	100	23,1/6,3	1,9/0,3

Tabelle 3. Sport und Schwangerschaft. Schwangerschaft und Geburt

	n	Erstgrav. (%)	Risk. Grav. (%)	Geb.-Dauer[a] (h)	Sectio (%)	Vakuum (%)
Gesamt	140	72	26	10,0/11,0	17	11
Ausdauer	17	59	53	7,8/4,5	24	14
Komp. aer.	88	75	25	10,5/9,9	19	11
Komp. anaer.	26	73	23	10,2/10,3	4	12
Kraft	9	56	0	5,4/7,2	0	0

[a] Bei Vaginal-Entbindung

liegt bei ca. 4 x 2 Trainingsstunden pro Woche. Für alle Trainingsgruppen ist das mittlere Trainingsalter höher als 9 Jahre.

Angaben zur Trainingsanamnese während der Schwangerschaft gibt die Tabelle 2 wieder. In den überwiegenden Fällen waren die Schwangerschaften geplant, Trainingspausen vor der Gravidität wurden gezielt nur gering gesetzt. Auch während der Schwangerschaft wurde von der Großzahl der befragten Sportlerinnen, wenn auch mit geringerem Umfang, bis etwa zur 24. Graviditätswoche Sport betrieben.

Die prozentualen Anteile an Erstgebärenden sowie Angaben zum Geburtsverlauf sind in Tabelle 3 aufgeführt. Gegenüber den anderen Trainingsarten liegt der Anteil an „Nicht-

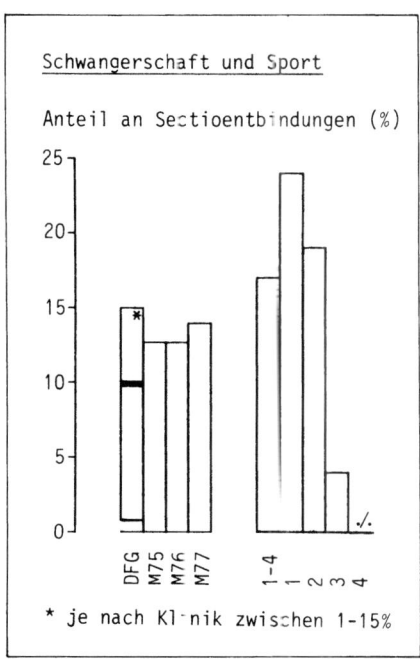

Abb. 1. Anteil an Sectioentbindungen (%) für die befragten Sportlerinnen im Vergleich zu Literaturangaben für Westdeutschland [10, 13]

Tabelle 4. Sport und Schwangerschaft. Neugeborenendaten

	n	Geschlecht (♂/♀ %)	Größe (cm)	Gewicht (g)	APGAR 1' (P)	APGAR 10' (P)
Gesamt	140	40/60	51,1/2,8	3500/908	8,7/1,1	10,0/0,1
Ausdauer	17	21/79	50,0/1,6	2976/630	8,5/1,6	10,0/0,0
Komp. aer.	88	44/56	51,3/2,8	3535/739	8,8/1,0	10,0/0,1
Komp. anaer.	26	45/55	51,9/2,8	3501/1066	8,5/1,2	9,9/0,2
Kraft	9	22/78	50,0/2,8	4145/1658	9,2/0,4	10,0/0,0

Spontangeburten" für die Ausdauersportlerinnen mit 38% deutlich über dem Mittelwertniveau (Abb. 1).

Angaben zu den Neugeborenen der befragten Mütter gibt die Tabelle 4 wieder. Bei unauffälligen APGAR-Werten liegt das mittlere Gewicht der Neugeborenen der Ausdauersportlerinnen deutlich unterhalb dem Mittelwertsniveau der anderen Trainingsgruppen (−15%). Auffallend ist der insgesamt hohe Anteil an weiblichen Neugeborenen (Abb. 2).

Diskussion

Freizeitaktivität und Sport werden im Zusammenhang mit Einflußgrößen auf die Schwangerschaft nur wenig berücksichtigt. Auch in der Auswertung von 7820 Schwangerschaften anläßlich einer prospektiven Untersuchungsreihe zu Schwangerschaftsverlauf und Kindesent-

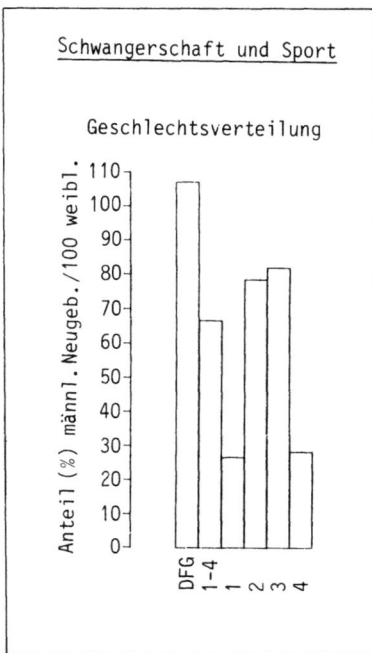

Abb. 2. Anteil an männlichen Neugeborenen (pro 100 weiblichen Neugeborenen) für die befragten Sportlerinnen im Vergleich zu Literaturangaben für Westdeutschland [10]

wicklung der DFG konnten Hausarbeit und Freizeitgestaltung nur in einigen wenigen Fragen erfaßt werden [10]. Bei Gartenarbeit mit einer Dauer von mindestens 2 Stunden — der einzigen definierten körperlichen Aktivität dieser Studie — ist die Frühgeburtenzahl erhöht; ebenso weichen für intensiv Sporttreibende die erfaßten Zielgrößen wie Übelkeit, Frühabort, ungünstiger Nabelschnuransatz, kleinere neurologische Auffälligkeiten bei den Neugeborenen in ihrer beobachteten Zahl von der erwarteten Fallzahl ungünstig ab. Anderseits wird in der Untersuchung von Jarrett et al. [7] (67 Langläuferinnen mit einer mittleren Laufdistanz von 470 Meilen während des Schwangerschaftsverlaufs) der Langlauf als harmlos für Mutter und Kind beschreiben; die Anzahl an mütterlichen und kindlichen Komplikationen lag niedrig (1,5% Frühaborte, 1,6% kongenitale Anomalien), Korrelationen zwischen Geburtsgewicht und Gestationsalter konnten nicht gesichert werden.

Bei dem Wissen um die erheblichen Einflußnahmen intensiver körperlicher Aktivität auf die Menstrualfunktion und den Hormonstatus von Schwangeren kann unabhängig von einer Trainingspause und eines möglichen Reversibilitätsprozesses ein Einfluß der Sportanamnese auch auf die hormonele Regulation in der Schwangerschaft nicht sicher ausgeschlossen werden [1, 2]. Zudem ist bekannt, daß bereits in der frühen Schwangerschaft signifikante Unterschiede im Stoffwechsel der energetischen Substrate und der den Energiestoffwechsel begleitenden hormonalen Regulation gegenüber nicht schwangeren Frauen nachzuweisen sind [3, 4]. Intensive körperliche Belastung bedeutet eine merkliche Anforderung für den primär auf die kalorische Versorgung des Foeten ausgerichteten mütterlichen Kohlenhydratstoffwechsel [3]. Die körperliche Aktivität bleibt somit für den Foet der sporttreibenden Mutter nicht ohne nachweisbare Folgereaktion; so steigt vorallem in der Nachbelastungsphase, möglicherweise mit den zeitgleich zu messenden Gluckosetiefstwerten [3], die foetale Herzfrequenz auf Bereiche zwischen 180 und 200 Schl./min an und erreicht erst nach ca. 30 min wieder ihren Ausgangswert [7]. Darüber hinaus zeigen Tierversuche, daß im Gegensatz zum Anstieg der mütterlichen Herzfrequenz und des Herzzeit-

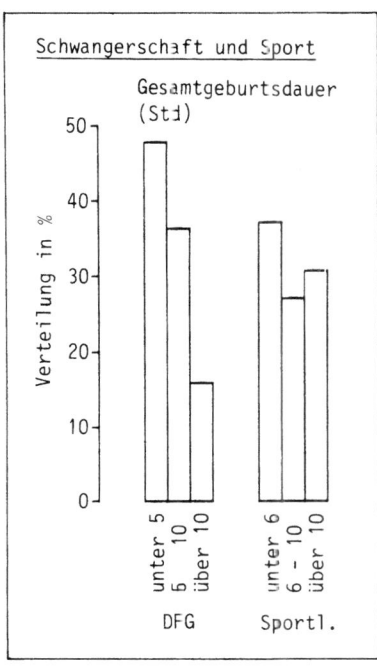

Abb. 3. Gesamtgeburtsdauer nach zeitlicher Verteilung für die befragten Sportlerinnen im Vergleich zu Literaturangaben für Westdeutschland [10]

volumens der uterine Blutfluß unter körperlicher Belastung signifikant abnimmt [5]. Es ergeben sich damit durchaus verschiedene theoretische Ansatzpunkte, die den Einfluß der körperlichen Aktivität auf den Schwangerschaftsverlauf oder die pränatale Entwicklung des Kindes möglich machen könnten. Beim Vergleich der eigenen Ergebnisse mit den Daten verschiedener westdeutscher Studien [6, 10, 13] liegt bezogen auf das Geburtsalter der Sportlerinnen der Anteil an Erstgebärenden mit 72% deutlich höher. Auffallend ist ebenso der hohe Anteil an Sektio- und Vakuumentbindungen, der ebenfalls — am extremsten für die Ausdauersportlerinnen — über dem Niveau der Vergleichsergebnisse liegt. Auch der allgemein angenommene, an der Geburtsdauer gemessene „leichte Geburtsverlauf" läßt sich für die hier befragten Sportlerinnen nicht bestätigen. Gegenüber 15,9% (10) ist der Anteil an Sportlerinnen, deren Gesamtgeburtsdauer über 10 Stunden liegt, mit 30,7% deutlich höher (Abb. 3). Bezogen auf die Somatogramme für westdeutsche Neugeborene [12] liegen die Mittelwerte für Größe und Gewichtsangaben der Gesamtgruppe im Normalbereich, die Geburtsgewichte der Neugeborenen der Ausdauersporttreibenden im Bereich der 25% Percentile. Die Gewichtswerte der Ausdauerkinder liegen damit deutlich unter den Angaben der amerikanischen Vergleichsstudie [9]. Ob dies bei der vorliegenden geringen Fallzahl ein Zufallsbefund darstellt, muß ebenso wie der auffallend hohe Anteil an weiblichen Neugeborenen für eine größere Gruppe von Sportlerinnen überprüft werden. Hypothetisch könnte der hohe Anteil an weiblichen Neugeborenen durch eine vermehrte intrauterine Sterblichkeit überwiegend männlicher Früchte in den ersten Schwangerschaftswochen erklärt werden [8].

Wenn auch die Zahl der vorliegenden Befunde nicht ausreicht, um konstitutionelle Faktoren von sportartspezifischen zu trennen und von signifikanten Ergebnissen zu sprechen, so kann doch ein möglicher Einfluß der Trainingsanamnese auf Schwangerschaft, pränatale Kindesentwicklung oder Geburt nicht ausgeschlossen werden.

Literatur

1. Baker ER, Mathur RS, Kirk RF, Williamson HO (1981) Female runners and secondary amenorrhea: Correlations with age, parity, mileage, and plasma hormonal and sex-hormone-binding globulin concentrations. Fertil Steril 36:183–187
2. Baker ER (1981) Menstrual dysfunction and hormonal status in athletic women: A review. Fertil Steril 36:691–696
3. Berg A, Mroß F, Hillemanns HG, Keul J (1977) Die Belastbarkeit der Frau in der Schwangerschaft. Med Welt 28:1267–1269
4. Berg A, Lehmann M, Schmid P, Simon G, Dickhuth HH, Keul J, Hillemanns HG (1979) Adrenalin und Herzförderleistung in der Schwangerschaft. Z Geburtshilfe Perinatol 183:443–447
5. Clapp JF (1980) Acute exercise stress in the pregnant ewe. Am J Obstet Gynecol 136:489–494
6. Deutsche Forschungsgemeinschaft (1977) Schwangerschaftsverlauf und Kindesentwicklung. Boldt, Boppard
7. Hauth JC, Gilsrap LC, Widmer K (1982) Fetal heart rate reactivity before and after maternal jogging during the third trimester. Am J Obstet Gynecol 142:545–547
8. Hellbrügge Th (1969) Soziale und prophylaktische Pädiatrie. In: Wiskott A, et al (Hrsg) Lehrbuch der Kinderheilkunde. Thieme, Stuttgart, S 49–50
9. Jarrett JC, Spellacy WN (1983) Jogging during Pregnancy: An improved outcome? Obstet Gynecol 61:705–709
10. Koller S (1983) Risikofaktoren der Schwangerschaft. Springer, Berlin Heidelberg New York Tokyo
11. Korcok M (1981) Pregnant Jogger: Waht a record. JAMA 246:201
12. Mau G (1976) Somatogramme für westdeutsche Neugeborene. Klin Paediatr 188:42–50
13. Selbmann HK (Hrsg) (1980) Münchner Perinatal-Studie 1975–1977. Dtsch Ärzte-Verlag, Köln-Lövenich
14. Stoll P (1983) Schwangerschaft, Klimakterium und Kreuzschmerzen. In: Goßner E (Hrsg) Krankheit und Sport. Thieme, Stuttgart New York

Über die Notwendigkeit der Steuerung der Belastungsintensität im Breitensport

The Necessity of Controlling the Intensity of Exercise in Recreational Sport

K. Völker, M. Gracher, T. Wibbels und W. Hollmann

Institut für Kreislaufforschung und Sportmedizin (Leiter: o. Prof. Dr. med. W. Hollmann) der Deutschen Sporthochschule Köln

Zusammenfassung

Die überwiegende Motivation für die Ausführung von Freizeitsport ist, etwas für die Gesundheit tun zu wollen. 26 Freizeitläufer und 26 Freizeitschwimmer wurden im Rahmen einer Querschnittsuntersuchung auf ihr Verhalten beim Gesundheitssport untersucht. Die Übungsfrequenz lag im Mittel bei 2,5 Einheiten pro Woche, der zeitliche Umfang betrug bei den Läufern 40 min, bei den Schwimmern knapp 20 min. Die Belastungsintensität lag mit 7,1 mmol/l bzw. 8,0 mmol/l Blutlaktat deutlich über dem für gesundheitliche Anpassungen positiven Bereich, der bei Belastungsintensitäten von unter 4,0 mmol/l anzusetzen ist. Auch im Pulsfrequenzverhalten ließ sich die über der aerob-anaeroben Schwelle liegende Belastungsintensität ablesen. In beiden Fällen konnte ein kontinuierlicher Pulsfrequenzanstieg im Sinne eines Ermüdungsanstieges beobachtet werden. Das subjektive Belastungsempfinden, gemessen mit der Borg-Skala, zeigte keine Beziehung zu den objektiven Belastungsparametern wie etwa dem Blutlaktat. Hieraus läßt sich die Notwendigkeit der externen Steuerung der Belastungsintensität ableiten.

Schlüsselwörter: Freizeitsport – Übungsfrequenz.

Summary

The number of people participating in leisure-time sport is growing because the wish to do something for one's health is growing constantly. From the sports medical point of view, the exercise intensity at which the best health-related adaptive effects can be observed is indisputable. The exercise workload must lie within the aerobic range which means under the aerobic-anaerobic threshold. A series of recommendations exist in the literature concerning sport participation as a health measure. Our investigations are aimed at resolving the following issues:

— What are the motives given for participation in sport?
— What is the intensity of exercise?
— How is the exercise intensity controlled?
— What does the recreational sportsperson know about their workload?

Twenty-six recreational runners and swimmers were randomly selected from the Cologne area to participate in this study. In the initial phase, the quantity and duration of training sessions were maintained in the accustomed setting. In the second phase, this unit of training was repeated under standardized conditions and measurements of heart rate and blood lactate concentration were also made.

It was shown that the predominant motive for athletic participation was maintenance of health and fitness. However, the exercise intensity, namely an average of 7.1 mmol/l lactate and a heart rate of 151 beats per minute for swimming, was too high for training for health-related purposes is both cases

Anschrift für die Verfasser: Dr. med. K. Völker, Institut für Kreislaufforschung und Sportmedizin der Deutschen Sporthochschule Köln, Carl-Diem-Weg 1, 5000 Köln 41

Even the subjective rating of exercise intensity using the Borg-Scale did not provide any positive connection between objective parameters such as heart rate and blood lactate concentrations.

The amount of information possessed by recreational sportspersons about this problem is shockingly low. The majority of them only used their subjective feeling as the controlling parameter for the intensity of exercise.

Key-words: Leisure-Time sport – Intensity of exercise.

Einleitung

Die Zahl der Menschen, die aus Überzeugung etwas für die Gesundheit zu tun Freizeitsport treiben, nimmt ständig zu. Die motorische Beanspruchungsform, von der man nachweislich die für die Gesundheit wichtigsten Anpassungserscheinungen erwarten kann, ist die Ausdauerbelastung. Über die Höhe der Belastungsintensität besteht weitgehend Einigkeit. Ausdauerbelastungen sollten im aeroben Bereich, d. h. unterhalb einer Blutlaktatkonzentration von 4 mmol/l durchgeführt werden (Liesen et al. 1979).

Die folgende Querschnittsuntersuchung soll die Frage klären, wie belasten sich eigentlich Sportler, die ohne sachkundige Anleitung Freizeitsport treiben. Was sind ihre Motive? Welche Hilfen werden zur Steuerung der Belastungsintensität herangezogen, und wie wird die Belastungsintensität subjektiv empfunden?

Material und Methoden

Für die Querschnittsuntersuchung wurden je 26 Läufer und Schwimmer angesprochen, die im Kölner Grüngürtel bzw. in Kölner Schwimmbädern ihrem Freizeitsport nachgingen. Die Auswahl erfolgt nach zufälligen Gesichtspunkten, wobei lediglich Wettkampfsportler und ehemalige Wettkampfsportler von der Untersuchung ausgeschlossen wurden.

Tabelle 1 gibt einen Überblick über die persönlichen Daten der Freizeitsportler.

Jeder Teilnehmer wurde bei zwei Versuchen beobachtet:

– Der erste Versuch erfolgte in gewohnter Umgebung, wobei lediglich durch einen Beobachter die in der Trainingseinheit absolvierte Strecke und die benötigte Zeit registriert wurden.
– Der zweite Versuch erfolgte unter standardisierten und kontrollierten Bedingungen: das Laufen in einer großen Leichtathletikhalle auf einer Rundstrecke von ca. 400 m, das Schwimmen in einer abgegrenzten Bahn im betreffenden Schwimmbad.

Tabelle 1. Die persönlichen Daten der Läufer und Schwimmer

	n	Alter	Größe	Gewicht
Läufer	26	44,5 ± 10	176 ± 7	74 ± 9
Schwimmer	26	43,0 ± 9	178 ± 7	77 ± 8

Dabei wurden folgende Parameter ermittelt:

- die Streckenlänge (Zahl der Runden bzw. Bahnen)
- der Belastungsumfang (Zeitmessung)
- die Herzfrequenz (durch telemetrische Messung)
- die Blutlaktatkonzentration (aus dem hyperämisierten Ohrläppchen)
- die subjektiv empfundene Belastungsintensität (mit Hilfe der BORG-Skala.

Mittel eines Begleitfragebogens wurden zusätzlich Daten über Art und Durchführung des Freizeitsports erhoben.

Ergebnisse

Die Tabelle 2 zeigt, daß durchweg erfahrene Breitensportler erfaßt wurden, die schon im Mittel 7 Jahre regelmäßig trainierten. Auffallend ist, daß bei gleicher Trainingsfrequenz (ca. 2,5 x pro Woche) die Läufer mehr als doppelt soviel (ca. 40 min) wie die Schwimmer (20 min) trainierten.

Tabelle 3 läßt erkennen, daß die Hauptantriebsfeder für den Sport das Streben nach Gesundheit ist, Erholung vom Alltagsstreß und Spaß an der Bewegung sind die an zweiter Stelle genannten Motive.

Die Hauptsteuerungsgrößen der Belastungsintensität (Tabelle 4) sind subjektive Parameter wie das Gefühl oder die Tagesform. Objektive Parameter, wie die Pulsfrequenz oder die Atemfrequenz werden nur selten zur Steuerung herangezogen.

Tabelle 2. Trainingsalter, Frequenz, Umfang pro Woche und zeitliche Dauer einer Trainingseinheit bei den Freizeitsportlern

	Läufer	Schwimmer
Regelmäßiges Training seit (Jahre)	6,7 ± 4,5	7,4 ± 6,5
Trainingseinheit/Woche	2,4 ± 1,4	2,5 ± 1,5
Strecke/Woche (m)	19380 ± 16526	2085 ± 1727
Dauer der Trainingseinheit (min)	39:4 ± 18:4	18:36 ± 4:54

Tabelle 3. Die Häufigkeit der Motive für den Freizeitsport (n: je 26 Läufer und Schwimmer), Mehrfachnennungen möglich

Warum betreiben Sie Sport? Weil Sie ...	Läufer	Schwimmer
- etwas für die Gesundheit tun wollen	22	20
- Gewichtsprobleme haben	6	4
- Erholung vom Alltagsstreß suchen	12	13
- die Einfachheit der Sportart schätzen	6	13
- Spaß an der Bewegung haben	12	11
- sonstiges	1	2

Tabelle 4. Die Häufigkeit der bei der Steuerung der Belastungsintensität angewandten Parametern

Wie legen Sie die Belastungsintensität fest? (Mehrfachnennungen möglich)	Läufer	Schwimmer
– durch die Pulsfrequenz	1	1
– durch die Atemfrequenz	5	1
– durch die jeweilige Tagesform	10	11
– nach „Gefühl"	12	15
– sonstiges	2	1

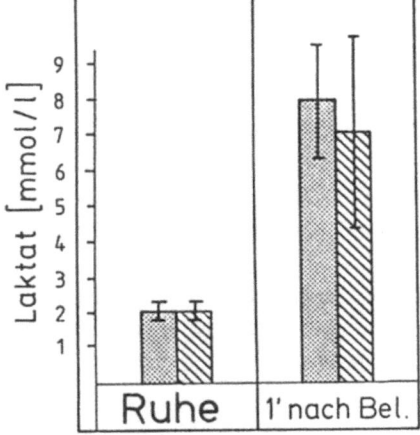

Abb. 1. Die Blutlaktatkonzentration (mmol/l) in Ruhe und nach einer Lauf- bzw. Schwimmbelastung (n: je 26)

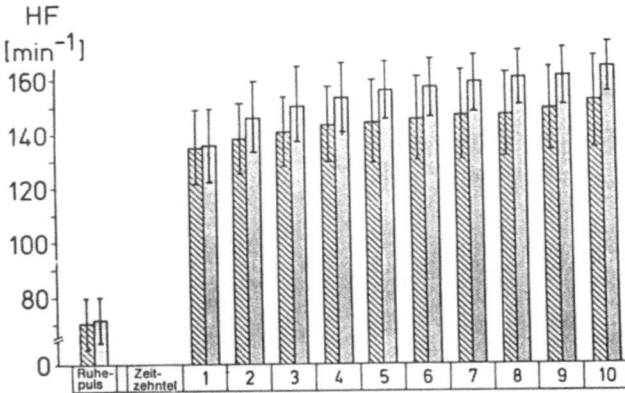

Abb. 2. Die Veränderung der Herzfrequenz bei Lauf- bzw. Schwimmbelastung. Die unterschiedlichen Streckenlängen wurden zum Vergleich in Zehntel aufgeteilt

Die Messung der Belastungsintensität anhand der Blutlaktatkonzentration ergab für die Läufer 7,1 ± 2,7 mmol/l und für die Schwimmer 8,0 ± 3,4 mmol/l (Abb. 1).

Die Registrierung der Herzfrequenz zeigt, daß bei den Läufern die Herzfrequenz von 135 auf 165/min, bei den Schwimmern von 134 auf 151 Schläge/min anstieg (Abb. 2).

Tabelle 5 zeigt die subjektive Einschätzung der Belastungsintensität anhand der BORG-Skala im Vergleich zur objektiven Belastung, gemessen anhand der Blutlaktatkonzentration.

Tabelle 5. Die objektive Belastungsintensität in mmol/l Blutlaktat und das subjektive Belastungsempfinden, gemessen anhand der Borg-Skala

Läufer			Schwimmer		
VP	Laktat max.	Borg-Skala	VP	Laktat max.	Borg-Skala
4.	1,98	9	2.	1,64	10
25.	3,59	13	9.	2,41	11
10.	4,63	13	15.	2,63	15
18.	4,58	12	5.	2,88	13
2.	4,90	12	26.	3,48	11
5.	5,08	13	14.	5,90	11
8.	5,67	15	24.	6,04	13
29.	5,81	13	20.	6,44	14
12.	5,96	10	13.	6,88	13
21.	6,17	12	12.	7,03	13
26.	6,28	13	19.	7,48	16
15.	6,30	13	21.	7,64	10
3.	6,33	12	25.	7,82	15
9.	6,30	12	6.	8,30	14
11.	6,98	13	11.	8,87	14
17.	7,43	12	22.	9,08	13
22.	7,45	13	10.	9,13	13
16.	7,54	13	4.	9,45	12
10.	8,66	10	3.	9,54	17
19.	8,99	12	18.	9,71	14
23.	9,06	13	7.	10,20	12
7.	9,09	13	1.	11,56	13
14.	9,55	14	17.	12,71	11
20.	10,98	13	23	12,86	15
6.	11,23	15	8	12,91	14
1.	15,64	14	16	14,08	15

Diskussion

Die Strecken und die Belastungszahl in den beiden Untersuchungen waren nahezu identisch, so daß es erlaubt scheint, von den Daten des kontrollierten Versuches auf die alltägliche Trainingspraxis zu schließen.

Die Ergebnisse zeigen, daß es sich bei dem angesprochenen Zufallskollektiv um schon recht erfahrene Freizeitsportler (ca. 7 Trainingsjahre) handelt. Die Trainingshäufigkeit liegt mit im Mittel 2,5 Einheiten pro Woche durchaus im Bereich der Empfehlungen der Literatur. Der zeitliche Umfang pro Trainingseinheit läßt vor allem bei den Läufern (40 min) erkennen, daß der Gesundheitssport recht ambitioniert durchgeführt wird. Da als Hauptmotiv angeführt wird, etwas für die Gesundheit tun zu wollen (Tabelle 3) erstaunt die Höhe der Belastungsintensität. Sowohl bei den Läufern wie bei den Schwimmern liegt sie deutlich über dem aeroben Bereich, in dem gesundheitlich positive Adaptationen zu erwarten sind. Zumindest bei den Läufern dürfte die Intensität, aufgrund der Trainingsjahre, der Trainingsfrequenz und des Umfanges auch oberhalb des für einen weiteren Leistungszuwachs günstigen Bereichs liegen. Da infolge von Zwischenzeitmessungen ausgeschlossen werden kann, daß die hohen Laktatkonzentrationen auf einen Endspurt zurückzuführen ist, muß davon ausgegangen werden, daß die hohe Belastungsintensität während der gesamten Belastung besteht.

Daß die Belastungsintensität oberhalb des aeroben Bereichs liegt, wird durch das Verhalten der Pulsfrequenz bestätigt (Abb. 2). Es findet sich über den Verlauf der Belastung sowohl beim Laufen wie beim Schwimmen ein kontinuierlicher Herzfrequenzanstieg im Sinne eines Ermüdungspulsanstieges. Die unterschiedliche Anstiegssteilheit der Kurven beim Laufen und Schwimmen ist aller Voraussicht nach auf den Einfluß des Tauchreflexes zurückzuführen.

Das das subjektive Belastungsempfinden, das als Parameter der Belastungssteuerung am häufigsten angegeben wurde (Tabelle 4), versagt, zeigt Tabelle 5. Es läßt sich erkennen, daß zwischen objektiven Belastungskriterien und subjektivem Belastungsempfinden keine gesetzmäßige Beziehung besteht.

Vor diesem Hintergrund ergibt sich die Notwendigkeit der Steuerung der Belastungsintensität auch im Breitensport, da die sportimmanenten und individuellen Selbstregelmechanismen nicht zu greifen scheinen. Diese Feststellung wird besonders evident, wenn man bedenkt, daß trotz großer breitensportlicher Aktionen und umfangreicher Publizität des Gesundheitssports 70% der Probanden kein spezifisches oder allgemeines Wissen über die Art und Durchführung des Sports aufwiesen.

Literatur

1. Aaken E van (1975) Programmiert für 100 Lebensjahre. Pohl, Celle
2. Bartel W (1977) Die Bedeutung unterschiedlicher wöchentlicher Trainingshäufigkeit bei definierter Reizintensität und -dauer für die Entwicklung der physischen Leistungsfähigkeit. Med Sport 17: 18–26
3. Baum KV (1971) Trainings-Pulsfrequenz 170 minus Lebensalter. Sportarzt Sportmed 22:20
4. Cooper K (1972) Fit nach Punkten – Bewegungstraining. Goverts-Krüger-Stahlwerk
5. DSB (1983) Trimming 130. Frankfurt a M
6. Hollmann W, Hettinger Th (1980) Sportmedizin – Arbeits- und Trainingsgrundlagen. Schattauer, Stuttgart New York
7. Hollmann W, Rost R, Liesen H, Dufaux B (1983) Prävention und Rehabilitation von Herz-Kreislaufkrankheiten durch körperliches Training. Hippokrates, Stuttgart
8. Israel S, Kupart H, Gottschalk K, Neumann G, Böhme P (1974) Die submaximale Herzfrequenz als leistungsdiagnostische Kenngröße. Med Sport 14:297–303
9. Lagerström D, Völker K (1983) Freizeitsport. Perimed, Erlangen
10. Liesen H, Dufaux D, Heck H, Mader A, Rost R, Lötzerich S, Hollmann W (1979) Körperliche Belastung und Training im Alter. Dtsch. Z Sportmed 7:218–226
11. Strauzenberg SE (1974) Umsetzung sportmedizinischer Erkenntnisse in Prophylaxe, Therapie, Rehabilitation und Metaphylaxe. Med Sport 14:158–162
12. Völker K, Madsen O, Lagerström D (1983) Fit durch Schwimmen. Perimed, Erlangen

Auswirkungen eines 6wöchigen Minimaltrainingsprogramms an isokinetischen Trainingsgeräten auf die körperliche Fitness untrainierter Erwachsener

Effects of a 6-Week Minimal Training Program Using Isokinetic Equipment on the Physical Fitness of Untrained Adults

D. Lagerström, A. Geist und W. Hollmann

Institut für Kreislaufforschung und Sportmedizin (Leiter u. Lehrstuhl für Kardiologie und Sportmedizin: o. Prof. Dr. med. W. Hollmann) der Deutschen Sporthochschule Köln

Zusammenfassung

In den modernen Industriegesellschaften sind die Bewegungsmangelerkrankungen innerhalb weniger Jahrzehnte zu einem großen gesundheitlichen, aber auch volkswirtschaftlichen Problem geworden. Die vorliegende Untersuchung geht der Frage nach, welche Auswirkungen ein 6wöchiges 4x wöchentlich 10minütig durchgeführtes Training an isokinetischen Geräten auf die allgemeine körperliche Fitness hat. Jede Trainingseinheit bestand aus 15 Übungsteilen à 30 s. Zwischen den ersten 5 Übungen wurde jeweils eine Pause von 30 s eingelegt, die letzten 10 Übungen hingegen ohne Pause durchgeführt. Am Ende des Trainings sollte die Pulsfrequenz der fahrradergometrisch, an der aerob-anaeroben Schwelle (4 mmol/l), ermittelten Trainingspulsfrequenz entsprechen. Die wesentlichsten Ergebnisse lauten: Nach 6 Wochen konnten, außer bei der Beweglichkeit im Schultergelenk, eine bis zu 30%ige, teils signifikante, Leistungssteigerung bei allen sportmotorischen Tests und eine signifikante, ca. 30%ige Steigerung der aeroben Ausdauerleistungsfähigkeit, gemessen an der 4-mmol/l-Laktatschwelle, beobachtet werden. Hieraus läßt sich ableiten, daß ein 4x wöchentliches, nur 10minütiges isokinetisches Training als ein ausgezeichnetes allgemeines Fitnesstraining empfohlen werden kann.

Schlüsselwörter: Körperliche Fitness – Isokinetisches Training.

Summary

Within the past few decades, illnesses related to a lack of exercise have become a large health, but also economic problem in the modern industrial countries. This study attempts to answer questions concerning the effects of a six-week training program using isokinetic training equipment and conducted four times a week for 10 minutes per session on the general physical fitness level.

Each unit of training consisted of 15 exercises, each lasting 30 seconds. Rest periods of 30 seconds were included between each of the first five exercises, while the remaining 10 were carried out without rest periods.

At the conclusion of training, the pulse rate should correspond to the training pulse rate calculated on the bicycle ergometer at the aerobic-anaerobic threshold (4 mmol/l lactate). The most important findings are: After 6 weeks, improvements in performance of up to 30%, of which some were significant, were found in all of the sport-related motor ability tests except the flexibility of the shoulder girdle. A significant increase of approximately 13% was also observed in the aerobic endurance capacity as mea-

---

Anschrift für die Verfasser: Dr. Sportwiss. D. Lagerström, Institut für Kreislaufforschung und Sportmedizin, Carl-Diem-Weg 1, 5000 Köln 41

sured at the 4-mmol/l lactate threshold. The conclusion can be drawn that an isokinetic training program carried out four times a week for ten minutes each time can be recommended as an excellent means for general fitness training.

Key-words: Physical fitness − Isokinetic strengthtraining.

Einleitung

Die praventivmedizinische Bedeutung von körperlichem Training, Bewegung und Sport ist seit Jahrzehnten ein wichtiger Bestandteil der sportmedizinischen Forschung [2, 10]. Innerhalb dieses Forschungsbereiches haben die Auswirkungen sogenannter Minimaltrainingsprogramme, besonders auch bei Pädagogen und Gesundheitssportlern, immer eine spezielle Aufmerksamkeit hervorgerufen. In der Literatur werden eine Reihe von Minimaltrainingsprogrammen sowie deren Auswirkungen dargestellt [3−5, 8−10].

In der vorliegenden Arbeit sollte das in den 60iger Jahren entwickelte und sich mittlerweile sowohl im Rahmen des Leistungssports als auch in der Prävention und Rehabilitation, bewahrte isokinetische Training [1, 6, 7] auf seine Eignung für ein auf die allgemeine Fitness abzielendes Minimaltrainingsprogramms untersucht werden.

Material und Methodik

Für die vorliegenden Untersuchungen standen insgesamt 5 weibliche Personen mit einem Durchschnittsalter von 40,4 ± 3,4 Jahren, sowie 5 männliche Probanden mit einem Durchschnittsalter von 44,4 ± 9,7 Jahren, zur Verfügung.

Um die Auswirkungen des 4x wöchentlich über 6 Wochen gehenden 10minütigen Minimaltrainingsprogramms zu objektieren, wurde vor und nach dem Training ein fahrradergometrischer und sportmotorischer Test (Fallstab, Ausschultern, Rumpfvorbeuge, Liegestütz, Sit-up's, Aufbäumen), sowie statische Muskelkraftmessungen (Beinstrecker, Armstrecker, Armbeuger) durchgeführt.

Zur Überprüfung der Trainingswirkungen auf die Ausdauerleistungsfähigkeit benutzten wir den fahrradergometrischen Standardtest nach Hollmann u. Venrath. In den letzten 15 s einer jeden Belastungsstufe wurden jeweils Pulsfrequenzmessungen und Blutabnahmen zur Laktatmessung vorgenommen.

Die statischen Kraftmessungen führten wir am ELAG-Dynamometer nach den Angaben von Hettinger [2] durch. Die sportmotorischen Merkmale wurden, nach einem standardisierten Aufwärmprogramm durchgeführt.

Da das durchgeführte Trainingsprogramm, neben der Verbesserung von Kraft und Kraftausdauer, auch auf die Verbesserung der allgemeinen aeroben Ausdauer abzielte, wurde die Belastungsintensität so gewählt, daß unmittelbar im Anschluß einer Trainingseinheit, die Pulsfrequenz der fahrradergometrisch ermittelten Trainingspulsfrequenz an der aeroben-anaeroben Schwelle (4 mmol/l Laktat) entsprach.

Das durchgeführte isokinetische Minimaltrainingsprogramm bestand aus 15 Teilübungen von jeweils 30 s Dauer. Während die ersten 5 Übungen (Unterarmstreckung, „Ruder-Armzug", Sit-up's, Curls, „Rudern") mit 30-s-Intervallen durchgeführt wurden, mußten die letzten 10 Übungen (Armzug-/drücken, Kniebeugen, Armzug, Kniebeuge, Curls, Kniebuegen, Armzug, Kniebeugen, Armzug-/Drücken und Kniebeugen) ohne Pause absolviert werden. Die effektive Trainingszeit betrug somit $7^1/2$ min.

Ergebnisse

Beim fahrradergometrischen Leistungstest konnte die Hälfte der Probanden im Nachtest eine höhere Stufe (40 Watt) als im Vortest erzielen.

Die mittlere Herzfrequenz lag sowohl in Ruhe wie auch auf gegebenen Belastungsstufen im Nachtest z. T. deutlich (zwischen 2,5 und 6,9%) niedriger als im Vortest (Abb. 1). Die Werte waren auf der 110-Watt- und der 150-Wattstufe signifikant ($p < 0,01$) und auf der 190- und 230-Wattstufe schwach signifikant ($p < 0,05$).

Auch bei der Leistungsbeurteilung mittels des Laktatverhaltens konnte eine deutliche Verbesserung beobachtet werden. Die mittlere aerobe Leistungsfähigkeit lag, gemessen an der aerob-anaeroben Schwelle, im Nachtest 13% über dem Ausgangsniveau (Abb. 2).

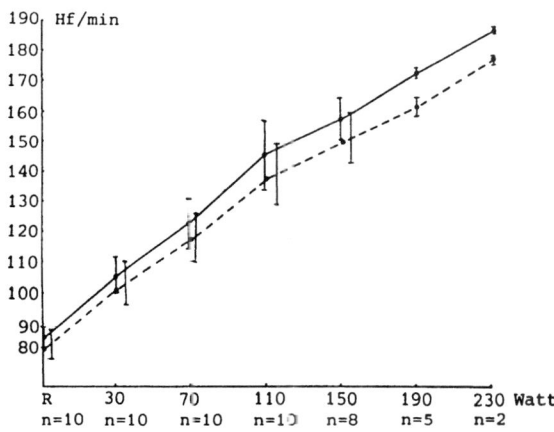

Abb. 1. Das Mittelwertverhalten der Herzfrequenz bei einem ansteigenden fahrradergometrischen Belastungstest vor (———) und nach (– – –) einem 6wöchigen isokinetischen „Minimaltraining"

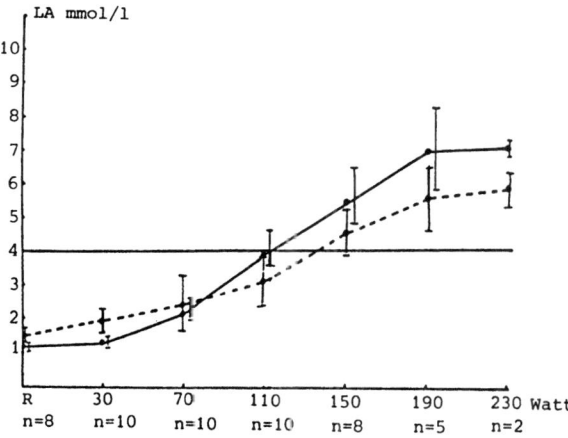

Abb. 2. Das Mittelwertverhalten von Laktat bei einem ansteigenden fahrradergometrischen Belastungstest vor (———) und nach (– – –) einem 6wöchigen isokinetischen „Minimaltraining"

Tabelle 1. Die Ergebnisse (x = Vortest, y = Nachtest) der sportmotorischen Tests und der statischen Maximalkraftmessungen

VP	Fallstab (cm)		Ausschultern (cm)		Rumpf-vorbeuge (cm)		Liegestütz (Anzahl)		Kraft Bauch-muskulatur (Anzahl)	
	x	y	x	y	x	y	x	y	x	y
1	28	20	80	80	4	5	24	31	5	7
2	21	18	100	100	20	22	29	36	8	10
3	18	10	75	72	5	6	28	32	9	10
4	19	13	85	85	4	10	34	31	8	7
5	18	19	80	70	5	5	17	19	6	11
6	11	19	90	95	22	22	20	22	10	12
7	18	11	105	100	8	10	16	20	9	10
8	23	15	85	90	13	16	28	36	9	11
9	12	16	100	100	8	5	15	21	8	9
10	23	24	120	120	−22	−22	10	13	5	8
$\bar{x}$	19,1		92		6,7		22,1		7,7	
$\bar{y}$		16,5		91,2		8,1		27,1		9,5
s	4,8	4,1	13,2	14,3	11,4	11,3	7,3	7,3	1,7	1,6
$\Delta\%$	13,6		0,9		21,0		22,6		23,3	
p	0,18		0,59		0,08		0,004		0,005	

VP	Kraft Rücken-muskulatur (Anzahl)		Kraft Beinstrecker (in kg)		Kraft Armbeuger (in kg)		Kraft Armstrecker (in kg)	
	x	y	x	y	x	y	x	y
1	13	15	31,5	40,0	17,0	21,0	14,5	18,5
2	17	18	41,0	41,5	27,0	26,5	20,0	20,0
3	16	18	30,0	30,0	17,0	22,0	12,5	12,0
4	18	16	25,0	32,5	19,0	19,5	16,0	18,0
5	12	18	34,0	38,0	15,0	18,5	11,0	18,5
6	18	21	49,0	59,5	22,0	54,0	17,0	32,0
7	16	18	49,5	59,5	32,0	33,5	21,0	25,0
8	19	17	52,0	60,5	28,0	33,5	28,5	29,5
9	22	19	60,0	68,0	27,5	43,0	22,5	28,0
10	12	10	48,5	42,0	26,5	30,0	23,5	30,0
$\bar{x}$	16,3		42,0		23,1		18,7	
$\bar{y}$		17,0		47,2		30,1		23,2
s	3,0	2,8	10,8	12,7	5,5	10,8	5,2	6,3
$\Delta\%$	4,2		12,2		30,5		23,8	
p	0,53		0,01		0,04		0,01	

Bei den statischen Maximalkraftmessungen konnte sowohl bei den Bein- als auch den Armstreckern eine signifikante Verbesserung ($p < 0,01$) und bei den Armstreckern eine schwach signifikante Verbesserung ($p < 0,05$) festgestellt werden. Die Durchschnittswerte betrugen dabei 12,2% für die Beinstrecker, 23% für die Armstrecker und 30,5% für die Armbeuger (Tabelle 1). Bei den sportmotorischen Tests konnten, außer bei der Flexibilität im Schulterbereich, z. T. deutliche mittlere Verbesserungen im Nachtest festgestellt werden. Während bei den Sit-up's uns Liegestützen eine signifikante Verbesserung ($p < 0,01$) von 23,3% bzw. 22,5% erzielt werden konnte, wies die Rückenmuskulatur eine nichtsignifikante Verbesserung von 4,2% auf. Obwohl nicht statisch signifikant, nahm auch die mittlere Flexibilität der Körperrückseite, gemessen mittels Rumpfvorbeuge, deutlich, um 21% zu.

Diskussion

Bei der Betrachtung der fahrradergometrischen Leistungsdaten konnten bei allen Probanden, außer bei Probandin Nr. 5, eine deutliche Veränderung des Herz-Kreislaufverhaltens in trophotroper Richtung beobachtet werden. Diese als präventivmedizinisch als sehr wertvoll einzustufenden Anpassungsvorgänge lassen sich also hiernach schon mit einem 4× wöchentlichen, 10minütigen isokinetischen Training erzielen [3, 10].

Daß die Trainingswirkungen nicht nur zu einer Ökonomisierung der Herzarbeit, sondern auch zu einer echten Verbesserung der allgemeinen Ausdauerleistungsfähigkeit führte, kann an der deutlichen Verbesserung der aeroben Arbeitskapazität festgestellt werden.

Daß die Probandin Nr. 5 keine Leistungsverbesserungen im Nachtest aufwies, war zu erwarten, da sie als einzige während des gesamten Trainings unterhalb der ergometrisch festgelegten Trainingspulsfrequenz, die für entsprechende Trainingsanpassungen, als notwendig erachtet werden muß, lag [6, 19].

Obwohl das durchgeführte Minimaltrainingsprogramm keine gesundheitlichen metabolischen Anpassungen wie z. B. HDL-Zunahme erwarten lassen kann, muß aufgrund der gemessenen hämodynamischen und metabolischen Auswirkungen, dieses Training als ausreichend für ein präventivmedizinisch wirksames Minimaltraining angesehen werden. [3, 10].

Obwohl das durchgeführte Trainingsprogramm ein rein dynamisches Training war, zeigen die Verbesserungen sowohl der statischen Muskelkraft als auch der Kraftausdauer, daß ein entsprechend aufgebautes isokinetisches Training als ein vollwertiges Fitnesstraining betrachtet werden muß. Dies war jedoch nicht unerwartet, da die Effektivität des isokinetischen Trainings höher als bei vergleichbaren Trainingsarten liegt [1, 6].

Daß die mittlere Kraftverbesserung der Rückenmuskulatur vergleichsweise gering (4,2%) ausfiel, ist damit zu erklären, daß die Testübung bzw. Testdurchführung (nur 15 s) nicht optimal war. Das Meßergebnis war somit neben der Muskelkraft und Kraftausdauer stark von der Bewegungsfrequenz limitiert.

Obwohl das durchgeführte Programm keine Übungen zur Verbesserung der Beweglichkeit beinhaltete, konnte eine Beeinträchtigung der Flexibilität beobachtet werden. Sowohl beim Ausschalten (0,9%) als auch bei der Rumpfvorbeuge (29,0%) lagen die Ergebnisse im Nachtest über dem Ausgangswert. Hieraus kann geschlossen werden, daß das isokinetische Training keinen negativen Einfluß auf die Flexibilität, wie dies bei anderen vergleichbaren Trainingsarten zu erwarten ist, hat. Die relativ große Verbesserung im Rumpfbeuge-

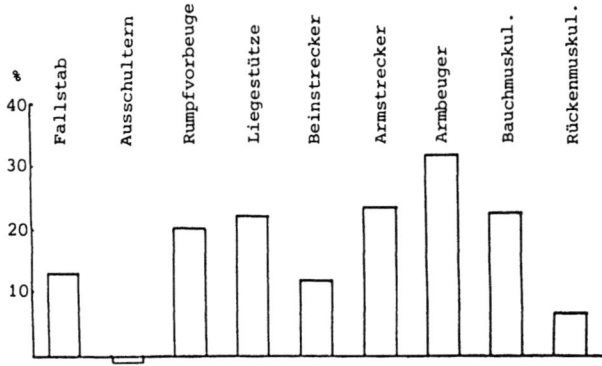

Abb. 3. Die prozentualen Leistungsveränderungen bei den sportmotorischen Tests und den statischen Maximalkraftmessungen nach einem 6wöchigen isokinetischen „Minimaltraining"

test, läßt sich damit erklären, daß durch die verbesserte Bauch- und Hüftbeugenmuskulatur eine größere aktive Dehnung der Körperrückseite ermöglicht wird [4].

Die gewonnenen Erkenntnisse mit verschiedenen isokinetischen Minimaltrainingsprogrammen läßt den Schluß zu, daß ein 5minütiges Training zwar zu Verbesserungen im Bereich der Muskelkraft und der Kraftausdauer, jedoch nicht zu einer Ökonomisierung der Hämodynamik und zu Verbesserungen im Bereich der Ausdauer führt [4]. Ein 10minütiges, 4x wöchentliches isokinetisches Training mit einer effektiven Übungszeit von $7^1/2$ min reicht jedoch aus, um auch positive Beeinflussungen des Herz-Kreislaufsystems und des Stoffwechsels zu erzielen. Wenn die Intervalle in den ersten 5 Trainingsminuten in dem hier dargestellten Programm mit gezielten Dehnungs- und Lockerungsübungen komplettiert werden müssen, könnten sicherlich auch noch weitere Verbesserungen im Bereich der Flexibilität erzielt werden.

Aufgrund der gewonnenen Erkenntnisse kann ein 10minütiges 4x wöchentlich durchgeführtes isokinetisches Fitnesstraining sowohl für den Vereins-, Instituts- als auch für das Heimtraining empfohlen werden. Dies nicht zuletzt auch deswegen, weil diese Trainingsart praktisch ohne Überbelastungs- und Verletzungsgefahren durchgeführt werden kann.

Die Tabelle 3 gibt einen Überblick über die prozentuellen Leistungsverbesserungen bei den sportmotorischen Tests und den statischen Maximalkraftmessungen.

Literatur

1. Goebel R, Küssel R, Pfaffenberg A, Schneider P-G, Hollmann W (1983) Über den Effekt eines isokinetischen Krafttrainings im Vergleich zu statischem Krafttraining. In: Heck H, Hollmann W, Liesen H, Rost R (Hrsg) Sport: Leistung und Gesundheit. Köln
2. Hettinger Th (1972) Isometrisches Muskeltraining. Thieme, Stuttgart
3. Hollmann W, Rost R, Defaux B, Liesen H (1983) Prävention und Rehabilitation von Herz- und Kreislaufkrankheiten durch körperliches Training. Hippokrates, Stuttgart
4. Lagerström D, Bjarnason B (1984) Fit durch Gymnastik. Perimed, Erlangen (im Druck)
5. Meller W, Mellerowicz H (1970) Vergleichende Untersuchungen über Dauertraining mit gleicher Arbeit, aber unterschiedlicher Leistung an eineiigen Zwillingen. Sportarzt u Sportmed 1
6. Moffroid M, Whipple R, Hofkosh J, Lowman E, Thistle H (1969) A study of isokinetic exercise. J Am Physical Ther Assoc 49:735
7. Pipes Th, v Wilmore JH (1975) Isokinetic vs isotonic strength training in adult men. Med Sci Sports 7:262

8. Schwarz PG (1979) Über den Effekt von Minimaltrainingsprogrammen auf das kardiopulmonale System. Diss. Köln
9. Shepard RJ (1968) Intensity, duration, and frequency of exercise as determinants of the response to a training regime. In: Z Angew Physiol einschl Arbeitsphysiol 26
10. Strauzenberg SE (1979) Grundbedingungen für die Belastungsgestaltung zur gerichteten Beeinflussung der Herz-Kreislauf- und Stoffwechselfunktion bei Erwachsenen durch Freizeit- und Erholungssport. Med Sport 19:36

Herzfrequenztelemetrie bei Golf

Heart Rate Telemetry During Golf

W. Hilmer, A. Büchner und H.-W. Bindig

Sportmedizinische Abteilung (Leiter: Prof. Dr. med. W. Hilmer) der Medizinischen Poliklinik (Direktor: Prof. Dr. med. K. Bachmann), Universität Erlangen-Nürnberg

Zusammenfassung

Während einer 9-Loch-Runde wurden 26 Golfer frequenztelemetrisch untersucht. Die Grundfrequenz wird vorwiegend bestimmt von der geländeabhängigen Gehgeschwindigkeit, vom Trainingszustand und vom persönlichkeitsgeprägten Sportverhalten. Überlagert wird die Grundfrequenz von sportartspezifischen Bewegungselementen: Schlag, Hocke und Bücke. Für Ligaspieler ergeben sich auffallend hohe Ausgangsfrequenzen im Sinne einer Vorstartsituation, auch regelmäßig, wenn auch geringfügiger, Frequenzanstieg beim Einlochen. Für sportpraktische Beratung gilt es eventuelle belastungsabhängige Leitsymptome in Trainings- und Beschwerdeanamnese gezielt zu beachten.

Schlüsselwörter: Herzfrequenztelemetrie – Golf.

Summary

During a 9-hole-round, 26 golfers, were examined by heart telemetry with regard to complaints following exercise. The average heart rate fluctuated considerably depending upon the individual sporting behaviour and training condition, speed and ground conditions. Rates above 180 – age for more than 15 minutes were not observed, despite clear rate peaks. The heart rate is modulated by strokes, squatting, such as when using a tee and by bending for picking up the ball or replacing divots.

With regard to complaints, reference is made to overloading of the left-side thorax musculature – related to the heart, but not cardiogenic.

Key-words: Heart rate telemetry – Golf.

Einleitung

Golf als typischer Vertreter einer lebensbegleitenden Sportart gewinnt zunehmend Anhänger, wird im Alter sogar häufiger, länger und minunter auch sehr intensiv gespielt. Dennoch stehen sportärztliche Untersuchungen weitgehend aus.

Anschrift für die Verfasser: Prof. Dr. med. W. Hilmer, Sportmedizinische Abteilung der Medizinischen Poliklinik, Maximiliansplatz 1, 8520 Erlangen

Methodik

Mit üblicher Frequenztelemetrie werden 26 Golfer, 19 Freizeit-, 6 Bayernliga-Spieler, 1 Golflehrer während einer 9-Loch-Runde untersucht; Altersspanne von 20 bis 63 Jahre. – Die Thoraxelektroden werden nach der reduzierten Ableitung MC 5 sorgfältig fixiert, das Elektrodenkabel S-förmig zur Sendetasche an der rechten Hüfte geführt. Bei optimalem Standort der Empfangsgeräte sind die Spielbahnen 3, 4, 6, 7, und 9 voll einzusehen, L 1 nur im ersten Drittel. L 2, 5 und 8 sind geländebedingt nicht einzusehen, so daß das Herzfrequenzverhalten den einzelnen Bewegungsphasen nicht zuzuordnen ist.

Ergebnisse

Einer zusammenfassenden Darstellung der Frequenzmittelwerte kommt als Vergleichsgröße keine Aussage zu, weil jeder Golfer zu jeder Zeit, an jedem Ort, in unterschiedlicher Verfassung und Trainingszustand situativ etwas anderes macht. Zur Beurteilung waren für die 26 Spieler die Herzfrequenzprofile nach Abb. 1 zu erstellen. Im Überblick ergibt sich, daß das Frequenzniveau weitgehend bestimmt wird vom Gelände, von Gehgeschwindigkeit, persönlichkeitsgeprägtem Sportverhalten, Spielkönnen und Kondition. Überlagert wird diese Grundfrequenz von sportartspezifischen Bewegungselementen wie Hocke, Bücke, Schlag, da Golf zu etwa einem Drittel aus Gehen, Stehen und Schlag besteht.

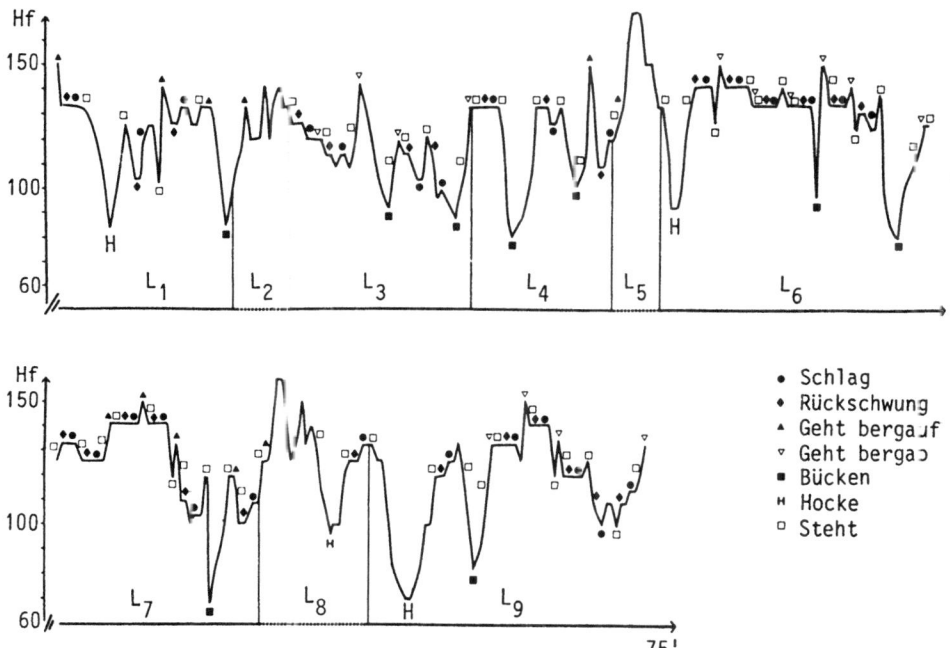

Abb. 1. HF-Profil eines 31jährigen ausdauertrainierten Ligaspielers. Durchschnittswerte für die Grundfrequenz um 120, mit deutlicher Abhängigkeit vom Gelände: abfallende Frequenz bei fallendem Gelände L 3/ansteigende Frequenz bei ansteigendem Gelände L 4. Überlagerung der Grundfrequenz durch sportartspezifische Bewegungselemente, abrupter Abfall bei Hocke, mitunter auch bei Bücke

Zu Spielbeginn haben die 6 Ligaspieler durchschnittlich eine Herzfrequenz von 132 Sch/min, die um 23,5% höher liegt als bei den 19 Freizeitspielern mit 107 Sch/min. Zudem lassen die Wettkampfspieler regelmäßig beim Einlochen eine geringfügige und kurzfristige Frequenzerhöhung erkennen, die bei Freizeitgolfern kaum zu beobachten ist. Dies und die erhöhte Vorstartfrequenz weisen auf Motivation hin, weil gerade Ligaspieler als sporterfahren und trainiert einzuschätzen sind — denn Golf ist keinesfalls, wie es aussieht, ein nur „ruhiger Sport". Wenn im Spielverlauf auch durchschnittliche Frequenzen um 120 zu errechnen sind, ist in keinem Fall im Sinne eines kardialen Ausdauertrainings eine HF von 180-LA für einen Zeitraum länger als 15 min zu registrieren.

Als exemplarisches Beispiel zeigt Abb. 1 das Frequenzprofil eines 31jährigen Ligaspielers, 7 Jahre Golferfahrung, 3 Spiele pro Woche, mit hohem technischen und taktischen Können. Bei einer Gehgeschwindigkeit von 75 min — Durchschnittswert über zwei Stunden — errechnet sich eine Mittelfrequenz von 126 Sch/min. Bemerkenswert ist die direkte Abhängigkeit der HF vom Spielgelände mit einem kontinuierlichen Frequenzrückgang für Fairway 3, in Andeutung auch für L 7 und L 9, entsprechend dem jeweils abfallenden Gelände. Geländeanstieg auf Spielbahn 4 und vor allem der Steilanstieg zum Abschlag für L 5 bringen entgegengesetzt eine kontinuierliche Frequenzerhöhung. Grundfrequenz annähernd horizontal für Fairway 1 und 6. Überlagert wird diese Grundfrequenz jeweils durch sportartspezifische Bewegungselemente, so bringt Hocke, vor allem bei Verwendung eines Tee, einen abrupten Frequenzabfall, mitunter auch deutlich ausgeprägt bei Bücke zur Ballaufnahme oder Rasenausbesserung. Bemerkenswert ist auch die hohe Ausgangsfrequenz von 150, mit „Einschlagen ohne Ball" immerhin noch bei 135 sowie der deutliche Frequenzanstieg beim „langen Abschlag" für L 1. Auch ist der Frequenzanstieg beim Einlochen für L 4, 7 und 9 zu erkennen.

Trainingszustand, persönlichkeitsgeprägtes Sportverhalten, eventuell auch Lebensalter bestimmen entscheidend das Frequenzprofil, wie in der Gegenüberstellung von drei Freizeitgolfern in Abb. 2 zum Ausdruck kommt. Der 38jährige Lehrer ist mit einem Ruhepuls von 44 ausdauertrainiert, Gehzeit für die neun Löcher 80 Minuten, 4 Jahre Golferfahrung, 4 Spiele pro Woche. Bei niedrigem Frequenzniveau, Durchschnittswert 80 und Maximalanstieg bis 120 Sch/min zeigen sich wenige Frequenzschwankungen, mit Ausnahme einer anhaltenden Bücke. — Der 50jährige Kaufmann, als durchschnittlich trainiert einzuordnen mit einem Ruhepuls von 80, bringt eine HF im Durchschnitt von 120, mit Maximalanstieg auf 140; 3 Jahre Golferfahrung, etwa 2 Spiele pro Woche. Bei höherem Frequenzniveau ergeben sich deutliche Schwankungen in Abhängigkeit von der jeweiligen Spielsituation. — Der 67jährige Arzt schließlich hat mit 9 Jahren die längste Golferfahrung, etwa 6 Spiele pro

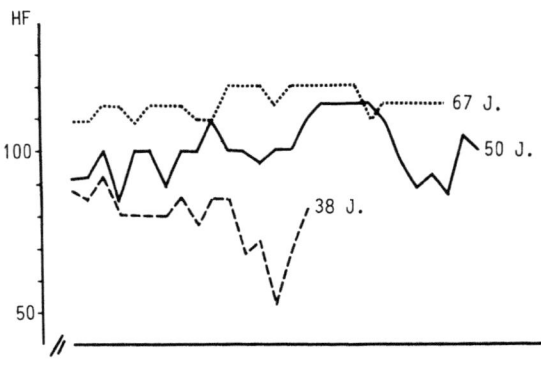

Abb. 2. HF-Verhalten auf Spielbahn 9: Gegenüberstellung von 3 Probanden mit unterschiedlichem Lebensalter, Trainingszustand und Spielverhalten

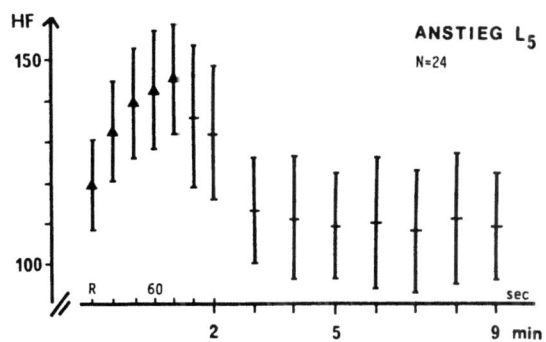

Abb. 3. HF-Anstieg bei steilem Gelände zum Abschlag L 5

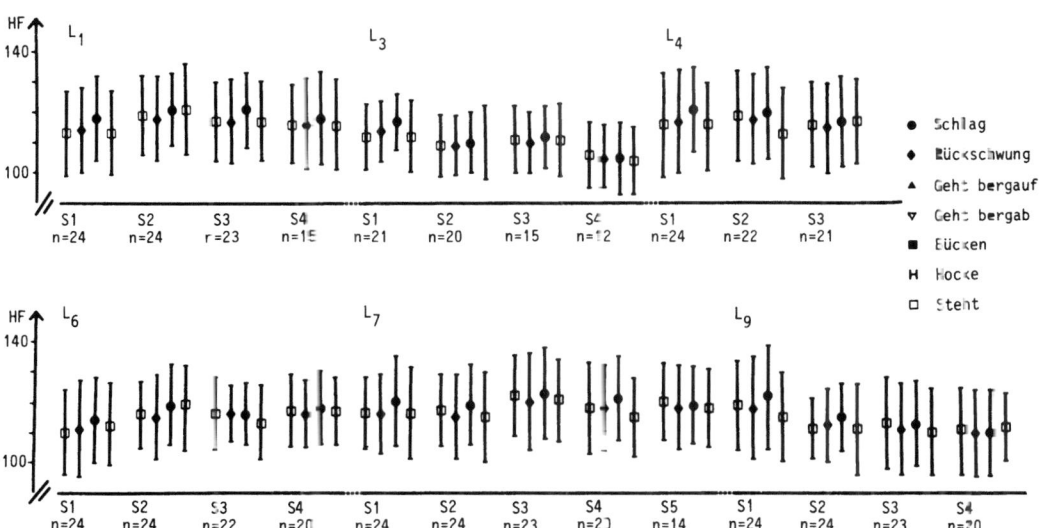

Abb. 4. HF-Schwankungen während der Schlagphasen

Woche, und er läßt sich Zeit mit 195 Minuten. Sein hohes Frequenzniveau wird durch das Spielgeschehen kaum beeinflußt, anhaltende Hocke oder Bücke werden weitgehend vermieden.

Von den spielartspezifischen Beeinflussungen seinen schwerpunktmäßig herausgegriffen:

1. *Gehgeschwindigkeit* in Abhängigkeit vom Gelände bestimmt entscheidend die Grundfrequenz, mit eindeutig abfallender Frequenz für Spielbahn 4 im Gegensatz zum Steilanstieg zum Abschlag für L 5. In Abb. 3 ist der kontinuierliche Anstieg von 120—145 für 24 Spieler dargestellt, wobei die hohe individuelle Streuung entsprechend dem Trainingszustand zum Ausdruck kommt.

2. Beim *Schlag* mit Rück-, Durch- und Ausschwung ergeben sich ebenfalls erhebliche individuelle Schwankungen, wie in Abb. 4 gezeigt. Bemerkenswert ist die Tendenz zum Frequenzanstieg bei Impakt, der nahezu bei allen Spielern zu erkennen ist. Geringfügige Frequenzabnahme beim Rückschwung ist auf die Atemphase zu beziehen. Trotz dieser

Überlagerungen der HF bleibt die niedrige Grundfrequenz für abfallendes Gelände bei L 3 und die höhere Grundfrequenz für ansteigendes Gelände bei L 4 erhalten.

3. Für die *Schlaglänge* lassen die Ligaspieler beim Abschlag, vor allem bei Verwendung eines Tee, regelmäßig die höchste HF erkennen, entsprechend der größeren Schlaglänge. Die Freizeitgolfer hingegen lassen eine derartige Korrelation nicht beobachten, vielmehr dürften gerade hier die Schwierigkeitsgrade in gegebener Situation frequenzentscheidend sein.

4. *Hocke* und *Bücke*. Anhaltende Hocke, vor allem bei Verwendung eines Tee mit sorgfältiger Ballplazierung, bringt mitunter erheblichen und abrupten Frequenzabfall bei allen Spielern, insbesondere auch bei den Turnierspielern. Aus 52 Situationen war ein Abfall um 36% zu errechnen mit anschließend kontinuierlichem Anstieg. Bei Bücke, etwa zur Ballaufnahme oder zur Rasenausbesserung, ergibt sich meist nur eine kurzfristige Frequenzerniedrigung von sehr unterschiedlichem Ausmaß. Dennoch war für 24 Spielsituationen der insgesamt 24 Spieler auch bei Bücke ein Frequenzabfall von 31% zu errechnen, bei meist kurzfristigem Wiederanstieg in der Aufrichtphase.

Diskussion

1. Wenngleich die Kriterien für die Ausdauertraining nach üblicher Faustregel nicht nachzuweisen sind, darf dennoch eine entscheidende Sportförderung in allgemeiner gesundheitlicher Hinsicht gesehen werden bei optimaler Umgebung. Zudem wird das allgemeine Sportinteresse und auch die Trainingsvorbereitung in begleitenden Sportarten gepflegt; im Vordergrund stehen Schwimmen, Langlauf, Tennis, jeweils genannt von vier Probanden, Ski von 7 Probanden.

2. Keinesfalls darf der Schluß gezogen werden, daß Golf, weil es keinen Trainingsreiz setzt im Sinne eines Ausdauereffektes, hinsichtlich Belastung und Belastbarkeit als ungefährlich angesehen werden kann, weil gerade ältere Golfspieler sehr intensiven Sporteinsatz pflegen. — Uns ist ein 45jähriger Mediziner bekannt, der nach 28jähriger berufsbedingter Sportpause seit etwa einem Jahr mit Golf angefangen hat. Auf dem 11. Green einer vorgesehenen 18-Loch-Runde ist er während eines Zwischenschlages an akutem Herversagen gestorben. Vorbeschwerden sind nicht bekannt. Es fand sich eine fleckförmige ältere Herzschwiele an der Vorderwand bei hochgradig stenosierender Koronarsklerose mit subtotalem Verschluß der linken Kranzarterie. — Gerade diese Beobachtung weist auf die Notwendigkeit sportärztlicher Untersuchung und Betreuung von älteren Sportaktiven hin, ganz besonders auch von Wiederanfängern.

3. Das Herzfrequenzprofil wird vorwiegend durch die Grundfrequenz geprägt mit weitgehender Abhängigkeit von Gehgeschwindigkeit und Gelände, von Trainingszustand und persönlichkeitsgeprägtem Sportverhalten, eventuell von Sporterfahrung und Lebensalter. Dieses Frequenzniveau wird von sportartspezifischen Bewegungselementen überlagert. Herauszustellen ist im Hinblick auf belastungsabhängige Leitsymptome vor allem der abrupte Frequenzabfall bei anhaltender Hocke, insbesondere bei Verwendung eines Tee mit sorgfältiger Ballplazierung, eventuell auch Frequenzrückgang bei Bücke. Es können in der Aufrichtphase Beschwerden wie Schwindel oder Herzrhytmusstörungen auftreten. Von den 26 Untersuchten hatten 4 Extrasystolen. In sportärztlicher Beratung gilt es im Rahmen der

Sport- und Beschwerdeanamnese auf derartige Leitsymptome zu achten, ganz besonders bei Älteren.

4. Zudem ist in differentialdiagnostischer Beurteilung sportartabhängiger Leitsymptome auch auf die Belastung der linksthorakalen Muskulatur zu achten: Pectoralis, Serratusansatz, Schulter- und Rückenmuskulatur. Beim Schlag ist die gesamte Arm-, Rumpf- und auch Beinmuskulatur betroffen. Fester Stand, Balance, sicherer Griff, Beugung und Streckung, wie vor allem Rumpfdrehung mit seitlicher Schubbewegung, sollten sportartspezifisch neben üblichem Konditionstraining geschult werden. Untrainierte oder falsch belastete Muskulatur kann zu linksseitiger Schmerzirritation führen mit entsprechenden differentialdiagnostischen Überlegungen – herzbezogen, doch nicht herzbedingt. Was dem Tennisspieler der rechte, kann dem Golfer der linke Arm sein.

Literatur

1. Adler JD (1978) Golf. A lifetime sport on the move in phys. Educator, Indianapolis 35:26–29
2. Ende M (1966) Physiological effects of golf. Va Med 93:29–32
3. Gratenau S (1977) Golf als Freizeitsport. Entwicklung, Spielregeln, Anlagetypen und Betriebsformen; sportmedizinische, psychologische und pädagogische Bedeutung. Das Gartenamt, Hannover 26:444–456
4. Hollmann W (1976) Sportmedizin – Arbeits- und Trainingsgrundlagen. Schattauer, Stuttgart New York, S 581
5. Larson LA (1971) Encyclopedia of sport sciences and medicine. University of Wisconsin, New York, pp 538–685
6. Schmidt-Prange J (1975) Golf, von den Grundbegriffen bis zur Vollendung. Heine, München

XIII

Freie Vorträge:

Innere Medizin
Internal Medicine

Verhalten von Histamin und Noradrenalin bei zweimaliger Laufbelastung im Hinblick auf belastungsabhängige Magen- und Atembeschwerden

Behavior of Histamine and Noradrenaline During Double Running Exercise with Regard to Exercise-Dependent Gastric and Respiratory Complaints

W. Hilmer, K.-H. Leppik, P. Mitznegg und H.-W. Bindig

Sportmedizinische Abteilung (Leiter: Prof. Dr. med. W. Hilmer) der Medizinischen Poliklinik (Direktor: Prof. Dr. med. K. Bachmann), Universität Erlangen-Nürnberg

Zusammenfassung

Histamin im Vollblut und Noradrenalin im Plasma wurden bei 9 ausdauertrainierten Sportstudenten nach Liegen und Stehen, nach zweimaliger Laufbelastung von je 1500 m untersucht, einschließlich praxisüblicher Laborwerte und Herzfrequenztelemetrie. Statistisch gesichert ist ein deutlicher Anstieg für beide Hormone nach Stehen und nach Erstbelastung, mit erheblicher individueller Streuung. Trotz der hohen Histaminwerte im Vollblut nach forcierter Belastung treten nach allgemeiner Sporterfahrung nur selten Oberbauchsymptome oder Belastungsasthma auf. Lokale Histaminbildung, als Gewebshormon, kann in Parallele zum Anstieg im Vollblut gesehen werden. Für die erwähnten belastungsabhängigen Leitsymptome kommt der Hyperreagibilität bzw. Ansprechbarkeit der Histaminrezeptoren entscheidende Bedeutung zu.

Schlüsselwörter: Histamin-Norepinephrin – Training – Gastrische und Atmungsbeschwerden.

Summary

Blood histamine and plasma noradrenaline were examined in 9 endurance-trained sports students during a running exercise of two times 1500 m, as were the usual laboratory parameters and heart-rate telemetry. All laboratory parameters were corrected according to the hematocrit.

    Histamine increased at rest from lying to standing, with a further rise after running exercise of up to 80%, whilst the second running exercise after an interval of one hour brought no further rise. The rise was much higher for noradrenaline, between 100 and 2000%. The individually strongly fluctuating values are discussed with respect to exposure-induced upper abdominal complaints, local histamine secretion and increased sensitivity of the histamine receptors. An opinion is also expressed on the rare occurrence of exercise induced asthma.

Key-words: Histamine – Norepinephrine – Exercise – Gastric and respiratory complaints.

Anschrift für die Verfasser: Prof. Dr. med. W. Hilmer, Sportmedizinische Abteilung der Medizinischen Poliklinik, Maximiliansplatz 1, 8520 Erlangen

Einleitung

Katecholamine und Sport ist vielfach untersucht, Histamin allenfalls bei Asthma. Über Wechselwirkungen von Histamin und Noradrenalin unter körperlicher Belastung ist nur wenig bekannt, obgleich dabei belastungsabhängige Leitsymptome anzusprechen sind wie Oberbauchsymptomatik oder Belastungsasthma.

Methodik

Bei 9 ausdauertrainierten Sportstudenten, 22–26 Jahre, wurde Venenblut nach 30 Minuten Liegen, nach 10 Minuten Stehen, nach 1500-m-Lauf und nach einer zweiten gleichen Laufbelastung untersucht. Die Hormone Noradrenalin im Plasma und Histamin im Vollblut wurden mit Hilfe von Radio-Enzymatischen–Assays [6, 12] bestimmt; dies sind zwar sehr aufwendige, doch spezifische Methoden. Ergänzend wurden die üblichen blutchemischen Parameter nach Routinemethoden nachgesehen, auch das Blutbild einschließlich Differentialausstrich. Das Herzfrequenzprofil für beide Laufbelastungen konnte jeweils nach Frequenztelemetrie erstellt werden.

Ergebnisse

Die Absolutwerte für Histamin und Noradrenalin bringt Tabelle 1. Hinzuweisen ist auf das erhebliche Ausmaß des Anstiegs für beide Hormone beim Übergang vom Liegen zum Stehen und nach Erstbelastung. Nach der zweiten Belastung zeigt sich kein einheitliches Verhalten, vielmehr eine deutliche individuelle Streuung. Ganz allgemein ist auf die erhebliche individuelle Streuung für beide Hormone hinzuweisen, Histamin schwankt zwischen 49 nmol/l und 627 nmol/l, Noradrenalin zwischen 0,89 nmol/l und 2,25 nmol/l.

Zur Übersicht ist der Anstieg für Noradrenalin in Abb. 1, für Histamin in Abb. 2 prozentual jeweils dargestellt mit statistisch gesichertem Anstieg vom Liegen zum Stehen und

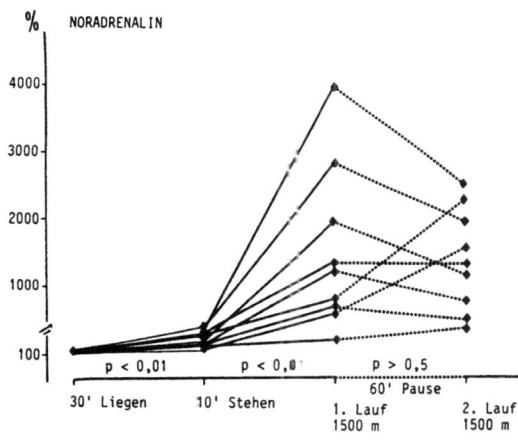

Abb. 1. Noradrenalinanstieg in prozentualer Darstellung mit individuell erheblicher Schwankungsbreite

Tabelle 1. Absolutwerte für Histamin und Noradrenalin in nmol/l im Liegen, nach 10 min Stehen, und jeweils nach 2 Laufbelastungen von 1500 m. Signifikanter Anstieg zwischen Liegen und Stehen sowie nach Erstbelastung, kein signifikanter Unterschied nach Zweitbelastung

	Liegen Histamin Noradrenalin	Stehen Histamin Noradrenalin	Belastung 1 Histamin Noradrenalin	Belastung 2 Histamin Noradrenalin
1	596,5 2,25	627,5 –	910,9 7,3	587,1 12,2
2	465,6 1,71	485,8 2,66	– 12,3	– 30,3
3	344,1 0,83	384,6 3,66	607,3 24,0	465,6 17,9
4	242,9 0,59	384,6 1,42	– 23,8	– 15,5
5	627,5 2,07	607,2 3,90	1072,9 27,2	465,6 18,0
6	364,4 0,75	445,4 2,90	647,8 6,5	789,5 19,1
7	58,7 1,30	107,5 1,48	170,9 26,4	142,5 17,3
8	125,2 0,89	147,9 2,18	71,9 13,2	133,5 13,1
9	49,3 2,07	75,6 5,08	61,0 16,7	111,2 12,2
		$p < 0,01$ $p = 0,01$	$p = 0,05$ $p < 0,01$	$p > 0,5$ $p > 0,5$

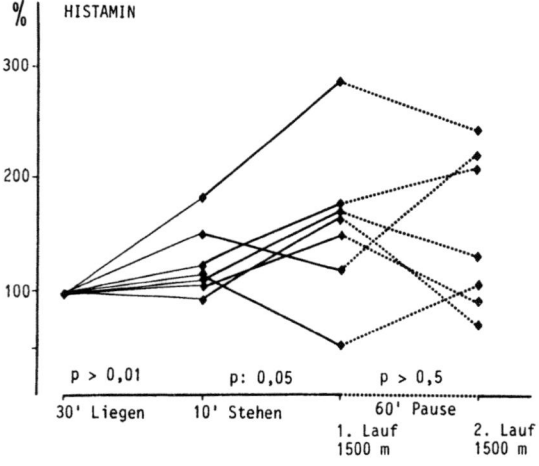

Abb. 2. Histaminverhalten in prozentualer Darstellung mit erheblicher individueller Schwankungsbreite

nach erster Laufbelastung, bei rückläufiger Tendenz nach dem zweiten Lauf. Für Histamin zeigt sich der individuelle Streubereich noch deutlicher als für Noradrenalin.

Parallel dazu liegen ansteigende Werte vor für Glukose, LDH (jeweils $p = 0,01$), SGPT und Bilirubin (jeweils $p = 0,05$) und Harnsäure ($p < 0,02$). Für Gesamtcholesterin, Triglyceride, SGOT ergeben sich keine einheitlichen Tendenzen ($p > 0,10$), Kalium nimmt geringfügig ab ($p < 0,02$). Sämtliche blutchemische Werte sind nach Hämatokrit korrigiert. — Das Herzfrequenzprofil für beide Laufbelastungen zeigt ein Frequenzplateau bis zu 130 Sch/min, mit steilem Frequenzrückgang in den ersten zwei Erholungsminuten, ein Frequenzverhalten, das dem Trainingsverhalten und der Laufintensität entspricht.

Diskussion

1. Noradrenalin, gebildet im chromaffinen Gewebe des Nebennierenmarks, in den Vesikeln des Terminalretikulums der sympathischen Nervenfasern wie auch im zentralen Nervensystem, wirkt vorwiegend über Alpha-Rezeptoren im Sinne einer Kontraktion der Gefäßmuskulatur. Der Noradrenalinanstieg von 14 bis 340% beim Übergang vom Liegen zum Stehen entspricht der bekannten Blutdruckregulation zur Vorbeugung orthostatischer Dysregulationen, wenn es bei aufrechter Körperhaltung zur Blutumverteilung in die unteren Extremitäten von etwa 500 bis 800 ml kommt. Noradrenalin dürfte dabei hauptsächlich aus den sympathischen Endfasern an den unteren Extremitäten stammen und korreliert weitgehend mit dem diastolischen Blutdruck. Möglicherweise kann der nachgewiesene Histaminanstieg eine gegenregulatorische Rolle spielen; man könnte diskutieren, ob dadurch eventuell einer überschießenden Noradrenalinwirkung mit unphysiologischem Anstieg des diastolischen Blutdruckes entgegengewirkt wird. — Außer der Kreislaufwirkung darf dem Noradrenalin auch eine Umstellung des Stoffwechsels zugesprochen werden. Trainierte haben einen geringeren Noradrenalinanstieg als Untrainierte [8, 9].

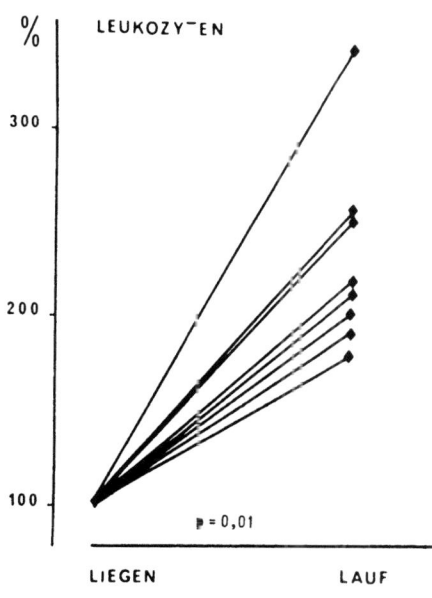

Abb. 3. Belastungsleukozytose bei erheblicher individueller Streuung, kein unmittelbar quantitativer Bezug zum jeweiligen Histaminanstieg

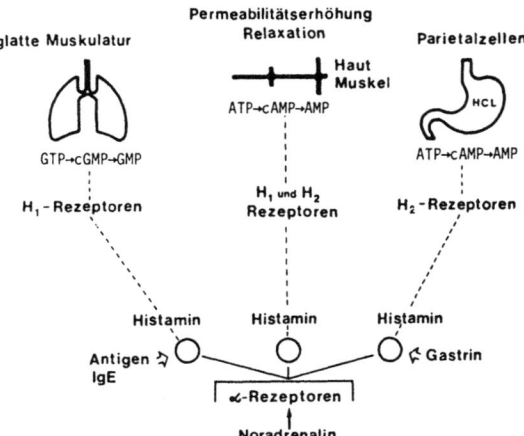

Abb. 4. Schematische Darstellung zur Histaminwirkung an glatter Muskulatur der Bronchien, an peripheren Gefäßen und Parietalzellen des Magens

2. Das Gewebshormon Histamin ist in den metachromatischen Granula der Gewebsmastzellen zu finden. Über Wirkungsweise beim Sport ist wenig bekannt. Der Histamingehalt verschiedener Gewebe hängt direkt von der Anzahl der Gewebsmastzellen ab und schwankt zudem individuell ganz erheblich [3, 5]. Als Beispiel sei herausgegriffen der hohe Gehalt von Histamin in den basophilen Leukozyten von 1080 $\mu g/10^9$ Zellen, was einem Anteil von 51% am gesamten Bluthistamin entspricht [3]. Erwartungsgemäß korreliert der Histaminanstieg mit der Belastungsleukozytose (Abb. 3).

Zur Diskussion und Erklärung der Wirkungsweise von Histamin wird in Abb. 4 ein Übersichtsschema gegeben, unter Hinweis auf H_1- und H_2-Rezeptoren, entsprechend von zwei verschiedenen chemischen Konformationen, die in einem Fließgleichgewicht stehen.

Über H_1-Rezeptoren wird eine Kontraktion der glatten Muskulatur in den Bronchien angenommen, über H_2-Rezeptoren Stimulierung der Parietalzellen im Magen zur Säuresekretion. Ein Antigen-IgE-Komplex, andererseits auch Gastrin, führen zur Freisetzung von Histamin aus den Mastzellen in den jeweiligen Organen. Auf das periphere Gefäßsystem wirkt Histamin aus zweifacher Sicht: einmal über Permeabilitätserhöhung, zudem über Relaxatio mit Dilatation der Präkapillaren in Haut und Muskulatur, wodurch es zu den bekannten allergischen Erscheinungen kommt. – Die Übersicht soll die *lokale* Histaminfreisetzung ansprechen; keinesfalls kann eine hämatogene Zulieferung angenommen werden. Der erhebliche Histaminanstieg im Vollblut ist nur in Parallele zur lokalen Histaminfreisetzung zu sehen. Bei dem Ausmaß der Erhöhung würde freigesetztes Histamin ins Plasma erhebliche somatische Reaktionen bringen, was keinesfalls zutrifft.

3. Belastungsabhängige Oberbauchbeschwerden oder Belastungsasthma sind äußerst selten und treten erst nach längerer Belastungsdauer auf, während der Histaminanstieg im Vollblut schon initial nachzuweisen war. Bei entsprechenden Leitsymptomen kann dem Histamin allenfalls eine auslösende Rolle zukommen, während weitere Mechanismen, vor allem die individuell sehr unterschiedliche Ansprechbarkeit, entscheidend sein dürften.

„Exercise-induced Asthma" steht differentialdiagnostisch immer wieder zur Frage, auch im Hinblick auf eventuelle Medikamenteneinnahme. Der nachgewiesene erhebliche Histaminanstieg im Vollblut kann nur in Parallele zur lokalen Histaminfreisetzung in den Mastzellen der Bronchien gesehen werden. Wiederum sind weitere Faktoren, insbesondere die entscheidende Rolle eines hyperreagibilen Bronchialsystems, zu folgern. Das Belastungsasthma ist weit seltener als allgemein angenommen wird. Meist läßt sich eine familiäre Neigung erfragen, Kinder sind häufiger betroffen als Ältere, und die Belastung muß hoch genug und lange genug angehalten haben, um den Bronchialspasmus auszulösen. Man ist kaum berechtigt, eine eigenständige Asthmaform anzunehmen [10]. Ob nun ein exogenallergisches oder ein endogenes Asthma anzunehmen ist, stets bleibt vor allem bei Mischformen die Hyperreagibilität des Bronchialsystems symptombestimmend; dem lokalen Histaminanstieg in Parallele zum Histaminanstieg im Vollblut kann allenfalls auslösende Wirkung zukommen. Keinesfalls ist eine hämatogene Zubringerfunktion anzunehmen, weil Histaminfreisetzung ins Plasma erhebliche somatische Reaktionen nach sich ziehen müßte. Zudem darf auf die methodischen Schwierigkeiten der Histaminbestimmung im Plasma hingewiesen werden. Nach neuerer Literatur war kein signifikanter Anstieg von Histamin im Plasma nachzuweisen [2]. Es bleibt nach wie vor eine erhöhte Ansprechbarkeit der Histaminrezeptoren anzunehmen, wobei in der initialen Phase einer körperlichen Belastung der nachgewiesene Katecholaminanstieg zur Minderung des Bronchialwiderstandes beiträgt.

Abschließend sei auf sportpraktische Beobachtungen hingewiesen, wonach bei Neigung zu Bronchialspasmen gerade Schwimmen anzuraten ist wegen der angefeuchteten und wärmenden Atemluft. Zudem begünstigt die horizontale Körperlage zusammen mit dem hydrostatischen Wasserdruck die Lungendiffusionskapazität [4, 7, 13].

Literatur

1. Anderson SD, Bye PTP, Schoeffel RE, Seale JP, Taylor KM, Ferris L (1981) Arterial plasma histamine levels at rest and after exercise in patients with asthma: effects of terbutaline aerosol. Thorax 36:259–267
2. Barnes PJ, Ind PW, Brown MJ (1982) Plasma histamine and catecholamines in stable asthmatic subjects. Clin Sci 62:661–665
3. Charles TJ, Williams SJ, Seaton A, Bruce Ch, Taylor WH (1979) Histamine, basophils and eosinophils in severe asthma. Clin Sci 57:39–45
4. Deal ECh, McFadden ER, Ingram RH, Jaeger JJ (1978) Effects of atropine on potentiation of exercise-induced bronchospasm by cold air. J Appl Physiol: Respir Environ Exerc Physiol 45: 238–243
5. Hartley JPR, Charles TJ, Monie RDH, Seaton A, Taylor WH, Westwood A, Williams JD (1981) Arterial plasma histamine after exercise in normal individuals and in patients with exercise induced asthma. Clin Sci 61:151–157
6. Henry DP, Starman BJ, Hohnson DG, Williams RF (1975) A sensitive radioenzymatic assay for norepinephrine in tissues and plasma. Life Sci 16:375–384
7. Inbar O, Dotan R, Dlin RA, Neuman I, Bar-Or O (1980) Breathing dry or humid air and exercise-induced asthma during swimming. Eur J Appl Physiol 44:43–50
8. Kindermann W, Schnabel A, Schmitt WM, Biro G, Cassens J, Weber F (1982) Catecholamines, growth hormone, cortisol, insulin and sex hormones in anaerobic and aerobic exercises Eur J Appl Physiol 48:388–399
9. Lehmann M, Keul J, Huber G, Da Prada M (1981) Plasma catecholamines in trained and untrained volunteers during graduates exercise. Int J Sports Medicine 2:143–147
10. Nolte D (1980) Asthma. Das Krankheitsbild – Der Asthmapatient – Die Therapie. Urban & Schwarzenberg, München Wien Baltimore
11. Rengo F, Trimarcco B, Chiariello M, Volpe M, Ricciarcelli B, Rasetti G, Sacca C (1977) Histamine mediation in muscular vasodilatation induced by beta-adrenoreceptorstimulation in dogs. J Pharmacol Exp Ther 203:30–37
12. Subramanian N, Mitznegg P (in Druck) A rapid and sensitive radioenzymatic method for routine assay of blood and plasma histamine. Acta Hepato-Gasteroenterol
13. Todaro A, Pasqua F, Mannino F (1979) Considerazioni sull'asma bronchiale, sull'asma indotto da esercizio fisico e loro interesse. Medicina dello Sport 32:259–266
14. Weicker H (im Druck) Hormonelle Regulation bei Ausdauer- und Kurzzeitbelastung. In: Franz I-W, Mellerowicz H, Noack W (Hrsg) Sport zur Prävention und Rehabilitation in der technisierten Umwelt. Springer, Berlin Heidelberg New York. In diesem Band, S 42

Aerobes Ergometertraining bei Patienten mit dialysepflichtiger Niereninsuffizienz

Aerobic Ergometric Training in Patients on Hemodialysis

O. C. Burghuber, Ch. Punzengruber, Ch. Leithner und P. Haber

II. Medizinische Universitätsklinik (Vorstand: Prof. Dr. med. G. Geyer), Wien

Zusammenfassung

Patienten mit dialysepflichtiger Niereninsuffizienz sind vermindert belastbar. Wir haben die Hypothese aufgestellt, daß die verminderte Leistungsfähigkeit vorwiegend durch Trainingsmangel bedingt ist, und somit durch ein aerobes Ergometertraining (AET) verbesserbar ist. 8 dialysepflichtige Patienten wurden einem 4- bis 6wöchigen, pulsfrequenzkontrollierten Fahrradergometertraining unterworfen. Am Beginn und am Ende der Trainingsperiode wurde eine symptomlimitierte Fahrradergospirometrie durchgeführt. Aerobes Ergometertraining führte zu einer signifikanten Zunahme der relativen $\dot{V}O_2$ max, der maximalen Wattleistung, sowie des maximalen Sauerstoffpulses. Die Zunahme der körperlichen Leistungsfähigkeit war weder durch eine Änderung der urämischen Stoffwechsellage, noch durch eine Änderung des Blutbildes bedingt, und wurde auf vergleichbarem metabolischem Ausbelastungsniveau erzielt. Somit scheint ein aerobes Ergometertraining in der Lage, die verminderte Leistungsfähigkeit chronischer Hämodialysepatienten zu verbessern, und sollte daher als integraler Bestandteil in den Betreuungsplan dieser Patienten aufgenommen werden.

Schlüsselwörter: Hämodialyse – Training – Trainingsumfang.

Summary

Uremic patients on hemodialysis suffer from marked reduction of physical exercise capacity. This reduction cannot solely be explained by the underlying disease and co-existing anemia. We wondered, whether reduced exercise capacity in these patients might be due to lack of physical exercise and whether anaerobic exercise training (AET) would lead to improved work capacity. 8 patients were enroled in this study. At the beginning and at the end of the training period, which lasted four to six weeks, a symptom-limited incremental bicycle-spiroergometry was performed. AET led to a significant increase in exercise capacity without any changes in the renal status and hematocrit as well as hemoglobin values. From these data we conclude, that decreased exercise capacity in uremic patients on dialysis is due to inadequate exercise performance of these patients and that AET is able to improve exercise capacity.

Key-words: Hemodialysis – Training – Exercise capacity.

Anschrift für die Verfasser: Dr. med. O. C. Burghuber, II. Medizinische Universitätsklinik, Garnisongasse 13, A-1090 Wien

Einleitung

Die Einschränkung der körperlichen Leistungsfähigkeit ist ein Symptom der chronischen Niereninsuffizienz [2, 3]. Während renale Azidose, Wasserhaushalt und Elektrolytstörungen, sowie Hochdruck und Herzinsuffizienz unter der Dialysebehandlung weitgehend gemindert werden können, steht die meist hochgradige renale Anämie [1, 2] das bereits in Ruhe erhöhte Herzminutenvolumen durch die arteriovenöse Fistel [3] sowie die körperliche Inaktivität [4] als Ursache für die Verminderung der Leistungsfähigkeit im Vordergrund. Während von den meisten Autoren die renale Anämie mit der damit verbundenen niedrigen Sauerstoffkapazität als limitierender Faktor der Belastbarkeit angenommen werden, haben wir die Hypothese aufgestellt, daß vorwiegend die körperliche Inaktivität für die meist hochgradig verminderte Leistungsfähigkeit verantwortlich ist. Wenn diese Hypothese stimmt, dann müßte ein systematisches, aerobes Ergometertraining, das nach den Gesetzen der Trainingslehre durchgeführt wird, die Leistungsfähigkeit auch dieser Patienten signifikant verbessern. Schließlich wäre zu fordern, daß der prozentuelle Leistungszuwachs nicht von der Grundkrankheit sondern allein von dem Trainingsumfang abhängig ist.

Material und Methoden

Patienten

8 Patienten mit einer chronischen Niereninsuffizienz, die seit mindestens 1 Jahr hämodialysiert wurden, und sich für die Untersuchungsreihe freiwillig bereitstellten, wurden in die Studie aufgenommen. Alle waren urämisch und hatten eine hochgradige renale Anämie (Tabelle 1). Alle Patienten hatten einen funktionierenden Cimino-Shunt an einem der Unterarme.

Spiroergometrie

Die spiroergometrischen Untersuchungen erfolgten vor und nach dem aeroben Ergometertraining im Sitzen am Fahrradergometer (Siemens Elema). Als Form der Belastung wurde die rectanguläre, progressive, symptomlimitierte Ergometrie gewählt. Die Belastungszeit pro Wattstufe betrug 3 min; begonnen wurde mit 25 Watt und jeweils um 25 Watt gesteigert. In der letzten Minute jeder Belastungsstufe wurden folgende Parameter erhoben. Die

Tabelle 1. Nierenfunktionsparameter und rotes Blutbild bei Patienten mit chronischer Niereninsuffizienz vor und nach aerobem Ergometertraining ($x \pm SEM$)

AET	BUN mg%	Kreatinin mg%	HB g%	HKT %
Vor	54 ± 8,6	10,3 ± 1,1	8,8 ± 0,4	28 ± 1,4
Nach	57 ± 12	10,6 ± 1,4	8,8 ± 0,7	27 ± 2,2

Herzfrequenz mittels mitgeschriebener EKG-Registrierung (Oszilloskop der Firma Roche), der arterielle Blutdruck mittels unblutiger Methode nach Korotkof, das Atemminutenvolumen im offenen System (FD 10, Siemens Elema), die Sauerstoffkonzentrationsdifferenz der In- und Exspirationsluft, angegeben in % O_2 (Oxymat Siemens Elema) sowie die Hämatokritkorrigierenden Plasmalaktatkonzentrationen mittels enzymatischer Analyse (Lactat-Analyzer, Roche). Aus den erhobenen Parametern wurden folgende Größen berechnet: Relative maximale Sauerstoffaufnahme (ml/min/kg Körpergewicht), maximale Leistung (Watt), maximaler Sauerstoffpuls (ml/min/Herzfrequenz/min) sowie die anaerobe Schwelle (ml/min $\dot{V}O_2$ bei Laktat 4 mmol/l, % $\dot{V}O_2$ bei Laktat 4 mmol/l in Relation zu $\dot{V}O_2$ max).

Aerobes Ergometertraining (AET)

Das AET wurde 4 bis 6 Wochen auf einem Fahrradergometer (Siemens) im Sitzen durchgeführt, wobei 3x wöchentlich – jeweils 1 Tag nach der letzten Dialyse – unter Aufsicht trainiert wurde. Die Belastungsdauer betrug anfangs 2 × 10 min/Trainingseinheit (= 60 min/Woche) und wurde wöchentlich gesteigert, um am Ende der Trainingsperiode 2 × 20 min pro Trainingseinheit zu betragen (= 120 min/Woche). Die Belastungsintensität, d. h. Relation der Trainingsbelastung zur maximalen Belastbarkeit wurde konstant gehalten, in dem die für den Probanden individuelle Trainingsfrequenz (75% der maximalen Herzfrequenz die bei der ersten Spiroergometrie erhoben wurde) beibehalten und die Belastung wenn nötig angehoben wurde.

Statistik

Die Ergebnisse sind als Mittelwerte ± Standardfehler der Mittelwerte angegeben. Differenzen wurden mittels gepaartem Student-t-Test geprüft und als signifikant befunden wenn $p < 0,05$.

Ergebnisse

Die Nierenfunktionsparatmeter als auch das rote Blutbild waren vor und nach AET vergleichbar (Tabelle 1). Das AET führte jedoch zu einer signifikanten Zunahme der relativen

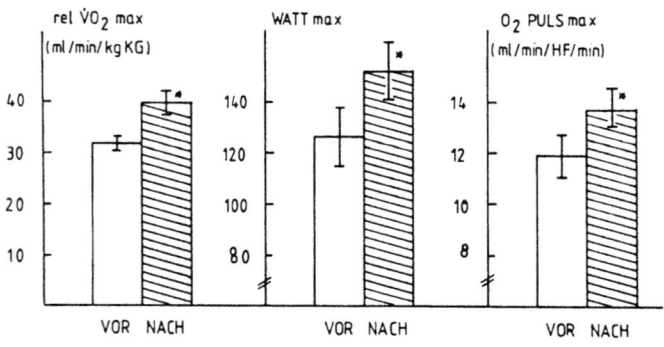

Abb. 1. Relative maximale Sauerstoffaufnahme (rel. $\dot{V}O_2$ max), maximale Leistung (Watt max) und maximaler Sauerstoffpuls (O_2 Puls max) bei Patienten mit chronischer Niereninsuffizienz vor und nach aerobem Ergometertraining. * $p < 0,05$

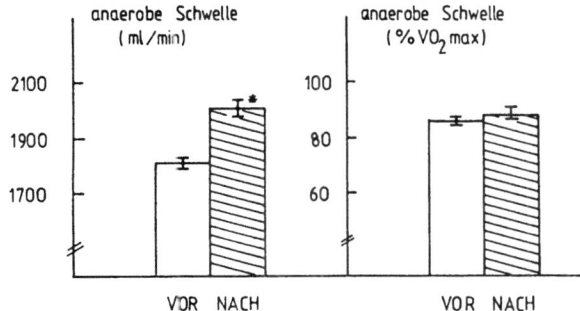

Abb. 2. Die Sauerstoffaufnahme an der aeroben Schwelle in ml/Minute sowie in % der $\dot{V}O_2$ max bei Patienten mit chronischer Niereninsuffizienz vor und nach aerobem Ergometertraining. * $p < 0,05$

maximalen Sauerstoffaufnahme, der maximalen Leistung, sowie des maximalen Sauerstoffpulses (Abb. 1). Der prozentuelle Leistungszuwachs betrug demnach für die relative $\dot{V}O_2$ max 17% für die maximale Wattleistung 18%, sowie für den maximalen Sauerstoffpuls 14%. Die Zunahme der Leistungsfähigkeit schlug sich auch im submaximalen Bereich nieder, in dem die Sauerstoffaufnahme an der anaeroben Schwelle ebenfalls durch das AET signifikant angehoben wurde (Abb. 2). Hingegen fand sich keine Zunahme der anaeroben Schwelle, wenn dies in Prozent der maximalen Sauerstoffaufnahme angegeben wird. Die während der symptomlimitierten Spiroergometrie erzeugten maximalen Plasmalaktatspiegel waren vor und nach dem AET vergleichbar (8,59 ± 0,7 vor vs. 9,43 ± 1,9 nach AET; p = n.s.).

Diskussion

Das wesentlichste Ergebnis dieser vorliegenden Arbeit ist, daß ein aerobes Ergometertraining die Leistungsfähigkeit von Patienten mit chronischer Niereninsuffizienz signifikant verbessert. Die Zunahme der Leistungsfähigkeit konnte anhand der maximalen Sauerstoffaufnahme, der maximalen Leistung und dem maximalen Sauerstoffpuls objektiviert werden, wobei bei allen untersuchten Personen eine Verbesserung gemessen werden konnte. Die verbesserte Sauerstoffaufnahme auf allen Wattstufen (diese Ergebnisse sind nicht gezeigt), sowie im Bereich der anaeroben Schwelle (Abb. 2) zeigt, daß auch im submaximalen Bereich eine Leistungszunahme zu verzeichnen war. Dies scheint für das tägliche Leben der chronischen Hämodialysepatienten von besonderer Bedeutung zu sein. Drückt man die Sauerstoffaufnahme an der aeroben Schwelle in % der maximalen Sauerstoffaufnahme aus, so ist keine Zunahme eingetreten, ein Indiz dafür, daß der Leistungszuwachs in relativ kurzer Zeit auftrainiert worden ist, was bei dem vorliegenden Trainingsprotokoll auch der Fall war. Schließlich konnte durch vergleichbare maximale Plasma-Laktatspiegel gezeigt werden, daß der Leistungszuwachs auf gleichem metabolischen Ausbelastungsniveau erzielt worden ist.

Die Zunahme der Leistungsfähigkeit war unabhängig von der Grundkrankheit zustande gekommen. Die bei den Patienten pathologischen Serumparameter (BUN, Kreatinin, Kalium etc) und die renale Anämie haben sich unter dem AET nicht geändert. Daraus schließen wir, daß das aerobe Ergometertraining einen echten Zuwachs der kardiozirkulatorischen Leistungsfähigkeit unabhängig von der zugrundeliegenden Erkrankung erzeugte. Wir glauben daher, daß ein regelmäßig nach den Gesetzen der Trainingslehre durchgeführtes aerobes Ergometertraining im Management der chronischen Hämodialysepatienten einen festen Platz einnehmen sollte.

Danksagung. Für die Auswertung der Ergebnisse sei Frau Cora Geyer, für die Präparation des Manuskriptes sei Frau Herta Knor herzlich gedankt.

Literatur

1. Bolt W, Sieberth HG (1965) Leistungsbegrenzende Faktoren bei terminaler Niereninsuffizienz. In: v. Dittrich P, Skrabel F, Stühlinger WJ (Hrsg) Aktuelle Probleme der Dialyseverfahren und der Niereninsuffizienz. Bindernagel, Friedberg
2. Röseler E (1976) Leistungsprüfung und Leistungsfähigkeit bei chronischer Niereninsuffizienz. Z Urol Nephrol 9:685–691
3. Schaumann HJ, Huber W, Kempermann G, Neuss H, Stegarn B, Scheuerlin H (1977) Die Leistungsfähigkeit von chronischen Niereninsuffizienten im Stadium der kompensierten Retention. Med Klin 72:1443–1446
4. Sill V, Lanser KG, Bauditz W (1973) Einfluß der Anämie und der arteriovenösen Fistel auf die körperliche Leistungsfähigkeit der Dauerdialysepatienten. Z Kardiol 62:164–175

Körperzusammensetzung und kardiopulmonale Leistungsfähigkeit bei chronischen Dialysepatienten und bei Nierentransplantierten

Body Composition and Cardiopulmonary Work Capacity in Chronic Hemodialysis Patients and Renal Transplant Recipients

R. Krause[1,3], W. Pommer[2], H. Römer[2] und G. Schultze[2]

[1] III. Innere Abteilung, Krankenhaus Moabit, Berlin, [2] Medizinische Klinik und Poliklinik, Klinikum Steglitz, FU Berlin, [3] Institut für Leistungsmedizin, Berlin

Zusammenfassung

Reduziertes Körpergewicht infolge einer Verminderung der Körperzellmasse und des Körperfetts ist charakteristisch für Patienten mit chronischen Nierenkrankheiten. Ursache für die katabole Stoffwechsellage sind Urämietoxine, Mangelernährung, Inaktivität, Steroide etc.

Die körperliche Leistungsfähigkeit von chronischen Hämodialysepatienten und Nierentransplantierten ist erheblich eingeschränkt infolge von Anämie, verminderter Muskelleistung und cardiovaskulären Komplikationen.

Effektive Hämodialysebehandlung und lebenserhaltende Transplantatfunktion verbessern die Körperzusammensetzung, während diätetische Eiweißbeschränkung und Peritonealdialyse zu weiterem „wasting" führen.

Körperliches Ausdauertraining verbessert die Leistungsfähigkeit und die kardiovaskuläre Regulation.

Schlüsselwörter: Chronische Hämodialyse – Nierentransplantation – Körperzusammensetzung – Leistungsfähigkeit – Körperliches Ausdauertraining.

Summary

Reduced body weight due to wasting of body cell mass and body fat is characteristic for patients with chronic renal disease. Wasting results from catabolism, uremic toxins, malnutrition, inactivity, steroids, etc.

The physical work capacity of patients on maintenance hemodialysis and renal graft recipients is markedly reduced due to anaemia, impaired muscular performance, and cardiovascular complications.

Effective maintenance hemodialysis and life-sustaining graft function improve body composition, whereas dietary protein restriction and peritoneal dialysis promote further wasting.

Endurance exercise-training improves the work capacity and the cardiocirculatory control in these patients.

Key-words: Maintenance Hemodialysis – Renal Transplantation – Body Composition – Work Capacity – Exercise-Training.

Anschriften der Verfasser:
Dr. med. R. Krause, III. Innere Abteilung, Krankenhaus Moabit, Turmstraße 21, 1000 Berlin 21
PD Dr. med. G. Schultze, Dr. med. W. Pommer, Medizinische Klinik und Poliklinik, Klinikum Steglitz, Freie Universität Berlin, Hindenburgdamm 30, 1000 Berlin 45

Einleitung

Die Rehabilitation von chronisch nierenkranken Patienten ist beeinträchtigt durch eine erhebliche Verminderung der körperlichen Leistungsfähigkeit. Zur Beurteilung der Auswirkungen verschiedener therapeutischer Verfahren (Diät, Dialyseverfahren, Organtransplantation, körperliches Training) auf die Leistungsfähigkeit sind langfristige Studien erforderlich. Dabei ist die Beschränkung auf ein praktikables Programm von nicht-invasiven Untersuchungen empfehlenswert. In der vorliegenden Studie wurden die Körperzusammensetzung und die kardiopulmonale Leistungsfähigkeit von chronischen Hämodialysepatienten und Nierentransplantierten verglichen und es wurden die Auswirkungen eines körperlichen Trainings untersucht.

Patienten und Methoden

Untersucht wurden gut rehabilitierte Patienten, die mindestens 6 Monate hämodialysiert wurden oder mindestens 6 Monate eine stabile Transplantatfunktion hatten (nähere Angaben s. Abb. 1).

Die Angaben zur Körperzusammensetzung umfassen Körperlänge und aktuelles Körpergewicht, Umfang des rechten Oberarms, typische Hautfalten der rechten Körperseite (Holtain Caliper) und die Bestimmung von ^{40}Kalium im Ganzkörperzähler [11].

Das Blutbild wurde im Coulter Counter bestimmt. Die Messung von Laktat erfolgte enzymatisch im Kapillarblut.

Die körperliche Leistung wurde durch Fahrradergometrie nach den Standardisierungsvorschlägen des ICSPE bestimmt. Die Messung der Sauerstoffaufnahme erfolgte mit dem Gerät Oxycon (Fa. Mijnhardt). Der Blutdruck wurde plethysmographisch nach Riva-Rocci und die Herzfrequenz wurde elektrokardiographisch bestimmt.

Ergebnisse

Die Hämodialysepatienten lagen um 15%, die Transplantierten um 10% unter dem Durchschnittsgewicht. Dabei zeigt die Reduktion des Gesamt-Kaliums um 10% und die Verminderung des Oberarmumfangs um 15% eine Reduktion der Muskelmasse, und die erhebliche Verminderung der Hautfaltendicke eine Reduktion der Fettmasse an (Abb. 1).

Dialysepatienten zeigten die bekannte Anämie (Median des Hämoglobin 7,8; Range 5,5–11,2 g/dl), während die Transplantierten z. T. polyglobul waren (Hb 14,5 (9,0–16,0) g/dl).

Der Median der maximalen Laktatwerte (3 min nach Belastung) lag bei Dialysepatienten bei 5,8 (2,8–11,0) mmol/l, bei Transplantierten bei 7,9 (3,7–10,6) mmol/l.

Ein körperliches Training an der anaeroben Schwelle über durchschnittlich 6 Monate hatte bei 5 Dialysepatienten keinen signifikanten Effekt auf den Hämoglobingehalt.

Bei stufenweiser Belastung (25-Watt-Stufen über jeweils 2 min) am Fahrradergometer im Sitzen bis zur Erschöpfung lag die maximale Leistungsfähigkeit bei Dialysepatienten um 30%, bei Transplantierten um 20% unter dem Erwartungswert (Abb. 2). Entsprechend vermindert war die maximale Sauerstoffaufnahme ($\dot{V}O_2$ max) (Abb. 2).

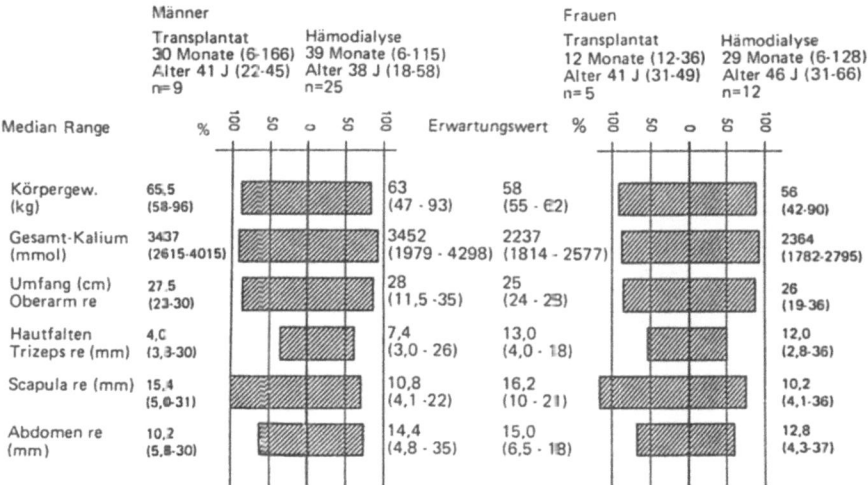

Abb. 1. Körperzusammensetzung und anthropometrische Maße. Mediane der prozentualen Anteile am Erwartungswert. Referenzwerte für Durchschnittsgewicht [4], Gesamt-Kalium [11], Oberarmumfang und Trizepshautfalte [2], Scapulahautfalte [13], Abdomenhautfalte bei Männern [14], bei Frauen [12]

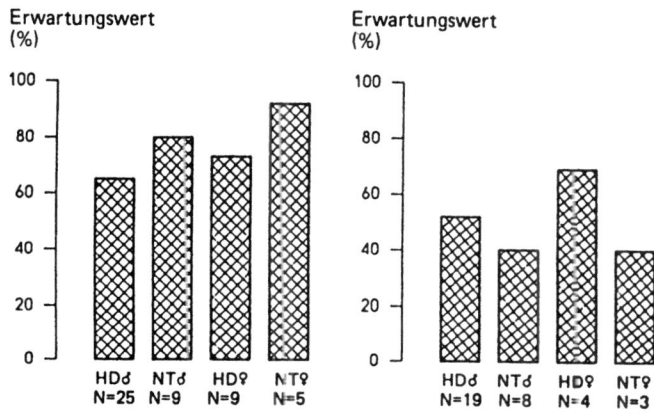

Abb. 2. Relative maximale Leistung (links) und relative $\dot{V}O_2$ max (rechts). Mediane der prozentualen Anteile am Erwartungswert [7, 8] bei Hämodialysepatienten (HD) und Transplantierten (NT)

Durch körperliches Training wurde die maximale Leistung um 17%, die $\dot{V}O_2$ max um 26% und der maximale O_2-Puls um 22% verbessert (Abb. 3). Die Mehrzahl der Dialysepatienten (53%) und der Transplantierten (93%) hatte in Ruhe erhöhte Blutdruckwerte ($\geq$ 150/90 mmHg) und eine erhöhte Herzfrequenz (HD 84/min; NT 80/min). Unter Belastung war eine zusätzliche inadäquate Blutdruck- und Frequenzsteigerung zu beobachten (Abb. 4).

Durch dosiertes Fahrradergometertraining im Bereich der anaeroben Schwelle wurde bei 2 Dialysepatienten bei Steigerung der Leistung um ca. 100% eine Verminderung des systolischen Belastungsblutdrucks um 14% und der Belastungsherzfrequenz um 13% erreicht. Im Einzelfall konnte durch dieses Training die Kreislaufstabilität während der Hämodialyse verbessert werden.

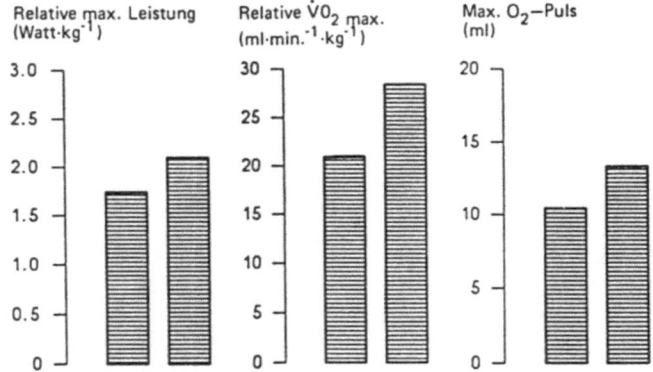

Abb. 3. Steigerung der Leistung, der V̇O₂ max und des O₂-Pulses durch Ausdauertraining (6 Monate) bei 5 Dialysepatienten (4 M, 1 F). Mediane vor Training (jeweils *linke Säule*) und nach Training (jeweils *rechte Säule*)

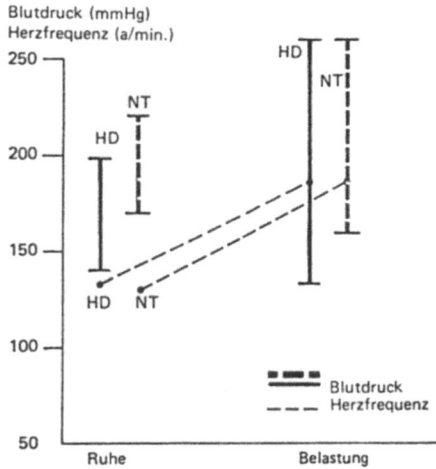

Abb. 4. Mediane von Blutdruck und Herzfrequenz in Ruhe und bei maximaler Belastung von 34 Hämodialysepatienten (*HD*) und 14 Nierentransplantierten (*NT*)

Diskussion

Mit zahlreichen Methoden kann bei Patienten mit chronischen Nierenkrankheiten ein Verlust von Körpersubstanz nachgewiesen werden [3]. Dabei ist eine Reduktion der Muskelmasse als besonders gravierend anzusehen. Diese ist bei streng eiweißarmer Diät [1] und bei chronischer Peritonealdialyse [6, 10] ausgeprägter als bei Hämodialysebehandlung [11]. Auch bei Patienten mit stabiler Transplantatfunktion war eine Reduktion der Muskelmasse und der Fettmasse nachzuweisen. Die z. T. über dem Normbereich liegende Hautfaltendicke im Bereich der Schulter zeigt den unter Steroidtherapie typischen Fettansatz im Stammbereich an.

Bestätigt wurde die erhebliche Einschränkung der körperlichen Leistungsfähigkeit bei Hämodialysepatienten [5, 9, 15]. Diese liegt auch nach erfolgreicher Nierentransplantation vor und dürfte durch verminderte Muskelmasse und verminderte kardiozirkulatorische Leistungsbreite bedingt sein.

Der Nachweis von Leistungssteigerung und verbesserter Kreislaufregulation durch Ausdauertraining sollte den verstärkten Einsatz von körperlichen Übungen zur Rehabilitation dieser Patienten veranlassen.

Literatur

1. Attman P-O, Ewald J, Isakasson B (1980) Body composition during long-term treatment of uremia with amino acid supplemented low-protein diet. Am J Clin Nutr 33:801–810
2. Bishop CW, Bowen PE, Ritchey SJ (1981) Norms for nutritional assessment of American adults by upper arm anthropometry. Am J Clin Nutr 34:2530–2539
3. Blumenkrantz MJ, Kopple JD, et al (1980) Methods for assessing nutritional status of patients with renal failure. Am J Clin Nutr 33:1567–1585
4. Build and Blood Pressure Study (1982) In: Wissenschaftliche Tabellen Geigy; Somatometrie, Biochemie, 8. Aufl. Basel
5. Goldberg AP, Geltman EM, et al (1983) Therapeutic benefits of exercise training for hemodialysis patients. Kidney Int 24, Suppl 16:303–309
6. Guarnieri G, Toigo G, et al (1983) Muscle biopsy studies in chronically uremic patients: Evidence for malnutrition. Kidney Int 24, Suppl 16:187–193
7. Hollmann W, Hettinger Th (1976) Sportmedizin – Arbeits- und Trainingsgrundlagen. Schattauer, Stuttgart New York
8. Löllgen H, Schulte J (1983) Ergometrie in der Praxis. Perimed, Erlangen
9. Röseler E, Aurisch R, et al (1980) Haemodynamic and metabolic responses to physical training in chronic renal failure. Proc Eur Dial Transplant Assoc 17:702–706
10. Rubin J, Flynn MA, Nolph KD (1981) Total body potassium – a guide to nutritional health in patients undergoing continuous ambulatory peritoneal dialysis. Am J Clin Nutr 34:94–98
11. Schultze G, Koeppe P, Molzahn M (1981) Restoration of total body potassium in the course of long-term hemodialysis treatment. Mineral Electrol Metab 6:139–145
12. Smith DP, Boyce RW (1977) Prediction of body density and lean body weight in females 25 to 37 years old. Am J Clin Nutr 30:560–564
13. Ward GM, Krzywicki HJ, et al (1975) Relationship of anthropometric measurements to body fat as determined by densitometry, potassium-40, and body water. Am J Clin Nutr 28:162–169
14. Wirths W (1974) Ermittlung des Ernährungszustandes. In: Cremer H-D, et al (Hrsg) Ernährungslehre und Diätetik, Band III. Thieme, Stuttgart
15. Zabetakis PM, Gleim GW, et al (1982) Long-duration submaximal exercise conditioning in hemodialysis patients. Clin Nephrol 18:17–22

Leistungsvermögen und Trainierbarkeit des kardiopulmonalen Systems und Stoffwechsels bei Dialyse-Patienten

Capacity and Trainability of the Cardiopulmonary System and the Metabolism in Hemodialysis Patients

E. D. Lübs und *H. J. Tönnis*

Sportmedizinisches Institut (Leiter: Prof. Dr. med. E. D. Lübs) der Gesamthochschule/Universität Kassel und der Abteilung für Nephrologie (Leiter: Dr. med. H. J. Tönnis) des Stadtkrankenhauses

Zusammenfassung

Es wird über das Leistungsvermögen von 12 Dialysepatienten im kardiopulmonalen und metabolischen Bereich berichtet. Die spiroergometrische Untersuchung ergab eine maximale körpergewichtsbezogene Wattleistung von 1,66 und auch der maximale O_2-Puls war mit 10,9 deutlich verändert gegenüber Normalpersonen, desgleichen das Atemäquivalent (34,8). Ursächlich spielt die Anämie (Hb = 8,9 g/dl) die Hauptrolle, eine pulmonale Ursache konnte blutgasanalytisch ausgeschlossen werden.

Bei der Untersuchung der anaeroben Kapazität zeigte sich bei den Dialysepatienten schon in Ruhe eine leicht azidotische Stoffwechsellage (pH = 7,36, Laktat = 1,7 mmol/l und Basenüberschuß = −5,7 mmol/l) gegenüber Gesunden. Bei maximaler Belastung war sie jedoch bei den Normalpersonen deutlich ausgeprägter als bei den Dialysepatienten, was mit einem vorzeitigen Belastungsabbruch wegen lokaler Ermüdung der Beinmuskulatur bei der Ergometrie und der verminderten Säuretoleranz erklärt werden kann.

Ein zweckmäßiges aerobes Bewegungstraining verbessert die O_2-Aufnahme und reduziert die Glykolyserate, was am Beispiel eines 57jährigen Dialysepatienten dargestellt wird.

Schlüsselwörter: Leistungskapazität − Kardiopulmonales System − Stoffwechsel − Hämodialysepatienten.

Summary

Performance capacity of the cardiopulmonary system and the metabolism in hemodialysis patients.

12 patients on hemodialysis were studied regarding their maximal performance capacity (spiroergometry (average values): 1.66 Watt per kg body weight, oxygen uptake: 19.7 ml per kg body weight, oxygen pulse: 10.9, ventilation equivalent: 34.8).

These data show a reduction in cardiopulmonary capacity of about 50% as compared to healthy individuals. Severe anemia (hemoglobin = 8.9 g/dl) is the main reason, others are discussed. Lactate concentrations and blood gas analysis indicate a slight acidosis at rest but during maximal exertion we find lower acidosis than in healthy individuals. The reasons are discussed and conclusions for an exercise programm are drawn.

Key-words: Performance capacity − Cardiopulmonary system − Metabolism − Hemodialysis patients.

Anschrift für die Verfasser: Prof. Dr. med. E. D. Lübs, Sportmedizinisches Institut der Gesamthochschule/Universität Kassel, 3500 Kassel

Einleitung

Die Zahl der Koronarsportgruppen und der Diabetikersportgruppen steigt derzeit in der Bundesrepublik Deutschland ständig an. Und immer weitere chronische Erkrankungen aus dem internistischen oder chirurgisch-orthopädischen Bereich werden in Rehabilitationsprogramme einbezogen. Die Rehabilitation von chronisch Dialyse-abhängigen Patienten durch dosierte und kontrollierte Bewegungstherapie wird bisher erst an wenigen Universitätskliniken in der Bundesrepublik, der DDR und Österreich praktiziert.

Dies hat finanzielle Gründe (kein Kostenträger), aber es gibt auch organisatorische Schwierigkeiten (Berufstätigkeit, Fluktuation in der Gruppe – u. a. wegen erfolgter Transplantation). Schließlich ist auch die Motivation zu regelmäßiger und langfristiger Teilnahme erfahrungsgemäß gering und bedarf fortgesetzter Überzeugungsarbeit über den gesundheitlichen Wert der Maßnahme. Mit diesem Beitrag soll das Interesse an der Gründung weiterer Rehabilitationsgruppen für Dialysepatienten gefördert werden.

Material und Methodik

Vor Aufnahme in ein Trainingsprogramm ist zunächst der verbliebene Leistungsrest auszutesten. Unsere Untersuchungen beziehen sich auf die Ausdauerleistungsfähigkeit und die Stoffwechselsituation. Es wurden 12 Personen getestet, davon sieben weibliche. Das Durchschnittsalter lag bei 36 Jahren, das durchschnittliche Gewicht betrug 66 kg, die Dialysebehandlung wurde im Durchschnitt seit 27 Monaten durchgeführt. Das durchschnittliche Hb war auf 8,9 g/dl reduziert.

Die Bestimmung der maximalen Sauerstoffaufnahme erfolgte durch ansteigende Ergometrie im Sitzen (Ergometer: Mijnhardt, drehzahlunabhängig. Belastung: beginnend mit 30 Watt/min, Steigerung um 10 Watt/min oder mit 25 Watt, Steigerung um 25 Watt/2 min). Die spirometrischen Werte wurden mittels der Hellige-Apparatur gewonnen. Nach Hyperämisierung des Ohrläppchens erfolgte hier die Blutentnahme. Es wurden der arterielle Laktatspiegel (fotometrisch mittels der Eppendorf-Apparatur) und die arteriellen Blutgase (Radiometer Copenhagen) bestimmt. Die Entnahmen erfolgten in zwei- oder dreiminütigem Abstand während und nach der Leistung (bis 10 min, in Einzelfällen bis 30 min in der Erholungsphase).

Das Training erfolgte zweimal pro Woche über 1 Stunde in Form von gymnastischen Übungen zur Schulung von Kraft, Flexibilität, Koordination und Ausdauer sowie durch zusätzliche langsame Läufe oder „Kleine Spiele" (überwiegend Ausdauerschulung). Bei diesen Belastungsformen wurden zumeist dauerhaft Pulsfrequenzen über 120/min erreicht. Im Laufe des dreimonatigen Trainings wurde die Teilnahme der Dialyse-Patienten zunehmend unregelmäßiger (einige schieden aus folgenden Gründen aus: Nierentransplantation (4), Muskelfaserriß (1), Wiederaufnahme einer Berufstätigkeit (1), zu geringe Anforderung bei hoher Leistungsfähigkeit (1), Entwicklung eines Hypernephroms (1)). Das oben beschriebene Trainingsprogramm sollte nur den Einstieg in ein zusätzliches regelmäßiges Fahrradergometertraining darstellen. Nur 1 Patient erklärte sich hierzu bereit und absolvierte dieses über 2 Monate mit ca. 50% der maximalen Ausgangsleistung. Er trainierte 5–7mal/Woche über jeweils 10–15 min.

Ergebnisse

Die Wattleistung betrug im Mittel 110 Watt, das entspricht 1,66 Watt pro kg Körpergewicht. Die Herzfrequenz lag bei 142 Schlägen pro min, das Atemminutenvolumen und die körpergewichtsbezogene O_2-Aufnahme waren auf 51 l/min bzw. 19,4 ml/kg reduziert. Das Atemäqivalent lag in Ruhe bei 37,1, bei 40 Watt betrug es 28,2, bei 80 Watt 31,3 und bei der Maximalleistung 34,8. Der O_2-Puls erreichte bei 50 Watt den Wert 7,3, im maximalen Steady-state 9,8 und bei der Maximalleistung 10,9.

Nach dem zweimonatigen Ergometertraining erreichte ein 57jähriger Dialysepatient noch eine Steigerung der Leistung auf dem Fahrradergometer um 21% und des O_2-Pulses um 27%.

Die Laktatwerte betrugen in Ruhe 1,69 mmol/l, maximal 6,6 mmol/l.

Von den Blutgas-Analysewerten sollen hier erwähnt werden: pH: 7,36 in Ruhe und pH 7,30 unter Belastung. Standard-Basenüberschuß: −5,7 (Ruhe) und −9,8 mmol/l (Belastung). pCO_2 = 33,4 Hg (Ruhe) und 30,4 mmHg (Belastung).

Diskussion

Die stark reduzierte Leistungsfähigkeit chronisch Nierenkranker wird im wesentlichen von folgenden Faktoren bestimmt: hochgradige Anämie, urämische Intoxikation, neuromuskuläre und kardiovaskuläre Störungen, Beeinträchtigungen des Wasser- und Elektrolythaushalts, Katabolismus und körperliche Inaktivität.

Aus dieser Gesamtsymptomatik ergeben sich zwangsläufig deutlich reduzierte spiroergometrische Werte. Besondere Aussagekraft über den verbliebenen kardiopulmonalen Funktionsrest haben das Atemäquivalent und der O_2-Puls. Bei ersterem zeigt der Vergleich mit Normalpersonen gleichen Alters (28,9 in Ruhe, 26,6 bei 40 Watt, 27,2 bei 80 Watt und 32,0 maximal) die relativ unökonomische Arbeitsweise des pulmonalen Systems, aber auch die kardiozirkulatorische Arbeitsökonomie ergibt beim Vergleich des O_2-Pulses mit gleichaltrigen Normalpersonen (9,4 bei 50 Watt, 13,5 im maximalen steady state und 15,8 maximal) eine deutlich reduzierte Funktionsweise.

Es gibt bisher nur wenige Untersuchungen — und dann mit Fallzahlen, zumeist unter 10 — in der Literatur über das maximale kardiopulmonale Leistungsvermögen von Dialyse-Patienten. Die meisten Mitteilungen beschränken sich auf das maximale Steady-state.

Die stark verminderte kardiopulmonale Leistung ist bei keinem unserer Patienten pulmonal bedingt, was aus der fast 100%igen O_2-Sättigung und dem normalen pO_2 bei der Blutgasanalyse zu schließen ist. Die hochgradige Anämie muß als Hauptursache der Leistungseinbuße angesehen werden. Thoma u. Mitarb. [7] verglichen die Leistungsfähigkeit von Anämiepatienten und Dialysepatienten und stellten annähernd gleich stark reduzierte aerobe Leistungen bei der Fahrradergometrie fest. Eine Korrektur der Anämie führt jedoch nicht in gleichem Maße zu einer Erhöhung der aeroben Leistungsfähigkeit. Erst eine Verkleinerung des Shuntvolumens [2, 5] führt zu einer weiteren Leistungssteigerung, insbesondere durch eine verbesserte d. h. erhöhte arteriovenöse O_2-Differenz, die bei Dialysepatienten trotz Anämie in Ruhe und auch bei Belastung vermindert ist. Gerade in diesem Punkt besteht eine gute Chance, durch aerobes Training über eine vermehrte Kapillarisierung von Skelett- und Herzmuskulatur zu einer verbesserten O_2-Utilisation unter Reduzierung des in Ruhe und unter Belastung erhöhten Herzzeitvolumens [6] zu kommen [4]. Diese Ökonomisierung der Herzarbeit wirkt aber gerade den so häufigen kardialen Komplikationen bei chronisch Nierenkranken entgegen.

Mehrere Autoren haben die Zunahme der maximalen O_2-Aufnahme bei chronisch Nierenkranken und Dialysepflichtigen durch ein aerobes Training bestätigen können. In userem Trainingsprogramm konnten wir feststellen, daß sogar bei einem 57jährigen Dialysepatienten noch eine Steigerung der Watt-Leistung und des O_2-Pulses möglich ist. Diese Leistungszunahme entspricht auch dem Leistungszuwachs von Normalpersonen dieses Alters, wie er von uns in einer anderen Mitteilung beschrieben ist [3].

Für die Beurteilung der überwiegend anaeroben Leistungsfähigkeit werden routinemäßig die Blutlaktatspiegel und die Blutgasanalyse herangezogen. Nur ganz wenige Autoren haben bisher über entsprechende Untersuchungsergebnisse bei Dialysepatienten berichtet, wobei wiederum auffällt, daß alle Belastungen immer nur submaximal waren [1, 2, 7, u. a.].

Wie oben beschrieben, ist die Ausdauerleistungsfähigkeit der Dialysepatienten auf etwa 50% der Werte der Normalpersonen eingeschränkt. Lange und Thoma u. Mitarb., konnten zeigen, daß die Anämie den Organismus zu einer frühzeitigen Einschaltung des anaeroben Metabolismus zwingt, kenntlich an der O_2-Schuld und der Höhe des Blutlaktatspiegels. In unserem Kollektiv fanden sich in Ruhe erhöhte Laktatwerte (1,69 mmol/l, Kontr. = 1,15), bei maximaler Leistung waren sie jedoch mit 50% deutlich niedriger als die gesunder Personen (5,5 mmol/l bzw. 12,2). Ursächlich dürften hierfür in Frage kommen (1) die verminderte lokale Ausdauer und Kraft der Beine bei der Fahrradergometrie. Dadurch ergibt sich (2) eine das maximale Steady-state nicht wesentlich überschreitende Leistung, erkennbar am durchschnittlichen RQ zwischen 1,0 und 1,1. Schließlich kommt (3) eine verminderte Säuretoleranz in Betracht. Nach Lange [2] kommt es bei Dialysepatienten mit einem Hämoglobin von 8 g/dl schon im Anfangsbelastungsbereich zu einem vierfach stärkeren Laktatanstieg beim Vergleich mit Gesunden.

Die Blutgasanalyse ergab bei den Dialysepatienten schon in Ruhe eine leicht azidotische Stoffwechsellage bei der Maximalbelastung dagegen aus den oben dargestellten Gründen keine so extrem azidotischen Werte (pH in Ruhe 7,36; Gesunde 7,41) und unter Belastung 7,30 bzw. 7,24 bei Gesunden; Laktat in Ruhe 1,7 mmol/l (1,2) und maximal 6,6 (12,2); der Standard-Basenüberschuß erreichte in Ruhe Werte von −5,7 mmol/l (Gesunde: −0,9) und maximal von −9,8 (−14,1).

Auch die Ruhe-Hyperventilation (pCO_2 = 33,4 bzw. 38,3 mmHg) dient ganz offensichtlich dem Versuch die azidotische Stoffwechsellage zu kompensieren. Unter maximaler Belastung reicht die Hyperventilation allerdings nicht mehr aus (30,4 bzw. 28,7).

Hieraus ergeben sich folgende Schlußfolgerungen

Aus dem Leistungssport wissen wir, daß eine Verbesserung der Grundlagenausdauer mit entsprechend gesteigerter O_2-Versorgung des Organismus zu einer Reduzierung der Glykolyserate für vergleichbare Leistungen führt. Dies ist in Anbetracht der chronischen Gewebshypoxie für chronisch Nierenkranke von besonderer Bedeutung. Wenn hierüber auch z. Z. noch keine Untersuchungen vorliegen, so darf trotzdem angenommen werden, daß zweckmäßiges aerobes Bewegungstraining nicht nur die Lebensqualität eines Großteils der dialysepflichtigen Patienten erhöhen kann, sondern auch kausale Therapie und zugleich Prävention bedeutet [8]. Und das − so meinen wir − ist angesichts von mehr als 15000 Dialyse-Patienten schon ein wichtiger erster Schritt.

Literatur

1. Bolt W, Siebert HG (1974) Leistungsbegrenzende Faktoren bei Niereninsuffizienz (Spiroergometrische und Stoffwechseluntersuchung). In: v. Dittrich P, Skrabal F, Stühlinger W-D (Hrsg) Aktuelle Probleme der Dialyseverfahren und der Niereninsuffizienz. Friedberg
2. Lange H (1982) Die körperliche Leistungsfähigkeit von Dialysepatienten und nach Nierentransplantation. In: Jahresbericht der Deutschen Gesellschaft für Arbeitsmedizin. Genter, Stuttgart
3. Lübs E-D (1984) Untersuchungen zur Trainierbarkeit des kardiopulmonalen Systems im höheren Lebensalter. Therapiewoche 34:3904–3907
4. Mellerowicz H, Meller W (1978) Training. Springer, Berlin Heidelberg New York
5. Sill V, Lanser KG, Bauditz W (1971) Einfluß der Anämie und der arteriovenösen Fistel auf die körperliche Leistungsfähigkeit der Dauerdialysepatienten. Z Kardiol 62/2:164–175
6. Sulimma C (1982) Untersuchungen über die kardiopulmonale Leistungsfähigkeit und deren Trainierbarkeit bei Dialysepatienten. Dissertation, Philipps-Universität Marburg
7. Thoma R, v. Baeyer H, Halbach R, Reiberg J, Siemon G, Sieberth HG (1975) Das körperliche Leistungsmaximum von Dialysepatienten (Bestimmung der anaeroben Kapazität unter Spiroergometrie). In: Vhdl Dtsch Ges Inn Med 81:1005–1008
8. Tönnis HJ (1983) Nierenerkrankungen und Sport. In: Lübs ED (Hrsg) Chronische Erkrankungen und Sport. Perimed, Erlangen

Hämorheologische Veränderungen nach körperlichem Training
Physical Training Improves Blood Flow in Patients with Intermittent Claudication

C. Diehm, G. Gallasch, A. Wirth, H. Mörl und G. Schettler

Medizinische Universitätsklinik (Ludolf-Krehl-Klinik) (Direktor: Prof. Dr. med. Dr. h. c. mult. G. Schettler), Heidelberg

Zusammenfassung

Bei Patienten mit peripherer arterieller Verschlußkrankheit im Stadium der Claudicatio intermittens normalisiert ein körperliches Ausdauertraining die initial pathologischen Blutfließeigenschaften. Es kommt zu einer Abnahme der Vollblutviskosität bei einer verminderten Aggregationstendenz der Erythrozyten und einer gleichzeitig signifikant verbesserten Erythrozytenverformbarkeit. Die Verbesserung der Blutfließeigenschaften dürfte somit ein wesentlicher Faktor für die Zunahme der schmerzfreien Gehstrecke während eines Trainings bei diesen Patienten sein. Allein durch ein regelmäßiges körperliches Training können diese günstigen rheologischen Effekte erreicht werden. Die Applikation hämorheologisch wirksamer Medikamente ist dazu nicht notwendig.

Schlüsselwörter: Hämorheologische Änderungen – Training – Claudicatio intermittens.

Summary

In the past, hemorrheological changes have been discussed as an explanation for the increase of physical performance induced by training. The mechanisms by which physical exercise induces beneficial effects in patients with intermittent claudication (IC) are not completely understood.

The aim of the study was to detect possible hemorrheological changes in 14 patients with IC before, after a 8 week period of daily ambulant physical training and 12 weeks after cessation of training.

By a special endurance training, an increase of physical performance parallel to a decrease of plasma and serum viscosity as well as blood viscosity, decrease of erythrocyte aggregation and increase of erythrocyte deformability can be obtained in patients with IC. 12 weeks after cessation of training, the impaired hemorrheological parameters were measured and did not significantly differ from the initial values. Decrease of lactate concentrations in blood during training leads to an improvement of erythrocyte deformability and thereby to an improved microcirculation. This seems to be very important for patients with peripheral vascular disease.

We conclude that changes of impaired blood flowing properties in patients with IC seems to be an important mechanism for an increased physical performance after training. On the other hand, pathological hemorrheological properties in patients with IC may be due to the relative immobilisation of these patients.

Key-words: Hemorrheological changes – Training – Intermittent claudication.

Anschrift für die Verfasser: Dr. med. C. Diehm, Medizinische Universitätsklinik Heidelberg, Bergheimer Straße 58, 6900 Heidelberg

Einleitung

Die aktive Bewegungstherapie ist die älteste und wirksamste Behandlungsform bei Patienten mit Claudicatio intermittens. Ziel der Übungsbehandlung ist die Verlängerung der schmerzfreien Gehstrecke. Als Ursache für die verlängerte Gehstrecke unter einem Intervall- oder Ausdauertraining kommen mehrere Faktoren in Frage [5–8, 18, 24].

Einige epidemiologische und klinische Untersuchungen zeigen, daß den Blutfließeigenschaften für die Pathogenese und Prognose der peripheren arteriellen Verschlußkrankheit eine besondere Rolle zukommt [2, 4]. Es ist bekannt, daß Patienten mit arteriellen Durchblutungsstörungen Veränderungen der Blutfließeigenschaften aufweisen [9]. Über die unterschiedlichen Faktoren, die zu einem gestörten Blutfluß führen, wurde bereits mehrfach berichtet [3, 15, 18, 20, 21].

Einer der wesentlichen Faktoren, der einen raschen Blutstrom unter allen Fließbedingungen erleichtert, ist die physiologische Verformbarkeit der Erythrozyten [10, 21]. Die ungewöhntlich starke Flexibilität der Erythrozyten ermöglicht nicht nur die Erythrozytenpassage durch die nutritiven Kapillaren mit einem Durchmesser von weniger als 5 μm, sondern ist auch verantwortlich für den Erythrozytentransport im Axialstrom der Arteriolen und die viskositätssenkende Erythrozytenadaption in größeren Blutgefäßen [21]. Die Verformbarkeit der Erythrozyten erhöht in größeren Gefäßen durch die sogenannte Scherverdünnung die Fluidität.

Auf pharmakologischem Gebiet wurden in der Vergangenheit viele Versuche unternommen, die Fließeigenschaften des Blutes zu verbessern. Nachweislich zum Erfolg führten hierbei Infusionstherapien mit verschiedenen Plasmaexpandern unter gleichzeitigem Absenken des Hämatokrit und/oder Defibrinierung des Blutes [16]. Der Nachteil dieser genannten Therapieformen ist der relativ große Aufwand, die zeitliche Limitierung einer wirksamen Therapie und das beachtliche Risiko, das beim Verdünnen oder Entfernen der adhäsiven Plasmaproteine (z. B. Fibrinogen) eingegangen werden muß. Wir untersuchten deshalb bei Patienten mit Claudicatio intermittens die Auswirkungen eines achtwöchigen Ausdauertrainings auf hämorheologische Parameter.

Patienten und Methode

14 männliche Patienten mit peripherer arterieller Verschlußkrankheit im Stadium II nach Fontaine und Becken-Oberschenkel-Verschlußlokalisation (Alter 43–71 Jahre) wurden 8 Wochen lang täglich einem Ausdauertraining in einer Übungsgruppe unterzogen.

Das ambulante Training der verschlußkranken Patienten unterschied sich von herkömmlichen Trainingsmethoden bei Claudicatio intermittens grundsätzlich: Neben der Schulung der motorischen Beanspruchungsformen Flexibilität und Koordination wurde mit Hilfe einer eigens konzipierten neuen Trainingsmethode auf eine Verbesserung der kardiopulmonalen Leistungsfähigkeit hingearbeitet. Unter Einbeziehung aller Muskelgruppen belasteten wir die Patienten möglichst unter der Schmerzschwelle. Ein wichtiger Bestandteil des täglichen Trainings war ein intermittierendes fahrradergometrisches Training mit Hilfe von Ergometerstöcken. Durch den Einsatz der Muskulatur des Oberkörpers konnten somit frühzeitig auftretende Claudicatio-intermittens-Beschwerden verhindert werden.

Vor Trainingsbeginn, nach 8wöchigem Ausdauertraining, sowie nach einer anschließenden 3monatigen Trainingspause wurden neben angiologisch-klinischen Parametern, wie z. B. Schmerzbeginn und maximaler Gehstrecke auf dem Laufband, geleistete Arbeit auf dem Fahrradergometer, Veränderungen der Ruhedurchblutung und reaktiver Hyperämie des symptomatischen und asymptomatischen Beines, Puls- und Blutdruckwerte, sowie Anstieg der Laktatkonzentration im Plasma bei maximaler Belastung folgende hämorheologische Größen untersucht:

1) Hämatokrit (Mikrohämatokrit-Zentrifuge [15])
2) Serum- und Plasmaviskosität (Kapillarviskosimeter nach Harkness der Fa. Coulter-Electronics [11]
3) Vollblutviskosität (nativ und HKT-korrigiert) sowie die relative Viskosität η rel = $\frac{\eta \text{ app Blut}}{\eta \text{ Plasma}}$ (Rotationsviskosimeter von Wells-Brookfield [23])
4) Erythrozytenaggregationstendenz photometrisch [13, 20]
5) Erythrozytenfiltrationsfähigkeit als Maß für die Verformbarkeit der roten Blutkörperchen (Polymicroviskosimeter nach Teitel [22])
6) Konzentration der Plasmaproteine α_2-Makroglobulin, Immunglobulin-M und Fibrinogen.

Die Konzentrationen von α_2-Makroglobulin und Fibrinogen wurden mit NOR-Partigenplatten der Behring AG, Marburg/Lahn ermittelt, für die Bestimmung der IgM-Konzentrationen wurden entsprechende Quantiplates der Fa. Biotest-Serum-Institut GmbH, Frankfurt, eingesetzt.

Zur statistischen Auswertung der Ergebnisse wurde der Wilcoxon-Test für unabhängige Variable angewandt.

Ergebnisse

Die schmerzfreie Gehstrecke auf dem Laufband verlängerte sich während des Trainings bei den Patienten von 90 auf 151 m. Nach der dreimonatigen Trainingspause betrug sie allerdings nur noch 116 m. Alle Patienten konnten ihre Leistungsfähigkeit steigern. Die maxi-

Tabelle 1. Schmerzfreie Gehstrecke, maximal erbrachte Arbeit auf dem Laufband, sowie Laktatkonzentration bei maximaler Belastung vor Training, nach 4wöchigem und nach 8wöchigem Training, sowie nach einer 12wöchigen Trainingspause (Medianwerte)

$n = 14$	Vor Training	Nach 4 Wochen Training	Nach 8 Wochen Training	Nach 3 Monaten Trainingspause
Schmerzfreie Gehstrecke (Laufband - 3,5 km/h, Steigung 10% (m))	90	130	151	116
Maximal erbrachte Leistung (Watt)	75	100	125	75
Laktat-Konzentration bei max. Belastung (mmol/l)	1,84	0,91	0,79	0,91

mal erbrachte Leistung auf dem Fahrradergometer verbesserte sich während des achtwöchigen Trainings von 75 Watt auf 125 Watt (+66,6%), fiel aber dann in der trainingsfreien Zeit auf das Ausgangsniveau ab. Die während der Fahrradergometrie bei maximaler Belastung gemessene Laktatkonzentration im Plasma sank als Ausdruck des kardiopulmonalen Trainings um 57,1% (Tabelle 1).

Die Serumviskosität zeigte praktisch keine Änderung nach dem achtwöchigen Ausdauertraining. Jedoch kam es nach Beendigung des Trainings während der dreimonatigen Trainingspause zu einem signifikanten Anstieg der Serumviskosität ($p < 0,001$) (Tabelle 2).

Ähnlich war das Verhalten der Plasmaviskosität, die zwar einen geringen Abfall nach achtwöchigem Training zeigte, jedoch war das Absinken der Viskositätswerte nicht signifikant. Auch die Plasmaviskosität stieg während der dreimonatigen Trainingspause signifikant an ($p < 0,01$) (Tabelle 2).

Die Konzentrationen von Fibrinogen, α_2-Makroglobulin und IgM-Globulin zeigten vor Beginn und nach abgeschlossenem Training sowie nach der Trainingspause ein unterschiedliches Verhalten (Tabelle 3).

Während die Konzentration an IgM-Globulin vor und nach Training sowie nach der Trainingspause keine signifikanten Änderungen aufwies, kam es bei α_2-Makroglobulin während des Trainings zu einem geringfügigen, jedoch nicht signifikanten ($p < 0,1$) Anstieg, während der Trainingspause jedoch zu einem signifikanten Abfall ($p < 0,05$) gegenüber der Konzentration an α_2-Makroglobulin, die nach achtwöchigem Training gemessen worden war.

Tabelle 2. Serumviskosität und Plasmaviskosität vor Training, nach 8wöchigem Training, sowie nach 12wöchiger Trainingspause ($\bar{x} \pm SD$)

$n = 14$	Vor Training	Nach 8 Wochen Training	Nach 12 Wochen Trainingspause
Serumviskosität (mPas)	1,155 ± 0,070	1,142 ± 0,053	1,219 ± 0,084
		$p < 0,001$	
Plasmaviskosität (mPas)	1,27 ± 0,095	1,251 ± 0,061	1,335 ± 0,099
		$p < 0,01$	

Tabelle 3. Konzentrationen von Fibrinogen. α_2-Makroglobulin und IgM-Globulin vor Training, nach 8wöchigem Training, sowie nach 12wöchiger Trainingspause ($\bar{x} \pm SD$)

$n = 14$	Vor Training	Nach 8 Wochen Training	Nach 12 Wochen Trainingspause
Fibrinogen (mg/dl)	226 ± 60	228 ± 43	241 ± 40
		$p < 0,01$	
α_2-Makroglobulin (mg/dl)	102 ± 22,1	116 ± 29,9	96,5 ± 20,9
		$p < 0,02$	
	$p < 0,1$		
IgM-Globulin (mg/dl)	73 ± 37	81 ± 41	80 ± 40

Die Fibrinogenkonzentration im Plasma änderte sich während des Trainings nicht, zeigte aber 3 Monate nach dem Training einen signifikanten Anstieg ($p < 0,01$).

Keinerlei Einfluß hatte das Training und die Trainingspause auf den Hämatokrit (Tabelle 4). Er blieb über den gesamten 20wöchigen Kontrollzeitraum völlig konstant.

Während sich durch das Training keine signifikanten Veränderungen der scheinbaren Nativblutviskosität bei Schergraden von $39,33-78,67\ s^{-1}$ einstellten, zeigte die scheinbare hämatokritkorrigierte Blutviskosität bei denselben Schergraden jeweils eine signifikante Abnahme durch das Training (p jeweils $< 0,01$) (Tabelle 5).

Anders stellte sich die Situation bei den relativen Viskositätswerten insbesondere des hämatokritkorrigierten Blutes dar, wo sich sowohl bei niedrigen als auch bei hohen Schergraden eine signifikante Abnahme der Werte durch das Training ($p < 0,05$) sowie nach zwölfwöchiger Trainingspause ergab.

Tabelle 4. Hämatokrit vor Training, nach 8wöchigem Training, sowie nach 12wöchiger Trainingspause ($\bar{x} \pm SD$)

$n = 14$	Vor Training	Nach 8 Wochen Training	Nach 12 Wochen Trainingspause
Hämatokrit (%)	44,4 ± 3,84	43,2 ± 2,96	44,5 ± 3,55

Tabelle 5. Viskositätswerte des Blutes vor Training, nach 8wöchigem Training, sowie nach 12wöchiger Trainingspause ($\bar{x} = SD$)

$n = 14$	Vor Training	Nach 8 Wochen Training	Nach 14 Wochen Trainingspause
Vollblutviskosität, Nativblut bei = $39,33\ s^{-1}$ (mPas)	5,94 ± 0,783	5,74 ± 0,597	5,97 ± 0,831
Vollblutviskosität, Nativblut bei = $78,67\ s^{-1}$ (mPas)	5,12 ± 0,617	4,96 ± 0,424	5,08 ± 0,709
Vollblutviskosität, 45% HKT bei = $39,33\ s^{-1}$ (mPas)	6,14 ± 0,644	5,80 ± 0,417 $p < 0,01$	5,80 ± 0,533
Vollblutviskosität, 45% HKT bei = $78,67\ s^{-1}$ (mPas)	5,16 ± 0,493	4,91 ± 0,312 $p < 0,01$	4,98 ± 0,530
Rel. Vollblutviskosität, Nativblut bei = $39,33\ s^{-1}$ (mPas)	4,70 ± 0,582	4,59 ± 0,444	4,46 ± 0,447
Rel. Vollblutviskosität, Nativblut bei = $78,67\ s^{-1}$ (mPas)	4,05 ± 0,452	3,97 ± 0,357 $p < 0,1$	3,80 ± 0,394
Rel. Vollblutviskosität, 45% HKT bei = $39,33\ s^{-1}$ (mPas)	4,86 ± 0,412	4,64 ± 0,307 $p < 0,05$ / $p < 0,01$	4,39 ± 0,271 $p < 0,1$
Rel. Vollblutviskosität, 45% HKT bei = $78,67\ s^{-1}$ (mPas)	4,08 ± 0,285	3,93 ± 0,241 $p < 0,05$ / $p < 0,01$	3,67 ± 0,263 $p < 0,02$

Tabelle 6. Erythrozytenaggregationstendenz vor Training, nach 8wöchigem Training, sowie nach 12wöchiger Trainingspause ($\bar{x} \pm$ SD)

$n = 14$	Vor Training	Nach 8 Wochen Training	Nach 12 Wochen Trainingspause
Erythrozytenaggregation	$15{,}33 \pm 3{,}728$	$10{,}89 \pm 1{,}677$	$11{,}0 \pm 1{,}664$
	$\vdash\!\!-\!\!-\!\!-\!\! p < 0{,}001 \!\!-\!\!-\!\!-\!\!\dashv$		
		$\vdash\!\!-\!\!-\!\! p < 0{,}01 \!\!-\!\!-\!\!-\!\!-\!\!\dashv$	

Tabelle 7. Filtrierfähigkeit der Erythrozyten als Maß für deren Verformbarkeit vor Training, nach 8wöchigem Training, sowie nach 12wöchiger Trainingspause ($\bar{x} \pm$ SD)

$n = 14$	Vor Training	Nach 8 Wochen Training	Nach 12 Wochen Trainingspause
Halbwertzeit	$7{,}89 \pm 1{,}531$	$6{,}50 \pm 0{,}905$	$7{,}50 \pm 1{,}302$
	$\vdash\!\! p < 0{,}05 \!\!\dashv$	$\vdash\!\! p < 0{,}05 \!\!\dashv$	
Tangentensteigung	$-74{,}09 \pm 3{,}405$	$-77{,}73 \pm 2{,}138$	$-75{,}42 \pm 3{,}332$
	$\vdash\!\! p < 0{,}02 \!\!\dashv$	$\vdash\!\! p < 0{,}05 \!\!\dashv$	
Restvolumen	$3{,}500 \pm 3{,}805$	$1{,}79 \pm 2{,}154$	$0{,}83 \pm 0{,}860$
	$\vdash\!\!-\!\!-\!\! p < 0{,}05 \!\!-\!\!-\!\!\dashv$		

Der weitere Abfall der relativen Blutviskositätswerte während der Trainingspause steht in unmittelbarem Zusammenhang mit dem oben beschriebenen signifikanten Anstieg der Plasma- und Serumviskosität in der Trainingspause.

Die Auswertung der Meßergebnisse der Erythrozytenaggregation erbrachte drei wesentliche Punkte (Tabelle 6):

1. Nach achtwöchigem Training verringerte sich die Aggregationstendenz der Erythrozyten signifikant ($p < 0{,}001$).
2. Die Standardabweichung der Ausgangswerte vor Trainingsbeginn war wesentlich größer ($\sigma = 3{,}87$) als nach achtwöchigem Training bzw. nach der anschließenden 12wöchigen Trainingspause ($\sigma = 1{,}677$ bzw. $\sigma = 1{,}664$).
3. Auch nach 12wöchiger Trainingskarenz kam es zu keinem signifikanten Anstieg der Aggregationstendenz der Erythrozyten gegenüber dem Ausgangswert nach achtwöchigem Training.

Die in Tabelle 7 wiedergegebenen Meßergebnisse der Polyviscosimetrie enthalten jeweils die Halbwertszeit des Filtrationsvorganges, die Tangentensteigung der Erythrozytenfließkurve und das Restvolumen der Probenfüllung nach 80 min Laufzeit. Besonders hervorzuheben sind folgende Befunde:

1. Die Erythrozytenverformbarkeit stieg nach achtwöchigem Training signifikant an (Halbwertszeit $p < 0{,}05$, Tangentensteigung $p < 0{,}02$).
2. Die Standardabweichungen verringerten sich unter dem achtwöchigen Training deutlich (Halbwertszeit von $\sigma = 1{,}531$ nach $\sigma = 0{,}905$. Tangentensteigung von $\sigma = 3{,}405$ nach

σ = 2,138), wogegen die Standardabweichung nach der 12wöchigen Trainingspause wieder deutlich angestiegen sind (Halbwertzeit σ = 1,303, Tangentensteigung σ = 3,332).
3. Eine Verbesserung der Erythrozytenverformbarkeit konnte nur im unmittelbaren Anschluß an das achtwöchige Training festgestellt werden. Nach der 12wöchigen Trainingspause war die Verformbarkeit wieder auf das Ausgangsniveau abgefallen.

Diskussion

Die Wirksamkeit der aktiven Bewegungstherapie bei Patienten mit Claudicatio intermittens, der häufigsten Manifestationsform der peripheren arteriellen Verschlußkrankheit, ist in vielen Untersuchungen belegt worden. Folgende Mechanismen werden als mögliche Ursachen der Leistungssteigerung diskutiert [5, 6, 8, 18]:
1. eine verbesserte Gehtechnik durch optimierte Flexibilität und Koordination,
2. eine gesteigerte Aktivität oxydativer Enzyme im Skelettmuskel,
3. eine verbesserte O_2-Utilisation,
4. eine Optimierung der kollateralen Blutverteilung mit verbesserter Kapillarisierung des peripheren Muskels,
5. eine Zunahme der Schmerztoleranz,
6. eine günstige Beeinflussung aller Risikofaktoren und damit eine verbesserte Sekundärprävention.

Auch die vorliegenden Untersuchungen belegen, daß ein neuartiges Ausdauertraining zu einer signifikanten Steigerung der körperlichen Leistungsfähigkeit bei Patienten mit peripherer arterieller Verschlußkrankheit führen kann. Als Ursache der Leistungssteigerung durch ein körperliches Training kommt den Blutfließeigenschaften sicherlich eine Schlüsselrolle zu. Es ist bekannt, daß bei Claudicatio-intermittens-Patienten die Plasma- und Vollblutviskosität erhöht ist [9]. Unsere Ergebnisse zeigen, daß durch ein achtwöchiges Ausdauertraining sowohl die Erythrozytenaggregationstendenz und Erythrozytenverformbarkeit normalisiert wurden. Bei der Interpretation dieser Meßergebnisse ist jedoch nicht nur die Normalisierung der Werte für die entscheidenden beiden Teilfaktoren der Mikrozirkulation zu berücksichtigen, sondern auch die Tatsache, daß sowohl die Standarabweichungen der Erythrozytenaggregationstendenz als auch die Halbwertszeiten bzw. der Tangentensteigungen als Maß für die Erythrozytenverformbarkeit nach dem Training abgesunken sind. Wir erklären dieses Phänomen damit, daß die einzelnen rheologischen Parameter vor Trainingsbeginn je nach dem Schweregrad der Erkrankung und der damit verbundenen Immobilität sowie je nach Stoffwechsellage (z. B. Laktatkonzentrationen im Blut) uneinheitlich stark verändert waren. Durch das Training normalisierten sich die pathologischen Parameter und zeigten nur noch die schmale physiologische Streubreite der Normalwerte.

Die Verbesserung der Verformbarkeit der Erythrozyten sowie die Abnahme der Aggregationstendenz führen zu einer erleichterten Passage der Erythrozyten durch die für den Austausch entscheidenden engsten Stellen des Blutkreislaufes, da dadurch sowohl eine Senkung des inneren Reibungswiderstandes des Blutes als auch des mechanischen Widerstandes bei der Passage der Kapillaren erreicht wird. Unseres Erachtens kommt die gesteigerte Aktivität oxydativer Enzyme im Skelettmuskel auch dadurch zustande, daß mit der durch Training hervorgerufenen Verbesserung der Mikrozirkulation das O_2-Angebot im Skelettmuskel steigt und dadurch die oxydativen Enzyme ihre Aktivität erst steigern können. Durch die Senkung des inneren Reibungswiderstandes sowie des präkapillaren mechanischen Widerstandes kommt es zur Reperfusion bereits nicht mehr perfundierter Kapillaren. Dies ist unseres Erachtens mit eine Erklärung für die von verschiedenen Autoren beobachtete Optimierung der kollateralen Blutverteilung und der beschriebenen verbesserten Kapillarisierung des peripheren Muskels nach Training.

Als möglichen Mechanismus für die Abnahme der Erythrozytenrigidität kann man unter anderem auch die Reduktion der Laktatkonzentration während der Trainingsperiode anführen. Aus früheren Studien ist die Abhängigkeit der Erythrozytenverformbarkeit vom Säuregrad des sie umgebenden Milieus bei in-vitro-Untersuchungen bekannt [9]. Mit diesen Messungen konnte nachgewiesen werden, daß durch Senkung der Laktatkonzentration im Blut eine Verbesserung der Verformbarkeit von Erythrozyten und damit eine Senkung des inneren Reibungswiderstandes bei der Kapillarpassage erreichbar ist.

Zusammenfassend und als klinische Konsequenz unserer Ergebnisse kann gesagt werden: Durch ein körperliches Ausdauertraining können bei Patienten mit peripheren arteriellen Durchblutungsstörungen die Blutfließfähigkeiten günstig beeinflußt werden. Allein durch regelmäßiges körperliches Training kann eine Normalisierung der pathologischen Blutfließeigenschaften bzw. deren Teilfaktoren unter Verzicht auf rheologisch wirksame Medikamente erreicht werden.

Im Gegensatz zu diesen günstigen Effekten eines Langzeittrainings führt eine akute maximale körperliche Belastung zu einer weiteren Zunahme der Viskosität des Blutes und somit zu einer weiteren Verschlechterung der Mikrozirkulation [14, 19]. Aus hämorheologischer Sicht sind deshalb akute maximale Belastungen bei Patienten mit arteriosklerotischen Gefäßerkrankungen problematisch. Im Gegensatz zu den Auswirkungen einer Akutbelastung führt ein körperliches Langzeittraining bei Patienten mit Claudicatio intermittens zu günstigen Veränderungen der Blutfließeigenschaften.

Literatur

1. Anderson P, Henrikson J (1977) Capillary supply of the quadriceps femoris muscle of man: adaptive response to exercise. J Angiol (Lond) 270:677
2. Bailey MJ, Yates CJP, Johnson CLW, Somerville PG, Dormandy JA (1979) Preoperative haemoglobin as a predictor of outcome of diabetic amputations. Lancet II:168
3. Barras JP, Maibach E (1971) Effect du HR sur la viscosité sanguine dans l'insuffisance veineuse chronique. Abstr 4th Int Congr Phlebol, Lucerne
4. Bouhoutsos J, Morris I, Chavatzas D, Martin P (1974) The influence of hemoglobin and platelet levels on the results of arterial surgery. Br J Surg 51:984
5. Clifford PC, Davies PW, Hayne JA, Baird RN (1980) Intermittent claudication: Is a supervised exercise class worth while? Br Med J 6:1503
6. Dahlöf AG, Björntorp PB, Holm J, Schersten T (1974) Metabolic activity of skeletal muscle on patients with peripheral arterial insufficiency, effect of physical training. Europ J Clin Invest 4:9
7. Diehm C, Schettler G (1983) Arteriosklerose — Beeinflussung der koronaren Risikofaktoren durch körperliches Training. In: Hüllemann KD (Hrsg) Sportmedizin. Thieme, Stuttgart New York, p 258
8. Diehm C, Augustin J, Schettler G (1984) Influence of physical exercise on blood lipids and lipoproteins in patients with intermittent claudication. IXth European Congress on Cardiology, Düsseldorf 8–12 June
9. Dormandy JA, Hoare E, Colley J, Arrowsmith-Dormandy T (1973) Clinical, haemodynamic, rheological and biochemical findings in 126 patients with intermittent claudication. Br Med J 4:576

10. Fung YC (1966) Theoretical considerations of the elasticity of red cells and small blood vessels. Fed Proc 25:1761
11. Harkness J (1963) A new instrument for the measurement of plasma viscosity. Lancet II:280
12. Jay AW, Rowlands S, Skibo L (1972) The resistance to blood flow in the capillaries. Can J Physiol Pharmacol 50:1007
13. Klose HJ, Volger E, Brechtelsbauer H, Heinrich L, Schmid-Schönbein H (1972) Microrheology and light transmission of blood. I. The photometric effects of red cell aggregation and red cell orientation. Pflügers Arch 333:126
14. Letcher RL, Pickering TG, Chien S, Laragh JH (1981) Effects of exercise on plasma viscosity in athletes and sedentary normal subjects. Clin Cardiol 4:1972
15. McGovern JJ, Jones AR, Steinberg AG (1955) The hematocrit of capillary blood. N Eng J Med 253:308
16. Messmer K, Schmid-Schönbein H (1972) Hemodilution. Theoretical basis and clinical application. Karger, Basel
17. Rudofsky G, Burcik E (1984) Fortlaufend Viskositätsmessungen bei arterieller Verschlußkrankheit im Stadium II unter Ergometrie. In: Mahler F, Nachbur B (Hrsg) Zerebrale Ischämie. Huber, Bern Stuttgart Wien, S 280
18. Sanne H, Sivertson R (1968) The effect of exercise and the development of collateral circulation after experimental occlusion of the femoral artery in the cat. Acta Physiol Scand 73:257
19. Schmidlechner Ch, Ernst E, Magyarosy I, Drexel H (1983) Rheologische Parameter unter maximaler körperlicher Kurzzeitbelastung bei Gesunden. 2. Jahrestagung der Gesellschaft für klinische Hämorheologie München, 27./28. 10. 1983
20. Schmid-Schönbein H, Kline KA, Heinrich L, Volger E, Fischer T (1975) Microrheology and light transmission of blood. III. The velocity of red cell aggregate formation. Pflügers Arch 354:299
21. Schmid-Schönbein H, Klose HJ, Volger E, Weiss J (1973) Method for measuring red cell deformability in models of the microcirculation. Blut 26:369
22. Teitel P, Mussler K, Höynck V, Neumann FJ, Rieger H (1979) Automatized rheological measurements for the routine hematological laboratory. II. A new instrument for screening of red cell rigidity. Microvasc Rev 17. Abstracts of the 2. World Congress for Microcirculation, La Jolla
23. Wells RE, Denton R, Merrill EW (1961) Measurements of viscosity of biologic by cone plate viscometer. J Lab Clin Med 57:646
24. Zetterquist S (1970) Effects of daily training on the nuritive blood flow in exercising ischemic legs. Scand J Clin Lab Invest 25:101

Systematisches aerobes Bewegungstraining verbessert die Ausdauerleistungsfähigkeit bei Patienten mit chronisch obstruktiven Lungenerkrankungen

Systematic Aerobic Exercise Training (AET) Improves the Exercise Capacity in Patients with Chronic Obstructive Lung Disease (COLD)

P. Haber und O. Burghuber

II. Medizinische Universitätsklinik (Vorstand: Prof. Dr. med. G. Geyer) Wien

Zusammenfassung

Das aerobe Bewegungstraining (ABT) ist in der Behandlung der chronisch obstruktiven Lungenerkrankungen (COL) nicht fest etabliert, da signifikante Trainingseffekte bislang nicht eindeutig belegt sind. Zweck dieser Arbeit ist es, zu prüfen, ob durch ein ABT nach den Regeln der wissenschaftlichen Trainingslehre auch bei COL signifikante Trainingseffekte am Kreislauf und Metabolismus zu erzielen sind. 11 Patienten mit COL (48 bis 59 Jahre) absolvierten ein Fahrradergometertraining. Die Trainingsdauer pro Woche stieg von 135 min (1. Woche) auf 270 min (4. Woche). Die Intensität wurde durch die 60% der max. Leistungsfähigkeit entsprechende Trainingsherzfrequenz gesteuert, und die Trainingsbelastung bei jeder Trainingseinheit entsprechend eingestellt. Beim Spirogramm und der symptomlimitierten max. Fahrradergometrie wurden vor und nach der Trainingsperiode folgende Werte gemessen: Vitalkapazität: von $3,55 \pm 0,6$ auf $3,7 \pm 0,7$ l (n.s.), FEV_1: $1,8 \pm 0,9$ auf $2,1 \pm 1,1$ l ($p < 0,05$), Rt: $4,2 \pm 2,5$ auf $3,5 \pm 2,2$ cm $H_2O/l/s$), max. Wattleistung: 117 ± 51 auf 154 ± 59 Watt ($p < 0,02$), $\dot{V}O_2$ max: $1,82 \pm 0,63$ auf $2,31 \pm 0,86$ l ($p < 0,05$), BE: $5,3 \pm 2,0$ auf $5,3 \pm 2,0$ mVal/l, max. HMV: $15,6 \pm 5,5$ auf $20,7 \pm 6,4$ l ($p < 0,001$), max. Schlagvolumen: 109 ± 26 auf 129 ± 35 ml ($p < 0,05$).

Sofern ein ABT mit systematisch ansteigender Belastung und durch die Trainingsherzfrequenz gesteuerter Intensität durchgeführt wird, können auch bei Patienten mit COL signifikante physiologische Trainingseffekte für die maximale aerobe Kapazität und die zentrale Hämodynamik erzielt werden.

Schlüsselwörter: Aerobes Leistungstraining – Chronisch obstruktive Lungenerkrankungen.

Summary

The AET in the long term treatment of COLD is not widely used (as compared to coronary heart disease), because there is no common sense in the possibility of achieving real training effects like improvement of the maximal oxygen uptake, maximal oxygen pulse or maximal stroke volume. We hypothesized that the failure is due to an ineffective methodology of training.

11 patients with COLD (48–59 years old) took part in bicycle exercise training. The total duration of training increased from 135 minutes in the first week up to 270 minutes in the fourth week, divided in 9 training sessions. The intensity of training (the relation of the training work load to the maximal exercise capacity) were held constant by maintaining an individual training heart rate (HR_{Tr}). This HR_{Tr} was adjusted to 60% of maximal exercise capacity and was evaluated at the first spiroergometry. The heart rate was measured in each single training session and the training work load was changed, if necessary, in order to hold the once selected HR_{Tr}.

Anschrift für die Verfasser: Univ.-Doz. Dr. med. Paul Haber, II. Medizinische Universitätsklinik, Garnisongasse 13, A-1090 Wien

Before and after the 4 weeks training period the following values were obtained by spirometry and incremental symptom limited bicycle spiroergometry.

	VC	FEV_1	R_t	$\dot{V}O_2$ max	ΔBE	Q_{max}	SV
before	3.55 ± 0.6	1.8 ± 0.1	0.42 ± 0.25	1.82 ± 0.63	5.3 ± 2.0	15.6 ± 5.5	109 ± 26
after	3.70 ± 0.7	2.1 ± 1.1	0.35 ± 0.22	2.31 ± 0.86	5.3 ± 2.0	20.7 ± 6.41	129 ± 35
p	n.s.	< 0.05	n.s.	< 0.025	n.s.	< 0.001	< 0.05

VC: vital capacity, l; FEV_1: forced expiration volume 1. second, l; R_t: airway resistance, kPa/l/sec; $\dot{V}O_2$ max: maximal oxygen uptake, l/min; ΔBE: maximal decrease of Base Excess, mVal/l; Q_{max}: maximal heart minute volume, l/minute; SV: maximal stroke volume, ml.

The data show that the obstructive spirometry pattern did not change, despite of the increase in FEV_1. The increased values for maximal exercise capacity and central hemodynamics after the training period occurred at the same level of ΔBE, indicating a real improvement of the functional capacity of circulation and aerobic metabolism.

We therefore conclude from these data: If the AET is designed with a systematic increase weekly training time and if the proper intensity is maintained using an ergometrically selected training heart rate, then physiologic training effects concerning the $\dot{V}O_2$ max and the central hemodynamics can also be obtained in patients with COLD.

Key-words: Aerobic exercise training. – Chronic obstructive lung disease.

Einleitung

Das ABT als therapeutisches Mittel zur Verbesserung der körperlichen Leistungsfähigkeit ist in der Langzeitbehandlung und Rehabilitation der chronisch obstruktiven Lungenerkrankungen (COL: chronische Bronchitis, chronisches Asthma, Emphysem) nicht in der Weise established, wie z. B. in der Behandlung der koronaren Herzkrankheit, obwohl die Verminderung der körperlichen Leistungsfähigkeit ein dominierendes Symptom der COL ist. Eine der Ursachen ist sicher, daß die Wirksamkeit des ABT für die Erzielung von physiologischen Trainingseffekten nicht eindeutig belegt ist, da immer wieder das Ausbleiben von solchen Trainingseffekten nach Trainingsprogramm beschrieben wird [1]. Die Ursache für das Ausbleiben von Trainingseffekten ist allerdings zunächst unklar. Die häufige arterielle Hypoxämie wird, solange keine Diffusionsstörung vorliegt unter Belastung besser, ist also nicht limitierend. Die Atemmuskeln, vor allem das Zwerchfell, ermüden vorzeitig; allerdings sind die Atemmuskel nicht erkrankt, und durch ein Widerstandsatemtraining in ihrer Funktion auch verbesserbar, also trainierbar [3]. Die Kapazität des Kreislaufs-Schlagvolumen und maximales Herzminutenvolumen – wird zwar in der Regel klein gefunden, aber auch dieses Organsystem ist in den meisten Fällen nicht krank. Ein gleiches gilt für die oxydative Kapazität der Peripheruskulatur; sie ist niedrig obwohl die periphere Muskulatur nicht erkrankt ist. Die verminderte Leistungsfähigkeit bei COL ist also gekennzeichnet durch eine verminderte Kapazität von an sich gesunden Organen. Dieses Merkmal hat sie grundsätzlich gemeinsam mit dem durch chronischen Bewegungsmangel auch bei gesunden Personen ausgelösten Zustand. Es ergibt sich daher die Annahme, daß die verminderte Leistungsfähigkeit bei COL mindestens teilweise auf die für diese Erkrankungen typischen langfristigen Immobilisationen zurückzuführen sei und nicht nur auf die Erkrankung per se; somit auch durch ABT prinzipiell zu verbessern sein müsse.

Grundsätzliche Voraussetzung für die Wirkung von ABT ist die Beachtung von 4 Dosierungsrichtlinien:

1) Die Intensität des ABT muß mehr als 50% der aktuellen $\dot{V}O_2$ max betragen.
2) Die Dauer der Einzelbelastung muß mindestens 10 min. mit der erforderlichen Intensität betragen.
3) Die Häufigkeit der Einzelbelastungen muß mindestens 2/Wochen betragen.
4) Die wöchentliche Gesamttrainingszeit (WGTZ = Dauer x Häufigkeit) muß systematisch gesteigert werden, da die WGTZ, bei Beachtung von Punkt 1 bis 3, die für den Trainingseffekt bestimmende Größe darstellt, wie dies in Abb. 1 gezeigt ist [2]. Bei Nichtbeachtung dieser Grundsätze (wie z. B. bei [1]) ist ein Effect des Trainings von vornherein nicht zu erwarten.

Patienten und Methode

11 Patienten mit COL nahmen an einem 4wöchigen Fahrradergometertraining unter stationären Bedingungen teil. 7 Männer und 4 Frauen, 48 bis 59 Jahre, 9 Patienten mit chronischer Bronchitis und chronischem Asthma und 2 Patienten mit primärem Emphysem. Vor und nach der Trainingsperiode wurden identische Lungenfunktionstests mit Spirogramm und Ganzkörperplethysmographie und eine symptomlimitierte Fahrradspiroergometrie mit 25 Wattstufen à 3 min durchgeführt. Bei 5 Patienten auch zusätzlich ein Rechtsherzeinschwemmkatheter. Die Trainingsintensität (das ist die Trainingsbelastung in % der maximalen Leistungsfähigkeit) wurde mit 60% gewählt. Bei der ersten Spiroergometrie wurde die dieser Intensität entsprechende Belastungsherzfrequenz bestimmt, die dann bei jeder einzelnen Trainingseinheit kontrolliert wurde. Die Ergometereinstellung wurde daraufhin je nach Bedarf verändert, um die Einhaltung dieser Trainingsherzfrequenz sicherzustellen. Die Trainingshäufigkeit war 9/Wochen (Montag bis Donnerstag 2x/Tag, Freitag 1x/Tag), die Dauer stieg von 15 min in der ersten auf 30 min in der vierten Woche, die WGTZ von 135 auf 270 min.

Ergebnisse

Die Untersuchungsergebnisse vor und nach der Trainingsperiode sind in der Tabelle 1 und Abb. 1 angegeben.

Diskussion

Der Vergleich der spirographischen und ganzkörperplethysmographischen Werte zeigt, daß das obstruktive Muster der Lungenfunktion im wesentlichen gleich geblieben ist, obwohl das FEV_1 und das VE_{max} signifikant zugenommen haben. Dies kann durchaus auf eine Kräftigung der Atemmuskulatur zurückgeführt werden, während die Pathologie der Luftwege durch das Training nicht beeinflußt worden ist. Dies ist im Falle des primären Emphysems auch prinzipiell ausgeschlossen. Die maximale ergometrische Leistung (W_{max}) sowie auch die $\dot{V}O_2$ max, als auch das maximale Herzminutenvolumen und Schlagvolumen haben

Tabelle 1. VK: Vitalkapazität in l, FEV_1: Forciertes Exspirationsvolumen der 1. Sekunde in l, R_t: Atemwegsresistance in kPa/l/sec. VE_{max}: Maximales Atemminutenvolumen in l, W_{max}: Maximale Wattleistung, $\dot{V}O_2$ max: Maximale aerobe Kapazität in l/min, HF_{max}: Maximale Herzfrequenz, O_2P_{max}: Maximaler O_2 Puls in ml, ΔBE: Differenz der Ruhe zum maximalen Belastungs-BE in mVal/l, HMV_{max}: Maximales Herzminutenvolumen in l, SV_{max}: Maximales Schlagvolumen in ml, $\overline{pap}$: Pulmonalarterienmitteldruck in mmHg. Mittelwerte und Standardabweichung vor und nach Training, gepaarter Student-t-Test

	N	x_1	S_1	x_2	S_2	p
VK	10	3,55	0,6	3,66	0,72	n.s.
FEV_1	10	1,84	0,89	2,1	1,13	< 0,05
R_t	10	0,42	0,25	0,35	0,22	n.s.
V_E max	10	62,7	24,4	71,4	28,2	< 0,05
W_{max}	11	117	51	154	59	< 0,02
$\dot{V}O_2$ max	10	1,82	0,63	2,31	0,86	< 0,025
HF_{max}	11	141	23	157	14	< 0,02
O_2P_{max}	10	12,9	3,1	15,2	5,0	< 0,025
ΔBE	10	5,3	2,0	5,3	2,0	n.s.
HMV_{max}	7	15,6	5,5	20,7	6,4	< 0,001
SV_{max}	7	109	26	129	35	< 0,05
$\overline{pap}$	17	26	10	24	8	n.s.

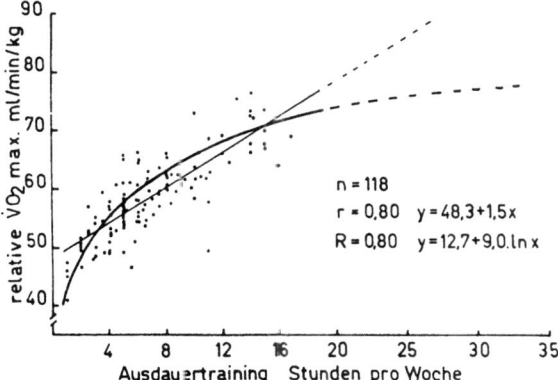

Abb. 1. Beziehung zwischen wöchentlicher Gesamt-Ausdauertrainingszeit in Stunden und der Trainingswirkung quantifiziert durch die $\dot{V}O_2$ max pro kg bei 118 gesunden männlichen Personen im Alter zwischen 15 und 32 Jahren

deutlich zugenommen. Während die Zunahme der W_{max} eventuell noch als Übungseffekt interpretiert werden könnte, kann die Zunahme der $\dot{V}O_2$ max und insbesonders auch des HMV und Schlagvolumens nur als echte physiologischer Trainingseffekt gewertet werden, was insbesonders auch durch die unverändert gebliebene maximale Differenz zwischen Ruhe- und Belastungs-B.E. erhärtet wird.

Die Indikation für das ABT ist die verminderte körperliche Leistungsfähigkeit. Das Therapieziel ist die Verbesserung der körperlichen Leistungsfähigkeit, nicht aber die Heilung oder auch Besserung der COL an sich; dies bleibt, soweit überhaupt möglich, Aufgabe der medikamentösen und physikalischen Therapie. Voraussetzung für die Wirksamkeit des ABT als Therapie ist die Einhaltung der vier genannten Dosierungsrichlinien.

Werden diese Regeln nicht beachtet, so ist eine geringe oder gar keine Wirkung zu erwarten, wie das auch für alle anderen therapeutischen Verfahren der Medizin gilt, die nicht lege artis angewandt werden.

Literatur

1. Belman MJ, Kendregan BA (1981) Exercise training fails to increase sceletal muscle enzymes in patients with chronic obstructive pulmonary disease. Am Rev Respir Dis 123:256
2. Haber P, Kumpan W (1980) Über die Unspezifität leistungsdiagnostischer Kenngrößen. Tagungsbericht, Int Symp: Neue Aspekte der Leistungsmedizin, Graz
3. Sonne LJ, Davis JA (1982) Increased exercise performance in patients with severe COLD following inspiratory resistiv training. Chest 81:436

Ausdauersport im pneumologischen stationären Heilverfahren
Endurance Activities During Inpatient Pneumonologic Treatment

U. Börngen

Zusammenfassung

Im Rahmen des diagnostisch-therapeutischen Aufbaus einer Kurklinik für Patienten mit unspezifischen Atemwegs-Lungenerkrankungen wird über die Bemühungen berichtet, einen vernünftigen Ausdauersport als zentrale praktische Gesundheitsbildung durchzuführen. Erfaßt wurden in 3 Jahren 4133 Patienten, von denen 1/3 mit Waldlauf und Ergometertraining ein kardial und metabolisch wirksames Ausdauertraining durchführen konnten. Insgesamt konnte die Anzahl von allgemein ausdauersporttreibenden Patienten von jährlich 51% über 79% auf 85% aller Patienten gesteigert werden. Tolerierte Wattzahlen und objektive Trainingspulsfrequenzen weisen darauf hin, daß 45% der ergometrierenden Patienten erheblich vermindert belastbar gewesen sind. Dem dürfte ursächlich ein Trainingsdefizit und nur in Einzelfällen eine bronchopulmonal bedingte Störung vorgelegen haben. Auch Patienten mit Atemwegs-Lungenerkrankungen ist unter ärztlicher Überwachung dringend ein regelmäßiges körperliches Ausdauertraining zu empfehlen.

Schlüsselwörter: Atemwegs-Lungenerkrankungen – Ausdauertraining – Ergometertraining – Gesundheitsbildung.

Summary

By the arrangements of diagnose and therapy in a clinical treatment great emphasis was given to the practice of endurance sport activities as a practicable and reasonable education of health. The patients suffered from unspecific diseases of the airways and lungs. During 3 years, 4133 patients were registered. On third of them were able to take part in jogging in the forest and in ergometer training to conduct a cardial and metabolically efficient endurance training. During the first year 51%, the second year 79% and the third year 85% of all patients took part in endurance sport activities. For each patient we confirmed his maximum load which he tolerated and his pulse rate. The results showed clearly that about 45% of the patients with ergometer training had a reduced capacity of training. The reason for these results was primarily a failure of exercise and only in some special cases the bronchopulmonary disease. We recommend patients with diseases of the airways and lungs to take part in a regular training of endurance sport which is observed and managed by a medical doctor.

Key-words: Diseases of the airways and lungs – Endurance sport – Ergometer training – Education of health.

Anschrift des Verfassers: Dr. med. U. Börngen, Olgastraße 35, 7000 Stuttgart

Einleitung

Ausdauersport hat in der internistischen Prävention und Rehabilitation von Herz-Kreislauferkrankungen [10, 12] seit vielen Jahren trotz kritischer Stimmen [1, 11] einen festen Platz. Auch von pneumologischer Seite wird zunehmend körperliches Training als sinnvolle Prophylaxe und Therapie für Patienten mit Atemwegs-Lungenerkrankungen empfohlen [2, 4, 7, 13–15]. Allerdings fehlen bislang umfangreichere Erfahrungen an pneumologischen Patienten. Dabei müssen übliche sportmedizinische Trainingsvorstellungen an die besondere ventilatorisch-respiratorische Situation der obstruktiven und/oder restriktiven Erkrankungen angepaßt werden. So empfanden wir die Möglichkeit und Aufgabe reizvoll, im Rahmen eines diagnostisch-therapeutischen Aufbaus einer pneumologischen Kurklinik Erfahrungen mit Ausdauersport im stationären Heilverfahren zu sammeln.

Patientengut und Methodik

In einer mittelgroßen Kurklinik konnten in einem 3jährigen Zeitraum (Tabelle 1) 4133 Patienten (Männer 76%, Durchschnittsalter 48 ± 14 Jahre) erfaßt werden. Meist handelte es sich um LVA-Versicherte und um Patienten aus dem gesamten Spektrum unspezifischer Atemwegs-Lungenerkrankungen, überwiegend um chronische, oft obstruktive Bronchitiker. Nach dem ärztlichen Allgemeineindruck muß festgestellt werden, daß bei $^{1}/_{3}$ der Patienten insbesondere bei Vorliegen einer behandlungswürdigen Atemwegs-Lungenerkrankung das Heilverfahren aus medizinischen Gründen indiziert war. Bei einem weiteren Drittel der Patienten war die Indikation zur Kur zweifelhaft, bei dem letzten Drittel weitgehend sinnlos. Die Dauer des stationären Heilverfahrens betrug in den meisten Fällen 4 Wochen, wobei 3 Wochen für kontinuierliche sportliche Betätigung zur Verfügung standen. 47,5% der Patienten bezeichneten sich als Raucher. Bis auf wenige Ausnahmen hatten alle Patienten nie wesentlich Sport betrieben. 1980/81 konnte bei 1694 vornehmlich atemwegslungenkranken Patienten eine spirographisch-bodyplethysmographische Lungenfunktionsprüfung durchgeführt werden. Dabei konnte in 52% der Fälle eine obstruktive und in 6% der Fälle eine restriktive Ventilationsstörung festgestellt werden. In weiteren 5% lag eine kombinierte obstruktiv-restriktive Störung vor.

Ein häusliches Fahrradergometertraining wurde in der Regel 5 Tage in der Woche über jeweils 10 min täglich an einem photoelektrisch pulsüberwachten und elektrisch gebrem-

Tabelle 1. Allgemeine Charakterisierung des Patientengutes eines pneumologischen stationären Heilverfahrens (1979–1981)

4133 Patienten
Männer 76%, Durchschnittsalter 48 ± 14 Jahre
Raucher 47,5%, Exraucher 24%
Broca-Index 107%

Lungenfunktionsprüfung (1980/81, 1694 Patienten)
Obstruktiv 52%, Restriktiv 6%
Kombinierte Ventilationsstörung 5%

sten drehzahlunabhängigen Ergometer durchgeführt. Je nach Ausgangsbelastbarkeit wurden in der 1. Woche meist 25 Watt oder Leertreten ärztlich verordnet und dann versucht, wöchentlich eine Belastungssteigerung um 25 Watt vorzunehmen. Die maximale Trainingspulsfrequenz wurde pro Woche gemittelt. Als inadäquate Trainingspulsfrequenz (über 100/min unter 25 und 50 Watt bzw. über 120/min unter 75 Watt) sind angenähert Angaben von Hollmann und Heck [9] zugrundegelegt. In freier Natur standen für eine sinnvolle Bewegungstherapie eine fast ebene Standard-Waldlaufstrecke von 3,5 km Länge und im Sommer wie im Winter ein herrliches mittelgebirgiges Gelände im Nordschwarzwald zur Verfügung. Ärztlicherseits bestand die primäre Regelung, den jüngeren, normgewichtigen und gesunden Patienten den Waldlauf und den älteren, übergewichtigen und kränkeren Patienten mehr das Fahrradergometertraining zu verordnen.

Ergebnisse

Im Mittelpunkt des Ausdauersportes stand der Aufbau eines Fahrradergometertrainings. An dem Ergometertraining (Tabelle 2) konnten im 1. Jahr 326, im 2. Jahr 839 und im 3. Jahr 841 Patienten teilnehmen, was 31, 57 bzw. 61% aller Patienten entsprach. In diesen 3 Jahren blieb relativ konstant die Zahl derer, nämlich zwischen 17 und 10%, die aus Gründen eingeschränkter körperlicher Leistung, von Tretproblemen oder verspäteter ärztlicher

Tabelle 2. Fahrradergometertraining während eines pneumologischen stationären Heilverfahrens

Teilnehmende Patienten		1979	1980	1981
Anzahl der Patienten	n	326	839	841
% aller Patienten	%	31	57	61
1–2 Wochen	%	17	10	13
3 Wochen	%	61	68	72
≥ 4 Wochen	%	22	22	15

Tabelle 3. Fahrradergometertraining während eines pneumologischen stationären Heilverfahrens

		1979	1980	1981
Teilnehmende Patienten				
≤ 50 Watt	%	48	42	41
≥ 75 Watt	%	52	58	59
Belastungssteigerung in 3 Wochen				
Keine kontinuierliche Steigerung	%	53	49	41
Von 25 auf 75 Watt	%	47	51	59
Inadäquate Trainingspulsfrequenz				
(Wochenmittelwert)	%	56	34	45

Anordnung nur 1—2 Wochen am Ergometertraining teilnahmen. In allen 3 Jahren konnten fast $^9/_{10}$ der Patienten 3 und mehr Wochen radfahren.

Aus der Tabelle 3 geht hervor, daß die Häufigkeit der Patienten, die maximal nur 25 bzw. 50 Watt getreten haben, nur unbedeutend von 48 über 42 auf 41% reduziert werden konnte. Dies entspricht etwa auch der Anzahl von Patienten, bei denen in 3 Wochen keine kontinuierliche Steigerung der Belastung von 25 auf 75 Watt erfolgen konnte. Dieses oft subjektive Verhalten fand seine objektivere Bestätigung dadurch, daß eine inadäquate Trainingspulsfrequenz 1979 in 56%, 1980 in 34% und 1981 in 45% der Fälle zu erfassen war. Rund 45% der Patienten dürfte somit vermindert belastbar gewesen sein. Ein echtes ergometrisches Herz-Kreislauftraining mit Trainingspulsfrequenzen über 130/min haben in allen 3 Jahren gleichbleibend nur 9, 5 bzw. 8% aller Patienten durchführen können.

Am täglich in der schneefreien Jahreszeit durchgeführten Waldlauf haben konstant rund 25—30 Patienten pro Tag in 2—3 Leistungsgruppen teilgenommen. Dies entspricht jährlich etwa 330 Patienten und insgesamt rund 25% aller Patienten. Es kann davon ausgegangen werden, daß sich die Mehrzahl der Waldläufer einem Herz-Kreislauftraining unterzogen hat. Objektivierbar hat die Anzahl der Patienten, die während der Kur Ausdauersport mittels Ergometertraining und Waldlauf durchführen konnte, von 51% ($n = 656$) in 1979 über 79% ($n = 1169$) in 1980 auf 85% ($n = 1171$) in 1981 zugenommen.

Viele Patienten unternahmen oft täglich ausgedehnte Bergwanderungen mit Bewältigung von Höhenunterschieden von mindestens 300 Höhenmetern, was auf jeden Fall einem guten Herz-Kreislauftraining [10] entsprach, aber nicht quantifiziert werden konnte. Der Versuch, weitere ausdauersportflankierende Maßnahmen, wie Skilanglauf durchzuführen, gelang nur in kleinem Umfang.

Diskussion

Während eines pneumologischen stationären Heilverfahrens konnten knapp $^1/_3$ aller Patienten mit Waldlauf oder Fahrradergometertraining ein kardial und metabolisch wirksames Ausdauertraining [10] über mehrere Wochen durchführen. Konstant waren dies jährlich etwa 380 Patienten und im 3 1jährigen Überprüfungszeitraum rund 1150 Patienten. Insgesamt war es möglich, die Anzahl von allgemein ausdauersporttreibenden Patienten von jährlich 51 über 79 auf 85% aller Patienten beachtlich zu steigern. Dies erscheint insofern bedeutsam, weil es sich um fast ausschließlich Nichtsportler im mittleren Lebensalter gehandelt hat. Dabei lag bei einem großen Teil dieser Patienten eine Atemwegs-Lungenerkrankung mit Ventilationsstörung vor. Infolge vorwiegend personeller Probleme und einer kurklinisch besonders vorsichtigen Belastungssteigerung war an eine stärkere leistungsmäßige Intensivierung von Waldlauf und Ergometrie nicht zu denken. Dies wurde allerdings auch nicht besonders angestrebt, zumal in den meisten Fällen damit zu rechnen war, daß ungünstigerweise [1] nach der Kur der aufgebaute Trainingseffekt abrupt unterbrochen wird. Die beim Waldlauf regelmäßig versuchte Pulsüberwachung erwies sich auch in dieser Studie als problematisch und unsicher [6]. Gerade für ein stärker bronchopulmonal erkranktes Patientengut erschien uns primär ein leichtes und langsam gesteigertes Fahrradergometertraining als ideale Ausdauersportmöglichkeit [4]. Insbesondere sollte mit optimaler Erfassung einer Lungenfunktionseinschränkung die Schwere der Grunderkrankung genügend berücksichtigt werden [5] und schienen auch uns in Übereinstimmung mit dem Arbeitskreis um

Hildebrandt [1] hohe Trainingsintensitäten im Verlauf eines nur wenige Wochen durchführbaren kurklinischen Ausdauersportes wenig sinnvoll. Die ergometrische Aufbauphase des 1. Jahres war durch erhebliche Probleme mit Ergometern und kurärztlicher Betreuung gekennzeichnet. Daraus resultierte, daß erst ab dem 2. Jahr knapp $^2/_3$ aller Patienten, nämlich fast der ganze Rest von nichtwaldlaufenden Patienten, am Ergometertraining teilnehmen konnte.

Als zentrales Ergebnis muß festgestellt werden, daß trotz einer 1–2jährigen Ergometrie-Aufbauphase unter Zugrundelegung tolerierter Wattzahlen und ermittelter Trainingspulsfrequenzen weitgehend konstant in allen 3 Jahren in etwa 45% der Patienten eine erheblich verminderte Belastbarkeit zu erfassen war. Die Unfähigkeit, sogar 25 oder 50 Watt über 10 min/Tag nicht zu schaffen, kann dabei ganz sicher nur zu einem kleinen Teil pulmokardialen Funktionsstörungen, z. B. bei Vorliegen einer chronischen Bronchitis mit obstruktivem Lungenemphysem und Cor pulmonale, angelastet werden. Es ist anzunehmen, daß die verminderte ergometrische Belastbarkeit bei einem Großteil der Patienten vorwiegend durch ein bedenkliches Trainingsdefizit im Sinne von lang andauernder sportlicher Inaktivität [5] bedingt ist. Beim Ergometertraining wie auch beim Waldlauf wurden unter den vorgegebenen Trainingsbedingungen wesentliche asthmatische oder pulmokardiale Komplikationen nicht gesehen, so daß der dargestellte ergometrische Trainingsaufbau als gefahrlos und allgemein empfehlenswert angesehen werden kann. Dabei erscheint auch eine unmittelbare ärztliche Überwachung nicht generell nötig.

Insgesamt muß der Ausdauersport während des Heilverfahrens auch in dem großen Rahmen einer dringend notwendigen praktischen Gesundheitsbildung gesehen werden. So trifft der Vorwurf einer einseitigen Überbewertung von Sport [11] für uns nicht zu, da selbstverständlich weitere zentrale gesundheitliche Probleme wie Nikotinentwöhnung und Minderung von Übergewicht keinesfalls vernachlässigt, sondern auch mit gewissem Erfolg [2–4] angegangen werden konnten. Oft gelang erst in persönlichem Gespräch, beim ärztlich öfters mitgemachten Ergometertraining und in regelmäßigen Informationsveranstaltungen geradezu über den Sport ein Zugang zu den bedrohenden Risikofaktoren von Nikotin- und Alkoholabusus, Adipositas und Streß. Allerdings konnte das Problem der häuslichen Weiterführung von Ausdauersport nach der Kur nicht generell gelöst werden. Es bleibt die Empfehlung und geradezu Forderung, daß auch Patienten mit Atemwegs-Lungenerkrankungen dringend rehabilitativ, aber auch präventiv und klinisch unter ärztlicher Anleitung regelmäßig ein körperliches Ausdauertraining durchführen sollten. Allerdings sollten gerade wir Sportmediziner die erfahrene ärztliche Feststellung von Hittmair [8] sinngemäß mehr berücksichtigen, daß körperliche Fitness allein den Menschen auf Dauer nicht gesund zu erhalten vermag.

Literatur

1. Baier H, Ballertin B, Friedrich D (1976) Der therapeutische Wert eines zusätzlichen Ergometertrainings bei der aktivierenden Kurbehandlung. Z Phys Med 5:135–140
2. Börngen U (1982) Gesundheitsbildung im Rahmen stationärer Heilmaßnahmen. Z Phys Med Baln Med Klim 11:237
3. Börngen U (1982) Über Nikotinentwöhnung und Gewichtsabnahme während der Kur von Atemwegs- und Lungenkranken. Jahrestagung Österr. Gesellschaft Inn Med, Salzburg
4. Börngen U (1983) Über ergometrische Ausdauerbelastbarkeit von Patienten mit Atemwegs-Lungenerkrankungen. Prax Klin Pneumol 37:1091–1093

5. Bös K, Wydra G (1983) Zur Effektivität bewegungstherapeutisch ausgerichteter stationärer Heilbehandlungen. Dtsch Z Sportmed 34:218–228
6. Franken G (1980) Puls-Selbstkontrolle in der ambulanten Koronargruppe. Wie zuverlässig ist die Puls-Selbstzählung? Inform Arzt 8:24–32
7. Haber P, Burghuber O (1984) Systematisches aerobes Bewegungstraining (ABT) verbessert die Ausdauerleistungsfähigkeit bei Patienten mit chronischen obstruktiven Lungenerkrankungen (COL). Dtsch Z Sportmed 35:287
8. Hittmair A (1983) Ausblick – Rückblick. In: Gasser H (Hrsg) Erlebnis Stubaital, 2. Aufl. Stocker, Graz Stuttgart, S 11
9. Hollmann W, Heck H (1971) Herzleistungsfähigkeit und Sport. Ärztl Fortb 1:62–73
10. Hollmann W, Heck H, Rost R, Liesen H, Mader A, Dufaux B (1983) Ausdauertraining – Regeln für die optimale kardiopulmonale Anpassung. Dtsch Ärztebl 80:23–34
11. Jung D, Ulmer H-V (1983) Bewegungsmangel – Gefahr für die Volksgesundheit? Dtsch Ärztebl 80:90–97
12. Keul J, Berg A, Lehmann M, Dickhuth H-H (1982) Körperliches Training zur Prophylaxe und Therapie der koronaren Herzkrankheit. Mk Ärztl Fortb 32:58–75
13. Mahr H (1980) Anstrengungsinduziertes Asthma – eine differentialdiagnostisch interessante Erscheinung. Herz/Kreisl 12:188–190
14. Nolte D (1981) Sauerstoff-Mehrschritt-Therapie ohne Erfolg! Ärztl Prax 23:104
15. Sinclair DJM, Ingram SG (1980) Controlled trial of supervised exercise training in chronic bronchitis. Br Med J 519–521

Kontinuierliche EEG-Ableitung unter submaximaler fahrradergometrischer Belastung epilepsiekranker Kinder

Continuous EEG Recording During Submaximal Bicycle Ergometry in Epileptic Children

B.-K. Jüngst, M. Spranger, M. Rochel, D. Schranz und H. Stopfkuchen

Kinderklinik (Geschäftsführender Direktor: Prof. Dr. med. J. Spranger) der Johannes Gutenberg-Universität Mainz

Zusammenfassung

Dreißig epilepsiekranke Kinder wurden unter kontinuierlicher EEG-Ableitung einer fahrradergometrischen Belastung unterzogen. Patienten mit einer primär generalisierten Epilepsie (acht Kinder) zeigten keine pathologischen Veränderungen. Vier von siebzehn Kindern mit einer focalen Epilepsie und zwei von fünf mit einer sekundär generalisierten Epilepsie wiesen eine Verschlechterung unter Belastung auf. Hypersynchrone Aktivitäten traten besonders bei den Kindern auf, deren letzter Anfall weniger als zwei Wochen zurücklag. Ein Krampfanfall wurde bei keinem Kind ausgelöst. Die individuelle Beurteilung der Sportfähigkeit muß die Epilepsieform und die Anfallshäufigkeit berücksichtigen. Während der medikamentösen Einstellung ist vom Schulsport abzuraten. Durch die körperliche Belastung wird die Krampfbereitschaft nicht erhöht.

Schlüsselwörter: EEG – Epilepsie – Schulsport epileptischer Kinder – Sportfähigkeit.

Summary

EEG was controlled in 30 children with epilepsy during bicycle ergometry. Patients with primary generalized epilepsy (8 children) do not have pathological variations in EEG during physical strain. Aggravation was exhibited in EEG in 4 of 17 children with focal epilepsy and 2 of 5 children with secondary generalized epilepsy. Hypersynchronic activities appeared particulary in children whose last convulsions occured less than two weeks before. During performance and the following rest, a paroxysm was never provocated. The individual interpretation of sportability has to consider the kind of epilepsy and frequency of syncopes. Only in the beginning of medicamental therapy, is sport not recommend. Convulsibility of epileptic children will not be increased by physical strain.

Key-words: EEG – Epilepsy – Schoolsport in epileptic children – Sportability.

Einleitung

Die körperliche Belastbarkeit chronisch kranker Kinder wird immer wieder diskutiert. Dies trifft auch für Patienten mit einer Epilepsie zu. Nach übereinstimmender Literaturmeinung sollen sie ihr Leben so normal wie möglich führen. Dazu gehört aber gerade für Kinder auch

---

Anschrift für die Verfasser: Prof. Dr. med. B.-K. Jüngst, Universitätskinderklinik Mainz, Langenbeckstraße 1, 6500 Mainz

eine sportliche Betätigung. Dem entgegen steht die Unsicherheit der Eltern, Kinder und Lehrer und teilweise auch der Ärzte hinsichtlich der Beteiligung am Schulsport. Epilepsiekranke Kinder werden daher meist vom Schulsport freigestellt, obwohl in der pädiatrischen Literatur [4, 5] Richtlinien angegeben werden, die eine sportliche Betätigung mit Einschränkungen erlauben. Diese Aussagen beruhen aber vorwiegend auf Erfahrungswerten.

Material und Methode

Es wurden 30 Kinder im Alter von 7–14 Jahren einer standardisierten Belastung bei gleichzeitiger EEG-Ableitung unterzogen. Acht Patienten waren an einer primär generalisierten Epilepsie erkrankt, siebzehn an einer focalen und fünf an einer sekundär generalisierten Epilepsie. Das freie Intervall seit dem letzten Anfall variierte stark; sechs Kinder hatten nur Tage vorher einen Anfall erlitten, bei anderen lag der letzte Anfall schon Monate bis Jahre zurück. Acht Kinder waren zum Zeitpunkt der Untersuchung noch nicht therapiert, die übrigen wurden schon längere Zeit behandelt.

Alle dreißig Patienten wurden mittels eines drehzahlunabhängigen Fahrradergometers nach einem standardisierten Schema belastet; die Belastung betrug insgesamt 12 min, aufgeteilt in vier Stufen mit einer Steigerung von 25 Watt und jeweils 3 min Dauer. Dieses Schema wurde wegen des geringen Altersunterschiedes für alle Probanden beibehalten. An die Belastungsphase schloß sich eine 30minütige Erholungsphase an, zu deren Beginn als Maß der Belastungsintensität eine Blutgasanalyse vorgenommen wurde. Während der gesamten Zeit wurde ein EEG abgeleitet. Am Ende jeder Belastungsstufe und mehrmals in der Ruhephase bestimmten wir über das EKG die Herzfrequenz.

Ergebnisse

Folgende Ergebnisse wurden erhoben:
1. Die Blutgasanalyse ergab erwartungsgemäß einen negativen Basenüberschuß mit einer Erniedrigung des pH-Wertes als Zeichen einer metabolischen Azidose und eine Hypokapnie durch die Hyperventilation.
2. Bei keinem der Patienten wurde während der Belastungs- und Ruhephase aber auch in den folgenden 24 Stunden ein Anfall beobachtet.
3. Patienten mit einer primär generalisierten Epilepsie zeigten sowohl im Vor-EEG unter Standardbedingungen als auch unter der Belastung keinen pathologischen Befund.
4. Von den siebzehn Patienten mit einer reinen focalen Epilepsie hatten dreizehn keine Änderung zum Vorbefund, in vier Fällen trat unter Belastung eine Verschlechterung ein.
5. In den EEGs der fünf Patienten mit sekundär generalisierten Epilepsien kam es zweimal zur Verschlechterung.

Abbildung 1 differenziert die EEG-Befunde der focalen und sekundär generalisierten Epilepsie. Fast die Hälfte der Probanden aus dieser Gruppe zeigten einen Normalbefund. Seitendifferenzen in der Frequenz und Amplituden traten sowohl bei rein focalen als auch bei sekundär generalisierten Epilepsieformen auf, eine Zunahme hypersynchroner Aktivität hingegen nur bei rein fokalen. Zwischen der Therapiedauer und den unter Belastung aufgetretenen EEG-Veränderungen bestand kein Zusammenhang (Abb. 2). Verschlechterungen traten sowohl ohne als auch unter Therapie unterschiedlicher Dauer auf. Werden die EEG-Befunde mit dem zeitlichen Abstand zwischen dem letzten Anfall und der Belastungsuntersuchung in Zusammenhang gebracht (Abb. 3), fällt auf, daß hypersynchrone Aktivitäten vor allem bei den Kindern auftraten, deren letzter Anfall weniger als zwei Wochen zurücklag. Kinder mit Normalbefunden hatten überwiegend ein längeres, freies Intervall.

DIFFERENZIERUNG DER BELASTUNGS-EEGs BEI FOKALEN UND SEKUNDÄR GENERALISIERTEN EPILEPSIEN

		fokal	sek. gen.
Seitendifferenz	gleichbleibend	2	1
	zunehmend	-	2
Hypersynchrone Aktivität	gleichbleibend	3	-
	zunehmend	4	-
EEGs ohne pathologischen Befund		8	2

—— fokal ░░ sekundär generalisiert

Abb. 1. Differenzierung der Belastungs-EEGs

DIFFERENZIERUNG DER BELASTUNGS-EEGs IN ABHÄNGIGKEIT VON DER THERAPIEDAUER

Therapiedauer in Jahren	ohne		< 1/2		< 4		> 4	
	fokal	sek. gen.	fokal	sek. gen.	fokal	sek. gen.	fokal	sek. gen.
Seitendifferenz								
gleichbleibend	-	-	-	1	1	-	1	-
zunehmend	-	1	-	-	-	1	-	-
Hypersynchrone Aktivität								
gleichbleibend	2	-	1	-	-	-	-	-
zunehmend	1	-	1	-	1	-	1	-
EEG's ohne pathol. Befund	2	-	1	1	2	1	3	-

—— fokal ░░ sekundär generalisiert

Abb. 2. Differenzierung der Belastungs-EEGs in Abhängigkeit von der Therapiedauer

EEG-VERÄNDERUNGEN UNTER BELASTUNG IN ABHÄNGIGKEIT VOM ZEITINTERVALL SEIT DEM LETZTEN ANFALL

EEG-Befund		Zeitintervall seit letztem Anfall: < 14 Tage		Mon. bis Jahre	
		fokal	sek. gen.	fokal	sek. gen.
Seitendifferenz	gleichbleibend	-	-	2	1
	zunehmend	-	-	-	2
Hypersynchrone Aktivität	gleichbleibend	2	-	1	-
	zunehmend	3	-	1	-
EEGs ohne pathologischen Befund		-	-	8	2

—— fokal ░░ sekundär generalisiert

Abb. 3. EEG-Veränderungen unter Belastung

Diskussion

Hyperventilation durch Belastung [2], verstärkte Müdigkeit nach dem Sport [6], Adrenalinausschüttung im Wettkampf [1] und eventuelle Hypoglykämien [6] werden als anfallsprovozierende Risiken durch körperliche Belastung von epilepsiekranken Kindern angesehen. Zu den erstgenannten Risiken können wir anhand unserer Untersuchungen Stellung nehmen. Die Hyperventilation unter Belastung muß von der willkürlichen EEG-laborprovozierten unterschieden werden. Letztere erzeugt eine respiratorische Alkalose und führt über eine Vasokonstriktion der Hirngefäße zu einer Mangelversorgung mit einer Steigerung der kortikalen Erregbarkeit. Die Mehratmung bei körperlicher Belastung hingegen dient der Kompensation einer metabolischen Azidose, die auch bei den von uns belasteten Kindern nachzuweisen war. Die Azidose selbst soll wiederum für ein Anheben der Krampfschwelle verantwortlich sein [3]. So wäre auch zu erklären, daß Kinder mit einem erst kurz zuvor aufgetretenen Anfall zwar eine Vermehrung der hypersynchronen Aktivität im EEG zeigen, daß aber kein Anfall provoziert wurde.

Die individuelle Beurteilung der Sportfähigkeit muß also insbesondere die Epilepsieform und die Anfallshäufigkeit berücksichtigen. Entsprechend den Empfehlungen von Klimt [5] ist in der medikamentösen Einstellungsphase vom Schulsport abzuraten. Bei erzielter Anfallsfreiheit erhöht die sportliche Betätigung die Krampfbereitschaft jedoch nicht.

Literatur

1. Fabricant J (1954) The role of adrenaline in epilepsy. Epilepsia 3:126–134
2. Gibbs F, Gipps E, Lennox W (1943) Electroencephalographic response to overventilation and its relation to age. J Pediatr 23:497–505
3. Götze W, et al (1967) The influence of physical exercise on seizure threshold. Dis Nerv Syst 28: 664–667
4. Hempel H, Kirsten G (1969) Schulsportbefreiung bei Kindern mit zerebralen Anfallsleiden. Ärztliche Jugendkd 60:65–75
5. Klimt F, Degen R (1976) Epilepsie und Sport im Kindesalter – Tabellen zur Freistellung von schulischem und außerschulischem Sport bei epileptischen Anfallsleiden. Der Kinderarzt 11
6. Livingstone S (1971) Should physical activity of epileptic children be restricted? Clin Pediatr 10: 604–606

XIV

Freie Vorträge:

Ergometrie

Ergometry

Die Herzfrequenz auf submaximalen Belastungsstufen ist nicht repräsentativ für die maximale Leistungsfähigkeit

Heart Rate at Submaximal Work Loads is Not Representative of Maximal Exercise Capacity

D. H. Petzl, P. Haber, C. Popow, F. Haschke und E. Schuster

II. Medizinische Univ.-Klinik (Vorstand: Prof. Dr. med. G. Geyer), Kinderklinik (Vorstand: Prof. Dr. med. E. Zweymüller), Institut für Medizinische Computerwissenschaften (Vorstand: Prof. Dr. med. G. Grabner) der Universität Wien

Zusammenfassung

Für die sportmedizinische Untersuchung wird häufig die Herzfrequenz auf submaximalen Standardbelastungsstufen (HF_{submax}) verwendet. Zweck dieser Studie war es, den korrelativen Zusammenhang zwischen HF_{submax} und maximaler Leistungsfähigkeit (LF_{max}) und damit die Zuverlässigkeit der Schätzung der LF_{max} aufgrund der HF_{submax} im Einzelfalle zu prüfen. 36 Kinder einer Hauptschule mit unterschiedlicher körperlicher Belastung im Turnunterricht und unterschiedlichen Trainingszuständen (TZ) wurden 3mal im Abstand von je 1 Jahr untersucht (98 gültige Tests = n): Spiroergometrie mit erschöpfender Belastung, 3 min Stufen und Inkremente von 0,5 Watt/kg Körpergewicht (W/kg/KG). Die Werte für Alter, relative maximale Sauerstoffaufnahme ($\dot{V}O_2$ max/kg) respektive die relative maximale Wattleistung (W_{max}/kg) und die HF bei 1,2 und 3 W/kg KG (HFA, HFB, HFC) wurde mittels einfacher und partieller Korrelationsanalyse untersucht. Für die korrelative Beziehung von HFA, HFB und HFC zu $\dot{V}O_2$ max/kg war $r = 0,38$; zu W_{max}/kg war $r = 0,46$. Wird der Einfluß des Alters auf die Korrelation ausgeschaltet, ist der Korrelationsfaktor 0,29 respektive 0,48.

Die Ergebnisse lassen eine gewisse Einflußnahme der LF_{max} auf die HF_{submax} zwar erkennen, zeigen aber deutlich, daß daneben noch andere, z. T. stärkere Einflüsse wirksam werden müssen, d. h. die HF_{submax} repräsentiert überwiegend z. B. die Regulationslage des vegetativen Systems und weniger die LF_{max}. Das häufig beobachtete Zusammentreffen niedriger HF_{submax} und hohem TZ ist somit Ausdruck einer häufigen Koinzidenz zwischen diesem und einer vagotonen Regulationslage. Im Einzelfall ist die HF_{submax} für die LF_{max} nicht repräsentativ und sollte daher bei individuellen Fragestellungen (Leistungssport) nicht angewandt werden. Der Vergleich von Gruppen, z. B. Schulklassen, scheint zulässig.

Schlüsselwörter: Sportmedizinische Untersuchung – Maximaler Trainingsumfang – Submaximale Herzfrequenz.

Summary

In sports medicine the heart rate at submaximal standardized work loads (HR_{submax}) is often used to predict the maximal exercise capacity (MEC). This study was designed to calculate the correlation between the HR_{submax} and the MEC in order to check the reliability of the estimation of MEC on the basis of HR_{submax}.

36 male pupils of a public school, which had different amounts of physical training in their school time and therefore different states of training, were tested three times (at the age of 10, 11, and 12 years;

Anschrift für die Verfasser: Dr. med. H. Petzl, II. Medizinische Universitätsklinik, Garnisongasse 13, A-1090 Wien

98 valid tests = n). An exhaustive incremental bicycle spiroergometry (3 min/step, increments of 0.5 Watt/kg) was performed. The measured variables were: The age (years), the relative maximal oxygen consumption ($\dot{V}O_2$ max/kg), the relative maximal work load ($Watt_{max}$/kg) and heart rates at 1, 2, and 3 Watt/kg (HFA, HFB, HFC). HFA, HFB, and HFC were correlated with $\dot{V}O_2$ max/kg and $Watt_{max}$/kg respectively, as well as with age. Simple correlation (S.C.) and partial correlation analysis (P.C.) were performed as statistical tests.

The correlation factors r were (for $p < 0.05 = r \geq 0.20$):
S.C. of HF to $\dot{V}O_2$ max/kg: A: $r = -0.47$, B: $r = 0.34$, C: $r = -0.34$
S.C. of HF to $Watt_{max}$/kg: A: $r = -0.50$, B: $r = -0.48$, C: $r = -0.40$
S.C. of age to HF: A: $r = -0.44$, B: $r = 0.34$, C: $r = -0.29$
P.C. of HF to $\dot{V}O_2$ max/kg after eliminating the influence of age: A: $r = -0.37$, B: $r = -0.24$; C: $r = -0.25$
P.C. of HF to $Watt_{max}$/kg after eliminating the influence of age: A: $r = -0.54$, B: $r = -0.50$, C: $r = -0.41$
P.C. of age to HF after eliminating the influence of $\dot{V}O_2$ max/kg and $Watt_{max}$/kg respectively:
A: $r = -0.44$, B: $r = -0.34$, C: $r = -0.28$

The results show a significant correlation between the HR_{submax} and MEC; however, the r factor is low and dependent upon the influence of age. The correlation of age to the HF_{submax} is highly significant, too. Therefore, HF_{submax} is influenced by variables other than MEC, e.g. the age and possibly the autonomic nervous system.

From these data we conclude that the estimation of MEC by HF_{submax} is not exact and should not be used when accuracy is required, e.g. in the field of competition sports. However, to compare certain groups (like school classes or teams) the estimation of MEC by HR_{submax} seems to be adequate. In the course of this, a work load of 1 Watt/kg appears to be qualified.

Key-words: Exercise test – Maximal exercise capacity – Submaximal heart rate.

Einleitung

Eine der Aufgaben der leistungsmedizinischen Diagnostik ist die Quantifizierung des Trainingszustandes (TZ), d. h. der individuellen Abweichung der körperlichen Leistungsfähigkeit (LF) von der alters-, und geschlechtsbezogenen Norm (z. B. LF/kg Körpergewicht (KG)). Die Standardmethode dafür ist die symptomlimitierte Ergometrie nach der Vita-maxima-Methode. Die Nachteile dieser Methode sind die Abhängigkeit von der subjektiven Motivation und der große Zeitaufwand. Daher werden zur Beurteilung des TZ häufig Testprotokolle verwendet, die auf submaximalen Standardbelastungen basieren. Das Kriterium der Beurteilung ist dabei die Herzfrequenzantwort auf diese submaximale Belastung.

Zweck unserer Studie ist es zu überprüfen, wie gut der korrelative Zusammenhang zwischen der Herzfrequenz (HF) auf submaximalen Belastungsstufen mit dem tatsächlich ergometrisch gemessenen TZ ist und ob dieser Zusammenhang ausreicht, um im Einzelfall eine genügend genaue Schätzung des TZ zu ermöglichen.

Probanden und Methodik

Das untersuchte Kollektiv bestand aus 36 Knaben, die zu Beginn und am Ende der fünften und am Ende der 6. Schulstufe untersucht wurden (10. und 11. Lebensjahr), 98 Tests waren verwertbar (= n). 23 Knaben besuchen eine Sportklasse mit 8 Stunden Sportunterricht pro Woche. Die restlichen 13 Kinder besuchen eine normale Parallelklasse der selben Schule.

in der als einziges Training der normale Turnunterricht im Ausmaß von 3 Stunden pro Woche angeboten wurde.

Der Belastungstest erfolgte auf einem drehzahlunabhängigen, elektrisch gebremsten Fahrradergometer mit simultaner EKG-Registrierung. Das exspiratorische Atemminutenvolumen (= $\dot{V}_E$) wurde im offenen System gemessen; die kontinuierliche Bestimmung der in-/exspiratorischen O_2-Konzentrationsdifferenz erfolgte aus einem Mischgefäß für die Exspirationsluft.

Die Belastung wurde stufenförmig nach der Vita-maxima-Methode durchgeführt. Die Belastungsdauer auf jeder Stufe war 3 min. Begonnen wurde mit 0,5 Watt/kg; gesteigert mit Inkrementen von 0,5 Watt/kg. Die Probanden wurden, insbesonders auf der letzten Belastungsstufe, von einem ihnen vertrauten Turnlehrer motiviert. Folgende Meßwerte wurden erhoben: die maximale Leistungsfähigkeit/kg Körpergewicht ($Watt_{max}/kg$), die maximale O_2-Aufnahme/kg Körpergewicht ($\dot{V}O_2$ max/kg) als Parameter des TZ; die Herzfrequenz auf allen Belastungsstufen (aus dem EKG am Ende jeder 3. Belastungsminute bestimmt).

Die maximale Wattleistung wurde unter Berücksichtigung der Arbeitszeit auf der letzten Belastungsstufe nach folgender Formel errechnet:

$$\left(\frac{sec}{180} \times 0{,}5 \times kg\ KG\right) + W = Watt_{max}$$

sec = Arbeitszeit der letzten Stufe; kg KG = Körpergewicht in kg; W = die letzte, 3 min lang geleistete Wattstufe; $Watt_{max}$ = maximale Wattleistung.

Für die statistische Analyse wurde sowohl die einfache als auch die partielle Korrelation verwendet.

Es wurden folgende Korrelationsanalysen durchgeführt: Die Herzfrequenz auf einer submaximalen gewichtsbezogenen Standardbelastung von je 1, 2 oder 3 Watt/kg (HF-A, HF-B, HF-C) mit $\dot{V}O_2$ max/kg und mit Watt max/kg (als Parameter des TZ) einerseits und mit dem Alter andererseits. Desgleichen wurden HF-A, HF-B und HF-C mit den gleichen Größen nach dem Prinzip der partiellen Korrelationsanalyse verrechnet; d. h. die Korrelation der HF mit $\dot{V}O_2$ max/kg oder $Watt_{max}/kg$ einerseits und dem Alter andererseits jeweils unter Ausschluß des Einflusses des Alters respektive des TZ.

Tabelle 1. Korrelationsfaktoren (HF-A, -B und -C, maximale LF und Lebensalter)

	$\dot{V}O_2$ max/kg KG		$Watt_{max}$/kg KG		Alter		$\bar{x}$ HF
	e.K.	p.K.(A)	e.K.	p.K.(A)	e.K.	p.K.(TZ)	± s
HF-A (1 Watt/kg KG)	−0,47	−0,37	−0,50	−0,54	−0,44	−0,44	130 ± 16
HF-B (2 Watt/kg KG)	−0,34	−0,24**	−0,48	−0,50	−0,31*	−0,34	162 ± 15
HF-C (3 Watt/kg KG)	−0,34	−0,25**	−0,40	−0,41	−0,29*	−0,28*	188 ± 14

Alle Korrelationsfaktoren: $p < 0{,}001$, *: $p < 0{,}01$, **: $p < 0{,}05$. KG: Körpergewicht; LF: Leistungsfähigkeit; TZ: Trainingszustand; HF: Herzfrequenz; e.K.: einfache Korrelation; p.K.(A): partielle Korrelation nach Elimination des Einflusses des Lebensalters; p.K.(TZ): partielle Korrelation nach Elimination des Einflusses des TZ (d. h.: ohne Wirkung von $\dot{V}O_2$ max/kg KG und $Watt_{max}$/kg KG)

Ergebnisse

Die Ergebnisse sind in der Tabelle 1 aufgelistet. Die auf submaximalen körpergewichtsbezogenen Standardbelastungsstufen gemessene HF zeigt eine signifikante Korrelation sowohl zum TZ ($\dot{V}O_2$ max/kg, Watt$_{max}$/kg) als auch zum Alter; und zwar sowohl bei Verwendung der einfachen als auch der partiellen Korrelation. Es zeigt sich, daß der korrelative Zusammenhang bei 1 Watt/kg am höchsten ist und bei höheren Belastungsstufen deutlich abnimmt. Der Korrelationsfaktor von HF-A, -B und -C zur $\dot{V}O_2$ max/kg ist deutlich niedriger als zu Watt max/kg was möglicherweise mit dem der $\dot{V}O_2$-Messung inhärenten Meßfehler zusammenhängt. Überraschend ist, daß der korrelative Zusammenhang zwischen HF-A, -C und Alter in der gleichen Größenordnung liegt wie der zwischen HF-A, -C und $\dot{V}O_2$ max/kg.

Diskussion

Unsere Ergebnisse zeigen, daß tatsächlich eine statistisch signifikante Abhängigkeit der HF auf körpergewichtsbezogenen Standardbelastungsstufen vom TZ besteht, wobei die höchste Korrelation bei 1 Watt/kg festzustellen ist. Allerdings sind diese Korrelationsfaktoren so niedrig, daß trotz statistischer Signifikanz eine Schätzung des TZ aus der submaximalen HF zu unsicher ist und daher für den klinischen Gebrauch im Einzelfalle nicht zulässig erscheint.

Die festgestellte Korrelation der HF auf submaximalen körpergewichtsbezogenen Standardbelastungen zum Alter legt nahe, daß zumindest im Altersbereich unserer Probanden für diese Größe ein Altersgang besteht. Zusätzlich dürften noch weitere Einflüsse — vor allem die vegetative Regulationslage — für den überraschend niedrigen korrelativen Zusammenhang relevant sein.

Zusammenfassend läßt sich feststellen, daß die HF auf submaximalen körpergewichtsbezogenen Standardbelastungen für die Schätzung des Trainingszustandes nicht ausreichend repräsentativ und daher im Einzelfalle nicht zulässig ist.

Sofern eine exakte Leistungsdiagnostik erforderlich ist, kann daher auf die ergometrische Ausbelastung nicht verzichtet werden. Der submaximale Test erscheint hingegen bei der Beurteilung von Gruppen (Schulklassen, Mannschaften) verwendbar, wobei eine Belastung von 1 Watt/kg am geeignetsten erscheint.

Literatur

Kaltenbach M (1966) Stufenbelastungen zur Beurteilung der körperlichen Leistungsfähigkeit und der Koronarreserve. Dtsch Med Wochenschr 91:884

Mellerowicz H (1979) Ergometrie, Grundriß der medizinischen Leistungsmessung. Urban & Schwarzenberg, München

Herzfrequenzverhalten während einer Standardleistung von 1 Watt/kg Körpergewicht bei Kindern, Jugendlichen und Erwachsenen

Heart Rates of Children, Adolescents, and Adults During a Standard Ergometric Load of 1 Watt/kg Body Weight

B. Agrawal und I.-W. Franz

Institut für Leistungsmedizin, Freie Universität Berlin

Zusammenfassung

Eine ergometrische Funktionsdiagnostik muß nicht nur reproduzierbare und vergleichbare Ergebnisse liefern, sondern muß zeitlich auch so bemessen sein, daß sie routinemäßig durchgeführt werden kann. Deshalb wurde in einer sportärztlichen Beratungsstelle bei insgesamt 3981 Probanden (3340 männlich, 641 weiblich) die ergometrische Standardleistung von 1 Watt/kg KG über 3 min (50 U/min) auf ihre Praktikabilität und Zuverlässigkeit hin überprüft. Dabei sollten gleichzeitig altersabhängige Normalwerte des Herzfrequenzverhaltens bei Kindern, Jugendlichen und Erwachsenen für die Fußkurbelarbeit im Sitzen ermittelt werden. Außerdem wurden 122 männliche Probanden nach 1jährigem Sport im Verein nachuntersucht.

Es zeigte sich, daß eine Standardleistung von 1 Watt/kg KG über 3 min sich besonders für größere Reihenuntersuchungen zur Erkennung eines unökonomischen bzw. pathologischen Kreislaufverhaltens eignet, da die Ergebnisse keine starke Altersabhängigkeit, aber eine gute Reproduzierbarkeit bei jährlichen Kontrollen aufweisen und nur geringer Zeitaufwand notwendig ist.

Schlüsselwörter: Ergometrischer Test – Kinder – Herzfrequenz – 1 Watt/kg KG.

Summary

An ergometric test procedure should not only yield reproducible and comparable results, but should also consume a minimal amount of time so that it can be performed routinely. Therefore a total of 3340 males and 641 females underwent a standardized ergometric test with a work load of 1 watt/kg body weight for 3 min (pedal rate: 50 cycles/min) in a sport medical centre to investigate the practicability and reliability of this procedure. Simultaneously, the age-dependent standard values for children, adolescents and adults for foot crank work were to be ascertained. Furthermore, 122 males were retested by this procedure following a year-long participation in sports in a club.

It was found that a standard work load of 1 watt/kg BW for 3 min is especially well suited for serial examinations to detect uneconomical or pathological circulatory conditions. The results are not strongly age-dependent, but do show a good reproducibility in annual examinations, and require only a small amount of time.

Key-words: Ergometric test – Children – Heart rate – 1 watt/kg body weight.

Anschrift für die Verfasser: Dr. med. B. Agrawal, Institut für Leistungsmedizin, Forckenbeckstraße 20, 1000 Berlin 33

Einleitung

Vom internistischen und sportmedizinischen Standpunkt ist die Erfassung der aeroben Leistung von Kindern und Jugendlichen aus zwei Gründen besonders wichtig:

1. Zur Überwachung und für das möglichst frühzeitige Erfassen von pathologischen Herz-Kreislaufzuständen im Kindesalter.
2. Zur Beurteilung der kardiokorporalen Leistungsfähigkeit, besonders im Rahmen von Reihen- und Routineuntersuchungen, und für eventuelle sportmedizinische Empfehlungen zu einem bestimmten Trainingsprogramm.

Zur Beurteilung dieser Fragen würden prinzipiell ergometrische Untersuchungen (z. B. PWC 170) geeignet sein [1–15]. Die Methode müßte reproduzierbar, vergleichbar und routinemäßig durchführbar sein, darf also nicht zeit- und kostenintensiv sein. Daher sind wir in der vorliegenden Untersuchung den folgenden Fragen nachgegangen:

1. Ist eine fahrradergometrische Standardleistung von 1 Watt/kg KG über *nur* drei min praktikabel und zuverlässig?
2. Es sollten altersabhängige Normwerte für das Herzfrequenzverhalten während 1 W/kg KG bei Kindern, Jugendlichen und Erwachsenen für die Fußkurbelarbeit im Sitzen erstellt werden.

Methodik

Nach einer gründlichen körperlichen Untersuchung in einer sportärztlichen Beratungsstelle mußten 3981 Probanden (3340 männlich, 641 weiblich) auf einem mechanisch gebremsten Fahrradergometer im Sitzen eine Leistung von 1 Watt/kg KG über 3 min bei einer konstanten Drehzahl von 50 U/min erbringen. Am Ende der 3. Leistungsminute wurde die Herzfrequenz ermittelt.

Außerdem wurden 122 männliche Probanden (Alter: 11–16 Jahre), die bis dahin kein Sport betrieben hatten, nach einer einjährigen sportlichen Betätigung erneut untersucht, um festzustellen, ob die in der 3. Minute ermittelte HF durch das im Breitensport geübte Training im Verein beeinflußt wird.

Ergebnisse

Der mittlere Teil der Abb. 1 zeigt das Verhalten der HF des männlichen Untersuchungskollektivs nach 3 min bei 1 Watt/kg KG. Die HF bleibt praktisch unabhängig vom Alter relativ konstant. Dies gilt, obwohl, wie im oberen und unteren Abschnitt der Abbildung erkennbar, Körpergewicht und -größe deutlich zunehmen. Die Veränderungen der HF bei dem weiblichen Untersuchungskollektiv waren noch geringer (Abb. 2), trotz der noch ausgeprägteren Körpergewichts- und -größenzunahme.

Die Abb. 3 zeigt das Ergebnis der Nachuntersuchung bei den 122 männlichen Probanden. Obwohl sie durchschnittlich um 5,5 cm gewachsen und 4,7 kg schwerer waren

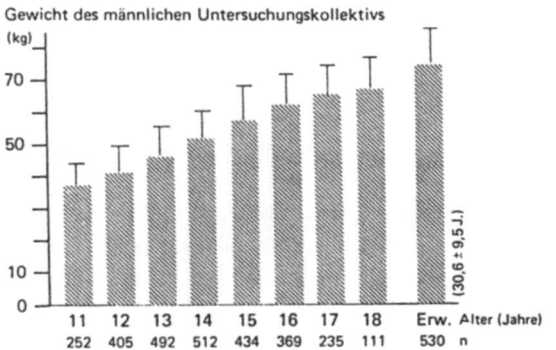
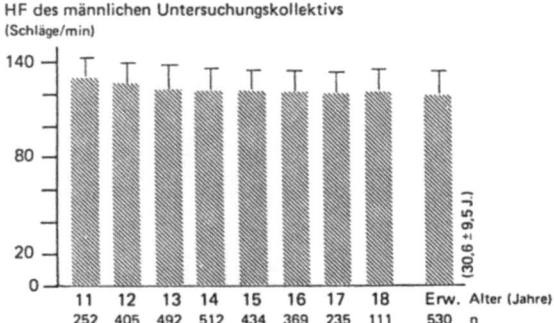
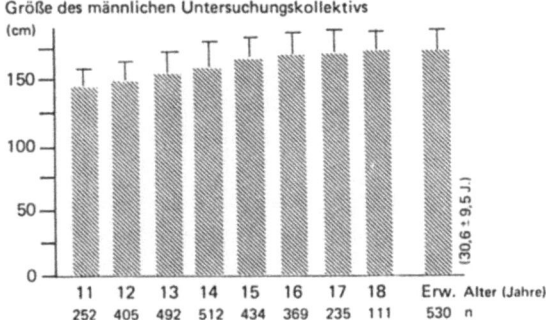

Abb. 1. Gewicht, HF (am Ende der 3. Minute bei einer Leistung von 1 Watt/kg KG) und Körpergröße des männlichen Untersuchungskollektivs (3340 Probanden) in Abhängigkeit vom Alter. Trotz der deutlichen Zunahme des Gewichts und der Größe verändert sich die HF – besonders vom 14. Lebensjahr an – kaum

und obwohl sie 1 Jahr trainiert hatten, nahm die HF zwar schwachsignifikant ($p < 0{,}05$) ab, dies ist jedoch ohne biologische und diagnostische Bedeutung.

Diskussion

Die ergometrische Untersuchung eignet sich besonders gut wegen der Zuverlässigkeit und Reproduzierbarkeit, v. a. zur Erfassung der aeroben Leistungsbreite der Probanden [1–15]. Die hier vorgelegten Ergebnisse an sehr großem Untersuchungskollektiv zeigen, daß die Ermittlung der HF in der 3. Leistungsminute bei 1 Watt/kg KG ein zuverlässiges Kriterium für

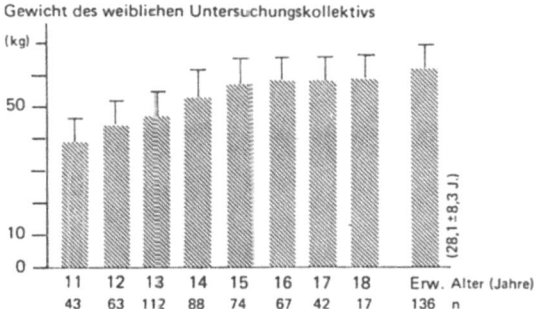
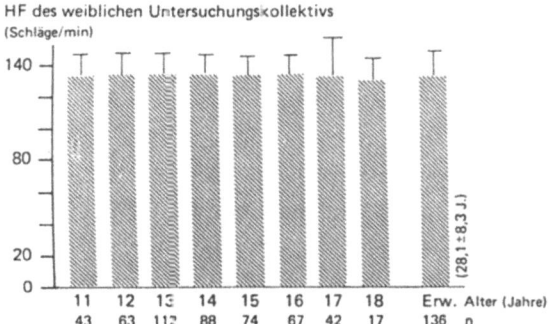
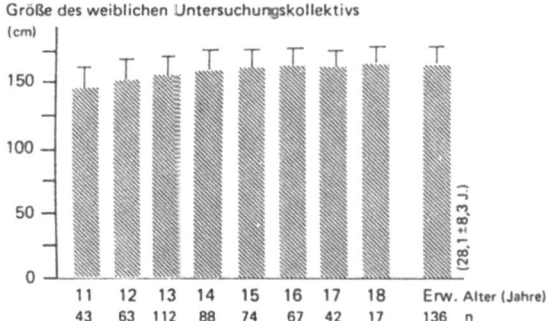

Abb. 2. Gewicht, HF (am Ende der 3. Minute bei einer Leistung von 1 Watt/kg KG) und Körpergröße des weiblichen Untersuchungskollektivs (641 Probandinnen) in Abhängigkeit vom Alter. Trotz der deutlichen Zunahme des Gewichts und der Größe gibt es keine Veränderung der HF

die Erfassung der kardiokorporalen Leistungsbreite darstellt. Dies gilt besonders deshalb, weil dieser Parameter relativ unabhängig von Körpergewicht, -größe und Alter ist. Jedoch scheint sie bei den 11–13jährigen etwas höher als bei den über 14jährigen (einschl. Erwachsene) zu sein. Dies ist übereinstimmend mit den Ergebnissen anderer Autoren [12, 13].

Die gute Anwendbarkeit in der Praxis zeigt sich auch dadurch, daß die Nachuntersuchung nach einem Jahr ein stabiles Verhalten aufweist, obwohl die Kinder größer, schwerer und sportlich aktiver geworden sind. Dies ist wahrscheinlich dadurch zu erklären, daß in diesem Alter die körperliche Aktivität im Alltag einen wesentlich höheren Trainingseffekt bewirkt als Training im Verein mit ca. 1–2 h/Woche.

Somit bietet sich diese Methode besonders für die Reihenuntersuchung von Jugendlichen oder, wie von den Autoren benutzt, für sportärztliche Routineuntersuchungen an, wobei die Tabelle 1 eine schnelle Orientierung über die kardiokorporale Leistungsfähigkeit

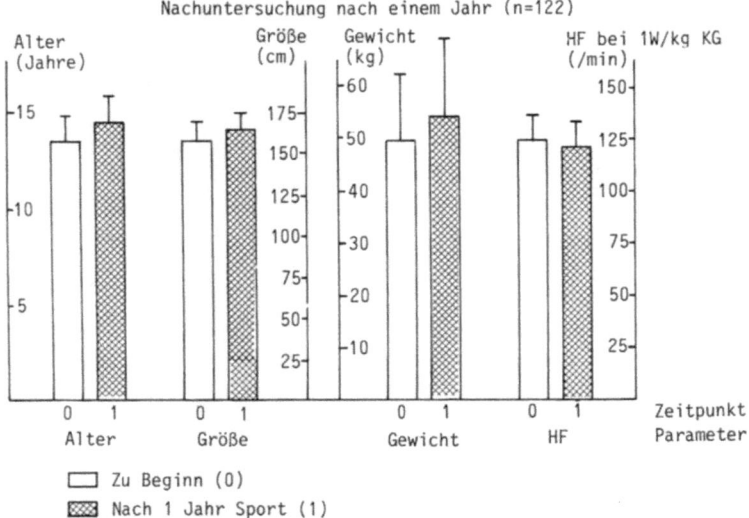

Abb. 3. Veränderungen von Körpergröße, -gewicht und HF am Ende der 3. Leistungsminute nach 1 Jahr Sport im Verein. Trotz der hochsignifikanten Zunahme der Größe um 5,5 cm und des Gewichts um 4,7 kg zeigt die HF eine nur schwachsignifikante Veränderung ($p < 0,05$), die jedoch ohne biologische und diagnostische Bedeutung ist

Tabelle 1. Bewertung der Herzfrequenz bei 1 Watt/kg Körpergewicht über 3 min

Gruppe	Kardiokorporale Leistungsbreite				
	Sehr gut	Gut	Normal	Reduziert[a]	Stark reduziert[b]
männlich, 11–13 Jahre	<100	100–114	115–145	146–160	>160
männlich, ab 14 Jahre	<95	95–109	110–135	136–150	>150
weiblich	<105	105–119	120–145	146–160	>160

[a] Relative Indikation für weiterführende Diagnostik (z. B. EKG, Echokardiographie, Röntgen, Labordiagnostik, usw.)
[b] Absolute Indikation für weiterführende Diagnostik

gibt. Dabei leitet sich bei reduzierter kardiokorporaler Leistungsbreite die relative bzw. absolute Indikation für eine weitergehende Diagnostik, z. B. EKG, Echokardiographie, Röntgen, Laboruntersuchungen, usw. ab.

Wenn im Rahmen von wissenschaftlichen Untersuchungen ergometrische Tests durchgeführt werden, z. B. zum Nachweis des Effektes von Training, sollte auf die Ermittlung der PWC 170 bzw. direkte Messung der $\dot{V}O_2$ max zurückgegriffen werden, da die Trennschärfe dort größer ist.

Daher kann die Schlußfolgerung gezogen werden, daß eine fahrradergometrische Standardbelastung von 1 Watt/kg KG über 3 min sich besonders für größere Reihenuntersuchungen zur Erkennung eines unökonomischen bzw. pathologischen Kreislaufverhaltens eignet, denn

1. die Ergebnisse zeigen keine starke Altersabhängigkeit,
2. es gibt eine gute Reproduzierbarkeit bei jährlichen Kontrollen und
3. es bedarf eines geringen Kosten- und Zeitaufwands.

Literatur

1. Adams FH, Linde LM, Miyake M (1961) The physical working capacity of normal school children. Pediatr 28:55–64
2. Adams FH, Bengtsson E, Berven H, Wegelius C (1961) The physical working capacity of normal school children. Pediatr 30:243–257
3. Cummings GR, Everatt D, Hastman L (1978) Bruce treadmill test in children: normal values in a clinical population. Am J Cardiol 41:69–75
4. Franz I-W (1980) Evaluation of the PWC on the basis of a standardized work load of 1 Watt-Kg EW for 3 minutes. 2nd European Research Seminar on Testing Physical Fitness, Birmingham, pp 8–11
5. Franz IW, Agrawal B, Wiewel D, Mellerowicz H, Lippert P (1982) Comparative measurement of $\dot{V}O_2$ max and PWC 170 in school children. 4th European Research Seminar on Testing Physical Fitness, Olympia, pp 110–114
6. Franz I-W, Wiewel D, Agrawal B (1982) Comparative measurements of PWC 170 with work steps of different load increase and duration. 4th European Research Seminar on Testing Physical Fitness, Olympia, pp 104–109
7. Franz I-W, Wiewel D, Agrawal B (1982) Reproducibility of PWC 170 with equal increments, but different technique. 4th European Research Seminar on Testing Physical Fitness, Olympia, pp 115–118
8. Godfrey S (1974) Exercise testing on children: applications in health and disease. Saunders, Philadelphia
9. Jahne-Liersch S, Bringmann W, Bräuer H (1982) Tests zur Grobeinschätzung von Anpassungen im Kindes- und Jugendalter. Med Sport 22:102–105
10. James FW, Kaplan S, Glueck CJ, Tsay J-Y, Knight MJS, Sarwar CJ (1980) Responses of normal children and young adults to controlled bicycle exercise. Circ 61:902–912
11. James FW, Blomqvist CG, Freed MD, Miller WW, Moller JH, Nugent EW, Riopel DA, Strong WB, Wessel HU (1982) Standards for exercise testing in the pediatric age group. Circ 66:1377A–1397A
12. Kemper HCG (1972) Heart rate during bicycle ergometer exercise in watts per kilogram body weight of 12 and 13 year old boys. Z Kinderheilk 113:151–169
13. Mocellin R, Rutenfranz J (1970) Methodische Untersuchungen zur Bestimmung der körperlichen Leistungsfähigkeit (W 170) im Kindesalter. Z Kinderheilk 108:61–80
14. Riopel DA, Taylor AB, Hohn AR (1979) Blood pressure, heart rate, pressure-rate product and electrocardiographic changes in healthy children during treadmill exercise. Am J Cardiol 44:697–704
15. Strong WB, Spencer D, Miller MD, Salehbhai M (1978) The physical working capacity of healthy black children. Am J Dis Child 132:244–248

Blutdruck- und Herzfrequenzverhalten während Ergometrie bei männlichen untrainierten, normotensiven Probanden im Alter von 12 bis 15 Jahren

Blood Pressure and Heart Rate During Ergometry in Untrained Normotensive Males Ages 12–15 Years

D. Wiewel, I.-W. Franz und H. Mellerowicz

Institut für Leistungsmedizin Berlin (Leiter: Prof. Dr. med. H. Mellerowicz), Forckenbeckstraße 20, 1000 Berlin 33

Zusammenfassung

Die Beurteilung des Blutdrucks während Ergometrie hat sich bei Erwachsenen und Jugendlichen zur Früherkennung einer Hypertonie bewährt. Die hierfür nötigen Normalwerte des Blutdrucks sind jedoch für Kinder und Jugendliche nicht ausreichend genug definiert.

Deshalb wurde bei 51 männlichen untrainierten Probanden im Alter von 12–15 Jahren ($\bar{x}$ = 13,6 ± 1,5 Jahre), die im Rahmen einer WHO-Studie nach strenger Zufälligkeit ausgewählt worden waren, neben der Ruheblutdruckmessung auch zweimal das Blutdruck- und Herzfrequenzverhalten während einer Ergometrie von 50 bis 100 Watt (Steigerungsstufen 25 Watt/2 min; Methode A) und auf einer Leistungsstufe von 1 und 2 Watt/kg KG über jeweils 6 min (Methode B) ermittelt.

Ausgehend von einem Ruheblutdruck im Sitzen von 115 ± 11/71 ± 6,7 mmHg stieg der Blutdruck der 12- bis 15jährigen bei 100 Watt und einer HF von 144 ± 14 min^{-1} auf 155 ± 12/76 ± 6,9 mmHg an (Methode A). Für 1 Watt/kg KG waren die entsprechenden Werte 137 ± 14/73 ± 6,8 mmHg bei einer HF von 120 ± 11 min^{-1} (Methode B).

Hieraus ergaben sich folgende obere Grenzwerte ($\bar{x}$ + 1 s) des Ergo-RR von 167/83 mmHg bei 100 Watt und von 151/80 mmHg bei 1 Watt/kg KG, die im Vergleich zu Erwachsenen hochsignifikant niedriger liegen. Somit sind zur Differenzierung zwischen normalem und erhöhtem Blutdruck bei männlichen Jugendlichen im Vergleich zu Erwachsenen nicht nur in bezug auf den Ruheblutdruck, sondern ganz besonders auch bezüglich der ergometrischen Ergebnisse niedrigere Normalwerte anzuwenden.

Schlüsselwörter: Blutdruck – Untersuchung – Jugendliche – Ergometrie.

Summary

The assessment of blood pressure during ergometry has proven itself effective for early detection of hypertension in adults and adolescents. However, the necessary normal blood pressure values during ergometric work in children and adolescents still remain defined.

Within the scope of a WHO Study, 51 untrained males, aged 12 to 15 years ($\bar{x}$ = 13.6 ± 1.5 years), were strictly randomly selected. In addition to measurements at rest, blood pressure and heart-rate response was evaluated during 2 various ergometric procedures: method A 50 to 100 Watts, increments of 25 Watt/2 min, method B 1 Watt and 2 Watt/kg body weight/6 min, respectively. Pedal rate of 50 cycles/min.

For the age group of 12 to 15 years the initial resting blood pressure (sitting position) of 115 ± 11/71 ± 6.7 mmHg increased at 100 Watts (method A) to 155 ± 12/76 ± 6.9 mmHg with a

---

Anschrift für die Verfasser: Dr. med. D. Wiewel, Institut für Leistungsmedizin, Forckenbeckstraße 20, 1000 Berlin 33

corresponding heart rate of 144 ± 14 min^{-1}. Corresponding values at 1 Watt/kg body weight (method B) were 137 ± 14/73 ± 6.8 mmHg and 120 ± 11 min^{-1}, respectively.

The upper limits of 167/83 mmHg (mean + 1 SD) for a normotensive response of the blood pressure at a work load of 100 Watts, and of 151/80 mmHg (mean + 1 SD) at 1 Watt/kg body weight, are significantly lower in comparison with adults. Therefore, when differentiating between normal and elevated blood pressure in male adolescents, lower upper limits for normotension must be employed not only concerning resting blood pressure, but especially with regard to ergometric test results.

Key-words: Blood pressure – Exercise – Adolescents – Ergometry.

Einleitung

Die arterielle Hypertonie stellt eine große Herausforderung an die präventive Medizin dar. Eine konsequente Bekämpfung der Folgeerkrankungen ist nur durch eine möglichst frühzeitige Erkennung des hohen Blutdrucks möglich. Dieses ist jedoch unter Ruhebedingungen aufgrund der großen Variabilität des Blutdruckes in der Praxis oft schwierig. Von verschiedenen Autoren konnte jedoch gezeigt werden, daß die Früherkennung der Hypertonie durch eine ergometrische Überprüfung des Blutdruckverhaltens wesentlich verbessert werden kann [5]. Dieses gilt nicht nur für Erwachsene mit grenzwertig erhöhtem Ruheblutdruck bzw. erhöhtem Belastungsblutdruck, sondern auch wie Briedigkeit et al. [2] zeigen konnten, für Kinder und Jugendliche. Allerdings sind bei letzteren die oberen Grenzen einer normalen Blutdruckreaktion während einer standardisierten ergometrischen Leistung nicht ausreichend definiert.

Ziel dieser Untersuchung war deshalb für das Blutdruckverhalten während und nach Ergometrie bei männlichen Kindern und Jugendlichen zu erstellen.

Patientengut und Methodik

Es wurden 51 männliche untrainierte Probanden im Alter von 12 bis 15 Jahren ($\bar{x}$ = 13.6 ± 1.5 Jahre) untersucht. Sie waren im Rahmen einer WHO-Studie nach strenger Zufälligkeit ausgewählt worden. Nach einer gründlichen Anamnese und klinischer Untersuchung konnten sie als gesund angesehen werden.

Einen Tag vor der ergometrischen Untersuchung wurden die Probanden ausführlich über den Sinn und Zweck und den Ablauf der Untersuchung aufgeklärt sowie mit der ergometrischen Methodik vertraut gemacht. Am Untersuchungstag wurde bei allen Probanden neben der Ruheblutdruckmessung im Liegen und Stehen auch das Blutdruckverhalten während zweier unterschiedlicher ergometrischer Untersuchungsmethoden ermittelt.

Für die ergometrische Untersuchung wurde ein eichbares, mechanisch gebremstes Fahrradergometer vom Typ ERG 301 der Firma Robert Bosch GmbH, Berlin, benutzt, welches Fußkurbelarbeit im Sitzen ermöglicht. Zunächst wurden 26 der insgesamt 51 Probanden nach der Methode A, d. h. beginnend mit 50 W und steigernd in Leistungsstufen von 25 W/2 min bis 100 W untersucht. Die restlichen 25 Probanden wurden zunächst nach der Methode B, d. h. beginnend mit 1 W/kg Körpergewicht über 6 min und steigernd auf 2 W/kg Körpergewicht über weitere 6 min untersucht.

Nach der Ruhepause von mindestens 30 min in liegender Position und Erreichen der Ruhefrequenz vor der Ergometrie wurden alle Probanden ein zweites Mal nun mit der Methode B bzw. Methode A untersucht. Während der ergometrischen Untersuchung wurde auf ein strenges Einhalten einer konstanten Umdrehungszahl von 50/min geachtet. Die Blutdruckmessung erfolgte indirekt nach Riva-Rocci-Korotkow, entsprechend der Empfehlung der Deutschen Kommission für Kreislaufforschung [6] jeweils in den letzten 20 s jeder Leistungsminute. Zusätzlich wurde der Blutdruck am Ende der 1. Erholungsminute gemessen. Alle Messungen wurden unter Verwendung des selben geeichten Quecksilbermanometers durchgeführt. Der diastolische Blutdruck wurde beim deutlichen Leiserwerden der Töne (Phase IV) gemessen. Die Herzfrequenz wurde mit Hilfe eines Stethoskops und einer Stopuhr in der 50. bis 60. s jeder Meßminute ermittelt. Die Leistungsumsatzbedingungen für ergometrische Leistungen nach der Vereinbarung des Standardisierungskomitees für Ergometrie im IC SPE wurden eingehalten [7].

Ergebnisse

Die Abb. 1 zeigt das Blutdruck- und Herzfrequenzverhalten während der Methode A. Ausgehend von einem Ruheblutdruck von $115 \pm 11/71 \pm 7$ mmHg kommt es im Verlauf der Ergometrie zu einem kontinuierlichen Anstieg des Blutdruckes auf im Mittel 155 ± 12 mmHg. Dabei steigt im Vergleich zum systolischen Druck die Herzfrequenz steiler an auf $144,9 \pm 14,1$ min^{-1}.

Eine Minute danach kommt es zu einem rapiden Absinken des systolischen Blutdruckes und der Herzfrequenz auf $122,8 \pm 14$ mmHg bei $94,6 \pm 18$ min^{-1}. Der diastolische Blutdruck steigt zwischen Ruhe und 100 W nur geringfügig um 5 mmHg an, wobei sich bei den Kindern teilweise methodische Probleme bei der exakten Ermittlung ergeben. Eine Aufteilung der Gesamtgruppe in 12- bis 13jährigen und 14- bis 15jährigen ergab bei 100 W keine signifikanten Unterschiede der Blutdruckwerte.

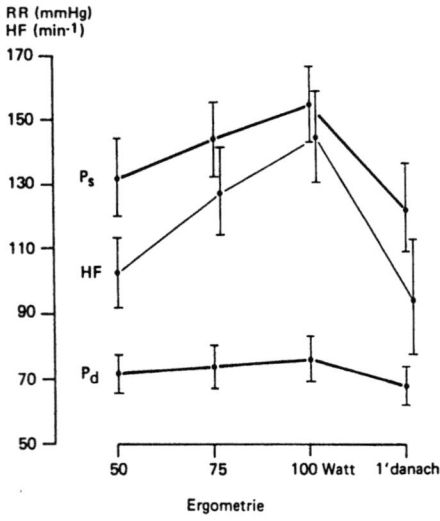

Abb. 1. Blutdruck- und Herzfrequenzverhalten während und nach einer ergometrischen Leistung von 50–100 W mit Steigerungsstufen von 25 W/2 min (Methode A) bei 51 männlichen intrainierten Probanden im Alter von 12 bis 15 Jahren

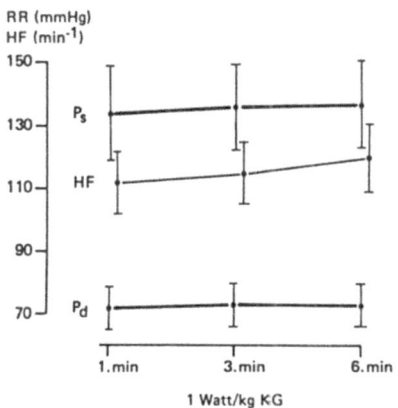
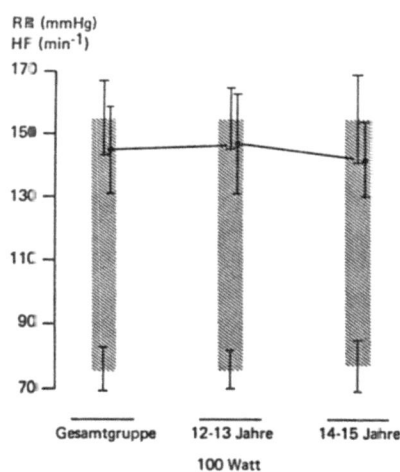

Abb. 2. Blutdruck- und Herzfrequenzverhalten während einer Leistung von 1 W/kg KG über 6 min bei 51 männlichen untrainierten Probanden im Alter von 12–15 Jahren (Methode B)

Abb. 3. Vergleich zwischen dem Blutdruck- und Herzfrequenzverhalten – aufgegliedert nach dem Alter – bei 51 männlichen untrainierten Probanden im Alter von 12–15 Jahren

Die Ergebnisse der Methode B (Abb. 2), d. h. das Blutdruck- und Herzfrequenzverhalten während einer Leistung von 1 W/kg KG über 6 min zeigen, daß sich weder der systolische noch der diastolische Blutdruck noch die Herzfrequenz im Vergleich zwischen der 1., 3. und 6. Minute signifikant unterscheiden. Der systolische Blutdruck erreicht also in diesem submaximalen Leistungsbereich sehr schnell ein Steady-State. Die Stabilität des systolischen Blutdruckes in diesem ergometrischen Bereich wird auch durch den Vergleich der Methoden A und B (Abb. 3) verdeutlicht. In der 2. Minute bei 50 W und in der 3. Minute bei 1 W/kg KG wurden annähernd gleiche Herzfrequenzen von den Probanden erreicht. Trotz unterschiedlicher ergometrischer Methodik wiesen die Probanden ein nahezu identisches systolisches und diastolisches Blutdruckverhalten auf.

Das Blutdruckverhalten von 12- bis 15jährigen männlichen Probanden fällt im Vergleich zu annähernd doppelt so alten Normotonikern wesentlich geringer aus (Abb. 4). So errei-

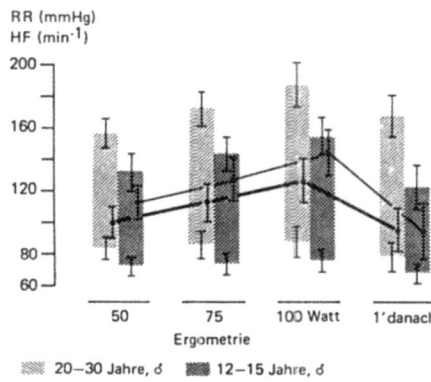

Abb. 4. Vergleich zwischen dem Blutdruck- und Herzfrequenzverhalten von 12- bis 15jährigen männlichen untrainierten Probanden und 20–30jährigen Normotonikern

627

chen z. B. bei 100 W die 20- bis 30jährigen im Mittel einen Blutdruck von 188.4 ± 13.8/ 87.6 ± 9.5 mmHg, wogegen das hier untersuchte Kollektiv Werte aufweist, die im Mittel systolisch um 33 mmHg, bzw. diastolisch um 11 mmHg niedriger sind. Das gilt auch für das Blutdruckverhalten 1 min nach der Leistung.

Diskussion

Im Alter zwischen 12 und 15 Jahren zeigen männliche Probanden im Leistungsbereich von 50 bis 100 W einen kontinuierlichen Anstieg des systolischen Blutdruckes, der im Vergleich zur Herzfrequenz etwas flacher verläuft. Der steilere Anstieg der Herzfrequenz läßt sich dadurch erklären, daß die jugendlichen Herzen nur begrenzt in der Lage sind, das Schlagvolumen zu steigern, so daß das Herzzeitvolumen überwiegend über eine Zunahme der Herzfrequenz erhöht wird.

Der diastolische Druck steigt während der Ergometrie nur um 5 mmHg an. Allerdings zeigte sich bei den Kindern im Vergleich zu Erwachsenen häufiger, daß der diastolische Druck nicht exakt in der Phase IV ermittelt werden konnte. Innerhalb der Altersgruppe von 12 bis 15 Jahren ließen sich keine signifikanten Unterschiede im Blutdruck- und Herzfrequenzverhalten bei 100 W Belastung nachweisen. Das bedeutet, daß ein einziger Normalwert für die Gesamtgruppe diagnostisch ausreichend ist.

Aus den Ergebnissen lassen sich zur Funktionsdiagnostik folgende obere Grenzwerte ($\bar{x}$ + 1 s) des Blutdruckverhaltens ableiten: Bei 100 W = 170/85 mmHg, bzw. bei 1 W/kg KG/ 3 min = 150/80 mmHg. Dieser Grenzwert liegt somit im Vergleich zu den von Franz [4] für 20- bis 30jährige ermittelten Werte systolisch um 33 mmHg und diastolisch um 11 mmHg niedriger. Eine Untersuchung von Briedigkeit et al. [1] über das Blutdruckverhalten während 1 W/kg KG ergometrischer Belastung bei Jugendlichen ergab einen Normalwert von 132 ± 9,5/62,4 ± 5,9 mmHg. In einer anderen Untersuchung ermittelte Dechelette et al. [3] einen Normalwert von 175 ± 13/62 ± 9 mmHg bei 100 W. Obwohl der systolische Wert gut mit den hier dargestellten Ergebnissen übereinstimmt, berichteten allerdings beide Autoren über diastolisch niedrigere Werte. Dieses läßt sich z. T. methodisch erklären. Zum einen wurde die Phase V verwendet und zum anderen automatisch messende Blutdruckgeräte eingesetzt, die den diastolischen Druck niedriger ermitteln.

Da gerade zur ergometrischen Funktionsdiagnostik bei Kindern und Jugendlichen eine körpergewichtsbezogene Steigerungsstufe durchgeführt wird, ist es sinnvoll, auch die Normalwerte von 1 W/kg KG anzugeben. Da der systolische und der diastolische Blutdruck, entsprechend dem Herzfrequenzverhalten, bereits in der 3. Minute ein Steady-State erreicht und keinen Unterschied zur 1. bzw. 6. Leistungsminute aufweist, ist als oberer Grenzwert 150/80 mmHg in der 3. Minute bei 1 W/kg KG ausreichend. Somit liegt auch der körpergewichtsbezogene obere Grenzwert des normalen Blutdruckes wesentlich niedriger im Vergleich zu dem Wert der doppelt so alten Probanden.

Zusammenfassend läßt sich somit feststellen, daß zur Differenzierung zwischen normalem und erhöhtem Blutdruck bei männlichen Jugendlichen im Vergleich zu Erwachsenen nicht nur in bezug auf den Ruheblutdruck, sondern ganz besonders auch bezüglich der ergometrischen Ergebnisse niedrigere Normalwerte anzuwenden sind. Wie die Untersuchungen von Briedigkeit zeigen, ist gerade bei Jugendlichen die ergometrische Kontrolle des Blutdruckes während Ergometrie von hoher diagnostischer Aussagekraft bezüglich der späteren Entwicklung einer Hypertonie und sollte deshalb im Zweifelsfalle immer durchgeführt werden.

Literatur

1. Briedigkeit W, Tittmann F (1979) Blutdruck im Kindesalter, III. Mitteilung: Blutdruckverhalten unter Ergometerbelastung. Z Ärztl Fort 73:236
2. Briedigkeit W, Tittmann F, Honigmann G (1979) Blutdruck im Kindesalter, IV. Mitteilung: Ergometrische Untersuchungen von Kindern und Jugendlichen mit systolischer Grenzwerthypertonie. Z Ärztl Fortb 73:378
3. Dechelette E, Baum S, Debru GL, et al (1981) Données de l'etude des variations de la tension artérielle à l'effort chez 106 garcons agés de 11 à 16 ans Ach Mal Coer, 74e année, Special, 27–35
4. Franz IW (ed) (1982) Ergometrie bei Hochdruckkranken. Springer, Berlin Heidelberg New York
5. Franz IW (1979) Untersuchungen über das Blutdruckverhalten während und nach Ergometrie bei Grenzwerthypertonikern im Vergleich zu Normalpersonen und Patienten mit stabiler Hypertonie. Z Kardiol 68:107
6. Kommission der Deutschen Gesellschaft für Kreislaufforschung (1971) Empfehlungen zur indirekten Messung des Blutdruckes beim Menschen. Z Kreislaufforsch 1:60
7. Smodlaka, Mellerowicz H, Horák (1981) Revidierte Standardisierungsvorschläge für Ergometrie. Minimal und Kompromißprogramm der Arbeitsgruppe für Ergometrie (ICSPE/UNESCO). Herz-Kreisl 12:605

Vergleichende Ergometrische Untersuchungen über das Blutdruck- und Herzfrequenzverhalten bei ausdauertrainierten Langstreckenläufern und untrainierten Probanden

Comparative Ergometric Investigation of the Blood Pressure and Heart Rate of Long-Distance Runners and Untrained Subjects

F. Boldt, J.-L. Doreste und I.-W. Franz

Institut für Leistungsmedizin (Leiter: Prof. Dr. med. H. Mellerowicz), Berlin

Zusammenfassung

Von verschiedenen Arbeitsgruppen wurde in den letzten Jahren gezeigt, daß eine ergometrische Überprüfung des Blutdruckverhaltens eine prognostische Aussage in bezug auf die Entwicklung einer Hochdruckerkrankung ermöglicht. Dabei stellt sich die Frage, ob ein Ausdauertraining die für Untrainierte geltenden Grenzwerte verändert und somit die Diagnostik beeinflußt. Deshalb wurden bei 27 ausdauertrainierten (PWC_{170}: $\bar{x}$ 3,7 ± 0,4 Watt/kg Körpergewicht) 20- bis 50jährigen ($\bar{x}$ 35,3 ± 9,7 Jahre) Langstreckenläufern, die seit durchschnittlich $\bar{x}$ 9 ± 7 Jahren systematisch trainierten und zum Zeitpunkt der Untersuchung eine mittlere wöchentliche Trainingsleistung von $\bar{x}$ 95 ± 44 km aufwiesen, Blutdruck- und Herzfrequenzverhalten während stufenförmig ansteigender Ergometrie ermittelt und die Werte mit 71 untrainierten (PWC_{170}: $\bar{x}$ 2,4 ± 0,43 Watt/kg Körpergewicht) normotensiven Probanden gleichen Alters ($\bar{x}$ 35,5 ± 2,7 Jahre) verglichen.

Obwohl bei 100 Watt die Herzfrequenz bei Ausdauertrainierten mit $\bar{x}$ 99,2 ± 10,6 min^{-1} im Vergleich zu Untrainierten mit $\bar{x}$ 128,9 ± 13,1 hoch signifikant ($p < 0,001$) niedriger lag, ergab sich für den systolischen Blutdruck mit $\bar{x}$ 180 ± 16 mmHg zu $\bar{x}$ 186 ± 13,5 mmHg ein geringer, allerdings schwach signifikanter ($p < 0,05$), Unterschied.

Dem gegenüber wiesen die Ausdauertrainierten auf gleicher Leistungsstufe mit $\bar{x}$ 83 ± 10 mmHg im Vergleich zu $\bar{x}$ 92 ± 7,6 einen hoch signifikanten ($p < 0,001$) erniedrigten diastolischen Blutdruck auf, der durch den trainingsbedingten stärkeren Abfall des totalen peripheren Widerstandes während dynamischer körperlicher Leistung erklärt werden kann.

Der im Vergleich zu Untrainierten nur gering erniedrigte systolische Blutdruck bei 100 Watt erklärt sich dadurch, daß trotz signifikanter Senkung der Herzfrequenz das Herzzeitvolumen durch einen kompensatorischen Anstieg des Schlagvolumens nicht oder nur gering im submaximalen Bereich erniedrigt ist. Deshalb weisen die Ausdauertrainierten im Vergleich zu Untrainierten bei gleicher submaximaler Herzfrequenz einen hoch signifikanten ($p < 0,001$) höheren systolischen Blutdruck auf, wie unsere Untersuchungen zeigen.

Zur Unterscheidung zwischen normalem und überhöhtem Blutdruckverhalten während Ergometrie kann deshalb ein oberer Grenzwert des systolischen Blutdrucks von 200 mmHg bei 100 Watt, wie er bisher für Untrainierte verwand wurde, auch für Ausdauertrainierte empfohlen werden. Für den diastolischen Blutdruck ist aber ein oberer Grenzwert von 95 mmHg zu verwenden. Bezogen auf eine Herzfrequenz von 125 min^{-1} gilt ein oberer Grenzwert für den systolischen Blutdruck von 230 mmHg.

Schlüsselwörter: Blutdruckverhalten während Untersuchung – Ausdauersportler – Grenzwerte bei normotensiven Probanden während Ergometrie.

Anschrift für die Verfasser: Dr. med. F. Boldt, Institut für Leistungsmedizin, Forckenbeckstraße 21, 1000 Berlin 33

Summary

It has been previously shown, that a prognostic conclusion concerning the development of hypertension is facilitated by measuring blood pressure during a standardized ergometric test. At the same time the question is raised, if an endurance training changes the upper limits for normotension during exercise of untrained, and consequently influence the diagnosis in well-trained persons. Therefore, blood pressure, and heart rate behaviour during a step-wise increasing ergometry was evaluated in 27 endurance athletes (PWC_{170} 3.7 ± 0.4 Watts/kg body weight), aged 20 to 50 years (35.3 ± 9.7 years). The results were then compared with the values of 71 untrained individuals (PWC_{170} 2.4 ± 0.43 Watts/kg body weight) of the same age (35.5 ± 2.7 years). The distance runners had, on the average, systematically trained since 9 ± 7 years. At the time of the investigation, they averaged a weekly running distance of 95 ± 44 km.

At the work load of 100 Watts, the distance runners revealed a heart rate of 92 ± 10 bts/min which were highly significantly ($p < 0.001$) lower compared with the 129 ± 13 bts/min of the untrained subjects. There was also a small but significant ($p < 0.05$) difference in systolic blood pressure of 180 ± 16 mmHg and 186 ± 14 mmHg, respectively. However, the diastolic blood pressure of the runners of 83 ± 10 mmHg was highly significantly ($p < 0.001$) lower compared with 92 ± 8 mmHg of the non-athletes.

The differences in blood pressure between runners and untrained subjects at a constant work load are mainly due to an enhanced decrease in total peripheral resistance during dynamic exercise in the endurance trained persons, whereas cardiac output is nearly unchanged inspite of the distinct reduction in heart rate because stroke volume increases. However, at the same level of heart rate, the systolic blood pressure is highly significantly ($p < 0.001$) increased compared with untrained subjects.

The upper limit for normotension in systolic blood pressure of 200 mmHg at 100 watts, as currently employed in differentiating between normal and elevated blood pressure response during ergometry in untrained persons, can, due to the small difference, also be applied to endurance athletes. However, for diastolic blood pressure, a lower upper limit of 95 mmHg has to be used.

Key-words: Blood pressure response to exercise – Endurance athletes – Upper limits for normotension during ergometry.

Fragestellung

Die Bedeutung der Hypertonie als Risikofaktor degenerativer Herz- und Gefäßerkrankungen gilt als gesichert. Daraus ergibt sich die Forderung nach einer möglichst frühzeitigen und exakten Diagnose und Behandlung hypertoner Blutdruckwerte.

Von verschiedenen Arbeitsgruppen [3, 13] wurde in diesem Zusammenhang in den letzten Jahren gezeigt, daß eine ergometrische Überprüfung des Blutdruckverhaltens eine prognostische Aussage in bezug auf die Entwicklung einer Hochdruckerkrankung ermöglicht.

Hierzu sind jedoch Normalwerte des Blutdruckverhaltens während und nach Ergometrie nötig, und es stellt sich die Frage, ob z. B. ein Ausdauertraining die für Untrainierte geltenden Grenzwerte von 200/100 mmHg bei 100 Watt bzw. eine Herzfrequenz von 125 min^{-1} verändert und somit die Diagnostik beeinflußt.

In der Literatur liegen diesbezüglich widersprüchliche Ergebnisse vor. Deshalb wurde das Blutdruck- und Herzfrequenzverhalten bei ausdauertrainierten Langstreckenläufern ermittelt und mit untrainierten gleichaltrigen Probanden verglichen.

Methodik

In die Untersuchung aufgenommen wurden 27 ausdauertrainierte 20–50jährige ($\bar{x}$ 35,3 ± 9,7 Jahre) Langstreckenläufer, die seit $\bar{x}$ 9 ± 7 Jahren systematisch trainierten und zum Zeitpunkt der Untersuchung eine mittlere wöchentliche Trainingsleistung von $\bar{x}$ 95 ± 44 km auswiesen. Die Marathonbestzeit 1983 des Untersuchungskollektivs lag zwischen 2:30 und 3 Stunden. Die PWC_{170} betrug zum Zeitpunkt der Untersuchung $\bar{x}$ 3,7 ± 0,4 Watt/kg Körpergewicht.

Ausgeschlossen wurden Probanden, bei denen sich anamnestische Hinweise auf einen Hypertonus fanden bzw. deren Ruhewert nicht im normotensiven Bereich lag.

Durchgeführt wurde Fußkurbelergometrie in halbsitzender Position (45° erhöhter Oberkörper) unter Verwendung eines mechanisch gebremsten Ergometers der Firma Bosch (Typ Erg 302).

Die Anfangsleistung betrug 75 Watt, gesteigert wurde um 25 Watt/2 min bis mindestens eine Herzfrequenz von 130 erreicht wurde, in der Regel bis 175 Watt.

Die Herzfrequenz wurde aus dem mitgeschriebenen EKG in den letzten 10 s jeder Leistungsstufe und jeder 2. Erholungsminute ermittelt. Die Messung des Blutdrucks erfolgte auskultatorisch in den letzten 20 s ebenfalls jeder Leistungsstufe und in jeder 2. Erholungsminute. Dabei wurde der systolische Blutdruck auskulatatorisch beim ersten leisen Auftreten der Korotkoff'schen Töne (Phase 1), der diastolische Blutdruck beim ersten deutlichen Leiserwerden (Phase 4) ermittelt.

Die erhobenen Daten wurden mit denen von 71 gleichaltrigen ($\bar{x}$ 35,5 ± 2,7 Jahre) untrainierten (PWC_{170}: $\bar{x}$ 2,4 ± 0,43 Watt/kg Körpergewicht) Probanden verglichen, die mit gleicher Methodik untersucht worden waren.

Zur statistischen Auswertung der Daten wurde der Wilcoxon-Test verwendet.

Ergebnisse

Wie Abb. 1 zeigt, steigen, ausgehend von einem Blutdruck von $\bar{x}$ 138 ± 15 zu $\bar{x}$ 80 ± 12 mmHg und einem Puls von $\bar{x}$ 54 ± 10 im Mittel die Herzfrequenz bis auf $\bar{x}$ 134 ± 11 und der systolische Bluckdruck bis auf $\bar{x}$ 220 ± 17 bei einer ergometrischen Leistung von 175 Watt an. Der diastolische Blutdruck verändert sich dagegen kaum. Bei 100 Watt beträgt er $\bar{x}$ 83 ± 10 mmHg. Auf eine Bewertung des diastolischen Blutdrucks bei Leistungen von mehr als 100 Watt wurde aufgrund der zunehmend nicht mehr exakt zu ermittelnden Werte verzichtet.

In der Erholungsphase kommt es zunächst zu einem erst raschen, dann langsamen Abfall von Herzfrequenz und systolischen Blutdruck. In der 5. Erholungsminute beträgt die Herzfrequenz $\bar{x}$ 65 ± 12 min^{-1}, der systolische Blutdruck $\bar{x}$ 138 ± 15 mmHg. In der 3. Erholungsminute war erstmals wieder der diastolische Blutdruck exakt zu ermitteln. Er betrug hier $\bar{x}$ 74 ± 9 mmHg und steigt bis zur 5. Minute auf $\bar{x}$ 80 ± 12 mmHg an.

Bei den Untrainierten steigt bei 100 Watt die Herzfrequenz bis auf $\bar{x}$ 128,9 ± 13,1 min^{-1}, der systolische Blutdruck auf $\bar{x}$ 186,1 ± 13,5 mmHg und der diastolische Blutdruck auf $\bar{x}$ 92 ± 7,6 mmHg an. In der 5. Erholungsminute erreichen systolischer und diastolischer Blutdruck wieder den Ruheausgangswert ($\bar{x}$ 133,5 ± 8,8 zu $\bar{x}$ 80,5 ± 6,2 mmHg), die Herzfrequenz beträgt $\bar{x}$ 78,1 ± 12,1 min^{-1}.

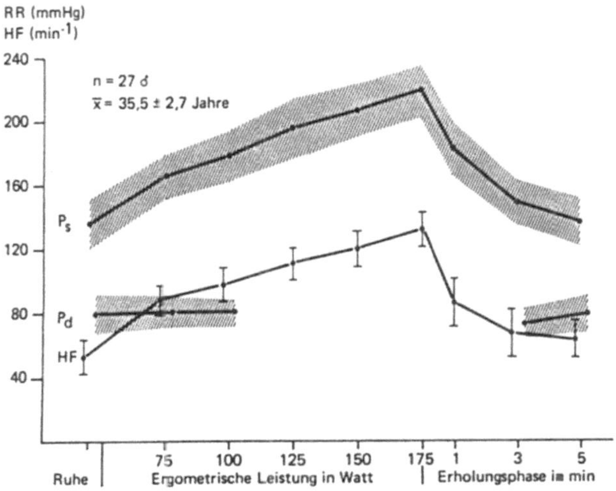

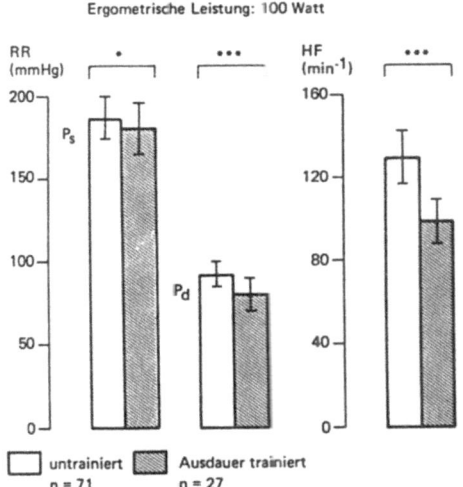

Abb. 1. Blutdruck- und Herzfrequenzverhalten 20–50jähriger männlicher ausdauertrainierter Läufer

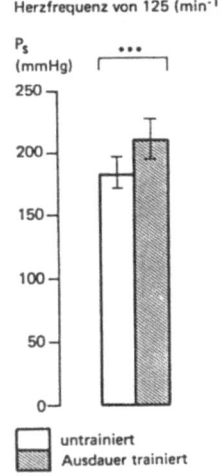

Abb. 2. Blutdruck und Herzfrequenz bei 100 Watt von Untrainierten und Ausdauertrainierten

Abb. 3. Systolischer Blutdruck bei einer Herzfrequenz von 125 min^{-1} von Untrainierten und Ausdauertrainierten

Vergleicht man das Herzfrequenz- und Blutdruckverhalten zwischen Untrainierten und Ausdauertrainierten auf *gleicher submaximaler Leistungsstufe* von 100 Watt (Abb. 2) so ist die Herzfrequenz der Ausdauertrainierten mit $\bar{x}$ 99,2 ± 10,6 min^{-1} im Vergleich zu den Untrainierten mit $\bar{x}$ 128 ± 13,1 min^{-1} hoch signifikant ($p < 0,001$) niedriger.

Dennoch fand sich für den systolischen Blutdruck mit $\bar{x}$ 180 ± 16 mmHg der Ausdauertrainierten im Vergleich zu $\bar{x}$ 186 ± 13,5 mmHg der Untrainierten ein nur geringer, allerdings schwach signifikanter ($p < 0,05$) Unterschied.

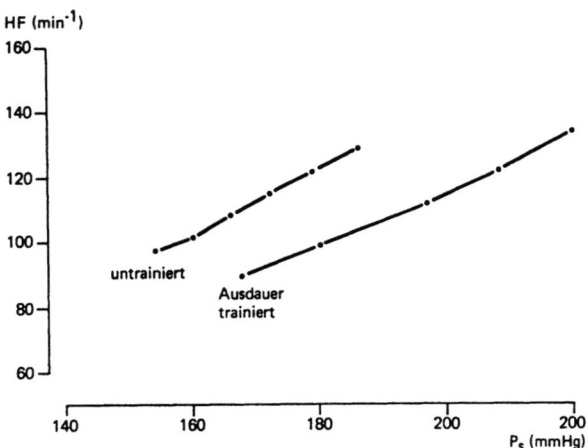

Abb. 4. Beziehung zwischen Herzfrequenz und systolischem Blutdruck während submaximaler Fußkurbelergometrie bei Untrainierten und Ausdauertrainierten

Demgegenüber war der diastolische Blutdruck der Ausdauertrainierten mit $\bar{x}$ 83 ± 10 mmHg im Vergleich zu $\bar{x}$ 92 ± 7,6 mmHg der Untrainierten hoch signifikant ($p < 0{,}001$) erniedrigt.

Vergleicht man den systolischen Blutdruck bei *gleicher submaximaler Herzfrequenz* von z. B. 125^{-1} (Abb. 3), so weisen die Ausdauertrainierten im Vergleich zu den Untrainierten mit $\bar{x}$ 210 ± 17 mmHg zu $\bar{x}$ 182 ± 13 mmHg einen hochsignifikant ($p < 0{,}001$) höheren systolischen Blutdruck auf. Diese Beziehung gilt für den gesamten submaximalen Bereiche (Abb. 4).

Diskussion

Obwohl die Herzfrequenz der ausdauertrainierten Läufer bei 100 Watt im Vergleich zu den untrainierten Probanden deutlich niedriger ist, findet sich für den systolischen Blutdruck nur ein geringer, allerdings signifikanter Unterschied. Verschiedene Autoren [2, 4, 5, 7, 10] fanden ebenfalls bei Normotonikern keine oder nur eine geringe traningsabhängigkeit Senkung des systolischen Blutdrucks während submaximaler körperlicher Belastung.

Dies kann dadurch erklärt werden, daß trotz Erniedrigung der Herzfrequenz das Herzzeitvolumen, welches wesentlich die Höhe des systolischen Blutdrucks bestimmt, durch einen trainingsbedingten, kompensatorischen Anstieg des Schlagvolumens nicht oder nur gering im submaximalen Bereich während dynamischer körperlicher Leistung erniedrigt ist [2, 10]. Deshalb zeigen die von uns untersuchten Ausdauertrainierten im Vergleich zu den Untrainierten bei gleicher submaximaler Herzfrequenz einen deutlich höheren systolischen Blutdruck auf.

Dagegen ist der diastolische Blutdruck während submaximaler Leistung und danach bei den Ausdauertrainierten, wie die Ergebnisse zeigen, im Vergleich zu den Untrainierten hoch signifikant niedriger, was durch einen trainingsbedingt stärkeren [10] und möglicherweise früher einsetzenden Abfall des totalen peripheren Widerstandes während dynamischer körperlicher Leistung erklärt werden kann. Als Ursache hierfür käme die auf gleicher submaximaler Leistungsstufe nachgewiesene geringere sympathische Aktivität bei Ausdauertrainierten in Betracht. Das betrifft sowohl niedrigere Katecholaminspiegel [6, 9] als auch möglicherweise eine reduzierte Gefäßempfindlichkeit aufgrund einer Desensibilisierung der α-Rezeptoren und/oder erhöhter Sensitivität der β-Rezeptoren [1, 12] bzw. veränderter Rezeptorendichte.

Bei länger dauernder Arbeit wird eine über Stoffwechselmetabolite vermittelte direkte Vasodilatation in der arbeitenden Skelettmuskulatur angenommen [11]. Dies konnte auch bei Hochdruckkranken nachgewiesen werden [8]. Daraus folgt, daß das optimale Ausmaß der Vasodilatation und somit der Drucksenkung während dynamischer Belastung zeitabhängig ist und während kurzer diagnostischer Ergometrie zumindest von Untrainierten und Hypertonikern nicht erreicht wird. Deshalb muß offen bleiben, ob das Verhalten des diastolischen Blutdrucks auch bei länger dauernder dynamischer Arbeit noch unterschiedlich nachweisbar ist.

Da der Anstieg des diastolischen Blutdrucks während Belastung auch vom Anteil statischer Muskelarbeit abhängt [11], ist zusätzlich zu diskutieren, ob bei Untrainierten der diastolische Blutdruck deshalb steiler ansteigt, weil aufgrund geringerer Kraft der Krafteinsatz und damit der Anteil statischer Belastung auf gleicher Leistungsstufe größer als bei Trainierten ist. Somit gelten die ermittelten Grenzwerte für den Blutdruck zunächst auch nur für ausdauertrainierte Läufer. Das Blutdruckverhalten während Ergometrie bei anderen Ausdauersportarten, wie z. B. Radfahren, Rudern und Schwimmen, ist gesondert zu untersuchen.

In Beantwortung der eingangs gestellten Frage ergibt sich, ungeachtet kleiner Differenzen, daß für den systolischen Blutdruck auch für ausdauertrainierte Läufer ein oberer Grenzwert von 200 mmHg ($\bar{x}$ + 1 s) bei 100 Watt, wie er seit Jahren in der Sportmedizin verwendet wird, angenommen werden kann. Für den diastolischen Blutdruck gilt dagegen ein oberer Grenzwert von 95 mmHg ($\bar{x}$ + 1 s). Bezogen auf eine Herzfrequenz von 125 min^{-1} beträgt der obere Grenzwert des systolischen Blutdruck 230 mmHg ($\bar{x}$ + 1 s).

Literatur

1. Bieger W, Zittel R, Zappe H, Weicker H (1983) Einfluß körperlicher Aktivität auf die Katecholaminrezeptor-Regulation. In: Heck H, Hollmann W, Liesen H, Rost R (Hrsg) Sport: Leistung und Gesundheit, Kongreßband Deutscher Sportärztekongreß 1982. Deutscher Ärzte-Verlag, Köln
2. Ekblom B, Astrand PO, Saltin B, Sternberg J, Wallström B (1968) Effect of training on circulatory responses to exercise. J Appl Physiol 24:518
3. Franz I-W (1982) Ergometrie bei Hochdruckkranken. Springer, Berlin Heidelberg New York
4. Frick HM, Konttinen A, Sarajas HSS (1963) Effects of physical training on circulation at rest and during exercise. Am J Cardiol 12:142
5. Heck H, Rost R, Hollmann W (1984) Normwerte des Blutdrucks bei der Fahrradergometrie. Dtsch Z Sportmed 35:243
6. Hellerstein HK, Boyer JL, Hartley LM, Loggie J (1976) Exploring the effects of exercise on hypertension. Phys Sportmed 12:36
7. Hollmann W, Venrath U, Valentin H, Spellenberg B (1959) Über den arteriellen Blutdruck beim Menschen während dosierter körperlicher Arbeit. Z Kreislaufforsch 48:162
8. Ketelhut R, Franz I-W (1985) Zur Wirkung einer akuten und chronischen Ausdauerleistung auf das Blutdruckverhalten bei Hochdruckkranken. In: Franz I-W, Mellerowicz H, Noack W (Hrsg) Kongreßband Deutscher Sportärztekongreß 1984. Springer, Berlin Heidelberg New York, in diesem Band, S 704
9. Lehmann M, Keul J (1979) Plasma catecholamine levels at variable degrees of exercise in trained and untrained volunteers. 4th Int Symp on Biochemistry of Exercise. Brussels 1979, abstr, p 15

10. Rost R (1979) Kreislaufreaktion und -adaplation unter körperlicher Belastung. Bundesinstitut für Sportwissenschaft, Schriftenreihe Medizin, Osong
11. Stegemann J (1984) Leistungsphysiologie, 3. Aufl. Thieme, Stuttgart
12. Wiegmann DL, Patrick PD, Joshua JG, Miller FN (1981) Decreased vascular sensitivity to norepinephrine following exercise training. J Appl Physiol 51:282
13. Wilson N, Meyer B, Albury J (1979) Early prediction of hypertension using exercise blood pressure. Med Sci Sports 11:110

Bestimmungen der aeroben und anaeroben Kapazität bei jugendlichen Straßen-, Bahn- und Querfeldein-Radrennsportlern

Determination of Aerobic and Anaerobic Work Capacity in Adolescent Road, Track, and Cross-Country Cyclists

A. Szögy, B. Linzbach, D. Böhmer und P. Ambrus

Sportmedizinisches Institut (Leiter: Prof. Dr. med. D. Böhmer) Frankfurt am Main

Zusammenfassung

Bei 13 Straßen- (S), 12 Bahn- (B) und 8 Querfeldeinradrennsportlern (Q), mittleres Alter 16,5 J., wurden Bestimmungen der aeroben (Fahrradergometer und Meßplatz der Fa. Jaeger, Würzburg) und anaerobe Kapazität (Fahrradergometer der Fa. Mijnhardt, Odijk) vorgenommen. Die Parameter wiesen hinsichtlich des Alters, Körperhöhe und Körpergewicht annähernd gleiche Werte auf. Teilweise signifikante Unterschiede wurden bei folgenden Meßgrößen ermittelt:

- allgemeine Ausdauer ($\dot{V}O_2$ max, ml/kg) = S > B > Q
  (76,5 ± 4,7 − 73,0 ± 4,5 − 69,5 ± 3,7)
- lokale Ausdauer ($\dot{V}O_2$ 4 mmol La, ml/kg) = Q > S > B
  (63,2 ± 5,2 − 61,2 ± 6,8 − 60,9 ± 6,8)
- Schnellkraft (Watt max − 5 s, W/kg) = B > S > Q
  (13,2 ± 0,7 − 12,1 ± 1,1 − 11,3 ± 0,9)
- Stehvermögen (Watt 1 min, W/kg) = S > B > Q
  (7,3 ± 0,6 − 7,0 ± 0,4 − 6,2 ± 0,4)

Die bei den Straßen- und Bahnrennfahrern ermittelten leistungsdiagnostischen Daten sind großteils erwartungsgemäß und sportdisziplinspezifisch. Die Daten der Querfeldeinfahrer sind, mit Ausnahme der hohen lokalen Ausdauer, unerwartet niedrig und nur durch eine mangelhafte Kondition zu erklären.

Schlüsselwörter: Radrennfahrer − Aerobe und anaerobe Kapazität.

Summary

In 13 road (R), 12 track (T) and 8 cross country (C) cyclists, mean age: 16,5 y, determinations of aerobic work capacity (bicycle ergometer Mijnhardt Co., Odijk) were carried out. The mean values concerning age, body height and body weight were nearly the same. Partly significant differences were found in following parameters:

- general endurance ($\dot{V}O_2$/kg max, ml/kg) = R > T > C
  (76.5 ± 4.7 − 73.0 ± 4.5 − 69.5 ± 3.7)
- local, metabolic endurance ($\dot{V}O_2$ 4 mmol/l lactate, ml/kg) = C > R > T
  63.2 ± 5.2 − 61.2 ± 6.8 − 60.9 ± 6.8
- max. anaerobic power (Watt 5 s, W/kg) = T > R > C
  (13.2 ± 0.7 − 12.1 ± 1.1 − 11.3 ± 0.9)
- anaerobic resistance (Watt 1 min, W/kg) = R > T > C
  (7.3 ± 0.6 − 7.0 ± 0.4 − 6.2 ± 0.4)

Anschrift für die Verfasser: Dr. med. A. Szögy, Sportmedizinisches Institut, Marienburgstraße 7, 6000 Frankfurt/Main 71

The work capacity data found in the road and the track cyclists are mainly the expected ones and specific for the sports disciplins. The values of the cross country cyclists are, with exception of the high local endurance, unexpectedly low and can be explained only through a deficient physical fitness.

Key-words: Cyclists – Aerobic capacity – Anaerobic capacity.

Einleitung

Gemeinsam mit der Beurteilung des Gesundheitszustandes stellt die Traningsberatung mit ihren Komponenten: Leistungsdiagnose und Leistungssteuerung, die Hauptaufgabe einer modernen sportärztlichen Untersuchung dar.

Die verschiedenen Meßgrößen der Leistungsdiagnose sagen über den gegenwärtigen Leistungszustand des Sportlers aus. Die Leistungssteuerung bietet die Mittel zur Optimierung des Leistungszustandes an.

Die Techniker des Bundes Deutscher Radfahrer treffen alljährlich eine auf sportmethodischen Kriterien beruhende Auswahl für das Straßen-, Bahn- und Querfeldeinaufgebot der Jugendnationalmannschaften. Diese Sportler werden in unserem Institut wiederholt sportärztlich untersucht. Die daraus entstandenen Leistungsdiagnosen ermöglichen die Mannschaften auf die für die Jugendweltmeisterschaft notwendige Teilnehmerzahl zu reduzieren und vor allem den Trainer leistungssteuernd zu beraten.

Die in dieser Arbeit untersuchten Radrennfahrer sind Mitglieder eines solchen Aufgebotes.

Material und Methodik

Die Untersuchungen erfolgten an 33 jugendlichen Radrennsportlern (13 Straßen-, 12 Bahn- und 8 Querfeldeinfahrer). Die Probanden wiesen hinsichtlich des Alters, der Körperhöhe und des Körpergewichtes nahezu gleiche Mittelwerte auf (Tabelle 1).

Die Leistungsdiagnose umfaßte Bestimmungen der aeroben, mit ihren Komponenten: allgemeine und lokale aerobe Kapazität, und der anaeroben Kapazität, mit ihrem Kompo-

Tabelle 1. Mittelwerte des Alters, der Körperhöhe und des Körpergewichts bei jugendlichen Radrennfahrern

Disziplin	n		Alter (J)	Körperhöhe (cm)	Körpergewicht (kg)
S	13	$\bar{x}$	16,5	178,0	68,3
		s	± 0,7	± 6,8	± 7,5
B	12	$\bar{x}$	16,5	179,6	70,6
		s	± 0,5	± 6,1	± 6,0
Q	8	$\bar{x}$	16,6	177,6	68,3
		s	± 0,7	± 3,5	± 5,0

nenten: Schnellkraft und Stehvermögen. Die aerobe Kapazität wurde auf einem drehzahlunabhängigen Fahrradergometer der Fa. Jaeger, Würzburg, im üblichen 3-min-Stufen-Belastungsverfahren durchgeführt. Als Hauptmeßgröße diente die körpergewichtsbezogene maximale O_2-Aufnahme, die anhand des Dataspirmeßplatzes der Fa. Jaeger, Würzburg, bestimmt wurde. Die Beurteilung der allgemeinen aeroben Kapazität erfolgte durch das prozentuelle Verhältnis zwischen dem Ist- und Optimalwert, wobei der Optimalwert anhand der Regressionsgleichung $107 - 0.4 \cdot kg$ berechnet wurde [3].

Die lokale aerobe Kapazität wurde anhand der anaeroben Schwelle bei 4 mmol/l Lactat [1, 2] bestimmt. Die dazu notwendigen Lactatwerte wurden aus den Blutproben, die aus dem hyperämisierten Ohrläppchen am Ende einer jeden Belastungsstufe entnommen wurde, mit Hilfe des „Roche-Laktatanalyzers 640" der Fa. Kontron, Eching, bestimmt. Die Beurteilung der lokalen aeroben Kapazität erfolgte anhand des prozentuellen Verhältnisses zwischen der körpergewichtsbezogenen O_2-Aufnahme entsprechend der anaeroben Schwelle und des entsprechenden optimalen Maximalwertes.

Die anaerobe Kapazität wurde am drehzahlabhängigen Farradergoemter der Fa. Mijnhardt, Odijk, anhand des 2-Phasen-Tests bestimmt [4]. Die erste Phase dauerte 20 s, die zweite 1 min. Die höchste 5-s-Leistung während der ersten Phase diente zur Ermittlung der für die Schnellkraft kennzeichnende Watt max-Leistung. Zur Beurteilung der Schnellkraft diente das prozentuelle Verhältnis zwischen Ist- und Optimalwert. Der Optimalwert wurde mit Hilfe der Gleichung: $386 + 8.8 \cdot kg$ berechnet.

Das Stehvermögen wurde anhand der mittleren Wattleistung in der zweiten, 1 min dauernden Phase des Tests, bestimmt. Die Beurteilung erfolgte ähnlich wie bei der Schnellkraft, wobei der Optimalwert mit Hilfe der Gleichung: $220 + 5 \cdot kg$ berechnet wurde.

Die Signifikanz der Unterschiede zwischen den verschiedenen Mittelwerten wurde mit Hilfe des t-Tests nach Student geprüft.

Tabelle 2. Mittelwerte der Meßgrößen der aeroben Kapazität bei jugendlichen Radrennfahrern

Disziplin	n		Aerobe Kapazität				
			Allgemeine aerobe Kapazität		Lokale aerobe Kapazität		
			$\dot{V}O_2/kg$ max (ml/kg)	% Istwert/ Optimalwert	$\dot{V}O_2/kg$ 4 mmol/l La	% Istwert/ Optimalwert $\dot{V}O_2/kg$	Hf 4 mmol/ l La
S	13	$\bar{x}$	76,5	96,1	61,2	76,8	177,8
		s	± 4,7	± 4,1	± 6,8	± 7,4	± 13,3
B	12	$\bar{x}$	73,0	92,7	60,9	77,3	188,2
		s	± 4,5	± 3,6	± 6,8	± 7,1	± 9,5
Q	8	$\bar{x}$	69,5	87,1	63,2	79,3	190,1
		s	± 3,7	± 3,3	± 5,2	± 5,1	± 5,8
Differenz	S–B	p	>0,05	<0,05	>0,05	>0,05	<0,05
	S–Q		<0,005	<0,001	>0,05	>0,05	<0,025
	B–Q		>0,05	<0,005	>0,05	>0,05	>0,05

Ergebnisse

Hinsichtlich der aeroben Kapazität weisen die Straßenfahrer die höchsten Werte der allgemeinen aeroben Kapazität, gefolgt von den Bahn- und Querfeldeinfahrern auf (Tabelle 2). Großteils sind die Unterschiede signifikant. Was die lokale aerobe Kapazität anbetrifft weisen diesmal die Querfeldeinfahrer die höchsten Werte auf, gefolgt von den Bahn- und Straßenfahrern. Diese Unterschiede sind aber nicht signifikant.

Was die anaerobe Kapazität anbetrifft, so zeigen die Bahnfahrer erwartungsgemäß die höchsten Werte der Schnellkraft auf, gefolgt von den Straßen- und Querfeldeinfahrern (Tabelle 3). Die Unterschiede sind großteils signifikant. Beim Stehvermögen stehen die Straßenfahrer unerwartet an erster Stelle, gefolgt von den Bahn- und Querfeldeinfahrern. Die letzten sind signifikant unterlegen.

Diskussion

Unser Konzept über die Leistungssteuerung umfaßt drei Zielsetzungen:

— eine langfristige Leistungssteuerung, die auf den prozentuellen Differenzen zwischen den Optimal- und Istwerten der verschiedenen Komponenten der aeroben und anaeroben Kapazität beruht und zugleich auf den Dringlichkeitsrang der zu verbessernden Mängel hinweist. Diese Rangordnung wird anhand der leistungsdiagnostischen Untersuchungen ermittelt.
— Als nächstes folgt eine tägliche Aufgabe und zwar die Ermittlung der Bereitschaft für das vorgesehene Training. Dafür ist der Mannschaftsarzt zuständig. CK- und Harnstoff-

Tabelle 3. Mittelwerte der Meßgrößen der anaeroben Kapazität bei jugendlichen Radrennfahrern

Disziplin	n		Anaerobe Kapazität					
			Schnellkraft			Stehvermögen		
			Watt max 5 s	Watt/kg max 5 s	% Istwert/ Optimalwert	Watt 1 min	Watt/kg 1 min	% Istwert/ Optimalwert
S	13	$\bar{x}$	836,9	12,1	84,6	500,0	7,3	88,8
		s	± 90,0	± 1,1	± 6,9	± 50,3	± 0,6	± 6,5
B	12	$\bar{x}$	930,0	13,2	92,2	495,9	7,0	86,4
		s	± 93,2	± 0,7	± 5,6	± 50,9	± 0,4	± 5,8
Q	8	$\bar{x}$	772,5	11,3	78,1	427,5	6,2	76,2
		s	± 42,7	± 0,9	± 4,8	± 27,3	± 0,4	± 4,8
Differenz	S–B	p	<0,025	<0,01	<0,01	<0,05	<0,05	>0,05
	S–Q		>0,05	>0,05	<0,05	<0,005	<0,001	<0,001
	B–Q		<0,005	<0,001	<0,001	<0,005	<0,005	<0,001

analysen können ihm dabei nützlich sein. In Abwesenheit des Arztes, kann der Trainer oder der erfahrene Sportler selbst, anhand der Autokontrollbefunde darüber entscheiden;
— als dritte Zielsetzung folgt in erster Linie die Intensitätsüberwachung während eines jeden Trainings. Dazu dienen die in den verschiedenen Phasen des Trainings ermittelten Herzfrequenz- und Lactatwerte, die mit den Ruhe- und Maximalwerten in Beziehung gebracht werden müssen. In zweiter Linie folgt die Intensitätssteuerung mittels Herzfrequenz-, m/s- oder Zeit/Strecken-Werte, die der individuellen anaeroben oder aeroben Schwelle entsprechen und für die Steuerung des intensiven oder extensiven Ausdauertrainings nützlich sind.

Von den drei untersuchten Radrennfahrergruppen weisen die Bahnfahrer das ausgewogenste Verhältnis zwischen den vier Komponenten des Leistungsvermögens auf. Ähnliche Verhältnisse bieten auch die Straßenfahrer. Die Querfeldeinfahrer weisen hingegen bedeutende Mängel auf. So müßten die Bahnfahrer vorrangig ihr Stehvermögen verbessern, die Straßenfahrer ihre lokale Ausdauer und die Querfeldeinfahrer sowohl die allgemeine Ausdauer als auch die Schnellkraft und das Stehvermögen.

Die vom Bund Deutscher Radfahrer getroffene Auswahl wird somit bei den Bahn- und Straßenfahrern leistungsphysiologisch als eine befriedigende bestätigt. Dies trifft bei den Querfeldeinfahrern nicht zu. Die Ergebnisse bei den Jugendweltmeisterschaften bestätigen auch teilweise diese Feststellungen.

Dieses Untersuchungsverfahren dient, neben seiner leistungssteuernden Bedeutung auch zur Beratung jener jugendlichen Radsportler, die sowohl an Straßen- als auch an Bahnrennen teilnehmen und sich noch nicht recht für die eine oder die andere Disziplin entscheiden konnten.

Literatur

1. Kindermann W, Schnabel A (1980) Möglichkeiten der aeroben und anaeroben Leistungsdiagnostik unter Laborbedingungen. Int. Symposium, Graz, S 19–35
2. Mader A, Liesen H, Heck H, Philippi H, Rost R, Schürch P, Hollmann W (1976) Sportarzt und Sportmedizin 27:80–88, 109–112
3. Szögy A, Böhmer D, Ambrus P, Starischka S (1981) Sollwerte zur Beurteilung der Dauerleistungsfähigkeit von Hochleistungssportlern unter besonderer Berücksichtigung des Körpergewichts und der Sportart bzw. -disziplin. Leistungssport 11:260–262
4. Szögy A, Böhmer D, Ambrus P, Brune S (1984) Zur Bestimmung der anaeroben Kapazität bei Radrennfahrern. Dtsch Z Sportmed 35:153–160

Wertigkeit der Fahrradergometrie zur Trainingssteuerung und Beurteilung der Leistungsfähigkeit bei Schwimmern und Schwimmerinnen[1]

The Value of Bicycle Ergometry for Regulation of Training and Assessment of Performance in Male and Female Swimmers

K. Steinbach, G. Coen, W. M. Schmitt und W. Kindermann

Abteilung Sport- und Leistungsmedizin (Leiter: Prof. Dr. med. W. Kindermann) der Universität des Saarlandes, Saarbrücken

Zusammenfassung

Die vorliegende Studie untersucht, inwieweit die Fahrradergometrie (FE) bei Schwimmern und Schwimmerinnen mehr darstellt als eine allgemeine Gesundheitsuntersuchung und eventuell verwertbare Ergebnisse hinsichtlich der sportartspezifischen Leistungsdiagnostik und Trainingssteuerung liefert.

Das Probandengut bestand aus 18 Leistungsschwimmern (9 männlich, 9 weiblich) der Nationalmannschaften des Deutschen Schwimmverbandes. Jeder Proband führte an 3 aufeinander folgenden Tagen 3 verschiedene Belastungen durch: 1. Stufenweise ansteigende FE bis zur subjektiven Erschöpfung; 2. Intervallbelastung Schwimmen 10 x 400 m (ca. 4,5 min) mit jeweils 0,5 min Pause; 3. Intervallbelastung Laufen (Laufband, 10 x 4,5 min) mit jeweils 0,5 min Pause. Die Intervallbelastungen Schwimmen und Laufen wurden mit einer Intensität durchgeführt, die zu einer mittleren Lactatkonzentration von 4 mmol/l im arterialisierten Kapillarblut führte.

Die Korrelationsanalyse ergab sowohl bei den Schwimmern als auch Schwimmerinnen keinen signifikanten Zusammenhang zwischen der Herzfrequenz der anaeroben Schwelle (FE) und der Herzfrequenz beim Intervallschwimmen sowie zwischen der Leistung der anaeroben Schwelle (FE) und der Schwimm- bzw. Laufgeschwindigkeit. Die Herzfrequenz der Schwimmer lag bei Intervallaufen durchschnittlich 10 Schläge/min höher als beim Intervallschwimmen bei nur gering unterschiedlichen Lactatkonzentrationen und identischen quantitativen Veränderungen der Hormone STH, Cortisol und Insulin im Blutserum.

Die FE erlaubt bei Schwimmern und Schwimmerinnen keine zuverlässige Beurteilung der sportartspezifischen Leistungsfähigkeit. Eine Trainingssteuerung für intensive Ausdauerbelastungen in Form von Schwimmen oder Laufen ist über die Herzfrequenz der anaeroben Schwelle der FE nur sehr bedingt möglich.

Schlüsselwörter: Leistungsdiagnostik – Fahrradergometrie – Intervallbelastung Schwimmen und Laufband.

Summary

The study investigates how far the bicycle exercise test (BE) in male and in female swimmers constitutes more than a general health examination but rather produces applicable data for performance diagnosis and management of a specific training in swimmers.

---

[1] Mit Unterstützung des Bundesinstitutes für Sportwissenschaft, Köln-Lövenich. – Die Arbeit enthält Teile der Dissertation von Klaus Steinbach.

Anschrift für die Verfasser: Prof. Dr. med. W. Kindermann, Abteilung Sport- und Leistungsmedizin der Universität des Saarlandes, 6600 Saarbrücken

The athletes were 18 high-performance swimmers (9 male, 9 female) of the German national team. On three consecutive days each athlete was subjected to three different physical stress tests: 1) A stepwise increasing BE until volitional exhaustion. 2) An intermittent swimming test of 10 x 400 meters (swimming duration 4.5 min each with pauses of 0.5 min each). 3) An intermittent treadmill exercise test (running duration 4.5 min each with pauses of 0.5 min each). The swimming and tradmill tests were carried out with an intensity producing a mean lactate concentration of 4 mmol/l in the arterialised capillary blood.

A correlation analysis between the heart rates of the anaerobic threshold (BE) and the heart rates monitored during the intermittent swimming for both male and female swimmers did not produce a significant correlation. In the same way no significant correlations between the work load of the anaerobic threshold (BE) and the swimming speed as well as the running speed were found. During the intermittent treadmill exercise test the heart rates were on an average 10 beats/min above the level encountered during the intermittent swimming test whereas the corresponding blood lactate concentrations differend only slightly. The quantitative changes in the blood serum concentrations of HGH, cortisol, and insulin were practically identical in swimming and in running.

A BE allows no reliable assessment of the swimming specific performance capacity. In male and female swimmers the heart rate of the anaerobic threshold determined in a BE is only of limited value for the management of an intensive endurance training by means of swimming or running.

Key-words: Performance diagnosis – Bicycle exercise test – Intermittent swimming – Intermittent treadmill exercise.

Einleitung

Praktische Erfahrungen von Sportlern und Trainern des Deutschen Schwimmverbandes haben gezeigt, daß die Ergebnisse der stufenweise ansteigenden Fahrradergometrie nur bedingt zur sportartspezifischen Leistungsdiagnostik und Trainingssteuerung anwendbar sind. Diese Studie untersuchte, inwieweit sich die genannten praktischen Erfahrungen durch sportmedizinische Befunde objektivieren lassen. Insbesondere galt es, die Frage zu beantworten, ob die Fahrradergometrie über eine allgemeine Gesundheitsuntersuchung hinausgehende Ergebnisse für den Schwimmer zu liefern vermag.

Untersuchungsgut und Methodik

Das Probandengut bestand aus 18 Hochleistungsschwimmern (9 Männer im Alter von 20,7 Jahren und 9 Frauen im Alter von 17,7 Jahren), von denen zum Zeitpunkt der Untersuchung 11 dem A-Kader, 4 dem B-Kader und 3 dem C-Kader angehörten. Der überwiegende Teil der Probanden war Medaillengewinner und Endlaufteilnehmer bei Europameisterschaften, Weltmeisterschaften und Olympischen Spielen. Jeder Proband führte an 3 aufeinander folgen Tagen 3 verschiedene Belastungen durch:

1. Stufenweise ansteigende Fahrradergometrie
2. Schwimmintervallbelastung von 10 x 400 m Kraul mit jeweils 30 sec Pause (Gesamtdauer 50 min)
3. Laufbandintervallbelastung von 10 x 4,5 min mit jeweils 30 sec Pause (Gesamtdauer 50 min)

Die Probanden wurden angewiesen, im Bereich ihrer Ausdauergrenze zu schwimmen bzw. zu laufen (intensives Ausdauertrining). Alle Untersuchungen fanden während Trainingsphasen statt, in denen sowohl Schwimm- als auch Lauftraining als Ausdauertraining durchgeführt wurde.

Die stufenweise ansteigende Fahrradergometrie wurde bei 50 Watt (Frauen) und 100 Watt (Männer) begonnen und nach jeweils 3 min um 50 Watt bis zur subjektiven Erschöpfung gesteigert. Herzfrequenz und Laktat wurden am Ende jeder Belastungsstufe bestimmt. Die anaerobe Schwelle von 4 mmol/l Laktat wurde durch lineare Interpolation ermittelt.

Bei der Schwimmintervallbelastung, durchgeführt auf einer 25-m-Bahn, wurden nach jeweils 400 m Herzfrequenz und Laktat bestimmt. Bei der Laufbandintervallbelastung, durchgeführt mit konstanter Steigung von 5%, wurden nach jeweils 4,5 min Herzfrequenz und Laktat ermittelt. Um weitere Informationen hinsichtlich der Vergleichbarkeit der Belastungsintensitäten beim Schwimmen und Laufen zu erhalten, wurden vor und nach Schwimmen bzw. Laufen die Hormone STH, Cortisol und Insulin bestimmt. Die Herzfrequenz wurde bei der Fahrradergometrie und bei der Laufbandbelastung aus dem registrierten EKG ermittelt. Beim Schwimmen wurde die Herzfrequenz direkt nach jedem 400-m-Intervall mittels Speicher-EKG erhalten, wobei die Elektroden bereits während des Schwimmens auf der Brustwand fixiert und mit einer Folie bedeckt waren. Laktat wurde im kapillarisierten Blut des hyperämisierten Ohrläppchens enzymatisch bestimmt [5]. Die Hormone wurden radioimmunologisch gemessen: STH [1], Cortisol [7], Insulin [4].

Leistungsfähigkeit in Watt und Herzfrequenz der anaeroben Schwelle bei der Fahrradergometrie wurden mittels Korrelationsanalyse mit der Geschwindigkeit sowie Herzfrequenz des Intervallschwimmens und -laufens verglichen. Für die einzelnen Parameter wurden Mittelwerte und Streufaktoren berechnet.

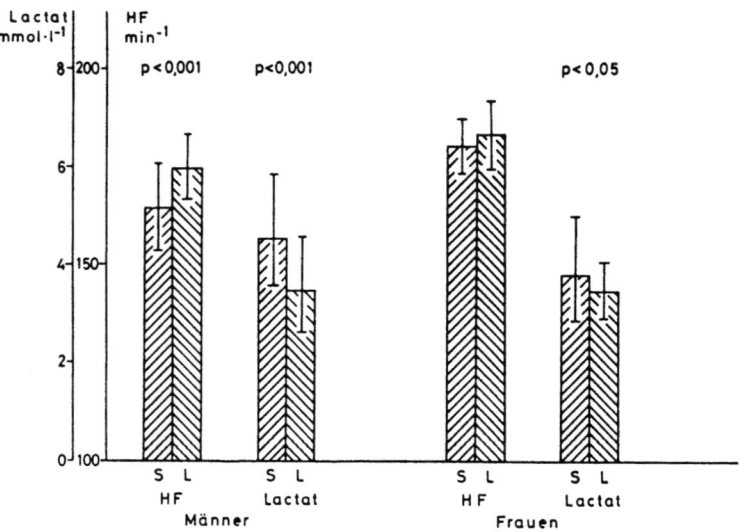

Abb. 1. Verhalten von Herzfrequenz und Lactat bei Schwimmern und Schwimmerinnen bei Schwimm- (S) und Laufbandintervallbelastung (L)

Ergebnisse

Bei der stufenweise ansteigenden Fahrradergometrie liegt bei den Männern die anaerobe Schwelle bei 255 Watt entsprechend einer Herzfrequenz von 157/min, bei den Frauen bei 187 Watt entsprechend einer Herzfrequenz von 167/min.

Die mittlere Herzfrequenz liegt bei den Männern beim Laufen mit 175/min signifikant höher als beim Schwimmen mit 165/min, während die mittlere Laktatkonzentration beim Schwimmen mit 4,6 mmol/l höher als beim Laufen mit 3,5 mmol/l liegt. Die Unterschiede in der Frauengruppe sind geringer, aber tendenziell mit denen der Männer vergleichbar (Abb. 1). Zu jedem Zeitpunkt liegt bei den Männern beim Laufen die Herzfrequenz höher

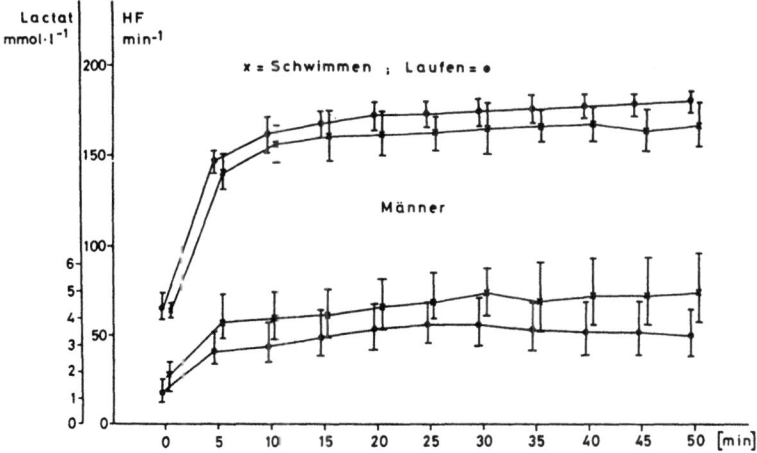

Abb. 2. Verhalten von Herzfrequenz und Lactat nach jeweils 5 min bei Schwimmern bei Schwimm- und Laufbandintervallbelastung

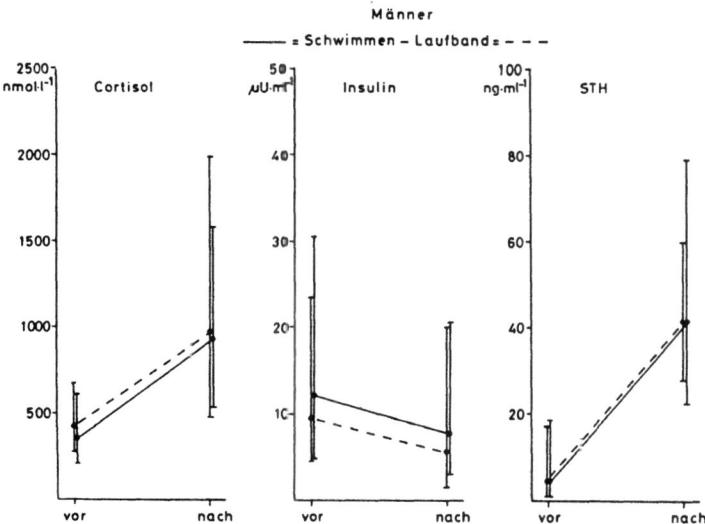

Abb. 3. Verhalten von Cortisol, Insulin und STH bei Schwimmern vor und nach Schwimm- und Laufbandintervallbelastung

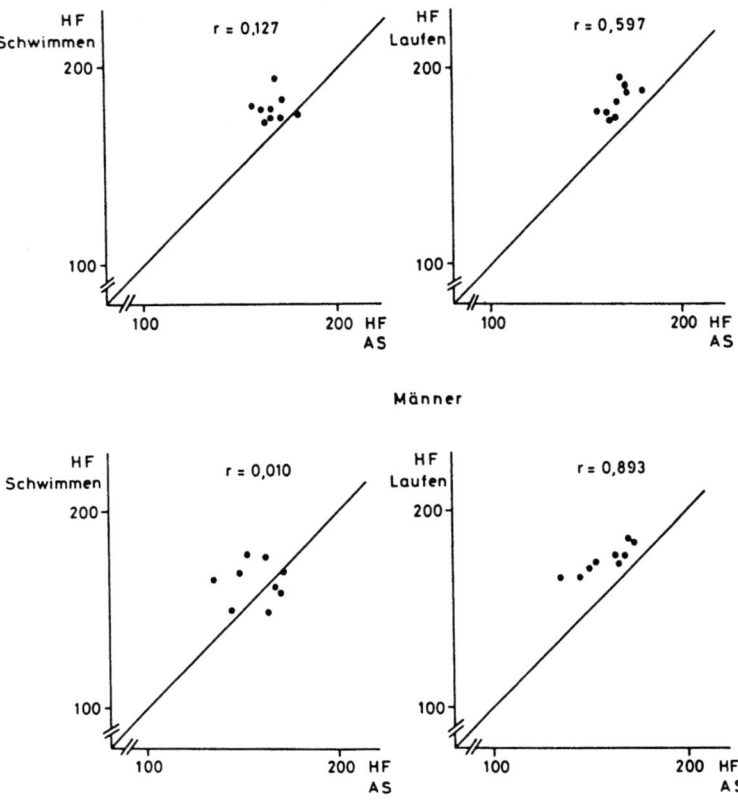

Abb. 4. Korrelationen zwischen der Herzfrequenz der anaeroben Schwelle der Fahrradergometrie und der Schwimm- bzw. Laufbandintervallbelastung bei Schwimmern und Schwimmerinnen. Die jeweils eingezeichneten Geraden stellen die Winkelhalbierenden dar

Tabelle 1. Korrelationskoeffizienten zwischen Herzfrequenz bzw. Leistungsfähigkeit in Watt der anaeroben Schwelle der Fahrradergometrie und Herzfrequenz bzw. Geschwindigkeit bei der Schwimm- und Laufbandintervallbelastung bei Schwimmern und Schwimmerinnen

	FE−AS ♂	FE−AS ♀
Herzfrequenz	Herzfrequenz	
Schwimmen	0,010	0,127
Laufen	0,893[a]	0,597[b]
Geschwindigkeit	Watt	
Schwimmen	0,333	0,310
Laufen	0,299	0,284

[a] $p < 0,01$; [b] $p < 0,05$

und die Laktatkonzentration niedriger als beim Schwimmen (Abb. 2). Die quantitativen Veränderungen der Hormone Cortisol, Insulin und STH sind beim Schwimmen und Laufen gleich (Abb. 3); für die Frauengruppe ist das Verhalten ähnlich.

Bei der Korrelationsanalyse ergibt sich kein signifikanter Zusammenhang zwischen der Herzfrequenz der anaeroben Schwelle und der Herzfrequenz beim Intervallschwimmen, während zwischen der Herzfrequenz der anaeroben Schwelle und der Herzfrequenz des Intervallaufens ein signifikanter Zusammenhang besteht (Abb. 4, Tabelle 1). Zwischen der Leistungsfähigkeit der anaeroben Schwelle und der Schwimmgeschwindigkeit sowie der Leistungsfähigkeit der anaeroben Schwelle und der Laufgeschwindigkeit besteht keine signifikante Beziehung (Tabelle 1).

Diskussion

Die vorliegende Studie bestätigt Erfahrungen aus der Praxis. Die Fahrradergometrie stellt keine geeignete Methode zur Beurteilung der sportartspezifischen Leistungsfähigkeit insbesondere im Querschnittsvergleich und zur Trainingssteuerung bei Spitzenschwimmern bzw. -schwimmerinnen dar. Ähnliche Befunde wurden auch von anderen Autoren erhoben [8, 10]. Schwimmer erwirken den Hauptvortrieb durch die Arm- und Schultermuskulatur, die Beinarbeit dient in erster Linie zur Stabilisierung der Körperlage. Darüber hinaus beeinflußt die Schwimmtechnik in stärkerem Maße als in anderen Sportarten die sportartspezifische Leistungsfähigkeit.

Die Ergebnisse bezüglich des Verhaltens der Herzfrequenz weisen darauf hin, daß beim Schwimmen die adäquate Belastungsfrequenz für ein intensives Ausdauertraining im Bereich der anaeroben Schwelle der Fahrradergometrie (Männer) oder etwas oberhalb der anaeroben Schwelle (jüngere Frauen) liegt. Für den intensiven Dauerlauf kann eine um 10–15 Schläge/min höhere Herzfrequenz als jene der anaeroben Schwelle angenommen werden (Abb. 4). Die Unterschiede im Verhalten der Herzfrequenz zwischen Laufen und Schwimmen sind auf die Tauchbradycardie infolge eines aus der vorgeschichtlichen Entwicklung persistierenden Reflexes zurückzuführen [2] und lassen sich durch entsprechende Versuchsanordnungen gut reproduzieren [3]. Das angegebene Verhalten der Herzfrequenz beim Schwimmen und Laufen im Vergleich zur Herzfrequenz der anaeroben Schwelle bei der Fahrradergometrie kann nur als grobe Faustregel angesehen werden, da im Einzelfall erhebliche Abweichungen davon möglich sind, so daß eine Trainingssteuerung des Ausdauertrainings im Schwimmen mit Hilfe der Herzfrequenz der anaeroben Schwelle der Fahrradergometrie bei Spitzenschwimmern zu ungenau ist.

Für hochtrainierte Schwimmer und Schwimmerinnen stellt die Fahrradergometrie lediglich eine Gesundheitsuntersuchung dar. Weitere sportartspezifische Aussagen bedürfen der Absicherung durch spezifische Feldtests [6, 9].

Literatur

1. Andler W, Biro G, Bernasconi S, Giovanelli G (1976) A comparative study of serum growth hormone and plasma cortisol levels in stimulations test with insulin and propranolol-glucagon. Acta Endocrinol 80:70–80

2. Asmussen E, Kristiansson NG (1968) The "diving bradycardia" in exercising man. Acta Physiol Scand 73:527–636
3. Avellini BA, Shapiro Y, Pandolf KB (1983) Cardio-respiratory physical training in water and on land. Eur J Appl Physiol 50:255–263
4. Biro G, Weinges KF (1973) Die radioimmunologische Bestimmung von Insulin. Das Medizinische Laboratorium 26:182–192
5. Hohorst HJ (1962) L-(+)-Lactat. Bestimmung mit Lactatdehydrogenase und DPN. In: Bergmeyer H (Hrsg) Methoden der enzymatischen Analyse. Chemie, Weinheim
6. Mader A, Madsen O, Hollman W (1980) Zur Bedeutung der lactaziden Energiebereitstellung für Trainings- und Wettkampfleistungen im Sportschwimmen. Leistungssport 10:263–279, 408–418
7. Rolleri E, Zannino M, Orlandini S, Malvano R (1976) Direct radio-immunassay of plasma cortisol. Clin Chim Acta 66:319–330
8. Schwaberger G, Pessenhofer H, Sauseng N, Konrad H, Tschetschounik R, Frisch Ch, Wolf W, Schmid P (1984) Vergleichende Untersuchungen zur trainingsbegleitenden Leistungsdiagnostik im Schwimmsport. Österr. J. Sportmed. 14:12–20
9. Simon G, Thiesmann M, Frohberger U, Clasing D (1983) Ergometrie im Wasser – eine neue Form der Leistungsdiagnostik bei Schwimmern. Dtsch Zschr Sprotmed 34:5–14
10. Simon G, Thiesmann M, Schultz JA (1982) Fahrrad- und Laufbandergometrie bei Leistungsschwimmern. Leistungssport 12:165–167

Die Beziehung zwischen der aerob-anaeroben Schwelle und der PWC 170 im Vita-maxima-Test auf dem Fahrradergometer

Relationship Between the Aerobic-Anaerobic Threshold and the PWC 170 in the Vita Maxima Test on the Bicycle Ergometer

J. Heid und K. E. Zipf

Institut für Sportmedizin (Direktor: Prof. Dr. med. K. E. Zipf) der Westfälischen Wilhelms-Universität Münster

Zusammenfassung

Ziel der Arbeit war, den Zusammenhang der Ergebnisse zweier Bestimmungsverfahren im Submaximalbereich, der aerob-anaeroben Schwelle (4 mmol/l Laktat = AAS) und der Physical Working Capacity (= PWC_{170}), zu überprüfen. Dabei war eine Intention, aus der Kenntnis der PWC_{170} Rückschlüsse auf die Höhe der AAS vorzunehmen.

Eine Gruppe von 26 gesunden weiblichen und eine Gruppe von 45 gesunden männlichen Probanden wurden in einem Vita-maxima-Test auf dem Fahrradergometer untersucht. Bestimmt wurden die AAS und PWC_{170} für jeden Probanden. Durch eine Regressions- und Korrelationsanalyse zwischen PWC_{170} und AAS ergab sich ein hochsignifikanter linearer Zusammenhang der beiden Größen in den einzelnen Gruppen.

Diskutiert wird die Bedeutung der Ergebnisse für die leistungsdiagnostische Praxis. Ebenfalls werden Rückschlüsse gezogen auf den möglichen Zusammenhang zwischen Herzvolumen und der Höhe der Schwellenherzfrequenz.

Schlüsselwörter: Fahrradergometrie – Vita-macima-Test – Aerobe und anaerobe Grenzwerte – Körperliche Arbeitskapazität – Herzvolumen.

Summary

The present study sought to examine the relationship between two measurements of submaximal work, the aerobic-anaerobic threshold (AAT) – work load at a blood lactate level of 4 mmol/l – and the physical working capacity (PWC_{170}) – work load at a heart rate of 170/min. One particular intention was to predict the value of the AAT from the knowledge of the PWC_{170}.

A group of 26 healthy female and a group of 45 healthy male subjects were examined in a vita-maxima-test on a bicycle ergometer. For each subject the PWC_{170} and the AAT were computed separately.

Correlational analysis indicated a highly significant relationship between these two parameters.

The findings are discussed in regard to their relevance for the practitioner. Furthermore, the data suggest that there might be a relationship between subject's heart-volume and his heart rate at the AAT.

Key-words: Bicycle ergometry – Vita-maxima-test – Aerobic-anaerobic threshold – Physical working capacity – Heart volume.

Anschrift für die Verfasser: Dr. med. Jürgen Heid, Institut für Sportmedizin der Westfälischen Wilhelms-Universität Münster, Horstmarer Landweg 39, 4400 Münster

Material und Methodik

Untersucht wurden insgesamt 71 gesunde Sportlerinnen und Sportler, die nach dem Geschlecht in zwei Gruppen aufgeteilt wurden. Gruppe A bestand aus 26 Gymnasiastinnen, die zur Zeit der Untersuchungen an einem Oberstufenleistungskurs im Fach Sport teilnahmen. Gruppe B, bestehend aus 45 männlichen Probanden, setzte sich zusammen aus 22 Ruderern des A-, B-, C- und D-Kaders, 8 Amateurradsportlern und 15 Sportstudenten. Die Mittelwerte und Standardabweichungen der anthropometrischen Daten der einzelnen Gruppen und des Gesamtkollektivs (Gruppe A + B) finden sich in Tabelle 1.

Alle Probanden absolvierten eine Ergometrie auf dem elektisch gebremsten Fahrradergometer „Ergotest" der Firma Jaeger. Die Anfangswattstufe betrug für die Frauen 50 Watt und für die Männger 100, bzw. 150 Watt je nach Leistungsfähigkeit. Nach jeweils 3 min wurde die Belastung um 50 Watt erhöht bis zum Erreichen der Vita-maxima-Kriterien. Die Umdrehungszahl betrug 60–80/min.

Die Herzfrequenz wurde aus dem am Ende jeder Belastungsminute registrierten EKG ermittelt. Maßgeblich für die Untersuchung war die Herzfrequenz am Ende jeder Belastungsstufe.

Für die Ermittlung des Blutlaktatspiegels wurde in den letzten 15 Sekunden jeder Wattstufe Blut aus dem hyperämisierten Ohrläppchen der Probanden entnommen. Die Laktatbestimmung erfolgte enzymatisch photometrisch mit Hilfe einer Testkombination der Firma Boehringer (1975/Nr. 2 567 773).

Die PWC_{170} jedes Probanden errechnete sich mittels einfacher linearer Regression aus den Wertepaaren Wattstufe und Herzfrequenz.

Bei der Ermittlung der aerob-anaeroben Schwelle fand das von Mader et al. [10] empfohlene Verfahren Anwendung, bei dem zwischen 2 Wattstufen mit Laktatwerten unter bzw. über 4 mmol/l linear interpoliert wird.

Der Zuammenhang zwischen PWC_{170} und AAS wurde durch die statistischen Verfahren der Regressions- und Korrelationsanalyse überprüft.

Ergebnisse

In Tabelle 2 sind Mittelwerte und Standardabweichungen der PWC_{170} und der AAS für die einzelnen Gruppen aufgelistet. Tabelle 3 zeigt die Ergebnisse der statistischen Berechnun-

Tabelle 1. Anthropometrische Daten, Mittelwerte und Standardabweichungen in den einzelnen Gruppen

	Anzahl (n)	Alter (Jahre)	Größe (cm)	Gewicht (kg)
Gruppe A, ♀	26	17,24 ± 0,68	168,6 ± 4,7	56,2 ± 4,5
Gruppe B, ♂	45	22,65 ± 4,79	185,6 ± 7,5	76,7 ± 9,2
Gruppe A + B, ♀ + ♂	71	20,67 ± 4,63	179,4 ± 10,5	69,2 ±12,6

Tabelle 2. Ergebnisse der Fahrradergometrie, Mittelwerte und Standardabweichungen der erzielten Leistungen für PWC_{170} und AAS in den einzelnen Gruppen

	Anzahl (n)	PWC_{170} (x) (Watt)	AAS (y) (Watt)
Gruppe A, ♀	26	136,71 ± 35,39	136,76 ± 38,67
Gruppe B, ♂	45	241,40 ± 63,31	232,68 ± 65,04
Gruppe A + B, ♀ + ♂	71	203,07 ± 74,48	197,55 ± 68,37

Tabelle 3. Ergebnisse der Regressionsanalyse in den einzelnen Gruppen, Regressionsgleichungen für die Schätzung der AAS (y) bei gegebener PWC_{170} (x), Standardschätzfehler ($s_{y \cdot x}$), Korrelationskoeffizienten und Signifikanzniveau

	Anzahl (n)	Regressionsgleichungen Standardschätzfehler	Korrelationskoeffizient	Signifikanzniveau
Gruppe A, ♀	26	$y = 0{,}864\,x + 18{,}701$ $s_{y \cdot x} = 23{,}52$	$r = 0{,}791$	$p \leq 0{,}0001^{+++}$
Gruppe B, ♂	45	$y = 0{,}717\,x + 59{,}589$ $s_{y \cdot x} = 32{,}82$	$r = 0{,}810$	$p \leq 0{,}0001^{+++}$
Gruppe A + B, ♀ + ♂	71	$y = 0{,}821\,x + 30{,}739$ $s_{y \cdot x} = 30{,}50$	$r = 0{,}895$	$p \leq 0{,}0001^{+++}$

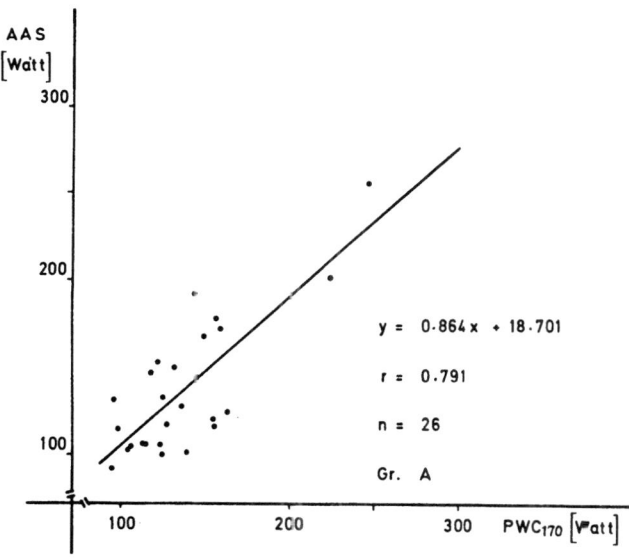

Abb. 1. Korrelation zwischen AAS und PWC_{170} bei 26 weiblichen Probanden (Gruppe A) (vgl. Tabelle 3)

gen. Aufgeführt sind jeweils die Regressionsgleichung zur Schätzung der AAS (y) bei gegebener PWC_{170} (x), der Standardschätzfehler, der Korrelationskoeffizient und das Signifikanzniveau für die einzelnen Gruppen. Im einzelnen weisen die Korrelationskoeffizienten von $r = 0{,}791$ für Gruppe A, $r = 0{,}810$ für Gruppe B und $r = 0{,}895$ für beide Gruppen gemeinsam auf einen hohen korrelativen Zusammenhang zwischen PWC_{170} und AAS hin. Diese Resultate sind hochsignifikant.

Graphisch veranschaulicht ist dieser Zusammenhang in Abb. 1 für Gr. A, in Abb. 2 für Gr. B und in Abb. 3 für das gesamte Kollektiv.

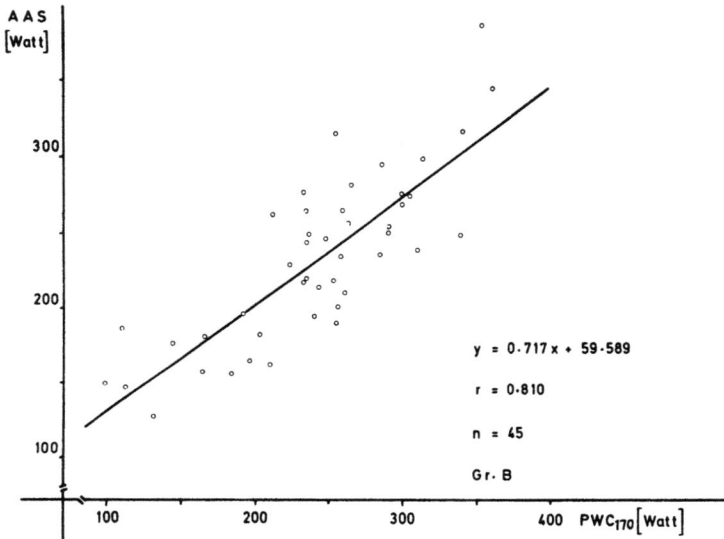

Abb. 2. Korrelation zwischen AAS und PWC_{170} bei 45 männlichen Probanden (Gruppe B) (vgl. Tabelle 3)

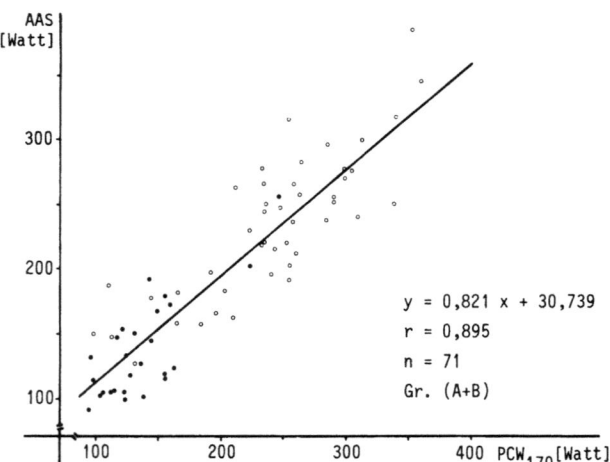

Abb. 3. Korrelation zwischen AAS und PWC_{170} bei 26 weiblichen und 45 männlichen Probanden (Gruppe A + B) (vgl. Tabelle 3)

Diskussion

Obwohl in einzelnen Fällen erhebliche Unterschiede für die Herzfrequenz im Bereich der AAS beobachtet werden können, gibt eine Vielzahl von Autoren hierfür Mittelwerte in der Nähe von 170/min an [1, 2, 8, 9]. Da ein linearer Zusammenhang zwischen Herfrequenz und Leistung eines Probanden besteht, bedeutet dies, daß die Leistungen in Watt für PWC_{170} und AAS im Mittel nahe beieinander liegen. Das bestätigen auch die vorliegenden Versuchsergebnisse, wie aus Tabelle 2 ersichtlich ist: Die Mittelwerte von PWC_{170} und AAS in den einzelnen Gruppen zeigen nur geringe Differenzen.

Eine weitere Aufklärung des Zusammenhanges zwischen PWC_{170} und AAS ist durch den alleinigen Vergleich der Mittelwerte nicht möglich, wohl aber mit Hilfe der Regressionsanalyse.

Die Steigung der Regressionsgeraden (Abb. 1–3), die in allen drei Gruppen unter 1 liegt, weist darauf hin, daß mit größer werdender PWC_{170} die AAS nicht im gleichen Maße mit ansteigt. Während für den Anfangsteil aller Geraden höhere AAS- als PWC_{170}-Werte gelten, verhält es sich im Endteil umgekehrt.

Praktisch bedeutet dies, daß für leistungsschwache Sportler mit niedriger PWC_{170} Schwellenherzfrequenzen über 170/min zu erwarten sind. Umgekehrt werden Sportler mit hoher PWC_{170} eher Schwellenherzfrequenzen unter 170/min aufweisen.

Für die Interpretation dieser beobachteten Tendenzen ist eine Rückbesinnung auf die Aussagekraft der PWC_{170} hilfreich. Die PWC_{170} korreliert nämlich mit sämtlichen Parametern, die für die maximale aerobe Kapazität relevent sind [4, 5, 11, 14].

Bereits in den 60er Jahren beschreiben Thoren (zit. n. [3]) ebenso wie Holmgren et al. [6] eine hohe Korrelation zwischen PWC_{170} und dem röntgenologisch bestimmten Herzvolumen sowie dem maximalen Schlagvolumen.

Dies ist nicht weiter verwunderlich, denn ein größeres Schlagvolumen bewirkt bei gleicher Herzfrequenz ein größeres Herzminutenvolumen, somit eine höhere O_2-Aufnahme und damit eine größere Leistungsabgabe, die als PWC_{170} meßbar ist (vgl. hierzu [13]). Größere Leistungen bei einer Herzfrequenz von 170/min lassen folglich auf ein größeres Schlagvolumen schließen. Maßgeblich hierfür ist wiederum die absolute Größe des Herzens (vgl. hierzu [7, 12].

Für den Zusammenhang zwischen Herzgröße und Herzfrequenz gilt ganz allgemein das Grundfrequenzgesetz der Säugetierreihe, wonach sich Herzvolumen und Herzfrequenz umgekehrt proportional verhalten. So beschreibt z. B. Israel [7] für eine Herzvolumenzunahme um 100 ml eine Abnahme der Maximalfrequenz um 2,5 Schläge/min bei Fahrradergometerbelastung.

Die Daten der vorliegenden Untersuchung weisen darauf hin, daß eine solche Frequenzabnahme auch für den submaximalen Bereich der AAS zutreffen könnte. Diese Beobachtungen stehen im Einklang mit den Befunden von Simon et al. [15], die besagen, daß größere Herzen im Bereich der 4-mmol-Schwelle niedrigere Frequenzwerte aufweisen als kleinere Herzen.

Eine ursprüngliche Erwartung der vorliegenden Studie, nämlich die genaue Schätzung der AAS durch die Kenntnis der PWC_{170} erfüllte sich nicht. Denn unter Berücksichtigung des Standardschätzfehlers (s. Tabelle 3) ist leider nur die Angabe eines relativ großen Intervalls für die AAS zuverlässig möglich.

Literatur

1. Cárdenas E (1982) Leistungsdiagnostik in der Sportmedizin – Versuch einer Evaluierung verschiedener Methoden. Unveröffentl Manuskript, WWU Münster
2. De Marées H (1981) Sportphysiologie, 3. Aufl Troponwerke, Köln Mühlheim
3. Franz I-W (1973) Vergleichende Untersuchungen zur Messung der PWC_{170}. In: Hansen G, Mellerowicz H: 3. Internationales Seminar für Ergometrie. Ergon, Berlin
4. Franz I-W, Meyer-Rosorius R, Mellerowicz H (1983) Zur Methodik der Bestimmung der PWC. In: Mellerowicz H, Franz I-W (Hrsg) Standardisierung, Kalibrierung und Methodik in der Ergometrie. Perimed, Erlangen
5. Haber P, Niederberger M, Kummer E, Perlitsch A (1978) Der Wert submaximaler Ergometertests für die Bestimmung der körperlichen Leistungsbreite. Schweiz Med Wochenschr 108:652–654
6. Holmgren A, Mossfeldt F, Sjöstrand T, Ström G (1960) Effect of training on working capacity, total hemoglobin, blood volume, heart volume, and pulse rate in recumbent and upright positions. Acta Physiol Scand 50:72–83
7. Israel S (1968) Sport, Herrgröße und Herz-Kreislauf-Dynamik. Barth, Leipzig
8. Kindermann W, Simon G, Keul J (1979) The significance of the aerobic-anaerobic transition for the determination of work load intensities during endurance training. Eur J Appl Physiol 42:25–34
9. Liesen H, Mader A, Heck H, Hollmann W (1977) Die Ausdauerleistungsfähigkeit bei verschiedenen Sportarten unter besonderer Berücksichtigung des Metabolismus: Zur Ermittlung der optimalen Belastungsintensität im Training. Beih z Leistungssprot 9:63–79
10. Mader A, Liesen H, Heck H, Phillippi H, Rost R, Schürch P, Hollmann W (1976) Zur Beurteilung der sportartspezifischen Ausdauerleistungsfähigkeit im Labor. Sportarzt Sportmed 27:80–88
11. Nowacki PE (1981) Neue Aspekte der körpergewichtsbezogenen Fahrrad- und Laufbandergometrie für den Leistungs-, Breiten- und Rehabilitationssport. In: Kindermann W, Hort W (Hrsg) Sportmedizin für den Breiten- und Leistungssport. Demeter, Gräfelfing
12. Reindell H, König K, Roskamm H (1967) Funktionsdiagnostik des gesunden und kranken Herzens. Beziehungen zwischen Herzgröße und Leistung. Thieme, Stuttgart
13. Rost R, Hollmann W, Heck H, Liesen H, Mader A (1982) Belastungsuntersuchungen in der Praxis. Thieme, Stuttgart
14. Schäfer D (1980) Die Physical Work Capacity (PWC_{170}) bei fahrradergometrischen körpergewichtsbezogener Ausbelastung und ihre Bedeutung als Leistungsparameter in Abhängigkeit von Alter, Geschlecht und Sportart. Wiss Staatsexamensarb, JLU Gießen
15. Simon G, Berg A, Dickhuth H-H, Simon-Alt A, Keul J (1981) Bestimmung der anaeroben Schwelle in Abhängigkeit vom Alter und von der Leistungsfähigkeit. Dtsch Z Sportmed 1:7–14

PWC 170 und aerob-anaerober Übergang (fahrradergometrische Untersuchungen)

PWC 170 and Aerobic-Anaerobic Transition: Bicycle Ergometer Investigations

G. Schwaberger, H. Pessenhofer, N. Sauseng, P. Schmid und T. Kenner

Physiologisches Institut (Vorstand: Prof. Dr. med. T. Kenner) der Karl-Franzens-Universität Graz

Zusammenfassung

24 Straßenradrennfahrer wurden einer stufenweise bis zur Erschöpfung ansteigenden Fahrradergometerbelastung unterzogen und danach sowohl die W(PWC)$_{150}$ und W(PWC)$_{170}$ als auch die aerobe und anaerobe Schwelle (2 bzw. 4 mmol/l Blutlaktatkonzentration) bestimmt. Zusätzlich wurden mittels 3-Punkt-Interpolation nach Lagrange die den PWC-Werten korrespondierenden Laktatkonzentrationen berechnet. Entsprechende lineare Korrelationsanalysen haben ergeben, daß die W$_{170}$ und W$_{150}$ weniger straff mit der maximalen Wattleistung und der maximalen Sauerstoffaufnahme korrelieren als die Größen des aerob-anaeroben Übergangs (aerobe und anaerobe Schwelle). Insbesondere konnte kein signifikanter Zusammenhang zwischen W(PWC)$_{170}$ und maximaler Sauerstoffaufnahme gefunden werden.

Darüberhinaus weisen die ermittelten korrespondierenden Laktatkonzentrationen bei W$_{150}$ und W$_{170}$ eine unverhältnismäßig hohe Variabilität auf, die in keinem Zusammenhang mit der Leistungsfähigkeit bzw. dem Trainingszustand der Probanden steht. So beträgt der relative Variationskoeffizient für die Laktatspiegel bei W(PWC)$_{170}$ 14,23% und die beobachtete Spannweite 0,96–8,76 mmol/l. Aufgrund dieser Ergebnisse erscheint daher ähnlich wie bei den zurückliegenden Laufbanduntersuchungen auch bei fahrradergometrischen leistungsdiagnostischen Untersuchungen die Ermittlung von W(PWC)$_{150}$ und W(PWC)$_{170}$ zur exakten Beurteilung des Trainingszustandes für Leistungssportler nicht geeignet.

Schlüsselwörter: Fahrradergometer – Körperliche Arbeitskapazität (PWC$_{170}$ und PWC$_{150}$) – Aerob-anaerober Übergang – Aerobe und anaerobe Genewerte.

Summary

24 road cyclists were subjected to a bicycle ergometer test, consisting of a stepwise increasing work load protocol leading to exhaustion. From that experiment, W(PWC)$_{150}$ and W(PWC)$_{170}$ as well as aerobic and anaerobic threshold (2 and 4 mmol/l blood lactate concentration, resp.) were determined. In addition, the lactate concentration levels corresponding to the PWC values were calculated using Lagrangian interpolation. By linear analysis of correlation, it could be shown that W$_{170}$ and W$_{150}$ correlate less closely to maximal work load and maximal oxygen consumption than do the criteria of aerobic-anaerobic transition (aerobic and anaerobic threshold). Especially, no significant relation between W(PWC)$_{170}$ and maximal oxygen consumption could be found.

Beyond that the corresponding lactate concentrations at W$_{150}$ and W$_{170}$ exhibit a high degree of variability, incoherent with physical performance capacity and training state of the volunteers. The relative coefficient of variation for lactate concentrations at W(FWC)$_{170}$ was calculated to be 14.23% and

---

Anschrift für die Verfasser: Dr. med. G. H. Schwaberger, Physiologisches Institut der Karl-Franzens-Universität Graz, Harrachgasse 21, A-8010 Graz

the span of data was 0.96 to 8.76 mmol/l. On the basis of these results, the estimation of training state for high performance sportsmen on the bicycle ergometer using $W(PWC)_{170}$ and $W(PWC)_{150}$ for characterization is in accord with previous investigations on the treadmill, not recommended.

Key-words: Bicycle ergometer – Physical working capacity (PWC_{170} and PWC_{150}) – Aerobic-anaerobic transition – Aerobic threshold – Anaerobic threshold.

Einleitung

In früheren laufbandergometrischen Untersuchungen [7, 8] konnte durch Ermittlung der korrespondierenden Laktatkonzentrationen gezeigt werden, daß die PWC_{170} (W_{170}) auch bei einem altersmäßig relativ homogenen Kollektiv von Mittelstreckenläufern sehr unterschiedlichen metabolischen Beanspruchungs- bzw. Ausbelastungsgraden entspricht, wobei die hohe Variabilität dieser Laktatspiegel (relativer Variationskoeffizient 8,57%; Spannweite 1,59–7,99 mmol/l) nicht auf einen unterschiedlichen Trainingszustand der Probanden zurückgeführt werden kann, da keine signifikante Korrelation zwischen den Laktatkonzentrationen bei W_{170} und der maximalen Laufgeschwindigkeit auf dem Laufband als Ausdruck der Ausdauerleistungsfähigkeit zu finden war, ganz im Gegensatz etwa zu den Laktatkonzentrationen an der individuellen anaeroben Schwelle [5], die zur maximalen Laufgeschwindigkeit eine signifikante negative Korrelation aufwiesen.

Ziel dieses Beitrages war es nun, zu klären, ob bei entsprechenden fahrradergometrischen Untersuchungen geringere Variationen der Blutlaktatkonzentration bei W_{170} auftreten und die üblicherweise auf dem Fahrradergometer ermittelte W bzw. PWC_{170} zur exakten Beurteilung der körperlichen Leistungsfähigkeit in der sportmedizinischen Leistungsdiagnostik besser geeignet ist.

Tabelle 1. Anthropometrische (oben) und ergometrische (unten) Kenndaten der untersuchten 24 Radrennfahrer (Mittelwert, Standardabweichung und relativer Variationskoeffizient in %); W_{AS}, W_{ANS} = Wattleistung an der aeroben bzw. anaeroben Schwelle (2 bzw. 4 mmol/l Blutlaktatkonzentration); W_{150}, W_{170} = PWC_{150}, PWC_{170} = Wattleistung bei 150 bzw. 170/min Herzfrequenz; W max, $\dot{V}O_2$ max = maximale Wattleistung bzw. maximale Sauerstoffaufnahme

n = 24	$\bar{x}$	s	V_{rel}
Alter (Jahre)	22,2	4,1	3,82
Größe (cm)	177,1	4,1	0,48
Gewicht (kg)	67,5	4,5	1,38
W_{AS} (Watt)	278,9	36,5	2,73
W_{ANS} (Watt)	329,2	28,9	1,83
W_{150} (Watt)	247,6	33,8	2,85
W_{170} (Watt)	308,8	45,4	3,06
W max (Watt)	386,2	30,4	1,64
$\dot{V}O_2$ max (l/min)	4,78	0,60	2,55

Methodik

Zu diesem Zweck wurden 24 Straßenradrennfahrer der regionalen Vereinsklasse (Tabelle 1) auf dem Fahrradergometer einer stufenweise (alle 3 min um 50 W bis zur Erschöpfung) ansteigenden Belastung unterzogen, wobei auf jeder Belastungsstufe Herzfrequenz (EKG-Schreiber), Sauerstoffaufnahme (Jaeger Ergo-Oxyscreen) und Blutlaktatkonzentration (enzymatisch-photometrisch) bestimmt wurden. Danach wurden sowohl die $W(PWC)_{150}$ und $W(PWC)_{170}$ (Wattleistung bei 150 bzw 170/min Herzfrequenz; [1]) als auch die aerobe und anaerobe Schwelle (Wattleistung bei 2 bis 4 mmol/l Blutlaktatkonzentration; [2]) jeweils durch lineare Interpolation ermittelt.

Außerdem wurden unter Berücksichtigung der gekrümmten Laktat-Leistungs-Kurve mittels geeigneter 3-Punkt-Interpolation nach Lagrange die den W(PWC)-Werten korrespondierenden Laktatkonzentrationen berechnet, zumal der jeweilige aktuelle Laktatspiegel unter körperlicher Belastung ein relativ genaues Kriterium der individuellen Ausbelastung darstellt [2–4, 6–9].

Ergebnisse und Diskussion

In Tabelle 2 sind die Ergebnisse der Korrelationsanalysen zwischen den einzelnen Leistungskenngrößen angegeben (lineare Korrelationskoeffizienten). Es fällt auf, daß die Größen des aerob-anaeroben Übergangs (aerobe und anaerobe Schwelle) besser mit den maßgeblichen maximalen Leistungskennwerten (maximale Wattleistung und maximale Sauerstoffaufnahme) korrelieren als W_{170} und W_{150} (Wattleistung bei 170 bzw. 150/min Herzfrequenz). Insbesondere konnte kein statistisch signifikanter Zusammenhang zwischen $W(PWC)_{170}$ und maximaler Sauerstoffaufnahme nachgewiesen werden!

Tabelle 3 oben enthält die Mittelwerte, Standardabweichungen und relativen Variationskoeffizienten der Laktatspiegel bei W_{150} und W_{170} sowie der maximal erreichten Laktatkonzentrationen, wobei die sowohl absolut als auch relativ zu den maximalen Laktatspiegeln hohen Variationskoeffizienten der korrespondierenden Laktatkonzentrationen bei W_{150} und W_{170} als Zeichen einer entsprechend großen Variabilität zu werten sind, obwohl es sich bei den untersuchten Radsportlern um ein ziemlich homogenes Probandenkollektiv handelt (vgl. relative Variationskoeffizienten in Tabelle 1). Besonders auffällig ist, daß der relative

Tabelle 2. Korrelationsmatrix für die Beziehungen zwischen den Leistungskenngrößen untereinander (lineare Korrelationskoeffizienten)

$n = 24$	W_{AS}	W_{ANS}	W_{max}	$\dot{V}O_2$ max
W_{170}	0,475*	0,549**	0,539**	0,390
W_{150}	0,487*	0,570**	0,611**	0,457*
$\dot{V}O_2$ max	0,531**	0,668***		
W_{max}	0,503*	0,752***		

* $p < 0,05$; ** $p < 0,01$; *** $p < 0,001$

Tabelle 3. Links: Mittelwerte, Standardabweichungen und relative Variationskoeffizienten in % der Laktatkonzentrationen bei W_{150} und W_{170} sowie der maximalen Laktatkonzentrationen nach erschöpfender Ergometerbelastung. – Rechts: Lineare Korrelationskoeffizienten für die Beziehung zwischen den korrespondierenden Laktatkonzentrationen bei W_{150} und W_{170} einerseits und den maximalen Leistungskenngrößen (maximale Wattleistung und maximale Sauerstoffaufnahme) andererseits

$n = 24$	$\bar{x}$	s	V_{rel}	$n = 24$	La W_{150}	La W_{170}
La W_{150}	1,39	0,65	9,79	W max	0,185	0,154
La W_{170} [a]	3,21	2,19	14,23	$\dot{V}O_2$ max	−0,030	−0,005
La max	9,90	2,18	4,60			

[a] Spannweite 0,96–8,76 mmol/l!

Variationskoeffizient der Laktatspiegel bei $W(PWC)_{170}$ über 14% liegt und die beobachtete Spannweite dieser Laktatkonzentrationen von 0,96 bis 8,76 mmol/l reicht. Damit liegen diese beide statistischen Maße sogar über den Werten der früheren laufbandergometrischen Untersuchungen.

Darüberhinaus zeigt Tabelle 3 unten, daß die der W_{150} und W_{170} entsprechenden Laktatkonzentrationen keine statistisch nachweisbare Beziehung zu den Maximalwerten von Wattleistung und Sauerstoffaufnahme aufweisen, wie das beispielsweise für die individuelle anaerobe Schwelle mehrfach nachgewiesen wurde, die bei umso niedrigeren Laktatspiegeln gefunden wird, je höher die Ausdauerleistungsfähigkeit ist [3, 5, 7–11].

Aus diesen Ergebnissen muß gefolgert werden, daß insbesondere mit der $W(PWC)_{170}$ auch bei einer alters- und leistungsmäßig relativ homogenen Gruppe von Radrennfahrern im Einzelfall derartig unterschiedliche metabolische Ausbelastungs-, Anstrengungs- bzw. Beanspruchungsgrade erfaßt werden, so daß diese als exaktes Maß der physischen (Ausdauer-) Leistungsfähigkeit vor allem für interindividuelle Vergleiche wenig geeignet erscheint. Offensichtlich ist es nicht möglich, im einzelnen mit ausreichender Sicherheit von der kardiozirkulatorischen auf die metabolische Ausbelastung zu schließen.

Dazu kommt noch, daß die korrespondierenden Laktatkonzentrationen bei W_{150} und W_{170} im Gegensatz zur individuellen anaeroben Schwelle in keinem Zusammenhang mit der Leistungsfähigkeit bzw. dem Trainingszustand der Probanden stehen. Außerdem konnte bei der untersuchten relativ homogenen Sportlergruppe etwa im Gegensatz zur anaeroben Schwelle (4 mmol/l Blutlaktatkonzentration) keine signifikante Korrelation zwischen $W(PWC)_{170}$ und maximaler Sauerstoffaufnahme gefunden werden.

Obwohl die W_{150} und W_{170} signifikant mit den Größen des aerob-anaeroben Übergangs (aerobe und anaerobe Schwelle) korrelieren (Tabelle 2), kann daher ihre Bestimmung nur als grob-orientiertes Verfahren zur Prüfung des körperlichen Leistungsvermögens angesehen werden. Zur exakten Beurteilung des Trainingszustandes im Rahmen einer sportmedizinischen Leistungsdiagnostik für Leistungssportler erscheint insbesondere die $W(PWC)_{170}$ nicht geeignet und sollte durch empfindlichere und aussagekräftigere Parameter des Muskelstoffwechsels ergänzt werden.

Literatur

1. Franz I-W (1973) Vergleichende Untersuchungen zur Messung der PWC_{170}. In: 3. Internationales Seminar für Ergometrie. Ergon, Berlin
2. Keul J, Kindermann W, Simon G (1978) Die aerobe und anaerobe Kapazität als Grundlage für die Leistungsdiagnostik. Leistungssport 8:22–32
3. Keul J, Simon G, Berg A, Dickhuth H-H, Goerttler I, Kübel R (1979) Bestimmung der individuellen anaeroben Schwelle zur Leistungsbewertung und Trainingsgestaltung. Dtsch Z Sportmed 30:212–218
4. Mader A, Liesen H, Heck H, Philippi H, Rost R, Schürch P, Hollmann W (1976) Zur Beurteilung der sportartspezifischen Ausdauerleistungsfähigkeit im Labor. Sportarzt Sportmed 27:80–83, 109–112
5. Pessenhofer H, Schwaberger G, Schmid P (1981) Zur Bestimmung des individuellen aerob-anaeroben Übergangs. Dtsch Z Sportmed 32:15–17
6. Schwaberger G (1984) Zur Objektivierung und Quantifizierung der Arbeitsbeanspruchung. Sichere Arbeit 37:17–23
7. Schwaberger G, Pessenhofer H, Sauseng N, Schmid P (1981) Physiological relevance of the aerobic-anaerobic transition and its relation to physical working capacity (PWC_{170}). Pflügers Arch 389:R52
8. Schwaberger G, Pessenhofer H, Sauseng N, Schmid P (1983) Die Beziehung der PWC_{170} zum aerob-anaeroben Übergang (Laufbandergometrische Untersuchungen). In: Mellerowicz H, Franz I-W (Hrsg) Standardisierung, Kalibrierung und Methodik in der Ergometrie. Perimed, Erlangen
9. Schwaberger G, Pessenhofer H, Schmid P (0000) Relevanz der Laktatbestimmung in der Sportmedizin. Wien Med Wochenschr (im Druck)
10. Simon G, Berg A, Dickhuth H-H, Simon-Alt A, Keul J (1981) Bestimmung der anaeroben Schwelle in Abhängigkeit vom Alter und von der Leistungsfähigkeit. Dtsch Z Sportmed 32:7–14
11. Stegmann H, Kindermann W (1981) Bestimmung der individuellen anaeroben Schwelle bei unterschiedlich Ausdauertrainierten aufgrund des Verhaltens der Lactatkinetik während der Arbeits- und Erholungsphase. Dtsch Z Sportmed 32:213–221

Das Verhalten des Laktats in Standardtest nach Hollmann/Venrath und in einem zweistufigen Test (à 10 min) in einem einwöchigen akuten „Überbelastungsversuch"

Influence of a 1-Week-"Overload-Training" Program on Blood Lactic Acid Concentration During the Hollmann/Venrath Test and During a Two-Step Test

I. Schöner-Kolb, A. Mader und *H. Liesen*

Institut für Kreislaufforschung und Sportmedizin (Leiter: Prof. Dr. med. W. Hollmann), Deutsche Sporthochschule Köln

Zusammenfassung

Im Rahmen eines Untersuchungsprojektes zur Analyse der Entstehung eines Übertrainingssyndroms wird über die Wirkung einer einwöchigen maximal intensiven und umfangreichen standardisierten Belastung auf das Laktat-Leistungsverhalten berichtet. Für die Untersuchung stellten sich 10 gesunde männliche Probanden (Sportstudenten) für insgesamt 6 Wochen zur Verfügung. Vorwoche: Gewöhnung an das Fahrradergometer und die Spiroergometrie. 1. Woche: 3 Versuchstage, jeweils 1 Standardtest nach Hollmann/Venrath und 2 x 10 min Belastung (2-Stufentest) mit einer Pause von 5 min und anschließender 30minütiger aktiver (bei ca. 2 mmol/l Laktat aus dem Standardtest) oder passiver Erholung. Die ersten 10 min wurden mit einer Intensität entsprechend ca. 4 mmol/l Laktat und die zweiten 10 min mit ca. 10 mmol/l Laktat aus dem Standardtest durchgeführt. 2. Woche (Hauptbelastungswoche): 6 Testtage pro Woche, 2x pro Tag 2-Stufentest (s. o.) sowie 1 Stunde Waldlauf bzw. Ruderergometerbelastung. 3. Woche: wie die 1. Woche. 4. und 5. Woche je 1 Test wie in der 1. Woche.

Alle 10 Probanden hielten den Überbelastungsversuch durch. Bei den Standardtests nach der Überbelastungswoche zeigte sich gegenüber der Vorwoche eine Verschiebung Laktat/Leistungskurve nach rechts. Die 2-Stufentests zeigten ebenso eine Erniedrigung des Laktatanstieges, was einer Rechtsverschiebung im Standardtest gleichkommt. Eine verbesserte Leistungsfähigkeit blieb bis zum Ablauf der 5. Woche erhalten.

Schlüsselwörter: Fahrradergometer – Laktatkurve – Überlastungstraining – 2-Stufen-Test.

Summary

Influence of a 1 week overload-training program on the lactic acid concentration in the blood during the Hollmann/Venrath test and during a 2-step-test.

The aim of the present study was to examine the influence of a 1 week intensive and standardized exercise program on the relationship between the lactic acid concentration in the blood and the work load during an exercise test. Ten healthy male subjects (students of physical education) participated in this 6 week study. During the initial week, the participants were accustomed to the bicycle ergometer and the spirometer. On 3 different days during the first test week, the subjects performed a standardized ergometer test according to Hollmann and Venrath and a 2-step-test (each step with a duration of 10 min, inbetween 5 min rest) followed by a 30 min recovery period consisting of exercising at a lactic acid blood concentration of ca. 2 mmol/l or a rest period. By comparison with the results of the standardized

---

Anschrift für die Verfasser: Prof. Dr. med. H. Liesen, Institut für Kreislaufforschung und Sportmedizin der Deutschen Sporthochschule Köln, Carl-Diem-Weg, 5000 Köln 41

test, the imposed work loads during the first and second 10 min of the exercise corresponded to 4 and 10 mmol/l lactate concentration. On each day of the 2nd week, the subjects performed 2 times per day a 2 step-test and a 1 h jogging or rowing on an ergometer. The 3rd week was identical with the first test week. The 4th and 5th weeks each consisted of 1 exercise test similar to the one performed during the first test week.

The 10 participants all withstood the overload-training program. Compared with the pre-training values, there was a shift to the right in the lactic acid/work load curve during a standardized test after the training week. Similar to the results of the standardized test, the lactate values were lowered during a 2-step-test after training. The improvement of physical working capacity persisted for 6 weeks.

Key-words: Bicycle ergometer – Lactic acid – "Overload-training" – Two-step-test.

Einleitung

Ziel des von uns durchgeführten Gesamtprojektes war es, ein Übertrainingssyndrom zu provozieren, um dessen allgemeine Entstehung zu analysieren und eventuell objektive Parameter für eine Früherkennung eines Übertrainings zu finden.

Hierzu untersuchten wir alle für uns meßbaren Parameter aus dem Energiehaushalt. So wurden z. B. das Laktatverhalten und spiroergometrische Daten ermittelt.

Weiterhin wurde während der ganzen Versuchszeit von 6 Wochen von den Probanden täglich 24-h-Urin gesammelt und in Zusammenarbeit mit dem Biochemischen Institut der DSHS Köln, unter Leitung von Prof. Donike, die für ihn meßbaren androgenen Steroide ermittelt.

Darüberhinaus bestimmten wir an 11 Tagen noch zahlreiche blutchemische Parameter, wie z. B. aus dem Eisen- und Fettstoffwechsel, Elektrolyte, Enzyme, Glykoproteine usw.

Die Probanden selbst protokollierten ihre gesamte Nahrungsaufnahme, füllten am Morgen jedes Belastungstages einen Befindensbogen zur momentanen Lage sowie einen psychologischen Fragebogen (Eigenzustands-(EZ)-Skala) [6] des Psychologischen Instituts der DSHS aus.

Wir gingen von der Annahme aus, daß das Übertrainingssyndrom durch zu intensive und zu umfangreiche Belastungen hervorgerufen wird und zu einem Abfall der sportlichen Leistung führt [1, 4, 7]. Diese Belastungen sind durch einen sehr hohen Energieaufwand und den Einsatz eines sehr großen Teils der Muskelmasse (Ganzkörperbelastungen) gekennzeichnet [5]. Deswegen haben wir zunächst versucht, die Probanden auf dem Laufbandergometer zu belasten. Im Vorversuch mit 5 Probanden, mußten wir die Testreihe abbrechen, da sich bei allen Probanden Überbelastungserscheinungen und Beschwerden im Knie- und Hüftgelenk bzw. der Achillessehne einstellten, ohne daß wir gleichzeitig im Stoffwechsel eindeutige Hinweise auf ein Übertrainingssyndrom beobachten konnten. Dies war der Grund dafür, daß wir in der folgenden Untersuchungsreihe den Hauptteil der Belastungen auf dem Fahrradergometer durchführen ließen.

Methodik

Für diese Untersuchung stellten sich 10 gesunde Sportstudenten 6 Wochen lang zur Verfügung. Vor dem eigentlichen Untersuchungsprogramm konnten sie sich in drei halbstündiger Einheiten an das Fahrradergometer und an die Spiroergometrie gewöhnen.

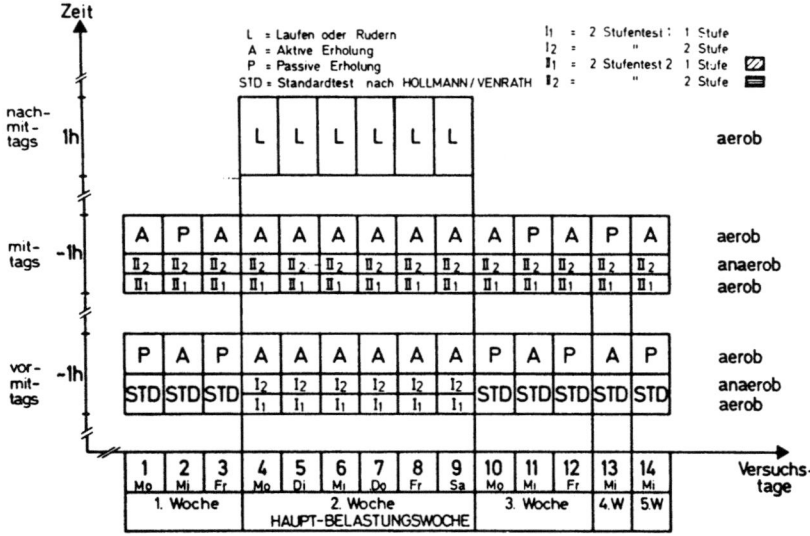

Abb. 1. Versuchsaufbau

Abb. 1 stellt einen Überblick über das von allen Probanden absolvierte Programm dar.

Auf der Abszisse sind die 14 Belastungstage, die sich auf 5 Wochen verteilten, eingezeichnet. Die Ordinate zeigt die ungefähre Tageszeit der Tests morgens, mittags und nachmittags an. Der morgendliche Test bestand in der 1., wie auch in der 3., 4. und 5. Woche, aus einem Standardtest nach Hollmann und Venrath [3] mit anschließender 30minütiger passiver oder aktiver Erholung im Wechsel. Die aktive Erholung entsprach einer Belastung von 1,5—2 mmol/l Laktat aus dem Standardtest des 1. Tages. Insgesamt wurde dieser Test dreimal in der 1. und 3. Woche und je ein Mal in der 4. und 5. Woche durchgeführt. Mittags bestand die Belastung in diesen Wochen (1., 3., 4. und 5.) aus einem 2-Stufentest: bestehend aus 2 mal 10 min Belastung, getrennt durch eine 5minütige passive Pause. Die ersten 10 Minuten entsprachen einer Belastung von ca. 4 mmol/l Laktat und die zweiten 10 Minuten von ca. 10 mmol/l Laktat aus dem Standardtest. Im Anschluß daran gab es wiederum im Wechsel eine aktive oder passive Erholung.

In der zweiten Woche, der Hauptbelastungswoche, wurden an 6 Tagen also von Montag bis Samstag je 3 Tests durchgeführt. Vormittags und mittags jeweils die 2-Stufentests (s. o.) mit anschließender aktiver Erholung. Nachmittags stand dann noch 1 Stunde Waldlauf oder Rudern auf dem GJESSING-Ergometer auf dem Programm.

Zur Verdeutlichung haben wir am rechten Rand dieser Abbildung noch die Belastungsformen angeschrieben. Jeweils die erste Stufe des 2-Stufentests wird aerob und die zweite teilweise anaerob durchgeführt, dies entspricht auch dem allmählichen Übergang von aerob zu anaerob beim Standardtest. Die anderen Belastungen wie die aktive Erholung und das Laufen bzw. das Rudern wurden aerob geleistet.

In dieser Publikation wird nur auf das Laktatverhalten eingegangen.

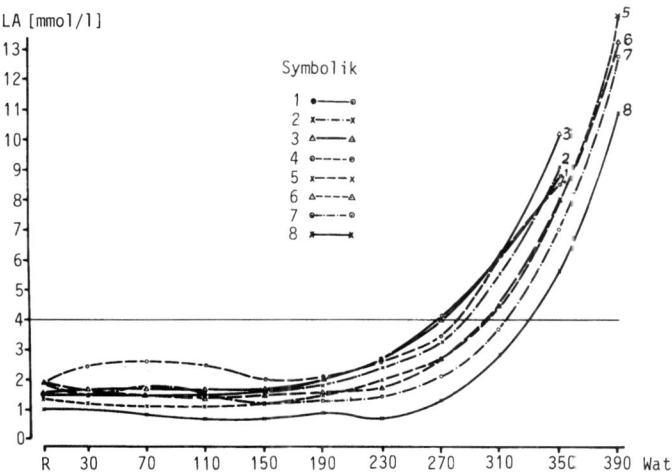

Abb. 2. Das Laktatverhalten eines Probanden während der durchgeführten Standardtests nach Hollmann und Venrath

Ergebnisse und Diskussion

Das oben beschriebene Untersuchungsprogramm hielten alle 10 Probanden durch. Die Standardtests nach Hollmann/Venrath der 3. Woche zeigten, wie in Abb. 2 exemplarisch an einem Probanden dargestellt, eine Verschiebung der Laktat/Leistungskurve nach rechts. Die Kurven 1–3 sind die Standardtests der 1. Woche, hier liegen die 4 mmol/l Werte bei 270 im 1. und 3. Test bzw. 285 im zweiten. Die Kurven der 3. Woche haben einen aerob-anaeroben Übergang im Montagstest bei 280 Watt und im Mittwoch- und Freitagstest bei 300 Watt. Außerdem erreicht dieser Proband vom Mittwoch der 3. Woche an eine höhere Stufe im Standardtest, also anstatt von bis dahin geleisteten 350 Watt nun 390 Watt. Die Standardtestkurve 7 aus der 4. Woche zeigt einen 4 mmol/l Wert bei ca. 315 Watt und Kurve 8 aus der 5. Woche sogar bei ca. 330 Watt. Ein weiterer Beleg für das insgesamt niedrigere Laktatverhalten ist darin zu sehen, daß bei den letzten 4 Tests mit der höheren Endbelastung, stets ein niedriger Endlaktatwert erzielt wird, von 14,1 im 5. Test Erniedrigung auf 10,9 im letzten Test.

Dieses Beispiel ist exemplarisch, gilt aber mit der gleichen Tendenz für alle anderen 9 Probanden.

Auf der Abb. 3 ist für alle Probanden im Mittel die Wattzahl bei 4 mmol/l Laktat dargestellt.

Hier wird deutlich, daß ab der dritten Woche eine Verbesserung der Leistungsfähigkeit bei allen Probanden eintritt. Ablesbar ist das an der Erhöhung der Wattwerte für die aerob-anaerobe Schwelle, also eine Rechtsverschiebung der Laktat/Leistungskurve. Die hohen Standardabweichungen ergeben sich aus dem unterschiedlichen Leistungsvermögen der Probanden. Sie lagen allgemein sehr weit auseinander, die Besten lagen in diesem Fall bei ca. 300 Watt und der Schlechteste bei ca. 120 Watt. Die Tendenz zur höheren Leistung bei 4 mmol/l Laktat in dieser Versuchsreihe war aber bei allen gleich.

In der Abb. 4 haben wir die „maximalen" Laktatwerte aller Probanden für die durchgehend gleiche Leistung eingezeichnet. Laktatwerte für eine mehr geleistete Stufe wurden nicht berücksichtigt (s. Abb. 2).

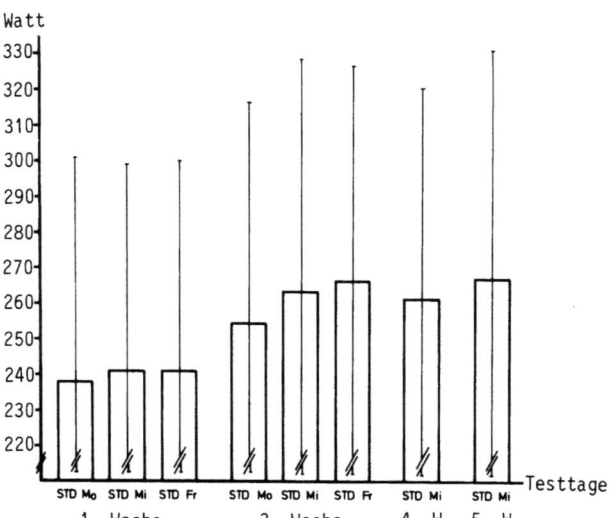

Abb. 3. Die Leistung in Watt aller Probanden ($n = 10$) bei der aerob-anaeroben Schwelle

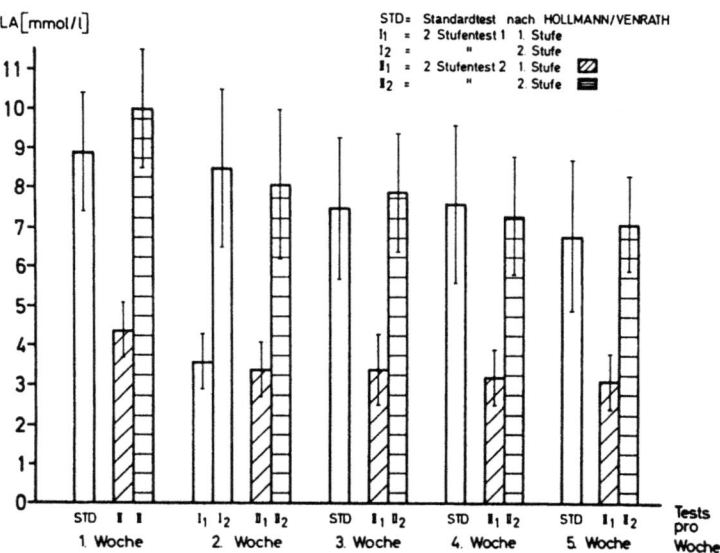

Abb. 4. Die „maximalen" Laktatwerte aller Probanden ($n = 10$) für die durchgehend gleiche Leistung

Die weißen Säulen stellen die 1. Tests am Tage über die ganze Woche gemittelt dar. Für die Standardtests ergibt sich eine Erniedrigung bzw. von der 3. zur 4. Woche eine Stagnation. Für die 2-Stufentests ergibt sich ebenfalls eine Erniedrigung des Laktats für gleiche Belastung bis zur 5. Woche. Daß der zweite 2-Stufentests in der Hauptbelastungswoche einen niedrigeren Laktatwert aufweist als der morgendliche Test, kann in der „Aufwärmfunktion" des frühen Tests liegen, so daß der zweite Test für die Probanden leistungsmäßig günstiger ist [2, 8]. Diese allgemeine Erniedrigung des „maximalen" Laktats kommt einer Rechtsverschiebung der Laktat/Leistungskurve im Standardtest gleich.

In dem oben geschilderten Laktatverhalten zeigt sich zusammenfassend eine Zunahme der Leistungsfähigkeit und *nicht,* wie bei einem Übertrainingssyndrom zu erwarten, eine Leistungsreduzierung [1, 4, 7].

Subjektiv hätten unsere Probanden allerdings keine größeren Belastungen ausgehalten, sie waren unter den gegebenen Umständen schon sehr gereizt und leicht erregbar und haben nur aus unterschiedlichen persönlichen Gründen, wie z. B. wegen des ausgesetzten Probandengeldes oder der inneren Verpflichtung uns gegenüber, den Versuch zu Ende gebracht. Nach späterer Befragung hätte keiner von ihnen den Versuch noch einmal unter gleichen Bedingungen durchgeführt.

Es scheint uns von der Motivationslage von Sportstudenten her nicht möglich zu sein, sie in einem solchen Projekt noch höher zu belasten. Nur Leistungssportler mit einem höheren persönlichen Leistungswillen könnten vielleicht in der Lage sein, größere Umfänge und höhere Belastungen in einer solchen Untersuchung durchzuhalten.

Die bisherge Auswertung einiger anderer von uns erhobenen Daten haben gezeigt, daß auch biochemische Parameter keine Veränderung zeigen, die auf ein Übertrainingssyndrom hinweisen oder entsprechend zu interpretieren wären. Wenn man die Entstehung eines solchen Übertrainingssyndroms metabolisch analysieren will, so ist man auf die Mitarbeit von Leistungssportlern angewiesen, die für eine solche Untersuchung jedoch kaum zur Verfügung stehen.

Literatur

1. Derevenco P, Florea E, Derevenco V, Anghel I, Simu Z (1967) Einige physiologische Aspekte des Übertrainings. Sportarzt Sportmed 18:151–161
2. Hellwig T (1983) Über den Einfluß verschiedener Aufwärmprogramme auf die sportartspezifische Leistung und die Laktatbildung beim 400-m-Lauf (Auszug aus einer Diplomarbeit der DSHS Köln). Leichtathletik 11:361–362
3. Hollmann W (1963) Höchst- und Dauerleistungsfähigkeit aus internistischer und leistungsphysiologischer Sicht. Med Sport 15:1–12
4. Israel S (1976) Zur Problematik des Übertrainings aus internistischer und leistungsphysiologischer Sicht. Med Sport 16:1–12
5. Liesen H (1983) Schnelligkeitsausdauertraining im Fußball aus sportmedizinischer Sicht. Fußballtraining 1:27–31
6. Nitsch JR, Udris I (1976) Beanspruchungen im Sport. Beiträge zur psychologischen Analyse sportlicher Leistungssituation. Limpert, Bad Homburg (Schriftenreihe Training und Beanspruchung, Bd 4)
7. Rost R, Hollmann W (1978) Das akute Überlastungssyndrom im Sport. Therapiewoche 28:7693–7698
8. Schöner I, Seiffert R, Pohontsch W, Liesen H (1984) Das Verhalten des Blutlaktatspiegels und der Herzfrequenz während eines Circuit-Programms nach der extensiven und der intensiven Intervallmethode. In: Jeschke D, et al (Hrsg) Stellenwert der Sportmedizin in Medizin und Sportwissenschaft. Springer, Berlin Heidelberg New York Tokyo

Freie Vorträge:

Rehabilitative Kardiologie

Rehabilitative Cardiology

Vierjähriger Erfahrungsbericht der kardialen Rehabilitation in Münster: Statistische Auswertung der Veränderung der koronaren Risikofaktoren und weiterer kardialer Parameter

Four-Year Report of the Cardiac Rehabilitation Program in Münster: Statistical Evaluation of Change in Coronary Risk Factors and Other Cardiac Parameters

A. Fromme, H.-M. Kretzer, J. Heid, K. Pelz und K. E. Zipf

Institut für Sprotmedizin (Direktor: Prof. Dr. med. K. E. Zipf) der Universität Münster

Zusammenfassung

45 Patienten (mittleres Alter: 56 ± 6 Jahre), von denen 33 einen, 7 zwei Herzinfarkte hatten und 5 an KHK ohne akuten Infarkt litten, wurden auf Veränderungen hinsichtlich koronarer Risikofaktoren, subjektiver Beschwerden und körperlicher Leistungsfähigkeit untersucht.

Zwischen der ersten und letzten Untersuchung (mittlerer Abstand: 27 ± 14 Monate) wiesen die Werte für Cholesterin, Triglyceride, HDL- und LDL-Cholesterin sowie der Ruhe- Blutdruck und das Gewicht keine statistisch signifikanten Veränderungen auf.

Der Anteil der Raucher, der von 56% vor auf 11% nach dem Infarkt zurückging, stieg nach einer durchschnittlichen Koronargruppenteilnahme von mehr als zwei Jahren wieder leicht auf 17%.

Über gelegentliche pektanginöse Beschwerden klagten im Alltag 60% der Patienten, während der Teilnahme am Koronarsport 31%. 33% verzeichneten eine Abnahme, 11% eine Zunahme ihrer Beschwerden.

Bei der Beurteilung der Veränderung der körperlichen Leistungsfähigkeit wurden ausschließlich Trainingsgruppenteilnehmer mit gleichbleibender Medikation berücksichtigt. Dabei ergab sich sowohl nach einem als auch nach mehr als drei Jahren eine signifikante Abnahme der Herzfrequenzen auf gegebenen Belastungsstufen. Eine signifikante Veränderung der Laktat- und Blutdruckwerte konnte nicht nachgewiesen werden.

Schlüsselwörter: Koronargruppen – Herzfrequenzen – Koronare Risikofaktoren – Rauchergewohnheiten.

Summary

45 patients (mean age: 65 ± 6 years) – 33 had one myocardial infarction, 7 had two myocardial infarctions, 5 had CHD only – were examined for coronary risk factors, personal complaints and physical capacity.

Between the first and the last examination (average period: 27 ± 14 month) the values of cholesterol, triglyceride, HDL- and LDL-cholesterol as well as weight and blood pressure at rest showed no statistically significant change.

The proportion of smokers, which was 56% before and 11% after the myocardial infarction, increased to 17% after an average of more than two years exercising in coronary groups.

Anschrift für die Verfasser: Dr. med. A. Fromme, Institut für Sportmedizin der Universität Münster, Horstmarer Landweg 30, 4000 Münster

60% of the patients had occasional angina in their daily activities, 32% during exercising in coronary groups. Between hospital discharge and last examination 33% of the patients noticed a decrease and 12% an increase in their complaints.

In the assessments of the change of physical capacity only members of training groups were taken into account. The results showed that heart rates were significantly lower at given work loads after one year as well as after more than three years of exercise. We found no significant changes in lactate concentrations and blood pressure.

Key-words: Coronary groups – Heart rates – Coronary risk factors – Smoking habits.

Einleitung

Die ständig steigende Zahl der ambulanten Koronargruppen erfordert eine eingehende wissenschaftliche Beschäftigung mit den komplexen Problemen und Zielen der kardialen Rehabilitation, von denen hier nur zwei behandelt werden sollen, nämlich zum einem die Verbesserung der körperlichen Leistungsfähigkeit, zum anderen die Frage der Sekundärprävention, die vornehmlich auf dem Konzept der Risikofaktoren basiert. Ziel der vorliegenden Arbeit war es festzustellen, ob sich aus einer langfristigen Teilnahme am Koronarsport mit einer üblicherweise praktizierten Trainingshäufigkeit und -intensität meßbare metabolische und kardiozirkulatorische Veränderungen ergeben.

Patientengut und Methodik

Zum Stichtag der Untersuchung am 1. 4. 1984 befanden sich 45 Patienten in einer Übungsgruppe ($n = 14$) und zwei Trainingsgruppen ($n = 31$), die vom Institut für Sportmedizin der Universität Münster betreut wurden. 33 von ihnen hatten einen, 7 zwei Infarkte erlitten, bei 5 bestand eine koronare Herzkrankheit ohne Infarkt. 6 Patienten hatten sich zusätzlich einer Bypass-Operation unterzogen.

Die Patienten betrieben den Koronarsport einmal wöchentlich 1,5 Std; spezielle „Hausaufgaben" wurden entsprechend dem „Kölner Modell" nicht gegeben. Ernsthafte kardiale Komplikationen traten im gesamten Beobachtungszeitraum nicht auf.

Bestandteil der Eingangs- und regelmäßigen Kontrolluntersuchungen war neben der allgemeinen sprotmedizinischen Untersuchung eine Fahrradergometrie nach WHO-Schema (Beginn bei 25 Watt, Steigerung um weitere 25 Watt alle 2 min bis zu den bekannten Abbruchkriterien) mit Laktatbestimmung. Ferner wurden neben anderen Serumparametern die Werte für Triglyceride, Gesamt-Cholesterin, HDL- und LDL-Cholesterin bestimmt. Da die Zielsetzungen in Übungs- und Trainingsgruppen prinzipiell unterschiedlich sind [4], beschränkten wir uns bei der Beurteilung des zeitlichen Verlaufs der metabolischen und kardiozirkulatorischen Größen auf Mitglieder von Trainingsgruppen. Ferner mußte eine konstante Medikation im Untersuchungszeitraum vorliegen. Diese Bedingungen erfüllten 21 Patienten über 1 Jahr, 10 davon über mehr als 3 Jahre. Der Umfang des reinen Lauftrainings lag in dieser Gruppe bei 2 x 3 bis 2 x 5 min pro Koronarsportstunde. Die statistische Auswertung erfolgte mit Hilfe des t-Tests für abhängige Stichproben.

Tabelle 1. Anthropometrische Daten, Blutdruck, Herzfrequenz und Serumparameter bei der Eingangsuntersuchung

	Gesamt $n = 45$	Trainingsgruppe (konstante Medikation) $n = 21$
Alter (Jahre)	56,0 ± 6	57,3 ± 6
Gewicht (kg)	74,3 ± 10,8	77,2 ± 8,8
Rel. Gewicht	0,99 ± 0,13	1,00 ± 0,08
Blutdruck in Ruhe (mmHg)	125,6 ± 14,8 (syst.)	123,9 ± 14,5 (syst.)
	81,8 ± 8,1 (diast.)	82,2 ± 8,3 (diast.)
Herzfrequenz in Ruhe (min^{-1})	66,4 ± 12,0	67,7 ± 15,6
Triglyceride (mmol · l^{-1})	1,95 ± 1,06	2,02 ± 0,84
Cholesterin (mmol · l^{-1})	6,26 ± 1,05	6,13 ± 0,90
HDL-Cholesterin (mmol · l^{-1})	1,11 ± 0,20	1,13 ± 0,33
LDL-Cholesterin (mmol · l^{-1})	4,42 ± 1,13	4,43 ± 0,95

Ergebnisse

Tabelle 1 gibt einen Überblick über anthropometrische Daten, Herzfrequenzen, Ruheblutdruck und Serumlipide bei der Eingangsuntersuchung. Ein Vergleich zwischen dem Gesamtkollektiv und den ausgewählten Trainingsgruppenteilnehmern zeigt nur geringe Unterschiede. Der Gewichtsverlauf war über den gesamten Untersuchungszeitraum konstant.

Über gelegentliche pektanginöse Beschwerden klagten im Alltag 60% aller Patienten, bei 31% traten solche Beschwerden auch vereinzelt während des Koronarsports auf. Zwischen Klinikentlassung und der jeweils letzten Kontrolluntersuchung (mittlerer Abstand 27 ± 14 Monate) gaben 33% eine Abnahme und 11% eine Zunahme der Beschwerden an.

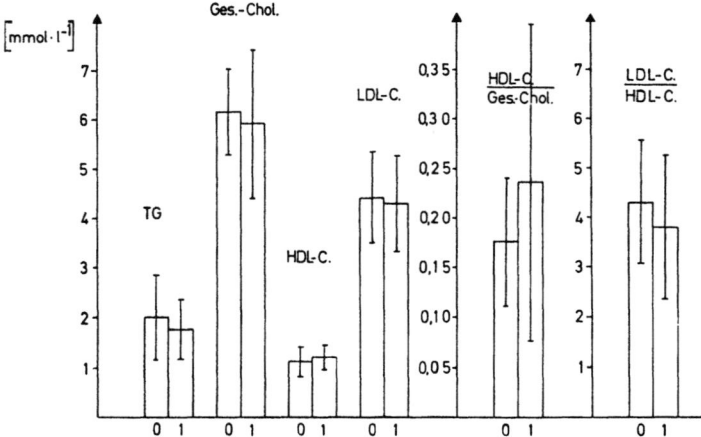

Abb. 1. Triglyceride (*TG*), Gesamt-Cholesterin (*Ges.-Chol.*), HDL-Cholesterin (*HDL-C*), LDL-Cholesterin (*LDL-C*) und die berechneten Quotienten HDL-C/Ges.-Chol. und LDL-C/HDL-C von 21 Trainingsgruppenpatienten mit konstanter Medikation bei der Eingangsuntersuchung (0) und 1 Jahr später (1)

Der Anteil der Raucher verringerte sich von 56% vor dem Infarkt auf 11% bei der Erstuntersuchung nach dem Infarkt und stieg im Verlauf der ersten beiden Jahre wieder leicht auf 17% an.

Die Entwicklung der Serumkonzentrationen von Triglyceriden, Gesamt-Cholesterin, HDL- und LDL-Cholesterin ist in Abb. 1 dargestellt. Zusätzlich sind die berechneten Quotienten HDL-Cholesterin/Gesamt-Cholesterin und LDL-Cholesterin/HDL-Cholesterin aufgeführt. Alle Parameter zeigen eine geringgradige, günstige Tendenz, in keinem Fall jedoch sind die Unterschiede signifikant. Die entsprechenden Ergebnisse der über 3 Jahre beobachteten Patienten sind in Abb. 2 dargestellt. Auch in diesem Fall traten keine signifikanten Unterschiede auf. Abb. 3 zeigt die Herzfrequenz- und Laktatwerte. Man erkennt eine sig-

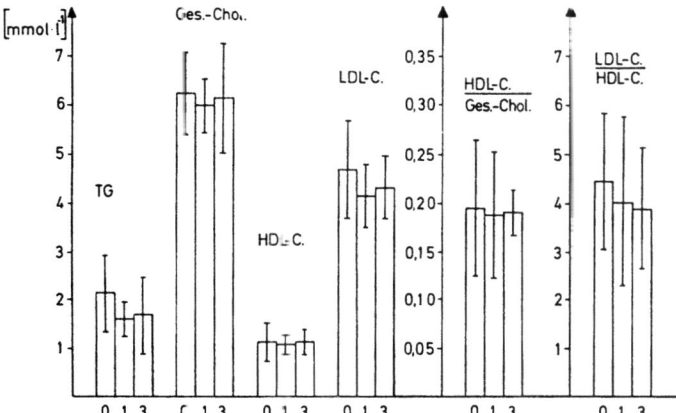

Abb. 2. Triglyceride (*TG*), Gesamt-Cholesterin (*Ges.-Chol.*), HDL-Cholesterin (*HDL-C*), LDL-Cholesterin (*LDL-C*) und die berechneten Quotienten HDL-C/Ges.-Chol. und LDL-C/HDL-C von 10 Trainingsgruppenpatienten mit konstanter Medikation über einen Zeitraum von mehr als 3 Jahren ($n = 10$). 0 = Eingangsuntersuchung, 1 = Kontrolluntersuchung nach 1 Jahr, 3 = Kontrolluntersuchung nach 3 Jahren

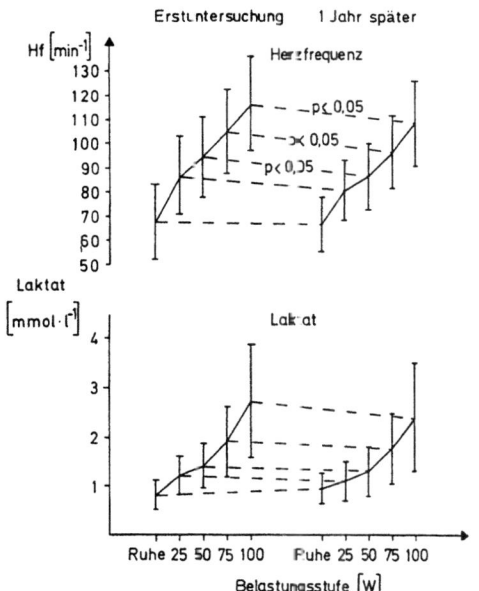

Abb. 3. Herzfrequenz und Laktatwerte auf verschiedenen Belastungsstufen bei der Eingangsuntersuchung und ein Jahr später ($n = 21$)

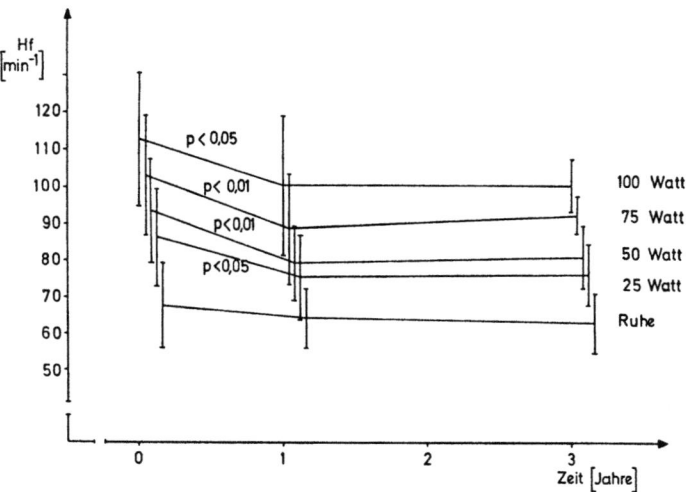

Abb. 4. Herzfrequenzen von Patienten mit konstanter Medikation, die länger als drei Jahre in Trainingsgruppen Koronarsport betrieben ($n = 10$)

nifikante Abnahme ($p > 0,05$) der Herzfrequenz im 1. Jahr auf den Belastungsstufen 50 W, 70 W und 100 W. Die Abnahme der Laktatwerte ist nicht signifikant. Aus Abb. 4 ist ersichtlich, daß sich bei der Gruppe der Patienten, die über einen Zeitraum von mehr als 3 Jahren beobachtet werden konnten, der anfänglich signifikante Abfall der Herzfrequenzen auf den Stufen 25 W ($p > 0,05$), 50 W ($p > 0,01$), 75 W ($p > 0,01$) und 100 W ($p > 0,05$) nicht fortsetzt, sondern nach 3 Jahren auf demselben Niveau wie nach einem Jahr verbleibt. In keinem Fall traten signifikante Veränderungen des Blutdrucks auf.

Diskussion

Das Patientenkollektiv einer Koronarsportgruppe ist mehrfach positiv selektiert, schon allein durch die bekannten Aufnahmekriterien. Darauf weisen die günstigen Ausgangswerte für Körpergewicht, Blutdruck und Fettstoffwechselparamter bei der vorliegenden Patientengruppe hin. Ähnliche Ergebnisse werden von anderen Arbeitskreisen beschrieben [1, 7]. Bezüglich des exogenen Risikofaktors Zigarettenrauchen zeigt sich bei den von uns untersuchten Patienten nach dem allgemeinen beobachteten drastischen Rückgang des Zigarettenkonsums unmittelbar im Anschluß an den Infarkt eine nur geringe Rückfallquote, was auf eine hohe Motivation zur Verbesserung des Gesundheitszustandes hindeutet. Die gemessenen Werte des Fettstoffwechsels weisen keine signifikanten Veränderungen auf. Es besteht jedoch eine durchgehende Tendenz zu günstigeren Werten nach einem Jahr, wobei die prozentuale Änderung der prognostisch weniger wichtigen Triglyceride (−13%) größer ist als die des Gesamt-Cholesterins (−4%), bei dem sich die gegenläufigen Tendenzen des HDL-Cholesterins (+5%) und des LDL-Cholesterins (−3%) überlagern. Die größte prozentuale Verbesserung zeigen die errechneten Quotienten HDL-Cholesterin/Gesamt-Cholesterin (+25%) und LDL-Cholesterin/HDL-Cholesterin (−11%), deren Ansteigen bzw. Absinken eine Verminderung des koronaren Risikos anzeigen. Größere Veränderungen [1, 2] waren bei den relativ günstigen Ausgangswerten und der limitierten Trainingsintensität nicht zu erwarten, zumal sich der additive Effekt einer gleichzeitigen Gewichtsreduktion, die nachweislich zu signifikanten Verbesserungen im Risikoprofil führt [3], bei unseren normalgewichtigen Patienten nicht auswirken konnte. Nach einem Jahr Training beobachteten wir einen signifikanten Rückgang der Belastungsherzfrequenzen. Vergleichbare Untersuchungen kommen zu ähnlichen [6] bzw. divergierenden [1, 5] Ergebnissen, wobei auf die Notwendigkeit einer ausreichenden Trainingsintensität hingewiesen werden muß [6]. Der Blutdruck blieb unverändert, so daß auf eine Senkung des myokardialen Sauerstoffverbrauchs bei gegebener Belastung geschlossen werden kann.

Es wird deutlich, daß die im Koronarsport erzielbaren Trainingsintensitäten ausreichen, um günstige adaptive Veränderungen am Herz-Kreislauf-System zu bewirken, deutliche Verbesserungen im Fettstoffwechsel jedoch nur im Zusammenhang mit weiteren Maßnahmen, z. B. einer Gewichtsreduktion, möglich sind.

Literatur

1. Berg A, Keul J, Stippig L, Stippig J, Huber G (1979) Effekte eines ambulanten Trainingsprogramms auf Herz, Kreislauf und Stoffwechsel bei Patienten mit koronarer Herzkrankheit. Herz/Kreislauf 11:236–242
2. Berg A, Stippig J, Keul J (1980) Lipoprotein-Cholesterin bei Patienten mit koronarer Herzkrankheit (KHK) und ambulanter Bewegungstherapie. In: Kindermann W, Hort W (Hrsg) Sportmedizin für Breiten- und Leistungssport. Dtsch Sportärztekongreß Saarbrücken. Demeter, Gräfelfing, S 151
3. Franz I-W, Eismann D, Mellerowicz H (1982) Einfluß von Training und Gewichtsabnahme auf koronare Risikofaktoren. In: Heck H, Hollmann W, Liesen H, Rost R (Hrsg) Sport: Leistung und Gesundheit. Deutscher Sportärzte-Verlag, Köln, S 373
4. Hollmann W, Rost R, Daufaux B, Liesen H (1983) Prävention und Rehabilitation von Herz-Kreislaufkrankheiten durch körperliches Training, 2. Aufl. Hippokrates, Stuttgart, S 168
5. Jeschke D, Brühl G, Heitkamp H-Ch, Schmiechen U (1982) Dynamische und kardioale Belastbarkeit von Koronarkranken nach Übungs- und Trainingstherapie in einer ambulanten Koronargruppe – Spiroergometrische Analyse mittels Fahrrad- und Laufbandbelastung. In: Heck H, Hollmann W, Liesen H, Rost R (Hrsg) Sport: Leistung und Gesundheit. Deutscher Sportärzte-Verlag, Köln, S 391
6. Paterson DH, Shepard RJ, Cunningham D, Jones NL, Andrew G (1979) Effects of physical training on cardiovascular function following myocardial infarction. J Appl Physiol 47:482–489
7. Sperhake L, Ilker H-G (1981) Rehabilitation in einer ambulanten Koronar-Trainingsgruppe. Eine Longitudinalbetrachtung über 5 Jahre nach dem Hamburger Modell. Fortschr Med 43:1777–1781

Auswirkungen regelmäßiger körperlicher Ertüchtigung auf die Rehabilitation nach Herzinfarkt – Longitudinalstudie über 12 Jahre

The Effects of Regular Physical Training on Rehabilitation After Myocardial Infarction: A Longitudinal Study Over 12 Years

B. Schumann und K. Jung

Sportmedizinische Abteilung (Leiter: Prof. Dr. med. K. Jung) der Johannes Gutenberg-Universität Mainz

Zusammenfassung

Wenige Studien untersuchten bisher den Einfluß regelmäßiger körperlicher Ertüchtigung auf die Langzeitrehabilitation nach Herzinfarkt. In der vorliegenden Studie gelang es dem damals verantwortlichen Arzt einer Rehabilitationsklinik, mit allen 81 Myokardinfarkt-Patienten, die neben bewegungstherapeutischen Maßnahmen an einem Lauftraining teilgenommen hatten, nach der Klinikentlassung 1972 in Kontakt zu bleiben, sie zu führen und durch gemeinsame Veranstaltungen zur Fortführung der aktiven Bewegungstherapie anzuleiten. Die jährliche Mortalitätsrate mit 2,17% gehört zu den niedrigsten Raten der Literatur für die Langzeitprognose nach überlebtem Herzinfarkt. 78% der Patienten waren 1983, im Alter von durchschnittlich 62 Jahren, noch sportlich aktiv. Neben der Verbesserung der körperlichen Leistungsfähigkeit messen sie dem Sport eine hohe psychische Bedeutung bei. Der geringe Prozentsatz an Rauchern, die Abnahme der Herzbeschwerden und die relativ hohe durchschnittliche Wattleistung auf dem Fahrradergometer werden auf die aktive Bewegungstherapie, insbesondere das langsame Langlaufen, und den intensiven Arzt/Patient-Kontakt zurückgeführt.

Schlüsselwörter: Rehabilitation nach Herzinfarkt – Langzeitstudie – Körperliche Ertüchtigung.

Summary

So far only a few studies have examined the influence of regular physical activity on the rehabilitation after myocardial infarction. The present study shows how the physician of a rehabilitation clinic (who was at that time responsible) succeeded in keeping in touch with all of the 81 myocardial infarction patients after their release from the hospital in 1972. Each one of them had participated in kinesitherapeutic arrangements as well as in a jogging training. He went on giving instructions for the pursuit of active kinesitherapy by offering joint activities. The annual mortality rate of 2.17% belongs to the lowest figures mentioned in the literature referring to the long-term prognosis after a survived myocardial infarction. 78% of the patients with an average of 62 years were still active in sports in 1983. Besides the improvement of physical capacity, they consider the sport to have an important psychological effect, too. The low percentage of smokers, the decrease of cardiac complaints and the relatively high average of working capacity tested by the bicycle ergometry are attributed to an active kinesitherapy, especially to the slow long-distance running and the intense contact between physician and patient. If there are no contra-indications, jogging should be emphasized as a part of the rehabilitation process. The patients should also be motivated to act on their own initiative – in sport as well.

Key-words: Rehabilitation after myocardial infarction – Long-term prognosis – Physical activity.

Anschrift der Verfasser: B. Schumann, Prof. Dr. med. K. Jung, Abteilung Sportmedizin des FBZG, Johannes Gutenberg-Universität, Postfach 39 80, 6500 Mainz

Einleitung

Viele der Anstrengungen im Akutkrankenhaus und in der Rehabilitationsklinik sind auf Dauer vergeblich, wenn der Patient nicht bereit und fähig ist, die aufgezeigten Lebensweisen auch zu Hause weiter fortzusetzen. Neben der kontinuierlichen Fortführung körperlicher Übungen ist nach Halhuber die Dauerbetreuung von großer Bedeutung für die Langzeitprognose [6]. In der vorliegenden Studie gelang es dem damals verantwortlichen Arzt einer Klinik für Herz- und Gefäßkrankheiten, mit einem größeren Kollektiv von Myokardinfarkt-Patienten nach rehabilitativer klinischer Behandlung weiterhin in Kontakt zu bleiben. Durch gemeinsame Veranstaltungen in Form von Lauf- und Schwimmtreffs mit anschließenden Diskussionsabenden war es ihm möglich, sie immer wieder zu einer aktiven Bewegungstherapie im Sinne einer ambulanten kardialen Rehabilitation anzuleiten.

Methodik

Das dieser Langzeitstudie zugrunde liegende Patientenkollektiv bilden 81 Patienten mit Zustand nach Myokardinfarkt, die 1972 in der Curschmann-Klinik in Timmendorfer Strand nachsorgend behandelt worden sind. Neben bewegungstherapeutischen und diätetischen Maßnahmen wurden die Patienten zusätzlich einem Lauftraining unterzogen. Seit der Entlassung aus der Rehabilitationsklinik im Jahre 1972 erfolgten bis 1983 insgesamt 8 Fragebogenaktionen (Juli 1972, September 1972, März 1973, März 1974, Mai 1975, März 1978, November 1980, Januar 1983). Die Umfragen umfaßten die Fragenkomplexe der allgemeinen und speziellen kardialen Krankengeschichte, Risikofaktoren, Gesundheits- und Freizeitverhalten sowie das Ausmaß der körperlichen Aktivität. Die dieser Untersuchung zugrunde liegenden Daten beruhen hauptsächlich auf dem achten Fragebogen (1983). Eine Übertragung dieser Ergebnisse auf andere Untersuchungskollektive aus verschiedenen Kliniken und Ländern gestaltet sich sehr schwierig, da Alters- und Geschlechtsverteilung, Schweregrad der Erkrankung, Art und Häufigkeit der Risikofaktoren häufig nicht vergleichbar sind. Aufgrund dieser Tatsache sollen die Ergebnisse dieser Studie, selbst bei statistischer Auswertung, nur im Sinne eines Trends bewertet werden.

Ergebnisse

Für den Stichtag der Erhebung im Jahre 1983 errechnet sich ein Durchschnittsalter von 62 Jahren, wobei der jüngste Patient 44 und der älteste 74 Jahre alt war. 20 (25%) der 81 ehemaligen Myokardinfarkt-Patienten verstarben bis zum Ende des Erhebungszeitraums der achten Fragebogenaktion. Dies entspricht – eine gleichmäßige Absterbequote vorausgesetzt – einer Mortalitätsrate von 2,17%. 87% aller Patienten waren 1983 mindestens einmal in der Woche sportlich aktiv. Zu den am häufigsten ausgeübten Sportarten gehören Radfahren, Gymnastik und Schwimmen, gefolgt von Laufen, Wandern und Ballspielen. Auf die Frage: „Was hat Ihnen im Nachhinein, nach 11 Jahren, der Sport gebracht?", gaben die Patienten durchweg eine Verbesserung der körperlichen Leistungsfähigkeit bzw. ein geringeres Nachlassen derselben an. Zu Beginn der Kur (1972) erzielten die Patienten im

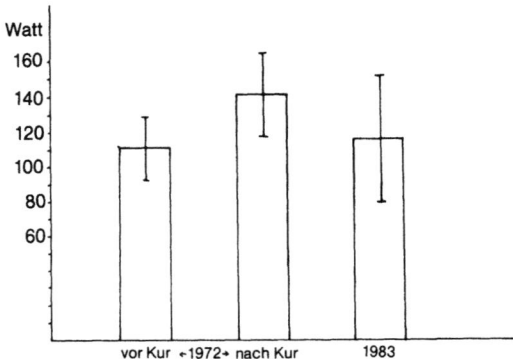

Abb. 1. Durchschnittliche Wattleistung der Patienten zu den Zeitpunkten: vor Kur (1972), nach Kur (1972) und 1984. Vor Kur/nach Kur: statistisch signifikant ($p \leq 0{,}01$); vor Kur/1984: statistisch insignifikant ($p > 0{,}05$); nach Kur/1984: statistisch signifikant ($p \leq 0{,}01$)

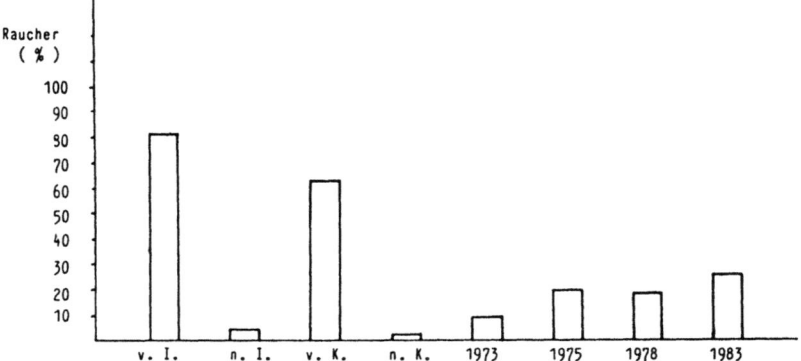

Abb. 2. Prozentsatz der Raucher am Gesamtkollektiv zu den Zeitpunkten: vor Infarkt, nach Infarkt, vor Kur, nach Kur, 1973, 1975, 1978, 1983

Durchschnitt 113 Watt oder, auf das Körpergewicht bezogen, 1,5 Watt/kg Körpergewicht (Abb. 1). Vier Wochen später, bei der Entlassungs-Ergometrie, erreichten sie durchschnittlich 142 Watt bzw. 1,9 Watt/kg Körpergewicht. Die durchschnittliche Leistungszunahme um 29 Watt bzw. 0,3 Watt/kg Körpergewicht ist mit einer Irrtumswahrscheinlich von 1% statistisch signifikant ($t = 5{,}05$; $p \leq 0{,}01$). Bis 1983 sank die durchschnittliche Wattleistung auf 117 Watt bzw. 1,6 Watt/kg Körpergewicht ab und scheint noch leicht über der Ergometrie-Leistung zu Beginn der Kur zu liegen. Der t-Test für abhängige Gruppen weist diesem Unterschied jedoch keine statistische Bedeutung zu ($t = 0{,}50$; $p > 0{,}05$). Vor dem Infarkt rauchten 82%, unmittelbar nach dem Infarkt 4%; sechs Monate später waren es wieder 64% (Abb. 2). Unmittelbar nach der Entlassung aus der Rehabilitationsklinik (1972) haben nur noch 2% geraucht. Bis 1983 stieg der Prozentsatz der Raucher nur langsam an; in diesem Jahr griffen 26% der Patienten wieder zur Zigarette. 1975 klagten 67% der Patienten über Herzbeschwerden, 1980 noch 58% und 1983 nur noch 42%.

Diskussion

Die in der Literatur angegebenen jährlichen Mortalitätsraten nach einem − zunächst überlebten − Herzinfarkt schwanken zwischen 1,9 und 10% [10, 14]. Das ist darauf zurückzuführen, daß die Autoren sich auf uneinheitliche, zum Teil selektionierte Patientenkollektive beziehen. Berücksichtigt man die Dauer dieser Studie und das hohe Alter der Patienten, so ist die jährliche Mortalitätsrate von 2,17% äußerst niedrig. Die Mehrzahl der Patienten wies dem Sport eine Verbesserung der körperlichen Leistungsfähigkeit bzw. ein geringeres Nachlassen derselben zu. Diese rein subjektiven Angaben von Seiten der Patienten konnten anhand der maximal erreichten Wattleistungen auf dem Fahrradergometer, als objektivem Kriterium, bestätigt werden. Während der vierwöchigen Kur stieg die durchschnittliche Wattleistung von 113 auf 142 an. Bis 1983 sank die Leistungsfähigkeit langsam wieder ab auf 117 Watt. Berücksichtigt man die fortschreitende Involution der motorischen Fähigkeiten mit zunehmendem Alter, besonders im späteren Erwachsenenalter ab dem 45. bis 50 Lebensjahr [16], so ist diese Abnahme der körperlichen Leistungsfähigkeit um 17%, über einen Zeitraum von 11 Jahren, sehr gering. Das Infarktereignis selbst war nur von geringem Einfluß auf den Nikotinabusus. Erst der Aufenthalt in der Kurklinik führte zu einer dauerhaften Enthaltung des Nikotinkonsums. Seit der Klinikentlassung (1972) ist der Anteil der Raucher zwar stetig angestiegen; 1983 enthielten sich aber noch 56% der früheren Raucher des Nikotinkonsums. Über ähnlich positive Ergebnisse berichten Gillmann und Colberg [3], Teichmann [15] sowie Matzdorff u. Mitarb. [12]. Allerdings liegen diesen Untersuchungen relativ kurze Beobachtungszeiträume zugrunde (durchschnittlich drei Jahre). Trotz intensiver Betreuunng konnten Halhuber u. Mitarb. in ihrer sechsjährigen Langzeitstudie den Anteil der Nichtraucher nur um 46% steigern [7]. Sperhake und Ilker berichten aus den Erfahrungen einer fünfjährigen ambulanten Koronargruppe von einem 57prozentigen Nichtrauchererfolg. Aus diesen Gegenüberstellungen wird deutlich, daß die vermehrte körperliche Aktivität einen wesentlichen Einfluß auf die dauerhafte Einstellung des Nikotinabusus ausübt. In der Literatur schwankt der Anteil der Patienten zwischen 46 und 65%, der nach überlebtem Herzinfarkt an Herzbeschwerden leidet [8]. Teichmann hat bei seinem Patientenkollektiv einen sehr hohen Prozentsatz (96,6%) ermittelt [15]. Er deutet dies dahingehend, daß die Patienten jegliches Unbehagen mit Vorliebe in den Herzbereich verlagern. Die vorliegende Untersuchung ergab für das Patientenkollektiv mit 42% (1983) einen guten bis sehr guten Wert. Es scheint, daß die Anzahl der Patienten, die über Herzbeschwerden klagen, mit zunehmendem Alter abnimmt. Die Abnahme der Herzbeschwerden kann mit der dauerhaften körperlichen Aktivität in Zusammenhang stehen. Brunner et al. unterstützen diese Vermutung; sie konnten diesen Effekt besonders bei Ausdauersportarten nachweisen [9]. Ein Vergleich mit der durchschnittlichen männlichen Bevölkerung über 65 Jahre in der BR Deutschland führte zu dem erstaunlichen Ergebnis, daß diese ebenso häufig an Herzbeschwerden leidet wie Infarktpatienten [2]. Jung zufolge führt physisches Training eine Entkrampfung im organischen und psychischen Bereich herbei [11] Einerseits erklärt das den Rückgang der Herzbeschwerden, andererseits trägt es zu einer besseren Verarbeitung des Infarkterlebnisses bei und hilft die Angst vor einem Reinfarkt abzubauen [1, 4, 5]. So gaben 56% der Patienten dieser Studie 1983 an, daß ihre Angst vor einem Reinfarkt gesunken sei, bei 41% blieb sie gleich und nur 3% gaben an, daß sie zugenommen habe. Neben der körperlichen Mehraktivität ist indirekt auch die individuelle Lebensführung, der Wunsch nach Gesundheit und die damit in Verbindung stehende aktive Mitarbeit des Patienten mitentscheidend für eine erfolgreiche Rehabilitation. Schon Demokrit (460 v. Chr.) erkannte diesen Zusammenhang, wie folgendes Zitat verdeutlicht: „Die Menschen erbitten sich Gesundheit von den Göttern, daß sie aber selbst Einfluß auf ihre Gesundheit haben, wissen sie nicht."

Literatur

1. Bock KD, Ilker H-G (1974) Infarktrehabilitation in Vereinssportgruppen nach dem Hamburger Modell. Sporarzt Sportmed 4:80–82
2. Boetticher KW (1975) Aktiv im Alter. Econ, Düsseldorf Wien
3. Gillmann H, Colberg K (1969) Untersuchungen über die Lebensphase nach überstandenem Herzinfarkt. Dtsch Med Wochschr 94:933–939
4. Gleichmann U, Gleichmann S, Mannebach H (1983) Multifaktorielle Prävention der koronaren Herzkrankheit. Prävention 1:8–14
5. Gottheiner V (1971) Körpertraining als Nachbehandlung und Vorbeugung des Herzinfakrtes. Internist 12:236–248
6. Halhuber MJ (1971) Aktuelle Probleme der Rehabilitation nach Herzinfarkt. Internist 12:233–236
7. Halhuber MJ, Angster H, Glonner R (1982) Kardiologische Rehabilitation und Standard-Risikofaktoren. In: Halhuber MJ (Hrsg) Rehabilitation der Koronarkranken. Perimed, Erlangen, S 195–201
8. Hauss WH (1976) Koronarsklerose und Herzinfarkt. Thieme, Stuttgart
9. Heyden S (1977) Secondary intervention in an attempt to prevent reinfarctions. In: Schettler G, Horsch H, Mörl H, Orth H, Weizel A (Hrsg) Der Herzinfarkt. Schattauer, Stuttgart New York, S 20–37
10. Hilmer W (1967) Die Beurteilung von Infarktkranken. Enke, Stuttgart
11. Jung K (1971) Kardiale Rehabilitation in Israel. Ärztl Praxis 27:3–9
12. Matzdorff F, Lippert E, Schmidt A, Schmidt K (1973) Risikoindikatoren für den Reinfarkt. Dtsch Med Wochenschr 98:2183–2191
13. Sperhake L, Ilker H-G (1981) Rehabilitation in einer ambulanten Koronar-Trainingsgruppe. Fortschr Med 43:1773–1822
14. Stocksmeier U, Winter H, Müller W (1975) Die Sterblichkeit der Herzinfarktpatienten in der Höhenrieder Längsschnittstudie. Herz/Kreislauf 9:435–442
15. Teichmann W (1975) Herzinfarkt im Heilverfahren. Münch Med Wochschr 113:364–379
16. Winter R (1977) Die Motorische Entwicklung des Menschen von der Geburt bis ins hohe Alter. In: Meinel K (Hrsg) Bewegungslehre. Volk und Wissen. Volkseigener Verlag, Berlin, S 293–436

Rehabilitatives Training mit Frauen im Postinfarktstadium

Rehabilitative Training of Women After Myocardial Infarction

A. Drews und S. Drews

Kurzentrum Mettnau (Ärztlicher Direktor: Dr. med. A. Drews), Radolfzell
Kardiologische Abteilung (Leit. Arzt: Prof. Dr. med. J. Barmeyer) der Medizinischen Universitätsklinik „Bergmannsheil" Bochum

Zusammenfassung

Der Einfluß eines 4wöchigen Trainings während stationärer Spätrehabilitation (im Mittel 2 Jahre nach Infarkt) von 57 weiblichen Infarktpatienten, mittleres Alter 57 Jahre (32–72 Jahre) auf die Belastungstoleranz und die Herz-Kreislaufanpassung wurde untersucht.

Die tägliche Bewegungstherapie umfaßte eine Morgenübung, ein EGK-überwachtes Ergo-Training, eine Gruppengymnastik und Gehen in der Ebene, teilweise zusätzlich Wassergymnastik und Schwimmübungen.

Die Belastbarkeit wurde wöchentlich ergometrisch überprüft. Zu Beginn wurde eine röntgenologische Herzvolumenbestimmung durchgeführt und das Risikoprofil erfaßt.

Nach einer mittleren Trainingsdauer von 25 Tagen ergaben sich für das Gesamtkollektiv deutliche Verbesserungen: vor Training konnten 75 Watt von 26%, nachher von 60% geleistet werden. Für den maximalen Sauerstoffpuls (+ 14,3%) und für den Herzvolumenleistungsquotienten (− 13,3%) wurden hochsignifikante Änderungen gefunden, unabhängig von der Herzgröße. Das Blutdruck-Frequenz-Produkt wurde bei knapp 30% höherer Belastung um durchschnittlich 6% gesteigert.

Pathologisch erhöhte Belastungs-Blutdruckwerte vor Training lagen nach der Trainingsperiode, bei mittlerer Belastung von 50 Watt, signifikant niedriger; normale Druckwerte änderten sich nicht. Positive psychische Auswirkungen der verbesserten Belastbarkeit und der aktiven Gruppentherapie werden abschließend herausgestellt.

Schlüsselwörter: Herzinfarkt bei Frauen – Rehabilitation – Myokardiales Leistungsverhältnis – Trainingsprogramm.

Summary

The effect of a 4 week exercise program on performance and on cardiac function was investigated by non invasive methods in 57 women after a myocardial infarction. The time interval between acute myocardial event and training period averaged 2 years. The age ranged between 32–72 years ($\bar{x}$ = 57 years). Daily practised training consisting of gymnastics, ergometric training, walking on level and partially water gymnastics or swimming. The physical capacity was tested weekly by bicycle ergometry, the heart volume was determined roentgenologically and the risk profile was registered. 26% of women were able to perform 75 W before training but 60% could perform it after a period of 25 days; other highly significant changes were found: increase of the maximum oxygen pulse (+ 14.3%), decrease of the heart volume performance ratio (− 13.3%); the rate-pressure-product was 6% higher with an increase of the working capacity of 30%. After the training period only pathologically increased exercise-blood-pressure rates were significant lower; normal blood pressure at the beginning showed no influence of training.

Key-words: Myocardial infarction of women – Rehabilitation – Myocardial performance ratio – Training program.

Anschrift für die Verfasser: Dr. A. Drews, Häuslegarten 28, 7760 Radolfzell a.B.

Einleitung

Fast ein Drittel der Herzinfarktpatienten in Akutkrankenhäusern sind Frauen [6]. Gegenwärtig erfahren etwa 90% aller männlichen Infarktpatienten eine stationäre Rehabilitationsbehandlung (AHB), aber bei den kardiologischen Heilverfahren der BfA im Jahre 1980 waren nur 18% Frauen [8].

Trotzdem sind die spärlichen Mitteilungen über Belastungstoleranz von Frauen nach Herzinfarkt und über Ergebnisse mit rehabilitiven Bewegungsprogrammen im Vergleich zu männlichen Infarktpatienten auffällig [6]. Bei den wenigen Publikationen über Infarkt-Frauen liegt ihr Anteil am Gesamtkollektiv der Infarkt-Rehabilitanden bei 5–6% [5–7]; im eigenen Krankengut mit 1682 stationären Heilverfahren nach Infarkt (1971–1980) waren es 7% ($n = 120$). Darunter sind nur 22 AHB (bis 7 Monate nach Infarktereignis).

Es soll deshalb hier über die Belastungstoleranz von Frauen in der Spätrehabilitation (durchschnittlich 2 Jahre nach Infarkt) und über den Einfluß rehabilitiven Trainings bzw. koronarer Übungsbehandlung auf das Herz-Kreislaufverhalten berichtet werden.

Untersuchungsgut und Methodik

Das Untersuchungsgut umfaßt 57 Frauen im Postinfarktstadium, die im Mittel 2,1 Jahre nach Infarktereignis an einem stationären Heilverfahren von durchschnittlich 4 Wochen an der täglichen Bewegungstherapie teilnahmen.

Das Alter lag zwischen 32 und 72 Jahren ($\bar{x} = 57 \pm 9$ Jahre), mittlere Körperlänge 161 cm, Gewicht im Mittel 65,2 kg. Nach klinischer Untersuchung und Erfassen des KHK-Risikoprofils wurde die Funktionsdiagnostik mit röntgenologischer Herzvolumenbestimmung und 1mal wöchentlich eine Ergometrie (Fahrradergometer im Sitzen) mit ansteigender Belastung von 25 Watt (6 min) und Steigerung um je 25 Watt (3–6 min) bis zur symptomlimitierten Belastungsstufe [3] durchgeführt. In Körperruhe Aufzeichnung der Standard-EKGAbleitungen, während und nach Belastung 6 Brustwandableitungen (V 1–7) und des Blutdruckes (Methode Boucke, s. 3).

Voraussetzungen für das Kollektiv

1. Mindest-Belastungstoleranz 25 Watt über 6 min,
2. Relatives Herzvolumen nicht über 500 ml/m² Körperoberfläche, (Gesamtkollektiv im Mittel 377 ± 59 ml/m²),
3. Keine bedrohlichen Herzrhythmusstörungen (Lown 3b–5),
4. Regelmäßige Teilnahme an der Bewegungstherapie,
5. Keine absoluten Kontra-Indikationen [2, 3].

Einteilung der Patienten zur Bewegungstherapie:

Die Zuordnung zu 4 Rehabilitationsgruppen erfolgte nach der individuellen Belastungstoleranz, nach Anamnese, klinischem Befund und Befinden; von entscheidender Bedeutung

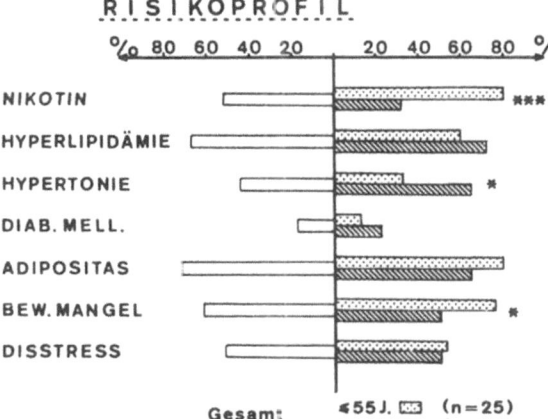

Abb. 1. Risikoprofil für KHK von 57 Frauen im Postinfarktstadium; Häufigkeit der Faktoren des Gesamtkollektivs (links) und von 2 Altersklassen (rechts) (bis/über 55 Jahre)

war das Ergebnis der 1./2. Ergometrie mit EKG und die Herzgröße; auch die geübten körperlichen Belastungen vorher, die Leistungsbereitschaft und der Zustand des aktiven/passiven Bewegungsapparates wurden beachtet.

Wegen der besonderen Bedeutung körperlicher Aktivität vor der stationären Rehabilitationsbehandlung mit Bewegungsprogramm soll hier auf das Risikoprofil mit Angaben über Bewegungsmangel in Abb. 1 hingewiesen werden. Nur 1/3 ($n = 19$) der 57 Frauen hatten daheim einen ausreichenden körperlichen Ausgleich. Für unser Thema rehabilitives Training ist auch der psycho-soziale Disstreß bei 50% aller Patienten bedeutsam.

Tabelle 1 zeigt die in der 1. Woche bestimmte ergometrische Belastungstoleranz: 26% ($n = 15$) leisteten mindestens 75 W über 3 min, nach 25 Tagen Training waren es 60% ($n = 34$);

Tabelle 1. Gruppenzuteilung von 57 Frauen (φ 2 Jahre nach Infarkt) und ergometrische Belastungstoleranz vor/nach Training; Gruppe IV = 1, Gruppe V = 20, Gruppe VI = 28, Einzelübungen = 8

Gruppe	n	Ergometrische Belastung in Watt			Rhythmusstörung bei Ergometrie	vergrößertes Herzvolumen
		vor Training	nach Training	n	n	n
IV	(1)	100	100	1	0	0
V	(5)	75	100	5	0	0
V	(7)	75	75	9	0	0
VI	(2)	75	75		2 VES	1
V	(8)	50	75		0	0
VI	(9)	50	75	19	2 VES	2
E	(2)	50	75		2 bi-tope VES	2
VI	(15)	50	50	18	0	0
E	(3)	50	50		1 VES/1 SVES	3
VI	(2)	25	50	4	0	0
E	(2)	25	50		1	1
E	(1)	25	25	1	0	0

Tabelle 2. Inhalt der täglichen Bewegungstherapie und Dauer (in min); für Postinfarktpatienten nur Gruppe IV–VI

	Präventiv-Gruppe			Rehabilitations-Gruppe		
	I	II	III	IV	V	VI
Morgenübung	12	12	12	12	12	12
Ergo-Training	o	o	o	(20)	20	20
Konditions-Gymnastik	45	30	30	30	25	20
Wasser-Gymnastik	45	30	30	30	20	(15)
Spiele	90	90	60	(45)	o	o
Rudern	30	30	30	30	20	(10)
Laufschule	+++	+++	++	+	(+)	o
Wandern (Gehbelastungen)	++	++	+++	+++	++	+

in die Belastungsstufe IV kam 1 Patientin; der koronaren Trainingsgruppe V ($\geq$ 1 W/kg · Gewicht) wurden 20 und der koronaren Übungsgruppe VI (Mindestbelastung 50 W) 28 Patientinnen zugeordnet. 8 Patienten durften nur an einer leichten Einzelgymnastik teilnehmen wegen Extrasystolen (Lown 1–3a), geringer ergometrischer Belastbarkeit und/oder Herzvergrößerung (über 425 ml/m^2 relativer HV).

Bewegungsprogramm

Das rehabilitive Trainings-/Übungsprogramm ist in der Tabelle 2 dargestellt.

An der ärztlich geleiteten Morgenübung nahmen 86%, am Ergo-Training 67% und an der Gymnastik (Gruppe IV–E) alle Patienten teil, ebenso an den täglichen Spaziergängen (2 x 30–60 min); Wassergymnastik (+27 °C) machten 54%, Rudern und 2–3 Stunden Wandern nur 9%. An den sportlichen Ballspielen beteiligte sich nur 1 Patientin (Gruppe IV).

Ergebnisse und Diskussion

Der Einfluß des durchschnittlich 25tägigen Bewegungsprogramms soll in diesem Kurzreferat nur an 4 nichtinvasiven Parametern aufgezeigt werden.

Tabelle 3. Sauerstoffpuls (O_2P) und Herzvolumenleistungsquotient (HLQ) von 57 Infarktfrauen vor/nach 4 Wochen Bewegungstherapie

	O_2P	HLQ
vor Training	8,6 ± 1,9	76,7 ± 18,3
nach Training	9,9 ± 1,8	66,5 ± 14,2
Differenz in %	+14,3***	−13,3***

Tabelle 3 zeigt die Mittelwerte für den errechneten Sauerstoffpuls (O_2P) und den Herzvolumen-Leistungsquotienten (HLQ) des Gesamtkollektivs vor und nach Training. Die Unterschiede sind für beide Größen mit +14,3% zw. −13,3% hochsignifikant und entsprechen eigenen Ergebnissen bei männlichen Infarktpatienten [4]. Der Effekt war von der Herzgröße unabhängig.

Abbildung 2 gibt die Mittelwerte für das Doppelprodukt (RR syst. x HF) als Maß der äußeren Herzarbeit an, das bei einer knapp 30% höheren Belastung nach Training (67 zu 52 Watt) um 6% höher ist. Die beiden Altersklassen (unter/über 55 Jahre) zeigten ein gleiches Verhalten, ein Einfluß der Herzgröße (unter/über 400 ml/m^2) besteht nicht.

Tabelle 4: Das Blutdruckverhalten ergibt bei Normotonen vor/nach Training keine wesentliche Änderung in Körperruhe und bei Belastung; die Mittelwerte für die Untergruppe mit erhöhtem Arbeitsblutdruck vor Training bei einer Belastung von 50 Watt liegen nach Bewegungstherapie signifikant niedriger. Dies stimmt auch gut mit Ergebnissen bei Männern im Postinfarktstadium überein [2].

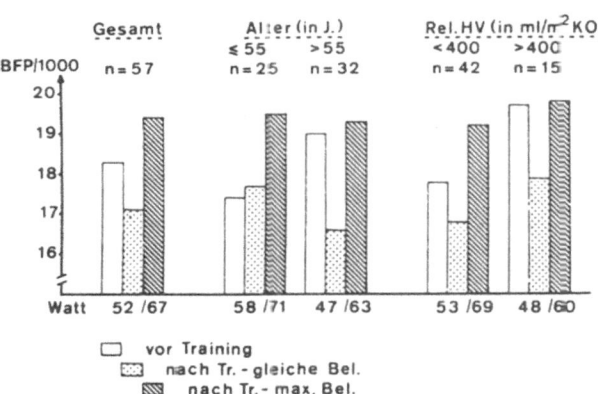

Abb. 2. Blutdruck-Frequenz-Produkt von 57 Infarktfrauen vor/nach Training. Mittelwerte für Gesamtkollektiv und für 2 Altersklassen (bis/über 55 Jahre) und bei unterschiedlichem Herzvolumen (unter/über 400 ml/m^2 KO)

Tabelle 4. Ruhe- und Belastungsblutdruck von 57 Infarktfrauen vor/nach 4 Wochen Bewegungstherapie: I mit normotonem Arbeitsblutdruck vor Therapie, II mit hypertonem Arbeitsblutdruck vor Therapie

	Blutdruckregulation	
	Ruhe syst./diast.	Belastung syst./diast.
I. Normotone Patienten ($n = 30$)		(53 W)
vor Training	126/80	152/80
nach Training	130/79	156/84
Δ in %	+2,5/−1,2	+2,3/+4,1
II. Hypertone Patienten ($n = 27$)		(50 W)
vor Training	147/89	191/96
nach Training	140/85	175/86
Δ in %	−5,2**/−4,2***	−8,6***/−10,5***

Ein 25tägiges dosiertes Bewegungsprogramm mit weiblichen Postinfarktpatienten in der Spätrehabilitation führt, auch bei unterschiedlicher Intensität und verschiedener Quantität, zu einer deutlichen Verbesserung der ergometrischen Belastungstoleranz und zu einer Ökonomisierung der Herz-Kreislaufanpassung, wie es von großen männlichen Infarktpatientenkollektiven seit Jahren bekannt ist.

Von entscheidender Bedeutung für den einzelnen Patienten ist die mit der körperlichen Belastung verknüpfte psychische Wirkung mit Entängstigung, Zunahme des Selbstvertrauens, vermehrte Lebensfreude und Verbesserung der Streßabfuhr und der Streßtoleranz, was viele Autoren übereinstimmend hervorheben [1, 2, 4, 7].

Literatur

1. Buchwalsky R (1982) Längsschnittuntersuchungen mehrjähriger Bewegungstherapie nach Herzinfarkt. In: Weidemann H, Samek L (Hrsg) Bewegungstherapie in der Kardiologie. Steinkopf, Darmstadt
2. Drews A, Drews S, Halhuber WJ, Hofmann H, Michel D (im Druck) Bewegungstherapie in der Früh- und Spätrehabilitation von Infarktpatienten. In: Hollmann W (Hrsg) Zentrale Themen der Sportmedizin, 3. Aufl. Springer, Berlin Heidelberg New York
3. Drews A, Drews S (1981) Ergometrische Methodik zur Bestimmung der Trainingsdosierung von Postinfarktpatienten. Ber 4. Intern Seminar f Ergometrie, Berlin
4. Drews M, Drews A, Barmeyer J (1981) Der Einfluß eines stationären Heilfverfahrens mit 4wöchiger Bewegungstherapie auf das Herz-Kreislaufverhalten von 600 männlichen Infarktpatienten. Herz/Kreislauf 7:342
5. Kanderer-Hübel M, Buchwalsky R (1981) Berufsfähigkeit und Sterblichkeit nach Herzinfarkt. Ber. Jahrestagung AG für kardiolog Präv u Rehab, Timmendorfer Strand
6. Weidemann H, Finsberg J (1983) Mehrjährige Verlaufbeobachtung der medizinischen und beruflichen Rehabilitation nach Herzinfarkt bei Frauen im Vergleich zu Männern. Herz/Kreislauf 3:83
7. Weidemann H, Attar H, Sauerbier J (1983) Kardiale Belastbarkeit und Trainingsbelastung von Frauen mit koronarer Herzkrankheit. Dtsch Med Wochschr 3:407
8. Wille G (1981) Grenzen und Möglichkeiten der Rehabilitation bei Patienten mit ischaemischen Herzkrankeiten aus der Sicht des Rentenversicherungsträgers. Ber Jahrestagg AG f kardiol Präv u Rehab, Timmendorfer Strand

Arterielle Laktatspiegel und Trainingsherzfrequenzen während Bewegungstherapie bei Herzinfarktpatienten

Arterial Lactic Acid Level and Heart Rate During Physical Training in Patients with Myocardial Infarction

K. Meyer und *H. Weidemann*

Theresienklinik (Ärztl. Direktor: Prof. Dr. med. H. Weidemann), Bad Krozingen

Zusammenfassung

Für 302 männliche Patienten wurden in Abhängigkeit von der kardialen Belastbarkeit die mittleren maximalen Laktatwerte und mittleren maximalen Trainingsherzfrequenzen während Ergometertraining ermittelt.

Ergebnisse: 1. Arterielle Laktatwerte und Trainingsherzfrequenzen nehmen mit Reduzierung der kardialen Belastbarkeit ab. – 2. Die arteriellen Laktatwerte liegen für die 100-Watt-, 75-Watt-, 50-Watt- und 25-Watt-Belastung bei 2,23 (2,56) mmol/l, 1,87 (2,32) mmol/l, 1,58 (1,73) mmol/l und 1,20 (1,11) mmol/l ($p < 0,001$) (in Klammern = mit Betablocker). – 3. Der Abnahme der arteriellen Laktatwerte ohne Betablockertherapie geht eine Erniedrigung der Trainingsherzfrequenzen parallel. – 4. Der Abnahme der arteriellen Laktatwerte mit Betablockertherapie entspricht eine geringere Erniedrigung der Trainingsfrequenzen. – 5. Die Laktatwerte und Trainingsherzfrequenzen liegen auf einem Niveau, das rund 80% der symptomlimitierten Sauerstoffaufnahme entspricht.

Schlüsselwörter: Maximale kardiale Belastbarkeit in Abhängigkeit vom körperlichen Training – Trainingsherzfrequenz – Laktatwerte.

Summary

302 male patients were divided into 4 groups according to their symptom limited physical work capacity and examined during bicycle ergometer training. Lactic acid and heart rate were measured.

Results: 1. Arterial lactic acid and training heart rate decreased proportionally with the reduction of the max. symptom limited cardiac capacity. – 2. Arterial lactic acid levels in 4 training groups of 100, 75, 50 and 25 watts were 2.23 (2.56) mmol/l, 1.87 (2.38) mmol/l, 1.58 (1.73) mmol/l and 1.20 (1.11) mmol/l, respectively $p < 0.001$ (in bracket = with beta blockers). – 3. In patients without beta blockers the corresponding decrease in heart rate was found with decreasing lactic acid. In patients with beta blockers the results were much less pronounced. – 4. Mean max. lactic acid and trainings heart rate levels corresponded to 80% of the max. VO_2 as measured at max. symptom limited physical work capacity.

Key-words: Maximum symptom limited physical work capacity – Training heart rate – Training lactic acid.

Anschrift für die Verfasser: Dr. med. K. Meyer, Theresienklinik, Herbert-Hellmann-Allee 11, 7812 Bad Krozingen

Einleitung

Vorliegende Arbeit soll am Beispiel des Ergometertrainings zeigen, wo die mittleren maximalen Laktatwerte und mittleren maximalen Trainingsherzfrequenzen für stationäre Bewegungstherapie in der Anschlußheilbehandlung liegen und welche Relevanz dem Laktat als Dosierungskriterium zukommt.

Material und Methodik

302 Herzinfarktpatienten wurden in der letzten Woche der Anschlußheilbehandlung unter voller Medikation untersucht (Einteilung und Daten der Patienten s. Tabelle 1). Vorher bestimmt wurde die symptomlimitierte maximale Ergometerleistung im Liegen ohne Medikation mit quantifizierter Erfassung der Abbruchkriterien nach Ischämiefaktor und Myokardfaktor (Angina pectoris, ischämische ST-Senkung, große Narbenausdehnung, Herzvolumenvergrößerung, pathologische Hämodynamik, Dyspnoe) sowie periphere Muskelermüdung [21]. Ausgeschlossen waren Patienten mit Herzschrittmacher, Anämien, Atemwegserkrankungen, peripherer arterieller Verschlußkrankheit und Herzfrequenzregulationsstörungen. Während 15minütigen Ergometertrainings auf maximaler Trainingsstufe wurden vor Belastung und in der 3., 7., 11. und 15. Belastungsminute je 20 Mikroliter Kapillarblut (Ohrläppchen) entnommen und simultan die Herzfrequenz registriert. Die Laktatbestimmung erfolgte nach der Methode von F. Noll [3] vollenzymatisch (Boehringer). Tabellarisch wurden $\dot{V}O_2$ ermittelt [17], das röntgenologische Herzvolumen nach der Methode von Kahlsdorf [9] modifiziert nach Musshoff/Reindell [15] bestimmt und $\dot{V}O_2$/kg sowie der HVLQ berechnet. Patienten ohne ($n = 130$) und mit ($n = 172$) Betablockermedikation wurden getrennt ausgewertet. Statistik: Mittelwerte und Standardabweichungen, Signifikanzberechnung ($p < 0,001$: hochsignif.; $p < 0,01$: signif.: $p < 0,05$; schwach signif.).

Ergebnisse

Die Laktatwerte im Training liegen bei $2,23 \pm 0,81$ mmol/l für 100 Watt (1,2 W/kg), $1,87 \pm 0,94$ mmol/l für 75 Watt (1,0 W/kg), $1,58 \pm 0,95$ mmol/l für 50 Watt (0,66 W/kg) und $1,20 \pm 0,52$ mmol/l für die 25-Watt-Belastung (0,34 W/kg) ($p < 0,001$). Unter Betablockertherapie zeigt das Laktat bis auf die 25-Wattgruppe (0,32 W/kg) mit $1,12 \pm 0,38$ mmol/l höhere Werte: $2,58 \pm 1,27$ mmol/l (100 Watt/1,3 W/kg), $2,38 \pm 1,14$ mmol/l (75 Watt/1,0 W/kg) und $1,73 \pm 0,75$ mmol/l (50 Watt/0,65 W/kg) ($p < 0,001$). Je niedriger die Laktatwerte sind, umso niedriger war die mittlere maximale symptomlimitierte Leistung im diagnostischen Leistungstest. Eine Abnahme der symptomlimitierten Leistung ging wiederum einher mit der Häufigkeitszunahme an myokardialen und ischämischen Abbruchkriterien [21] (Abb. 1, Tabelle 1). Ferner zeigen die Veränderungen des Laktats zwischen unterschiedlichen Belastungsgruppen eine Beziehung zur kardiozirkulatorischen Leistungsreserve. Der Abnahme der gemessenen Laktatwerte von der 100-Watt- bis zur 25-Watt-Belastung sowohl ohne als auch mit Betablockertherapie geht nahezu parallel eine Erniedrigung der maximalen Herzfrequenzen ($p < 0,001$), der symptomlimitierten Sauerstoffauf-

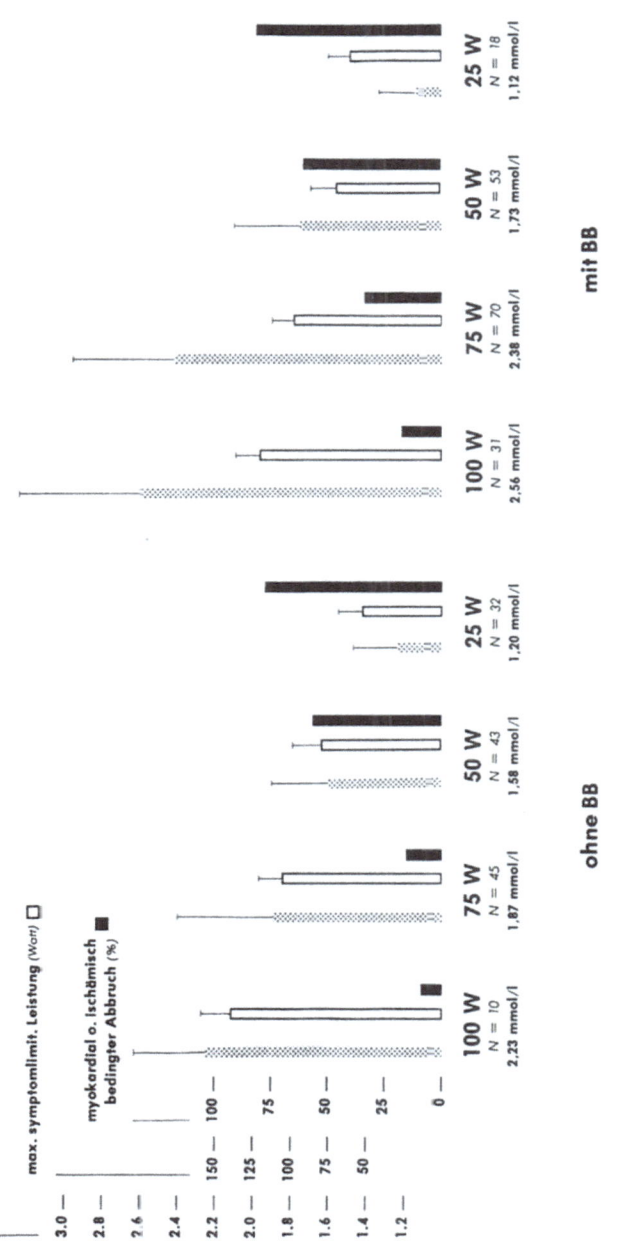

Abb. 1. Mittlere maximale Trainings-Laktatwerte und maximale symptomlimitierte Leistung sowie Häufigkeitsverteilung der myokardialen und ischämischen Abbruchkriterien des diagnostischen Leistungstests für unterschiedliche Belastungsgruppen (ohne Betablockermedikation)

nahme ($p < 0,001$) und der symptomlimitierten Sauerstoffaufnahme pro kg Körpergewicht ($p < 0,001$) des diagnostischen Leistungstests. Entgegengesetzt verhält sich der Herzvolumenleistungsquotient. Die Laktatwerte liegen umso niedriger, je pathologischer der Herzvolumenleistungsquotient ($p < 0,001$) (Abb. 2, Tabelle 1) ist.

Während Ergometertraining liegt die Belastungsintensität mit Ausnahme der 25-Watt-Gruppe mit Betablockermedikation für alle Belastungsgruppen eng beieinander, nämlich bei

Tabelle 1. Einteilung der Belastungsgruppen ohne und mit Betablockermedikation, anthropometrische Daten, Trainingsbelastung

	Belastungsgruppen (Watt)		Alter (Jahre)	Größe (cm)	Gewicht (kg)	HV (ml)	HV (ml/kg)	Leistungstest symptom-limit. Leistung (Watt)
ohne β-Blocker	100 W n = 10	$\bar{x}$ s	50,0 6,4	177 3	84,4 6,4	993 90	11,1 1,5	138 17,7
	75 W n = 45	$\bar{x}$ s	52,6 8,4	173 7	78,9 9,9	909 142	11,5 1,5	102 16,3
	50 W n = 43	$\bar{x}$ s	56,7 7,6	172 6	75,9 9,1	945 144	12,5 1,7	76 17,2
	25 W n = 32	$\bar{x}$ s	55,3 8,8	171 6	73,2 9,6	1022 270	14,0 3,2	51 18,4
	$p <$		0,01	0,01	0,01	0,05	0,05	0,001
mit β-Blocker	100 W n = 31	$\bar{x}$ s	48,3 7,7	177 6	80,4 10,4	886 112	11,8 1,2	119 21,4
	75 W n = 70	$\bar{x}$ s	52,2 6,4	172 6	76,9 9,9	906 140	11,8 1,6	94 15,2
	50 W n = 53	$\bar{x}$ s	52,8 8,2	173 7	76,8 9,4	921 147	12,0 1,7	74 15,0
	25 W n = 18	$\bar{x}$ s	58,7 7,9	170 6	77,0 8,8	1020 141	13,3 1,8	57 14,4
	$p <$		0,001	0,01	0,01	0,01	0,01	0,01

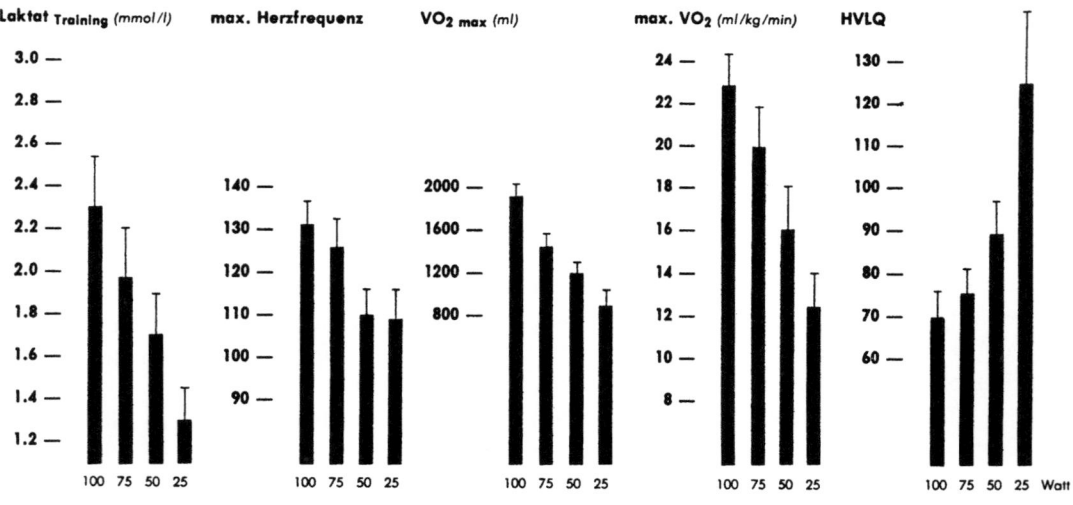

absolute und relative Herzgröße; Daten aus dem diagnostischen Leistungstest, HVLQ sowie Angaben zur

HF	V̇O₂ max	V̇O₂ (ml/kg/min)	Abbruchkriterien (%)		HVLQ	Trainingsbelastung		
			myokardial/ ischämisch	periphere Ermüdung		V̇O₂ (ml/kg/min)	% V̇O₂ max	THF (% HF max)
131	1903	22,5	10	90	70	17,8	80	90
9,2	212	2,3			15	1,4	9	4
126	1520	19,6	16	78	75	15,5	80	84
13,3	196	2,9			12	1,9	10	12
109	1203	16,0	56	42	87	12,0	77	86
13,0	196	2,6			17	1,3	13	10
109	906	12,5	76	24	124	8,4	74	84
17,6	216	3,0			40	1,1	18	12
0,001	0,001	0,001			0,001	0,001	n.s.	n.s.
129	1747	22,0	16	71	66	19,3	89	79
12,0	216	3,1			11	2,8	11	9
122	1412	18,7	33	53	79	15,7	86	81
15,3	189	3,5			16	1,8	11	12
116	1181	15,6	62	32	90	11,9	78	81
16,0	184	2,8			15	1,6	13	11
103	980	12,8	78	11	107	8,0	64	83
17,6	168	2,4			27	1,0	12	14
0,001	0,001	0,001			0,001	0,001	0,05	n.s.

74–80% (ohne Betablockertherapie) (Abb. 3) bzw. bei 78–89% (mit Betablockertherapie) (Tabelle 1) der im symptomlimitierten Leistungstest erreichten Sauerstoffaufnahme. Trotz nahezu gleicher prozentualer Belastungsintensität nehmen Laktatwerte, Trainingsherzfrequenzen ($p < 0,001$) und V̇O₂/kg Körpergewicht ($p < 0,001$) von Belastungsgruppe zu Belastungsgruppe ab (Abb. 3, Tabelle 1).

Die Trainingsherzfrequenzen liegen bei 117 ± 14/min für 100 Watt, bei 104 ± 14/min für 75 Watt, bei 94 ± 12/min für 50 Watt und bei 88 ± 11/min für 25 Watt ($p < 0,001$). Unter Betablockertherapie liegen die Trainingsherzfrequenzen mit 102 ± 12/min (100 Watt), 98 ± 12/min (75 Watt), 93 ± 12/min (50 Watt) und 83 ± 13/min (25 Watt) ($p < 0,001$) nur

◀ Abb. 2. Mittlere maximale Trainings-Laktatwerte und mittlere maximale Herzfrequenzen sowie Größen der kardiozirkulatorischen Leistungsreserve des diagnostischen Leistungstests für unterschiedliche Belastungsgruppen (ohne Betablockermedikation)

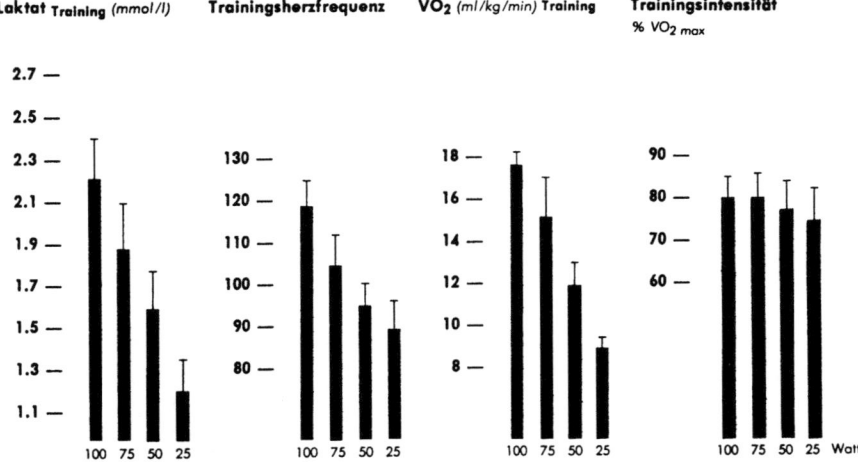

Abb. 3. Mittlere maximale Laktatwerte, Herzfrequenzen und relative O_2-Aufnahmewerte auf maximaler Trainingsstufe sowie Trainingsintensität in % der maximalen O_2-Aufnahme des diagnostischen Leistungstests für unterschiedliche Belastungsgruppen (ohne Betablockermedikation)

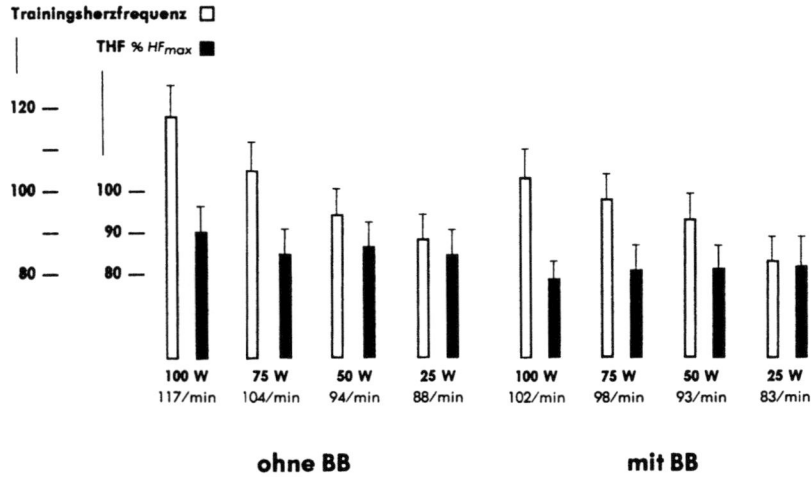

Abb. 4. Absolute mittlere maximale Trainingsherzfrequenzen und Trainingsherzfrequenzen in % der im diagnostischen Leistungstest erreichten maximalen Herzfrequenz für unterschiedliche Belastungsgruppen (ohne und mit Betablockermedikation)

geringfügig niedriger. Trotz Abnahme der absoluten Trainingsherzfrequenzen entsprechend abnehmender Belastungsstufe liegen die Trainingsherzfrequenzen in Prozent der im Leistungstest erreichten maximalen Herzfrequenz in allen Gruppen zwischen 84 und 90% (ohne Betablocker) sowie 79 und 83% (mit Betablocker) eng beieinander (Abb. 4, Tabelle 1).

Diskussion

Nach Liesen und Hollmann [12] dürfte das Optimum der Belastungsintensität zur Entwicklung der aeroben Kapazität in dem Bereich liegen, in dem noch kein oder nur ein geringer Teil der Energieversorgung durch Laktatbildung gedeckt wird. Laktatspiegel, deren Höhe zu einer intensiven Stimulierung des kardio-pulmonalen Systems führen, sind bei Herzpatienten als unphysiologische Belastung nicht erwünscht. Von einigen Autoren wird empfohlen, zur Dosierung der Trainingsbelastung für Herzpatienten die aerob-anaerobe Schwelle heranzuziehen [11, 13, 18, 20], wobei diese bei einem Laktatwert von 3,5–4 mmol/l liegen soll [2, 7, 77]. Nur wenige Arbeiten weisen darauf hin, daß Herzpatienten in Abhängigkeit von Problematik und Schweregrad der Herzerkrankung diesen Schwellenwert nicht erreichen [13, 18, 20]. Aus unseren Ergebnissen geht hervor, daß zunächst einmal die kardiale Situation des Patienten die maximal zumutbare Trainingsbelastung und damit indirekt die Höhe der muskulären Laktatproduktion bestimmt (Abb. 1). Ein umgekehrtes Vorgehen, das heißt die Bestimmung der optimalen Trainingsbelastung nach einem fixen Laktatwert von beispielsweise 3,5 mmol/l, würde zur Mißachtung der kardialen Belastungssituation führen und unter Umständen zur Gefährdung des Patienten. Die Erniedrigung unserer Laktatwerte im Training erfolgt parallel zu der Zunahme der kardialen Belastungseinschränkung und damit zu der Schwere der koronaren Herzkrankheit bzw. des Infarktes. Wir sind uns bei der Verwendung des Herzvolumenleistungsquotienten als Parameter durchaus dessen bewußt, daß insbesondere bei sehr niedrig belastbaren Patienten die durch kardiale Symptome limitierte maximale mögliche Leistung nicht diejenige darstellen kann, die muskulär ohne vorliegende Herzkrankheit möglich wäre. Aber auch unter Berücksichtigung dieser Einschränkung ergeben die erhobenen Meßdaten ein eindeutiges Bild: Je niedriger die maximal zumutbaren Belastungsintensitäten in der Bewegungstherapie sind, umso niedriger fällt die muskuläre Laktatproduktion aus.

Die geringgradig höheren Laktatwerte in der 50-Watt-, 75-Watt- und 100-Watt-Belastungsgruppe unter Betablockertherapie sind unserer Ansicht nach begründet in der niedrigeren symptomlimitierten Leistungsfähigkeit dieser Patienten (Abb. 1, Tabelle 1). Auf vergleichbaren Wattstufen beim Ergometertraining werden diese Patienten muskulär relativ stärker belastet, um unter Betablockermedikation 80–90% der maximalen Herzfrequenz zu erbringen (Abb. 4).

Die Berechnung der Trainingsherzfrequenzen nach den in der Literatur empfohlenen Formeln „70% der HF_{max}" [4, 5, 16, 22] oder „Ruheherzfrequenz plus 60–70% der HF-Steigerung während diagnostischer Ergometerbelastung" [6, 8, 10, 11, 14, 19] könnte sowohl unerwünscht hohe als auch unnötig niedrige Werte ergeben. Individuell angemessen hingegen ist eine Trainingsherzfrequenz, die aus der maximal erreichten Herzfrequenz eines maximalen symptomlimitierten Leistungstest ermittelt wird. Unsere Trainingsherzfrequenzen von 84–90% der maximalen Herzfrequenz für die Gruppen ohne Betablockermedikation und 79–83% für die Gruppen unter Betablockertherapie entsprechen den Ergebnissen von Berg et al. [1], Herzpatienten mit 80–95% der bei der Liegendergometrie registrierten maximalen Herzfrequenz zu belasten.

Was bedeuten diese Ergebnisse für die tägliche Praxis der Bewegungstherapie mit Koronarpatienten? Bei strenger Berücksichtigung der maximalen symptomlimitierten Leistung liegen Laktatwerte und Herzfrequenzen im Training für alle Belastungsgruppen niedriger als vielfach angenommen wird, und sie nehmen ab mit zunehmender Einschränkung der kardialen Belastbarkeit. Diese Ergebnisse lassen für die stationäre Bewegungstherapie den

Schluß zu, daß eine Belastungsdosierung

– über eine Einstufung entsprechend 70–80% der symptomlimitierten Sauerstoffaufnahme
– und nach Trainingsherzfrequenz von 80–90% der maximalen Herzfrequenz

die Relevanz des Laktats als Dosierungskriterium zurückstellt. Dies trifft gleichermaßen zu für eine Bewegungstherapie ohne und mit Betablockermedikation. Die Ergebnisse schließen jedoch nicht aus, daß für Koronarpatienten ohne kardiale Symptomlimitierung und bei zumutbaren Trainingsbelastungen über 100 Watt ($> 1{,}3$ W/kg) die Bestimmung arterieller Laktatspiegel als Dosierungskriterium sinnvoll sein kann.

Literatur

1. Berg A, Stippig J, Keul J, Huber G (1980) Bewegungstherapie und ambulante Coronargruppen. I. Zur Beurteilung der Leistungsfähigkeit und Belastbarkeit von Patienten mit koronarer Herzkrankheit. Dtsch Z Sportmed 31:199–204
2. Berg A, Keul J (1980) Körperliche Aktivität bei Gesunden und Koronarkranken. G Witzstrock, Baden-Baden New York, S 11
3. Bergmeyer HU (1974) Methoden der vollenzymatischen Analyse, 3. Auflage, Bd II. Verlag Chemie Weinheim, S 1521
4. Buchwalsky R (1981) Somatische Gesichtspunkte der Bewegungstherapie. In: Hopf R, Kaltenbach M (Hrsg) Bewegungstherapie für Herzkranke, 2. Aufl. Urban und Schwarzenberg, München Wien Baltimore, S 150
5. Halhuber C (1980) Rehabilitation in ambulanten Koronargruppen. Springer, Berlin Heidelberg New York, S 150
6. Halhuber M (1982) Rehabilitation des Koronarkranken. Perimed, Erlangen, S 139
7. Hollmann W, Rost R, Dufaux B, Liesen H (1983) Prävention und Rehabilitation von Herz-Kreislaufkrankheiten durch körperliches Training. Hippokrates, Stuttgart, S 87
8. Hüllemann KD (1976) Prävention und Rehabilitation der koronaren Herzkrankheit. In: Hüllemann KD (Hrsg) Leistungsmedizin, Sportmedizin für Klinik und Praxis, 1. Aufl. Thieme, Stuttgart, S 192
9. Kahlsdorf A (1932) Über eine orthodiagraphische Herzvolumenbestimmung. Fortschr Röntgenstr 35:123
10. König K (1971) Körperliche Belastung in der Rehabilitation von Koronarerkrankungen. Verhdl dtsch Gesell f Kreislaufforsch 37:133–143
11. Lagerström D (1983) Grundlagen der Bewegungs- und Sporttherapie bei koronarer Herzkrankheit. Pharma Schwarz, S 87
12. Liesen H, Hollmann W (1981) Ausdauersport und Stoffwechsel, Bd 14. Hofmann, Schorndorf, S 34
13. Matsumura N, Nishijima H, Kojima S, Hashimoto F, Minami M, Yasuda H (1983) Determination of anaerob threshold for assessment of functional state in patients with chronic heart failure. Circulation 68:2, 360–367
14. Matzdorff F (1975) Herzinfarkt – Prävention und Rehabilitation. Urban und Schwarzenberg, München Berlin Wien, S 246
15. Musshoff K, Reindell H (1956) Zur Röntgenuntersuchung des Herzens in horizontaler und vertikaler Körperstellung. Dtsch Med Wochenschr 81:1001
16. Petersen P (1977) Geeignete und nicht geeignete Formen der Bewegungstherapie. In: Hopf R, Kaltenbach M (Hrsg) Bewegungstherapie für Herzkranke, 2. Aufl. Urban und Schwarzenberg, München Wien Baltimore, S 112
17. Reindell H, König K, Roskamm H (1967) Funktionsdiagnostik des gesunden und kranken Herzens. Thieme, Stuttgart, S 234
18. Schaller K, Zimmer A (1977) Die Abhängigkeit des Laktats von Pulsfrequenz, Leistung und Herzvolumenleistungsquotient bei Herzinfarktrehabilitanden während Fahrradergometrie. Z Ges Inn Med 32:4, 93–96

19. Scheu H, Bucher H, Kaufmann G, Rhomberg F, Stutz R, Voellm K (1981) Züricher Modell. In: Hopf R, Kaltenbach M (Hrsg) Bewegungstherapie für Herzkranke. Urban und Schwarzenberg, München Wien Baltimore, S 224
20. Weber KT, Kinasewitz GT, Janicki JS, Fishman AP (1982) Oxygen utilization and ventilator during exercise in patients with chronic cardiac failure. Circulation 65:6, 1213–1223
21. Weidemann H (1982) Stellenwert diagnostischer Methoden für Indikation und Kontraindikation der Bewegungstherapie des Herzinfarktes. In: Weidemann H, Samek L (Hrsg) Bewegungstherapie in der Kardiologie. Steinkopff, Darmstadt, S 57
22. Weidener J (1974) Quantität und Qualität des Trainings bei Koronarinsuffizienz und nach Herzinfarkt. In: Mellerowicz H, Weidener J, Jokl E (Hrsg) Rehabilitative Kardiologie. Karger, Basel München Paris London New York Sydney, S 118

Vergleichende fahrradergometrische und langzeitelektrokardiographische Untersuchungen bei Herzinfarktpatienten im Flachland und in unterschiedlichen mittleren Höhen

Comparative Bicycle-Ergometric Testing and Holter Monitoring in Coronary Patients at Sea Level and at Various Moderate Altitudes

R. Jacob, D. Lagerstrøm, R. Rost und W. Hollmann

Institut für Kreislaufforschung und Sportmedizin (Leiter: Prof. Dr. med. W. Hollmann) der Deutschen Sporthochschule Köln
Institut für Sportmedizin (Leiter: Prof. Dr. med. R. Rost), Universität Dortmund

Zusammenfassung

In der vorliegenden Arbeit wurde der Einfluß unterschiedlicher mittlerer Höhen (1350 mNN und 1850 mNN) auf die Belastbarkeit und Leistungsfähigkeit bei 29 Herzinfarktpatienten mittels vergleichender fahrradergometrischer und langzeitelektrokardiographischer Untersuchungen während zwei Skilanglaufkursen untersucht.
    Die wichtigsten Ergebnisse lauten:
1. Zwischenfälle wurden während beider Untersuchungen nicht beobachtet.
2. Die fahrradergometrisch ermittelte Leistungsfähigkeit nahm, gemessen am Herzfrequenz- und Laktatverhalten, statistisch gesichert ab.
3. Belastungsinduzierte Rückbildungsstörungen im EKG und die Zahl der Extrasystolen während der langzeitelektrokardiographischen Beobachtungen verstärkte sich tendenziell, wobei der Anteil gefährlicher ventrikulärer Extrasystolen entsprechend der Lown-Klassifikation nicht zunahm.

Schlüsselwörter: Herzinfarktpatienten – Einfluß unterschiedlicher mittlerer Höhen – Belastbarkeitstest – Elektrokardiographische Beobachtungen.

Summary

Wie investigated the influence of various moderate altitudes on the working capacity and possible risks in 29 myocardial-infarct patients during two cross-country skiing periods by using bicycle-ergometric testing and holter monitoring at sea level in comparison with the heights of 1350 m and 1850 m.
    Results:
1. During the investigation periods serious incidents were not observed.
2. Performance capacity in the bicycle-ergometric test decreased significantly at comparable work loads as determined by heart rate and blood lactate.
3. Stress induced ST-depressions were observed among more patients and most of them at lower loads in comparison with sea level. Premature beats were registrated more frequently; however, this was not true in regard to serious arrhythmias according to the Lown-classification.

Key-words: Coronary patients – Altitude – Stress test – Holter monitoring.

Anschrift der Verfasser: Dr. med. R. Jacob, Institut für Kreislaufforschung und Sportmedizin, Deutsche Sporthochschule Köln, Carl-Diem-Weg, 5000 Köln 41

Einleitung

Im Rahmen der Rehabilitation koronarer Herzkranker wird Skilanglauf zunehmend als eine sehr geeignete Sportart anerkannt. Mit der Ausübung dieser Sportart ist im allgemeinen der Aufenthalt in mittleren Höhen verbunden. Hierdurch ergeben sich Fragen hinsichtlich einer eventuellen Gefährdung und der Belastbarkeit des Koronarpatienten in der Höhe.

Bisher wurden in der Literatur hierüber nur wenige Untersuchungen beschrieben. Wir führten daher Untersuchungen über den Einfluß zweier unterschiedlicher mittlerer Höhen auf die Belastbarkeit von Herzinfarktpatienten durch.

Material

Untersuchung I fand in 1350 mNN mit 11 männlichen Herzinfarktpatienten statt. Ihr Durchschnittsalter betrug $47,4 \pm 4,90$ Jahre. Das Infarktereignis lag zwischen 1 und $3^{1}/_{4}$ Jahren zurück. Sie nahmen zwischen 11 Monaten und 6 Jahren an einem Sportprogramm im Rahmen der Rehabilitation am Wohnort in Köln teil.

Untersuchung II erfolgte in 1850 mNN mit 18 Herzinfarktpatienten, darunter 2 Frauen. Sie waren im Mittel $55,8 \pm 6,79$ Jahre alt. Das Infarktereignis lag zwischen $1^{1}/_{6}$ und 10 Jahren zurück. Sie trainierten zwischen 4 Monaten und $8^{2}/_{3}$ Jahren in einer Koronargruppe.

Methodik

Wir führten bei allen Teilnehmern fahrradergometrische Belastungstests im Sitzen vergleichend im Flachland und in der ersten Woche, während Untersuchung II zusätzlich auch während der zweiten Woche des Höhenaufenthaltes durch. Auf der 25-Watt-Stufe beginnend steigerten wir alle 2 min um weitere 25 Watt bis zum Erreichen der altersentsprechenden Herzfrequenz oder dem Auftreten subjektiver oder objektiver Abbruchkriterien (nähere Angaben in [10]). Jeweils in den letzten 30 s einer Belastungsstufe erfolgten Herzfrequenz- und Blutdruckmessungen sowie die Blutabnahme aus dem hyperämisierten Ohrläppchen für die enzymatische Laktatbestimmung. Während der gesamten Beobachtungszeit wurde kontinuierlich ein EKG mit den Ableitungen V_2, V_4 und V_6 registriert.

Um das Auftreten von Herzrhythmusstörungen zu untersuchen, registrierten wir während Untersuchung II Langzeit-EKGs über 18 bzw. 24 h im Flachland und in der ersten und zweiten Woche in 1850 mNN.

Ergebnisse

Ernsthafte Zwischenfälle, insbesondere kardialer Natur, wurden nicht beobachtet.

Die gegebenen Belastungsstufen auf dem Fahrradergometer wurden in beiden Höhen mit statistisch gesicherter höherer mittlerer Herzfrequenz bewältigt. Im Laufe des Höhenaufenthaltes in 1850 mNN nahm die entsprechende mittlere Herzfrequenz statistisch ge-

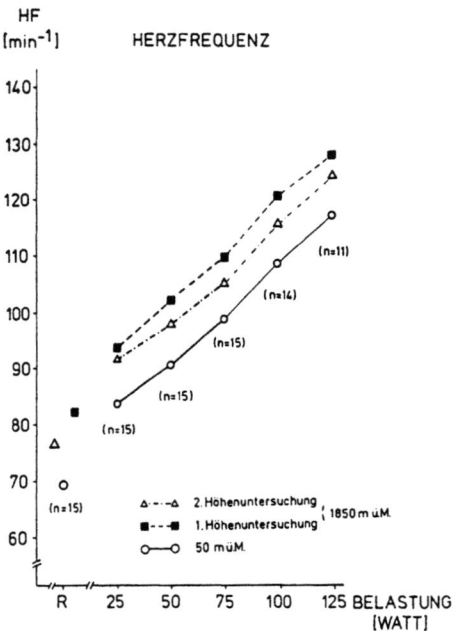

Abb. 1. Das mittlere Herzfrequenzverhalten bei Herzinfarktpatienten während ansteigender fahrradergometrischer Belastungsuntersuchungen in 50 mNN und 1850 mNN in der ersten und zweiten Woche des Höhenaufenthaltes

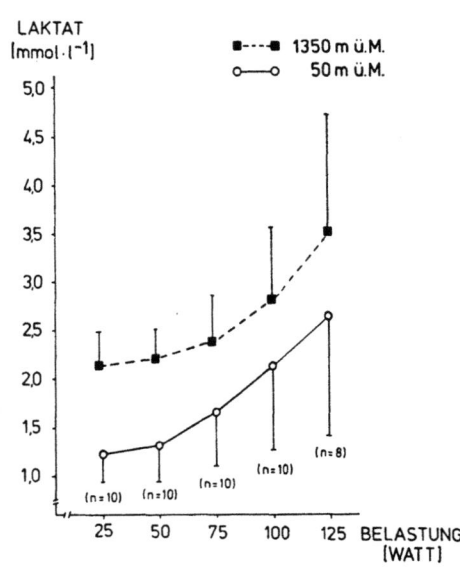

Abb. 2. Das mittlere Laktatverhalten und Standardabweichungen bei Herzinfarktpatienten während ansteigender fahrradergometrischer Belastungsuntersuchungen in 50 mNN und 1850 mNN

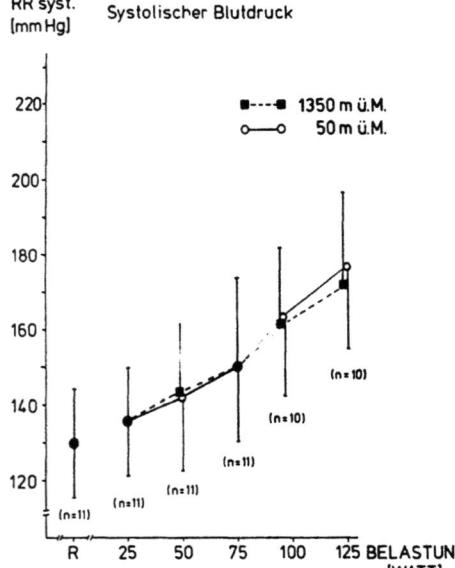

Abb. 3. Mittelwerte und Standardabweichungen des systolischen Blutdruckes bei Herzinfarktpatienten während ansteigender fahrradergometrischer Belastungsuntersuchungen in 50 mNN und 1850 mNN

sichert ab und lag noch deutlich, ebenfalls statistisch gesichert, über den Ausgangsfrequenzen im Flachland (Abb. 1).

Das Laktatverhalten war während beider Untersuchungen uneinheitlich. In 1350 mNN zeigte sich eine signifikante Zunahme der mittleren Laktatwerte (Abb. 2). Dagegen fand sich in 1850 mNN in der ersten Woche nur auf der 25- und 50-Watt-Stufe eine geringe, statistisch nicht zu sichernde Zunahme. Sie verstärkte sich in der zweiten Woche des Aufenthaltes noch und lag nun signifikant über den Flachlandwerten.

Das Verhalten des systolischen Blutdrucks zeigte weder in Ruhe noch auf den einzelnen Belastungsstufen eine wesentliche Veränderung durch die unterschiedlichen Höhenbedingungen (Abb. 3).

Bereits im Flachland fanden sich in der Untersuchung I bei 2, in der Untersuchung II bei 10 Patienten Rückbildungsstörungen auf den höheren Belastungsstufen. Diese verstärkten sich in der Höhe, wenn auch nicht bei allen Patienten, insgesamt jedoch tendenziell. Zusätzlich wurden erstmals in der Höhe bei 1 Patienten in 1350 mNN und bei 4 Patienten in 1850 mNN Rückbildungsstörungen beobachtet.

Von 13 mit dem Bandspeicher-EKG untersuchten Patienten war keiner frei von Herzrhythmusstörungen. Gegenüber dem Flachland fiel in 1850 mNN eine deutliche, statistisch jedoch nicht zu sichernde Zunahme der Herzrhythmusstörungen auf. Die mittlere Häufigkeit der ventrikulären Extrasystolen (VES) stieg von $2,5 \pm 4,24$ VES/h an auf $4,7 \pm 6,47$ VES/h. Bei der Klassifikation der VES nach Lown [8] fanden sich in der Höhe dagegen bei weniger Patienten gefährliche VES. Nur noch 8 Patienten mit komplexen bzw. 3 mit konsekutiven (nach Bethge [1]) wurden in der Höhe beobachtet gegenüber 11 Patienten mit komplexen bzw. 5 mit konsekutiven VES im Flachland.

Im Laufe des Höhenaufenthaltes fanden sich keine wesentlichen Veränderungen in der Art der Herzrhythmusstörungen. Die Häufigkeit nahm tendenziell gering, statistisch jedoch nicht zu sichern, ab.

Diskussion

Zusammengefaßt zeigen unsere Untersuchungen eine deutlich reduzierte Leistungsfähigkeit, eine geringe Tendenz zu verstärkten Rückbildungsstörungen, aber keine Häufung gefährlicher Herzrhythmusstörungen in der Höhe.

Wir ermittelten, bezogen auf die Trainingspulszahl gemäß der empfohlenen Mindestbelastbarkeit von 1 Watt pro kg Körpergewicht [7, 9] am Wohnort, eine um 18,3% (in 1350 mNN) bzw. 16,7% (in 1850 mNN) niedrigere Wattstufe in der Höhe. Dies gilt allerdings nur für den Beginn des Höhenaufenthaltes. Durch Anpassungsvorgänge und Trainingseffekte kommt es zu einer Leistungsverbesserung [2, 4, 11], so daß am Ende der zweiten Woche in 1850 mNN 93,5% der Flachlandleistungen wieder erreicht werden.

Da wir — im Gegensatz zu den Erfahrungen von Halhuber [5] — eine tendenzielle Verstärkung belastungsinduzierter Rückbildungsstörungen in der Höhe fanden, halten wir eine sorgfältige Gruppenbetreuung für notwendig, um Überforderungen und Gefährdungen zu vermeiden.

Offensichtlich provozieren sowohl körperliche Belastungen als auch ein Höhenaufenthalt, insbesondere aber beide Faktoren gemeinsam, das Auftreten von Herzrhythmusstörungen. Die Häufung, nicht aber das tendenziell geringere Auftreten von gefährlichen Herzrhythmusstörungen, stimmt mit den Erfahrungen in der Literatur mit Provokationsfaktoren überein [1].

Abschließend ermuntern unsere Resultate, obwohl sie nur an kleinen Stichproben gewonnen wurden, Skilanglaufen mit Herzinfarktpateinten auch in mittleren Höhen zu empfehlen. Allerdings ist die reduzierte Leistungsfähigkeit in der Höhe [2, 4, 11] die Beachtung der üblichen Kontraindikationen [3, 7, 10] sowie eine sorgfältige Gruppenbetreuung [3, 6, 7] zu berücksichtigen.

Literatur

1. Bethge K-P (1982) Langzeitelektrokardiographie bei Gesunden und bei Patienten mit koronarer Herzkrankheit. Springer, Berlin Heidelberg New York
2. Deetjen P, Humpeler E (1981) Medizinische Aspekte der Höhe. Alpine Höhenlage als Training und Therapie. Internationales Symposium, Innsbruck 1980. Thieme, Stuttgart New York
3. Halhuber M (1982) Rehabilitation des Koronarkranken. Perimed, Erlangen
4. Hollmann W, Hettinger Th (1980) Sportmedizin – Arbeits- und Trainingsgrundlagen, 2. Aufl. Schattauer, Stuttgart New York
5. Inama K, Halhuber MJ (1975) Der Herzkreislaufkranke im Hochgebirge. Untersuchungen im Kütai (Tirol) und Obertauern (Salzburg) während kombinierter Klima-Terrain-Kuren in 1800–2500 mNN in den Jahren 1965 bis 1971. Deutsche Zentrale für Volksgesundheitspflege e.V. Schriftenreihe Heft 25, Frankfurt
6. Krasemann EO (1982) Ärztliche Erfahrungen über einen Skilanglaufurlaub mit Patienten nach Herzinfarkt. Fortschr Medizin 46:2137–2186
7. Lagerstrøm D (1977) Das Pulsfrequenzverhalten von Herzinfarktpatienten beim Skiwandern. Rehabilitation (Stuttg) 16:162–165
8. Lown B, Wolf M (1971) Approaches to sudden death from coronary heart disease. Circulation 44:130–142
9. Milz HP, Grünewald B (1972) Theorie und Praxis der Bewegungstherapie. In: Halhuber MJ, Milz HP (Hrsg) Praktische Präventivkardiologie. Urban und Schwarzenberg, München
10. Rost R, Hollmann W (1982) Belastungsuntersuchungen in der Praxis. Thieme, Stuttgart New York
11. Weidemann HE (1972) Höhenphysiologische Untersuchungen der körperlichen Ausdauerleistungsfähigkeit des Menschen. Hoffmann, Schorndorf

Untersuchungen zur Belastbarkeit von Patienten nach Herzklappenoperationen im Rahmen ambulanter Koronargruppen

Investigations of Performance Capacity and Trainability After Valvular Replacement

H. Seibert, H. Rösch und R. Rost

Institut für Kreislaufforschung und Sportmedizin (Leiter: Prof. Dr. med. W. Hollmann) der Deutschen Sporthochschule Köln
Institut für Sportmedizin (Leiter: Prof. Dr. med. R. Rost) der Universität Dortmund

Zusammenfassung

Während sich das körperliche Training bei Patienten nach Herzinfarkt inzwischen als anerkannte Routinemethode eingebürgert hat, liegen bei zahlreichen anderen Gruppen von Herzpatienten noch keine größeren Erfahrungen vor.

Besondere Bedeutung gewinnt wegen der Zunahme der operativen Kapazität die Frage der Belastbarkeit von Patienten nach Klappen-Operation. Aus diesem Grunde wurden von uns 21 Patienten nach Klappen-Operation im Rahmen einer ambulanten Herzgruppe im Längsschnitt untersucht, die bis zu 5 Jahren an einem Übungsprogramm teilnahmen, davon 7 nach Mitralklappen-, 13 nach Aortenklappen-Ersatz und ein Patient nach Kommissurotomie. Die Patienten wurden regelmäßig ergometrisch, durch Herzvolumenbestimmung und echokardiographisch kontrolliert. Die Erfahrungen bestätigen die unterschiedliche Problematik im Vergleich zu Koronarpatienten. Im Durchschnitt ist die Belastbarkeit wesentlich geringer, sie zeigt eine Tendenz zur Verschlechterung bei Zunahme der Herzgröße. Die "drop-out"-Rate ist vergleichsweise hoch. Ernsthafte Zwischenfälle traten andererseits im Beobachtungszeitraum nicht auf. Durch die Unterschiede in der Psychologie der Patienten sowie der kardiovaskulären Erkrankung ergeben sich besondere Gesichtspunkte für die Übungspraxis.

Schlüsselwörter: Ambulante Herzgruppe – Herzklappenoperation – Belastbarkeit – Aerob-anaerobe Grenzwerte – Herzgröße.

Summary

While physical training of coronary patients has become a recognized routine method, there is nearly no experience with other groups of cardiac patients.

Due to the increase in the number of patients after cardiac surgery, the question of performance capacity in patients after valvular replacement has found special importance. For this reason 21 patients were examined over a longer period of time within an out-patient heart group. The patients took part in a training programme for up to 5 years, 7 of which had a mitral valve, 13 had an aortic valve replacement and one after commissurotomy. The patients were regularly controlled by an ergometer, by heart volume diagnosis an by ultrasonic cardiography. These experiences confirmed the different set of problems compared to the coronary patients.

On average, the stress capacity is a lot less and shows a tendency to worsen with an increase in cardiac size. The drop-out rate is high in comparison. On the other hand, serious incidents did not appear

---

Anschrift für die Verfasser: Dr. med. H. Seibert, Institut für Kreislaufforschung und Sportmedizin, Deutsche Sporthochschule Köln, Carl-Diem-Weg, 5000 Köln 41

in the period of observation. The different mentality of these patients and of those with coronary artery disease result in special aspects for the practical training.

Key-words: Out-patient heart group – Valvular replacement – Stress capacity – Aerobic-anaerobic threshold – Cardiac size.

Einleitung

Während sich das körperliche Training bei Patienten nach Herzinfarkt inzwischen als anerkannte Routinemethode eingebürgert hat, liegen bei zahlreichen anderen Gruppen von Herzpatienten bisher noch keine größeren Erfahrungen vor. Auf der anderen Seite wandeln sich die Koronargruppen zusehends zu „Herzgruppen". Das bedeutet, daß zunehmend auch nicht koronare Herzpatienten in diese ambulanten Rehabilitationsgruppen mit einbezogen werden. Die Erfahrungen aus dem Koronarbereich lassen sich nur bedingt auf andere kardiale Patientengruppen übertragen. Besondere Bedeutung gewinnt wegen der Zunahme der operativen Kapazität die Frage der Belastbarkeit von Patienten nach Klappen-Operation. Hier ergeben sich eine Reihe neuer kardialer Fragestellungen.

1. Inwieweit kann einem Patienten nach Klappen-Ersatz ein Training sinnvollerweise zugemutet werden, angesichts des an der Klappe immer noch bestehenden hohen Durchgradienten?
2. Der Klappenpatient ist im allgemeinen angesichts der Polymorbidität schlechter belastbar als der Koronarpatient.
3. Der Klappenpatient ist auf Dauer auf eine Antikoagulantien-Behandlung angewiesen und dadurch bei Sportverletzungen besonders gefährdet.
4. Die Belastungsreaktionen sind unterschiedlich angesichts des häufig bestehenden Vorhofflimmerns.
5. Es stellt sich die Frage, ob nach den Punkten 1 bis 4 das Sportprogramm modifiziert werden sollte.

Aus diesem Grunde ist es erforderlich, unter sorgältiger kardiologischer Kontrolle Erfahrungen mit solchen Patienten im Rahmen der Bewegungstherapie zu sammeln.

Material und Methodik

Von uns wurden seit 5 Jahren systematisch in Zusammenarbeit mit der kardiologischen Universitätsklinik Köln Patienten nach Klappen-Operation in unseren ambulanten Herzgruppen betreut. Die Abb. 1 zeigt die Aufgliederung des Patientenguts.

Folgende Eingangsuntersuchungen wurden durchgeführt und mindestens einmal jährlich kontrolliert:

1. Belastungstest nach dem 2 Minuten 25-Watt-Untersuchungsschema unter Einschluß der Laktatbestimmung zur Ermittlung der aerob-anaeroben Schwelle
2. Bestimmung des röntgenologischen Herzvolumens
3. M-mode Echokardiographie.

	n	männl.	weibl.	Alter	±	Art der Klappe			
						St. Jude Medical	Lillehei-Kaster	Björk-Shley	Bio
Gesamtzahl	21	16	5	49	7	5	5	3	2
Aortenklappen-Ersatz	13	12	1	48	7	3	3	2	1
Mitralklappen-Ersatz	7	3	4	51	8	2	2	1	1
Kommissurotomie	1	1	–	54	–	–	–	–	–
Doppelklappen-Ersatz	0	–	–	–	–	–	–	–	–

Abb. 1. Aufgliederung des Patientenguts und Daten über die Art der implantierten Klappenprothese, soweit letztere verfügbar waren

Einschwemmkatheter-Daten standen bei 9 dieser Patienten zur Verfügung, die unter Belastung im allgemeinen normale bis mittelgradig erhöhte pulmonalarterielle Druckwerte unter 50 mmHg zeigten. Nur ein Wert ergab einen Druckanstieg bei 75 Watt bis 60 mmHg. Kontroll-Einschwemmkatheter-Daten waren nur bei zwei Patienten verfügbar, die in keinem Fall eine Erhöhung des Pulmonalarteriendrucks über den Ausgangswert hinaus ergaben.

Das Sportprogramm wurde angesichts der niedrigen Belastbarkeit dieser Patienten im allgemeinen zweimal wöchentlich im Rahmen einer Koronar-Übungsgruppe durchgeführt. Das Programm setzte sich zusammen aus leichter Gymnastik, kleinen Spielen und modifizierten Feldspielen wie Prellball und Volleyball. Auf eine Ausdauerbelastung wurde verzichtet unter der Vorstellung, daß hierdurch die Hypertrophie negativ beeinflußt werden könnte. Nur zwei Patienten waren so gut belastbar, daß sie in einer Herz-Trainingsgruppe teilnehmen konnten.

Ergebnisse und Diskussion

Die Abb. 2 zeigt die Verweildauer in der Übungsgruppe. Von den 21 Teilnehmern sind nach Eintritt in die Gruppe noch 10 dabei. In der Sportgruppe betrug die mittlere Verweildauer 2 Jahre, die mittlere Teilnahmezeit der Ausgeschiedenen 1 Jahr. Die Abbildung schlüsselt die Verweildauer auf, die verdeutlicht, daß ein großer Teil der „drop-outs" sehr

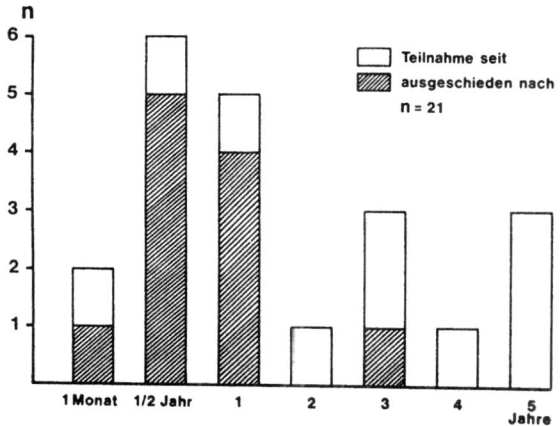

Abb. 2. Aufschlüsselung der Verweildauer in der Sportgruppe. Ein großer Teil der „drop-outs" erfolgte innerhalb des ersten Jahres. Die Säulen zeigen die Teilnahmezeit der Patienten. Nach einem halben Jahr sind 5 Patienten ausgeschieden (schraffiert), und ein Patient nimmt seit einem halben Jahr am Sportprogramm teil

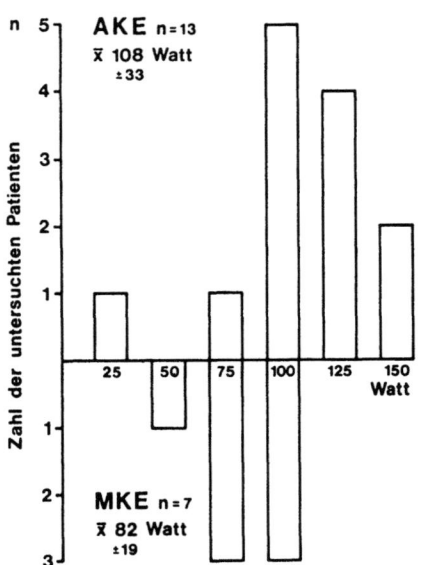

Abb. 3. Die Belastbarkeit im Eingangstest vor der Teilnahme am Sportprogramm, aufgeschlüsselt nach Patienten nach Aortenklappen-Ersatz (AKE) und Mitralklappen-Ersatz (MKE)

früh erfolgte. Im Vergleich zu den Koronargruppen ist die Verweildauer in der Gruppe der Klappenpatienten deutlich kürzer bzw. die „drop-out"-Rate höher. Andererseits sind doch einige Klappenpatienten ohne Probleme über mehrere, teilweise bis zu 5 Jahren in der Gruppe. Die Gründe des Ausscheidens waren im allgemeinen zu geringe Belastbarkeit und in 3 Fällen zunehmende Herzvergrößerung, in keinem Fall trat eine Komplikation während des Sports auf.

Abb. 3 zeigt die Belastbarkeit im Eingangstest.

Die mittlere Belastbarkeit der Patienten nach Aortenklappen-Ersatz (AKE) war wie zu erwarten mit 108 Watt größer als bei den Patienten nach Mitralklappen-Ersatz (MKE) mit 82 Watt, wobei allerdings zu berücksichtigen ist, daß bei den AKE-Patienten die Zahl der Männer größer war als in der Gruppe der MKE-Patienten. Der Patient nach Mitral-Kommissurotomie war 100 Watt belastbar. Es ergibt sich, daß nur 5 Patienten bis an ihre anaerobe

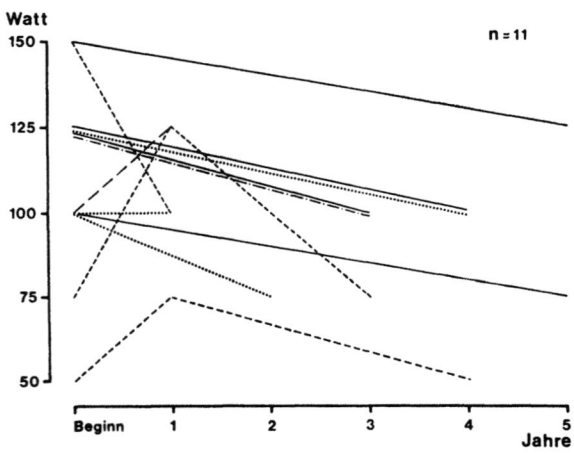

Abb. 4. Entwicklung der körperlichen Leistungsfähigkeit bei den einzelnen Teilnehmern, die über mehrere Jahre in der Sportgruppe betreut wurden. Die unterschiedliche Symbolik dient der besseren Verdeutlichung

Schwelle heran belastet werden konnten. Die Leistungsfähigkeit der meisten Patienten ist damit kardial so stark eingeschränkt, daß ein Training im Schwellenbereich nicht möglich ist.

Abb. 4 zeigt die Entwicklung der körperlichen Leistungsfähigkeit bei den Teilnehmern, die über mehrere Jahre betreut wurden. Aus der Abbildung ist ersichtlich, daß sich die Belastbarkeit im allgemeinen in der Beobachtungszeit von Beginn an oder nach einem Anfangserfolg wieder verschlechtert hat. Diese Beobachtung ist auf den Verlauf der Grundkrankheit zurückzuführen. Sie widerlegt die Vermutung, daß die im allgemeinen durch einen Klappenersatz objektiv nur wenig verbesserte Belastbarkeit auf den mangelnden Trainingszustand des Bewegungsapparates zurückzuführen sei.

In einzelnen Fällen war eine deutliche Zunahme der röntgenologisch ermittelten Herzgröße zu beobachten. Im großen und ganzen war in der Herzgröße keine wesentliche Änderung zu erkennen. Dies bestätigten auch die durchgeführten Echokardiographien.

Echokardiographische Daten, die aufgrund technischer Registrierbedingungen aber nur unvollständig erhalten werden konnten, werden daher hier nicht aufgeführt.

Obwohl sich kein Hinweis auf eine generelle Verschlechterung der kardialen Situation durch ein individuell dosiertes Übungsprogramm ergab, unterstreicht die Herzvergrößerung in Einzelfällen die Notwendigkeit einer sorgfältigen kardiologischen Kontrolle.

Zusammenfassend kann gesagt werden, daß aufgrund einer jetzt 5jährigen Beobachtungszeit die Aufnahme von Patienten nach Herzklappen-Ersatz in ambulante Herzgruppen möglich erscheint. Während der Übungsstunden ergaben sich in keinem Fall Komplikationen. Die geringe Belastbarkeit macht diese Patienten im Regelfall nur für Herz-Übungsgruppen geeignet. Die Leistungsfähigkeit ist im allgemeinen geringer, die „drop-out"-Rate höher als bei Koronarpatienten.

Literatur

1. Carstens V, Behrenbeck DW (1981) Körperliche Belastbarkeit nach Herzklappen-Operation. Med Klin 76(11):311–316
2. Carstens V, Behrenbeck DW, Hilger HH (1983) Exercise capacity before and after cardiac valve surgery. Cardiology 70:41–49
3. Carstens V, Jansen W, Lübbing H, Behrenbeck DW (1980) Belastbarkeit und Hämodynamik vor und nach Herzklappenoperationen. Med Welt 31(31, 32):1124–1126
4. Rost R (1981) Der Stellenwert des Sports im Rahmen der Behandlung kardialer Erkrankungen. In: Kindermann W, Hort W (Hrsg) Sportmedizin. Kongreßband Deutscher Sportärztekongreß 1980. Demeter, Gräfelfing

Zur Wirkung einer akuten und chronischen Ausdauerleistung auf das Blutdruckverhalten bei Hochdruckkranken

The Effects of Acute and Chronic Endurance Exercise on Blood Pressure in Hypertensive Patients

R. Ketelhut und *I.-W. Franz*

Institut für Leistungsmedizin und Kardiologische Abteilung des Klinikums Charlottenburg, Freie Universität Berlin

Zusammenfassung

Über die Wirkung eines Ausdauertrainings auf das Blutdruckverhalten liegen kontroverse Ergebnisse vor. In einer Untersuchung an 16 Hypertonikern (♂; 43,6 ± 3,9 Jahre; Stadium I, WHO) wurde deshalb der Einfluß einer Ausdauerbelastung auf das Blutdruckverhalten während und nach einer 60minütigen Ergometrie im steady-state (HF 130–140 min^{-1}) ermittelt.

Ergebnisse: Der in der 5. Minute der Ergometrie ermittelte Ausgangsblutdruck betrug 203 ± 24/106 ± 10 mmHg bei einer HF von 133 ± 10 min^{-1}. Im Verlauf der Ausdauerbelastung kam es zu einem sign. ($p < 0,01$), kontinuierlichen Abfall des Blutdruckes mit z. B. 182 ± 21/93 ± 12 mmHg in der 30. Minute bzw. 173 ± 19/88 ± 11 mmHg in der 60. Minute, obwohl die entsprechende Herzfrequenz mit 135 ± 10 bzw. 137 ± 4 min^{-1} im steady-state blieb. Noch 60 min nach der Ausdauerbelastung war der Ruheblutdruck mit 124 ± 8/90 ± 6 mmHg im Vergleich zum Ausgangswert vor der Ergometrie mit 128 ± 6/95 ± 6 mmHg sign. ($p < 0,01$) erniedrigt, wogegen sich nach 120 min kein blutdrucksenkender Effekt mehr nachweisen ließ. Die noch laufenden Untersuchungen sollen klären, ob ein regelmäßiges, zweimal wöchentliches Ausdauertraining den Blutdruckabfall während standardisierter ergometrischer Ausdauerbelastung noch verstärkt und ob darüber hinaus die blutdrucksenkende Wirkung über 60 min hinaus anhält und somit möglicherweise die milde Hochdruckerkrankung im Sinne einer Blutdrucknormalisierung günstig beeinflußt werden kann.

Schlüsselwörter: Bluthochdruck – Ausdauertraining – Blutdrucksenkung.

Summary

There are conflicting results concerning the effect of an endurance training on blood pressure in hypertensive patients. Therefore we investigated the blood pressure behaviour in 16 hypertensives (♂, mean age 43.6 ± 3.9 years) during and after ergometric exercise under steady-state condition (HR in the range of 130 to 140 beats/min) over a period of 60 minutes.

Results: In the fifth min of the steady-state exercise, blood pressure values were 203 ± 24/106 ± 10 mmHg and heart rate was 133 ± 10 bts/min. In the further course of exercise there was a continuous and significant ($p < 0.01$) fall in blood pressure, although corresponding heart rates remained constant (30th min: 182 ± 21/93 ± 12 mmHg, 137 ± 4 bts/min; 60th min: 173 ± 19/88 ± 11 mmHg, 137 ± 4 bts/min).

Even 60 min after exercise, resting blood pressure of 124 ± 8/190 ± 6 mmHg was significantly ($p < 0.01$) lower compared with the preexercise values of 128 ± 6/95 ± 6 mmHg. However, 120 min after exercise no sustained antihypertensive effect could be proven. The hypertensive patients are now undergoing an endurance training twice a week and we are trying to clarify whether (1st) this procedure produces a stronger fall in blood pressure during the steady-state ergometric exercise and (2nd) if the reduction in blood pressure caused by dynamic exercise is prolonged for more than 60 min and could be of beneficial effect in the treatment of mild hypertension.

Key-words: Hypertension − Endurance training − Blood pressure reduction.

Einleitung

Es ist wiederholt in der Literatur diskutiert worden, ob durch ein Ausdauertraining der Blutdruck im Sinne einer Blutdrucksenkung positiv beeinflußt werden kann. Je nach Zusammensetzung und Größe des Untersuchungsgutes findet man eindrucksvolle [1, 3, 5, 7, 9, 13, 14] oder fehlende [6, 11] Senkungen des Ruhe- und Belastungsblutdruckes. Dabei ist nicht nur das unterschiedliche hämodynamische Verhalten, das Ausmaß der Hypertonie (labiler oder stabiler Hochdruck) und der Trainingszustand der Patienten zu berücksichtigen, sondern auch das Alter des Patienten und die Frage, ob schon Folgeerkrankungen vorhanden sind oder nicht. Darüberhinaus spielt auch die genetische Belastung, die Persönlichkeitsstruktur und das Vorhandensein anderer Risikofaktoren bei der Beeinflussung der Hypertonie durch Sport eine wesentliche Rolle.

Leider gilt für viele bisher vorgelegte Studien der Einwand, daß sie keine exakte Beschreibung der Qualität und Quantität des Trainings beinhalten, und keine Angaben über das Verhalten des Körpergewichts gemacht werden. Beides ist jedoch zur Beurteilung der Untersuchungsergebnisse als unabdingbar anzusehen [3].

Die theoretischen Überlegungen über den physiologischen Mechanismus einer Blutdrucksenkung durch ein Ausdauertraining sind eng verbunden mit der trainingsbedingten Senkung der Sympathikusaktivität. Gut verständlich ist deshalb der Trainingseinfluß auf den erhöhten Blutdruck bei Patienten mit hyperkinetischer Zirkulation. Hier kann ein Ausdauertraining eine Senkung des systolischen Blutdrucks bewirken [14]. Nun ist es aber so, daß ein Großteil der Hochdruckkranken sowohl in Ruhe als auch während Belastung ein normales bis erniedrigtes Herzzeitvolumen aufweisen [10, 12, 31]. Das heißt, die Blutdruckerhöhungen z. B. während Ergometrie müssen überwiegend durch den erhöhten totalen peripheren Gefäßwiderstand erklärt werden.

Hochdruckkranke weisen im Vergleich zu Normotonikern während dynamischer Belastung eine eingeschränkte metabolische Gefäßweitstellung auf. D. h., die Arteriolen können sich den Ansprüchen eines gesteigerten O_2-Bedarfs der Muskulatur im Sinne einer Gefäßweitstellung nicht adäquat anpassen. Ob dieser pathologische Zustand durch ein Ausdauertraining günstig beeinflußt werden kann, ist bisher nicht geklärt.

Wir sind deshalb zunächst zwei Fragen nachgegangen:
1. Kommt es bei Hochdruckkranken während einer akuten Ausdauerbelastung im Steadystate zu einem Abfall des Blutdrucks und somit zu einer Arteriolenweitstellung?
2. Wird hierdurch auch eine Senkung des Ruheblutdrucks nach Ende der Ausdauerbelastung erreicht?

Methodik

Hierzu wurden 16 männliche Patienten im Alter von 43,6 ± 3,9 Jahren untersucht, die an verschiedenen Tagen aufgrund des Ruheblutdrucks und des Blutdruckverhaltens während und nach standardisierter Ergometrie [2] als belastungspositive bzw. milde Hypertonie des Stadiums 1 (WHO) eingeteilt worden waren.

Die Patienten erschienen an einem arbeitsfreien Samstag und es wurde zunächst in der Phase 1 der Ruheblutdruck über den Verlauf von einer Stunde im Liegen und zwar alle 10 min ermittelt. Dann wurde das Blutdruckverhalten während einer standardisierten Ergometrie (50 bis 100 Watt; Steigerungsstufen 10 Watt/1 min, 50 Umdrehungen/min, halbsitzende Position) sowie über 5 min danach ermittelt (Phase 2). Nach einer mindestens 15minütigen Ruhephase erfolgte dann in der Phase 3 die Ausdauerbelastung auf dem Fahrradergometer in sitzender Position über 60 min. Dabei wurde die Leistung in Watt so reguliert, daß eine konstante Herzfrequenz zwischen 130 bis 140 min^{-1} über die ganze Zeitdauer aufrechterhalten werden konnte. Danach wurde in der Phase 4 der Blutdruck alle 10 min in der liegenden Position über 2 Stunden ermittelt.

Ergebnisse

Die Abb. 1 zeigt das Verhalten des systolischen und diastolischen Blutdrucks sowie der Herzfrequenz während der 60minütigen Arbeit auf dem Fahrradergometer. Betrachtet man die Herzfrequenzen von 133,1 ± 9,5 min^{-1} in der 5. Minute, von 137 ± 4 min^{-1} in der 30. Minute und von 137 ± 4,3 min^{-1} in der 60. Minute, so zeigt sich, daß kein signifikanter Unterschied nachweisbar war. D. h., das methodisch vorgegebene Ziel, über die 60 min ein Steady-state der Herzfrequenz zu erreichen, konnte erreicht werden. Dennoch kam es zu einem kontinuierlichen Abfall des systolischen und diastolischen Blutdrucks. So fiel der systolische Blutdruck von 203,1 ± 23,9 mmHg in der fünften Minute gemessen über 182 ± 21,2 in der 30. Minute auf 173,4 ± 18,7 in der 60. Minute und somit um insgesamt 29,7 mmHg (14,6%) ab ($p < 0,001$).

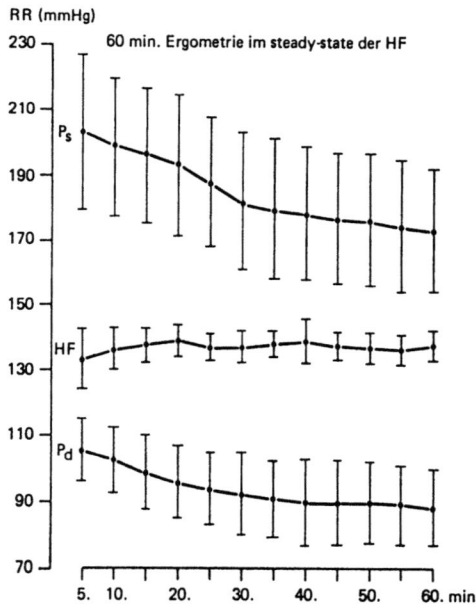

Abb. 1. Systolischer (P_s), diastolischer (P_d) Blutdruck und Herzfrequenz (HF) ($\bar{x} \pm 1\,s$) während einer 60minütigen Ausdauerbelastung ein steady-state der Herzfrequenz bei 16 Hochdruckkranken

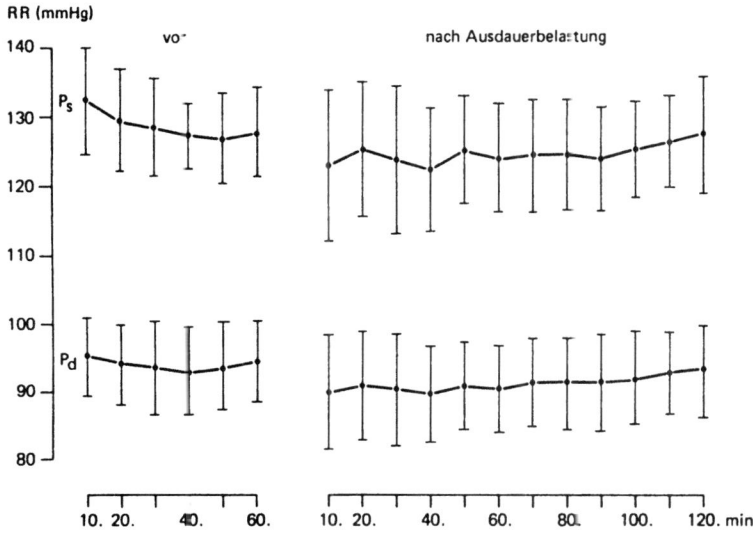

Abb. 2. Systolischer (P_s), diastolischer (P_d) Blutdruck in Ruhe liegen über 60 min vor sowie über 120 min nach der Ausdauerbelastung bei 16 Hochdruckkranken

Entsprechend verhielt sich der diastolische Blutdruck, für den sich ein Abfall von $105{,}8 \pm 9{,}6$ mmHg in der 5. Minute auf $92{,}5 \pm 12{,}2$ in der 30. Minute bzw. auf $88{,}4 \pm 11{,}3$ in der 60. Minute nachweisen ließ (ΔP_d 17,4 mmHg; 15,5%) ($p < 0{,}001$). Im Vergleich zum Ausgangswert vor der Ausdauerbelastung (Abb. 2) fand sich zu Beginn der Ruhephase ein signifikant ($p < 0{,}01$) erniedrigter systolischer und diastolischer Ruheblutdruck. Noch 60 min nach der Fahrradergometrie war der Ruheblutdruck mit $124 \pm 7{,}8/90{,}4 \pm 6{,}3$ im Vergleich zum Blutdruck nach 60 min Liegen vor der Belastung mit $128 \pm 6{,}4/94{,}5 \pm 6{,}2$ mmHg signifikant ($p < 0{,}01$) erniedrigt. Allerdings ließ sich 120 min nach der Ausdauerbelastung mit $127{,}5 \pm 8{,}4/93{,}3 \pm 6{,}7$ kein signifikanter Unterschied zum Ausgangswert vor der Ergometrie mehr nachweisen.

Eine Nachuntersuchung nach 6monatigem zweimal wöchentlichen Ausdauertraining ergab, daß der anläßlich der Erstuntersuchung nachweisbare Abfall des systolischen und diastolischen Blutdrucks während der 60minütigen Ausdauerbelastung nicht signifikant verändert ausfiel. Allerdings bestand im Mittel eine Tendenz zu niedrigeren Ruheblutdruckwerten vor und nach der Ausdauerbelastung, die bei einzelnen Patienten sehr ausgeprägt war. Eine endgültige Aussage über den Einfluß eines regelmäßigen Ausdauertrainings auf den Ruheblutdruck von Hochdruckkranken soll jedoch erst nach einem 12monatigen Trainingsprogramm getroffen werden. Diese Untersuchung steht noch aus.

Diskussion

Die Ergebnisse zeigen, daß es im Verlauf einer akuten 60minütigen dynamischen Belastung trotz eines Steady-states der Herzfrequenz zu einem kontinuierlichen Abfall des systolischen und diastolischen Blutdrucks kommt. Dieses läßt sich durch einen zunehmenden Abfall des totalen peripheren Widerstands erklären, d. h., die Arteriolen werden aufgrund metabolischer Prozesse und/oder Veränderungen der Empfindlichkeit der α-Rezeptoren weitgestellt [2]. Hieraus resultiert bei unverändertem Herzzeitvolumen und trotz kontinuierlichem Anstieg der Plasmanoradrenalinkonzentration [4] ein Abfall des systolischen und diastolischen Blutdrucks. Diese kompensatorische Weitstellung der Arteriolen, die bei Hochdruckkranken während kurzer ergometrischer Leistung eingeschränkt ist [2, 10, 12], bewirkt, daß auch der Ruheblutdruck der hier untersuchten Hypertoniiker zumindest über 1 Stunde nach der Ausdauerbelastung gesenkt bleibt.

Die Nachuntersuchung nach 12monatigen Ausdauertraining muß zeigen, ob über diesen Mechanismus der Ruheblutdruck von Hochdruckkranken auch längerfristig gesenkt bleibt, was aufgrund der Ergebnisse nach 6 Monaten Training zumindest für einige Patienten der Fall zu sein scheint.

Literatur

1. Drews A (1967) Bedeutung und Ergebnisse ergometrischer Leistungskontrollen bei aktiver Bewegungstherapie. Arbeitsmed Sozialmed Arbeitshyg 2:441
2. Franz I-W (1982) Ergometrie bei Hochdruckkranken – Diagnostische und therapeutische Konsequenzen für die Praxis. Springer, Berlin Heidelberg New York
3. Franz I-W, Eismann D, Mellerowicz H (1983) Einfluß von Training und Gewichtsabnahme auf koronare Risikofaktoren. In: Heck H, Hollmann W, Liesen H, Rost R (Hrsg) Sport: Leistung und Gesundheit. Deutscher Ärzteverlag, Köln, S 373
4. Franz I-W, Koch G, Meller W, Mellerowicz H (1984) Plasmacatecholamines during steady-state exercise in marathon runners. In: Bachl N, Prokop L, Sichert R (Hrsg) Current topic in sports medicine. Urban & Schwarzenberg, Wien München Baltimore, S 389
5. Halhuber MJ (1966) Längsschnittuntersuchungen an Hochdruckkranken während einer Klima- und Terrainkur in 2000 m Höhe. Sportarzt Sportmed 17:473
6. Johnson W, Grover J (1967) Hemodynamic and metabolic effects of physical training in four patients with essential hypertension. Canad Mes Ass J 96:842
7. Jokl E, Ball M, Frankel L (1967) Ergometry, exercise and hypertension. In: Mellerowicz H, Hansen G (Hrsg) 2. Int Seminar für Ergometrie (Ergon)
8. Julius S, Pascual AV, Sannerstedt R (1971) Relationship between cardiac output and peripheral resistance in borderline hypertension. Circulation 43:382
9. Kirchhoff HW (1967) Körperliche Aktivität in der Behandlung des Hochdrucks. Ärztl Prax 19:1733
10. Lund-Johansen P (1981) Hämodynamik bei der essentiellen Hypertonie in Ruhe und während Ergometrie und deren Beeinflussung durch Diuretika, β-Rezeptorenblocker und Vasodilatatoren. In: Franz I-W (Hrsg) Belastungsblutdruck bei Hochdruckkranken. Springer, Berlin Heidelberg New York, S 107
11. Rost R, Hollmann W, Liesen H (1976) Körperliches Training mit Hochdruckpatienten, Ziele und Probleme. Herz/Kreisl 2:680
12. Sannerstedt R (1966) Hemodynamic response to exercise in patients with arterial hypertension. Acta Med Scand [Suppl] 180:458
13. Schwalb H (1974) Training bei Hypertonikern. In: Mellerowicz H, Weidener J, Jokl E (Hrsg) Rehabilitative Kardiologie. Karger, Basel, S 105
14. Weidener J, Mellerowicz H (1970) Dosiertes Training bei Hypertonen Kreislaufregulationsstörungen. Internist 11:287

Verbesserung der diastolischen Ventrikelfunktion (Wandsteifigkeit) durch Ausdauertraining. Ein Beitrag zur Rehabilitation nach Infarkt?

Improvement of Left Ventricular Diastolic Function by Endurance Exercise. A Contribution to Rehabilitation After Infarct?

J. Staiger, H.-H. Dickhuth und J. Keul

Abteilung für Sport- und Leistungsmedizin (Ärztl. Direktor: Prof. Dr. med. J. Keul), Medizinische Universitätsklinik Freiburg i. Brsg.

Zusammenfassung

Im Gegensatz zur systolischen Ventrikelfunktion (keine Änderung von Auswurffraktion bzw. Vcf) ist bislang kaum untersucht, ob Sport zu Änderungen der diastolischen Ventrikelfunktion führt. Der myocardiale O_2-Verbrauch wird entscheidend von der Wandspannung bestimmt. Diese kann indirekt durch Bestimmung der frühdiastolischen Faserdehnungsgeschwindigkeit (PWV_d) während der raschen Füllphase ermittelt werden. Ziel der Studie war die Frage, ob Ausdauertraining die diastolische Ventrikelfunktion verbessern kann.

14 ausdauertrainierte Hochleistungssportler (S) wurden echocardiographisch untersucht und mit 49 untrainierten Normalpersonen (N), 50 Patienten mit koronarer Herzkrankheit (KHK) sowie 14 Patienten mit dilatativer Cardiomyopathie (KM) verglichen. Die Füllgeschwindigkeit des LV (PWV_d) wurde graphisch durch Anlegen einer Tangente auf die rasche posteriore Bewegung des Endocards der Hinterwand ermittelt (Mittelwert 10 Herzzyklen).

Ergebnis: Bei untrainierten Normalpersonen ($n = 49$) beträgt PWV_d 133,5 mm/s ± 17. Ausdauertraining führt bei unveränderter systolischer Funktion (AF, Vcf) zu einem deutlichen Anstieg der PWV_d (147,0 mm/s ± 18,9) und damit zur Verlängerung der diastolischen Füllzeit, obwohl die Muskelmasse bei S (LVMM: 227,9 g ± 65 g) deutlich $p < 0,001$ über N liegt (LVMM: 150, 1 g ± 27 g). Die physiologische Sportherzhypertrophie geht hiernach mit einer meßbaren Abnahme der Wandsteifigkeit unter Verlängerung der Diastole einher. Bei der pathologischen Herzhypertrophie der KHK und KM ist die Wandsteifigkeit dagegen erhöht. Die Füllgeschwindigkeit ist bei KHK (103,9 mm/s ± 33,9) bzw. bei KM (84,9 mm/s ± 31) signifikant ($p < 0,001$) verlangsamt. Entsprechend fand sich ein pathologischer Füllungsdruck-Anstieg unter Belastung bei KHK ($\bar{x} = 27,8$ mmHg) bzw. KM ($\bar{x} = 30,1$ mmHg), während bei S trotz Herzhypertrophie kein pathologischer Anstieg des PCPm gefunden wurde ($\bar{x} = 12,5$ mmHg). PWV_d erwies sich als guter Parameter der Prognose: 3 von 4 Herzpatienten (KM) mit einer PWV_d unter 60 mm/s verstarben binnen 1 Jahr.

Schlußfolgerung: Ausdauertraining führt zur Verbesserung der diastolischen Ventrikelfunktion und Verlängerung der Diastolenzeit. Dieser pos. Effekt des Sports (Abnahme der Wandsteifigkeit) hat Bedeutung bei der Frage der Bewegungstherapie bei KHK im Sinne der Rehabilitation in ambulanten Koronargruppen.

Schlüsselwörter: Diastolische Ventrikalfunktion − Echokardiographie − Training.

Anschrift für die Verfasser: Priv.-Doz. Dr. med. J. Staiger, Medizinische Universitätsklinik Freiburg, Abteilung Sport- und Leistungsmedizin, Hugstetter Straße 55, 7800 Freiburg i. Brsg.

Summary

The myocardial oxygen consumption predominantly is influenced by wall stress which can be evaluated by measuring the rapid filling rate of left ventricle at early diastole being well correlated to the compliance. The aim of the study was to investigate wether or not continuous exercise training may influence diastolic wall stress. 14 high trained endurance athletes (A) were echocardiographically examined and compared with 49 untrained normals (N), 50 patients with coronary heart disease (CHD) and 14 patients with idiopathic cardiomyopathy (CM). The early rapid diastolic filling rate of the left ventricle (PWV_d) war graphically analyzed by laying a tangent on the rapid posterior movement of the endocardium of posterior wall.

Results: In untrained normals (N) PWV_d was 133,5 mm/s ± 17,1 being twofold compared with systolic wall movement. Endurance training, however, results in an increase of PWV_d (146,9 mm/s ± 18,9) though myocardial hypertrophy is present. Patients with CHD (103,9 mm/s ± 33,9) and CM (84,9 mm/s ± 31,3) show a decrease of PWV_d ($p < 0,001$) indicating an impaired compliance. The lowest values (71,3 ± 20,4 mm/s) were obtained in CHD with double infarctions. There was no correlation between variable localization of infarction and degree of decreased PWV_d. Even coronary insufficiency without history of infarction revealed a reduction of PWV_d though less marked. Thus echocardiographic diastolic myocardial function (compliance) is found to be significantly deteriorated in the patient groups (CHD, CM) whereas long term continuous endurance training results in an improvement of diastolic function compared with untrained normals. It may be suggested that the benificial influence of exercise therapy in CHD partly originates in an improvement of diastolic compliance indicating a decrease of oxygen consumption.

Key-words: Diastoli function – Echocardiography – Exercise

Einleitung

Die Funktion des li. Ventrikels wird von der jeweils herrschenden Wandspannung beeinflußt [1, 8, 9]. Änderung der Struktur wie Dilatation bzw. Wanddickenzunahme, wie sie auch bei Sportlern gefunden werden [7], bestimmen das Ausmaß der Wandspannung, welche ihrerseits eine entscheidende Größe für den myokardialen Sauerstoffverbrauch ist [1]. Es könnte sein, daß die Hypertrophie des Herzens stets mit einer Zunahme der Wandsteifigkeit einhergeht. Die Füllung des li. Ventrikels während der frühen Diastole kann als Maß der jeweils herrschenden Wandspannung genommen werden [2]. Mit der Echokardiographie ist es möglich, die Durchmesserzunahme während der schnellen Füllphase des li. Ventrikels als Maß der maximalen Faserdehnungsgeschwindigkeit zu ermitteln. In der vorliegenden Arbeit wird der Frage nachgegangen, ob durch Ausdauertraining eine Verbesserung der diastolischen Ventrikelfunktion mit Abnahme der Wandsteifigkeit und damit des Sauerstoffverbrauchs erzielt werden kann. Dies hätte Bedeutung bei der Frage der Bewegungstherapie bei koronarer Herzkrankheit im Sinne der Rehabilitation in ambulanten Koronargruppen.

Untersuchungsgut und Methodik

Die Untersuchungen wurden an 16 ausdauertrainierten Hochleistungssportlern (S) durchgeführt. Die frühdiastolische Faserdehnungsgeschwindigkeit (PWVd) während der raschen Füllphase wurde graphisch aus dem 1-dimensionalen Echokardiogramm durch Anlegen einer

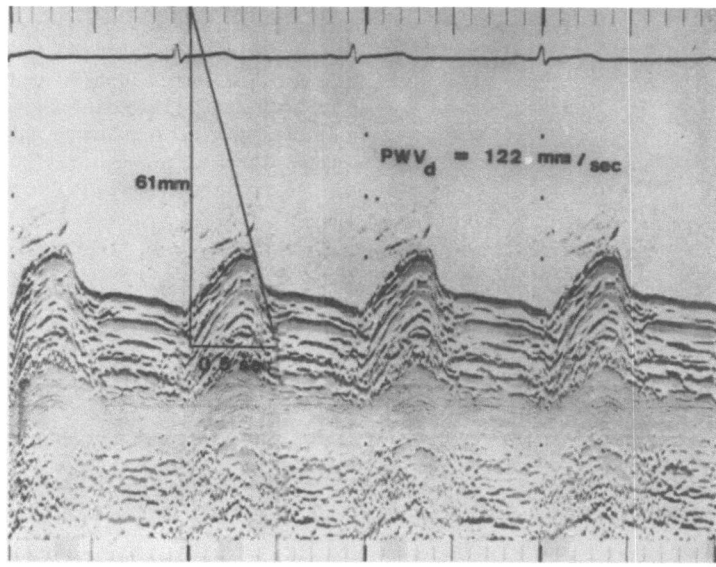

Abb. 1. Beispiel der graphischen Bestimmung der frühdiastolischen Füllgeschwindigkeit aus dem Echokardiogramm. Es wird eine Tangente an die steilste diastolische Rückwärtsbewegung des Endokards der Hinterwand gelegt. Die Auslenkung wird gegen die Zeit aufgetragen (meist 0,5 s) und über 10 Herzzyklen ermittelt. Die Füllgeschwindigkeit ist etwa doppelt so rasch wie die systolische Entleerung. Das Beispiel zeigt ein Normalbefund bei einem untrainiertem 24jährigen Mann

Tangente an die rasche frühdiastolische, dorsal gerichtete Bewegung des Endokards der Hinterwand ermittelt (Abb. 1). Dabei wurde das arithmetische Mittel aus jeweils 10 konsekutiven Herzschlägen ermittelt.

Vergleichsgruppe waren 49 untrainierte männliche Normalpersonen im Alter von 22–30 Jahren (N) sowie 14 Patienten mit gesicherter dilatativer Kardiomyopathie (DIL. CM).

Ergebnisse

Sowohl Ausdauersportler (219 g ± 31 g) als auch Patienten mit dilatativer Kardiomyopathie wiesen eine deutliche Zunahme der linksventrikulären Muskelmasse im Sinne einer Herzhypertrophie auf, verglichen mit untrainierten Normalpersonen (150 g ± 27 g). Im Gegensatz zur systolischen Ventrikelfunktion, die bei Ausdauersportlern gegenüber untrainierten Normalpersonen nicht verändert war [7], fand sich bei der Gruppe der ausdauertrainierten Sportler eine deutliche Verbesserung der diastolischen Funktion (Abb. 2, Abb. 3). Bei untrainierten Normalpersonen ($n = 49$) beträgt die graphisch ermittelte frühdiastolische Faserdehnungsgeschwindigkeit 133,5 mm/s ± 17 mm/s. Ausdauertraining führt bei unveränderter systolischer Funktion (AF, Vcf) zu einem deutlichen Anstieg der diastolischen Faserdehnungsgeschwindigkeit (147,0 mm/s ± 18,9). Demgegenüber zeigt die Gruppe der pathologisch dilatierten Herzen (dilatative Kardiomyopathie) neben einer Abnahme der systolischen Funktion auch eine signifikant langsamere Faserdehnungsgeschwindigkeit (84,9 mm/s)

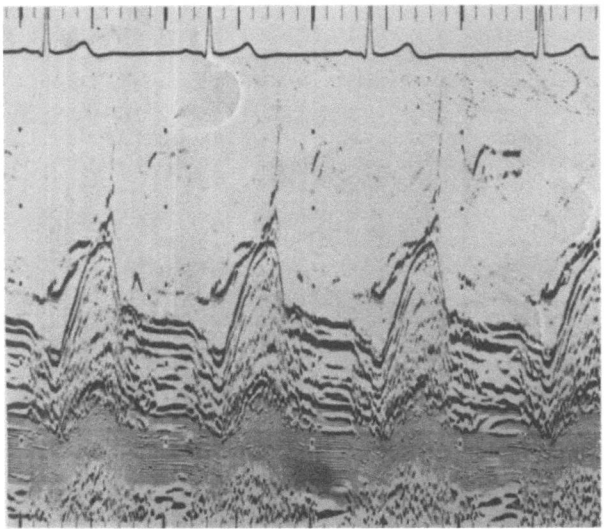

Abb. 2. Beispiel der frühdiastolischen Füllgeschwindigkeit bei einem ausdauertrainiertem Leichtathleten. Die frühdiastolische Füllung ist deutlich beschleunigt (151 mm/s). Die Tangente ist in der Abbildung nicht eingezeichnet

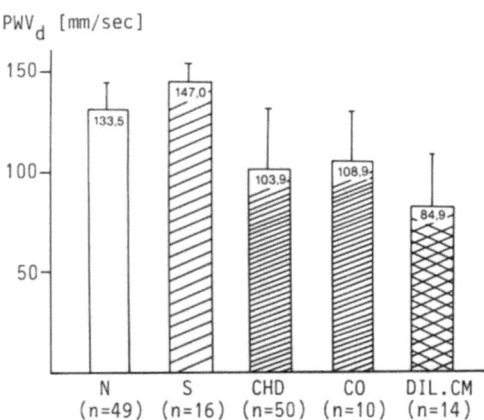

Abb. 3. Frühdiastolische Füllgeschwindigkeit im Echokardiogramm bei Normalpersonen (*N*), ausdauertrainierten Sportlern (*S*), koronarer Herzkrankheit (*CHD*), Patienten mit Koronarstenosen, Koronarinsuffizienz, jedoch ohne Infarkt (*CO*) sowie Patienten mit dilatativer Kardiomyopathie (*DIL.CM*). PWV_d: posterior wall velocity (diastolic). Posteriore Wandgeschwindigkeit

(Abb. 3) ($p < 0,001$). 4 dieser Patienten mit dilatativer Kardiomyopathie verstarben innerhalb eines Jahres. Jeder dieser 4 Patienten hatte eine hochpathologische Erniedrigung der Füllgeschwindigkeit auf Werte unter 60 mm/s, während die Werte in der Gruppe der Überlebenden in jedem Einzelfall darüber lagen.

Diskussion

Während Ausdauertraining nicht zu einer Zunahme der systolischen Ventrikelfunktion führt [7], kommt es im Gegensatz hierzu zu einer deutlichen Zunahme der frühdiastolischen Faserdehnungsgeschwindigkeit während der raschen Füllphase. Hierdurch unterscheidet sich die physiologische Herzhypertrophie eindeutig von der pathologischen Herzhypertrophie bei dilatativer Kardiomyopathie. Bei vergleichbarer Zunahme der linksventrikulären Muskelmasse bei Leistungssportlern (219 g) bzw. dilatativer Kardiomyopathie (240 g) kommt es bei physiologischer Herzhypertrophie zu einer Zunahme (147 mm/s), bei pathologischer Herzhypertrophie zu einer Abnahme (84,9 mm/s) der frühdiastolischen Faserdehnungsgeschwindigkeit. Die Unterschiede sind signifikant ($p < 0,001$). Entsprechend fand sich ein pathologischer Füllungsdruckanstieg unter Belastung bei Kardiomyopathie ($\bar{x} = 30,1$ mmHg), während bei Sportlern trotz Herzhypertrophie kein pathologischer Anstieg des PCPm gefunden wurde ($\bar{x} = 12,4$ mmHg) [7]. Dies bedeutet, daß durch Ausdauertraining offensichtlich eine Abnahme der Wandsteifigkeit und der Wandspannung erzielt werden kann. Die hat neben der Verlängerung der Diastolenzeit auch eine Abnahme des myokardialen Sauerstoffverbrauchs zur Folge, welcher entscheidend von der Wandspannung bestimmt wird, insbesondere wenn die diastolische Füllung als aktiver, energieverbrauchender Prozeß gedeutet wird [1]. Entsprechend findet man im Gegensatz zur Herzinsuffizienz bei Spitzensportlern mit physiologischer Herzhypertrophie eine erhöhte ATPase-Aktivität, woraus auf eine durch Training möglicherweise verbesserte Energieproduktion bzw. Energieausnützung geschlossen werden kann [5]. Es scheint, daß eine Störung der diastolischen Funktion zeitlich der Abnahme der systolischen Funktion bei der Entwicklung einer Herzinsuffizienz vorausgeht und damit ein Frühsymptom sein kann [3].

In Übereinstimmung mit den hier vorgelegten Ergebnissen fanden auch andere Autoren [3] eine Verbesserung der diastolischen Funktion bei Sportlern im Vergleich zu untrainierten Normalpersonen [3]. Diese Ergebnisse wurden ebenfalls mit Echokardiographie, allerdings unter Verwendung einer computergestützten Messung der Dimensionszunahme während der frühen Diastole ermittelt. Die dabei gefundene gute Übereinstimmung mit unseren Ergebnissen unterstreicht, daß durch Ausdauertraining offensichtlich eine größere Elastizität mit Erhöhung der ATPase-Aktivität [5] erzielt werden kann.

Dieser positive Effekt des Körpertrainings auf die diastolische Funktion des li. Ventrikels im Sinne einer Abnahme der Wandsteifigkeit kann als Ansatzpunkt zur Frage der Bewegungstherapie [4, 6] bei koronarer Herzkrankheit angesehen werden, wie sie in ambulanten Therapiegruppen durchgeführt wird.

Schlußfolgerung

Ausdauertraining führt zur Verbesserung der diastolischen Faserdehnungsgeschwindigkeit (diastolische Ventrikelfunktion) mit Verlängerung der Füllzeit. Dieser positive Effekt des Sports (Abnahme der Wandsteifigkeit, Wandspannung) hat Bedeutung bei der Frage der Bewegungstherapie bei koronarer Herzkrankheit im Sinne der Rehabilitation in ambulanten Koronargruppen.

Literatur

1. Bassenge E (1982) Mechanik des intakten Herzens. In: Roskamm H, Reindell H (Hrsg) Herzkrankheiten. Springer, Berlin Heidelberg New York Tokyo, S 69
2. Gibson DG, Brown DJ (1974) Relation between diastolic left ventricular wall stress and strain in man. Am Heart J 36:1066

3. Hörtnagl H, Raas E (1984) Beginnt die Herzinsuffizienz in der Diastole? In: Keul J, Dickhuth H (Hrsg) Herzinsuffizient. Perimed, Erlangen, S 190–198
4. König K, Ruck H, Brusis O (1977) Der Effekt körperlichen Trainings im Rahmen der Frührehabilitation nach Herzinfarkt. Herz/Kreisl 9:192
5. Krayenbühl HP, Hess OM, Schneider J, Turina M (1983) Physiologic or pathologic hypertrophy. Eur Heart J 4, Suppl A:29–34
6. Roskamm H, Samek L (1978) Die Bedeutung des Sports in der Therapie der koronaren Herzerkrankung. Dtsch Ärzteblatt 50:3039
7. Staiger J (1981) Echokardiographische Untersuchungen zur Struktur und Funktion des Hypertrophieherzens bei Sportlern und Patienten mit Kardiomyopathie sowie koronarer Herzkrankheit, Habilitationsschrift Freiburg
8. Strauer BE (1978) Das Hochdruckherz, I. Funktion des li. Ventrikels in Ruhe und unter körperlicher Belastung. Z Kardiol 67:375
9. Trail TA, Gibson DG, Brown DJ (1978) Study of left ventricular wall thickness and dimension changes using echocardiography. Br Heart J 40:162

XVI

Freie Vorträge:

Kardiologie

Cardiology

Differentialdiagnose der Herzvergrößerung – Bedeutung der Sportanamnese zur Abgrenzung der physiologischen und der pathologischen Herzvergrößerung[1]

Differential Diagnosis of Increased Heart Size: The Significance of the Sports Anamnesis in the Differentiation Between Physiological and Pathological Enlargement

R. Walter, W. Schmitt und *W. Kindermann*

Abteilung Sport- und Leistungsdmedizin (Leiter Prof. Dr. med. W. Kindermann) der Universität des Saarlandes

Zusammenfassung

Bei 118 trainierten männlichen Probanden unterschiedlicher Leistungsfähigkeit und Sportanamnese wurde eine röntgenologische Herzvolumenbestimmung durchgeführt. Die Sportanamnese wurde nach einem Score festgelegt, wobei wöchentliche Trainingsfrequenz, wöchentlicher Trainingsumfang und Trainingsdauer in Jahren mit Punkten einer nach oben offenen Skala bewertet wurden. Die für jeden Probanden errechnete Gesamtpunktzahl korrelierte mit dem relativen Herzvolumen mit $r = 0{,}89$. Zusätzlich wurde untersucht, inwieweit bei Personen, die erst oberhalb des 35. Lebensjahres mit einem Langstreckentraining begonnen hatten, noch eine Sportherzvergrößerung möglich ist. Dabei ergab sich eine ähnliche Beziehung zwischen Sportanamnese und Herzgröße wie für jüngere Personen.

Aufgrund des vorliegenden Score können zuverlässig physiologische Herzvergrößerungen im Sinne eines Sportherzens von pathologischen Herzvergrößerungen differenziert werden. Auch oberhalb des 35. Lebensjahres sind bei Durchführung eines regelmäßigen extensiven Ausdauertrainings Sportherzvergrößerungen möglich.

Schlüsselwörter: Herzgröße – Sportanamnese – Ausdauertraining.

Summary

118 trained male subjects with different physical performance capacity as well as sports anamnesis were subjected to a roentgenologic determination of the heart size. The sports anamnesis was assessed by means of a rating scale. The weekly training frequency, the weekly intensity of training and the overall duration of training in years were rated with a number of points. These were added up to the individual score. The individual scores correlated with the relative heart size ($r = 0{,}89$). In addition, we assessed in how far an increase in heart size is possible in persons who had only started with a long distance training after the age of 35. In these persons the relationship between sports anamnesis and heart size was found to be similar to the one encountered in younger subjects.

The score on the rating scale presented allows a reliable differentiation between a physiological increase in heart size e.g. an "athlete's heart" and a pathological increase in heart size. Even after the age of 35 a regular extensive endurance training may result in an "athlete's heart".

Key-words: Heart size – Sports anamnesis – Endurance training.

---

[1] Mit Unterstützung des Bundesministerium für Jugend, Familie und Gesundheit, Bonn und des Bundesinstituts für Sportwissenschaft, Köln-Lövenich. – Die Arbeit enthält Teile der Dissertation von R. Walter

Anschrift für die Verfasser: Prof. Dr. med. W. Kindermann, Abt. Sport- und Leistungsmedizin der Universität des Saarlandes, 6600 Saarbrücken

Einleitung

In der ärztlichen Praxis stellt sich nicht selten bei der Konstellation Herzvergrößerung, Sportanamnese und andere grenzwertige kardiologische Befunde die Frage, inwieweit eine solche Herzvergrößerung als physiologisch im Sinne eines Sportherzens oder als pathologisch zu betrachten ist. Die Diagnostik hängt ganz wesentlich von der Sportanamnese ab. Für den sportmedizinisch weniger versierten Arzt kann es schwierig sein, die vorausgegangenen sportlichen Aktivitäten hinsichtlich ihrer Bedeutung für eine eventuelle Sportherzentwicklung zu bewerten. In der vorliegenden Arbeit wurde deshalb versucht, die Sportanamnese mit einem Score zu erfassen und mit dem röntgenologischen Herzvolumen in Beziehung zu setzen. Auf diese Weise soll die Differentialdiagnose zwischen physiologischer und pathologischer Herzvergrößerung bei sportlich aktiven Personen mit grenzwertigen kardiologischen Befunden oder Verdacht auf krankhafte Veränderungen erleichtert werden. Darüber hinaus sollten Informationen zur weiteren Klärung der Frage erhalten werden, inwieweit ein erst im mittleren und höheren Lebensalter aufgenommenes Ausdauertraining noch zu einer Herzvergrößerung im Sinne eines Sportherzens führen kann.

Untersuchungsgut und Methodik

Bei 118 männlichen Probanden wurden röntgenologische Herzgrößenbestimmungen sowie ausführliche Erhebungen der Trainingsanamnese durchgeführt. Das Mindestalter der Probanden, die in diese Studie aufgenommen wurden, betrug 20 Jahre. 78 der 118 Probanden waren Breitensportler, 40 Leistungssportler verschiedener Ausdauersportarten.

Für die Erstellung eines Score zur Bewertung der Trainingsanamnese (Tabelle 1) wurden wöchentliche Traningshäufigkeit, wöchentlicher Trainingsumfang und Dauer des Trainings (in Jahren) herangezogen. Trainingshäufigkeit und Trainingsdauer wurden jeweils mit 1–5 Punkten bewertet. Zur Beurteilung des Trainingsumfangs wurden bei den Individualsportarten jeweils 1 Punkt für 12 km Laufen oder 3 km Schwimmen oder 30 km Radfahren oder 12 km Skilanglaufen vergeben. Bei der Festlegung dieser Zahl wurde davon ausgegangen, daß ein gut trainierter Breitensportler diese Distanzen in den genannten Sportarten in ca. einer Stunde zurücklegen kann. Wird ein Mehrfaches der pro Punkt angegebenen km/Woche trainiert, so erhöht sich die Anzahl der Punkte um ein Mehrfaches in einer nach oben offenen Punkteskala. Für die Ballspiele der Gruppe A (Fußball, Handball, Basketball und Tennis) wurde 1 Punkt für 2 Stunden, für die Ballspiele der Gruppe B (Volleyball, Faustball) für 3 Stunden 1 Punkt vergeben. Squash wurde mit jeweils 1 Punkt für 1,25 Stunden bewertet. Die Einzelpunktzahlen aus den Kriterien I–III wurden zu einer Gesamtpunktzahl addiert und zur Herzgröße in Beziehung gesetzt.

Bei 15 Probanden, die bis zum 35. Lebensjahr keinen Sport getrieben hatten und erst danach mit einem umfangreichen Ausdauertraining begannen (Teilnahme an Volksläufen bis hin zu Marathonläufen), wurde nach dem obigen Schema ebenfalls die sich aus der Trainingsanamnese ergebende Gesamtpunktzahl zur Herzgröße in Beziehung gesetzt, um zu prüfen, ob altersabhängige Unterschiede hinsichtlich der Trainierbarkeit des Herzens bzw. der Ausbildung eines Sportherzens bestehen.

Die Bestimmung des röntgenologischen Herzvolumens erfolgte nach der Methode von Musshoff und Reindell [3]. Für die relativen Herzvolumina bei männlichen Personen gelten

Tabelle 1. Score zur Bewertung der Trainingsanamnese

Kriterien	Punkte	1	2	3	4	5	6	7	8	9	10
I.	Trainingsfrequenz/Wo.	1	2	3–4	5–6	≥7					
II.	Trainingsumfang/Wo.										Skala nach oben offen
	Laufen (km)	12	24	36	48	60	72	84	96	108	120
	Schwimmen (km)	3	6	9	12	15	18	21	24	27	30
	Radfahren (km)	30	60	90	120	150	180	210	240	270	300
	Skilanglauf (km)	12	24	36	48	60	72	84	96	108	120
	Ballspiele (Std) Gruppe A	2	4	6	8	10	12	14	16	18	20
	Gruppe B	3	6	9	12	15	18	21	24	27	30
	Squash	1,25	2,50	3,75	5,00	6,25	7,50	8,75	10,00	11,25	12,50
III.	Trainingsdauer (Jahre)	1	2	3–5	6–10	>10					

Gruppe A: Fußball, Handball, Basketball, Tennis; Gruppe B: Volleyball, Faustball

folgende Richtwerte:

Normal große Herzen: 10–12 ml/kg Körpergewicht
Grauzone: 12–13 ml/kg Körpergewicht
Vergrößerte Sportherzen: über 13 ml/kg Körpergewicht

Ergebnisse

Das mittlere relative Herzvolumen der 78 untersuchten Breitensportler beträgt 11,1 ml/kg Körpergewicht, das der untersuchten Leistungssportler 14,6 ml/kg Körpergewicht (Tabelle 2). Die Mittelwerte des relativen Herzvolumens für die Breitensportler sind in allen 3 Altersgruppen nahezu identisch und liegen im Normbereich. Die Leistungssportler der Altersgruppe 20–34 Jahre weisen geringfügig größere Herzen als die der beiden höheren Altersklassen auf.

Zwischen der Trainingsanamnese in Punkten und dem relativen Herzvolumen besteht eine hochsignifikante Korrelation mit $r = 0,89$ (Abb. 1). Die Korrelations- und Regressionsanalyse umfaßt alle 118 untersuchten Sportler. Aufgrund der errechneten Regressionsgeraden muß die Trainingsanamnese mehr als 12,2 Punkte ergeben, wenn eine Sportherzvergrößerung oberhalb von 13 ml/kg Körpergewicht erwartet wird.

Zwei Beispiele mögen den Zusammenhang zwischen Trainingsanamnese und Herzgröße auf der Basis der Tabelle 1 verdeutlichen. Werden wöchentlich 8 Stunden Tennis gespielt, so resultieren daraus 4 Punkte; bei einer Trainingshäufigkeit von 4mal/Woche kommen weitere 3 Punkte hinzu; wird seit 5 Jahren ununterbrochen Tennis gespielt, so ergibt das weitere 3 Punkte. Daraus errechnen sich insgesamt 10 Punkte. Eine Herzvergrößerung im Sinne eines Sportherzens ist damit nach der in Abb. 1 dargestellten Regressionsgeraden nicht zu erwarten. Als weiteres Beispiel sei eine Person angeführt, die 5mal/Woche (4 Punkte) 70 km läuft (5 Punkte) und diesen Sport ohne Unterbrechung seit 6 Jahren betreibt (4 Punkte). Die in der Addition resultierenden 14 Punkte leigen oberhalb der für eine Sportherzentwicklung notwendigen 12,2 Punkte, so daß ein vergrößertes Sportherz erwartet werden kann.

Tabelle 2. Mittelwerte und Standardabweichungen des absoluten und relativen Herzvolumens der untersuchten Probanden

	Probanden	n	HV (ml) $\bar{x} \pm SD$	HV (ml·kg^{-1}) $\bar{x} \pm SD$
Alle Altersklassen	Breitensportler	78	880 ± 120	11,1 ± 1,3
	Leistungssportler	40	980 ± 150	14,6 ± 1,7
20–34 Jahre	Breitensportler	15	820 ± 100	10,9 ± 1,3
	Leistungssportler	17	1020 ± 140	15,1 ± 2,0
35–49 Jahre	Breitensportler	41	910 ± 120	11,3 ± 1,3
	Leistungssportler	14	950 ± 100	14,1 ± 1,2
> 50 Jahre	Breitensportler	22	880 ± 120	11,0 ± 1,5
	Leistungssportler	9	960 ± 210	14,1 ± 1,4

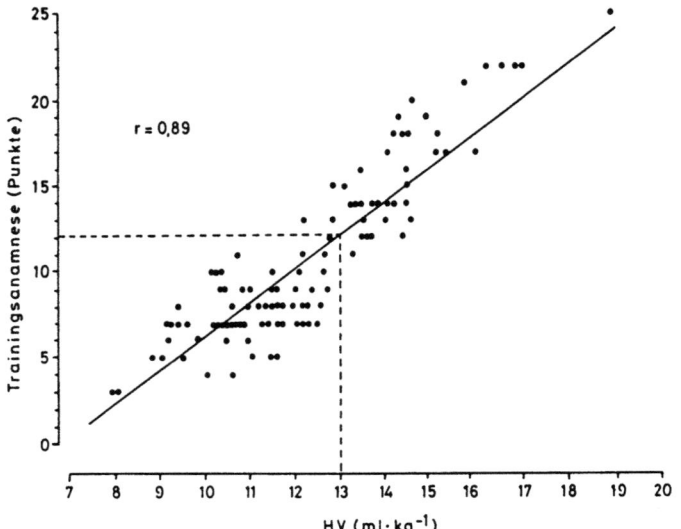

Abb. 1. Beziehung zwischen Trainingsanamnese und relativem Herzvolumen

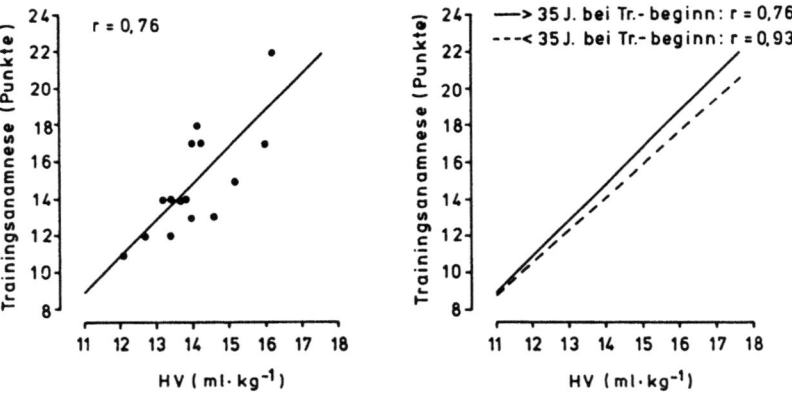

Abb. 2. Beziehung zwischen Trainingsanamnese und relativem Herzvolumen bei 15 Probanden, die erst nach dem 35. Lebensjahr mit einem regelmäßigen Ausdauertraining begonnen haben (linke Bildhälfte); Vergleich der Regressionsgeraden zwischen Trainingsanamnese und relativem Herzvolumen für Probanden unter- und oberhalb von 35 Jahren (jeweils n = 15) (rechte Bildhälfte)

Wird die Beziehung zwischen Trainingsnanmnese und Herzgröße jener 15 Probanden untersucht, die bis zum 35. Lebensjahr keinen Sport betrieben hatten und erst danach mit einem regelmäßigen Ausdauertraining begannen, so ergibt sich ebenfalls eine signifikante Korrelation mit $r = 0{,}76$ (Abb. 2). Wird bei 15 Probanden mit einem Lebensalter von unter 35 Jahren und mit der Gruppe der über 35jährigen vergleichbarer Trainingsanamnese ebenfalls die Beziehung zwischen Trainingsanamnese und Herzgröße untersucht, so ergibt sich eine ähnliche Regressionsgerade wie für die Gruppe der über 35jährigen (Abb. 2, rechte Bildhälfte). Beide Regressionsgeraden zeigen keinen statistisch signifikanten Unterschied.

Diskussion

Die Erfassung der Sportanamnese mit einem Score nach dem dargestellten Schema ermöglicht eine schnelle Orientierung, ob vergrößerte Herzen bei regelmäßig sportlich aktiven Personen auf diese sportliche Aktivität zurückzuführen sind oder ob nach anderen Ursachen gesucht werden muß. Desweiteren bestätigt die Beziehung zwischen Sportanamnese und Herzgröße frühere Befunde, daß körperliche Aktivitäten im Rahmen von Gesundheits- und Freizeitsport – beispielsweise 3mal wöchentlich jeweils 45 min – zu keiner Herzvergrößerung führen [4]. Da die Quantifizierung der Sportanamnese mit Hilfe eines Score nicht allen Einflußfaktoren im Einzelfall gerecht werden kann, sind bei Punktzahlen zwischen 11–13, die aus der Sicht der Sportanamnese im Grenzbereich der Herzvergrößerung liegen, sowohl normal große als auch bereits vergrößerte Herzen möglich.

Hinsichtlich der Herzgröße im mittleren und höheren Lebensalter bei regelmäßig Sporttreibenden weist diese Studie darauf hin, daß Breitensportler in allen Altersklassen ähnlich große relative Herzvolumina aufweisen, die jeweils im Normbereich liegen. Ein erst im mittleren Lebensalter begonnenes leistungssportliches Ausdauertraining scheint zu ähnlichen Herzvergrößerungen zu führen wie ein entsprechendes Ausdauertraining im jüngeren Lebensalter. In der Literatur wurde bisher angenommen, daß oberhalb des 3. Lebensjahrzehnts nur noch geringe Herzgrößenzunahmen durch Training möglich seien [1, 2]. Der Befund einer potentiell ähnlichen Herzgrößenzunahme ist insbesondere hinsichtlich der Differentialdiagnose vergrößerter Herzen bei älteren Sporttreibenden mit weiteren primär nicht eindeutig zu beurteilenden kardiologischen Grenzbefunden bzw. Normvarianten von Bedeutung.

Literatur

1. Hollmann W, Venrath H (1963) Die Beeinflussung von Herzgröße, maximaler O_2-Aufnahme und Ausdauergrenze durch ein Ausdauertraining mittlerer und hoher Intensität. Sportarzt 9:189
2. Karvonen MJ (1959) Effects of vigorous exercise on the heart. In: Rotenbaum FF, Balknap EL (eds) Work and the heart. Hoeber, New York
3. Musshoff K, Reindell H (1956/1957) Zur Röntgenuntersuchung des Herzens in horizontaler und vertikaler Körperstellung. I. Mitteilung: Der Einfluß der Körperstellung auf das Herzvolumen. Dtsch med Wschr 81:1001; II. Mitteilung: Der Einfluß der Körperstellung auf die Herzform. Dtsch med Wsch 82:1075
4. Reindell H, Klepzig H, Steim H, Musshoff K, Roskamm H, Schildge E (1960) Herz, Kreislaufkrankheiten und Sport. Barth, München

Läßt sich aus der maximalen physiologischen Herzhypertrophie ein absolutes kritisches Herzgewicht ableiten?[1]

Is It Possible to Determine an Absolute Critical Heart Weight from the Maximum Physiological Cardiac Hypertrophy?

H.-H. Dickhuth, E. Jakob, K. Wink, T. Bonzel, J. Keul und H. Just

Medizinische Klinik (Ärztl. Direktor: Prof. Dr. med. J. Keul), Abteilung Sport- und Leistungsmedizin, Abteilung Innere Medizin III, Kardiologie (Ärztl. Direktor: Prof. Dr. med. H. Just), Albert-Ludwigs-Universität Freiburg i. Br.

Zusammenfassung

Der Begriff (absolutes) kritisches Herzgewicht wurde von Linzbach u. a. anhand von Sektionen verstorbener Sportler aufgestellt und bei 500 g angenommen. Eine mögliche körpergewichtsbezogene bzw. oberflächenbezogene Abhängigkeit wurde nicht untersucht. Deshalb wurde bei 32 Untrainierten (U), 66 z. T. extrem Ausdauertrainierten (AT), 10 Kraftsportlern (KS), 30 Hypertonikern, (HT), 20 Patienten mit HOCM, 10 Patienten mit dilatativer Kardiomyopathie (DKM) sowie 10 Patienten mit Aorteninsuffizienz (AI) zweidimensional echokardiographisch nach einer modifizierten Simpson rule (2 Querachsen, 2- und 4-Kammerblick) die linksventrikuläre Muskelmasse (LVM), das enddiastolische Volumen (EDV) und die Ejektionsfraktion (EF) sowie das röntgenologische Herzvolumen (HV) bestimmt.

Bezogen auf das Körpergewicht ändern sich LVM, EDV und EF bei Kraftsportlern nicht, bei Ausdauersportlern ist bei maximaler Herzvergrößerung (HV/kg = 19 ml/kg) LVM um 75%, EDV um 55% gegenüber vergleichbaren U vergrößert, EF ist gleich. Bei Erreichen dieses körpergewichtsbezogenen Grenzwertes ist bei Hypertonikern bereits in 65% bei HOCM in 15%, AI in 10% und bei DKM in allen Fällen die EF vermindert.

Ein absoluter kritischer Grenzwert der physiologischen Hypertrophie ist nicht ableitbar, jedoch ein relativer Grenzwert (7,5 g/kg). Bei Patienten mit Hypertonie, HOCM und DKM ist ein Zusammenhang mit dem Überschreiten eines physiologischen Grenzwertes und der Verschlechterung der linksventrikulären Funktion nicht erkennbar, für volumenbelastete Herzen scheint dies möglich.

Schlüsselwörter: Echokardiographie – Physiologische Hypertrophie – Pathologische Hypertrophie – Kritisches Herzgewicht.

Summary

The term (absolute) critical heart weight was introduced by Linzbach following post mortems of patients with hypertrophy and of athletes and is thought to be 500 g. The dependence of this value on body weight or surface area was not investigated. Therefore echocardiographic examinations were carried out on 32 untrained persons (U), 66 endurance trained athletes (AT), 10 power trained athletes, 30 patients with hypertony (HT), 20 patients with HOCM, 10 patients with dilatative cardiomyopathy (DKM) and 10 patients with aortic insufficiency (AI), following a modification of a Simpson's rule (two short axis,

---

[1] Mit Unterstützung des Bundesinstituts für Sportwissenschaft Köln-Lövenich

Anschrift für die Verfasser: Priv.-Doz. Dr. med. H.-H. Dickhuth, Medizinische Klinik, Abteilung Sport- und Leistungsmedizin, Hugstetter Straße 55, 7800 Freiburg

2- and 4-chamber view). The left ventricular muscle mass (LVM), the end diastolic volume (EDV), and the ejection fraction (EF) were calculated, the heart volume (HV) was estimated by x-ray.

LVM, EDV and EF did not change in relation to the body weight in power trained athletes. In endurance trained athletes with a maximum heart volume (19 ml/kg), LVM is increased by 75% and EDV by 55% as compared to untrained subjects, EF remains constant. When this critical physiological heart weight (LVM/kg) is reached or passed then EF is already in 65% of the HT cases in 15% of the HOCM cases, in 10% of the patients with AI and in all patients with dilatative cardiomyopathy decreased.

An absolute critical heart weight for a physiological hypertrophy cannot be determined, however a relative critical heart weight (7,5 g/kg) can. In patients with hypertension HOCM, and DKM this relative critical heart weight appears to be of no clinical relevance. However, in hearts under volume stress, this value may be of importance.

Key-words: Echocardiography – Physiological hypertrophy – Pathological hypertrophy – Critical heart weight.

Einleitung

Der Begriff kritisches Herzgewicht wurde von Linzbach [8] in Zusammenhang mit Sektionen verunglückter Sportler aufgestellt, bei denen eine maximale Herzhypertrophie von 450–500 g gefunden wurde. Diese Grenze von 500 g (Gesamtherzgewicht) wurde als maximale physiologische Hypertrophie angesehen; darüber hinausgehende Herzgewicht sollten zur Hyperplasie und damit zur pathologischen Herzhypertrophie führen. Später kamen Schoemakers [11], Hort [6], Adler und Sandritter [1] – diese aufgrund von DNS Messungen – zu ähnlichen Grenzwerten.

Während die Herzhypertrophie bei chronisch physiologischer Volumenbelastung gut belegt ist [3, 7], wird im amerikanischen Schrifttum aufgrund eindimensionaler echokardiographischer Messungen die Auffassung vertreten, daß extreme statische Belastungen ebenfalls zu Herzhypertrophie und zwar zu einer konzentrischen Hypertrophie führen [9].

Bei den zitierten Arbeiten fällt auf, daß die Messungen nicht körpergewichtsbezogen oder oberflächenbezogen relativiert wurden, obwohl eine derartige Abhängigkeit für das Herzgewicht, für die Herzgröße (Herzvolumen) und auch für funktionelle Größen wie dem Schlagvolumen seit langem bekannt sind.

Beim Vergleich mit pathologischen Herzhypertrophieformen ist häufig auch nicht berücksichtigt, daß die physiologische Herzhypertrophie in der Regel eine symmetrische Hypertrophie ist, d. h. rechte Kammer, rechter Vorhof und linker Vorhof sind gleichermaßen beteiligt, so daß ein Vergleich von Gesamtherzgewichten von physiologischen mit pathologischen Hypertrophieformen bei meist unterschiedlicher Rechtslinksbelastung sowie unterschiedlicher Ursache (z. B. Druck- oder Volumenbelastung) problematisch scheint.

Folgender Fragestellung wurde deshalb nachgegangen:

1. Läßt sich unter Berücksichtigung anthropometrischer Daten eine absolute Grenze für die physiologische Herzhypertrophie ableiten?
2. Führt neben chronisch dynamischen auch chronisch statisches Training zur Herzhypertrophie?
3. Ist das Überschreiten eines physiologischen Grenzwertes als wesentlicher Aspekt einer Funktionseinschränkung bei verschiedenen pathologischen Hypertrophieformen anzusehen (Hypertonie, HOCM, dilatativer Kardiomyopathie, Aoerteninsuffizienz)?

Tabelle 1. Herzvolumen (HV), relatives Herzvolumen (HV/kg), linksventrikuläre Muskelmasse (LVM), relative linksventrikuläre Muskelmasse (LVM/kg) und Auswurffraktion (EF) bei physiologischer und pathologischer Herzhypertrophie (mit klinischem Schweregrad)

	Gewicht (kg)	HV (ml)	HV/kg (ml/kg)	LVM (g)	LVM/kg (g/kg)	EF (%)
Untrainierte ($n = 10$)	71 ± 6	771 ± 89	11,1 ± 1,2	152 ± 19	2,14 ± 0,26	57 ± 5
Ausdauersportler (mittlere Herzvergrößerung) ($n = 10$)	70 ± 4	1008 ± 78	14,7 ± 1,1	185 ± 25	2,64 ± 0,26	58 ± 4
Ausdauersportler (starke Herzvergrößerung) ($n = 8$)	69 ± 3	1240 ± 70	18,1 ± 1,1	235 ± 26	3,45 ± 0,36	58 ± 4
Kraftsportler ($n = 10$)	105 ± 11	1083 ± 149	10,3 ± 25	212 ± 25	2,10 ± 0,22	55 ± 4
Grenzwerthypertoniker ($n = 10$), Stadium 0	78 ± 8	880 ± 119	11,2 ± 1,4	162 ± 28	2,10 ± 0,35	59 ± 7
Hypertonie, konz. Hypertrophie ($n = 10$), Stadium I	74 ± 14	832 ± 169	11,4 ± 1,8	191 ± 37	2,58 ± 0,26	6 ± 5
Hypertonie, exzentr. Hypertrophie ($n = 10$), Stadium II–III	78 ± 10	1137 ± 280	14,7 ± 2,8	234 ± 37	3,00 ± 0,47	56 ± 7
Dilatative Kardiomyopathie ($n = 18$), Stadium III	80 ± 10	1436 ± 440	18,4 ± 5,5	224 ± 28	2,8 ± 0,35	30 ± 8
HOCM ($n = 20$), Stadium II–III	75 ± 10	1128 ± 231	15,3 ± 2,3	272 ± 76	3,62 ± 0,36	61 ± 7
Aorteninsuffizienz ($n = 10$), Stadium I	72 ± 4	1082 ± 164	15,0 ± 2,8	225 ± 47	3,12 ± 0,34	68 ± 7

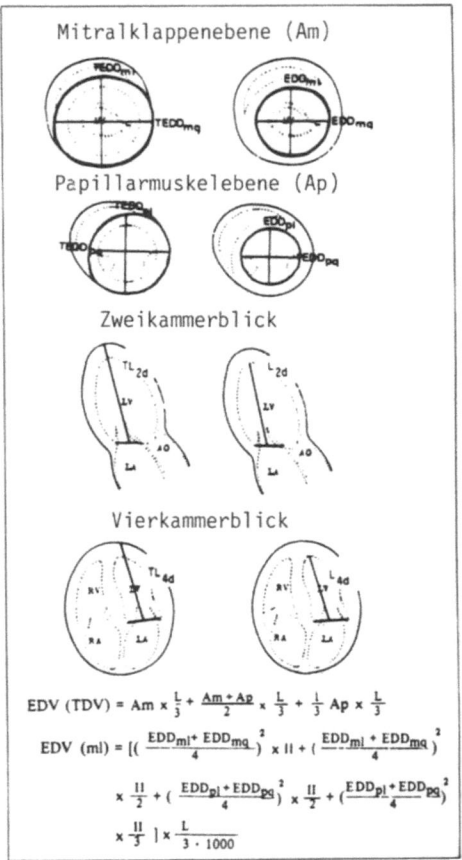

Abb. 1. Zweidimensionale echokardiographische Parameter aus den Kurzachsenschnitten und dem Zwei- und Vierkammerblick zur Berechnung der linksventrikulären Volumina

Methodik

Bei 32 männlichen Untrainierten, 66 Ausdauersportlern mit mittlerer Herzvergrößerung bzw. starker Herzvergrößerung, 10 extremen Kraftsportlern, 30 Hypertonikern, 20 Patienten mit HOCM, 18 Patienten mit dilatativer Kardiomyopathie und 10 Patienten mit Aorteninsuffizienz (Tabelle 1) wurde nach einer modifizierten Simpson rule aus einem Mitralebenenschnitt, Papillarmuskelschnitt sowie einem Zwei- und Vierkammerblick aus mindestens 3 Zyklen das enddiastolische Volumen (EDV), das Gesamtvolumen einschließlich Muskulatur (TDV) und das endsystolische Volumen (ESV) bestimmt (Abb. 1) [2, 5]. Daraus wurde die linksventrikuläre Muskelmasse (LVM), die relative Muskelmasse (LVM/kg) und Ejektionsfraktion (EF) berechnet [2, 4, 5]. Bei allen untersuchten Personen wurde zusätzlich das Herzvolumen nach Musshoff und Reindell bestimmt.

Ergebnisse und Diskussion

a) Physiologische Herzhypertrophie und kritisches Herzgewicht

Am Beispiel des Gewichtsbereiches von 70 kg sei die Einteilung für die physiologische Herzhypertrophie erläutert (Tabelle 1). Es wird jeweils ein Wert für das linksventrikuläre Kammergewicht für Untrainierte und Sportler mit mittlerer und stärkerer Herzhypertrophie berechnet und dies für die verschiedenen Gewichtsbereiche durchgeführt. Aufgrund der linearen Beziehungen zwischen linksventrikulärer Muskelmasse (LVM) und Herzvolumen bei Herzgesunden ergeben sich dann Relativwerte (LVM/kg) für Untrainierte sowie Sportler mit mittlerer und starker Herzvergrößerung entsprechend den relativen Herzvolumina. Die Größenordnung stimmt gut mit pathologisch-anatomischen Gewichtsbestimmungen überein [5, 10]. Einen Unterschied in der Ejektionsfraktion besteht – gleich welches Ausmaß die physiologische Hypertrophie aufweist – nicht. Es lassen sich dann Mittelwerte für die einzelnen Gewichtsgruppen für Untrainierte, für eine mittlere und für eine maximale physiologische Hypertrophie erstellen (Abb. 2). Aufgrund der Literatur und eigener Untersuchungen kann die maximale Sportherzhypertrophie röntgenologisch bei einem relativen Herzvolumen von 19 ml/kg angesehen werden, die mittlere Sportherzhypertrophie wurde in einem Bereich von 15 ml/kg angenommen. Im hohen Körpergewichtsbereich (90–110 kg) fanden sich nur Einzelbefunde, die an die maximale Sportherzhypertrophie heranreichten, so daß hier extrapoliert wurde. Unter der Annahme, daß bei Herzgesunden die linksventrikuläre Muskelmasse ca 47% der Gesamtmuskelmasse ausmacht, kann auf das Gesamtherzgewicht geschlossen werden [10]. Es findet sich eine starke Abhängigkeit des normalen und hypertrophierten Herzgewichts vom Körpergewicht (Abb. 2). Für einen Körpergewichtsbereich von 70 kg ergibt sich dann in auffallender Übereinstimmung mit Linzbach ein kritisches Herzgewicht von 500–550g, dessen Messungen ebenfalls an einem Untersuchungsgut mit einem Körpergewichtsbereich von 70 kg durchgeführt wurde. Andererseits wird diese kritische Grenze von Untrainierten mit hohem Körpergewicht (110 kg) erreicht, bzw. würde bei geringem Körpergewicht (50 kg) erst beim $2^{1}/_{2}$fachen des normalen Herzgewichtes erreicht, so daß die Angabe einer relativen kritischen Grenze erforderlich erscheint (relatives kritisches Herzgewicht).

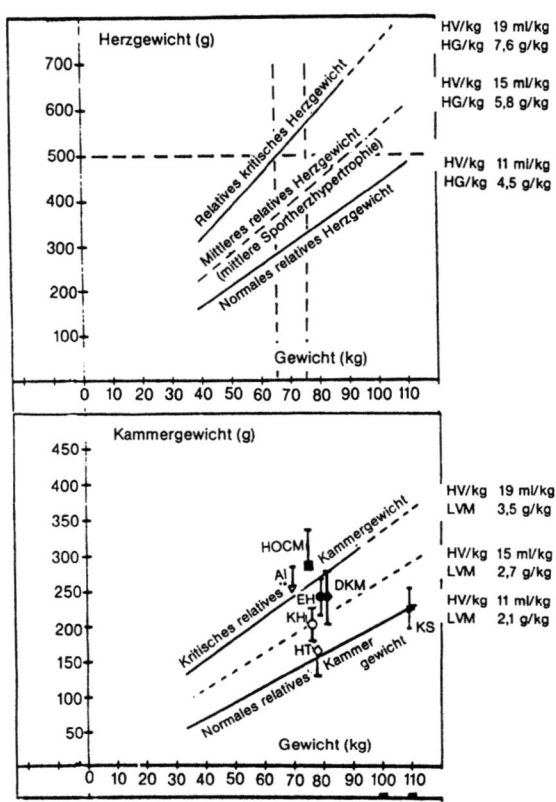

Abb. 2. Kammergewicht des linken Ventrikels und Herzgewicht bei normalen Herzen und physiologischer Hypertrophie in Abhängigkeit vom Gewicht; Kammergewicht von Patienten mit pathologischer Herzhypertrophie (siehe auch Text) *KS* = Kraftsportler, *HT* = Grenzwerthypertoniker, *KH* = Konzentrische Hypertrophie, *EH* = Exzentrische Druckhypertrophie, *DKM* = Dilatative Kardiomyopathie, *AI* = Aorteninsuffizienz, *HOCM* = Hypertrophe obstruktive Kardiomyopathie

b) Pathologische Hypertrophie

Bei der Einordnung von extremen Kraftsportlern bzw. pathologischen Hypertrophieformen wurde der Bezug auf das Körpergewicht nur beim Kammergewicht durchgeführt, da eine Umrechnung auf das Gesamtherzgewicht bei diesen Hypertrophieformen nicht zulässig erscheint. Bei Kraftsportlern und auch bei Grenzwerthypertonikern ist eine Zunahme des Kammergewichts (Kammerhypertrophie) nicht nachweisbar. Der Übergang von der konzentrischen Hypertrophie in die exzentrische Hypertrophie mit Vergrößerung des Ventrikels und Verschlechterung der Ejektionsfraktion liegt deutlich unterhalb des kritischen Kammergewichtes. Die dilatativen Kardiomyopathien liegen ebenfalls noch deutlich unterhalb des relativen kritischen Kammergewichtes. Bei Patienten mit HOCM liegt das Kammergewicht im Mittel über der relativen kritischen Grenze, obwohl echokardiographisch eine normale systolische Funktion besteht, in Ruhe fanden sich grenzwertige Füllungsdrucke (18 mmHg), unter Belastung deutlich erhöhte Füllungsdrucke (28 mmHg), entsprechend der eingeschränkten diastolischen Funktion. Bei Erreichen des relativen kritischen Kammergewichtes ist bei Hypertonikern bereits in 65%, bei dilatativer Kardiomyopathie in allen Fällen und bei HOCM in 15% die EF vermindert. Die Patienten mit einer Aorteninsuffizienz waren trotz Überschreiten des kritischen Grenzgewichtes noch gut kompensiert und stellen einen klinischen Schweregrad I dar, die Ejektionsfraktion lag bis auf einen Fall im oberen Normbereich.

Folgende *Schlußfolgerungen* scheinen zulässig:

Es läßt sich kein absoluter kritischer Grenzwert, jedoch ein relativer kritischer Grenzwert der physiologischen Herzhypertrophie (70–80%) ableiten.

Nur chronisch dynamisches, nicht jedoch statisches Training führt zur Herzhypertrophie.

Bei Patienten mit Hypertonie, dilatativer Kardiomyopathie und HOCM ist ein Zusammenhang zwischen dem Überschreiten eines physiologischen Grenzwertes und der linksventrikulären Funktion nicht erkennbar; bei chronisch volumenbelasteten Herzen (Aorteninsuffizienz) ist dies denkbar und bleibt zu überprüfen. Dies steht nicht im Gegensatz zu dem Befund, daß innerhalb der einzelnen Krankheitsbilder die Verschlechterung der Ventrikelfunktion mit einer zunehmenden kompensatorischen Hypertrophie einhergeht.

Literatur

1. Adler CP, Sandritter W (1971) Numerische Hyperplasie der Herzmuskelzellen by Hypertrophie. Dtsch Med Wschr 96:1895
2. Dickhuth H-H, Nause A, Staiger J, Bonzel T, Keul J (1983) Two-dimensional echocardiographic measurements of left ventricular volume and stroke volume of endurance-trained athletes and untrained subjects. Int J Sports Med 4:21
3. Dickhuth H-H, Simon G, Kindermann W, Wildberg A, Keul J (1979) Echokardiographische Untersuchungen bei Sportlern verschiedener Sportarten und Untrainierten. Z Kardiol 68:449
4. Devereux RB, Reicheck N (1977) Echocardiographic determination of left ventricular mass in man. Circulation 55:613
5. Helak JW, Reichek N (1981) Quantitation of human left ventricular mass and volume by two-dimensional echocardiography. In vitro Anatomic Validation. Circulation 63:1398
6. Hort W (1953) Quantitative histologische Untersuchungen an wachsenden Herzen. Virchows Arch path Anat 323 223
7. Keul J, Dickhuth H-H, Simon G, Lehmann M (1981) Effect of static and dynamic exercise on heart volume, contractility and diameter of ventricular wall and volume. Circulation research 48:6
8. Linzbach AJ (1948) Herzhypertrophie und kritisches Herzgewicht. Klin Wochenschr 26:459
9. Morganroth J, Maron BJ, Henry WL, Epstein SE (1975) Comparative left ventricular dimensions in trained athletes. Ann Intern Med 82:521
10. Reiner L, Mazzoleni A (1959) The weight of the human heart in normal cases. Arch Pathol 63:68
11. Schoenmackers J (1958) Vergleichende quantitative Untersuchungen über den Faserbestand des Herzens bei Herz- und Herzklappenfehlern sowie Hochdruck. Virchows Arch Pathol Anat 331:3

Zur Frage der Möglichkeit der Schlagvolumenbestimmung mittels der ein- und zweidimensionalen Echokardiographie in Ruhe und unter dynamischer Belastung

Determination of Stroke Volume by M-Mode and Two-Dimensional Echocardiography at Rest and During Dynamic Exercise

J. Satomi und R. Rost

Institut für Kreislaufforschung und Sportmedizin (Direktor: Prof. Dr. med. W. Hollmann) der Deutschen Sporthochschule Köln

Zusammenfassung

Zur Frage der Bewertung der Schlagvolumenbestimmung mittels der Echokardiographie wurden bei 111 Sportlern ein- und zweidimensionale echokardiographische Untersuchungen durchgeführt und mit dem röntgenologischen Herzvolumen verglichen. Bei 10 Probanden wurde eine echokardiographische Untersuchung zusätzlich unter einer dynamischen Belastung von 50 Watt durchgeführt. Die Schlagvolumenbestimmungen geschahen bei der eindimensionalen Methode nach der kubischen- bzw. nach der Teichholz-Formel, bei der zweidimensionalen Echokardiographie nach der vom Ellipsoid-Modell abgeleiteten Formel und nach der modifizierten Simpson's rule.

Die Korrelationen zwischen der Größe des Herzvolumens und des Schlagvolumens waren für alle 4 verwendeten Formeln praktisch gleich im Bereich von $r = 0{,}63-0{,}67$. Bezüglich der Absolutwerte kann nach der Literatur das Schlagvolumen mit etwa 12% des Herzvolumens angenommen werden. Dies wurde nach der kubischen Formel gering zu groß, nach der Teichholz-Formel gering zu klein angegeben. Eindeutig zu klein ist es nach beiden zweidimensionalen Formeln. Die relativen Steigerungswerte lagen für alle Formeln mit 10–16% im gleichen Bereich. Nach diesen Ergebnissen unterschätzt die zweidimensionale Echokardiographie das Schlagvolumen, sie bringt keine wesentliche Verbesserung gegenüber der eindimensionalen Technik.

Schlüsselwörter: Schlagvolumen – Ein- und zweidimensionale Echokardiographie – Herzvolumen – Dynamische Belastung.

Summary

To answer the question on the possibility of a stroke volume (SV) measurement by echocardiography we carried out investigations on 111 athletes by M-mode and twodimensional echocardiography. Additionally, cardiac volume was compared. In 10 subjects SV was determined during dynamic exercise of 50 W. SV was calculated by the cube formula and by its Teichholz modification in the M-mode and in the twodimensional technique according to the formula derived from the ellipsoid model and the modified Simpson's rule.

Correlations for all measurements of SV to cardiac volume were between $r = 0.63-0.67$. The absolute value by both two-dimensional formulas was too small. Relative increase of SV during exercise was found by all formulas to be between 10–16%. According to these results, twodimensional echocardiog-

Anschrift für die Verfasser: Dr. med. J. Satomi, Institut für Kreislaufforschung und Sportmedizin, Deutsche Sporthochschule Köln, Carl-Diem-Weg, 5000 Köln 41

raphy underestimates SV and no improvement of SV-measurement can be expected on comparison to M-mode technique.

Key-words. Stroke volume – M-mode and twodimensional echocardiography – Cardiac volume – Dynamic exercise.

Einleitung

Die Echokardiographie ist wegen ihrer Nicht-Invasivität gerade in der Sportmedizin von besonderer Bedeutung. Während ihre Wertigkeit hinsichtlich der dimensionalen Parameter unumstritten ist, wird die Diskussion um die Schlagvolumenbestimmung kontrovers geführt. Die bisher verfügbaren Daten beruhen überwiegend auf der M-Mode–Echokardiographie. Der wesentliche Einwand hiergegen besteht darin, daß aus der Änderung einer eindimensionalen Größe, nämlich des linksventrikulären Durchmessers, auf das Verhalten eines kompliziert gestalteten dreidimensionalen Gebildes, hier des linken Ventrikels, rückgeschlossen werden muß.

Die Einführung der zweidimensionalen Echokardiographie bietet hier Vorteile. In der vorliegenden Studie sollte untersucht werden, inweiweit hierdurch eine Verbesserung der Aussagekraft hinsichtlich des Schlagvolumens erreichbar ist. Da häufig argumentiert wird, daß mit der Echokardiographie möglicherweise nicht Absolutwerte, aber Änderungen des Schlagvolumens gut erfaßt werden könnten, wurden zusätzlich Untersuchungen bei dynamischer Belastung durchgeführt.

Material und Methodik

Wir untersuchten 111 Sportler im Alter von 12–33 Jahren ein- und zweidimensional echokardiographisch. Zusätzlich wurde das röntgenologische Herzvolumen ermittelt. Bei 10 der Probanden, die besonders gute echokardiographische Registriermöglichkeiten boten, wurde eine dynamische Belastung von 50 Watt im Liegen durchgeführt. Die Untersuchungen geschahen mit einem Picker-Echo-View-System 80C, einem zweidimensionalen Echokardiographiegerät mit mechanischem Schallkopf.

Wir ermittelten aus dem eindimensionalen Echokardiogramm den enddiastolischen und endsystolischen Durchmesser, das enddiastolische und endsystolische Volumen wurde sowohl nach der kubischen als auch nach der Teichholz-Formel [6] abgeleitet, das Schlagvolumen ergab sich jeweils als Differenz.

Aus dem zweidimensionalen Echokardiogramm wurden enddiastolische und endsystolische Querdurchmesser in der parasternalen Querachsenebene in Höhe der Mitralklappe sowie in Höhe der Papillarmuskeln, ferner der enddiastolische und endsystolische Längsdurchmesser im Vierkammerblick ausgemessen. Aus diesen Parametern bestimmten wir enddiastolische und endsystolische Volumina nach der vom Ellipsoid-Modell abgeleiteten Formel und nach der modifizierten Simpson-rule nach Parisi [2]. Auch hier ergab sich das Schlagvolumen als Differenz.

Die Korrelationen zwischen Schlagvolumina und Herzvolumina waren für alle verwendeten Formeln hochsignifikant, und lagen stets im etwa gleichen Bereich von 0,63 bis 0,57.

Tabelle 1. Absolutwerte der errechneten Schlagvolumina sowie deren prozentuale Beziehung zum Herzvolumen

$n = 59$		SV (ml)	SV/HV (%)
1 DE	D^3	107 ± 33	13,3
	$\dfrac{7}{2,4 + D} D^3$	85 ± 20	10,6
2 DE	$2/3 \cdot Am \cdot L$	61 ± 20	7,6
	Simpson	69 ± 23	8,6

HV (ml) = 802 ± 206

Tabelle 2. Schlagvolumenbestimmung unter dynamischer Belastung

		n	SV (ml)		ΔSV (%)
			Ruhe	50 W	
1 DE	D^3	10	120 ± 26	139 ± 20	15,8
	$\dfrac{7}{2,4 + D} D^3$	10	93 ± 17	106 ± 15	13,9
2 DE	$2/3 \cdot Am \cdot L$	10	64 ± 16	73 ± 17	14,1
	Simpson	7	72 ± 18	80 ± 18	11,1

(HV (ml) = 895 ± 108, $n = 8$)

Geht man davon aus, daß nach Reindell [3] das Schlagvolumen etwa 12% des Herzvolumens ausmacht, so wurde dies nach der kubischen Formel gering zu groß, nach der Teichholz-Formel gering zu klein angegeben. Eindeutig zu klein ist es nach beiden zweidimensionalen Formeln (siehe Tabelle 1).

Unter dynamischer Belastung wurde bei sehr unterschiedlichen Absolutwerten jeweils nach allen Formeln etwa der gleich prozentuale Bereich zwischen 10 und 16% Steigerung gefunden (siehe Tabelle 2).

Diskussion

Aufgrund der vorliegenden Ergebnisse kommen wir zu der Schlußfolgerung, daß die zweidimensionale Echokardiographie z. Z. noch keine Verbesserung in der Aussagekraft der echokardiographischen Schlagvolumenbestimmung mit sich bringt. Die Schlagvolumina werden zu klein ermittelt. Mit der eindimensionalen Echokardiographie werden nach Rost [4], besonders bei großen Sportherzen, deren Ventrikelform vom Ellipsoid-Modell zur

Kugelform hin abweicht, die Schlagvolumina eher zu groß ermittelt. Hinsichtlich der Änderung des Schlagvolumens unter dynamischer Belastung haben beide Methoden etwa die gleiche Aussagekraft.

Die Frage nach den Ursachen der zu kleinen Bestimmung des Schlagvolumens auf zweidimensionalem Wege, die auch von anderen Autoren gefunden wurde [1, 5] wird im allgemeinen mit der fehlenden Möglichkeit der Bestimmung des wahren linksventrikulären Durchmessers als Folge der Luftüberlagerung der Herzspitze begründet. Dies erlaubt stets nur die Ermittlung einer verkürzten Projektion dieses Parameters.

Literatur

1. Erbel R, Schweizer P, Krebs W, Pyhel N, Meyer J, Effert S (1981) Monoplane und biplane zweidimensionale echokardiographische Volumenbestimmung des linken Ventrikels. II. Untersuchungen bei koronarer Herzerkrankung. Z Kardiol 70:436
2. Parisi AF, Moynihan PF, Feldman CL, Folland ED (1979) Approaches to determination of left ventricular volume and ejection fraction by realtime two-dimensional echocardiography. Clin Cardiol 2:257
3. Reindell H, Klepig H, Steim H, Musshof K, Roskamm H, Schildge E (1960) Herz, Kreislaufkrankheiten und Sport. Barth, München
4. Rost R (1982) Das Herz des Sportlers im Ultraschall. Hofmann, Schorndorf
5. Schweizer P, Erbel R, Meyer J, Grenner H, Krebs W, Effert S (1981) Möglichkeiten der Bestimmung von Volumina und Austreibungsfraktion der linken Kammer mit dem zweidimensionalen Ultraschallverfahren. Herz 5:291
6. Teichholz LE, Kreulen T, Herman MV, Gorlin R (1976) Problems in echocardiographic volume determinations echocardiographic-angiographic correlations in the presence or absence of asynergy. Am J Cardiol 37:7

QT-Verhalten bei Ausdauertrainierten in Differentialdiagnose

The Differential Diagnostic Importance of the QT Interval in Endurance-Trained Subjects

H.-W. Bindig und W. Hilmer

Sportmedizinische Abteilung (Leiter: Prof. Dr. med. W. Hilmer) der Medizinischen Poliklinik (Direktor: Prof. Dr. med. K. Bachmann) der Universität Erlangen-Nürnberg

Zusammenfassung

Das Vagotoniker-EKG des Ausdauertrainierten neigt zur grenzwertigen Verlängerung der QT-Dauer. Bei 100 Ausdauertrainierten und bei 60 Nichtausdauertrainierten wurde Q-T in Relation zur Herzfrequenz bei Belastung gesetzt. Bei den Ausdauertrainierten kam es zu Beginn der Belastung zu einer Verlängerung der relativen QT-Dauer, bei Ende der Belastung zu einer Verkürzung. Bei den Nichtausdauertrainierten war dies nur abgeschwächt nachweisbar. Dieses QT-Verhalten ist im Hinblick auf Differentialdiagnose gegenüber QT-Syndrom, Mitralklappenprolaps und Medikamenteneinfluß von Bedeutung.

Schlüsselwörter: QT-Dauer – Differentialdiagnose – Mitralklappenprolaps – QT-Syndrom.

Summary

The vagatonic ECG of endurance-trained persons often shows a borderline QT-interval. During physical exercise, the QT-interval of 100 endurance-trained and 60 non-endurance-trained persons was measured in relation to the exercise heart rate.

The endurance-trained persons showed a prolongation of the relative QT-interval at the start and at the end of exercise. There was a significant reduction in the early follow-up. Non-endurance-trained persons showed only weak such QT-interval changes.

The QT-behaviour is of significance due to differential diagnostic caonsiderations regarding the QT-syndrome, the mitral valve prolaps syndrome an the influence of drugs.

Key-words: QT-interval – Differential diagnosis – Mitral valve prolapse – QT-syndrome.

Einleitung

Die Schwierigkeit der Beurteilung der QT-Strecke gerade bei Ausdauertrainierten hat Anlaß zu dieser Arbeit gegeben. Differentialdiagnostisch ist bei einer Verlängerung der QT-Strecke über die in der Literatur angegebenen Werte das QT-Syndrom zu erwägen, zumal Patienten mit diesem Syndrom als auch Ausdauertrainierte eine relative Bradykardie haben.

Aufgrund dieser Problematik haben wir die QT-Strecke bei Ausdauertrainierten und bei Nichtausdauertrainierten untersucht und gegenübergestellt; kasuistisch werden Patienten mit QT- und Mitralsegelprolaps-Syndrom mit diesen beiden Gruppen verglichen.

Anschrift für die Verfasser: Dr. med. H.-W. Bindig, Sportmedizinische Abteilung der Medizinischen Poliklinik, Maximiliansplatz 10, 8520 Erlangen

Material und Methodik

Es wurden 160 Sportler (115 Männer, 45 Frauen) im Alter von 18 bis 40 Jahren fahrradergometrisch untersucht. In diesem Kollektiv waren 100 gesunde Ausdauertrainierte und 60 gesunde Nichtausdauertrainierte. Die ausdauertrainierten Männer hatten eine Leistungsfähigkeit von mehr als 3,5 W/kg KG, die ausdauertrainierten Frauen von mehr als 2,5 W/kg KG. Die Nichtausdauertrainierten lagen unter diesen Werten. Die Hauptsportarten der Ausdauertrainierten waren Langlauf, Schwimmen, Rudern, Eisschnellauf, Wasserball und Basketball. Die Sportarten der Nichtausdauertrainierten waren Tischtennis, Gewichtheben und Eisstockschießen. Die Sportler wurden auf einem Fahrradergometer belastet, und zwar wurde jeweils nach 4 min um 50 bis 100 Watt gesteigert; meist wurde in drei Stufen belastet. In der jeweilig vierten Minute jeder Belastungsstufe wurden etwa 5 bis 10 auswertbare EKG-Komplexe in den Ableitungen II, V_4, V_5 und V_6 von zwei Untersuchern ausgemessen und die QT-Zeit ermittelt. In jeder Stufe wurde gemessen, außerdem 0,5, 1, 2, 3, 4, und 5 min nach Belastungsende. Die absoluten QT-Zeiten wurden frequenzkorrigiert bestimmt, entsprechend der bekannten Bazett-Formel

$$QTc = \frac{QT}{\sqrt{RR}} = \frac{QT}{\sqrt{\frac{60}{HF}}} \qquad (3)$$

Für jede Belastungsstufe und für die Nachbeobachtungsphase wurden Mittelwerte und Standardabweichungen errechnet und graphisch dargestellt.

Die Meßgenauigkeit unserer Ergebnisse liegt bei ± 15 ms. Gerade in den höheren Belastungsstufen ist es schwierig, das Ende der QT-Zeit zu bestimmen, da teilweise TU-Verschmelzungswellen auftraten. Hier wurde dann eine Tangente an den absteigenden Schenkel der T-Welle gelegt. Der Schnittpunkt der Tangente mit der Isoelektrischen, durch die PQ-Strecke festgelegt, wurde als QT-Ende definiert. Aufgrund von Muskelverzitterungen war der Beginn der Q-Zacke nur mit Schwierigkeiten zu bestimmen, insbesondere bei höheren Belastungsstufen. Außerdem haben wir bei 50 ausdauertrainierten Sportlern des erwähnten Kollektivs ein „Belastungs-Phonokardiogramm" registriert, als Abgrenzung zum QT-Syndrom. Vor und nach Belastung wurde in einminütigem Abstand bis etwa 6 min nach Belastungsende nicht nur das EKG, sondern auch das Phonokardiogramm geschrieben.

Ergebnisse

Die relative QT-Zeit der Ausdauertrainierten zeigt bei einem Ausgangswert von 405 ms unter Belastung einen kontinuierlichen Anstieg auf 456 ms bei Herzfrequenzen um etwa 115 bis 125/min. Danach fällt QT_c auf Werte unter 400 ms bei Herzfrequenzen um 190/min ab. In den Abbildungen 1 und 2 geben die Säulen die jeweilige Standardabweichung an. Bei den Nichtausdauertrainierten kommt es bei einem Ausgangs-QTc von 375 ms nur zu einem Anstieg auf 430 ms — bei höheren Frequenzen kommt es zu einer weitgehenden Annäherung der relativen QT_c-Zeit von Ausdauertrainierten und Nichtausdauertrainierten (Abb. 1).

Bei Darstellung der QT_c-Zeit in Abhängigkeit von den meist drei Belastungsstufen kommt es in der ersten Belastungsstufe zu einem doch deutlichen Anstieg von QT_c, bei den

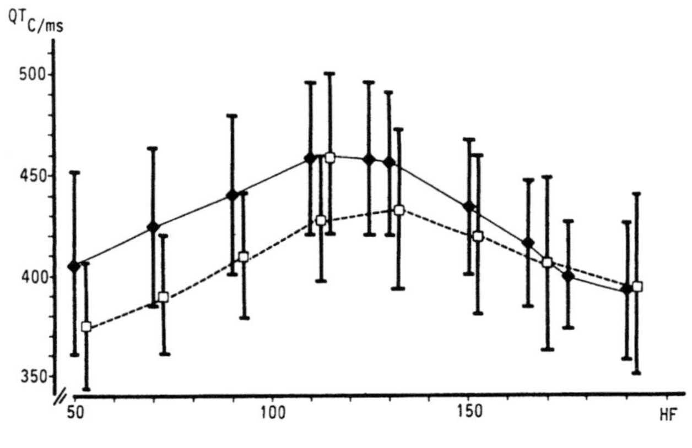

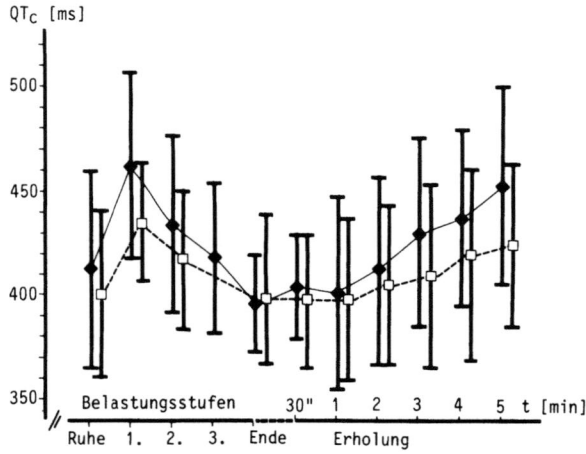

Abb. 1. QT_c-Verhalten in Abhängigkeit von der Herzfrequenz

Abb. 2. QT_c-Verhalten während und nach Belastung

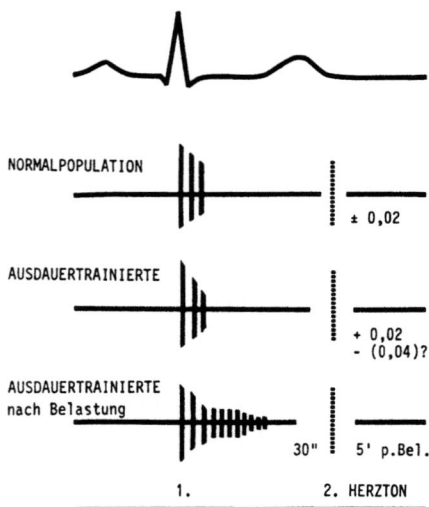

Abb. 3. Phonokardiogramm von Ausdauertrainierten vor und nach Belastung im Vergleich zur „Normalpopulation"

Ausdauertrainierten von 412 auf 462 ms (Abb. 2). In der zweiten und dritten Belastungsstufe wird die relative QTc-Zeit kürzer. Am Ende der Belastung ist die QTc-Zeit am geringsten, bei den Ausdauertrainierten sogar niedriger als der Ausgangswert. Hier und in der frühen Nachbeobachtungsphase stimmen die Werte für die Ausdauertrainierten und Nichtausdauertrainierten weitgehend überein. In der weiteren Nachbeobachtungsphase wird die QTc-Zeit wieder länger; bei den Ausdauertrainierten stärker als bei den Nichtausdauertrainierten. Es werden fast die Maximalwerte der ersten Belastungsstufe erreicht, bei den Nichtausdauertrainierten 425 ms – bei den Ausdauertrainierten 452 ms (Abb. 2).

Nach Holldack [2] stimmt der II. HT, also das Ende der mechanischen Systole, mit dem Ende der T-Welle, dem Ende der elektrischen Systole, um ± 0,02 s überein. Bei Leistungssportlern reicht dieses Intervall von +0,02 s bis knapp –0,04 s (Abb. 3). Nach Belastungsende kommt es zu folgendem Bild: der II. HT fällt 0,06 bis 0,08 s vor dem QT-Ende ein. Erst in der weiteren Nachbeobachtungsphase fällt der II. HT wieder am Ende der QT-Strecke ein. Nach etwa 6 min ist beim Ausdauertrainierten der Ausgangszustand wieder erreicht. Auftreten und Verstärkung funktioneller systolischer Geräusche konnten beobachtet werden [4].

Diskussion

Schon Reindell [7] hat beobachtet, daß der „Erregungsrückgang bei manchem Dauersportler erheblich verzögert" ist. Ausdauertrainierte haben in Ruhe gegenüber Nichtausdauertrainierten deutlich höhere QT-Werte. Bei Beginn der körperlichen Belastung kommt es zu einer Verlängerung der relativen QT-Dauer [3, 5]. Die Verlängerung ist einerseits auf eine träge Anpassung der QT-Dauer an plötzliche Frequenzanstiege zurückzuführen, andererseits wird auch der Sympathikuseinfluß diskutiert [1, 5], wie im Tierversuch auch schon nachgewiesen werden konnte.

Manche Autoren halten zudem eine Minderung der Vagusaktivität für wichtig, ebenso wird eine Erhöhung des venösen Rückstromes zu Beginn der Belastung in Erwägung gezogen [8].

Im Verlauf stärkerer bzw. längerer Belastung kommt es zu einer Verkürzung der QTc-Zeit. Dies ist bei den Ausdauertrainierten ausgeprägter als bei den Nichtausdauertrainierten [5], die Verkürzung ist um so größer, je höher die relative QT-Dauer in Ruhe ist. Schon 1960 wurde beschrieben, daß es bei einem Trainierten über die frequenzbedingte Verkürzung hinaus zu einer sogenannten „zusätzlichen Systolenverkürzung" bis zu 0,05 s kommt [7]. Kurz nach Belastung bei deutlichem Frequenzrückgang kommt es zu keiner weiteren QT-Verlängerung, dies geschieht erst in der weiteren Erholungsphase. Hier kommt es dann zu einer sekundären Verlängerung der relativen QT-Zeit [5].

Erst bei höherer Belastung und in der frühen Nachbeobachtungsphase überwiegt deutlich der Sympathikuseffekt und bewirkt das Angleichen von QTc in beiden Gruppen. Im Phonokardiogramm der Ausdauertrainierten verlängert sich kurz nach höheren Belastungen die mechanische Systole nicht so ausgeprägt wie die elektrische; die mechanische Systole ist um 3 bis 5% kürzer als die elektrische [8]. Erst in der weiteren Erholungsphase stimmen sie weitgehend überein.

Zur Differentialdiagnose sei auch an das QT-Syndrom erinnert. Bei zwei Fällen, Mutter und Sohn mit QT-Syndrom (Romano-Ward-Syndrom), liegen die Werte für die relative QT-

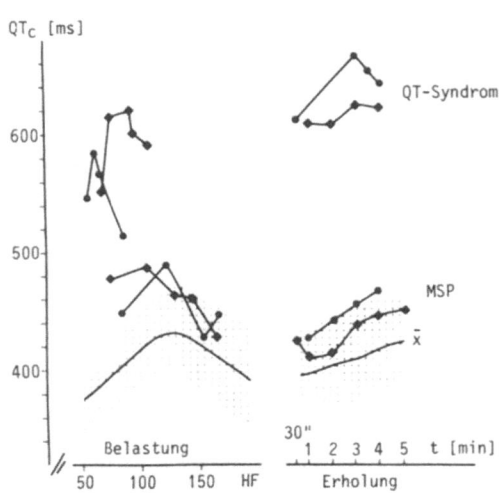

Abb. 4. QT_c-Verhalten während und nach Belastung bei 2 Patienten mit QT-Syndrom und bei 2 Patienten mit Mitralsegelprolaps-Syndrom (*MSP*) im Vergleich zu den Nichtausdauertrainierten

Zeit weit außerhalb der aufgestellten Normbereiche (Abb. 4), auch in der Nachbeobachtungsphase. In Abb. 4 wird dies im Vergleich zu den Nichtausdauertrainierten dargestellt. Während Belastung liegen die QTc-Werte um 550 bis 600 ms — nach Belastung bei 600 bis 650 ms. Im Gegensatz zu anderen Studien [3] konnten wir in den angegebenen Fällen bei höheren Frequenzen, d. h. während Belastung wieder eine, wenn auch geringfügige, QTc-Verkürzung beobachten (Abb. 4). Ein typisches Kennzeichen des QT-Syndroms ist das Einfallen des II. HT in die elektrische Systole; dies ist während bzw. nach Frequenanstieg noch ausgeprägter; bis zu 0,20 s fällt der II. HT vor dem QT-Ende ein. Bei Ausdauertrainierten reichen die entsprechenden Werte nur von 0,06 bis 0,08 s.

Auch Patienten mit Mitralsegelprolaps-Syndrom haben grenzwertige QT-Zeiten, die durch die QT_c-Zeit zu objektivieren sind. Zudem liegen hier Beobachtungen vor, daß bei QT-Zeiten in Ruhe über 440 ms häufig Rhythmusstörungen auftreten [6]. An zwei Fällen sei hier das Mitralsegelprolapssyndrom (MSP) dargestellt. Beide Patienten haben verlängerte Ausgangswerte für QT — beiden haben ausgeprägt supraventrikuläre und ventrikuläre Extrasystolen.

Anhand des Verhaltens der relativen QTc-Zeit ist das QT-Syndrom und das Mitralsegelprolapssyndrom vom Verhalten der QTc-Zeit bei Ausdauertrainierten abzugrenzen.

Zu einer Verlängerung der QT-Zeit kann es differentialdiagnostisch unter dem bekannten Medikamenteneinfluß kommen: zu erwähnen sind hier die Antiarrhythmika vom Chinidin-Typ, die Antiarrhythmika vom Amiodarone-Typ, Digitalis und Psychopharmaka.

In Ruhe- und Belastungs-EKG werden meist nur die absoluten QT-Zeiten betrachtet, fast nie die relative QT-Zeit. Vielfach bietet jedoch nur diese Frequenzkorrigierte QT-Zeit gerade bei den Ausdauertrainierten differentialdiagnostische Hinweise.

Literatur

1. Burchell H-B (1983) The QT-interval historically treated. Ped Cardiol 4:139–148
2. Holldack K (1974) Atlas und kurzgefaßtes Lehrbuch der Phonokardiographie. Thieme, Stuttgart
3. Jüngst B-K (1982) Das Verhalten von QTc unter Belastung bei Kindern und Jugendlichen. Leistung und Gesundheit. Kongreßband Deutscher Sportärztekongreß, Köln, S 335–338

4. Lederer R (1983) Das Phonokardiogramm vor und nach Belastung bei ausdauertrainierten Sportlern. Inaugural-Dissertation, Universität Erlangen-Nürnberg
5. Lepeschkin E (1947) Das Elektrokardiogramm – ein Handbuch für Theorie und Praxis. Theodor Steinkopf, Dresden Leipzig
6. Puddu PE, Pasternac A, et al. (1983) QT-interval prolongation and increased plasma catecholamin levels in patients with mitral valve prolapse. Am Heart J 105:3, 422–428
7. Reindell A, Klepzig H, et al. (1960) Herz-Kreislaufkrankheiten und Sport. Johann Ambrosius Barth, München
8. Staniforth DH (1983) The QT-interval and cycle length: The influence of atropine, hyposcine and exercise. Br J Clin Pharmacol 16:615–621

Verhalten der körperlichen Leistungsfähigkeit und des Metabolismus unter chronischer Gabe eines Calcium-Antagonisten[1]

Work Capacity and Metabolism During Chronic Administration of a Calcium Antagonist

W. Schmitt, O. Salas-Fraire, A. Wölfing und *W. Kindermann*

Abteilung Sport- und Leistungsmedizin (Leiter: Prof. Dr. med. W. Kindermann) der Universität des Saarlandes

Zusammenfassung

Bei 16 gesunden, männlichen Sportstudenten (Alter 25,3 ± 3,1 Jahre) wurde in einer cross-over, randomisierten und placebo-kontrollierten Doppelblindstudie der Einfluß einer 3wöchigen Gabe von täglich 180 mg Diltiazem auf die körperliche Leistungsfähigkeit, den Kohlenhydratestoffwechsel sowie die Plasma-Catecholamine untersucht.

Die Belastungen wurden sowohl als stufenweise ansteigende Belastungen als auch als Ausdauerbelastungen mit der Intensität der individuellen anaeroben Schwelle auf dem Laufband durchgeführt.

Die vorliegenden Ergebnisse lassen sich wie folgt zusammenfassen:

1. Weder die maximale- noch die Ausdauerleistungsfähigkeit werden durch eine chronische Gabe des Calcium-Antagonisten Diltiazem beeinflußt.
2. Lactat-, Glucose- und Catecholaminspiegel zeigen keine signifikanten Veränderungen.
3. Die submaximalen und maximalen Herzfrequenzen sind unter Diltiazem gegenüber Placebo signifikant reduziert.

Die unveränderte körperliche Leistungsfähigkeit bei unbeeinflußtem Metabolismus ist von wesentlicher Bedeutung sowohl für den trainierenden Coronar-Patienten als auch für den regelmäßig körperlich aktiven Hypertonikern.

Schlüsselwörter: Calcium-Antagonisten – Körperliche Leistungsfähigkeit – Herzfrequenz – Metabolismus.

Summary

In a cross-over, randomized and placebo-controlled double-blind study, the influence of three-week administration of 180 mg diltiazem per day on the physical work capacity, the carbohydrate metabolism and the catecholamines was examined on 16 healthy male education students (25.3 ± 3.1 years). They performed graded exercise until volitional exhaustion as well as endurance exercise at the intensity of the individual anaerobic threshold on a treadmill.

The results are as follows:

1. Neither the maximal- nor the endurance capacity are influenced by a chronic administration of the calcium-antagonist diltiazem.
2. We find no significant changes in lactate, glucose and catecholamines.

---

1 Die Arbeit enthält Teile der Dissertation von W. Schmitt.
Anschrift für die Verfasser: Prof. Dr. med. W. Kindermann, Abteilung Sport- und Leistungsmedizin der Universität des Saarlandes, 6600 Saarbrücken

3. In contrary to placebo, the submaximal and maximal heart rates show a significant decrease under diltiazem.

The unchanged physical work capacity and metabolism have importance for the trained patient with coronary heart disease as well as for the physical active man with hypertension.

Key-words: Calcium-antagonists – Physical work capacity – Heart rate – Metabolism.

Einleitung

Calcium-Antagonisten gehören zu den wesentlichen Säulen der medikamentösen Therapie der coronaren Herzkrankheit. Darüber hinaus wird diese Medikamentengruppe zunehmend bei der Behandlung der Hypertonie eingesetzt. Da zahlreiche Coronarpatienten ein körperliches Training durchführen und viele Hypertoniker noch jung und körperlich aktiv sind, ist die Frage von Bedeutung, inwieweit Calcium-Antagonisten die körperliche Leistungsfähigkeit beeinflussen. In der vorliegenden Studie sollte deshalb die Frage beantwortet werden, ob sich eine Dauertherapie des Calcium-Antagonisten Diltiazem auf die körperliche Leistungsfähigkeit und den Metabolismus auswirkt.

Material und Methodik

Bei 16 gesunden, männlichen Sportstudenten im Alter von 25,3 ± 3,1 Jahren (Gewicht 71,0 ± 6,5 kg, Größe 177,7 ± 5,9 cm) wurden im Rahmen einer cross-over, placebo-kontrollierten Doppelblindstudie sowohl stufenweise Laufbandbelastungen (5% Steigung, 3minütige Dauer je Belastungsstufe) als auch 50minütige Ausdauerbelastungen mit der Intensität der vor Versuchsbeginn bestimmten individuellen anaeroben Schwelle [9] durchgeführt. Jeder Proband absolvierte im Wechsel insgesamt 4 stufenweise und 4 Ausdauerbelastungen (Abb. 1). Aus Gründen des zirkardianen Rhythmus wurden die Belastungen immer nachmittags zwischen 13.00–15.00 Uhr durchgeführt.

Die Medikation in randomisierter Reihenfolge bestand in einer oralen Einnahme von 3 x 60 mg Diltiazem pro Tag bzw. Placebo über einen Zeitraum von jeweils 3 Wochen.

Kapillarblutentnahmen aus dem hyperämisierten Ohrläppchen zur enzymatischen Bestimmung von Lactat [3] und Glucose [8] wurden jeweils in Ruhe, nach jeder Belastungsstufe sowie mehrfach in der Erholungsphase vorgenommen. Die Abnahmezeitpunkte bei den Ausdauerbelastungen lagen ebenfalls in Ruhe, am Ende jedes Belastungsintervalles nach jeweils $4^{1}/2$ min sowie in der 3. und 6. Minute der Erholungsphase. Zusätzlich erfolgten nach 30minütiger Ruhe im Liegen, kurz vor Belastungsbeginn im Sitzen, bei 10 km/h (stufenweise Belastung) bzw. in der 25. Belastungminute (Ausdauerbelastung) sowie direkt am Belastungsende venöse Blutentnahmen zur radioenzymatischen Bestimmung von Adrenalin und Noradrenalin [2]. Die Herzfrequenzen wurden am Ende jeder Belastungsstufe (stufenweise Belastung) bzw. in 5minütigen Intervallen (Ausdauerbelastung) aus dem mitgeschriebenen EKG bestimmt. Die Sauerstoffaufnahme wurde mit einem offenen System gemessen (Oxyscreen, Firma Jaeger, Würzburg).

Die Prüfung auf statistisch signifikante Unterschiede erfolgte mit der zweidimensionalen Varianzanalyse bzw. dem gepaarten Student-t-Test. Die in den Abbildungen dargestellten Werte für die einzelnen Parameter sind Mittelwerte ± Standardabweichungen.

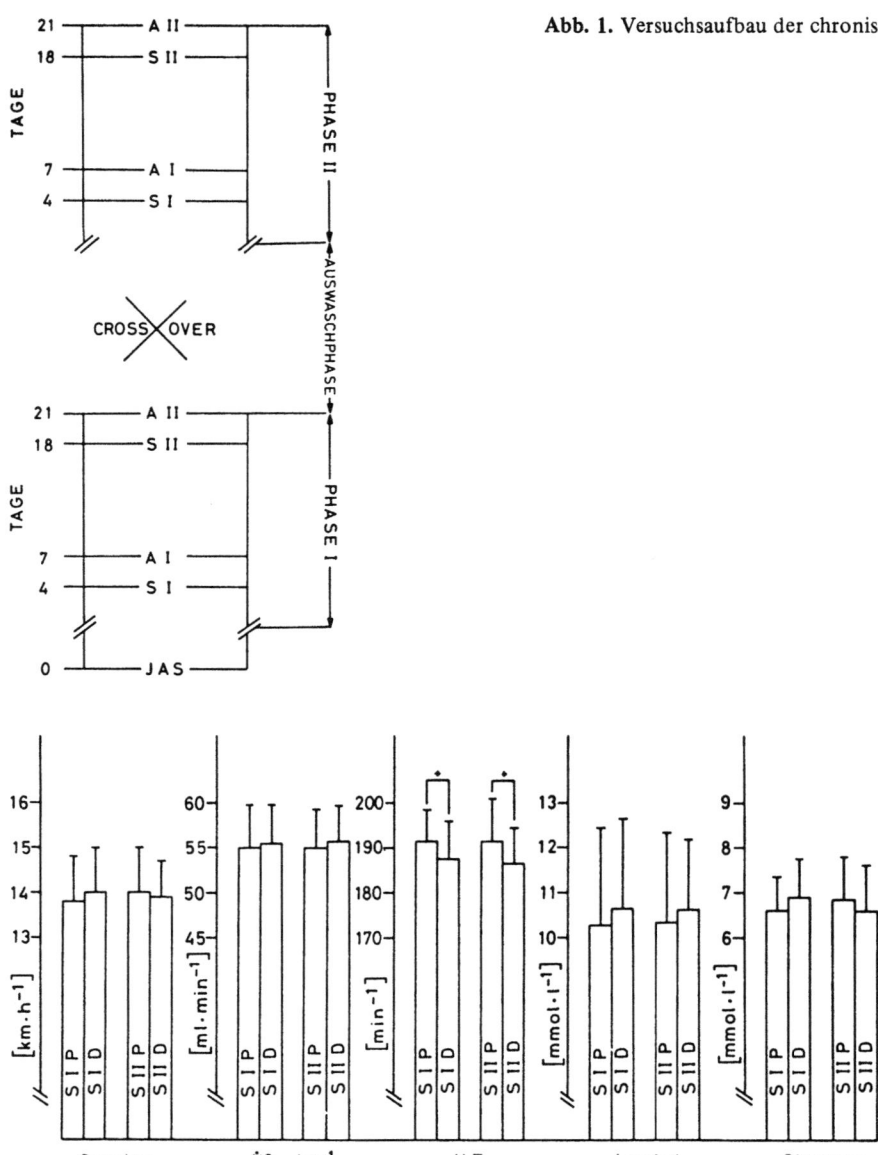

Abb. 1. Versuchsaufbau der chronischen Studie

Abb. 2. Maximalwerte bei stufenweiser Laufbandbelastung

Ergebnisse

Sowohl die maximale Laufbandgeschwindigkeit als Kriterium der maximalen Leisungsfähigkeit als auch die maximale Sauerstoffaufnahme zeigen keine signifikanten Unterschiede (Abb. 2).

Die maximale Herzfrequenz ist bei beiden stufenweisen Belastungen für Diltiazem mit 187,5 bzw. 186,4 Schlägen/min gegenüber dem Leerversuch mit jeweils 191,6 Schlägen/

min schwach signifikant reduziert (Abb. 2). Auch im submaximalen Bereich findet sich auf nahezu allen Belastungsstufen eine signifikante Reduktion unter Diltiazem gegenüber Placebo. Im Gegensatz dazu sind die Herzfrequenzen in Ruhe nicht signifikant verändert.

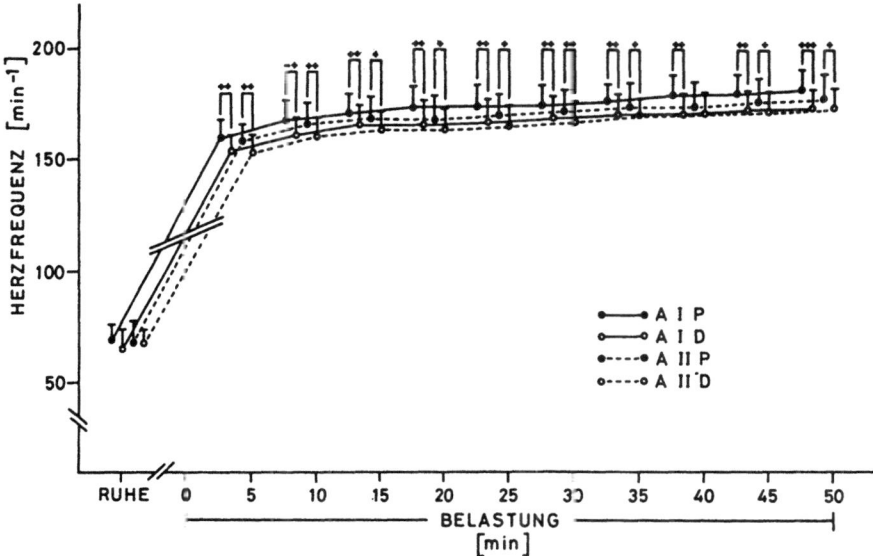

Abb. 3. Herzfrequenzverhalten bei Ausdauerbelastung

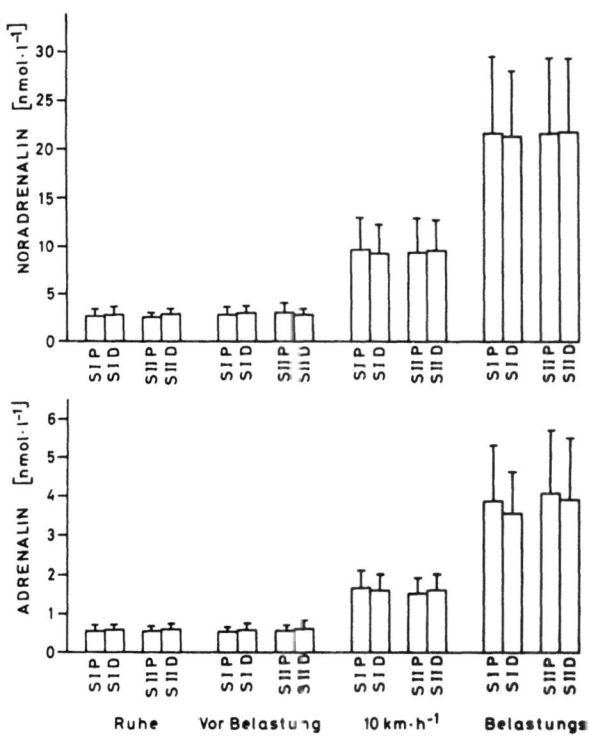

Abb. 4. Plasmacatecholaminverhalten bei stufenweiser Belastung

Die 50minütigen Ausdauerbelastungen mit der Intensität der individuellen anaeroben Schwelle wurden von allen Probanden durchgehalten, so daß kein vorzeitiger Belastungsabbruch registriert werden mußte. Auch hierbei zeigt sich in Analogie zu den stufenweisen Laufbandbelastungen bei nahezu allen Belastungszeitpunkten eine im Mittel um 4–5 Schläge/min signifikant reduzierte Herzfrequenz für Diltiazem im Vergleich zu Placebo (Abb. 3).

Die Maximalwerte für Lactat und Glucose bei den stufenweisen Belastungen zeigen keine signifikanten Veränderungen (Abb. 2). Dieses Verhalten läßt sich auch auf submaximalen Belastungsstufen sowie zu allen Abnahmezeitpunkten bei den Ausdauerbelastungen nachweisen, wobei die Lactatwerte bei den Ausdauerbelastungen konstant zwischen 3,5 und 4,5 mmol/l sowie die Glucosespiegel um 4,5 mmol/l liegen.

In Abb. 4 bzw. 5 wird das Verhalten der Plasma-Catecholamine Adrenalin und Noradrenalin bei den stufenweisen bzw. Ausdauerbelastungen dargestellt. Als Ausdruck einer erhöhten sympathischen Aktivität kommt es bei beiden Belastungsformen zum erwarteten Anstieg der Plasma-Catecholamine, wobei die Ruhewerte bei der stufenweisen Belastung um etwa das 7–8fache, bei der Ausdauerbelastung um etwa das 3–4fache am Belastungsende überschritten werden. Signifikante Veränderungen im Plasma-Catecholamin-Verhalten unter chronischer Gabe des Calcium-Antagonisten Diltiazem liegen dabei nicht vor.

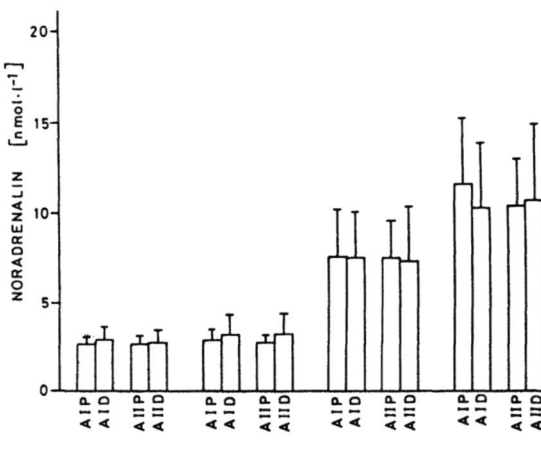
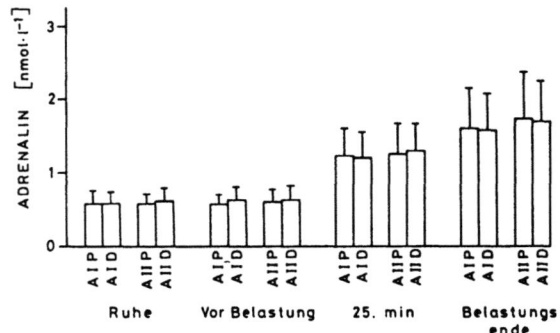

Abb. 5. Plasmacatecholaminverhalten bei Ausdauerbelastung

Diskussion

Als einziger signifikanter Befund dieser Studie findet sich bei chronischer Gabe von Diltiazem eine Reduktion der Herzfrequenz unter Belastung, was mit früheren Befunden übereinstimmt [4–6, 10]. Demgegenüber konnte die in einigen früheren Arbeiten berichtete Senkung der Herzfrequenz in Ruhe [4, 10] in der vorliegenden Studie nicht bestätigt werden. Die unveränderte maximale Sauerstoffaufnahme entspricht dem Ergebnis einer früheren Studie [6]. Der Kohlenhydratstoffwechsel bleibt ähnlich wie bei akuter Gabe auch bei chronischer Verabreichung von Diltiazem unverändert [7].

Unter chronischer Gabe von Nifedipin wurde sowohl in Ruhe als auch unter Belastung eine signifikante Erhöhung der Noradrenalinspiegel im Blutplasma beschrieben [1, 5]. In der vorliegenden Studie bleiben die Plasma-Catecholamine Adrenalin und Noradrenalin unbeeinflußt. Eine Reflexstimulation des sympatho-adrenalen Systems ist somit unter Diltiazem nicht erkennbar.

Die vorliegenden Ergebnisse bei längerdauernder Verabreichung von Diltiazem stimmen überein mit früheren Befunden bei akuter Gabe dieses Calcium-Antagonisten [7]. Die unbeeinflußte körperliche Leistungsfähigkeit sowie der unbeeinflußte Kohlenhydratstoffwechsel und die fehlende reflektorische Aktivierung des sympathischen Nervensystems unter Diltiazem sind insbesondere für den trainierenden Coronar-Patienten und den körperlich aktiven Hypertoniker von Bedeutung, da negative Interaktionen bei körperlicher Belastung nicht zu erwarten sind.

Literatur

1. Corea L, Miele N, Bentivoglio M, Boschetti E, Agabitirosei E, Muisean G (1979) Acute and chronic effects of nifedipine on plasma renin activity and plasma adrenaline and noradrenaline in controls and hypertensive patients. Clin Sci 57:115–117
2. Da Prada M, Zürcher G (1976) Simultaneous radioenzymatic determination of plasma and tissue adrenaline, noradrenaline and dopamine within the femtomole range. Life Sci 19:1161–1174
3. Hohorst HJ (1962) L-(+) Lactat, Bestimmung mit Lactatdehydrogenase und DPN. In: Bergmeyer HU (Hrsg) Methoden der enzymatischen Analyse. Chemie, Weinheim
4. Hossack KF, Bruce RA (1981) Improved exercise performance in persons with stable angina pectoris receiving diltiazem. Am J Cardiol 47:95–101
5. Klein W, Mlekusch E, Härringer M (1982) Kalziumantagonisten zur Behandlung der chronischen arteriellen Hypertonie. Ein Plazebo-kontrollierter, doppelblinder Vergleich von Diltiazem und Nifedipin. Herz/Kreisl 5:247–254
6. Koro T (1979) Hemodynamic study of diltiazem in exercise tests. In: Bing RJ (ed) New drug therapy with a calcium antagonist. Diltiazem Hakone Symposium 1978. Excerpta Medica, Amsterdam, Princeton, pp 190–203
7. Schmitt W, Sales Fraire O, Stengele E, Kindermann W (im Druck) Akut-Effekte von Calcium-Antagonisten auf die körperliche Leistungsfähigkeit
8. Slein MW (1962) D-Glucose, Bestimmung mit Hexokinase und Glucose-6-Phosphatdehydrogenase. In: Bergmeyer HU (Hrsg) Methoden der enzymatischen Analyse. Chemie, Weinheim
9. Stegmann H, Kindermann W, Schnabel A (1981) Lactate kinetics and individual anaerobic threshold. Int J Sports Med 2:160–165
10. Yamakado T, Oonishi N, Kondo S, Noziri A, Nakano T, Takezawa H (1983) Effects of diltiazem on cardiovascular responses during exercise in systemic hypertension and comparison with propranolol. Am J Cardiol 52:1023–1027

Die konzentrationsabhängige Wirkung verschiedener β-Rezeptorenblocker auf Herzfrequenz, Glukose, Katecholamine und Hormone während fahrradergometrischer Ausdauerbelastung

Dose-Dependent Effect of Different β-Receptor Blockers on Heart Rate, Glucose, Catecholamines, and Hormones During Prolonged Bicycle Ergometric Exercise

P. Koebe, R. Rost, A. Reinke, M. Nagel und U. Merten

Institut für Kreislaufforschung und Sportmedizin (Leiter: o. Prof. Dr. med. W. Hollmann) der Deutschen Sporthochschule Köln

Zusammenfassung

Es wurden 5 β-Rezeptorenblocker (BB) mit unterschiedlichen pharmakologischen Eigenschaften (Acebutolol, Metoprolol, Penbutolol, Pindolol, Propranolol) überprüft. Für jeden BB stand uns ein Kollektiv von 6 gesunden Sportstudenten zur Verfügung. Die Untersuchungen wurden mit 50% der maximalen Leistungsfähigkeit auf einem Fahrradergometer über 1 h nach akuter Gabe mit 4 jeweils um den Faktor 2 ansteigenden Dosierungen sowie nach chronischer Gabe (4 Wochen) durchgeführt. Es wurden Herzfrequenz, Glukose-, Katecholamin- und Hormonkonzentrationen (HGH, ACTH, Insulin) bestimmt. Für die Herzfrequenzreduktion während Belastung zeigte sich für Propranolol die steilste Dosis-Wirkungsbeziehung. Die Glukosekonzentration wurde nur im niedrigen Dosisbereich durch die β_1-selektiven im Vergleich zu den nicht selektiven BB weniger stark gesenkt. Während sich kein dosis- oder präparateabhängiger Einfluß auf Noradrenalin- und Dopaminkonzentration nachweisen ließ, stieg die Adrenalinkonzentration nach Gabe aller BB deutlich an. Die verschiedenen Substanzen zeigten keinen Einfluß auf die Insulinkonzentration, erhöhte dagegen die HGH- und zum Teil die ACTH-Konzentration. Unsere Ergebnisse zeigen, daß es problematisch ist, die „Äquipotenz" von BB anhand der Herzfrequenzreduktion während Belastung zu messen. Insgesamt läßt sich feststellen, daß der Einfluß von BB während körperlicher Ausdauerbelastung nicht so stark ist, als daß sich hieraus für den stoffwechselgesunden Patienten die Gefahr einer Hypoglykämie ableiten ließe.

Schlüsselwörter: β-Rezeptorenblocker – Belastung – Herzfrequenz – Stoffwechsel.

Summary

Five β-receptor blockers (BB) with different pharmacological properties (acebutolol, metoprolol, penbutolol, pindolol, propranolol) were investigated. We examined a group of 6 male students of physical education with BB. Studies were performed during a 1 hour exercise on a bicycle ergometer with 50% of the maximal working capacity after acute treatment with 4 doses (increasing by factor 2) and after chronical application (4 weeks). We measured heart rate, glucose, catecholamine and hormone concentrations (HGH, ACTH, Insulin).

Anschrift für die Verfasser: Cand. med. P. Koebe, Institut für Kreislaufforschung und Sportmedizin der Deutschen Sporthochschule Köln, Carl-Diem-Weg, 5000 Köln 41

The dose-response relationship with respect to reduction in heart rate during exercise was most pronounced for propranolol. Only low doses of β_1-selective influenced the glucose concentrations to a lesser extent as compared to non-selective BB. While there was no dose- or drug dependent influence on the concentrations of norepinephrine and dopamine, the epinephrine concentration increased significantly after treatment with all BB. The different drugs did not influence the insulin concentration, but led to a increase in HGH- and sometimes in ACTH-concentration. Our results show that it is difficult to assess the "equipotency" of BB with respect to their reduction in heart rate during exercise. In conclusion, the influence of BB during prolonged physical exercise is not as dangerous as to lead to a risk of hypoglycaemia in patients without metabolic diseases.

Key-words: β-Receptor blockers – Exercise – Heart rate – Metabolism.

Einleitung

Obwohl es bereits sehr viele und umfangreiche Untersuchungen über die kardiovaskulären Wirkungen der β-Rezeptoren und ihrer Nebenwirkungen im Stoffwechselbereich gibt [4, 5], sind immer noch einige Fragen ungeklärt bzw. werden widersprüchlich diskutiert. Dies betrifft vor allem die Frage, ob zwischen kardioselektiven und nicht-selektiven β-Rezeptorenblockern in ihrem Einfluß auf den Kohlenhydratstoffwechsel, die Katecholamine und die Hormone während körperlicher Belastung ein Unterschied besteht.

Die folgenden Fragestellungen lagen der vorliegenden Untersuchung zugrunde:

Ergeben sich Unterschiede durch die verschiedenen pharmakologischen Eigenschaften der β-Rezeptorenblocker im Stoffwechselbereich oder bei kardiovaskulären Parametern während Belastung beim Gesunden?

Ergibt sich eine Dosisabhängigkeit für diese Effekte?

Läßt sich eine Beziehung zwischen Dosierung und Wirkung der β-Rezeptorenblocker, vor allem bezogen auf die Herzfrequenz, herstellen?

Besteht ein Unterschied bei gleicher Dosierung nach akuter bzw. chronischer Gabe (4 Wochen)?

Methodik

Es wurden 5 β-Rezeptorenblocker (s. Tabelle 1) mit unterschiedlichen pharmakologischen Wirkqualitäten untersucht. Für jeden β-Rezeptorenblocker stand uns eine Gruppe von 6 anamnetisch und klinisch gesunden Sportstudenten zur Verfügung (mittleres Alter 25 ± 2,3 Jahre). Alle Belastungstests wurden mit 50% der maximalen Leistungsfähigkeit (im Mittel 142 ± 22,5 Watt) auf dem Fahrradergometer im Sitzen über jeweils 60 min, immer zum gleichen Zeitpunkt morgens, nüchtern, ca. 90 min nach der Tabletteneinnahme durchgeführt. Neben einem Kontrollversuch, erfolgten 4 Belastungstests nach akuter Gabe mit um den Faktor 2 ansteigenden Dosierungen sowie ein Belastungstest nach chronischer Gabe über 4 Wochen (Dosierungsschema s. Tabelle 1). Vor und nach Belastung wurden venöse Blutabnahmen, zur Bestimmung von Katecholaminen (Noradrenalin, Adrenalin, Dopamin) und Hormonen (ACTH, HGH, Insulin), vorgenommen. In Ruhe und während Belastung alle 10 min ermittelten wir die Herzfrequenz aus dem EKG und entnahmen Blut aus dem hyperämisierten Ohrläppchen, um die Glukosekonzentration zu bestimmen.

Tabelle 1. Die β-Rezeptorenblocker mit Frei- und Präparatennamen sowie ihren speziellen pharmakologischen Eigenschaften (KS = Kardioselektivität, ISA = intrinsische sympathomimetische Aktivität, LH = Lipophilität, uMW = unspezifische Membranwirkung). Weiterhin ist das Behandlungsschema angegeben: Zunächst ein Kontrollversuch (K.) und dann jeweils 4 Akutversuche (1.–4.) mit um den Faktor 2 ansteigenden Dosierungen. In der letzten Spalte ist die Tagesdosierung für die chronische Gabe über 4 Wochen aufgeführt (* = Dosierung 90 min vor dem Belastungstest nach der chronischen Gabe, d. h. dieselbe Dosierung wie nach der 3. Akutgabe)

β-Rezeptorenblocker	Pharmakologische Eigenschaften					Dosierungen (mg)						Chronisch (pro die)
	KS	ISA	uMW	LH	HWZ (h)	Akut						
						K.	1.	2.	3.	4.		
Penbutolol (Betapressin[R])	–	(+)	+	++	1–3	K.	5	10	20*	40		1 × 40
Propranolol (Dociton[R], Indobloc[R] u. a.)	–	–	+	+	3–4	K.	10	20	40*	80		2 × 40
Pindolol (Visken[R])	–	++	(+)	(+)	3–4	K.	1,25	2,5	5*	10		3 × 5
Acebutolol (Prent[R], Neptal[R])	+	+	(+)	–	7–13	K.	50	100	200*	400		2 × 200
Metoprolol (Beloc[R], Lopresor[R])	+	–	(+)	–	3–4	K.	12,5	25	50*	100		2 × 50

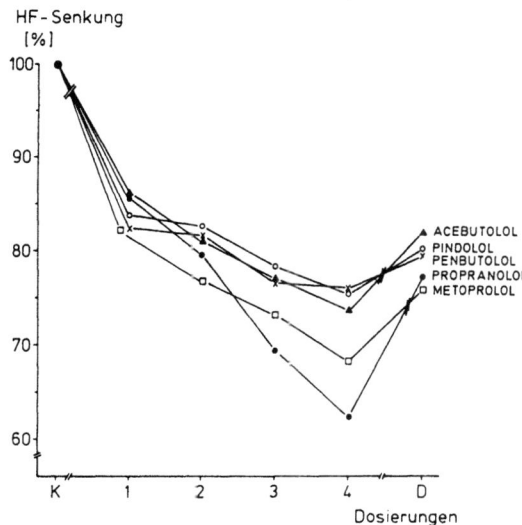

Abb. 1. Die relative Senkung der Herzfrequenz in Abhängigkeit von den verschieden hohen Dosierungen bei den untersuchten β-Rezeptorenblockern in der letzten Belastungsminute. Der jeweilige Wert des Kontrollversuchs wurde gleich 100% gesetzt. K = Kontrollversuch, 1-4 = Tests nach Akutdosierung, D = Test nach der chronischen Gabe (s. Tabelle 1)

Untersuchungsergebnisse und Diskussion

In Abb. 1 ist die relative Senkung der Herzfrequenz in der letzten Belastungsminute bezogen auf den Kontrollversuch der untersuchten β-Rezeptorenblocker bei den verschieden hohen Dosierungen dargestellt. Es ergibt sich, daß bereits die niedrigste Dosierung bei allen β-Rezeptorenblockern eine zum Teil mehr als 50%ige Wirkung, bezogen auf den Maximaleffekt, ausübte. Die ISA kommt nur bei hohen Dosierungen von Pindolol (10 mg) in Ruhe, nicht jedoch unter Belastung zum Tragen.

Nach unseren Ergebnissen erweist es sich als problematisch, die Bestimmung von Äquivalenzdosierungen verschiedener β-Rezeptorenblocker mittels der Herzfrequenz-Reduktion während Belastung anhand einer einzelnen Dosis vorzunehmen. Hierfür lassen sich zwei Gründe anführen: 1. Im oberen Bereich der Dosis-Wirkungskurve zeigen starke Änderungen der Dosis eine nur geringe zusätzliche Senkung der Herzfrequenz. 2. Bei unterschiedlicher Steilheit der Dosis-Wirkungskurve entspricht in ihrem linearen Abschnitt eine Verdoppelung der Dosis der verschiedenen Substanzen nicht einem gleichstarken Wirkungszuwachs. Es ist daher zu empfehlen, die Dosis eines β-Rezeptorenblockers individuell anzupassen, zumal schon mit sehr niedrigen Dosierungen eine starke Senkung der Herzfrequenz induziert wird.

In Abb. 2 ist der mittlere prozentuale Glukoseabfall während der 60minütigen Belastung für die verschiedenen β-Rezeptorenblocker dargestellt. Die Glukosekonzentration wird während ergometrischer Belastung nur im niedrigen Dosisbereich durch die $β_1$-selektiven im Gegensatz zu den nicht-selektiven Substanzen weniger stark gesenkt. Dies weist auf den Verlust der $β_1$-Selektivität bei hoher Dosierung hin, bei der demnach für die kardioselektiven β-Rezeptorenblocker kein Vorteil mehr in bezug auf die Blutzuckersenkung während Belastung besteht. Insgesamt läßt sich jedoch feststellen, daß der Einfluß von β-Rezeptorenblockern während körperlicher Ausdauerbelastung nicht so stark ist, als daß sich hieraus für den stoffwechselgesunden Patienten beim Sport die Gefahr einer Hypoglykämie ableiten ließe.

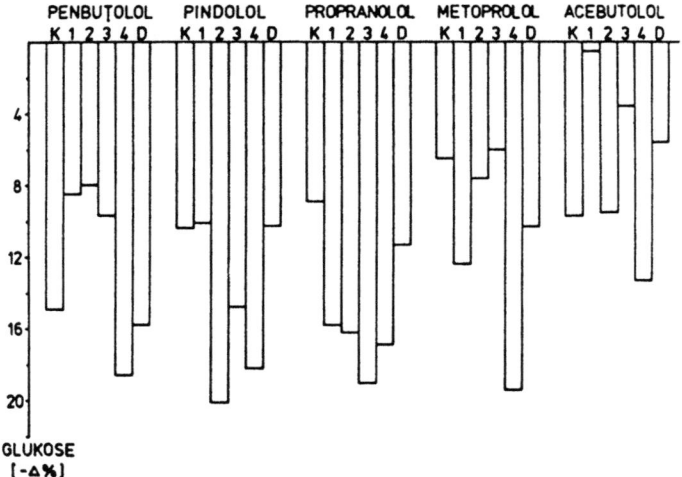

Abb. 2. Der mittlere prozentuale Glukoseabfall während der 60minütigen Belastung für die verschiedenen β-Rezeptorenblocker-Kollektive bei allen Untersuchungen. Der jeweilige Ruhewert der Glukosekonzentration wurde gleich 100% gesetzt.
K = Kontrollversuch, 1–4 = Tests nach Akutdosierung, D = Test nach der chronischen Gabe (Dosierungen s. Tabelle 1)

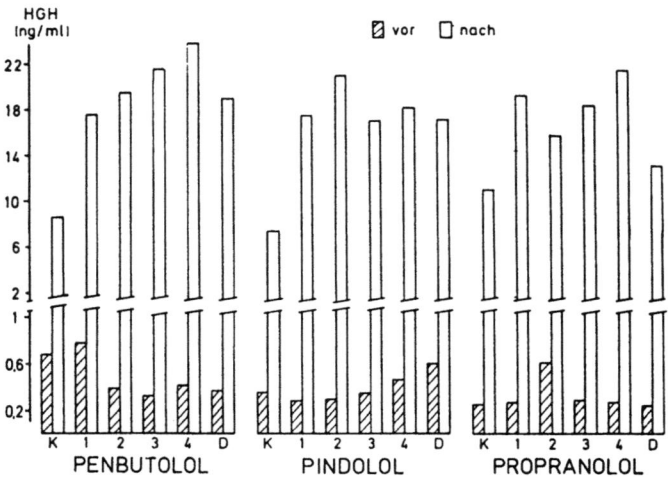

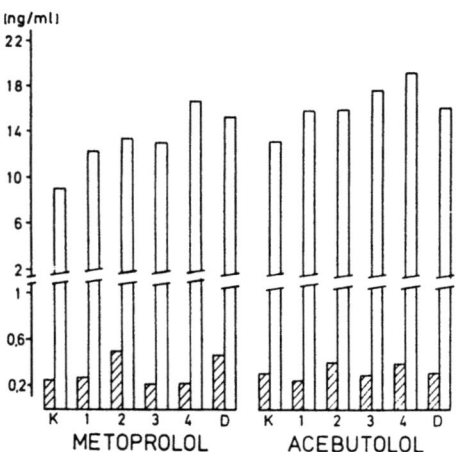

Abb. 3. Mittlere HGH-Konzentrationen vor und nach der 60minütigen Belastung für die verschiedenen β-Rezeptorenblocker bei allen Untersuchungen. K = Kontrollversuch, 1–4 = Tests nach Akutdosierung, D = Test nach der chronischen Gabe (Dosierungen s. Tabelle 1)

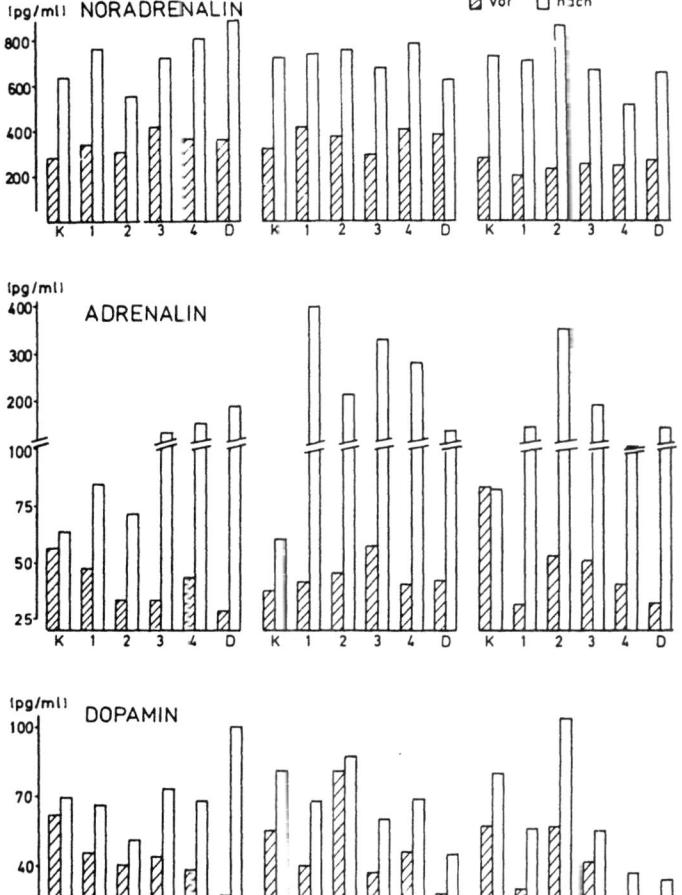

Abb. 4. Mittlere Konzentrationen der Katecholamine Noradrenalin, Adrenalin und Dopamin für die β-Rezeptorenblocker Metoprolol, Penbutolol und Pindolol vor und nach der 60minütiger Belastung. *K* = Kontrollversuch, *1–4* = Tests nach Akutdosierung, *D* = Test nach der chronischen Gabe (Dosierungen s. Tabelle 1)

In Abb. 3 sind die mittleren HGH-Konzentrationen der verschiedenen β-Rezeptorenblocker und in Abb. 4 die der Katecholamine von Metoprolol, Penbutolol und Pindolol vor und nach Belastung dargestellt. Von den Ergebnissen der Hormone und Katecholamine läßt sich festhalten, daß ein durch die β-Rezeptorenblockade induzierter gegenregulatorischer Anstieg für HGH, Adrenalin und zum Teil für ACTH, nicht jedoch für Insulin, Dopamin und Noradrenalin zu beobachten war. Diese Erhöhung läßt sich als Anpassungsvorgang an die Abnahme der Glukose und der freien Fettsäuren auffassen [6], sie reicht jedoch für deren vollständige Kompensation nicht aus. Die Dosishöhe und die pharmakologischen Eigenschaften der untersuchten Substanzen β_1-Selektivität und ISA scheinen für den Anstieg der Hormon- und Katecholaminkonzentrationen keine Rolle zu spielen.

Literatur

1. Aigner A, Muß N, Krempler F, Fenninger H, Sandhofer F (1983) Einfluß einer akuten β_1- und β_1/β_2-Rezeptorenblockade auf den Kohlenhydrat- und Fettstoffwechsel unter Belastungsbedingungen. Dtsch Med Wochschr 108:293
2. Dorow P (1982) Effects of β-adrenoceptor blockade on carbohydrate metabolism during exercise — comparison of pindolol and metoprolol. Br J Clin Pharmacol 13:429S
3. Fellenius E (1983) Muscle fatigue and β-blockers — a review. Int J Sports Med 4:1
4. Franz I-W, Lohmann FW (1979) Der Einfluß einer chronischen sog. kardioselektiven und nicht selektiven β-Rezeptorenblockade an den Blutdruck, die O_2-Aufnahme und den Kohlenhydratstoffwechsel. Z Kardiol 68:503
5. Franz I-W, Lohman FW (1980) Differential effect of $beta_1$-selective and nonselective beta-receptor blockade on carbohydrate metabolism. Klin Wochenschr 58:35
6. Franz I-W, Lohman FW, Koch G, Quabbe H-J (1983) Aspects of hormonal regulation of lipolysis during exertise: Effects of chronic β-receptor blockade. Int J Sports Med 4:14
7. Lundborg P, Aström H, Bengtsson C, Fellenius E, von Schenck H, Svensson L, Smith U (1981) Effect of β-adrenoceptor blockade on exercise performance and metabolism. Clin Sci 61:299

Untersuchungen zum Einfluß von β-Rezeptorenblockern, Calciumantagonisten und Diuretika auf die Belastbarkeit des Hypertonikers

The Influence of β-Receptor Blockers, Calcium Antagonists and Diuretics on the Cardiac Loading Capacity and Exercise Pressure in Hypertensives

A. Reinke, R. Rost, K. Droese und K. De Meirleir

Institut für Sportmedizin der Universität (Leiter: Prof. Dr. med. R. Rost), Dortmund und Institut für Kreislaufforschung und Sportmedizin (Leiter und Lehrstuhl für Kardiologie und Sportmedizin: Prof. Dr. med. W. Hollmann), Deutsche Sporthochschule Köln

Zusammenfassung

Die Frage des Einflusses verschiedener antihypertensiver Substanzen auf die Belastbarkeit des sporttreibenden Hypertonikers stellt sich in zunehmendem Maße. Obwohl die β-Rezeptorenblocker (BB) den Belastungshochdruck besonders günstig beeinflussen, schränken sie andererseits die Leistungsfähigkeit in wichtigen motorischen Beanspruchungsformen deutlich ein.

Um den Einfluß der antihypertensiven Prinzipien auf den Belastungshochdruck zu überprüfen, wurde bei 10 Sportlern mit Belastungshochdruck der Effekt des BB Acebutolol, des Diuretikums (D) Mefrusid und des Ca-Antagonisten (CA) Nifedipin untersucht. Obwohl der BB dabei erwartungsgemäß am besten abschnitt, zeigten individuell verschieden auch die anderen Substanzen teilweise ausreichende Drucksenkungen.

Bezüglich möglicher Stoffwechselnebenwirkungen wurden bei 10 Sportstudenten in einem 1stündigen Dauerversuch bei 50% der maximalen Leistungsfähigkeit das Verhalten von Parametern des Fett-, Kohlenhydrat- und Eiweißstoffwechsels sowie der Elektrolyte nach 4wöchiger Behandlung mit folgenden Substanzen untersucht: Acebutolol (BB), Muzolimin (D) und Nitrendipin (CA).

Im Einzelfall sollten wegen der geringeren Nebenwirkungen bei sporttreibenden Hypertonikern auch andere Antihypertensiva als BB ausgetestet werden.

Schlüsselwörter: β-Blocker – Calziumantagonisten – Körperliche Leistung – Hochdruck.

Summary

The question about the influence of different antihypertensive drugs on the cardiac loading capacity is gaining importance. β-receptor blockers influence the accelerated blood pressure response during exercise extremely well, but on the other hand they also reduce the performance capacity.

Possible metabolic side-effects of lipids, carbohydrates, proteins and electrolytes were investigated during a one-hour submaximal exercise-test on a bicycle. The students were treated with acebutolol, muzolimin and nitrendipin. In comparison to the former study, 10 patients with hypertension on exertion were tested with acebutolol, mefrusid and nifedipin.

In conclusion we found the best effect with the β-receptorblocker treatment, as expected, but there were also several antihypertensive effects of the other drugs. The treatment of hypertensive sportsmen should, therefore, be conducted individually.

Key-words: β-Blockers – Calcium antagonists – Exercise – Hypertension.

Anschrift für die Verfasser: Dr. A. Reinke, Institut für Sportmedizin der Universität, Emil-Figge-Straße 50, 4600 Dortmund 50

Einleitung

Die Frage des Einflusses verschiedener antihypertensiver Substanzen auf die Belastbarkeit des sporttreibenden Hypertonikers stellt sich in zunehmenden Maße. Obwohl die β-Rezeptorenblocker den Belastungshochdruck besonders günstig beeinflussen [5], schränken sie im Gegensatz zu den Ca-Antagonisten und Diuretika die Leistungsfähigkeit in wichtigen motorischen Beanspruchungsformen deutlich ein. Wir haben daher die Auswirkungen von β-Rezeptorenblockern, Ca-Antagonisten und Diuretika auf den Belastungshochdurck bei Belastungshypertonikern sowie auf mögliche Stoffwechselnebenwirkungen bei gesunden Probanden untersucht.

Methodik

Bei 10 Sportlern mit Belastungshochdruck wurde der Effekt von Acebutolol (2 x 200 mg), Nifedipin (2 x 10 mg) und Mefrusid (1 x 25 mg) jeweils nach 4wöchiger Medikation unter ansteigender Fahrradergometerarbeit auf das Herzfrequenz- und Blutdruckverhalten untersucht.

Bezüglich möglicher Stoffwechselnebenwirkungen wurden bei 10 gesunden Sportstudenten in einem 1stündigen fahrradergometrischen Dauerversuch bei 50% der maximalen Leistungsfähigkeit das Verhalten von Parametern des Fett- und Kohlenhydratstoffwechsels sowie der Elektrolyte und harnpflichtiger Substanzen untersucht. Die Belastungen erfolgten ausgehend von einem Kontrolltest ohne Medikation jeweils nach einer 4wöchigen Behandlung mit Acebutolol (2 x 200 mg), dem Ca-Antagonisten Nitrendipin (1 x 20 mg) und dem Diuretikum Muzolimin (1 x 30 mg). Während der Fahrradergometrie wurden in 10minütigem Abständen Pulsfrequenz, Blutdruck sowie Laktat- und Glucosestoffwechsel kontrolliert. Die Blutabnahmen zur Beurteilung des Fettstoffwechsels, der Elektrolyte und der harnpflichtigen Substanzen erfolgten unmittelbar vor und nach der Belastungsuntersuchung.

Ergebnisse und Diskussion

Die Hypertoniker zeigten erwartungsgemäß in Ruhe und unter Belastung im Mittel die deutlichsten Absenkungen der Herzfrequenz und des Blutdrucks unter Acebutolol. Dabei ist allerdings zu berücksichtigen, daß auch der Ruhedruck unter dieser Substanz am deutlichsten gesenkt wurde. Die Literaturaussage der besonders günstigen Wirkung der β-Rezeptorenblocker unter Belastung ist unseres Wissens nach bisher noch nicht auf Untersuchungen mit unterschiedlicher Dosierung unter Bezug auf gleiche Auswirkungen auf den Ruhedruck abgestützt. Deutlich geringer war der Effekt des Diuretikums, wenngleich auch in unseren Untersuchungen eine stärkere Auswirkung auf den Belastungs- als auf den Ruhedruck zu verzeichnen war. Am geringsten war in der gewählten Dosierung der Effekt des Ca-Antagonisten. Vergleicht man nicht die Mittelwerte, sondern auch die Effekte im Einzelfall, so ergibt die Abb. 1, daß eine deutliche Druckerniedrigung nicht nur unter β-Rezeptorenblocker erreichbar ist, wobei als deutliche Drucksenkung eine Abnahme von 20 mmHg angenommen wurde.

Während der Dauerbelastung bei gesunden Sportstudenten zeigten Herzfrequenz und systolischer Blutdruck unter Acebutolol die deutlichsten, signifikanten Absenkungen gegenüber den Kontrollwerten. Unter Belastungsbedingungen konnten wir eine signifikante Verringerung des systolischen Blutdrucks lediglich unter β-Rezeptorenblockade nachweisen, unter Diuretika lagen die Belastungswerte unwesentlich unter den Kontrollwerten.

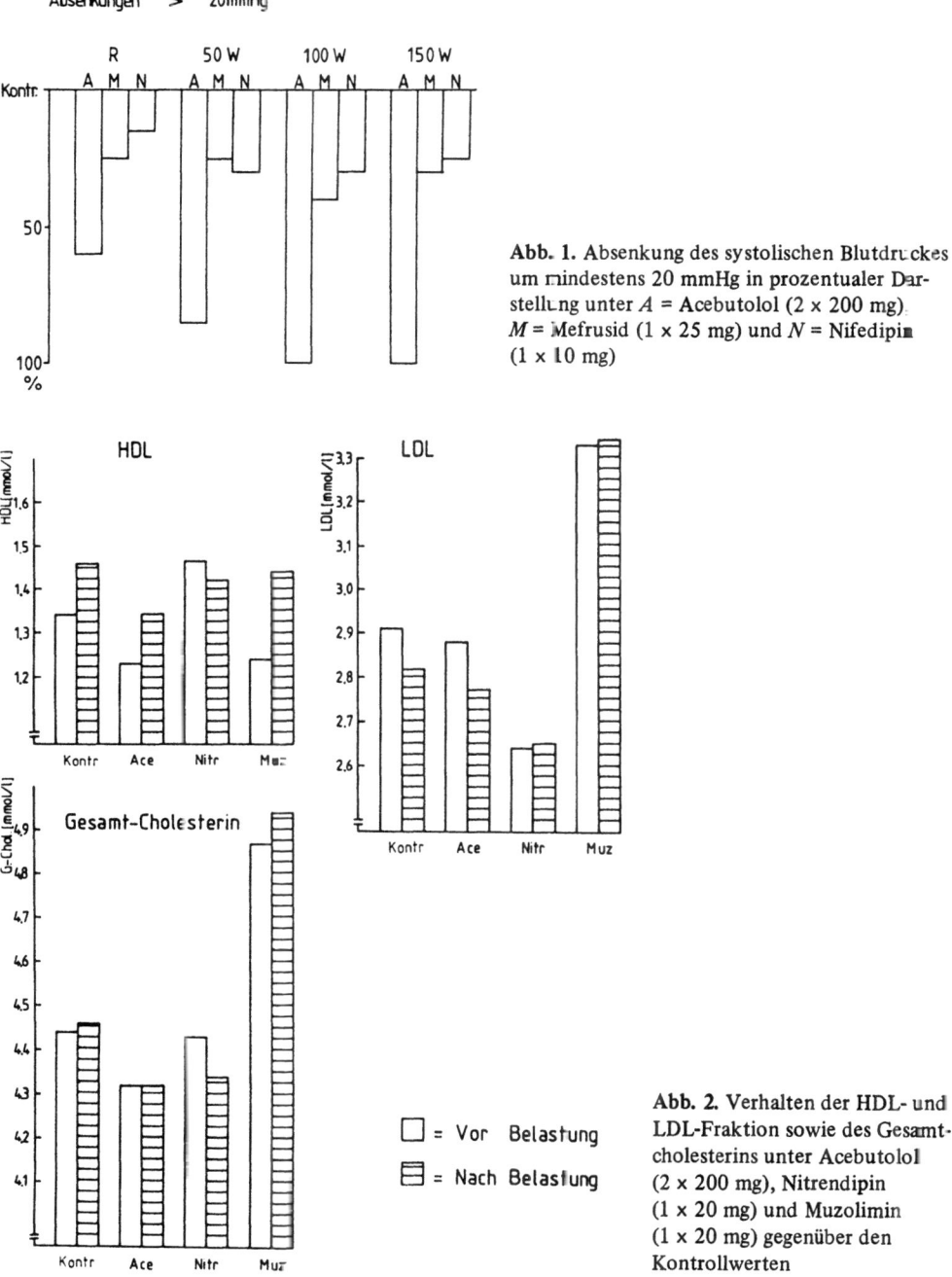

Abb. 1. Absenkung des systolischen Blutdruckes um mindestens 20 mmHg in prozentualer Darstellung unter A = Acebutolol (2 × 200 mg), M = Mefrusid (1 × 25 mg) und N = Nifedipin (1 × 10 mg)

Abb. 2. Verhalten der HDL- und LDL-Fraktion sowie des Gesamtcholesterins unter Acebutolol (2 × 200 mg), Nitrendipin (1 × 20 mg) und Muzolimin (1 × 20 mg) gegenüber den Kontrollwerten

Entsprechend anderen Ergebnissen fanden wir für das Verhalten der Glucose und des Laktats weder in Ruhe noch unter Belastungsbedingungen wesentliche Einflüsse durch die untersuchten Medikamente [2, 3, 5]. Die in der Literatur beschriebene Störung des Kohlenhydratstoffwechsels unter β-Rezeptorenblocker zeigten sich für diesen selektiven Blocker in der gewählten Dosierung nicht [6].

Die Untersuchungen des Fettstoffwechsels (Abb. 2) zeigten bei den β-Rezeptorenblockern die bekannte Tendenz einer HDL-Senkung bei unverändertem LDL. Nitrendipin hatte keinen Einfluß auf die HDL-Fraktion bei Absinken des LDL, während den stoffwechselmäßig ungünstigsten Effekt das Diuretikum mit einem Anstieg des LDL zeigte. Diese Auswirkung des Diuretikums ist gleichfalls in der Literatur bekannt, sie soll sich bei langzeitiger Anwendung wieder normalisieren [1, 10].

Die Konzentration der Freien Fettsäuren zeigte unter Belastung für den β-Rezeptorenblocker die schon häufig diskutierte deutliche Verminderung gegenüber den Kontrollwerten, einen ähnlichen Effekt beobachteten wir unter Nitrendipin [5, 7]. Die gleichzeitig über den Kontrollwerten liegenden Triglyceridwerte unter Acebutolol und Nitrendipin sprechen eindeutig für eine gehemmte Lipolyse. Unter Muzolimin deuten die Ergebnisse auf einen verstärkten Abbau der Triglyceride hin.

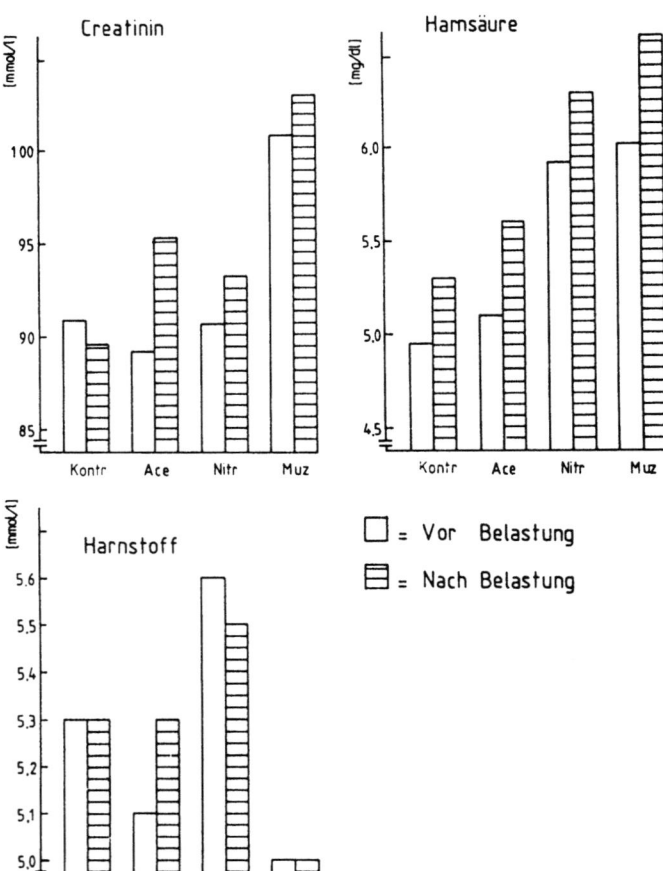

Abb. 3. Verhalten der harnpflichtigen Substanzen unter Acebutolol (2 × 200 mg), Nitrendipin (1 × 20 mg) und Muzolimin (1 × 20 mg) gegenüber den Kontrollwerten

Die Elektrolyte werden unter den Medikamenten nur geringfügig verändert. Sowohl der unter Acebutolol abgesunkene Natriumspiegel als auch der unter Diuretika-Therapie erniedrigte Kaliumspiegel wurden schon ausführlich in der Literatur beschrieben [3, 8]. Die Verminderungen sind jedoch so gering, daß ihnen klinische Relevanz nicht zukommt.

Auffallende Veränderungen der harnpflichtigen Substanzen ergeben sich lediglich unter Muzolimin (Abb. 3). Hier liegen sowohl die Creatinin- als auch die Harnsäurewerte um 10 bzw. 20% vor und nach Belastung signifikant über den Kontrollwerten. Dieser Effekt läßt sich durch eine erhöhte Kontraktion des extrazellulären Raumes nach chronischer Gabe von Schleifendiuretika erklären und der daraus resultierenden verminderten glomerulären Filtrationsrate, der erniedrigten Stromstärke im distalen Konvolut und der damit erhöhten Kontaktzeit [4]. Die deutliche Erniedrigung des Harnstoffs beruht auf der durch die erhöhte Ausscheidungsrate verminderten Rückresorption.

Zusammenfassend bestätigen unsere Untersuchungen den deutlichen Einfluß des β-Rezeptorenblockers auf die Belastungshypertonie, allerdings wird auch das bisher in der Literatur vorhandene Defizit an dosisabhängigen Untersuchungen deutlich. Selbst unter diesen, auch für unsere Studie geltenden Einschränkungen kann gesagt werden, daß im Einzelfall auch Ca-Antagonisten [7] und Diuretika [5] den Belastungsblutdruck deutlich senken können. Berücksichtigt man die geringere negative Beeinflussung der Leistungsfähigkeit unter diesen Substanzen, so sollte als Konsequenz eine Austestung des geeigneten Antihypertonikums beim sporttreibenden Hochdruckpatienten gefordert werden.

Negative Auswirkungen fanden sich für das Diuretikum besonders im Fettstoffwechsel, die allerdings, laut Literatur, nur vorübergehend sind. Dem Elektrolytverlust kommt nach unseren Daten keine wesentliche Bedeutung zu soweit hier Serumwerte als repräsentativ gelten können. Von Nachteil scheint dagegen die negative Beeinflussung der Nierenfunktion zu sein, theoretisch könnten hierdurch Probleme entstehen, wie die Tendenz zur Nephrolithiasis.

Unter den Ca-Antagonisten waren in der vorliegenden Studie keine Nachteile erkennbar, wobei allerdings auch die Dosierung gering war.

Die Studie legt es nahe, dosisabhängige Untersuchungen unter Einbeziehung weiterer Substanzen durchzuführen.

Literatur

1. Ames RP, Hill P (1976) Increase in serum lipids levels during diuretic therapy of hypertension. Am J Med 61:748–757
2. Borchard U (1984) Einfluß von Antihypertensiva auf den Kreislauf und Stoffwechsel unter Belastung. In: Holzgreve H, Rost R (Hrsg) Aktuelles und Kontroverses aus der Hochdruckforschung MMV, München, S 161
3. Bühler F (1981) Position Paper: Antihypertensive action of betablocker. In: Laragh JH, Bühler FR, Seldin DW (eds) Frontiers in hypertension research. Springer, New York, pp 423–435
4. Deetjen P (1981) Der Einfluß des tubularen Transportes von Diuretika auf ihren Wirkungsmechanismus. In: Krück F, Schrey A (Hrsg) Diuretika II. Wolf u. Sohn, München, S 13
5. Franz I-W (1980) Differential antihypertensive effect of acebutolol and hydrochlorothiazide/amiloride hydrochoride combination on elevated exercise blood pressures in hypertensive patients. Am J Cardiol 46:301
6. Franz I-W, Lohmann FW, Koch G, Quabbe H-J (1983) Aspects of hormonal regulation of lipolysis during exercise: Effects of chronic β-receptor blockade. Int J Sports Med 4:14–20

7. Franz I-W, Wiewel D (1983) Antihypertensive Wirkung von Kalziumantagonisten auf Ruhe- und Belastungsblutdruck im Vergleich zu β-Rezeptorenblockern. 89. Verh Dtsch Ges Inn Med 1138
8. Gray JM, Lawson DH, Boddy K, East W (1983) Total body potassium in patients reserving chlorthalidone and metroprolol for hypertension. Scott med J 28(2):172–175
9. Kindermann W, Schmitt WM, Biro G, Schnabel A (1981) Metabolismus und hormonelles Verhalten bei Körperarbeit unter akuter β-Sympathikolyse. Z Kardiol 70:406–412
10. Weidmann P (1981) Einfluß von Diuretika allein oder in Kombination mit Betablockern auf die Serum-Lipoproteine. In: Krück F, Schrey A (Hrsg) Diuretika II. Wolf u. Sohn, München, S 254

Verhalten des Serum-Kaliums bei körperlicher Belastung unter chronischer Beta-Blockade

The Behavior of Serum Potassium During Physical Exercise Under Chronic Beta-Blockade

T. Kullmer, W. Schmitt und W. Kindermann

Abteilung Sport- und Leistungsmedizin (Leiter: Prof. Dr. med. W. Kindermann) der Universität des Saarlandes

Zusammenfassung

In der vorliegenden Studie wurde der Einfluß einer chronischen β_1-selektiven und nichtselektiven Blockade auf das Verhalten des Serum-Kaliumspiegels unter Belastungsbedingungen untersucht, da in der Literatur ein β_2-Rezeptoren gesteuertes Kaliumtransportsystem an den Zellmembranen des Skelettmuskels beschrieben wird.

63 gesunde Sportstudenten wurden randomisiert in 3 Gruppen aufgeteilt und erhielten im Doppelblindversuch über 3 Monate täglich entweder Placebo oder 100 mg Metoprolol (β_1-selektiv) oder 80 mg Propanolol (nichtselektiv). Vor, während (150 Watt, Belastungsende) sowie nach stufenweise ansteigender Fahrradergometrie (10., 20., 30. Minute der Erholungsphase) wurden die Serum-Kaliumkonzentrationen gemessen. Mit Ausnahme der Ruhewerte lagen zu allen anderen Zeitpunkten die Serum-Kaliumspiegel nach 3 Monaten unter β-Blockade signifikant höher als unter Placebo, der Abfall der Kaliumspiegel in der Nachbelastungsphase war gegenüber Placebo deutlich verzögert. Unter Propranolol lagen die Kaliumspiegel höher als unter Metoprolol.

Die Befunde bestätigen die Existenz eines β-Rezeptoren gesteuerten Kaliumtransportsystems in der Skelettmuskulatur. In Ergänzung der Literatur muß aufgrund der erhobenen Befunde angenommen werden, daß der transmembranöse Kaliumtransport zwar in erster Linie über β_2-Rezeptoren, zum Teil aber auch über β_1-Rezeptoren vermittelt wird. Möglicherweise sind die beschriebenen Differenzen auch an der unterschiedlichen Beeinflussung der körperlichen Leistungsfähigkeit nichtselektiver gegenüber β_1-selektiver Blockade beteiligt.

Schlüsselwörter: Kaliumtransport – β-Blockade – Leistungsfähigkeit.

Summary

Various publications have described a β_2-receptor regulated system of potassium transport in the cellular membrane of the skeletal muscle. We, therefore, compared the influence of chronic β_1-selective and nonselective β-blockade on the level of serum potassium during and after a physical exercise test in our study.

63 healthy physical education students received either 100 mg metoprolol (β_1-selective) or 80 mg propranolol (nonselective) or placebo for 3 months in randomized order and under double blind conditions. Serum potassium was measured before, during (at 150 Watt, end of exercise) as well as after a bicycle exercise with a stepwise increase in work loads. At the end of the three months test period, serum potassium levels were significantly higher under β-blockade than under placebo. The decline of the serum potassium levels in the post-exercise phase showed a marked retardation under β-blockade as compared to placebo. In addition, serum potassium levels were higher under propranolol than under metroprolol.

Anschrift für die Verfasser: Prof. Dr. med. W. Kindermann, Abt. für Sport und Leistungsmedizin der Universität des Saarlandes, 6600 Saarbrücken

Conclusion: Our findings confirm the existence of a β-receptor-regulated system of potassium transport in the human skeletal muscle. In addition to previous findings, our results indicate that the transmembraneous potassium transport is predominantly regulated via β_2-receptors but that β_1-receptors also seem involved. The differences in serum potassium levels possibly contribute to the unequal impairment of the physical performance capacity under β_1- as opposed to nonselective blockade.

Key-words: Potassium – β-blockade – Performance capacity.

Einleitung

β-Blockade führt zu vorzeitiger muskulärer Ermüdung, wobei β_1-selektive Blockade die körperliche Leistungsfähigkeit weniger beeinflußt als nichtselektive β-Blockade [4–8]. Als mögliche Mechanismen einer vorzeitigen muskulären Ermüdung werden in erster Linie hämodynamische und metabolische Veränderungen unter β-Blockade diskutiert [4–7, 10, 12]. Demgegenüber fanden Veränderungen des Elektrolyt-Gleichgewichtes bisher nur wenig Beachtung hinsichtlich einer eventuellen Beeinflussung der körperlichen Leistungsfähigkeit unter β-Blockade. Es liegen Befunde vor, die auf ein β-Rezeptoren gesteuertes transmembranöses Kaliumtransportsystem des Skelettmuskels hinweisen [1–3]. Akute β-Blockade führt im Vergleich zu Kontrollbedingungen während und nach Fahrradergometrie zu höheren Anstiegen der Kaliumspiegel im Blut, wobei in der Erholungsphase eine schnellere Normalisierung unter β_1-selektiver Blockade mit Metoprolol als unter nichtselektiver Blockade mit Propranolol eintrat [1]. In der vorliegenden Studie wurde bei gesunden Probanden unter chronischer β-Blockade die Hypothese eines β-Rezeptoren regulierten transmembranösen Kaliumtransports überprüft, wobei eventuelle Unterschiede zwischen den Serum-Kaliumspiegeln unter β_1-selektiver und nichtselektiver Blockade im Vordergrund standen. Bezüglich einer möglichen Einflußnahme auf die muskuläre Ermüdung wurden gleichzeitig verschiedene Parameter der körperlichen Leistungsfähigkeit bestimmt.

Tabelle 1. Alter, Gewicht, Größe und Leistungsparameter aller untersuchten Probanden sowie der 3 Untergruppen M, P und L

	Alter (Jahre)	Gewicht (kg)	Größe (cm)	$\dot{V}O_2 \cdot min^{-1}$ (ml)	$\dot{V}O_2 \cdot kg^{-1} \cdot min^{-1}$ (ml)	Leistungsfähigkeit	
						(Watt)	(Watt $\cdot kg^{-1}$)
Untersuchte Probanden ($n = 63$)	25,0 ± 3,6	74,0 ± 7,0	180,8 ± 5,6	3517 ± 605	47,5 ± 8,2	269 ± 45	3,63 ± 0,61
M ($n = 21$)	24,7 ± 3,5	75,2 ± 4,8	181,2 ± 5,4	3597 ± 542	47,8 ± 7,2	285 ± 43	3,79 ± 0,57
P ($n = 21$)	25,6 ± 4,2	72,0 ± 7,7	179,0 ± 5,6	3328 ± 679	46,2 ± 9,4	253 ± 52	3,52 ± 0,72
L ($n = 21$)	24,5 ± 2,9	74,7 ± 7,7	182,0 ± 6,2	3510 ± 494	47,1 ± 6,6	268 ± 38	3,59 ± 0,51

Untersuchungsgut und Methodik

63 gesunde, nicht spezifisch trainierte Studenten (beschreibende Daten Tabelle 1), wurden randomisiert 3 Gruppen zu je 21 Probanden zugewiesen und erhielten doppelblind über 3 Monate täglich entweder Placebo (L) oder 100 mg Metoprolol (β_1-selektiv, M) oder 80 mg Propranolol (nichtselektiv, P). Vor Beginn der Einnahme sowie am Ende der 3monatigen Einnahmeperiode wurde jeweils eine stufenweise ansteigende Fahrradergometrie bis zur subjektiven Erschöpfung durchgeführt. Alle Untersuchungen fanden morgens nüchtern zum gleichen Zeitpunkt statt. Vor, während (150 Watt, Belastungsende) sowie nach Fahrradergometrie (10., 20., 30. Minute der Erholungsphase) wurden aus dem Armvenenblut flammenphotometrisch die Kaliumkonzentrationen im Blutserum bestimmt. Die maximale körperliche Leistungsfähigkeit wurde auf der Basis der geleisteten maximalen Wattstufe in Watt bzw. Watt/kg ausgedrückt. Als Maß für die Ausdauerleistungsfähigkeit wurde die individuelle anaerobe Schwelle [11] berechnet und ebenfalls in Watt bzw. Watt/kg angegeben.

Allen Angaben liegen die berechneten Mittelwerte ± Standardabweichungen zugrunde. Einzelvergleiche wurden mittels einfacher Varianzanalyse, Vergleiche von Mittelwertdifferenzen mit dem t-Test nach Mittenecker bei einseitiger Fragestellung durchgeführt. Unterschiede mit $p \leq 0,05$ wurden als signifikant bezeichnet.

Ergebnisse

Ohne Medikamenteneinnahme (erste Fahrradergometrie) zeigen alle 3 Gruppen keine Unterschiede in den Serum-Kalium-Konzentrationen vor, während und nach Belastung (Abb. 1).

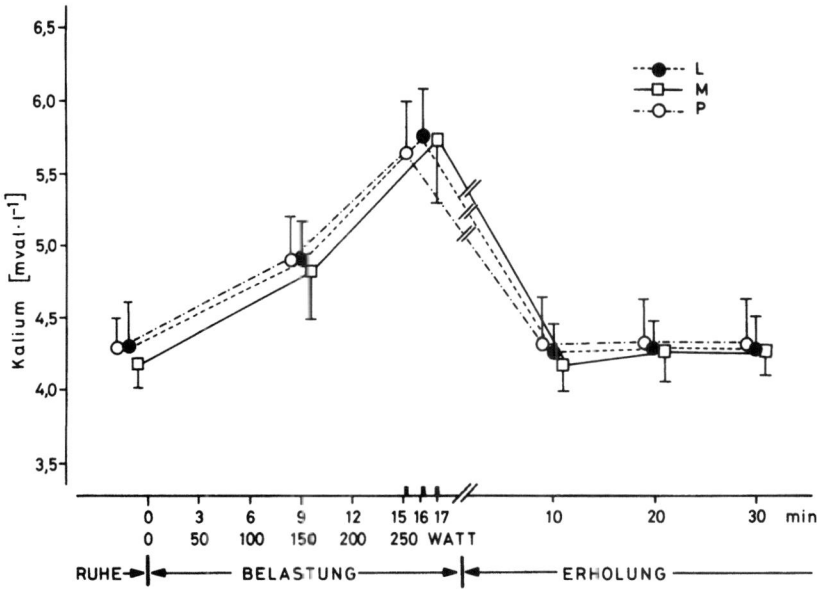

Abb. 1. Verhalten des Serum-Kalium vor, während und nach stufenweise ansteigender Fahrradergometrie *vor* 3monatiger Medikamenteneinnahme

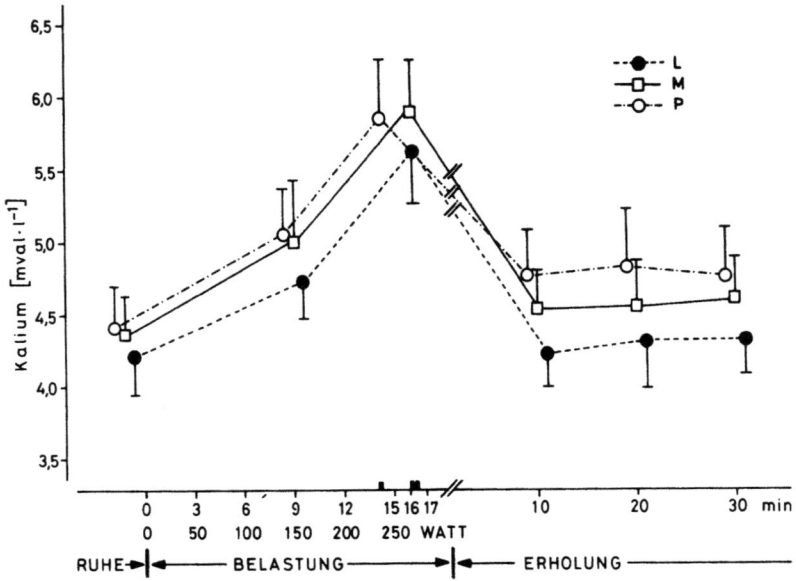

Abb. 2. Verhalten des Serum-Kalium vor, während und nach stufenweise ansteigender Fahrradergometrie *nach* 3monatiger Medikamenteneinnahme

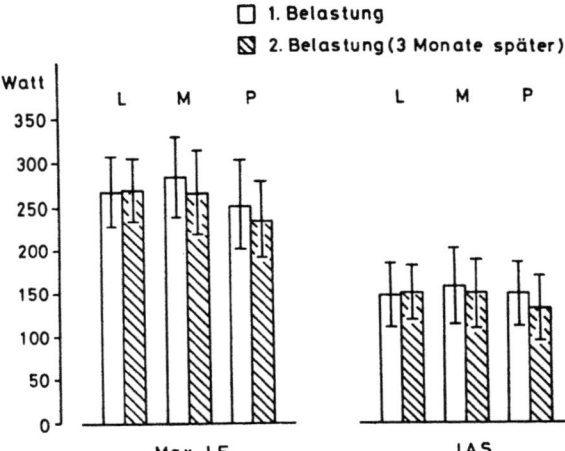

Abb. 3. Maximal- (Max. LF) sowie Ausdauerleistungsfähigkeit (IAS) zu Versuchsbeginn und nach 3monatiger Medikamenteneinnahme

Am Ende der 3monatigen Medikamenteneinnahme (Abb. 2) zeigen die Serum-Kalium-Konzentrationen in Ruhe wiederum keine Unterschiede zwischen den einzelnen Gruppen. Bei 150 Watt und am Belastungsende sowie in der Nachbelastungsphase liegen die Kaliumspiegel unter β-Blockade signifikant höher als unter Placebo ($p < 0{,}05$). In der 10. und 20. Minute der Nachbelastungsphase lagen die Kaliumspiegel unter P signifikant höher als unter M ($p < 0{,}05$).

Die maximale Leistungsfähigkeit ist unter M und P nach 3monatiger Medikamenteneinnahme um jeweils 6% reduziert. Die Ausdauerleistungsfähigkeit (Leistungsfähigkeit der individuellen anaeroben Schwelle) ist unter M um knapp 6%, unter P um knapp 11% reduziert. Die Unterschiede der Leistungsdifferenzen sind jeweils signifikant ($p < 0,05$). Unter L sind nach 3 Monaten sowohl maximale Leistungsfähigkeit als auch Ausdauerleistungsfähigkeit unverändert (Abb. 3).

Diskussion

Die Untersuchungen bestätigen, daß körperliche Belastung zu einem Anstieg der Kaliumkonzentration im Blutserum führt und daß dieser Anstieg unter β-Blockade potenziert wird [1]. Auch die früher unter β-Blockade berichtete Verzögerung des Abfalls der Kaliumkonzentration in der Nachbelastungsphase konnte in dieser Studie bestätigt werden [1]. Im Gegensatz zu Literaturbefunden [13] konnten demgegenüber keine Veränderungen der Serum-Kalium-Konzentrationen unter Ruhebedingungen nachgewiesen werden. Ebenso gegensätzlich zu früheren Untersuchungen fanden sich unter körperlicher Belastung nicht nur Unterschiede in der Kaliumkonzentration zwischen chronischer nichtselektiver β-Blockade und Placebo [9], sondern auch zwischen chronischer $β_1$-selektiver Blockade und Placebo. Dies gilt insbesondere für die Nachbelastungsphase. Die aufgrund von tierexperimentellen Befunden aufgestellte Hypothese eines $β_2$-Rezeptoren gesteuerten Kaliumtransportsystems [2, 3] bedarf deshalb einer Ergänzung. Die vorliegenden Befunde weisen darauf hin, daß beim Menchen unter *chronischer* β-Blockade der transmembranöse Kaliumtransport sowohl über $β_2$- als auch über $β_1$-Rezeptoren vermittelt wird, wobei offenbar die $β_2$-Rezeptoren aber als vorrangig zu betrachten sind.

Über eine Änderung der Muskelerregbarkeit kann sich theoretisch die stärkere extrazelluläre Kaliumakkumulation unter β-Blockade nachteilig auf die körperliche Leistungsfähigkeit auswirken. Eine Abnahme der maximalen Leistungsfähigkeit und insbesondere der Ausdauerleistungsfähigkeit unter β-Blockade im Vergleich zu Kontrollbedingungen wurde in dieser Studie nachgewiesen. Desweiteren fand sich eine stärkere Reduktion der Ausdauerleistungsfähigkeit unter nichtselektiver Blockade mit Propranolol im Vergleich zu $β_1$-selektiver Blockade mit Metoprolol. Veränderungen der Serum-Kaliumpiegel unter β-Blockade müssen deshalb als potentieller Mechanismus hinsichtlich einer Beeinträchtigung der körperlichen Leistungsfähigkeit diskutiert werden. Offen bleiben muß, welche quantitative Bedeutung den veränderten Kalium-Konzentrationen für die Beeinträchtigung der körperlichen Leistungsfähigkeit beizumessen ist.

Aufgrund der vorliegenden Ergebnisse lassen sich folgende Schlußfolgerungen ziehen:

1. Chronische β-Blockade führt unter Belastung zu einem verstärkten Anstieg und in der Erholungsphase zu einem verzögerten Abfall der Serum-Kaliumspiegel.
2. Bei körperlichen Belastungen kommt es unter nichtselektiver β-Blockade zu stärkeren Auslenkungen der Serum-Kaliumspiegel als unter $β_1$-selektiver Blockade.
3. Der transmembranöse Kaliumtransport im Skelettmuskel wird unter Belastungsbedingungen vorwiegend über $β_2$-Rezeptoren, zum Teil aber auch über $β_1$-Rezeptoren vermittelt.
4. Veränderte Serum-Kaliumspiegel können auf der Basis einer modifizierten Erregbarkeit der Skelettmuskulatur die körperliche Leistungsfähigkeit beeinträchtigen.

Literatur

1. Carlsson E, Fellenius E, Lundborg P, Svensson E (1978) β-adrenoceptor blockers, plasma-potassium, and exercise. Lancet II:424–425
2. Clausen T, Flatman JA (1977) The effect of catecholamines on Na-K transport und membrane potential in rat soleus muscle. J Physiol 270:383–414
3. Clausen T, Flatman JA (1980) Beta$_2$-adrenoceptors mediate the stimulating effect of adrenaline on active electrogenic Na-K transport in rat soleus muscle. Br J Pharmacol 68:749–755
4. Fellenius E (1983) Muscle fatique and beta-blockers – a review. Int J Sports Med 4:1–8
5. Franz IW, Lohmann FW (1979) Der Einfluß einer chronischen sog. kardioselektiven und nichtselektiven β-Rezeptoren-Blockade auf dem Blutdruck, die O_2-Aufnahme und den Kohlenhydratstoffwechsel. Z Kardiol 68:503–509
6. Kindermann W, Schnabel A (1983) Beeinflussung der körperlichen Leistungsfähigkeit durch Beta-Blockade. Herz/Kreisl 6:286–291
7. Kindermann W, Scheerer W, Salas-Fraire O, Biro G, Wölfing A (1984) Verhalten der körperlichen Leistungsfähigkeit und des Metabolismus unter akuter Beta$_1$- und Beta$_{1/2}$-Blockade. Z Kardiol 73:380–387
8. Lundborg P, Åström H, Bengtsson C, Fellenius E, von Schenk H, Svensson L, Smith U (1981) Effect of beta-blockade on exercise performance and metabolism. Clin Sci 61:229–305
9. Petch MC, McKay R, Bethune DW (1979) Bichemical effects of beta$_2$ adrenergic blockade in patients undergoing cardiopulmonary bypass (abstract). Br Heart J 42:240
10. Schnabel A, Kindermann W, Steinkraus V, Salas-Fraire O, Biro G (1984) Metabolic and hormonal responses to exhaustive and supramaximal running with and without β-adrenergic blockade. Eur J Appl Physiol 52:214–218
11. Stegmann H, Kindermann W (1982) Comparison of prolonged exercise tests at the individual anaerobic threshold and the fixed anaerobic threshold of 4 mmol $\cdot$ l^{-1} lactate. Int J Sports Med 3:105–110
12. Tesch P, Kaiser P (1981) Effect of β-adrenergic blockade on maximal oxygen uptake in trained males. Acta Physiol Scand 112:351–352
13. Waal-Manning HJ (1976) Metabolic effects of β-adrenoreceptor blockers. Drugs 11 (Suppl 1):121–126

Training mit initialer β-Rezeptorenblockade als Therapie von juvenilen Grenzwerthypertonikern

Endurance Training and Initial β-Receptor Blockade as Therapy in Young Borderline Hypertensives

H. Hörtnagl, H. Baumgartner, C. J. Wiedermann, J. Strießnig, G. Lücke und E. Raas

Institut für Sport- und Kreislaufmedizin, Institut für Pharmakologie und Institut für Psychologie, Universität Innsbruck

Zusammenfassung

Mit 22 jungen hyperkinetischen Grenzwerthypertonikern wurde durch 4 Monate hindurch ein Ausdauertraining durchgeführt. Während der ersten 3 Monate wurde eine β-Rezeptorenblockade mit Metoprolol[R] (1 Durile 200 mg täglich) aufrecht erhalten, um vor einem überschießenden Blutdruckanstieg abzuschirmen und um durch Senkung der überschießenden Herzfrequenz eine höhere Belastungsintensität erzielen zu können. Damit wurde eine ausreichende Effektivität des Trainings, verbunden mit einer besseren Motivation der Patienten, erreicht.

Nach 4 Monate dauerndem Training, 1 Monat nach Absetzen des β-Blockers, hatte diese Behandlung eine signifikante Abnahme des Ruheblutdruckes auf Normwerte bewirkt (systolisch um 18 mmHg von 147 ± 14 auf 129 ± 9 und diastolisch um 10 mmHg von 87 ± 13 auf 77 ± 7). Der ursprünglich während der Ergometrie (stufenlose Fahrradergometrie: 6 min 170 Watt/1,73 m^2 Körperoberfläche) im Vergleich zu Normalpersonen ($n = 40$) überschießende Anstieg der Herzfrequenz und des Blutdruckes war nach der Intervention ebenso wie das Doppelprodukt signifikant niedriger. Bei 13 Patienten wurden die Plasmakatecholamine bestimmt. Dabei zeigte Noradrenalin eine geringe, statistisch nicht signifikante, Adrenalin jedoch eine erhebliche und signifikante Abnahme (während der Ergometrie) durch das Training. Die vor Training erhöhten Adrenalinwerte in Ruhe waren nach Training signifikant niedriger. Mit diesen Ergebnissen konnte gezeigt werden, daß sich bei hyperadrenergen Grenzwerthypertonikern mit Ausdauertraining therapeutische Effekte erzielen lassen und eine β-Blockade nur initial notwendig ist.

Schlüsselwörter: Grenzwerthypertonie – Nichtpharmakologische Behandlung – Training – β-Blockade.

Summary

The effectiveness of endurance training as a form of therapy in borderline hypertension was investigated. A group of 22 young hypertensive men with a hyperkinetic circulatory state took part in a training program lasting for 4 months. During the first 3 months, a β-blocker (metoprolol 200 mg daily; slow release form) was given to attenuate excessive rises in blood pressure and heart rate during exercise observed initially. The levels of exercise which could now be achieved were high enough to produce a training effect.

After 4 months of training, i.e. one month after phasing out the β-blocker, blood pressure values at rest had dropped significantly and returned to normal levels (blood pressure systolic: from 147 ± 14 to 129 ± 9 mmHg; difference 18 mmHg; blood pressure diastolic: from 87 ± 13 to 77 ± 7 mmHg; difference 10 mmHg). The increase of heart rate, systolic blood pressure and pulse-pressure product during exercise was significantly lowered, when compared to pretreatment levels. In 13 patients, plasma cat-

---

Anschrift für die Verfasser: Univ.-Doz. Dr. med. H. Hörtnagl, Institut für Sport- und Kreislaufmedizin, Universitätskliniken, Anichstraße 35, A-6020 Innsbruck

echolamines were determined. Therapy resulted in a significant decrease of adrenaline levels at rest and during exercise; noradrenaline values were insignificantly reduced.

Our results show that endurance training has therapeutic effects in young hyperadrenergic borderline hypertensives with a hyperkinetic circulatory state; β-blockade is only necessary initially.

Key-words: Borderline hypertension − Non-pharmacological treatment − Exercise − β-blockade.

Einleitung

Die Dauerbehandlung der Grenzwerthypertonie mit Medikamenten ist besonders bei jüngeren Patienten nicht unbedenklich und nicht zuletzt wegen geringer Compliance schwer durchzuführen. Nicht-pharmakologische Maßnahmen gewinnen immer mehr an klinischer Bedeutung [2, 8, 9]. Dabei wird zur Zeit der Wert des Ausdauertrainings zur Beeinflussung der Hypertonie immer mehr diskutiert [4, 8, 11]. Bei der Durchführung eines Ausdauertrainings bei Hypertonikern können allerdings Probleme auftreten. Einerseits kann unter Belastung der Blutdruck auf deutlich überhöhte Werte ansteigen [3, 4], andererseits kann ein überschießendes Frequenzverhalten eine ausreichende Intensität und damit Effektivität des Trainings verhindern [6]. Da durch β-Blockade sich der übermäßige Blutdruck- und Frequenzanstieg erfolgreich beeinflussen läßt [3, 4, 6], untersuchten wir, inwieweit sich bei jungen hyperkinetischen Grenzwerthypertonikern mit Ausdauertraining und initialer β-Blockade therapeutische Effekte erzielen lassen.

Methodik

Patienten: 22 junge Männer (Alter: 21 ± 4 Jahre; Gewicht: 71 ± 12 kg; Größe: 176 ± 8 cm) wurden auf Grund ihres Blutdruckverhaltens in Ruhe (systolisch: 147 ± 14, diastolisch: 87 ± 13 mmHg) nach WHO Kriterien [10] als Grenzwerthypertoniker eingestuft. Die Blutdruckwerte waren bei mehrmaligen Kontrolluntersuchungen immer wieder erhöht. Die erhöhte Ruheherzfrequenz (95 ± 13 Schläge/min) im Sitzen und der überschießende Blutdruck- und Frequenzanstieg während der Ergometrie, als zusätzliches Diagnosekriterium verwendet (Fahrradergometrie im Sitzen: 6 min 170 Watt/1,73 m^2 Körperoberfläche), wiesen auf die hyperkinetische Kreislaufregulation hin (Abb. 1). Die Patienten klagen über Unruhegefühl, Palpitationen, subjektive Leistungseinschränkung, Atembeschwerden, z. T. auch Schwitzen, feuchte Hände und Schlafstörungen. Die weitere Anamnese, die klinische Untersuchung, das Thorax-Röntgen und das Echokardiogramm ergaben keinen Hinweis auf einen hämodynamisch wirksamen Herzfehler oder eine Kardiomyopathie, für eine erhöhte Schilddrüsenfunktion oder für positive Entzündungszeichen. Im Zweifelsfalle wurde eine endokrinologische Abklärung durchgeführt.

Kontrollen: A) 40 Normalpersonen (Alter: 24 ± 4 Jahre; Gewicht: 73 ± 8 kg; Größe: 179 ± 5 cm; Ruheblutdruck systolisch: 123 ± 7; diastolisch: 76 ± 7 mmHg; Ruheherzfrequenz: 63 ± 11 Schläge/min) wurden im Sitzen ergometriert (Abb. 1). B) 12 Personen der Gruppe A (Ruheblutdruck systolisch: 115 ± 5; diastolisch: 73 ± 5 mmHg; Ruheherzfrequenz: 62 ± 9 Schläge/min) wurden zusätzlich im Liegen ergometriert, wobei aus einer lie-

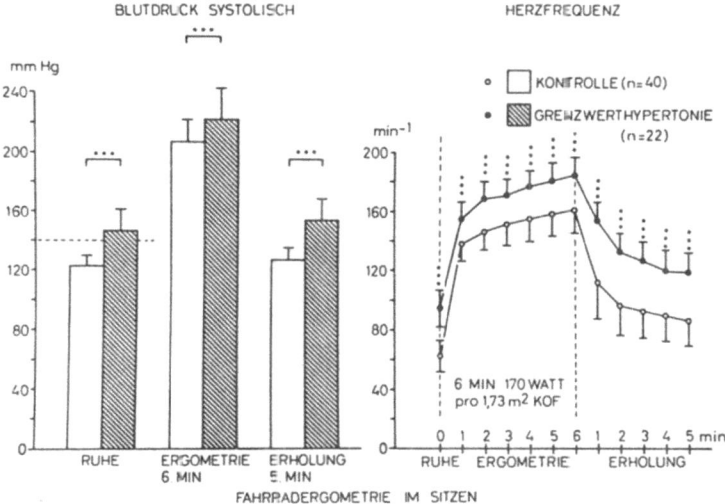

Abb. 1. Vergleich des Blutdruck- und Herzfrequenzverhaltens von Hypertonikern und gesunden Normalpersonen (Kontrolle) während Ruhe, Ergometrie im Sitzen und Erholung. t-Test für unverbundene Stichproben: *** $p = 0.001$

genden Venenkanüle Blutproben zur radioenzymatischen Bestimmung der Plasmakatecholamine [1] entnommen wurden.

Behandlung: Zur Einleitung der Behandlung erhielten die Patienten zur β-Rezeptoren-Blockade Metoprolol^R (1 Durile 200 mg täglich). Nach 14 Tagen erfolgte eine Kontrolluntersuchung einschließlich einer Ergometrie. Anschließend wurde ein Ausdauertraining unter fortbestehender β-Blockade empfohlen, und zwar in Form einer dynamischen Belastung wie Laufen, Radfahren, Schilanglauf etc. über 30 min zumindest jeden 2. Tag. Es wurde ge-

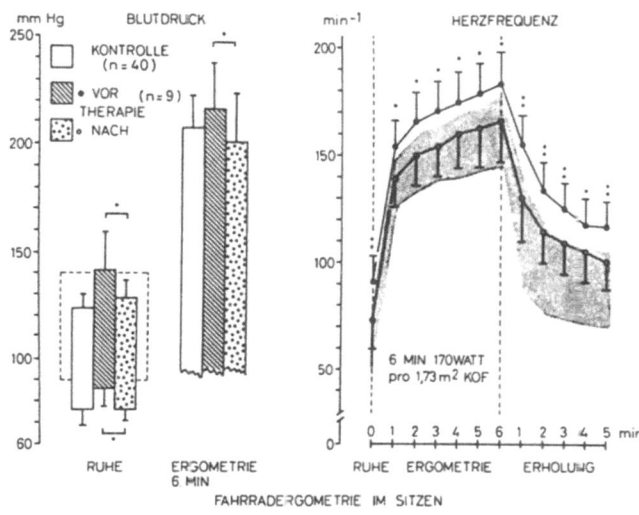

Abb. 2. Verhalten von Blutdruck und Herzfrequenz (grau schattiert: 2 Sigma-Bereich der Kontrollgruppe) von gesunden Normalpersonen (Kontrolle) und Patienten (vor und nach Therapie) während Ruhe, Fahrradergometrie im Sitzen und Erholung. t-Test für verbundene Stichproben: * $p = 0.05$; ** $p = 0.01$

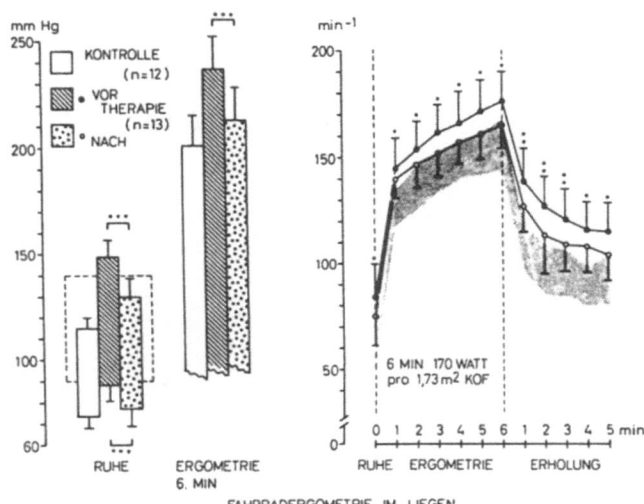

Abb. 3. Verhalten von Blutdruck und Herzfrequenz (grau schattiert: 2 Sigmabereich der Kontrollgruppe) bei gesunden Normalpersonen (Kontrolle) und Patienten (vor und nach Therapie) während Ruhe, Fahrradergometrie im Liegen und Erholung. t-Test für verbundene Stichproben: * $p = 0.05$; ** $p = 0.01$; *** $p = 0.001$

raten, die Intensität so zu wählen, daß eine gleichmäßige dynamische Bewegung gerade 30 min ohne Pause aufrechterhalten werden konnte. 3 Monate nach Trainingsbeginn wurde eine neuerliche Untersuchung einschließlich einer Ergometrie durchgeführt. Anschließend wurde die β-Blocker-Behandlung ausschleichend beendet, das Training aber weiter fortgesetzt. 1 Monat nach Absetzen der Medikation erfolgte eine Abschlußuntersuchung mit Ergometrie. Die jeweiligen Ergometrien wurden bei 9 Patienten im Sitzen (Abb. 2) und bei 13 Patienten im Liegen (Abb. 3) durchgeführt, wobei bei letzteren Blut zur Katecholaminbestimmung abgenommen wurde.

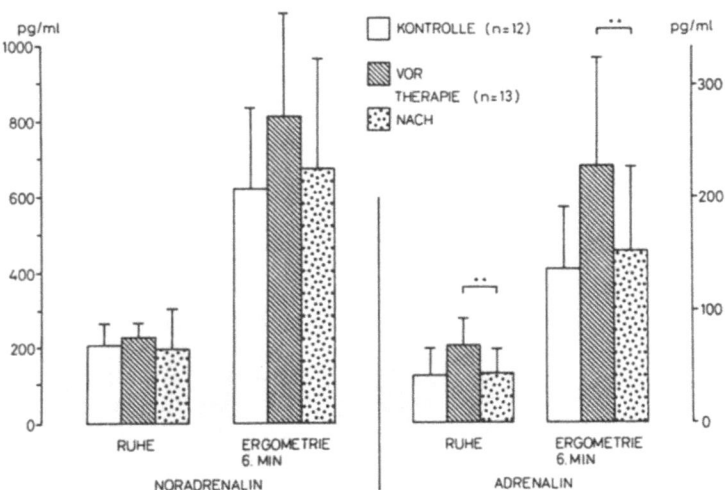

Abb. 4. Venöse Plasmakatecholamin Konzentrationen bei gesunden Normalpersonen und Patienten (vor und nach Therapie) während Ruhe und Fahrradergometrie im Liegen. t-Test für verbundene Stichproben: ** $p = 0.01$

Ergebnisse

Nach 4 Monaten Ausdauertraining (1 Monat nach Absetzen des β-Blockers) hatte die Behandlung eine Abnahme des Ruheblutdruckes auf Normalwerte bewirkt (systolisch um 18 mmHg von 147 ± 14 auf 129 ± 9 und diastolisch um 10 mmHg von 87 ± 13 auf 77 ± 7). Die Herzfrequenz in Ruhe war von 87 ± 15 auf 76 ± 7 Schläge/min abgesunken. Ebenso war der überschießende Anstieg der Herzfrequenz und des systolischen Blutdruckes während der Ergometrie signifikant geringer ausgeprägt (Abb. 2 und 3). Dementsprechend sank auch das Doppelprodukt (Herzfrequenz x systolischer Blutdruck) sowohl in Ruhe als auch während der Ergometrie. Die Noradrenalinwerte waren in Ruhe vor und nach Behandlung nicht unterschiedlich; während der Ergometrie war jedoch der Noradrenalinanstieg nach der Behandlung geringer ausgeprägt, wenn auch nicht statistisch signifikant. Die Adrenalinwerte waren nach dem Training sowohl in Ruhe als auch während der Ergometrie signifikant niedriger (Abb. 4).

Diskussion

Ausdauertraining und/oder Gewichtsabnahme werden als nicht-pharmakologische Maßnahmen zur Beeinflussung der Hypertonie zunehmend diskutiert [2, 4, 8, 9]. Da es sich bei unserer Patientengruppe um junge Grenzwerthypertoniker mit hyperkinetischer Kreislaufregulation handelte, konnte ein Ausdauertraining nicht ohne weiteres durchgeführt werden. Einerseits kam es zu einem überschießenden Blutdruckanstieg während der Belastung, andererseits konnte wegen der erhöhten Belastungsherzfrequenz keine ausreichend hohe und genügend lang dauernde Trainingsintensität erreicht werden. Deshalb verwendeten wir eine initiale β-Blockade, um eine bessere Effizienz des Trainings zu erzielen [6]. Als nach 3 Monaten die β-Blockade beendet wurde, konnten die Patienten, jetzt beschwerdefrei, weiter trainieren. Dadurch wurde die Motivation zusätzlich verbessert.

Der Behandlungserfolg bestand in einer weitreichenden Normalisierung des Ruhe- und Belastungsdruckes, wowie des Frequenzverhaltens. Dadurch wurde das Doppelprodukt als indirektes Maß für den myokardialen O_2-Verbrauch in Ruhe aber auch unter Belastung gesenkt. Die mit der Behandlung einhergehende Senkung des Plasma-Adrenalinspiegels in Ruhe und während der Belastung weist auf eine mögliche Beteiligung des Adrenalin [7] am pathogenetischen Mechanismus dieser hyperkinetischen, hypertonen Kreislaufregulationsstörung hin. Zur Erklärung der Blutdrucksenkung kommt eine Gewichtsabnahme [4, 9] nicht in Frage, da diese Patienten normalgewichtig waren und sich das Gewicht durch das Training nicht wesentlich veränderte. Da bei einer vergleichbaren Patientengruppe 3 Tage nach Beendigung einer 2jährigen β-Blockade die ursprünglichen Symptome mit erhöhten Blutdruck- und Herzfrequenzen prompt wieder auftraten [5], ist bei unseren Patienten ein β-Blocker-Effekt 1 Monat nach Absetzen des Medikaments nicht anzunehmen. Die erzielten therapeutischen Effekte gleichen auf den ersten Blick denen einer β-Rezeptoren-Blockade; im Gegensatz zu dieser kommt es jedoch durch das Training zu einer Verminderung der Katecholaminausschüttung aber auch zu weitreichenden günstigen hormonellen und metabolischen Anpassungsvorgängen [2]. Damit läßt sich aber eine Einsparung an Medikamenten mit deren Nebenwirkungen und deren Kosten erreichen. Weitere Untersuchungen müssen klären, wie lange diese trainingsbedingten Effekte andauern.

Literatur

1. Baumgartner H, Ridl W, Klein G, Preindl S (1983) Improved radioenzymatic assay for the determination of catecholamines in plasma. Clin Chim Acta 132:111–116
2. Björntorp P (1982) Hypertension and exercise. Hypertension. 4 (suppl III):III-56-III-59
3. Chaix RL, Dimitriu BM, Wagniart PR, Safar ME (1982) A simple exercise test in borderline and sustained essential hypertension. Int J Cardiol 1:371–382
4. Franz IW (1981) Belastungsblutdruck bei Hochdruckkranken. Ausmaß, Bedeutung und Konsequenzen für die Praxis. Springer, Berlin Heidelberg New York
5. Guazzi M, Polese A, Magrini F, Fiorentini C, Olivari MT (1975) Long-term treatment of the hyperkinetic heart syndrome with propanolol. Am J Med Sci 270:465–474
6. Kaltenbach M, Brunn V, Becker HJ, Graef V (1969) Körperliche Leistungsfähigkeit und Muskeldurchblutung beim hyperkinetischen Herzsyndrom. Dtsch Med Wochenschr 94:1314–1319
7. Kjeldsen SE, Flaaten B, Eide I, Helgeland A, Leren P (1982) Evidence of increased peripheral catecholamine release in patients with long-standing, untreated essential hypertension. Scand J Clin Lab Invest 42:217–223
8. Lund-Johansen P (1982) Physical activity and hypertension. Scan J Soc Med [Suppl] 29:185–194
9. Van Itallie TB (1982) Symposium on current perspectives in hypertension. Hypertension. 4 (suppl III):III-177-III-183
10. World Health Organization (1978) Arterial hypertension. Technical report series 628. World Health Organization, Genf
11. Wilcox RG, Benett T, Brown AM, Macdonald IA (1982) Is exercise good for high blood pressure? Br Med J 285:767–769

XVII

Freie Vorträge:

Leistungssport

High-Performance Sports

Wettkampf- und Trainingssteuerung von Marathonläuferinnen und -läufern mittels leistungsdiagnostischer Feldtestuntersuchungen

Regulation of Training and Competition Speeds for Marathon and Other Long-Distance Runners Using Aerobic Graded Field Tests

R. Föhrenbach, A. Mader, H. Liesen, H. Heck, E. Vellage und W. Hollmann

Institut für Kreislaufforschung und Sportmedizin (Leiter: o. Prof. Dr. med. W. Hollmann) der Deutschen Sporthochschule Köln

Zusammenfassung

Die aerobe Leistungsfähigkeit von 9 männlichen (Marathonbestzeit: 2:10–2:50 Std) und 12 weiblichen (Marathonbestzeit 2:28–2:51 Std) Marathonläufern wurde anhand der Laktat-Leistungsbeziehung im Feldstufentest über 4–6 × 2323 m auf einem ebenen, zur Hälfte aus Asphalt bestehendem Rundkurs ermittelt.

Die Trainingsaufzeichnungen von 6 Marathonläuferinnen wurden analysiert und die metabolische Belastung anhand des Blutlaktats ermittelt. Nach den Deutschen Marathonmeisterschaften (Kandel 1984) wurde von 3 Läuferinnen und 5 Läufern unmittelbar nach Zielankunft Blutentnahmen zur Laktatbestimmung vorgenommen.

Die wesentlichen Befunde lauten:

1. Es besteht ein hoher positiver Zusammenhang ($r = 0,96$) zwischen der im Feldstufentest bei 2,5, 3 und 4 mmol/l Laktat ermittelten Laufgeschwindigkeit und der Marathonbestzeit.
2. Nach dem Marathonlauf (Deutsche Marathonmeisterschaften 1984, Kandel) wurden maximale Laktatkonzentrationen zwischen 2,46–5,29 mmol/l ermittelt ($\bar{x} = 3,53 \pm 0,91$ mmol/l).
3. Aus den Ergebnissen der Trainingsanalyse von 6 Marathonläuferinnen ging hervor, daß die mittlere Belastungsintensität im Dauerlauftraining Laktatwerten um 1 mmol/ entsprach.
4. Auf der Basis einer guten Übereinstimmung zwischen Test- und Wettkampfgeschwindigkeit entsprechend einer Laktatkonzentration von 2,5 mmol/l, sowie im Zusammenhang mit den Ergebnissen aus der Trainingsanalyse und dem Marathonlauf wurde ein einfaches Modell konzipiert, welches eine komplexe Trainingssteuerung für den Marathonbereich mit Hilfe der im Feldstufentest ermittelten Laktat-Leistungsbeziehung ermöglicht.

Schlüsselwörter: Feldstufentest – Aerobe Leistungsfähigkeit – Laktat-Trainingssteuerung – Belastungsintensität.

Summary

In an attempt to develop a submaximal graded field test to regulate competition and training intensities of long distance and marathon runners, the relationship between lactic acid and speed has been investigated under the usual condition of the athlete training. 9 males and 12 female marathon runners (marathon best times between 2:10–2:50 h and 2:28–2:51 h, respectively) ran 4–6 times on a flat round of 2323 m length. Blood lactate concentration was evaluated after every stage. Velocity at 2.5, 3.0 and 4 mmol/l lactic acid was correlated with marathon velocity. In addition, training protocols (velocity of endurance runs) of 6 female runners were computed and compared with test results.

Anschrift für die Verfasser: Dr. med. R. Föhrenbach, Institut für Kreislaufforschung der Deutschen Sporthochschule Köln, Carl-Diem-Weg, 5000 Köln 41

The essential results read as follows:

1. A high correlation ($r = 0.87-0.98$) was found between velocities at 2.5, 3.0 and 4 mmol/l lactic acid in field test and averaged marathon velocities. Consequently, athletes who had better performances during the field test also ran faster in the marathon race.
2. The average intensity of endurance runs of 6 female marathon runners corresponds to a low lactic acid concentration of about 1 mmol/l. Average maximal-post exercise lactate concentration of 8 athletes was 3.5 mmol/l.
3. The good consistency between the velocity during graded field test eliciting a lactic acid concentration of 2.5 mmol/l and velocity in the marathon race enables us to get a spectrum of special individual training means.

Key-words: Graded field test – Aerobic capacity – Lactate – Control of training and competition intensities.

Einleitung

Viele Sportler und Trainer erwarten von einer leistungsdiagnostisch orientierten Untersuchung auch Aussagen darüber, mit welcher Intensität bzw. Geschwindigkeit im Training gelaufen werden soll, um z. B. die aerobe Kapazität optimal zu entwickeln.

Verschiedene Laborstufentestverfahren mit differenter Abstufung, Stufendauer und Winkeleinstellung führen aufgrund der zeitabhängigen Laktatbildung und -akkumulation [13] zu deutlichen Differenzen an der aerob-anaeroben Schwelle (4 mmol/l Laktat) [7–9]. Sofern Ergebnisse aus vergleichenden Labor-Felduntersuchungen nicht vorliegen, sind präzise Hinweise für eine erfolgversprechende Trainingsgestaltung in Frage gestellt, zumal auch der beim Laufen im Gelände zusätzlich durch den Windwiderstand mit der 3. Potenz der Windgeschwindigkeit wachsende Energiebedarf [17] meist unberücksichtigt bleibt.

Insbesonders im hohen Geschwindigkeitsbereich von Spitzenläufern nimmt die Differenz der Laborlaufgeschwindigkeit gegenüber der Feldlaufgeschwindigkeit auf gegebenen Laktatkonzentrationen zu.

Die optimale Belastungsintensität zur Entwicklung des oxidativen Enzymsystems befindet sich in einem relativ schmalen Bereich – eine mittlere Trainingsdauerlaufgeschwindigkeit, die zu einer um 1 mmol/l Laktat höheren bzw. niedrigeren Laufgeschwindigkeit führt, vermag die aerobe Entwicklung im ersten Fall zu verhindern bzw. im zweiten Fall deutlich zu verbessern [5, 12].

Nachfolgend soll die seit 4 Jahren im Kölner Arbeitskreis praktizierte Verfahrensweise der Trainingssteuerung mittels Feldstufentests – hier am Beispiel „Marathonlauf" – vorgestellt werden.

Methodik

Die aerobe Leistungsfähigkeit von 9 männlichen und 12 weiblichen Spitzenmarathonläufern (Marathonbestzeit: 2:10–2:50 Std bzw. 2:28–2:51 Std, Alter: 26,3 ± 3,2 Jahre bzw. 24,6 ± 4,5 Jahre, Gewicht: 61,8 ± 6,8 kg bzw. 50,5 ± 4,9 kg, Größe: 175,5 ± 7,79 cm bzw. 163,0 ± 4,9 cm) wurde anhand der Laktat-Laufgeschwindigkeitsbeziehung bei Blutlaktatkonzentrationen von 2,5, 3,0 und 4,0 mmol/l im Feldstufentest ermittelt. Die Lauftests fanden auf einem ebenen, flachen und zur Hälfte aus Asphalt bestehenden Rundkurs von 2323 m Länge statt, der bei ansteigender Geschwindigkeit 4–6x durchlaufen wurde. Die Belastungsdauer variierte somit in Abhängigkeit von der Ausdauerleistungsfähigkeit für die einzelnen Runden zwischen 7–12 min, bzw. 45–55 min für den gesamten Test. Die Kontrolle der Laufgeschwindigkeit erfolgte über Markierungen, die alle 500 m angebracht waren. Als Anfangsbelastung wurde jeweils eine um ca. 20–30 s/1000 m geringere Geschwindigkeit als die langsamste Trainingsdauerlaufgeschwindigkeit gewählt, um sicher unter rein aeroben Energieverhältnissen zu belasten. Die stufenförmige Geschwindigkeitserhöhung für jede Runde betrug jeweils 15–20 s/1000 m, wobei die abschießende Belastungsintensität höher als die individuelle durchschnittliche Marathonzeit gewählt wurde, um sowohl die aerob-anaerobe Schwelle als Referenzpunkt als auch Belastungsintensitäten, die zum Tempolauftraining in Frage kommen, zu erfassen. Alle untersuchten Probanden verfügten aufgrund eines mehrjährigen, täglichen Trainings über ein ausgeprägtes Tempogefühl, so daß die jeweils gewählte Laufgeschwindigkeit hinreichend genau eingehalten werden konnte. Nach jeder Runde erfolgte eine Blutentnahme aus dem mit Finalgon forte hyperämisierten Ohrläppchen. Die Pause betrug 30–45 s. Die Laktatbestimmung erfolgte enzymatisch mittels des Testbestecks Nr. 124842 der Firma Boehringer nach der von Mader [13] modifizierten Methode von Gutmann und Wahlefeld [6]. Anhand der Meßwerte wurden die Laktat-Geschwindigkeitskurven mittels Kurvenlineal zeichnerisch oder durch Berechnung eines Polynoms 3. Grades [10] rechnerisch ermittelt. Die Beziehung zwischen Feldtest- und Marathonlaufgeschwindigkeit wurde mit der linearen Korrelation und Regression berechnet [18].

Ergebnisse

Im Feldstufentest wurde die zu Blutlaktatkonzentrationen von 2,5, 3,0 und 4,0 mmol/l (V(m/s) LA 2,5–4,0) führende Laufgeschwindigkeit von 21 Marathonläuferinnen und -läufern mit der dem Untersuchungszeitpunkt am nächsten liegenden Marathonlaufzeit (V(m/s) Marathon) korreliert. Für die untersuchten Parameter ließ sich jeweils eine hoch signifikante Verbundenheit ermitteln ($r = 0,96$). Die Regressionsgerade ist nahezu identisch mit der Linie gleicher Geschwindigkeiten für die Beziehung der Feldtestgeschwindigkeit bei 2,5 mmol/l Laktat und der Marathongeschwindigkeit (Abb. 1a/b; Tabelle 1).

Die auf das Geschlecht bezogenen Korrelationsberechnungen ergaben sowohl für die weiblichen ($r = 0,86$–87) als auch die männlichen Probanden ($r = 0,98$) hochsignifikante Beziehungen.

Bis auf 4 Ausnahmen weisen die Probanden mit der höheren Laufgeschwindigkeit im Feldtest auf gegebenen Laktatkonzentrationen auch die bessere Marathonzeit auf. Die mittlere von den Frauen im Marathonlauf erzielte Laufzeit betrug $4,34 \pm 0,2$ m/s und weist gegenüber der bei 2,5 mmol/l Laktat im Feldstufentest erhobenen mittleren Laufgeschwindigkeit von $4,36 \pm 0,22$ m/s den geringsten Unterschied auf (Tabelle 2).

Die mittlere von den Männern im Marathonlauf erzielte Laufzeit betrug $4,86 \pm 0,38$ m/s und weist zu der mittleren Testlaufgeschwindigkeit bei 3 mmol/l Laktat mit $4,88 \pm 0,35$ m/s die geringste Diferenz auf (Tabelle 2). Im Feldstufentest wurde ferner die individuelle Laufgeschwindigkeit ermittelt, die einem Laktatkonzentrationsanstieg von 2 auf 3 mmol/l

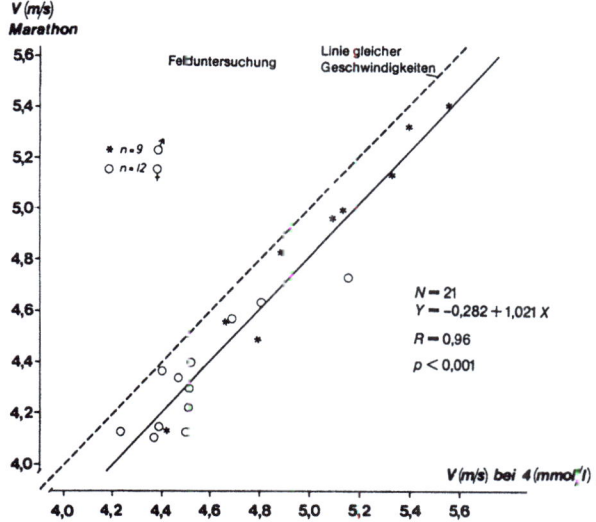

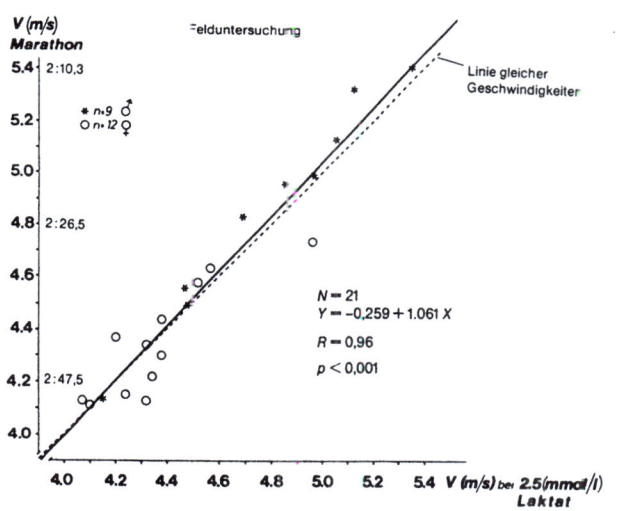

Abb. 1a, b. Beziehung zwischen im Feldstufentest (4–6 x 2323 m) bei Blutlaktatkonzentrationen von 4,0 (a) und 2,5 (b) mmol/l ermittelter Laufgeschwindigkeiten und der aktuellen Marathonlaufbestzeit von Läuferinnen und Läufern. In Abb. 1b ist die Regressionsgerade nahezu identisch mit der Linie gleicher Geschwindigkeiten

(V(m/s)) entsprach. Sie betrug für die untersuchten Läufer und Läuferinnen 0,22 ± 0,04 m/s bzw. 0,18 ± 0,03 m/s. Im Rang wurden bei den Männern Werte von 0,16–0,28 m/s, bei den Frauen 0,13–0,25 m/s registriert. Bezogen auf das Gesamtkollektiv ließ sich ein Mittelwert von 0,199 ± 0,045 m/s errechnen (Tabelle 2). Die Trainingsanalyse von 6 Marathonläuferinnen ergab, daß die Dauerlaufgeschwindigkeiten im Mittel unter niedrigen Blutlaktatwerten von 1,07–1,22 mmol/l, entsprechend einer mittleren Laufgeschwindigkeit von 3,65–3,96 m/s stattfanden. Nach den Deutschen Marathonmeisterschaften in Kandel (1984) konnten von drei Läuferinnen und 5 Läufern maximale Laktatkonzentrationen von im Mittel 3,53 ± 0,91 mmol/l erhoben werden (Tabelle 3).

Im Rang lagen die Werte bei den Läuferinnen zwischen 2,96–5,29 bzw. 2,46–4,55 mmol/l Laktat bei den untersuchten Läufern.

Tabelle 1. Beziehung (Regressionsgleichungen und -koeffizienten) zwischen der im Feldstufentest bei Laktatkonzentrationen von 2,5, 3,0, und 4,0 mmol/l ermittelten Laufgeschwindigkeit $V(m/s)_{LA\,4,3,2,5}$ und der aktuellen Marathonlaufbestzeit $V(m/s)$ weiblicher ($n = 12$) und männlicher ($n = 9$) Marathonläufer

	$V(m/s)$ Marathon		
	($n = 12$) ♀	($n = 9$) ♂	($n = 21$) ♂, ♀
$V(m/s)_{LA\,4}$	$y = 0{,}861 + 0{,}766\,x$ $r = 0{,}86^{***}$	$y = -0{,}635 + 1{,}09\,x$ $r = 0{,}98^{***}$	$y = -0{,}282 + 1{,}02\,x$ $r = 0{,}96^{***}$
$V(m/s)_{LA\,3}$	$y = 0{,}92 + 0{,}77\,x$ $r = 0{,}86^{***}$	$y = -0{,}476 + 1{,}09\,x$ $r = 0{,}98^{***}$	$y = -0{,}31 + 1{,}05\,x$ $r = 0{,}96^{***}$
$V(m/s)_{LA\,2,5}$	$y = 0{,}949 + 0{,}775$ $r = 0{,}87^{***}$	$y = -0{,}295 + 1{,}07\,x$ $r = 0{,}98^{***}$	$y = 0{,}29 + 1{,}06$ $r = 0{,}96^{***}$

Tabelle 2. Marathonlaufgeschwindigkeit ($V\,m/s\,M$), Laufgeschwindigkeiten im Feldstufentest bei Blutlaktatkonzentrationen von 2,5, 3,0 und 4,0 mmol/l ($V\,m/s\,LA_{2,5-4,0}$), sowie die Laufgeschwindigkeiten entsprechend einem Laktatkonzentrationsanstieg von 2 auf 3 mmol/l ($\Delta V\,m/s$), (Mittelwert und Streubreiten)

n	Ge- schlecht	$V(m/s)$ M		$V(m/s)$ LA_4		$V(m/s)$ LA_3		$V(m/s)$ $LA_{2,5}$		$\Delta V(m/s)$	
		$\bar{x}$	s	$\bar{x}$	s	$\bar{x}$	s	$\bar{x}$	s	$\bar{x}$	s
9	♂	4,86	0,38	5,02	0,34	4,88	0,35	4,79	0,35	0,22	0,04
12	♀	4,34	0,2	4,54	0,2	4,44	0,22	4,36	0,22	0,18	0,03
21	♂, ♀	4,56	0,39	4,75	0,37	4,63	0,36	4,54	0,35	0,199	0,045

Tabelle 3. Maximale Blutlaktatkonzentrationen von Marathonläuferinnen (Pb. 1–3) und -läufern (Pb. 4–8) nach den Deutschen Marathonmeisterschaften 1984 in Kandel

Pb.	Laufzeit (Std:min:sec)	max. Laktat (mmol/l)
1	2:40:31	5,29
2	2:49:29	3,94
3	2:50:55	2,96
4	2:23:06	2,46
5	2:25:33	4,55
6	2:37:00	3,29
7	2:38:40	2,66
8	2:30:00	3,15
$\bar{x}$		3,53
$\pm s$		0,91

Diskussion

Es besteht eine hohe Übereinstimmung der Feldtestlaufgeschwindigkeit bei einer Laktatkonzentration von 2,5 mmol/l mit der durchschnittlichen Marathonlaufbestzeit für die untersuchten Spitzenläuferinnen und -läufer (Abb. 1b) In Ergänzung mit den nach dem Marathonlauf ermittelten Laktatwerten, die in Übereinstimmung mit anderen Untersuchern stehen [2, 4, 16], wird eine gute Prognose der Wettkampfleistung möglich. Eine hieraus ableitbare optimale Geschwindigkeitsaufteilung hilft insbesondere in der Anfangsphase eines Rennens solche Laufgeschwindigkeiten zu vermeiden, die zu einer deutlichen Laktatproduktion und einem damit verbundenen geringen Energiedefizit führen, welches in der Endphase eines Marathonlaufs entscheidenden Einfluß auf die Gesamtleistung haben kann. Im Zusammenhang mit den Ergebnissen aus der Trainingsanalyse, aus denen hervorgeht, daß im wesentlichen unter geringster laktazider Belastung um 1 mmol/l, entsprechend 80–86% zur Testlaufgeschwindigkeit bei 2,5 mmol/l Laktat trainiert wird, ergibt sich ein abgerundetes Spektrum von Trainings- und Wettkampfbelastungen.

Die wesentlichen Trainingslaufintensitäten für den Marathon- und Langstreckenbereich lassen sich anhand entsprechender Laktat-Laufgeschwindigkeitsbereiche und mit gängigen Bezeichnungen aus der Trainingslehre versehen wie folgt darstellen (Abb. 2):

1. Als 100%-Intensität (I1) im Marathon- und Langstreckentraining kann unter den beschriebenen methodischen Bedingungen von einer Laktatkonzentration von $2,5 \pm 0,5$ mmol/l ausgegangen werden. Dieser unter hoher disziplinspezifischer Stoffwechselleistung von 75–90% $\dot{V}O_2$ max [2, 3, 15] zuzuordnende Intensitätsbereich wird in der Regel mit Tempodauerlauf bezeichnet. Er kommt überwiegend in der 4–6 Wochen vor einem Marathonlauf beginnender Intensivierungsphase zum Einsatz und wird durch Läufe von anfangs 3–5, 10, 15 km bis hin zu Vorbereitungswettkämpfen über 10–25 km zur Entwicklung der marathonspezifischen Ausdauerleistungsfähigkeit systematisch durch Steigerung der Belastungsdauer entwickelt.

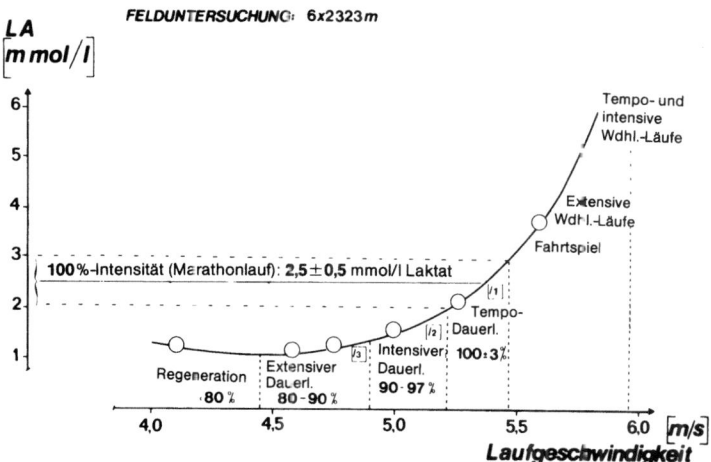

Abb. 2. Möglichkeit des Belastungsvorgehens anhand der im aeroben Feldstufentest (6 × 2323 m) unter sportartspezifischen Bedingungen ermittelten Laktat-Laufgeschwindigkeitsbeziehung unter Zuordnung bekannter Bezeichnungen aus der Trainingslehre

Im Mittel ließ sich für eine Laktatkonzentrationszunahme von 2 auf 3 mmol/l eine entsprechende Geschwindigkeitsdifferenz von 0,2 m/s errechnen (Tabelle 3). Für den hochausdauertrainierten Athlet kommt es bei einem hohen Anteil der laktatfreien $\dot{V}O_2$ (80–90%) an der $\dot{V}O_2$ max in einem Bereich einer höheren Leistung gegenüber einer nicht ausdauertrainierten Person zu einem steileren Laktatanstieg, da die Zunahme der $\dot{V}O_2$ nur vergleichsweise in geringen Umfang die Laktatbildung ersetzen kann [14].

Die Laktatbildungsrate nimmt also gegenüber einer gering oder nichtausdauertrainierten Person in einem höheren Ausmaß zu.

2. Der wesentliche Kilometerumfang (150–250 km/Woche) im 3–4 Monate dauernden Vorbereitungstraining im Hinblick auf den Marathonlauf findet jedoch unter niedriger metabolischer Belastung von 1–2 mmol/l Laktat in Kombination der Bereiche für den intensiven, kurzen Dauerlauf (I2) (10–20 km) bei 90–97% und für den extensiven langen Dauerlauf (I3) (bis 40 km) bei 80–90% statt. Dem zuletzt genannten Intensitätsbereich dürfte dabei die größte Bedeutung zukommen, da er einerseits mit den empirisch bestimmten Daten aus der Trainingsanalyse als auch mit Simulationsberechnungen übereinstimmt, wonach hier mit einer maximalen $\dot{V}O_2$-proportionalen Laktatelimination zu rechnen ist [14]. Dieser Bereich läßt sich mit dem minimalen Laktatäquivalent [1, 11] vergleichen. Die Energiebereitstellung erfolgt im wesentlichen über die Oxidation der Fettsäuren, da sowohl die Laktatproduktion als auch der Laktat- und Pyruvatspiegel niedrig ist. Für die Trainingsbereiche I2 und I3 ließen sich entsprechende Geschwindigkeiten von 0,3 bzw. 0,45 m/s ermitteln.

Hieran schließt sich der regenerative Dauerlaufbereich mit niedrigeren Laufgeschwindigkeiten als 80% an.

3. Die marathonspezifische Laufgeschwindigkeit kann ferner in Abhängigkeit von der individuellen Möglichkeit der Inanspruchnahme des laktaziden Anteils an der Energiebereitstellung zwischen 3–8 mmol/l Laktat durch Fahrtspiel, Tempo- und Wiederholungsläufe mit einer Dauer von 3–10 min (ca. 1000–3000 m) anhand des oberen Verlaufs der Laktat-Leistungskurve entwickelt werden. Die Laufgeschwindigkeiten liegen dann nochmal ca. 0,4–0,5 m/s über der bei 2,5 mmol/l Laktat im Test ermittelten Geschwindigkeit (Abb. 3).

Unter der Voraussetzung, daß sich Trainings- und Testumgebung im Profil annähernd gleichen, lassen sich anhand des beschriebenen Felduntersuchungsverfahrens unterschiedliche metabolische Zustände mit relativ guter Präzision in Abhängigkeit von der Dauer und der Intensität geplanter Trainingseinheiten direkt über die Laufgeschwindigkeit steuern.

Neben dem höheren Informationsgehalt zur Trainingssteuerung liegt gegenüber der Laboruntersuchung der Vorteil vor, daß pro Zeiteinheit von einem Untersucher doppelt bis dreimal so viel Probanden untersucht werden können. Als Nachteil muß die Abhängigkeit äußerer Einflüsse auf die Möglichkeit der Untersuchungsdurchführung sowie die geringere Anzahl der zu erhebenden Parameter angesehen werden.

Literatur

1. Berg A, Stippig J, Keul J, Huber G (1980) Zur Beurteilung der Leistungsfähigkeit und Belastbarkeit von Patienten mit coronarer Herzkrankheit. Dtsch Z Sportmed 31:199–205
2. Costill D, Fox LEL (1969) Energetics of marathon running. Med Sci Sports 1(2):81–86
3. Costill DL, Branam G, Eddy D, Sparks K (1971) Determinants of marathon running succes. Int Z angew Physiol 29:249–254

4. Dickhuth H-H, Simon G, Aufenanger W, Berg A, Schmid P, Keul J (1984) Einfluß einer dreitägigen Kohlenhydratdiät auf den Stoffwechsel und die Leistungsfähigkeit bei hochtrainierten Marathonläufern nach vorangegangenem Erschöpfungslauf. (im Druck)
5. Föhrenbach R, Mader A, Hollmann W (1981) Umfang und Intensität im Dauerlauftraining von Mittelstreckenläuferinnen des DLV und Maßnahmen zur individuellen Trainings- und Wettkampfoptimierung. Leistungssport 6:458–472
6. Gutmann J, Wahlefeld AD (1974) Methoden der enzymatischen Analyse. Chemie, Weinheim
7. Heck H, Liesen H, Mader A, Hollmann W (1980) Der Einfluß der Stufendauer und der Pausendauer bei Laufbanduntersuchungen auf die Sauerstoffaufnahme und das Laktatverhalten. In: Kindermann W, Hort W (Hrsg) Sportmedizin für Breiten- und Leistungssport. Kongreßband Dtsch Sportärztekongreß 1980, Saarbrücken. Demeter, Gräfeling, S 245–253
8. Heck H, Mader A, Liesen H, Hollmann W (1982) Vorschlag zur Standardisierung leistungsdiagnostischer Untersuchungen auf dem Laufband. Sonderdruck Dtsch Z Sportmed 33(9):304–307
9. Heck H, Mader A, Hess G, Mücke S, Müller R, Hollmann W (im Druck) Justification of the 4 mmol/l lactate threshold. Int J Sportmed
10. Keul J, Simon G, Berg A, Dickhuth H-H, Goerttler J, Kobel R (1979) Bestimmung der individuellen anaeroben Schwelle zur Leistungsbewertung und Trainingsgestaltung. Dtsch Z Sportmed 30: 212–218
11. Keul J, Berg A, Lehmann M, Dickhuth H-H (1980) Metabolische Anpassung durch Training und ihr Aussagewert für die Leistungsdiagnostik. In: Kindermann W, Hort W (Hrsg) Sportmedizin für Breiten- und Leistungssport. Deutscher Sportärztekongreß, Saarbrücken 1980. Demeter, Gräfeling, S 245–253
12. Kunze N (1981) Verhalten der Ausdauerleistungsfähigkeit während der Trainingsperioden eines Jahreszyklus bei Nachwuchsmittelstreckerinnen. Dipl.-Arbeit, Deutsch Sporthochschule Köln
13. Mader A, Heck H, Föhrenbach R, Hollmann W (1979) Das statistische und dynamische Verhalten des Laktats und des Säure-Basen-Status in Bereich niedriger bis maximaler Azidosen bei 400-m- und 800-m-Läufern bei beiden Geschlechtern nach Belastungsabbruch. Dtsch Z Sportmed 7:203; 8:249
14. Mader A (1984) Eine Theorie zur Berechnung der Dynamik und des steady state von Phosphorylierungszustand und Stoffwechselaktivität der Muskelzelle als Folge des Energiebedarfs. Habilitationsschrift, Deutsche Sporthochschule Köln
15. Maron MB, Horvath SM, Wilkerson JE, Gliner JA (1976) Oxygen uptake measurements during competitive marathon running. J Appl Physiol 40(5):835–838
16. Neumann G, Schuster H-G, Buhl H (1980) Komplexe Stoffwechseluntersuchungen nach einer Marathonbelastung. Med Sport 20:12–17
17. Pugh C (1970) Oxygen intake in track and treadmill running with observation on the effect of air resistance. J Physiol 207:823–835
18. Sachs L (1984) Angewandte Statistik, 6. Aufl. Springer, Berlin Heidelberg New York Tokyo

Beurteilung der aeroben Kapazität im Feldtest (12-Minuten-Lauftest) im Vergleich zur Laufbandergometrie[1]

Assessment of Aerobic Capacity in a Field Test (12 Minutes Running) in Comparison with a Treadmill Exercise Test

B. Weiler, J. Hock, G. Klenk, T. Kullmer und *W. Kindermann*

Abteilung Sport- und Leistungsmedizin (Leiter: Prof. Dr. med. W. Kindermann) der Universität des Saarlandes, Saarbrücken

Zusammenfassung

20 nicht spezifisch trainierte männliche Sportstudenten führten jeweils 2mal eine stufenweise ansteigende Laufbandergometrie sowie einen 12 min-Test nach Cooper durch. Die Studie sollte überprüfen, inwieweit der 12 min-Test verläßliche Aussagen über die aerobe Kapazität zuläßt. Es ergaben sich enge Beziehungen zwischen der maximalen Laufbandgeschwindigkeit bzw. der Laufbandgeschwindigkeit der individuellen anaeroben Schwelle und der zurückgelegten Laufstrecke im 12 min-Test; die Korrelationskoeffizienten waren mit $r = 0,93$ bzw. $0,89$ hoch signifikant. Die Beziehung zwischen der Laufbandgeschwindigkeit der fixen 4 mmol/l-Laktatschwelle und der zurückgelegten Laufstrecke im 12 min-Test war mit einem Korrelationskoeffizienten von $0,75$ etwas lockerer.

Die beschriebenen Ergebnisse bestätigen, daß der 12 min-Test nach Cooper in der Sportpraxis eine einfache Möglichkeit darstellt, die aerobe Kapazität zu beurteilen. Sowohl die maximale Sauerstoffaufnahme als auch die anaerobe Schwelle – Leistungsfähigkeit können abgeschätzt werden.

Schlüsselwörter: Aerobe Kapazität – Laufbandergometrie – Feldtest.

Summary

20 not specifically trained male physical education students performed two stepwise increasing treadmill tests as well as two 12 minutes running tests according to Cooper. The study investigates in how far the 12 min test allows reliable assessments of the aerobic capacity. We found a close correlation between the maximum treadmill speed and the running speed corresponding to the individual anaerobic threshold on the one hand and the distance covered in the 12 min running test on the other; the highly significant coefficients of correlations were $r = 0.93$ and 0.89, respectively. The correlation between the running speed of the fixed 4 mmol/l – lactate threshold and the distance covered in the 12 min test was found to be slightly weeker, the coefficient of correlation being 0.75.

Our results confirm that the 12 min running test according to Cooper constitutes and uncomplicated procedure for assessing the aerobic capacity. Maximum oxygen uptake as well as the performance capacity corresponding to the anaerobic threshold can be assessed.

Key-words: Aerobic capacity – Treadmill exercise test – Fieldtest.

---

[1] Mit Unterstützung des Bundesinstitutes für Sportwissenschaft, Köln-Lövenich

Anschrift für die Verfasser: Prof. Dr. med. W. Kindermann, Abteilung Sport- und Leistungsmedizin der Universität des Saarlandes, 6600 Saarbrücken

Einleitung

Die stufenweise ansteigende Laufbandergometrie mit Bestimmung von Leistungsparametern auf submaximalen und maximalen Belastungsstufen stellt ein aussagekräftiges Verfahren zur Beurteilung der aeroben Kapazität dar [3, 5, 9]. Der notwendige apparative und personelle Aufwand limitiert aber die Anwendung dieser leistungsdiagnostischen Methode, so daß in der Regel nur Kader-Athleten oder andere ausgewählte Sportlerkollektive untersucht werden können. Mehrere Untersuchungen innerhalb einer Trainingsperiode zur Verlaufsbeurteilung sind häufig aus den genannten Gründen nicht möglich. Es ist deshalb notwendig, zusätzlich einfach durchzuführende Feldtests zur Beurteilung leistungsdiagnostischer Fragestellungen heranzuziehen.

Der 12-min-Lauftest nach Cooper hat als Testverfahren zur Beurteilung der aeroben Kapazität weite Verbreitung gefunden und scheint gut mit der maximalen Sauerstoffaufnahme zu korrelieren [1, 7]. In der vorliegenden Studie wurde geprüft, inwieweit die Laufzeit des 12-min-Tests vergleichbar ist mit der bei einer stufenweise ansteigenden Laufbandergometrie ermittelten maximalen Sauerstoffaufnahme und Leistungsfähigkeit der anaeroben Schwelle.

Material und Methodik

20 nicht spezifisch trainierte männliche Sportstudenten (mittleres Lebensalter 24,9 ± 2,3 Jahre) führten auf dem Laufband eine stufenweise ansteigende Belastung bis zur subjektiven Erschöpfung durch. Bei einer konstanten Steigung des Laufbandes von 5% wurde mit einer Geschwindigkeit von 6 km/h begonnen und nach jeweils 3 min um jeweils 2 km/h gesteigert. Vor Beginn der Belastung, am Ende jeder Belastungsstufe sowie in der 2., 5. und 10. Minute der Nachbelastungsphase wurde arterialisiertes Kapillarblut aus dem hyperämisierten Ohrläppchen entnommen und enzymatisch Laktat gemessen. Die Bestimmung der individuellen anaeroben Schwelle erfolgte aus dem Verlauf der Laktatkonzentration in der Belastungs- und Nachbelastungsphase [9], die fixe 4-mmol/l-Laktatschwelle wurde mittels linearer Interpretation ermittelt [4, 5]. Die Herzfrequenz wurde am Ende jeder Belastungsstufe aus dem registrierten EKG bestimmt.

Tabelle 1. Wichtigste gemessene Parameter des 12-min-Tests und der stufenweise ansteigenden Laufbandergometrie

		Stufentest (5% Steigung)	12-min-Test
Geschwindigkeit (km · h^{-1})		15,6 ± 1,4	15,0 ± 1,4
Laktat max. (mmol · l^{-1})		11,4 ± 2,2	10,6 ± 1,6
Δ Laktat (mmol · l^{-1})		10,4 ± 2,3	9,4 ± 1,6
HF max. (min^{-1})		192,6 ± 6,4	189,9 ± 7,9
AS	Geschwindigkeit (km · h^{-1})	11,4 ± 2,1	
(4 mmol · l^{-1})	HF (min^{-1})	173,7 ± 9,4	
IAS	Geschwindigkeit (km · h^{-1})	11,1 ± 1,5	
(3,5 mmol · l^{-1})	HF (min^{-1})	171,4 ± 8,3	

Der Feldtest wurde als 12-min-Lauf auf einer 400-m-Kunststoffbahn durchgeführt. Die Probanden waren vorher informiert worden, in der vorgegebenen Zeit eine möglichst große Strecke zurückzulegen und ein möglichst gleichmäßiges Tempo einzuhalten. Vor Belastungsbeginn, am Ende des Tests sowie in der 3. und 6. Minute der Nachbelastungsphase wurde Laktat im kapillarisierten Ohrläppchenblut bestimmt. Die Herzfrequenz wurde auf einem mitgeführten Bandspeicher-EKG aufgezeichnet.

Sowohl die Laufbandbelastung als auch der Feldtest wurden von allen Probanden zweimal durchgeführt (jeweils 2–4tägiger Abstand). Das jeweils beste Ergebnis wurde für die Auswertung berücksichtigt. Mit Hilfe eines Prämiensystems wurde versucht, bei beiden Belastungen eine möglichst hohe Ausbelastung zu erreichen. Es wurden Mittelwerte und Standardabweichungen berechnet. Die Ergebnisse beider Tests wurden mittels linearer Regressionsanalyse verglichen [6].

Ergebnisse

In Tabelle 1 sind die wichtigsten Parameter beider Tests zusammengestellt. Die mittlere maximale Geschwindigkeit der Laufbandergometrie liegt erwartungsgemäß höher als die des 12-min-Tests, wobei zusätzlich die konstante Steigung von 5% des Laufbandes berücksichtigt werden muß. Die erreichten Laktatkonzentrationen und Herzfrequenzen weisen auf eine ähnlich hohe Ausbelastung beider Tests hin. Die fixe 4-mmol/l-Laktatschwelle liegt mit 11,4 km/h (entsprechend 73,1% der maximalen Laufbandgeschwindigkeit) geringfügig höher als die individuelle anaerobe Schwelle mit 11,1 km/h (entsprechend 71,2% der maximalen Laufbandgeschwindigkeit).

Zwischen der maximalen Laufbandgeschwindigkeit und der zurückgelegten Strecke im 12-min-Test besteht eine enge Beziehung mit einem Korrelationskoeffizienten von $r = 0{,}93$ (Abb. 1). Eine ähnlich enge Beziehung besteht zwischen der Laufbandgeschwindigkeit der individuellen anaeroben Schwelle und der zurückgelegten Strecke im 12-min-Test; der Korrelationskoeffizient beträgt $r = 0{,}89$ (Abb. 2). Die Beziehung zwischen der Laufbandgeschwindigkeit der fixen 4-mmol/l-Laktatschwelle und der zurückgelegten Strecke im 12-min-Test

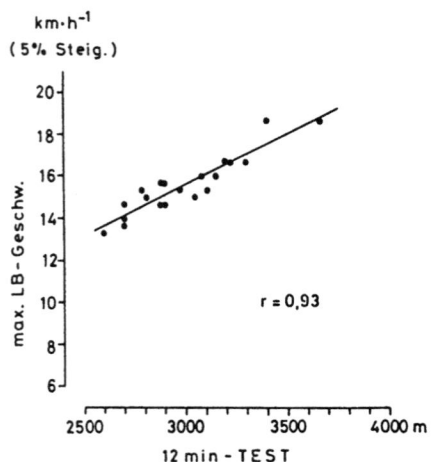

Abb. 1. Beziehung zwischen maximaler Laufbandgeschwindigkeit und Laufstrecke im 12-min-Test (Regressionsgerade und Korrelationskoeffizient)

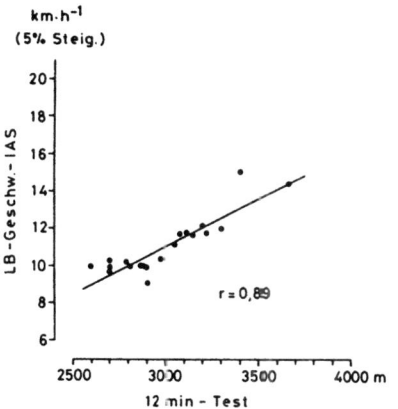

Abb. 2. Beziehung zwischen Laufbandgeschwindigkeit der individuellen anaeroben Schwelle und Laufstrecke im 12-min-Test (Regressionsgerade und Korrelationskoeffizient)

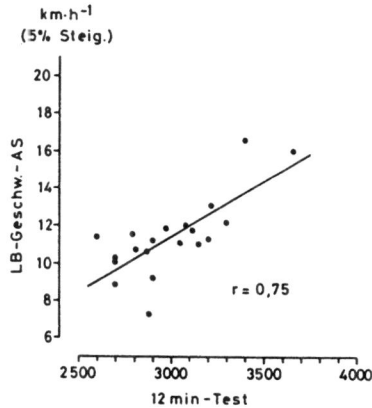

Abb. 3. Beziehung zwischen Laufbandgeschwindigkeit der fixen 4 mmol/l-Laktatschwelle und Laufstrecke im 12-min-Test (Regressionsgerade und Korrelationskoeffizient)

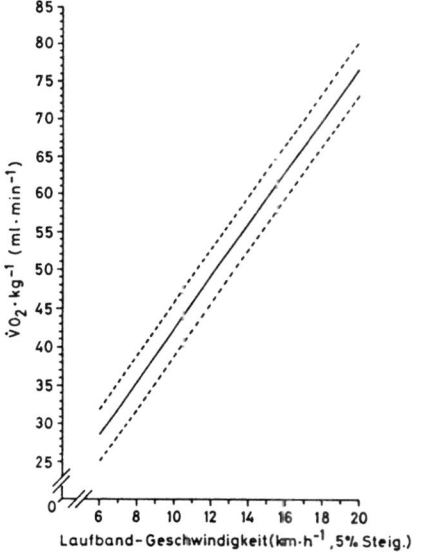

Abb. 4. Beziehung zwischen Sauerstoffaufnahme und Laufbandgeschwindigkeit (Regressionsgerade und Grenzen des 95%igen Vertrauensbereiches)

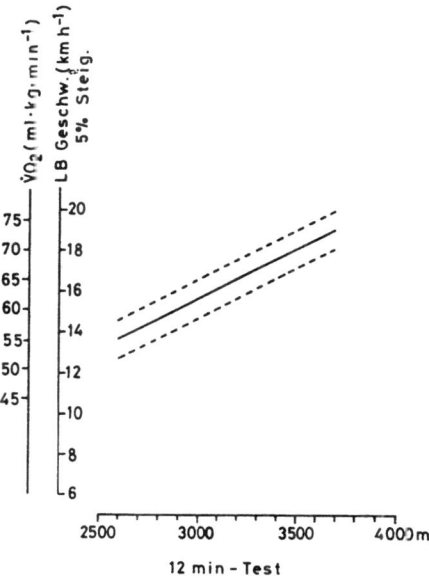

Abb. 5. Beziehung zwischen maximaler Sauerstoffaufnahme bzw. maximaler Laufbandgeschwindigkeit und Laufstrecke im 12-min-Test (Regressionsgerade und Grenzen des 95%igen Vertrauensbereiches)

ist zwar etwas lockerer, mit einem Korrelationskoeffizienten von $r = 0{,}75$ aber immer noch signifikant (Abb. 3).

Da die Sauerstoffaufnahme mit zunehmender Laufbandgeschwindigkeit linear ansteigt, kann tabellarisch die jeweilige Sauerstoffaufnahme zugeordnet werden (Abb. 4). Das bedeutet, daß aus der zurückgelegten Strecke im 12-min-Test die maximale Sauerstoffaufnahme ermittelt werden kann (Abb. 5).

Diskussion

Die Ergebnisse dieser Studie bestätigen, daß die zurückgelegte Laufstrecke im 12-min-Test nach Cooper einen brauchbaren Parameter zur Beurteilung der aeroben Kapazität darstellt [1, 7]. Maximale Laufbandgeschwindigkeit und Laufbandgeschwindigkeit der individuellen anaeroben Schwelle einerseits sowie zurückgelegte Strecke im 12-min-Test andererseits korrelieren eng. Beide Korrelationskoeffizienten liegen mit Werten um 0,9 so hoch, daß der 12-min-Test als ausreichend valide für die Sportpraxis angesehen werden kann. Die demgegenüber lockere Beziehung zwischen der Laufbandgeschwindigkeit der fixen 4-mmol/l-Laktatschwelle und zurückgelegten Strecke im 12-min-Test erklärt sich aus der individuell unterschiedlichen Laktatkinetik, die zur Folge hat, daß die anaerobe Schwelle zum Teil deutlich von der 4-mmol/l-Laktatkonzentration abweichen kann [8, 10].

Die in dieser Studie rechnerisch ermittelten maximalen Sauerstoffaufnahmewerte bei gegebener Laufstrecke im 12-min-Test liegen im Vergleich zu früheren Befunden etwa 10% höher [1, 7]. Diese Differenzen sind möglicherweise auf eine höhere Ausbelastung bei der Laufbandergometrie in der vorliegenden Studie im Vergleich zu anderen Untersuchungen zurückzuführen. Desweiteren können die durchweg schlechten Witterungsbedingungen (Regen und Wind), die bei dieser Untersuchung vorlagen, das Laufergebnis im 12-min-Test beeinflußt haben.

Tabelle 2. Errechnete maximale Sauerstoffaufnahme ($\bar{x}$ und zweifach-SD-analoger Vertrauensbereich) und Geschwindigkeit eines intensiven Dauerlauftrainings auf ebenem Gelände ($\bar{x}$ und SD-analoger Vertrauensbereich) bei gegebener Laufstrecke im 12-min-Test

12-min-Test (m)	$\dot{V}O_2$ max ($ml \cdot min^{-1} \cdot kg^{-1}$)	Intensives Dauerlauftraining ($km \cdot h^{-1}$)
2600	54,9 (51,4–58,4)	11,0 (10,5–11,5)
2700	56,6 (53,1–60,1)	11,5 (11,0–12,0)
2800	58,2 (54,7–61,7)	12,0 (11,6–12,4)
2900	59,9 (56,4–63,4)	12,6 (12,3–12,9)
3000	61,5 (58,0–65,0)	13,1 (12,8–13,4)
3100	63,2 (59,7–66,7)	13,6 (13,3–13,9)
3200	64,9 (61,4–68,4)	14,1 (13,7–14,5)
3300	66,5 (63,0–70,0)	14,6 (14,1–15,1)
3400	68,2 (64,7–71,7)	15,1 (14,6–15,6)
3500	69,8 (66,3–73,3)	15,6 (15,0–16,2)

Für die Sportpraxis ist von Bedeutung, daß es mit dem Feldtest nach Cooper möglich ist, auf einfache Art und Weise die aerobe Kapazität abschätzen zu können. Da die anaerobe Schwelle auch als Steuerungsgröße für das intensive Ausdauertraining gilt [3, 5], kann aufgrund der bestehenden engen Beziehung zwischen zurückgelegter Strecke im 12-min-Test und Laufbandgeschwindigkeit der individuellen anaeroben Schwelle die adäquate Belastungsintensität für ein intensives Dauerlauftraining abgeschätzt werden (Tabelle 2). Darüber hinaus erlaubt der geringe Aufwand dieses Feldtests Mehrfachuntersuchungen zur Kontrolle des Trainingserfolges innerhalb einer Trainingsperiode.

Literatur

1. Cooper KH (1968) A means of assessing maximal oxygen intake. JAMA 203, 135–138
2. Hohorst HJ (1962) L-(+)-Laktat, Bestimmung mit Laktatdehydrogenase und DPN. In: Bergmeyer H (Hrsg) Methoden der enzymatischen Analyse. Chemie, Weinheim
3. Kindermann W (1982) Aerobe Leistungsdiagnostik unter Laborbedingungen. In: Löcken M, Dietze R (Hrsg) Das Betreuungssystem im modernen Hochleistungssport. Philippka, Münster, S 79–89
4. Kindermann W, Simon G, Keul J (1979) The significance of the aerobic – anaerobic transition for the determination of work load intensities during endurance training. Eur J Appl Physiol 42:25–34
5. Mader A, Liesen H, Heck H, Philippi H, Rost R, Schürch P, Hollmann W (1976) Zur Beurteilung der sportartspezifischen Ausdauerleistungsfähigkeit im Labor. Sportarzt Sportmed 27, 80, 112
6. Sachs L (1978) Angewandte Statistik. Statistische Methoden und ihre Anwendung. Springer, Berlin Heidelberg New York
7. Sparling PB, Cureton KJ (1983) Biological determinants of the sex difference in 12-min run performance. Med Sci Sports Exerc 15:218–223
8. Stegmann H, Kindermann W (1982) Comparison of prolonged exercise tests at the individual anaerobic threshold and the fixed anaerobic threshold of 4 mmol $\cdot$ l^{-1} lactate. Int J Sports Med 3:105–110
9. Stegmann H, Kindermann W, Schnabel A (1981) Lactate kinetics and individual anaerobic threshold. Int J Sports Med 2:160–165
10. Stegmann H, Weiler B, Kindermann W (1983) Vergleich verschiedener anaerober Schwellenkonzepte bei Sportlern unterschiedlicher Sportarten. In: Heck H, Hollmann W, Liesen H, Hort W (Hrsg) Sport: Leistung und Gesundheit. Deutscher Ärzte-Verlag, Köln, S 163–167

Vergleich der Laufzeiten zwischen anaerobem Laufbandtest und wettkampfmäßigem 400-m-Lauf bei nicht spezifisch Trainierten [1]

Comparison of Running Times in an Anaerobic Treadmill Test and in a 400 m Run Under Competitive Conditions in Nonspecifically Trained Subjects

O. Salas-Fraire, G. Klenk, J. Hock, B. Weiler und *W. Kindermann*

Abteilung Sport- und Leistungsmedizin (Leiter: Prof. Dr. med. W. Kindermann) der Universität des Saarlandes

Zusammenfassung

Der anaerobe Laufbandtest beurteilt die metabolischen Komponenten der anaeroben Ausdauer, so daß ein Zusammenhang zwischen den Ergebnissen dieses Tests und Laufstrecken mit überwiegend anaerober Energiebereitstellung erwartet werden kann. Um diesen postulierten Zusammenhang zu objektivieren, führten 18 nicht spezifisch trainierte Sportstudenten je 2mal einen Maximaltest auf dem Laufband (22 km/h, 7,5% Steigung) und 400 m-Lauf auf dem Sportplatz durch. Das jeweils beste Lauferergebnis der beiden Belastungen wurde für die Auswertung berücksichtigt. Zusätzlich führten alle Probanden eine stufenweise ansteigende Laufbandergometrie bis zur subjektiven Erschöpfung durch.

Die mittlere Laufzeit im anaeroben Test betrug 55,5 sec bei einer mittleren Laktatkonzentration von 13,8 mmol/l; die mittlere 400 m-Laufzeit betrug 57,5 sec bei einer mittleren Laktatkonzentration von 14,7 mmol/l. Der Korrelationskoeffizient zwischen der Laufzeit des anaeroben Tests und des 400 m-Laufes war mit $r = -0,89$ hochsignifikant. Die Korrelationsanalyse zwischen 400 m-Laufzeit und den verschiedenen Parametern der stufenweise ansteigenden Laufbandergometrie ergab folgende Korrelationskoeffizienten: maximale Laufbandgeschwindigkeit $r = -0,47$, individuelle anaerobe Schwelle $r = -0,13$; 4 mmol/l-Laktatschwelle $r = 0,18$.

Die vorliegenden Ergebnisse bestätigen die Spezifität des anaeroben Laufbandtests zur Beurteilung der anaeroben Ausdauer, während die Bedeutung der stufenweise ansteigenden Laufbandergometrie für die anaerobe Leistungsdiagnostik vergleichsweise gering ist.

Schlüsselwörter: Anaerober Laufbandtest – 400-m-Lauf – Anaerobe Ausdauer.

Summary

The anaerobic treadmill test (ANT) is used to asses the anaerobic capacity. Therefore a correlation between the results of this test and running distances characterised by a predominantly anaerobic energy utilisation should be expected. To confirm this hypothesis 18 male, not specifically trained physical education students performed two runs on a treadmill (ANT – 22 km/h, slope 7.5%) and two 400 m races on a racing track. Only the best results of each 400 m race and each ANT, respectively, were included in the final evaluation. In addition, all subjects performed a stepwise increasing treadmill test until volitional exhaustion.

The average running time in the ANT was 55.5 sec, the corresponding average lactate concentration 13.8 mmol/l. The average 400 m running time was 57.5 sec, the corresponding average lactate concentration 14.7 mmol/l. We found a highly significant coefficient of correlation between the running times of

---

1 Mit Unterstützung des Bundesinstitutes für Sportwissenschaft, Köln-Lövenich

Anschrift für die Verfasser: Prof. Dr. med. W. Kindermann, Abteilung Sport- und Leistungsmedizin der Universität des Saarlandes, 6600 Saarbrücken

the ANT ($r = 0.89$) and those of the 400 m race on a track. An analysis of correlation between the 400 m running times and various parameters of the stepwise increasing treadmill test produced the following coefficients of correlation: maximum treadmill running speed $r = -0.47$, individual anaerobic threshold $r = -0.13$, 4 mmol/l-lactate threshold $r = 0.18$.

Our results confirm the specificity of the ANT for the determination of the anaerobic capacity. In contrast, the significance of the stepwise increasing treadmill test for the same purpose is comparatively small.

Key-words: Anaerobic treadmill test — 400 m race — Anaerobic capacity.

Einleitung

Mit der Beurteilung der anaeroben Kapazität befassen sich vergleichsweise nur wenige Untersuchungen, wobei die Aussagefähigkeit der angewandten Testverfahren unterschiedlich beurteilt wird [2, 4, 8]. Die anaerobe Leistungsdiagnostik wird in den letzten Jahren in unserem Arbeitskreis mit Hilfe einer standardisierten Laufband-Testkombination durchgeführt, die zwei simulierte Tempoläufe beinhaltet [3, 5]. Es konnte nachgewiesen werden daß die Ergebnisse dieser Laufband-Testkombination in erster Linie durch metabolische Komponenten der anaeroben Kapazität beeinflußt werden [5].

Es war deshalb das Ziel dieser Studie, die Ergebnisse der anaeroben Leistungsdiagnostik auf dem Laufband und einer anaeroben Laufdisziplin auf dem Sportplatz hinsichtlich eines bestehenden Zusammenhanges zu vergleichen. Zusätzlich wurde untersucht, inwieweit die Ergebnisse einer stufenweise ansteigenden Laufbandergometrie Rückschlüsse auf die sportartspezifische Leistungsfähigkeit in vorwiegend anaeroben Disziplinen zulassen.

Untersuchungsgut und Methodik

18 nicht spezifisch trainierte Sportstudenten (Alter: 25,4 ± 2,7 Jahre; Größe: 180,5 ± 5,4 cm; Körpergewicht: 73,3 ± 5,7 kg) führten je 2mal einen Maximaltest auf dem Laufband und 400-m-Lauf auf dem Sportplatz durch. Das jeweils beste Ergebnis der beiden Belastungen wurde für die Auswertung berücksichtigt. Darüber hinaus führten alle Personen 2 stufenweise ansteigende Laufbandbelastungen durch, von denen wiederum das jeweils beste Ergebnis ausgewertet wurde.

Der anaerobe Laufbandtest (Maximaltest) wurde auf einem motorgetriebenen Laufband mit konstanter Geschwindigkeit von 22 km/h und 7,5% Steigung durchgeführt, wobei die Probanden so lange laufen mußten, bis die vorgegebene Geschwindigkeit nicht mehr gehalten werden konnte. Als anaerobe Disziplin wurde der 400-m-Lauf ausgewählt, der auf einer Kunststoffbahn durchgeführt wurde. Bei beiden Belastungen erfolgten Laktatbestimmungen unmittelbar vor dem Start sowie mehrfach in der Erholungsphase. Die jeweiligen Laufzeiten waren für beide Belastungen die entscheidende Beurteilungsparameter. Die stufenweise ansteigende Laufbandergometrie wurde bei einer konstanten Steigung von 5% durchgeführt und bei einer Geschwindigkeit von 6 km/h begonnen. Nach jeweils 3 min wurde um jeweils 2 km/h bis zur subjektiven Erschöpfung gesteigert. Laktatbestimmungen wurden unmittelbar vor Beginn, jeweils nach 3 min am Ende jeder Belastungsstufe sowie mehrfach in der Erholungsphase durchgeführt. Beurteilungsparameter waren maximale

Geschwindigkeit, Geschwindigkeit der individuellen anaeroben Schwelle [6, 7] sowie Geschwindigkeit der 4-mmol/l-Laktatschwelle.

Sämtliche Laktatbestimmungen erfolgten enzymatisch im arterialisierten Kapillarblut [1]. Alle Zahlenangaben sind Mittelwerte ± Standardabweichungen. Die Parameter der Laufbandergometrie und des 400-m-Laufes wurden auf eventuell bestehende Zusammenhänge mittels Korrelations- und Regressionsanalyse verglichen.

Ergebnisse

I. Vergleich anaerober Laufbandtest – 400-m-Lauf

Laufzeit und maximale Laktatkonzentration des 400-m-Laufes sind geringfügig länger bzw. höher als jene des anaeroben Laufbandtests (Tabelle 1). Der Korrelationskoeffiezient zwischen den Laufzeiten des anaeroben Laufbandtests und des 400-m-Laufes ist mit $r = -0{,}89$ hochsignifikant ($p < 0{,}001$; Abb. 1).

Tabelle 1. Übersicht der wichtigsten Ergebnisse des 400-m-Laufes und des anaeroben Laufbandtests

	400-m-Lauf	Anaerober Laufbandtest
Probanden (n)	18	18
Weg (m)	400,0	369,7 ± 75,1
Geschwindigkeit (km/h)	25,0 ± 1,3	22,0 (7,5% Steig.)
Zeit (s)	57,5 ± 3,0	55,5 ± 12,3
Max. Laktat (mmol/l)	14,7 ± 2,3	13,8 ± 1,6
Δ Laktat (mmol/l)	12,9 ± 2,2	12,3 ± 1,7

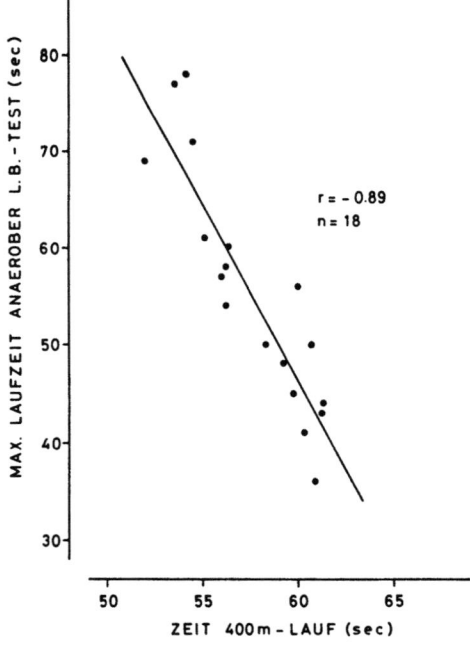

Abb. 1. Beziehung zwischen der maximalen Laufzeit im anaeroben Laufbandtest und der 400-m-Laufzeit

II. Vergleich stufenweise ansteigende Laufbandergometrie – 400-m-Lauf

Die Laufzeiten des 400-m-Laufes korrelieren schwach signifikant $p < 0,05$) mit den maximalen Laufbandgeschwindigkeiten ($r = -0,47$; Abb. 2). Zwischen den Laufzeiten des 400-m-Laufes und den Laufbandgeschwindigkeiten der individuellen anaeroben Schwelle und 4 mmol/l-Laktatschwelle besteht kein korrelativer Zusammenhang ($r = -0,13$ bzw. 0,18;

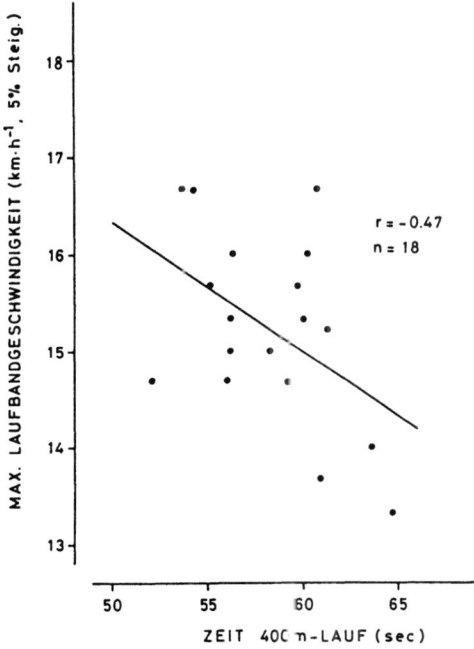

Abb. 2. Beziehung zwischen maximaler Laufbandgeschwindigkeit bei stufenweise ansteigender Laufbandergometrie und 400-m-Laufzeit

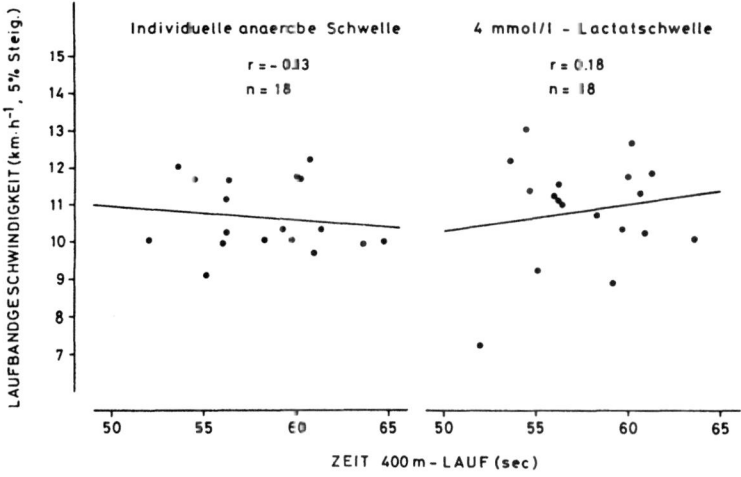

Abb. 3. Beziehung zwischen der Laufbandgeschwindigkeit der individuellen anaeroben Schwelle (linke Bildhälfte) und 4 mmol/l-Laktatschwelle (rechte Bildhälfte) und 400-m-Laufzeit

Abb. 3). Ebenfalls kein korrelativer Zusammenhang besteht zwischen den Laufzeiten des 400-m-Laufes und den maximalen Laktatkonzentrationen der stufenweise ansteigenden Laufbandergometrie ($r = 0{,}04$).

Diskussion

Die vorliegenden Ergebnisse bestätigen die Spezifität des anaeroben Laufbandtests zur Beurteilung der anaeroben Ausdauer. Der ermittelte Korrelationskoeffizient von $r = -0{,}89$ ist als hoch zu bewerten, da eine frühere Untersuchung gezeigt hat, daß alactazide Kapazität und maximale Laktatkonzentration zu 57 und 31% an der Variabilität der maximalen Laufzeit des anaeroben Laufbandtests beteiligt sind [5]. Demgegenüber wird die 400-m-Laufzeit zusätzlich durch die Grundschnelligkeit beeinfluß, die für das Ergebnis des anaeroben Laufbandtests nur von untergeordneter Bedeutung ist. Bei 400-m-Läufern der Spitzenklasse sind zwischen den Laufzeiten von 400-m-Lauf und anaerobem Laufbandtest ähnliche Korrelationen wie für das untersuchte Probandengut nicht zu erwarten, da bei deutlich geringerer Variabilität der 400-m-Laufzeiten die unterschiedliche Grundschnelligkeit die Korrelationsanalyse beeinflußt.

Die bei stufenweise ansteigender Laufbandergometrie ermittelte maximale Leistungsfähigkeit hat nur einen geringen Voraussagewert für die anaerobe Ausdauer. Die Leistungsfähigkeit der individuellen anaeroben Schwelle bzw. 4-mmol/l-Laktatschwelle hat erwartungsgemäß keine Bedeutung für die Beurteilung der anaeroben Ausdauer. Die Bedeutung der stufenweise ansteigenden Laufbandergometrie für die anaerobe Leistungsdiagnostig ist somit vergleichsweise gering.

Literatur

1. Hohorst HJ (1962) L-(+)-Laktat-Bestimmung mit Laktatdehydrogenase und DPN. In: Bergmeyer H (Hrsg) Methoden der enzymatischen Analyse. Chemie, Weinheim
2. Inbar O, Dotan R, Bar-Or O (1976) Aerobic and anaerobic components of a 30 sec supramaximal cycling test. Med Sci Sports 8:51
3. Kindermann W, Schnabel A (1980) Verhalten der anaeroben Ausdauer bei 400 m-, Mittelstrecken- und Langstreckenläufern. Dtsch Z Sportmed 31:225–230
4. Margaria R, Aghemo P, Rovelli E (1966) Measurement of muscular power (anaerobic) in man. J Appl Physiol 21:1662–1664
5. Schnabel A, Kindermann W (1983) Assessment of anaerobic capacity in runners. Eur J Appl Physiol 52:42–46
6. Stegmann H, Kindermann W (1982) Comparison of prolonged exercise tests at the individual anaerobic threshold and the fixed anaerobic threshold of $4 \text{ mmol} \cdot l^{-1}$ lactate. Int J Sports Med 3:105–110
7. Stegmann H, Kindermann W, Schnabel A (1981) Lactate kinetics and individual anaerobic threshold. Int J Sports Med 2:160–165
8. Thompson JM, Garvie KJ (1981) A laboratory method for determination of anaerobic energy expenditure during sprinting. Can J Appl Sport Sci 6:21–26

Verhalten von Pulsfrequenz und Laktat bei unterschiedlicher Beschaffenheit der Laufstrecke im Vergleich zum Laufband mit verschiedenen Anstiegswinkeln

Behavior of Heart Rate and Lactate in Running Subjects: Comparison of Tracks with Different Surface Qualities and a Treadmill with Varying Inclination

H. Heck, R. Müller, S. Mücke und W. Hollmann

Institut für Kreislaufforschung und Sportmedizin (Leiter: o. Prof. Dr. med. W. Hollmann) der Deutschen Sporthochschule Köln

Zusammenfassung

Die vorliegende Untersuchung soll im wesentlichen zwei Fragen beantworten:

1. Bestehen Unterschiede im Laktat- und Pulsfrequenzverhalten beim Feldstufentest im Laufen, wenn auf unterschiedlichen Boden und bei differenten Witterungsverhältnissen belastet wird?
2. Welche Anstiegswinkel beim Laufbandstufentest simulieren am besten die Belastungssituation bei Laufversuchen im Feld?

15 (13) Probanden unterschiedlicher Ausdauerleistungsfähigkeit absolvierten insgesamt 11 Stufentests im Laufen (Laufband: 0, 2, 4 und 6% Anstiegswinkel. Rekortan-Kunststofflaufbahn, Lehmboden, Tenne, Wiese; bei den 3 letzten Tests wurde einmal unter trockenen und einmal unter feuchten Bodenverhältnissen untersucht). Bei allen Versuchen wurde nach Erhebung der Ruhe-Werte mit einer Belastung von 2,5 m/sec begonnen und nach jeweils 3 min um 0,5 m/sec gesteigert bis in den Grenzbereich der Leistungsfähigkeit. Zwischen den Belastungsstufen lag jeweils eine halbminütige Pause zur Blutabnahme aus dem hyperamisierten Ohrläppchen.

Wesentliche Ergebnisse waren: Zwischen den verschiedenen Bodenarten finden sich hochsignifikante Unterschiede. Ein wesentlicher witterungsbedingter Unterschied (trocken-naß) ist nicht nachzuweisen. Beste Übereinstimmung mit den Felduntersuchungen zeigen Laboruntersuchungen auf dem Laufband mit Anstiegswinkeln zwischen 0 und 2%.

Schlüsselwörter: Leistungsdiagnose – Laufband – Feldtest.

Summary

Investigation were carried out to answer two questions:

1. Should a difference be taken into account in regard to the behaviour of lactic acid and heart rate in a running outdoor test, taking place on different surfaces and weather conditions?
2. By which inclination of the treadmill can the situation in the outdoor test be simulated best?

15 (13) subjects with different performance capacities carried out 11 graded running tests (treadmill 0, 2, 4, and 6% inclination, Rekortan track, solid loamy ground, cinder track, grass). The last three tests were performed on a dry as well as on a wet surface. After recording the basis values, the load was set to 2.5 m/s in all tests, every 3 min it was increased by 0.5 m/s up to exhaustion. After each load, blood was taken from the hyperaemised earlobe within half a minute.

Anschrift für die Verfasser: Dr. med. Hermann Heck, Institut für Kreislaufforschung und Sportmedizin der Deutschen Sporthochschule Köln, Carl-Diem-Weg, 5000 Köln 41

The following results have to be underlined: Between the different kinds of surfaces significant differences can be found. The influence of the weather conditions on lactate does not show a significant difference between dry- and wet-surface.

Key-words: Performance diagnosis – Treadmill – Outdoor test.

Einleitung

Sportler in Sportarten mit vornehmlicher Laufbelastung werden seit einigen Jahren in der BRD leistungsdiagnostisch auf dem Laufband untersucht. Bei definiertem Belastungsschema lassen sich hiermit präzise Aussagen über die Laufausdauerleistungsfähigkeit im Quer- und Längsschnittvergleich machen. Die Übertragbarkeit der Laufbandergebnisse auf Feldbedingungen und damit auf die Trainingspraxis ist jedoch nur dann möglich, wenn die Belastungseigenschaften des Laufbands und der Trainingsstrecke in etwa vergleichbar sind. Vergleichende Untersuchungen zwischen verschiedenen Laufbandtypen weisen daraufhin, daß Laufbandergebnisse nicht ohne weiteres auf Feldbedingungen übertragbar sind. An der 4-mmol-Schwelle wurden hier Geschwindigkeitsdifferenzen von 0,4 m/s gemessen [2].

Die vorliegende Untersuchung ist folgenden Fragen nachgegangen:
1. Bestehen zwischen verschiedenen Bodenbelägen, die im Training und Wettkampf benutzt werden, unterschiedliche Belastungseigenschaften?
2. Bestehen zwischen den verschiedenen Bodenbelägen unterschiedliche Belastungseigenschaften im trockenen und nassen Zustand?
3. Lassen sich die Belastungen der Feldbedingungen im Labor simulieren durch Änderung des Anstiegswinkels des Laufbands?

Methodik

Untersuchungsgut: Für die Untersuchungen stellten sich 15 Sportstudenten zur Verfügung. Das mittlere Alter betrug 23,4 Jahre (± 2,18), die mittlere Körpergröße 179,9 cm (± 6,1) und das mittlere Körpergewicht 70,7 kg (± 8,4).

Untersuchungsgang: Im Rahmen der o. a. Fragestellung absolvierte jeder Proband 11 Untersuchungen. 4 Untersuchungen wurden auf dem Laufband durchgeführt mit verschiedenen Anstiegswinkeln, und zwar 0, 2, 4 und 6%. Sieben Untersuchungen erfolgten als Felduntersuchungen. Jeweils im trockenen und nassen Zustand wurden Tests durchgeführt auf den Laufflächen Wiese, Tenne (Aschenbahn) und hartem Lehmboden (Wald); eine Untersuchung erfolgte auf einer trockenen Kunststoffbahn (Rekortan). Die Reihenfolge der Untersuchungen war randomisiert. Allen Untersuchungen lag das gleiche Belastungsschema zugrunde. Beginnend mit 2,5 m/s wurde nach jeweils 3 min die Belastung unterbrochen und nach 0,5 min Pause mit einer um 0,5 m/s gesteigerten Geschwindigkeit fortgesetzt bis in den Grenzbereich der individuellen Leistungsfähigkeit. In der Pause wurde aus dem hyperämisierten Ohrläppchen Blut zur Laktatbestimmung entnommen. Die Laufgeschwindigkeit der Felduntersuchungen wurde nach einer Marschtabelle gesteuert. In der letzten Sekunde vor Erreichen der Sollzeit für eine 50-m-Laufstrecke ertönte ein kurzer Pfiff, so daß der

Läufer das Lauftempo korrigieren konnte. Bei der Untersuchung auf dem Lehmboden stand keine überschaubare Laufstrecke zur Verfügung. Hier wurde die Laufgeschwindigkeit von einem Schrittmacher vorgegeben.

Beschreibung der Laufstrecken:

Kunststoffbahn: Bei der Kunststoffbahn handelte es sich um eine Wettkampfbahn mit einer Rundenlänge von 400 m. Der Bodenbelag bestand aus Rekortan. An den beiden Untersuchungstagen war die Bahn trocken. Die Temperatur betrug 16,3 und 22,3 °C. Der Luftdruck 758 und 761 Torr, die Luftfeuchtigkeit 61 und 42%, und die Windgeschwindigkeit lag zwischen 0 und 1,5 m/s.

Lehmboden (Wald): Diese Felduntersuchung wurde auf einer neuen 968 m langen, im wesentlichen ebenen Rundstrecke durchgeführt. Die maximale Höhendifferenz betrug ca. 1 m. In trockenem Zustand wurden die Tests an zwei Tagen durchgeführt. Die Temperatur betrug 20 bzw. 21 °C, der Luftdruck jeweils 768 Torr, die Luftfeuchtigkeit 53 bzw. 38%, und die Windgeschwindigkeit lag zwischen 0 und 1 m/s. In nassem Zustand fand die Untersuchung an einem Tag unter anhaltendem leichten bis mäßigen Regen statt. Der Boden war stellenweise schlammig. Unter dem Baumbestand war er naß, ohne völlig aufzuweichen. Die Temperatur betrug 18,4 °C, der Luftdruck 757 Torr, die Luftfeuchtigkeit 72% und die Windgeschwindigkeit 1m/s.

Rasen: Die Untersuchungen auf dem Rasen erfolgten auf einer 150 m langen sechseckigen Strecke. Der Rasen war kurz gemäht. Wetterdaten im trockenen Zustand waren: Temperatur 24,8 bzw. 24 °C, Luftdruck 766 bzw. 764 Torr, Luftfeuchtigkeit 24 bzw. 35%, die Windgeschwindigkeit lag zwischen 1 und 2 m/s. Die Untersuchungen auf nassem Rasen wurden an drei Tagen durchgeführt. Die Temperaturen betrugen 16,2, 17 und 18,1 °C; der Luftdruck 756, 751 und 758 Torr; die Luftfeuchtigkeit 69, 98 und 88% und die Windgeschwindigkeit 1 bis 1,5 m/s.

Tenne (Aschenbahn): Die Aschenbahn war eine 400-m-Wettkampfbahn. Folgende Wetterbedingungen herrschten im trockenen Zustand: Temperatur 24,3 °C, Luftdruck 763 Torr, Luftfeuchtigkeit 48%, und die Windgeschwindigkeit lag zwischen 0 und 2 m/s. Die Daten für den nassen Zustand waren: Temperatur 19,9 °C, Luftdruck 762 Torr, Luftfeuchtigkeit 74%, die Windgeschwindigkeit lag zwischen 0 und 1 m/s.

Laufband: Die Laufbanduntersuchungen wurden auf einem Laufband der Fa. Woodway-Geres GmbH – Modell ELG 2 – durchgeführt. Das Laufband war in den Boden eingelassen. Die Geschwindigkeit konnte in einem Bereich von 0 bis 7,3 m/s stufenlos eingestellt werden. Der wählbare Anstiegswinkel lag zwischen 0 und 33,7%. Die Lauffläche betrug 230 × 70 cm. Der Laufflächenbelag bestand aus einem Lamellen-Gummibelag mit einer Härte von 30 Shore und einer Dicke von 7 mm. Das Laufband war federnd gelagert auf vier Schwingungsdämpfern.

Der zeitliche Abstand zwischen zwei Belastungstests betrug über alle Untersuchungen gemittelt 5,5 Tage (± 0,24 Tage).

Die *Laktatbestimmung* erfolgte enzymatisch nach der von Mader [5] beschriebenen Halbmikromethode. Die *Pulsfrequenz* wurde im Feldtest telemetrisch (EKG) (Telemetriesystem BIOTEL 33, Fa. Glonner Electronic, München) und auf dem Laufband mit der direkten EKG-Registrierung ermittelt.

Statistik:

Die Überprüfung auf Signifikanz zwischen den verschiedenen Laufflächen und zwischen den Laufflächenzuständen „trocken" und „naß" erfolgte mit der zweifaktoriellen Varianzanalyse auf einzelnen Belastungsstufen, die Signifikanzprüfung des Laufflächen-Effekts (nur trocken) unter Einschluß der Kunststoffbahn mit der einfaktoriellen Varianzanalyse. Multiple Mittelwertsvergleiche wurden mit dem Newman-Keuls-Test durchgeführt. Hierbei galten folgende Signifikanzschranken für die Irrtumswahrscheinlichkeit: $p > 0{,}05$ nicht signifikant, $p \leq 0{,}05$ signifikant und $p \leq 0{,}01$ hochsignifikant.

Ergebnisse und Diskussion

Einfluß des Laufflächenzustandes „trocken-naß" auf Laktat und Pulsfrequenz

In Abb. 1 sind die Mittelwerte von Laktat und Pulsfrequenz in Abhängigkeit von der Laufgeschwindigkeit für die einzelnen Laufböden in trockenem und nassem Zustand dargestellt. Im Laktatverhalten ergeben sich keine signifikanten Differenzen zwischen „trocken" und

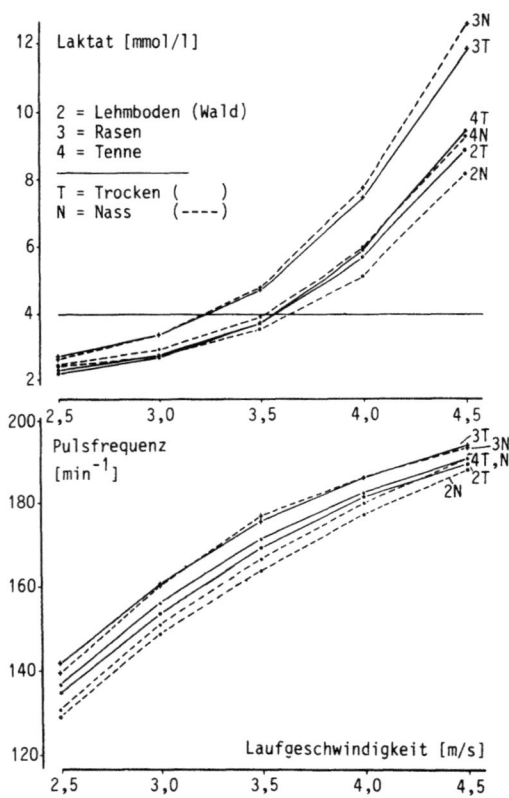

Abb. 1. Mittelwerte des Laktats und der Pulsfrequenz bei ansteigender Laufbelastung auf verschiedenen Laufböden in trockenem und nassem Zustand ($n = 15$)

Tabelle 1. Statistische Signifikanzprüfung

Faktor	2-faktorielle Varianzanalyse des Laktats auf einzelnen Belastungsstufen									
	2,5		3		3,5		4		4,5 m/s	
Trocken – Naß	0,146	–	0,635	–	0,933	–	0,934	–	0,801	–
Bodenart	0,001	**	0,001	**	0,001	**	0,001	**	0,001	**
Interaktionseffekt	0,015	**	0,348	–	0,122	–	0,056	–	0,091	–
	Einfaktorielle Varianzanalyse des Laktats für trockene Bodenarten									
	$p < 0,001$		< 0,001		< 0,001		< 0,001		< 0,001	
	Newman-Keuls multiple Mittelwertsvergleiche									
Lehm – Rekortan	**		**		**		**		**	
Lehm – Tenne	–		–		–		–		–	
Lehm – Rasen	**		**		**		**		**	
Rekortan – Tenne	**		**		**		**		*	
Rekortan – Rasen	–		–		**		**		**	
Tenne – Rasen	**		**		**		**		**	

„naß" (Tabelle 1). Bei der Pulsfrequenz hingegen finden sich signifikante Differenzen für Lehmboden und Tenne auf den Belastungsstufen 3,0, 3,5 und 4,0 m/s. Die niedrigeren Herzfrequenzen bei nassem Boden dürften verursacht sein durch einen Temperaturregulationseffekt, da es bei den Untersuchungen regnete. Für diese These spricht das Pulsfrequenzverhalten bei beiden Untersuchungen auf Rasen, bei denen es nicht regnete. Hierbei gab es keine wesentlichen Differenzen.

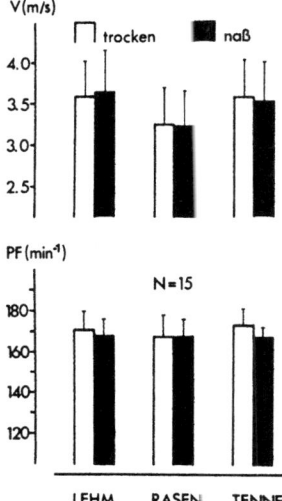

Abb. 2. Mittelwerte und Standardabweichungen der Laufgeschwindigkeiten und der Pulsfrequenzen an der aerob-anaeroben Schwelle für Lehmboden, Rasen und Tenne in trockenem und nassem Zustand

Abb. 2 zeigt die Geschwindigkeit und die Pulsfrequenz an der aerob-anaeroben Schwelle bei 4 mmol/l Laktat. Die Schwellenwertdifferenzen zwischen trockenem und nassem Bodenbelag sind nicht signifikant. Das Ergebnis widerspricht der subjektiven Einschätzung. A priori nimmt man an, daß die Belastung auf einer nassen Lauffläche höher ist als auf einer trockenen und erwartet demzufolge eine Linksverschiebung der Laktatkurve. Eine Rückfrage bei erfahrenen Läufern ergab jedoch, daß in der Regel bei feuchtem Wetter mit der gleichen Laufgeschwindigkeit trainiert und diese nicht belastender empfunden wird.

Einfluß verschiedener Anstiegswinkel auf Laktat und Pulsfrequenz

Abb. 3 zeigt das Laktat- und Pulsfrequenzverhalten in Abhängigkeit von der Laufgeschwindigkeit bei Anstiegswinkeln des Laufbandes von 0, 2, 4 und 6%. Der Anstiegswinkeleffekt ist statistisch hochsignifikant für Laktat und Pulsfrequenz. An der aerob-anaeroben Schwelle bei 4 mmol/l läßt sich der Anstiegseffekt über lineare Regressionsgleichungen angeben und zwar für Laktat:

4mmol/l-Schwelle (m/s) = $3,6 - 0,178 \times$ Anstiegswinkel (%) ($r = -0,581$),

für die Pulsfrequenz:

$PF_{(LA\ 4\ mmol/l)} = 167,7 - 1,77 \times$ Anstiegswinkel (%) ($r = 0,403$).

Dies bedeutet eine Verringerung der Schwellengeschwindigkeit um 0,178 m/s und der Herzfrequenz an der Schwelle um 1,77 Schläge/min für jedes „Prozent" Anstiegswinkel.

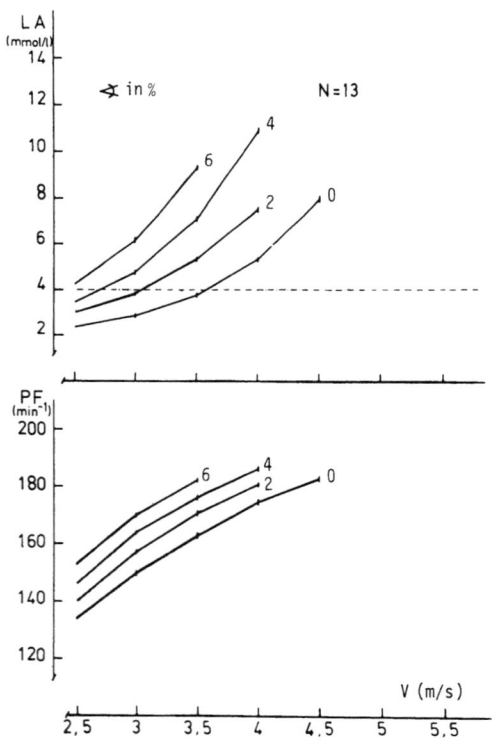

Abb. 3. Mittelwerte für Laktat und Pulsfrequenz bei ansteigender Belastung auf dem Laufband bei verschiedenen Anstiegswinkeln ($n = 13$)

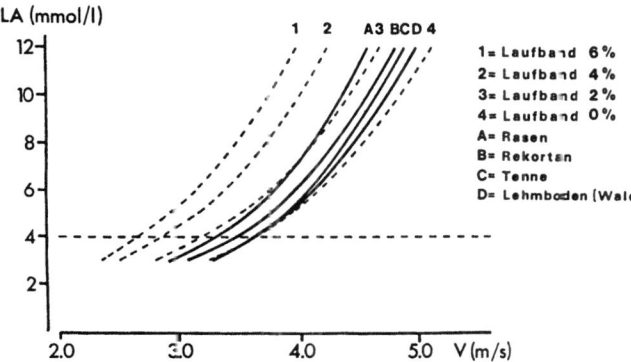

Abb. 4. Quadratische Regressionswerte (Mittelwerte) des Laktats bei Laufbandbelastung mit unterschiedlichen Anstiegswinkeln (0, 2, 4 und 6%) und Belastung auf verschiedenen Laufböden (trocken) ($n = 13$)

Vergleich der Laktatwerte auf dem Laufband und auf den verschiedenen Laufböden

In Abb. 4 sind die mittleren quadratischen Regressionswerte des Laktats für die 4 Anstiegswinkel auf dem Laufband und für die verschiedenen Laufböden (Lehmboden, Rasen, Tenne und Rekortan) aufgeführt. Hierbei wurden nur die Laufflächen im trockenen Zustand berücksichtigt. Im Bereich der aerob-anaeroben Schwelle liegen die Werte der verschiedenen Laufböden alle zwischen den Werten der Laufbanduntersuchungen mit 0 und 2% Anstieg. Die Laktatkurve des Rasens zeigt die höchste metabolische Belastung, gefolgt von dem Kunststoffboden (Rekortan). Lehmboden und Tenne weisen mit 3,58 bzw. 3,57 m/s die höchsten Schwellenwerte auf. Die Laktatwerte der Felduntersuchungen stiegen oberhalb von 4 mmol/l Laktat steiler an als die Laufbandwerte. Ursache hierfür ist der erhöhte Energiebedarf infolge des Luftwiderstandes bei den Felduntersuchungen. Nach Pugh [6] steigt der Luftwiderstand mit der 3. Potenz der Laufgeschwindigkeit an.

Ausdauertraining wird im wesentlichen im Bereich zwischen 2 und 4 mmol/l Laktat durchgeführt [1]. Wird eine Übertragung der Laborwerte auf Feldbedingungen angestrebt, so muß die Belastung auf dem Laufband ungefähr der Belastung auf der Trainingsstrecke entsprechen. Im Kölner Raum trainieren Läufer häufig auf Laufstrecken, die dem hier vorgestellten Lehmboden vergleichbar sind. Für Untrainierte wäre demnach auf unserem Laufband ein Winkel von 0% einzustellen, für Trainierte wegen der höheren Schwellen- und damit Trainingsgeschwindigkeit ein Winkel von ca. 1%. Es werden in der Literatur häufig höhere Anstiegswinkel angegeben [3, 4, 7]. Bei Anstiegswinkeln von 5% wird es nicht möglich sein, die Laufbandwerte auf Feldbedingungen zu übertragen. Dies dürfte auch dann gelten, wenn Laufbänder andere Belastungseigenschaften aufweisen als das hier vorgestellte [2]. Bei Laufbändern mit unbekannter Belastungscharakteristik sollte man bei weichem Belag einen Winkel von 1% und bei hartem Belag von 2% einstellen.

Literatur

1. Föhrenbach R, Mader A, Hollmann W (1981) Umfang und Intensität im Dauerlauftraining von Mittelstreckenläuferinnen des DLV und Maßnahmen zur individuellen Trainings- und Wettkampfoptimierung. Leistungssport 6:467
2. Heck H, Mader A, Liesen H, Hollmann W (1983) Vorschlag zur Standardisierung leistungsdiagnostischer Untersuchungen auf dem Laufband. In: Mellerowicz H, Franz I-W (Hrsg) Standardisierung, Kalibrierung und Methodik in der Ergometrie. Perimed, Erlangen

3. Keul J, Simon G, Berg A, Dickhuth H-H, Goertler I, Kübel R (1979) Bestimmung der individuellen anaeroben Schwelle zur Leistungsbewertung und Trainingsgestaltung. Dtsch Z Sportmed 30(7):212–218
4. Kindermann W, Simon G, Keul J (1979) The Significance of the aerobic-anaerobic transition for the determination of work load intensities during endurance training. Eur J Appl Physiol 42:25–34
5. Mader A, Heck H, Föhrenbach R, Hollmann W (1979) Das statische und dynamische Verhalten des Laktats und des Säure-Basen-Status im Bereich niedriger bis maximaler Azidosen bei 400- und 800-m-Läufern bei beiden Geschlechtern nach Belastungsabbruch. Dtsch Z Sportmed 30(7, 8):203–211, 249–261
6. Pugh LGCE (1970) Oxygen intake in track and treadmill running with observation on the effect of air resistance. J Physiol 207:823–835
7. Schwaberger G, Pessenhofer H, Schmid P, Sauseng N, König H, Konrad H, Tschetschounik R, Frisch Ch, Keul J (1984) Vergleichende Labor- und Felduntersuchungen zur trainingsbegleitenden Leistungsdiagnostik bei Mittelstreckenläufern und Schwimmern. Leistungssport 4:25–31

Untersuchungen über die Bestimmung der Leistungsfähigkeit von Ruderern mit einem Mehrstufentest und einem Zweistufentest bei der Ruderspiroergometrie

Determination of the Performance Capacity of Rowers in Rowing Spiroergometry with a Multistage Test and a Two-Stage Test

J. M. Steinacker, T. R. Marx, U. Marx, M. Grünert, W. Lormes, K. Neumann* und R. E. Wodick

Aus der Sportmedizinischen Untersuchungsstelle (Leiter: Prof. Dr. Dr. med. R. E. Wodick) und der Abteilung für Angewandte Physiologie (Leiter: Prof. Dr. med. P. Pauschinger) der Universität Ulm und *Institut für Kernenergetik und Energiesysteme der Universität Stuttgart

Zusammenfassung

Hochleistungstrainierte Ruderer werden auf einem mechanisch gebremsten Ruderergometer mit elektronischer Leistungsanzeige und Messung der spirometrischen Leistungsdaten und Bestimmung der kapillären Lactatkonzentration belastet. Die Probanden unterziehen sich einem Zweistufentest mit einer Vorbelastung und einer Maximalbelastung über 6 Minuten. Nach einer 2-std. Pause erfolgt ein Mehrstufentest beginnend mit 150 Watt und einer Steigerung um 50 Watt jede 2 min bis zur Ausbelastung.

Der Mehrstufentest differenziert besser die für das Rudern wichtige Aerob-anaerobe Schwelle als ein Zweistufentest. Maximalwerte für Sauerstoffaufnahme und Herzfrequenz werden gleich hoch bestimmt. Mit dieser Leistungsdiagnostik ist eine Trainingsberatung möglich. So findet sich häufig ein Abfall der aeroben Leistungsfähigkeit während der Wettkampfsaison, der teilweise vermieden werden soll. Auch die Vorbereitung vor der Saison kann beurteilt werden.

Schlüsselwörter: Rudern – Belastung – Test – Stufentest – Training – Aerobe-anaerobe Grenzwerte.

Summary

Highly trained rowers were tested on a mechanically braked rowing ergometer with a special electronic measuring device; spirometric data and capillary lactate concentrations were also determined.

First a two-stage test is performed. The first stage is an eight minute row at submaximal level; the second stage is a maximum row for six minutes. A multi-stage test, beginning with 150 Watts with an increase in work load of 50 Watts after 2 min up to exhaustion, is conducted after an interval of 2 h. A lactate performance relation is computed and the aerobic/anaerobic threshold is determined for each test. The athlete is examined 4–6 times annually.

There is no good correlation between the AAT in either test. The AAT in the two-stage test depends on the work done in the first stage. The multi-stage test gives a better and more detailed information about the physical performance of the tested rower.

In the examined rower, mostly the best values for endurance and maximal performance were seen before the beginning of the racing season. During the competition months there is more or less a decrease in endurance and maximum power. Improvement of the training is possible by sports-specific exercise testing.

Key-words: Rowing – Exercise testing – Step-test – Training – Aerobic-anaerobic threshold.

Anschrift für die Verfasser: Dr. med. J. M. Steinacker, Universität Ulm, Sportmedizin, Oberer Eselsberg M25, 7900 Ulm/Donau

Einleitung

Das wichtigste Ziel der Leistungsdiagnostik ist das direkte Umsetzen der gewonnenen Ergebnisse in den Trainingsprozeß. Dabei werden Laboruntersuchungen möglichst sportartspezifisch durchgeführt, da nur dadurch Wirkungen eines bestimmten Trainings erfaßt werden können. Weit verbreitet im Rudern sind Belastungstests auf dem Ruderergometer nach Gjessing. Vom Deutschen Ruderverband (DRV) wird ein Zweistufentest nach Mader [2] durchgeführt, der nur teilweise befriedigende Ergebnisse bringt [3]. Wir haben das Ergometer so umgebaut, daß ein spezieller Mehrstufentest mit höherem Informationsgehalt durchgeführt werden kann [4]. Anhand einer Untersuchung mit der Deutschen Nationalmannschaft der Leichtgewichtsruderer sollen beide Tests verglichen werden. Über die Erfahrungen mit Verlaufkontrollen des Trainings durch beide Tests bei international erfolgreichen Ruderern soll ebenfalls berichtet werden.

Methodik

Für unsere Untersuchungen wird ein mechanisch gebremstes Ruderergometer nach Gjessing eingesetzt, das eine gute Simulation des Ruderschlages erlaubt. Mit einer elektronischen Meßeinheit wird die Leistung gemessen, dem Ruderer angezeigt und auf einem Schreiber registriert.

Zuerst erfolgt ein Zweistufentest, der aus einer Vorbelastung von 8 min Dauer und einer Hauptbelastung von 6 min Dauer besteht. Die Vorbelastung soll für Männer im Bereich von 230 Watt liegen, wie in den Testrichtlinien des DRV gefordert wird. Nach 3 min Pause wird die Hauptbelastung als Maximalversuch wie ein Ruderrennen durchgeführt, wobei der Ruderer sich die Belastung selbst einteilt. Blutentnahmen aus dem hyperämisierten Ohrläppchen für Laktatbestimmungen nach dem elektrochemischen Prinzip im Serum erfolgen direkt vor und 0, 1, und 3 min nach den Belastungen. Bei dieser Bestimmungsmethode liegen die Laktatwerte sofort vor, sind aber systematisch etwa 30% niedriger als im Vollblut.

Nach einer Pause von zwei Stunden, in der die Probanden sich locker bewegen und 500 ml eines kohlehydratreichen Getränkes zu sich nehmen, wird ein Mehr-Stufen-Test durchgeführt, bei dem die Probanden auf einer Anfangsstufe von 150 Watt beginnen und die Belastung selbstständig nach 2 min um je 50 Watt bis zur Ausbelastung steigern (Steinacker et al. [4]). Kapillarblut wird in 30-sec-Pausen zwischen den Stufen abgenommen. Die Belastung wird erst begonnen, wenn die Laktatkonzentration unter 1,5 mmol/l liegt.

Während der Versuche erfolgt eine Spirometrie im offenen System [5], die Herzfrequenz und das EKG werden abgeleitet. Aus den Laktat- und Leistungswerten wird für jede Belastung eine Laktat-Leistungs-Kurve mit einem speziellen Computerprogramm erstellt. Aus den Meßwerten werden Herzfrequenz und Sauerstoffaufnahme am aerob-anaeroben Übergang und für niedrige und höhere Belastungsstufen errechnet.

Die Untersuchung erfolgt innerhalb einer Woche bei 17 Ruderern nach der Qualifikationsregatta für die Weltmeisterschaft, dem ersten Saisonhöhepunkt (Gewicht: 72,1 kg ± 2,5).

Verlaufsuntersuchungen erfolgen mit dieser Methodik seit etwa zwei Jahren. Dabei werden die Sportler mit 5–6 Untersuchungen im Ablauf eines Trainingsjahres systematisch betreut. Hier werden die Ergebnisse am Einzelbeispiel eines international erfolgreichen Leichtgewichtruderers über zwei Trainingsjahre dargestellt.

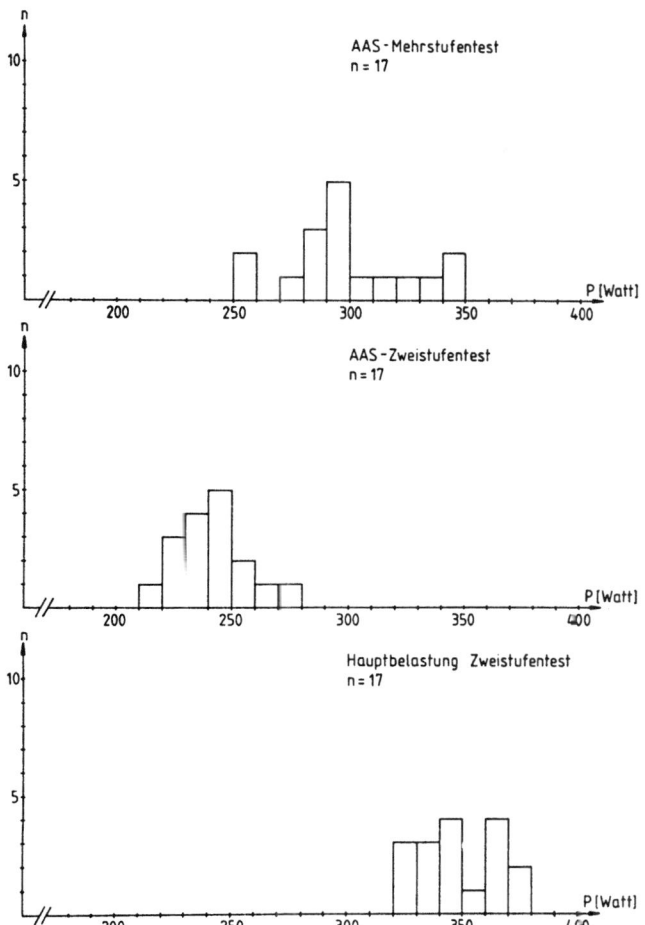

Abb. 1. Vergleich von Zweistufentest [2] und Mehrstufentest [5] auf dem Ruderergometer. *Oben:* Aerob-anaerobe Schwelle beim Mehrstufentest. *Mitte:* Aerob-anaerobe Schwelle beim Zweistufentest. *Unten:* Leistung bei der Hauptbelastung beim Zweistufentest

Ergebnisse

Die Verteilung der aerob-anaeroben Schwelle (AAS) beim Mehrstufentest (MST) und beim Zweistufentest (2ST) sowie der Leistung bei der 6-min-Hauptbelastung des Zweistufentests ist in Abb. 1 gezeigt. Die AAS des MST ist 303 Watt = 85,6% der $\dot{V}O_2$ max, die AAS des 2ST ist 241 Watt = 71,7% der $\dot{V}O_2$ max, beide Werte unterscheiden sich signifikant ($p = 1\%$). Die AAS des MST beträgt durchschnittlich 86,4% der 6-min-Leistung, die AAS des 2ST 69,5%. Die Laktatkonzentration nach der Vorbelastung des 2ST war 48% der AAS. Es besteht eine Korrelation zwischen der AAS des MST und der AAS des 2ST (Abb. 2). Aus der AAS des MST ergibt sich die in Abb. 3 dargestellte Beziehung zur 6-min-Belastung des 2ST, für den 2ST ist sie: $y = 0,4x + 247$ ($r = 0,25$). Die Maximalwerte beider Tests sind in Tabelle 1 angegeben.

Ein exemplarischer Verlauf von MST und 2ST während zweier Trainingsjahre eines international erfolgreichen Leichtgewichtsruderers ist in Abb. 4 dargestellt.

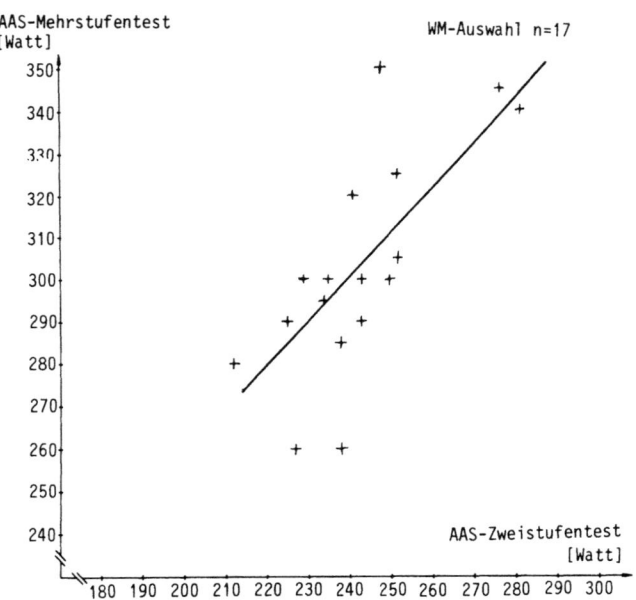

Abb. 2. Aerob-anaerobe Schwelle (AAS) beim Zweistufentest und Aerob-anaerobe Schwelle beim Mehrstufentest auf dem Ruderergometer ($y = 1{,}03\,x + 52{,}96$; $r = 0{,}70$)

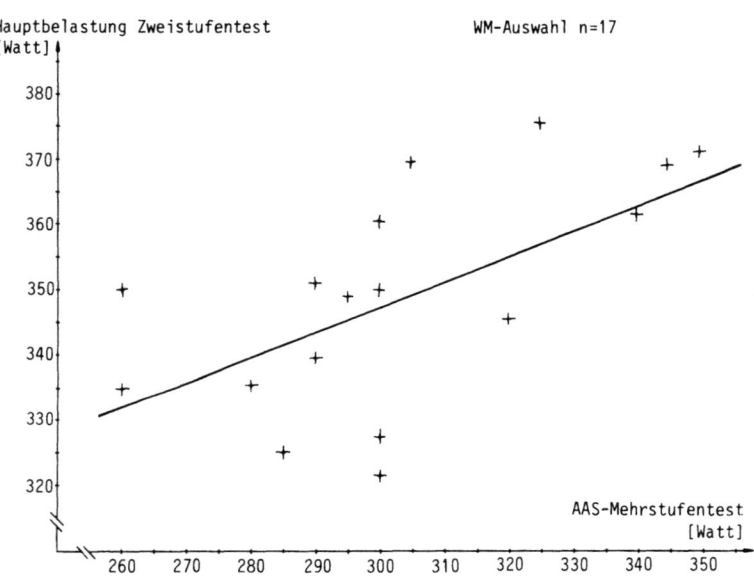

Abb. 3. Leistung bei der 6-min-Hauptbelastung des Zweistufentests in Abhängigkeit von der Aerob-anaeroben Schwelle (AAS) beim Mehrstufentest ($y = 0{,}38\,x + 233{,}6$; $r = 0{,}62$)

Diskussion

Der Mehrstreckentest (MST) liegt im Versuchsablauf an der zweiten Stelle, so erreichen die Ruderer hier eine geringere anaerobe Belastung, obwohl die aerobe Gesamtleistung nicht beeinflußt wird [3].

Tabelle 1. Maximalwerte beim Mehrstufentest und beim Zweistufentest auf dem Ruderergometer (* = Signifikante Differenz, $p = 1\%$)

Test	Mehrstufentest	Zweistufentest
Maximale Leistung	391 Watt ($s \pm 24{,}1$)*	349 Watt ($s \pm 16{,}9$)
Max. $\dot{V}O_2$ ($n = 14$)	4940 ml/min ($s \pm 400$)	4870 ml/min ($s \pm 440$)
Max. Herzfrequenz	189/min ($s \pm 6{,}5$)	189/min ($s \pm 7{,}9$)
Max. C_{Lactat}	8,2 mmol/l ($s \pm 1{,}8$)*	10,6 mmol/l ($s \pm 1{,}7$)

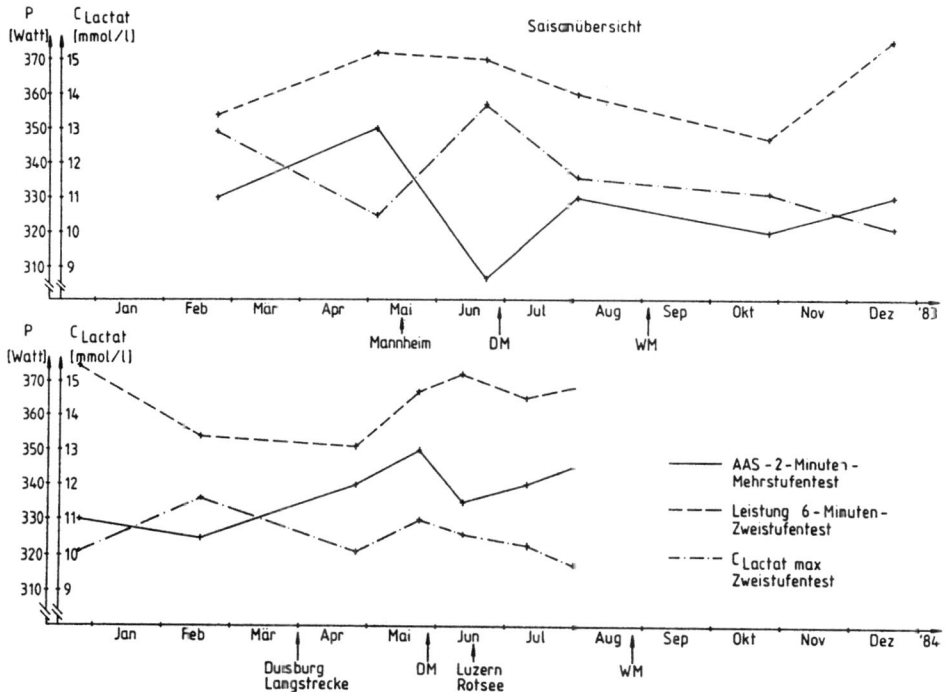

Abb. 4. Aerob-anaerobe Schwelle (AAS) beim Mehrstufentest, Leistung und maximale Laktatkonzentration bei der 6-min-Hauptbelastung des Zweistufentests während zweier Trainingsjahre eines Leichtgewichtsruderers. (Mit Pfeilen sind wichtige Wettkämpfe angegeben, DM Deutsche-, WM Weltmeisterschaften)

Die Ergebnisse zeigen, daß der Zweistreckentest (2ST) die Ruderer nicht so gut differenziert wie der MST (Abb. 1). Es findet sich ein Zusammenhang zwischen den mit den Tests bestimmten AAS (Abb. 2). Die mit dem 2ST bestimmte AAS ist auch von der Vorbelastung abhängig, diese sollte an der AAS liegen – die aber vor dem Test nur ungenau bekannt ist –, da erst dann ein annähernd linearer Anstieg der sonst exponential verlaufenden Laktat-Leistungs-Kurve anzunehmen ist [2]. Die aerobe Leistungsfähigkeit bestimmt zu großen Teilen die 6-min-Leistung in einem Rennen [3, 5], die AAS ist als Parameter der weitgehend aeroben Arbeit neben der $\dot{V}O_2$ max deswegen eine wichtige, leistungsbestimmende Größe [1, 2, 5]. So kann aus der mit dem MST bestimmten AAS auch auf die 6-min-

Leistung geschlossen werden (Abb. 3). Dies gilt nicht für den 2ST. Bei einem Ruderrennen wird die Leistung aber auch von anaeroben, alaktaciden und laktaciden Stoffwechselwegen bestimmt [3, 5], dies muß in eine Analyse einbezogen werden. Im MST wird eine höhere Leistung entsprechend der kürzeren Stufenlänge erreicht, die Maximalwerte für $\dot{V}O_2$ und Herzfrequenz werden als individuelle Grenzwerte für beide Tests gleich gemessen. Die AAS des MST ist nicht so von der Motivation abhängig, er eignet sich mehr für Verlaufskontrollen [5].

Wenn auch nachgewiesen werden kann, daß die sportphysiologische Diagnostik relevante und wichtige Beurteilungskriterien der sportlichen Leistungsfähigkeit liefert, ist das direkte Umsetzen der Ergebnisse in den Trainingsprozeß ein sehr kritischer Punkt, da diese von vielen Faktoren bestimmt werden. Bei konstanten Testbedingungen ist eine Verlaufsbeurteilung möglich (Abb. 4). Regelmäßig findet sich ein Abfall der AAS während der Wettkampfsaison, je nach Grad des Ausdauertrainings. Bei der ersten Saison sinkt auch die max. Leistung, während im folgenden Jahr ein Anstieg bei gleichbleibender maximaler Laktatkonzentration zu verzeichnen ist. Dies könnte auf eine verbesserte Laktatelimination durch intensive Mittelzeitbelastung bei hohen Laktatkonzentrationen im Training vor dem ersten, erfolgreich absolvierten Saisonhöhepunkt Luzern hindeuten. Nach der Analyse der ersten Saison wurde der starke Abfall der aeroben Leistungsfähigkeit durch umfangreiche aerobe Arbeit in der Vorbereitungsphase und im ersten Teil der Wettkampfphase vermieden. Nach Aussagen von Trainer und Ruderern war diese Maßnahme erfolgreich, wenn auch ein Vergleich mit der Rudergeschwindigkeit nicht sicher ist, da diese entscheidend von Wind, Wasser und Umgebungstemperaturen abhängt.

Somit kann durch die exakte Erfassung bestimmter Trainingswirkungen die Leistungsdiagnostik dem Trainer und Sportler einen festen Anhalt zur Erfassung der komplexen Struktur „Ruderleistungsfähigkeit" geben.

Literatur

1. Keul J, Dickhuth HH, Berg A, Lehmann M, Huber G (1981) Allgemeine und sportartspezifische Leistungsdiagnostik im Hochleistungsbereich. Leistungssport 11:382–398
2. Mader A, Madsen O, Hollmann W (1980) Zur Bedeutung der lactaziden Energiebereitstellung für Trainings- und Wettkampfleistungen im Sportschwimmen. Leistungssport 10:263–279, 408–418; (1977) 8–62
3. Pendergast D, Leibowitz R, Wilson D, Cerretelli P (1983) The effect of preceeding anaerobic exercise on aerobic and anaerobic work. Eur J Appl Physiol 52:29–35
4. Steinacker JM, Marx TR, Thiel U (1983) Konstruktion eines speziellen Leistungsmessers in Digitaltechnik für die Ruderspiroergometrie. In: Sport: Leistung und Gesundheit. Dtsch Sportärztekongreß 1982. Dtsch Ärzteverlag, Köln, S 169–173
5. Steinacker JM, Marx TR, Fiegenbaum FA, Wodick RE (1983) Die Ruderspiroergometrie als eine Methode der sportartspezifischen Leistungsdiagnostik. Dtsch Z Sportmed 34:333–342

Sauerstoffverbrauch und Wirkungsgrad beim Rudern
Oxygen Consumption and Efficiency in Rowers

J. M. Steinacker, T. R. Marx und U. Marx*

Sportmedizinische Untersuchungsstelle (Leiter: Prof. Dr. Dr. med. R. E. Wodick) und Abteilung für Angewandte Physiologie (Leiter: Prof. Dr. med. P. Pauschinger) der Universität Ulm

Zusammenfassung

Die Sauerstoffaufnahme $\dot{V}O_2$ und die Herzfrequenz Hf bei einem Mehrstufentest auf dem Ruderergometer werden routinemäßig untersucht. Ausgewertet werden 61 Belastungsuntersuchungen bei Probanden, die eine maximale Leistung P von 5 Watt/kg Körpergewicht und mehr erreichen. Die erzielte Sauerstoffaufnahme $\dot{V}O_2$ und die Herzfrequenz Hf werden für jede Leistungsstufe bestimmt und die folgenden Regressionsgeraden und ein Schätzfehler s_{xy} berechnet:

$\dot{V}O_2 = 12{,}5 \cdot P + 415{,}2$ (ml/min) [$s_{xy} = \pm 337$ ml/$r = 0{,}98$]

Hf $= 0{,}28 \cdot P + 89{,}6$ (1/min) [$s_{xy} = \pm 12{,}7$/min /$r = 0{,}93$]

Bei einigen Probanden erfolgten mehrere Untersuchungen im zeitlichen Abstand von einigen Monaten, dabei wird eine gute Reproduzierbarkeit der Meßergebnisse gefunden. So ist bei 3 Probanden über 5 bzw. 6 Untersuchungen s_{xy} 261 ml/min bei $r = 0{,}99$.

Bei 10 Ruderern haben wir parallel zur Ruderergometrie auf dem Fahrradergometer eine Spiroergometrie in derselben Belastungsform durchgeführt. Für jede Belastungsstufe wurde der Energieverbrauch und der dazugehörige Wirkungsgrad errechnet. Es ergibt sich bei der Ruderergometrie ein Wirkungsgrad von 0,19, während für die Fahrradergometrie ein Wirkungsgrad von 0,23 bestimmt wird. Die $\dot{V}O_2$ bei submaximaler Belastung auf dem Ruderergometer ist signifikant höher (+ 628 ml/min) als auf dem Fahrradergometer, während für $\dot{V}O_2$max keine Unterschiede gefunden werden.

Schlüsselwörter: Rudern – Spiroergometrie – Sauerstoffaufnahme – Herzfrequenz – Wirkungsgrad.

Summary

For the determination of the oxygen consumption during rowing, the investigation was conducted on a mechanically braked rowing ergometer with an electronic measuring device. The oxygen consumption was measured by an open spirometric system. The pneumotachographic valve is fixed on the sliding seat, thereby reducing the measuring artefacts due to the movement during rowing. A step test was performed beginning with a work load of 150 watts and an increase of 50 watts after 2 minutes up to exhaustion. Serum lactate concentrations were determined in a 30 second break between the work stages.

61 examinations of athletes peforming a maximum power of 5 W/kg and more are analysed. Oxygen consumption ($\dot{V}O_2$) and heart rate (HR) for each working stage are measured and a regression line to the work load (P) and an estimation error (s_{xy}) is calculated:

$\dot{V}O_2 = 12.5 \cdot P + 415.2$ (ml/min) [$s_{xy} = \pm 337$ ml/$r = 0.98$]

HR $= 0.28 \cdot P + 89.6$ (1/min) [$s_{xy} = \pm 12.7$/min/$r = 0.93$]

---

* Unter Mitarbeit von C. Arnold und W. Lormes
Anschrift für die Verfasser: Dr. med. J. M. Steinacker, Universität Ulm, Sportmedizin, Oberer Eselsberg M25, 7900 Ulm/Donau

In 3 rowers, 5 or 6 examinations were conducted. There is a good reproducibility of the results. s_{xy} is ± 261 ml and r = 0.99 for 6 examinations of $\dot{V}O_2$.

A spiroergometry is carried out in the same manner on the bicycle ergometer in 9 well-trained rowers. The energy consumption is calculated for each working stage. The work efficiency in rowing is 0.19; for bicycling it is 0.23. $\dot{V}O_2$ for rowing is 628 ml/min higher than for bicycling in submaximal stages, but maximum $\dot{V}O_2$ is not significantly different.

Key-words: Rowing – Spiroergometry – Oxygen consumption – Heart rate – Work efficiency.

Einleitung

Zur sportartspezifischen Untersuchung der Leistungsfähigkeit von Ruderern und zur physiologischen Beurteilung von Stoffwechsel und Gasaustausch haben wir ein mechanisch gebremstes Ruderergometer umgebaut und mit einer elektronischen Leistungsanzeige versehen. Mit einer speziell angepaßten Spirometrie erfassen wir die Sauerstoffaufnahme beim Rudern [5].

Die untersuchten Probanden führen auf dieser Anlage routinemäßig einen Mehrstufentest durch, bei dem die Leistung selbstständig auf vorgegebenen Stufen gesteigert werden muß [4].

Wichtig erscheint nun die Frage, welche Beziehung zwischen der Ruderleistung P und der Sauerstoffaufnahme $\dot{V}O_2$ sowie der Herzfrequenz Hf aus den bisher durchgeführten Untersuchungen sich ableiten lassen, damit könnte die $\dot{V}O_2$ bei der Ruderergometrie ohne Spirometrie oder auch bei bekannter Leistungsabgabe im Boot abgeschätzt werden. Für die Beurteilung der Methodik dient eine Berechnung der Fehlerbreite für die Bestimmung der Sauerstoffaufnahme.

In Vorarbeiten wurde gezeigt, daß die Sauerstoffaufnahme auf dem Ruderergometer (RE) höher als auf dem Fahrradergometer (FE) bei derselben Belastungsform bestimmt wird [5]. Dazu soll eine Gruppe von Ruderern untersucht und der Wirkungsgrad beider Arbeitsformen berechnet werden.

Methodik

Zur Bestimmung der Sauerstoffaufnahme beim Rudern werden Versuche auf dem mechanisch gebremsten Ruderergometer nach Gjessing durchgeführt, das eine gute Simulation des Rudervorganges erlaubt. Wir haben eine elektronische Meßeinheit entworfen, mit der eine exakte Messung, Anzeige und Schreiberregistrierung der am Ergometer abgegebenen Leistung möglich ist [4, 5].

Die Sauerstoffaufnahme wird mit einem offenem System, wobei das Pneumotachographenrohr am Rollsitz angebracht ist, in 30-s-Intervallen gemessen. Die Herzfrequenz wird über eine nicht standardisierte Brustwandableitung aus dem EKG bestimmt.

Es wird ein Mehrstufentest durchgeführt, bei dem die Probanden auf einer Anfangsstufe von 150 Watt beginnen und die Belastung selbstständig nach 2 min um je 50 Watt bis zur Ausbelastung steigern. Kapillarblut für Lactatbestimmungen nach dem elektrochemischen Prinzip im Serum wird in 30-s-Pausen zwischen den Stufen abgenommen. Dieser Test wird zur sportartspezifischen Leistungsdiagnostik in unserem Labor routinemäßig durchgeführt [4, 5].

Aus den bisherigen Meßungen gelangen 61 Untersuchungen bei Probanden zur Auswertung, die eine maximale Leistung P von 5 Watt/kg Körpergewicht und mehr erreichen. Die erzielte Sauerstoffaufnahme $\dot{V}O_2$ und die Herzfrequenz Hf werden für jede Leistungsstufe P bestimmt. Die Werte der obersten Belastungsstufe werden nicht berücksichtigt, wenn die Leistung nicht konstant oder nicht über die gesamten 2 min eingehalten werden konnte. 17 Meßwertpaare werden wegen offensichtlicher Fehlbestimmung von der Auswertung ausgeschlossen. Aus den erhaltenen Werten werden Regressionsgeraden zwischen $\dot{V}O_2$ und P sowie Hf und P errechnet, weiterhin wird der Korrelationskoeffizient r und ein mittlerer Schätzfehler s_{xy} für die abhängige Variable errechnet.

Zur Bestimmung der Unterschiede in der Sauerstoffaufnahme und im Wirkungsgrad von Ruder- und Fahrradarbeit werden 10 Wettkampfruderer in der oben beschriebenen Weise auf dem FE und RE belastet. Die mittlere $\dot{V}O_2$ wird für jede Belastungsstufe bestimmt und zwischen RE und FE verglichen. Mit dem t-Test wird die Signifikanz der Unterschiede auf dem 1%-Niveau überprüft. Der Bruttowirkungsgrad wird aus den kalorischen Äquivalenten von O_2 und der Konzentrationsänderung von Lactat nach den Angaben von DiPrampero [2] berechnet. (Alle statistischen Berechnungen erfolgen mit der Programmbibliothek BMDP der Univ. of California.)

Ergebnisse und Diskussion

Zwischen der Leistung P und der Sauerstoffaufnahme $\dot{V}O_2$ besteht ein linearer Zusammenhang, wie in Abb. 1 gezeigt ist. Der Korrelationskoeffizient von 0,98 bedeutet einen engen Zusammenhang zwischen diesen Parametern. Obwohl ein Teil der Maximalwerte durch die

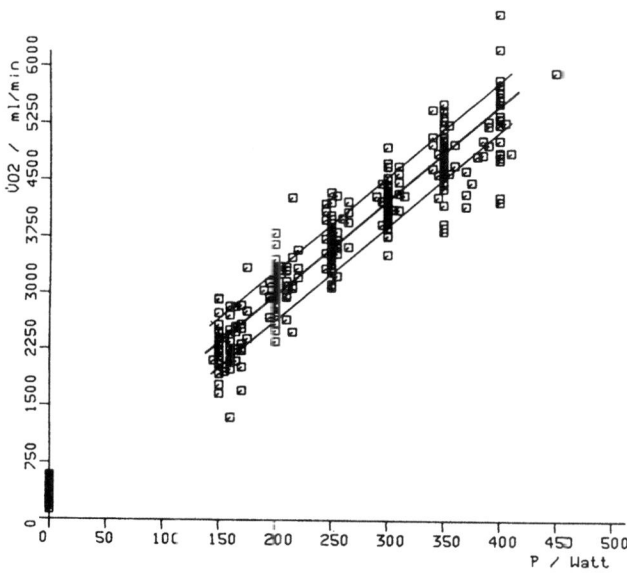

Abb. 1. Sauerstoffaufnahme $\dot{V}O_2$ in Abhängigkeit von der Leistung P bei 61 Mehrstufentests auf dem Ruderergometer. Eingezeichnet ist die Regressionsgerade $\dot{V}O_2 = 12,5 \cdot P + 415,2$ (ml/min), darüber und darunter als dünne Linien der Schätzfehler $s_{xy} = \pm 337$ ml [r = 0,98]

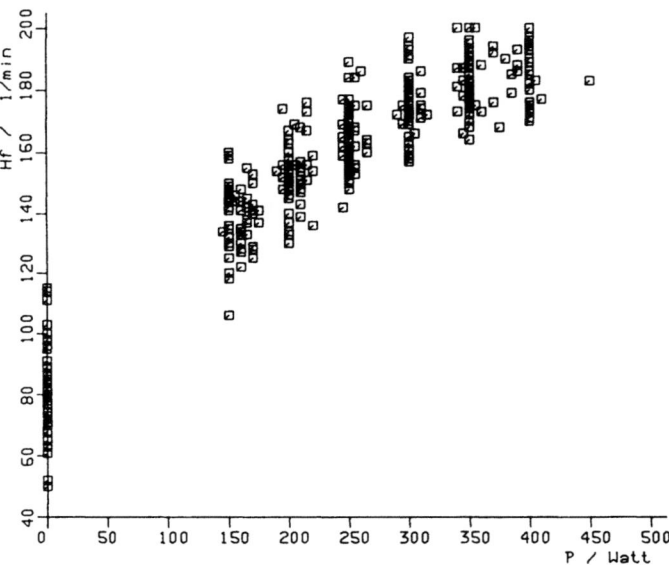

Abb. 2. Herzfrequenz Hf in Abhängigkeit von der Leistung P bei 61 Mehrstufentests auf dem Ruderergometer. Eingezeichnet ist die Regressionsgerade Hf = $0{,}28 \cdot P + 89{,}6$ (1/min), darüber und darunter als dünne Linien der Schätzfehler $s_{xy} = \pm 12{,}7$/min [$r = 0{,}93$]

formulierten Ausschlußkriterien nicht berücksichtigt wurde, finden sich bei hohen Belastungsstufen mehrere niedrigere Werte für $\dot{V}O_2$, als die Regression erwarten lässt. Die ist durch das Erreichen der maximalen Sauerstoffaufnahme der Probanden bedingt, das Durchhalten der maximalen Leistungsstufe ist nur durch Ausschöpfen der anaeroben Energiebereitstellung möglich [2, 3].

Durch die geringe Stufendauer von 2 min wird nur ein relativer steady state für $\dot{V}O_2$ erreicht [5]. Dies ist bei der Wertung der Ergebnisse zu beachten.

Der Schätzfehler s_{xy} zeigt eine gute Genauigkeit für die Bestimmung von $\dot{V}O_2$ an. Zur Feststellung des individuellen Schätzfehlern wurde s_{xy} bei 3 Probanden berechnet, bei denen schon je 5 und einmal 6 Belastungen durchgeführt wurden. Für s_{xy} findet sich hier jeweils ein Wert von 261 ml/min, dies bedeutet eine bemerkenswert geringe individuelle Streuung der Meßungen.

Die Herzfrequenz Hf steigt bei zunehmender Leistung zuerst linear an, um dann sich einem oberen Grenzwert anzunähern. Hier zeigt sich eine größere individuelle Streuung, die trotz vergleichbarer maximaler Leistungsfähigkeit aufgrund anthropometrischer Unterschiede und verschiedenem Trainingszustand zu erwarten ist.

Die Sauerstoffaufnahme bei submaximaler Belastung auf FE und RE unterscheidet sich signifikant, auf dem RE werden durchschnittlich 628 ml/min $\dot{V}O_2$ mehr erreicht (Abb. 3). Dabei ist die Differenz auf niedrigen Belastungsstufen höher. Die maximale $\dot{V}O_2$ unterscheidet sich dagegen nicht, wie wir auch in Vorarbeiten zeigen konnten [6]. Cerretelli und Mitarbeiter haben schon 1967 gefunden, daß bei einer Fußkurbelarbeit im Bereich der $\dot{V}O_2$ max eine zusätzlich begonnene Handkurbelarbeit keine Erhöhung der $\dot{V}O_2$ bewirkte [2], da für die $\dot{V}O_2$ max die cardiopulmonale Leistungsfähigkeit begrenzend ist.

Bei der Berechnung des Wirkungsgrades der Ruderarbeit finden sich die in Abb. 4 gezeigten Ergebnisse. Für die Fahrradarbeit finden sich Werte von 0,25 bei 150 Watt bis zu 0,22 bei 400 Watt Leistung. Dies erwartet man bereits aus der unterschiedlichen $\dot{V}O_2$

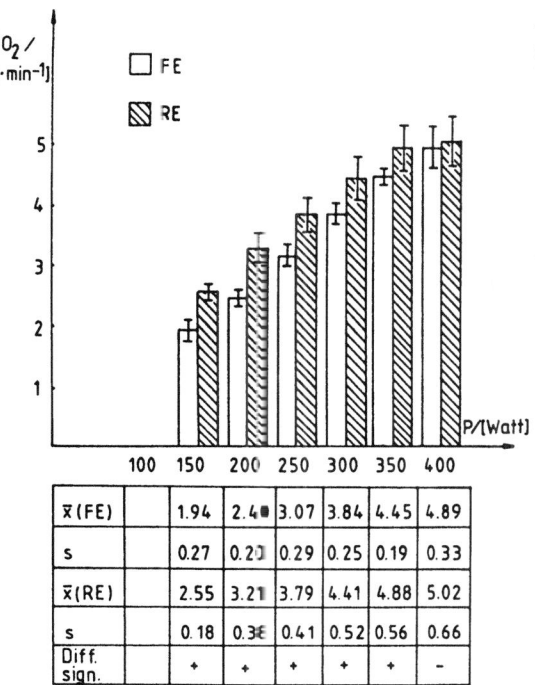

Abb. 3. Sauerstoffaufnahme $\dot{V}O_2$ auf Fahrradergometer (*FE*) und Ruderergometer (*RE*) bei einem Mehrstufentest auf verschiedenen Belastungsstufen P bei trainierten Ruderern. Angegeben ist der mittlere Wert $\bar{x}$ in l/min, die Standardabweichung s sowie die Signifikanz der Differenz ($p = 1\%$). Gleichungen der Regressionsgeraden (mit Maximalwerten):

FE: $\dot{V}O_2 = 12{,}4 \cdot \text{Watt} + 26{,}4$ (ml/min);
RE: $\dot{V}O_2 = 10{,}3 \cdot \text{Watt} + 1151$ (ml/min)

$\bar{x}$(FE)	1.94	2.40	3.07	3.84	4.45	4.89
s	0.27	0.20	0.29	0.25	0.19	0.33
$\bar{x}$(RE)	2.55	3.21	3.79	4.41	4.88	5.02
s	0.18	0.36	0.41	0.52	0.56	0.66
Diff. sign.	+	+	+	+	+	–

E_{out}	600	900	1200	1500	1800	2100	2400
E_{in} aerob		4697	6106	7131	8668	9672	9970
E_{in} laktazid		198	317	338	442	953	845
E_{in} Summe		4895	6423	7469	9110	10625	10815
E_{out}/E_{in}		0,18	0,19	0,20	0,19	0,20	0,22

$\bar{x} = 0{,}19 \qquad s = 0{,}0014$

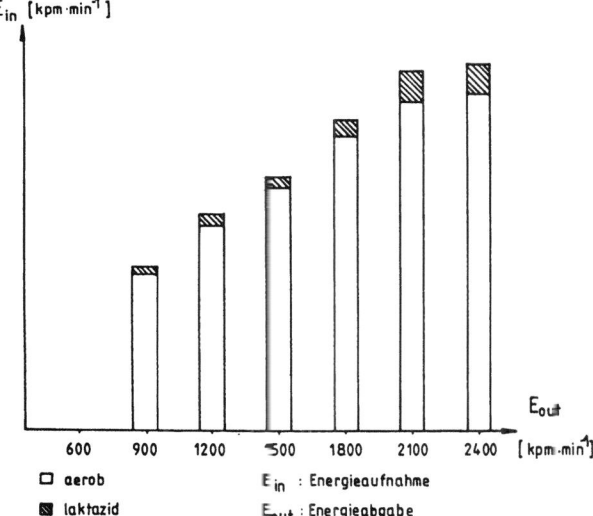

Abb. 4. Wirkungsgrad E_{out}/E_{in} als Verhältnis der abgegebenen Leistung E_{out} und der aus aeroben und anaeroben Anteilen berechneten Energiebereitstellung E_{in} in kpm/min bei Ruderarbeit, Berechnung nach DiPrampero [2], Gruppe von 10 trainierten Ruderern

(Abb. 3). Es ist zu berücksichtigen, daß der anaerobe alaktacide Energieanteil nicht mitgewertet wurde. Dies könnte einen Teil der Differenz zu den Ergebnissen von Roth et al. [3] bewirken, die einen Wirkungsgrad von 26% mit teilweise erheblichen individuellen Schwankungen finden.

Beim Rudern steht nicht die volle Arbeitszeit zur Leistungsabgabe zur Verfügung, weil der Ruderer nach jedem Schlag neu zum Beginn eines neuen Zuges auf dem Rollsitz nach vorn rollen muß. Dies kann den niedrigeren Wirkungsgrad der Ruderarbeit erklären. So steigt auch bei stärkerer Belastung und damit steigender Schlagzahl der Wirkungsgrad etwas, auch nimmt die Differenz in $\dot{V}O_2$ RE/FE ab (Abb. 3, 4; [2]).

Literatur

1. Cerretelli P, DiPrampero PE, Sassi G (1967) The heart rate – $\dot{V}O_2$ relationship in different types of dynamic exercise. Arch di fisiol II–IV:358–365
2. DiPrampero PE (1973) Grundlagen der anaeroben Energiebereitstellung und der O_2-Schuld bei köperlichen Höchstleistungen. Med Sport 8:1–13
3. Roth W, Hasart E, Wolf W, Pansold B (1983) Untersuchungen zur Dynamik der Energiebereitstellung während maximaler Mittelzeitausdauerbelastung. Med Sport 23:107–114
4. Steinacker JM, Marx TR, Thiel U (1984) A rowing ergometer test with stepwise increased work loads. In: Current topics in sports medicine (Proc. of the World Congress Sports Medicine Wien. Urban and Schwarzenberg, München Wien Baltimore, S 175–187
5. Steinacker JM, Marx TR, Fiegenbaum FA, Wodick RE (1983) Die Ruderspiroergometrie als eine Methode der sportartspezifischen Leistungsdiagnostik. Dtsch Z Sportmed 34:333–342

Die Beziehung zwischen dem relativen Herzvolumen und der maximalen Laufgeschwindigkeit bzw. der aerob-anaeroben Schwelle als Leistungsparameter bei Fußball- und Handballspielern

The Relationship Between Relative Heart Volume and Maximum Running Speed or Aerobic-Anaerobic Threshold as Parameter in Football and Handball Players

H. Gieselmann und K.-E. Zipf

Institut für Sportmedizin (Leiter: Prof. Dr. med. K.-E. Zipf) der Westfälischen Wilhelms-Universität Münster

Zusammenfassung

Es wurden insgesamt 20 Handballspieler und 15 Fußballspieler zur Beurteilung ihrer körperlichen Leistungsfähigkeit untersucht.

Als Leistungsparameter dienten das röntgenologisch ermittelte, körpergewichtbezogene relative Herzvolumen und die bei stufenförmig ansteigender Belastung auf dem Laufbandergometer bestimmte maximale Laufgeschwindigkeit sowie die Laufgeschwindigkeit zum Zeitpunkt der aerob-anaeroben Schwelle.

Aufgrund der Untersuchungsergebnisse können o. a. Sportler als gering bis mittelmäßig ausdauertrainiert eingestuft werden, wobei sich die Fußballsportler als leistungsfähiger erwiesen als die Handballspieler.

Ein vergleich der einzelnen Leistungsparameter zeigt, daß die Beziehung zwischen dem relativen Herzvolumen und

a) der maximalen Laufgeschwindigkeit nicht signifikant ist;
b) der aerob-anaeroben Schwelle eine hoch signifikante Korrelation aufweist.

Schlüsselwörter: Aerob-anaerobe Schwelle – Handballspieler – Fußballspieler – Herzvolumen.

Summary

The physical working capacity of twenty handball players and fifteen football players was examined.

The tested parameters were: the relative heart volume, the maximum running speed and the aerobic-anaerobic threshold during ergometry-test with gradual increasing running speed.

The test-results show that the examined sportsmen have a low to average condition. The football players have a higher physical working capacity than the handball players.

A comparison of the tested parameters indicates that the relation between the relative heart volume and

a) the maximum running speed is not significant;
b) the aerobic – anaerobic threshold has a highly significant correlation.

Key-words: Aerobic-anaerobic threshold – Handballplayers – Footballplayers – Heart volume

---

Anschrift der Verfasser: Dr. med. H. Gieselmann, Prof. Dr. med. K.-E. Zipf, Institut für Sportmedizin, Horstmarer Landweg, 4400 Münster

Einleitung

Zur Untersuchung der körperlichen Leistungsfähigkeit können verschiedene Belastungformen angewandt werden. Die gebräuchlichsten Belastungsverfahren sind [13]:

1. Belastungen durch Kniebeugen,
2. Belastungen durch Besteigen von Stufen bei unterschiedlicher Geschwindigkeit [7, 10],
3. Belastungen auf dem Laufband [2],
4. Belastungen auf dem Fahrradergometer [1, 12].

Nach Mellerowicz ist die Ergometriearbeit als die günstigste Belastungsform anzusehen.

Auch das röntgenologisch ermittelte Herzvolumen dient der Bestimmung der körperlichen Leistungsfähigkeit. Gesetzmäßige Zusammenhänge zwischen Herzgröße und Leistung bei Gesunden wurden von Sjöstrand [14], Wahlund [15] und Holmgren [5] nachgewiesen. Besondere Bedeutung hat hierbei das relative Herzvolumen (= Herzvolumen/Körpergewicht) [6].

Nach Hollmann [4] ist die Belastungsstufe oder Laufgeschwindigkeit, bei welcher der Laktatspiegel anzusteigen beginnt (aerob-anaerobe Schwelle), ein entscheidender Faktor der Ausdauerleistungsfähigkeit bei Laufbanduntersuchungen. Weitere Untersuchungen über die Laktatkinetik bei körperlicher Arbeit wurden u. a. von Keul u. Mitarb. [8, 9] und Bang [3] beschrieben.

Material und Methodik

Zur Beurteilung der körperlichen Leistungsfähigkeit wurden bei 20 Handballspielern (Bundes- bzw. Regionalliga) und 15 Fußballspielern (Amateuroberliga) das relative Herzvolumen, die maximale Laufgeschwindigkeit und die aerob-anaerobe Schwelle bestimmt.

Das relative Herzvolumen wurde aus dem Quotienten des röntgenologisch bestimmten Herzvolumen (ml) und dem Körpergewicht (kg) der Probanden ermittelt.

Die Bestimmung der maximalen Laufgeschwindigkeit erfolgte während Belastungstests auf dem Laufbandergometer bei stufenförmig ansteigender Laufgeschwindigkeit (Steigungswinkel 1%). Dabei wurde ausgehend von einer Anfangsgeschwindigkeit von 10 km/h und einer 3minütigen Belastungsdauer die Laufgeschwindigkeit nach einer Pause von 30 Sekunden um jeweils 2 km/h bis zum Erreichen der individuellen Belastungsgrenze gesteigert. Die während der Pausen entnommenen arteriellen Blutproben dienten zur Bestimmung der aerob-anaeroben Schwelle, die als Laufgeschwindigkeit zum Zeitpunkt eines Laktatspiegels von 4 mmol/l definiert wurde.

Ergebnisse und Diskussion

Der Mittelwert der absoluten Herzvolumina lag bei 924 ml. Liljestrand [11] und Reindell [13] fanden bei männlichen Normalpersonen durchschnittliche Herzvolumina von 500 bis 800 ml.

Das relative Herzvolumen ($\bar{x}$ = 11,57 ml/kg) war im Vergleich zu Untersuchungen von Hollmann [4] und Reindell [13], die bei Untrainierten Durchschnittswerte von 11,3 ml/kg bzw. 11,4–11,7 ml/kg ermittelten, nicht erhöht.

Nach Hollmann [4] beträgt die Laufgeschwindigkeit während stufenförmig ansteigender Belastung auf dem Laufbandergometer zum Zeitpunkt des Erreichens der aerob-anaeroben

Tabelle 1. Mittelwerte der einzelnen Untersuchungsparameter

	Absolutes Herzvolumen	Relatives Herzvolumen	Laufgeschwindigkeit bei der AAS	Max. Laufgeschwindigkeit
n gesamt	924 ml	11,57 ml/kg	3,75 m/s 13,51 km/h	18,46 km/h
n = 20 (Handball)	925 ml	11,08 ml/kg	3,48 m/s 12,54 km/h	18,10 km/h
n = 15 (Fußball)	923 ml	12,25 ml/kg	4,11 m/s 14,80 km/h	18,93 km/h

Tabelle 2. Beziehung zwischen dem relativen Herzvolumen und der Laufgeschwindigkeit bei der aerob-anaeroben Schwelle (r = Korrelationskoeffizient, ** = $p \leq 0,01$)

	Laufgeschwindigkeit bei der AAS	
	n = 14 (Handball)	n = 15 (Fußball)
Relatives Herzvolumen	$r = 0,670**$	$r = 0,739**$

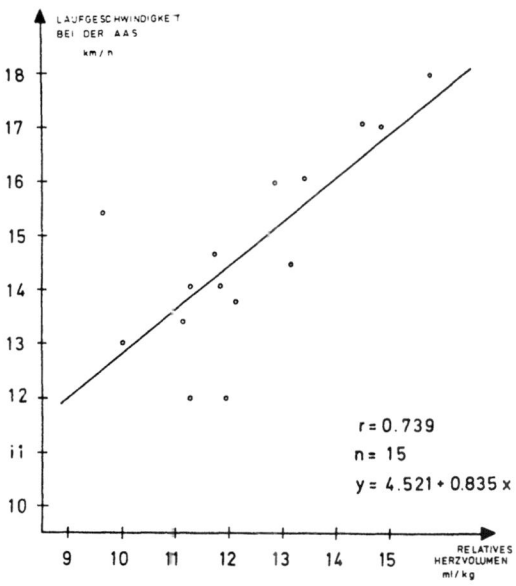

Abb. 1. Laufgeschwindigkeit bei der aerob-anaeroben Schwelle in Abhängigkeit vom relativen Herzvolumen bei Fußballspielern

Schwelle (Laktat = 4 mmol/l) 3,0 m/s bei männlichen Normalpersonen. Im Vergleich dazu lag der Durchschnittswert der eigenen Untersuchungen bei 3,75 m/s.

Die erzielten maximalen Laufgeschwindigkeiten zeigten bei den einzelnen Untersuchungspersonen nur eine geringe Streuung ($\bar{x}$ = 18,46 km/h). Die Korrelation zwischen dem relativen Herzvolumen und der aerob-anaeroben Schwelle war hoch signifikant, d. h. daß mit steigendem relativen Herzvolumen der Probanden die Laufgeschwindigkeiten beim aerob-anaeroben Übergang anstiegen (Tabelle 2 und Graphik 1).

Ein Vergleich der relativen Herzvolumina mit den maximalen Laufgeschwindigkeiten zeigte hingegen keine signifikante Korrelation.

Literatur

1. Åstrand PO (1952) Experimental studies of physical working capacity in relation to sex and age. Copenhagen, Mungsgaard
2. Balke B (1954) Optimale körperliche Leistungsfähigkeit, ihre Messung und Veränderung infolge Arbeitsermüdung. Arbeitsphysiologie 15:311
3. Bang O (1956) The lactate content of blood during and after muscular exercise in man. Scand Arch Physiol [Suppl] 10:51
4. Hollmann W, Hettinger Th (1980) Sportmedizin – Arbeits- und Trainingsgrundlagen. Schattauer, Stuttgart New York
5. Holmgren A, Jonsson B, Levander M, Linderholm H, Sjöstrand T, Ström G (1958) Low physical working capacity in suspected heart cases due to inadequate adjustment of peripheral blood flow, Acta Med Scand 162:2
6. Israel S (1965) Die Beziehung zwischen dem Herzvolumen und der Herz – Kreislauf – Dynamik beim Gesunden. Med Fak Leipzig
7. Kaltenbach M (1966) Stufenbelastungen zur Beurteilung der körperlichen Leistungsfähigkeit und der Koronarreserve. Dtsch Med Wochschr 19:884
8. Keul J, Doll E, Keppler D, Reindell H (1967) Zur Beurteilung der Laktatbildung bei Intervallarbeit. Z Kreislaufforsch 56:823
9. Keul J, Doll E, Keppler D (1969) Muskelstoffwechsel. Barth, München
10. Klepzig H, Frisch P (1981) Belastungsprüfungen von Herz und Kreislauf. Perimed, Erlangen
11. Liljestrand G, Lysholm E, Nylin G, Zachrisson CG (1939) The normal heart volume. Am Heart J 17:406
12. Mellerowicz H (1962) Ergometrie. Urban und Schwartenberg, München Berlin
13. Reindell H, König K, Rosskamm H (1967) Funktionsdiagnostik des gesunden und kranken Herzens. Thieme, Stuttgart
14. Sjöstrand T (1947) Changes in the respiratory organs of workmen at ore smelting works. Acta Med Scand [Suppl] 196:687
15. Wahlund H (1948) Determination of physical working capacity. Acta Med Scand [Suppl] 215:132

Bestimmung verschiedener aerob-anaerober Schwellen und ihre Überprüfung im Dauertest, durchgeführt an 16 Mittel- und Langstreckenläufern und 10 Langstreckenläuferinnen

Definition of Different Aerobic-Anaerobic Thresholds and Their Determination in an Endurance Test Performed on 16 Male Middle- and Long-Distance Runners and 10 Female Long-Distance Runners

M. Hedtkamp, M. Götte und K.-E. Zipf

Institut für Sportmedizin (Leiter: Prof. Dr. med. K.-E. Zipf) der Universität Münster

Zusammenfassung

Durch eine definierte Laufbandergometerbelastung wurden bei 16 Mittel/Langstreckenläufern und 10 Langstreckenläuferinnen die aerob-anaeroben Schwellen (AAS) nach Mader, Simon, Keul und Kindermann ermittelt und in einem 30minütigen Dauertest überprüft. An der AAS nach Mader stieg der Blutlaktatspiegel im Dauertest auf 7,44 ± 7,86 mmol/l (♂), bzw. 7,04 ± 1,39 mmol/l (♀) an, so daß 12 Läufer und 5 Läuferinnen die Belastung vorzeitig abbrachen.

Für die AAS nach Keul ergaben sich Blutlaktatwerte von 3,34 ± 1,41 mmol/l (♂) und 3,17 ± 0,7 mmol/l (♀). Bei Belastungsende bzw. -abbruch (♂: 10 von 16/♀: 4 von 10) fanden wir Laktatkonzentrationen von 6,62 ± 2,66 mmol/l (♂) und 6,51 ± 1,53 mmol/l (♀).

Niedrigere Laktatkonzentrationen wurden für die AAS nach Simon (2,89 ± 0,76 mmol/l (♂) bzw. 2,59 ± 0,58 mmol/l (♀)) und die AAS nach Kindermann (2,8 ± 0,6 mmol/l (♂) bzw. 2,91 ± 0,72 mmol/l (♀)) bestimmt. Im Dauertest an der Simon'schen Schwelle erreichten die Läufer/innen bei Belastungsende bzw. -abbruch (♂: 6 von 16/♀: 1 von 9) Laktatkonzentrationen von 5,18 ± 1,67 mmol/l (♂) und 4,29 ± 1,62 mmol/l (♀). Die Blutlaktatwerte im Dauertest nach Kindermann waren 4,77 ± 2,56 mmol/l (♂) und 5,63 ± 2,19 mmol/l (♀). Bei dieser Belastung brachen 2 von 13 Läufern bzw. 2 von 9 Läuferinnen den Test vorzeitig ab. Diskutiert wird die Validität der verschiedenen Bestimmungsverfahren und ihre Bedeutung für die Trainingspraxis.

Schlüsselwörter: Aerob-anaerobe Schwelle – Langläufer – Ausdauertest.

Summary

16 male and 10 female long-distance runners were examined regarding the aerobic-anaerobic thresholds (AAT) of Mader, Simon, Keul and Kindermann, determined in a specific treadmill test, and in a 30 min endurance test.

At the AAT of Mader, the blood lactate concentration (BLC) increased to 7.44 ± 1.86 mmol/l (♂) and 7.04 ± 1.39 mmol/l (♀) during the test, so that 12 male and 5 female runners could not maintain their individual running speed for 30 min.

The average values of the blood lactate concentration for the AAT of Keul were 3.34 ± 1.41 mmol/l (♂) and 3.17 ± 0.7 mmol/l (♀). At the end or the premature interruption of the stress, we found lactate concentrations of 6.62 ± 2.66 mmol/l (♂) and 6.51 ± 1.53 mmol/l (♀). Lower lactate concentrations were found for the AAT of Simon (2.89 ± 0.76 mmol/l (♂) and 2.59 ± 0.58 mmol/l (♀) and the AAT

Anschrift für die Verfasser: Dr. med. M. Götte und Dr. med. M. Hedtkamp, Institut für Sportmedizin der Universität Münster, Horstmarer Landweg 39, 4400 Münster

of Kindermann (2.8 ± 0.6 mmol/l (♂) and 2.91 ± 0.72 mmol/l (♀)). In the endurance test at the threshold of Simon, the runners had lactate concentrations of 5.18 ± 1.67 mmol/l (♂) and 4.29 ± 1.62 mmol/l (♀) at the end or the premature interruption of the stress (♂: 6 out of 16/♀: 1 out of 9). The blood lactate values in the endurance test of Kindermann were 4.77 ± 2.56 mmol/l (♂) and 5.63 ± 2.19 mmol/l (♀). During this stress, 2 out of 13 male runners 2 out of 9 female runners abandoned prematurely. The validity of the different ways to determine the AAT's and the significance for training is discussed.

Key-words: Aerobic-anaerobic threshold – Long distance runners – Endurance test.

Einleitung

In den letzten Jahren wurden verschiedene Schwellenkonzepte zur Beurteilung der aeroben Ausdauer entwickelt, um den aktuellen Trainingszustand zu ermitteln und somit Hilfen bei Trainingsplanung und -gestaltung zu geben.

Folgende Denkmodelle wurden untersucht (Abb. 1):

1) Die anaerobe Schwelle nach Mader basiert auf einer fixen, empirisch ermittelten Blutlaktatkonzentration von 4 mmol/l [2].
2) Die individuelle anaerobe Schwelle nach Kindermann wird aus der Laktatkinetik in der Belastungs- und Nachbelastungsphase bestimmt [4].
3) Die individuelle anaerobe Schwelle nach Keul entspricht der Laktatkonzentration, die bei einer Kurvensteigung von $\alpha = 51°34'$ der im Stufentest ermittelten Laktatkurve errechnet wurde [1].
4) Die anaerobe Schwelle nach Simon wird bei einer Laktatkonzentration entsprechend einer Kurvensteigung von $\alpha = 45°$ der im Stufentest ermittelten Laktatkurve festgelegt [3].

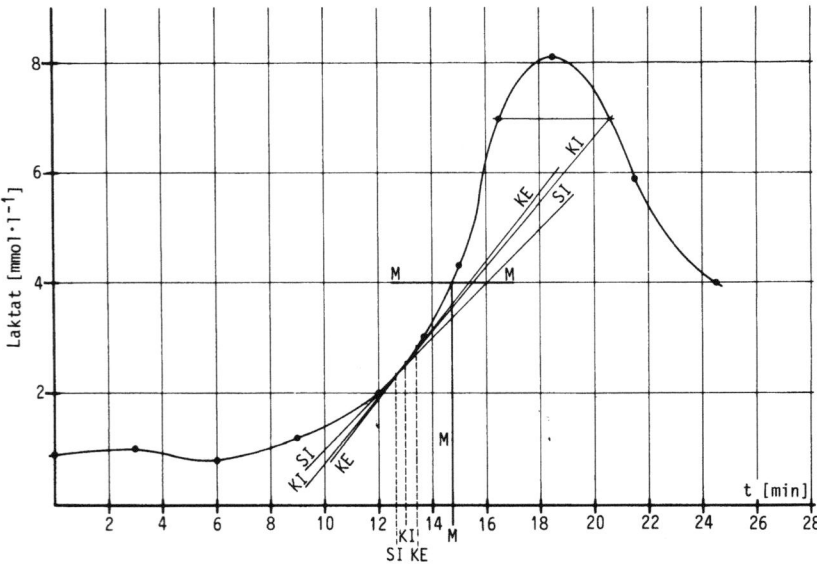

Abb. 1. Bestimmungsverfahren für die anaeroben Schwellen nach Mader (M), Keul (KE), Simon (SI) und Kindermann (KI)

Ziel einer Untersuchung war es, an einer Gruppe von Langstrecklern bzw. Langstrecklerinnen Unterschiede dieser vier Schwellenkonzepte hinsichtlich ihrer Belastungsintensitäten festzustellen und die Realisierbarkeit der Schwellenkonzepte zu überprüfen.

Untersuchungsgut und Methodik

An den Untersuchungen nahmen 16 Mittel- und Langstreckler mit einem Durchschnittsalter von 22,9 Jahren und 10 Langstrecklerinnen (22,4 J) teil, die allesamt die Qualifikation für die Deutschen Meisterschaften erfüllten und zum Teil der nationalen Spitze angehören. Das absolvierte Trainigspensum der Probanden betrug 60–150 km pro Woche in 6–8 Trainingseinheiten. Die Untersuchungen wurden in den Monaten Dezember bis März durchgeführt, in einem Zeitraum also, in dem das Ausdauertraining die Haupttrainingsform darstellt.

Die Belastung erfolgte auf einem Laufbandergometer (Firma Woodway) bei 1% Steigung und einer Anfangsgeschwindigkeit von 10 km/h. Nach jeweils 3 min wurde die Laufgeschwindigkeit um 2 km/h bis zur subjektiven Erschöpfung gesteigert. Zur Bestimmung der Blutlaktatkonzentration wurde nach jeder Belastungsstufe während einer ca. 30 s dauernden Unterbrechung sowie in der 2., 5. und 8. Minute nach Belastungsende Kapillarblut aus dem hyperämisierten Ohrläppchen entnommen. Die Laktatbestimmung erfolgte enzymatisch-amperometrisch. Die Herzfrequenz wurde aus dem EKG am Ende jeder Belastungsminute und nach jeder Minute der Erholungsphase ermittelt.

Anhand der sich aus den Stufentests ergebenden Laktatkurven wurden für jeden Probanden die anaeroben Schwellen nach Mader, Simon, Keul und Kindermann berechnet. Die Überprüfung jeder dieser vier Schwellen erfolgte durch einen 30minütigen Dauertest mit 5minütiger Einlaufphase, wobei die Reihenfolge der getesteten Schwellen zufällig war und bei jedem Probanden alle Tests innerhalb eines Monats erfolgten. Im Dauertest wurde die Blutlaktatkonzentration in Abständen von 5 min bestimmt.

Ergebnisse

Die mittleren Blutlaktatkonzentrationen an den anaeroben Schwellen nach Simon, Keul und Kindermann lagen deutlich unter 4 mmol/l (Tabelle 1). Dementsprechend lagen auch die Schwellenherzfrequenzen und die Schwellengeschwindigkeiten niedriger.

Im Dauertest zeigte sich für alle vier überprüften Schwellen, daß sie Laktatkonzentrationen bereits nach 5 min Belastung die erwarteten Werte zum Teil deutlich überstiegen (Tabelle 1). Dies hatte zur Folge, daß an jeder Schwelle mehrere Probanden die Belastung vorzeitig abbrechen mußten. Im einzelnen waren dies 12 Läufer und 5 Läuferinnen bei der anaeroben Schwelle nach Mader, 10 Läufer und 4 Läuferinnen bei der anaeroben Schwelle nach Keul, 6 Läufer und 1 Läuferin bei der anaeroben Schwelle nach Simon sowie 2 Läufer und 2 Läuferinnen bei der anaeroben Schwelle nach Kindermann. Im Laufe der Dauertests stiegen die Laktatwerte und Herzfrequenzen weiter an, so daß bei Belastungsende bzw. -abbruch nur noch wenige Probanden Laktatwerte aufwiesen, die im Bereich der vorher aus den Stufentests errechneten Werte lagen (Tabelle 1, Abb. 2).

Tabelle 1. Mittlere Schwellengeschwindigkeit (v AS), mittlere Blutlaktatkonzentration an der AS (c Lac AS), mittlere Blutlaktatkonzentration nach 5 min im Dauertest (c 5'), mittlere Blutlaktatkonzentration bei Belastungsende bzw. -abbruch (c max), mittlere Herzfrequenz an der AS (HF AS) und mittlere Herzfrequenz bei Belastungsende bzw. -abbruch (HF max)

			v AS (km/h)	c Lac AS (mmol/l)	c 5' (mmol/l)	c max (mmol/l)	HF AS (1/min)	HF max (1/min)
Mader	♂	$n = 16$	18,25 ± 0,86	4	5,13 ± 0,94	7,44 ± 1,86	180 ± 7	186 ± 8
	♀	$n = 10$	15,64 ± 1,58	4	4,63 ± 1,44	7,04 ± 1,39	177 ± 11	187 ± 8
Simon	♂	$n = 16$	17,59 ± 0,95	2,89 ± 0,76	3,61 ± 1,01	5,18 ± 1,67	176 ± 7	182 ± 8
	♀	$n = 9$	14,81 ± 1,36	2,59 ± 0,58	3,32 ± 0,75	4,29 ± 1,62	173 ± 11	182 ± 8
Keul	♂	$n = 16$	18,23 ± 1,2	3,34 ± 1,41	4,91 ± 2,23	6,62 ± 2,66	180 ± 7	184 ± 9
	♀	$n = 10$	15,26 ± 1,3	3,17 ± 0,7	4,2 ± 0,9	6,51 ± 1,53	175 ± 11	187 ± 6
Kindermann	♂	$n = 13$	17,39 ± 0,99	2,8 ± 0,6	3,59 ± 0,83	4,77 ± 2,56	176 ± 7	183 ± 7
	♀	$n = 9$	15,22 ± 1,46	2,91 ± 0,72	4,12 ± 0,89	5,63 ± 2,19	175 ± 12	186 ± 9

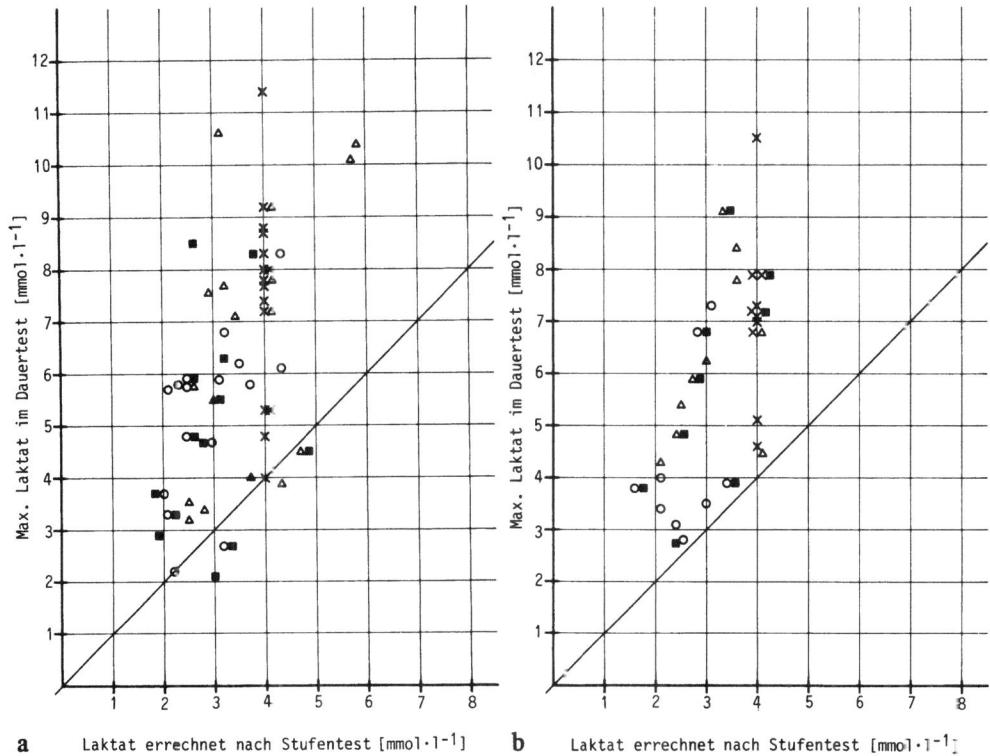

Abb. 2. Darstellung der im Dauertest bei Belastungsende bzw. -abbruch gefundenen Blutlaktatkonzentrationen im Vergleich zu den aus dem Stufentest errechneten Blutlaktatkonzentrationen. x: AS nach Mader, △: AS nach Keul, ○: AS nach Simon, ■: AS nach Kindermann. Linke Seite: Männer, rechte Seite: Frauen

Diskussion

Eine wesentliche Verbesserung zur Beurteilung der Ausdauerleistungsfähigkeit wurde durch die Beschreibung des Laktatverhaltens bei definierten Belastungstests erreicht. Besondere Bedeutung erhielt dabei die anaerobe Schwelle für die Durchführung des intensiven Ausdauertrainings. Es zeigte sich jedoch, daß insbesondere gut ausdauertrainierte Sportler bei einer Laufgeschwindigkeit, die einer Laktatkonzentration von 4 mmol/l entsprach, im Dauertest überfordert waren.

Im Laufe der Zeit wurden neben anderen die Schwellenkonzepte von Simon, Keul und Kindermann vorgestellt [1, 3, 4].

Im Rahmen unserer Untersuchungen wurden die niedrigsten Werte für die anaeroben Schwellen nach Simon (2,89 ± 0,76 mmol/l (♂) bzw. 2,59 ± 0,58 mmol/l (♀) und nach Kindermann (2,8 ± 0,6 mmol/l (♂) bzw. 2,91 ± 0,72 mmol/l (♀)) gefunden. Die entsprechenden Werte der anaeroben Schwelle nach Keul lagen bei 3,34 ± 1,41 mmol/l (♂) bzw. 3,17 ± 0,7 mmol/l (♀). Diese Befunde stehen in Einklang mit denen von Simon, Keul und Kindermann. Stellt man an eine anaerobe Schwelle folgende Forderungen,

1. die dieser Schwelle entsprechende Laufgeschwindigkeit sollte für eine(n) Langstreckenläufer/in problemlos 30 bis 60 min durchzuhalten sein,
2. die Blutlaktatkonzentration darf während der Belastung nicht wesentlich über den zu erwartenden Wert ansteigen,

so erfüllt keines der vier überprüften Konzepte diese strengen Richtlinien. Abb. 2 zeigt, daß im Dauertest die Blutlaktatkonzentrationen in den meisten Fällen deutlich über den erwarteten Wert anstiegen. Darüber hinaus mußte an jeder der getesteten Schwellen ein Teil der Probanden die Belastung vorzeitig abbrechen. Andererseits hat sich in der Praxis gezeigt, daß die Athleten die ihnen empfohlenen Dauerlaufgeschwindigkeiten variieren, um die im Labor ermittelten, starren Intensitätsvorgaben den im täglichen Training veränderten klimatischen Bedingungen und den unterschiedlichen Geländeformen anzupassen.

Aufgrund der Testergebnisse und der Trainingspraxis kann man sagen, daß Langstreckenläufer/innen die Intensitätsvorgaben der anaeroben Schwellen nicht als verbindlich ansehen sollten, sie jedoch nach Abstrichen als wertvolle Trainingshinweise verwerten können.

Literatur

1. Keul J, Simon G, Berg A, Dickhuth H-H, Goerttler J, Kübel R (1979) Bestimmung der individuellen anaeroben Schwelle zur Leistungsbewertung und Trainingsgestaltung. Dtsch Z Sportmed 7:212–218
2. Mader A, Liesen H, Heck H, Philippi H, Rost R, Schürch P, Hollmann W (1976) Zur Beurteilung der sportartspezifischen Ausdauerleistungfähigkeit im Labor. Sportarzt Sportmed 27:80–112
3. Simon G, Berg A, Dickhuth H-H, Simon-Alt A, Keul J (1981) Bestimmung der anaeroben Schwelle in Abhängigkeit vom Alter und von der Leistungsfähigkeit. Dtsch Z Sportmed 1:7–14
4. Stegmann H, Kindermann W (1981) Bestimmung der individuellen anaeroben Schwelle bei unterschiedlich Ausdauertrainierten aufgrund des Verhaltens der Laktatkinetik während der Arbeits- und Erholungsphase. Dtsch Z Sportmed 8:213–220

Verhalten von Laktat, Atem- und Blutgasen an der aeroben und anaeroben Schwelle

Behavior of Lactate, Respiratory Gas Exchange, and Blood Gas Levels at the Aerobic-Anaerobic Threshold

G. *Simon*, R. Haaker, K. Jung und J. Bockhorst

Sportschule der Bundeswehr (Leiter: Priv.-Doz. Dr. med. G. Simon), Sportmedizinische Abteilung, Warendorf

Zusammenfassung

Zur Bestimmung der aeroben und anaeroben Schwelle anhand der Laktatspiegel im Blut existieren derzeit mehrere Modelle, die zu unterschiedlichen Ergebnissen führen. Es wurde daher versucht, die Schwellenbereiche durch Laktatbestimmung und gleichzeitige Atem- und Blutgasanalyse einzuengen. Untersucht wurden 36 männliche Probanden, bei denen während ansteigender Laufbandergometrie die ventilatorischen Größen ($\dot{V}O_2$, $\dot{V}CO_2$, AMV) gemessen sowie die Blutgasanalyse (pCO_2, pH) und die Laktatbestimmung durchgeführt wurden. Die *Festlegung der aeroben Schwelle* beim Minimum des Laktatäquivalents (Laktat/$\dot{V}O_2$ × kg^{-1}) erscheint als das derzeit sinnvollste Verfahren, andere Konzepte zur Bestimmung der aeroben Schwelle erwiesen sich als nicht praktikabel. Die *Berechnung der anaeroben Schwelle* mit zwei gebräuchlichen Methoden (Laktat = 4 mmol/l, Steigung der Laktatkurve = 45°) führt im Mittel bei dem untersuchten Probandengut zu gleichen Schwellenwerten. Deutliche Änderungen im Verlauf der CO_2-Abgabe und des Atemminutenvolumens sowie im Verhalten des pH und pCO_2 bestätigen das Vorliegen einer metabolischen Grenzsituation in diesem Belastungsbereich. *Im Einzelfall* weist das Verhalten der ventilatorischen Größen, des pH und des pCO_2 jedoch darauf hin, daß die anaerobe Schwelle deutlich von der Laktatkonzentration von 4 mmol/l abweichen kann.

Schlüsselwörter: Aerob-anaerobe Schwelle – Laktatspiegel – Ventilatorische Größen – Blutgasanalyse.

Summary

For the determination of the aerobic and anaerobic threshold by means of the concentration of lactic acid (LA) in the blood, several models are used. In practice however the various methods lead to different results. The purpose of this investigation was to identify the aerobic and anaerobic threshold by simultaneous measurement of LA, respiratory gas exchange ($\dot{V}O_2$, $\dot{V}CO_2$, AMV) and blood-gas levels (pCO_2, pH). The data were obtained from 36 male volunteers during a progressive treadmill test.

The most useful method to ascertain the *aerobic threshold* seems to be the calculation of the minimal LA-equivalent (LA/$\dot{V}O_2$ × kg^{-1}). Other models used did not give serious results or were not practicable.

The *anaerobic threshold* determined by two methods (LA = 4 mmol/l; gradient of LA = 45°) lies on an average at the same values (v = 3.52 (3.54) m/s; HR = 173/min, $\dot{V}O_2$/kg = 47 ml/kg × min). As a sign of a critical metabolic situation there are clear changes in the increase of $\dot{V}CO_2$ and AMV as well as in the decrease of pCO_2 and pH at this level of workload.

In the individual case, however, the development of ventilatory gas exchange, pCO_2 and pH point out that – especially in well trained athletes – the anaerobic threshold can be found at considerably different lactic acid levels than 4 mmol/l.

Key-words: Aerobic/anaerobic threshold – Lactic acid – Respiratory gas exchange – Blood-gas analysis.

Anschrift für die Verfasser: Priv.-Doz. Dr. med. G. Simon, Sportschule der Bundeswehr, Dr.-Rau-Allee 32, 4410 Warendorf

Einleitung

Zur Bestimmung der aeroben und anaeroben Schwelle existiert eine Vielzahl von Modellen, die Veränderungen im Verhalten der Atemgase [1, 7, 11, 14], der Blutgase bzw. des base excess [7] oder der Laktatkonzentration im Blut [5, 6, 8, 10, 12, 13] während Körperarbeit zur Grundlage haben. Trotz unterschiedlicher Ergebnisse bei Verwendung der einzelnen Bestimmungsmethoden wurde bisher nicht untersucht, inwieweit eine Übereinstimmung von Laktat, Atem- und Blutgasen während Belastung besteht und ob durch eine kombinierte Betrachtung dieser methodisch unterschiedlich gewonnenen Parameter eine Einengung der aeroben und der anaeroben Schwelle möglich ist.

Untersuchungsgut und Methoden

Untersucht wurden 36 männliche Probanden, die an der Sportschule der Bundeswehr in Warendorf einen gut 4wöchigen Übungsleiterlehrgang absolvierten. Aufgrund der Lehrgangsvoraussetzungen (Deutsches Sportabzeichen) und der sportlichen Anamnese handelte es sich um sportlich Geübte, die jedoch nicht speziell ausdauertrainiert waren (Alter: 24,2 ± 3,5 a, Größe: 180,1 ± 9,0 cm, Gewicht: 75,7 ± 9,8 kg, relat. HV: 12,1 ± 1,4 ml/kg).
Das Herzvolumen wurde röntgenologisch am Untersuchungstag bestimmt [9].

Die Ergometerbelastung erfolgte auf einem Laufband (Fa. Woodway, Weil/Rhein) mit konstanter Steigung von 1,5%. Beginnend mit einer Anfangsbelastung von 2,5 m/s wurde die Laufgeschwindigkeit nach jeweils 3 min Belastung und 30 s Pause um 0,25 m/s bis zum Abbruch bei subjektiver Ausbelastung des Probanden gesteigert.

Die Herzfrequenzen wurden aus dem EKG der letzten 30 s jeder Belastungsstufe ermittelt.

Zur Messung der *spirometrischen Größen* ($\dot{V}O_2$, $\dot{V}CO_2$, AMV) diente ein geschlossenes Spirometersystem (Fa. Meditron, Magna Test Typ 710).

Die Blutgasanalyse (pH; pCO_2) (Fa. AVL, Gas Check, Typ 937C, Bad Homburg) erfolgte aus dem Kapillarblut eines hyperämisierten Ohrläppchens in Ruhe, während der Pausen von 30 s zwischen den Belastungsstufen, sofort und 3 min nach Belastung.

Zur Laktatbestimmung [4] wurde gleichzeitig mit den Blutentnahmen für die Blutgasanalyse Kapillarblut aus dem zweiten hyperämisierten Ohrläppchen entnommen.

Ergebnisse und Diskussion

Bei *Belastungsabbruch* wurde eine mittlere max. Laufgeschwindigkeit von 4,38 m/s (15,8 km/h), entsprechend einer Sauerstoffaufnahme von 56,1 ml/kg x min und einer Blutlaktatkonzentration von 9,6 mmol/l erreicht. Die Herzfrequenz von 193/min, der RQ von 1,02 und der pH-Wert von 7,30 weisen auf eine weitgehende kardiale und mäßige metabolische Ausbelastung bei dieser Ergometrieform hin. Mit Anspruch auf eine repräsentative Probandenzahl (78%) konnten die Ergebnisse bis zur Belastungsstufe von 4,25 m/s ausgewertet und dargestellt werden.

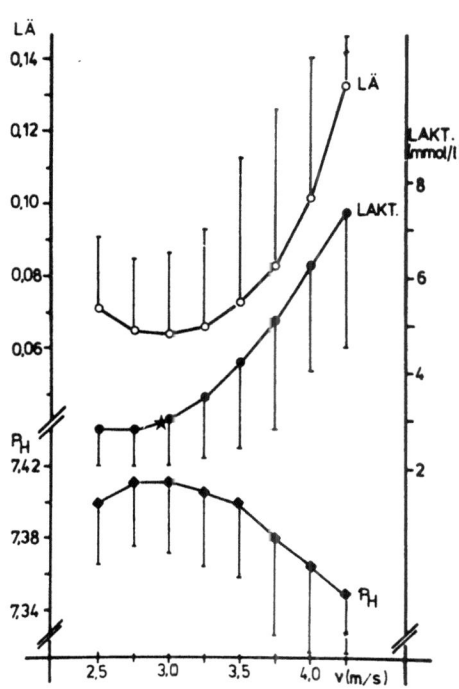

Abb. 1. Die Berechnung des minimalen Laktatäquivalents (LÄ) erscheint derzeit als das sinnvollste Verfahren zur Festlegung der aeroben Schwelle (*, v = 2,93 m/s); definitionsgemäß sind bis zu diesem Belastungsbereich kein pH-Abfall und kein wesentlicher Laktatanstieg zu beobachten

Zur Bestimmung der *aeroben Schwelle* wurden mehrere in der Literatur angegebene Verfahren geprüft: eine Festlegung bei der Laktatkonzentration von 2 mmol/l [6] erwies sich als nicht durchführbar, da die überwiegende Zahl der Probanden bereits auf den ersten beiden Belastungsstufen Laktatspiegel von über 2 mmol/l aufwies (Abb. 1). Auch eine Bestimmung der aeroben Schwelle anhand des BE-Abfalls um 2,5 mval/l [3] führte zu unrealistischen Ergebnissen, da hier der Schwellenwert bei 83% der max. Leistungsfähigkeit, entsprechend einer Laktatkonzentration von 4,5 mmol/l liegen würde.

Als ein in allen Einzelfällen praktikables Verfahren erwies sich die Bestimmung der aeroben Schwelle mit Hilfe des geringsten Laktatäquivalentwertes (Laktat/$\dot{V}O_2$ × kg^{-1}) [2]. Dieser Quotient signalisiert ein Optimum aerober Stoffwechselprozesse in Relation zur anaeroben Energiebereitstellung. Rechnerisch wurde das Minimum des Laktatäquivalents bei einer Laufgeschwindigkeit von 2,93 m/s, entsprechend einer HF von 157/min, einer relativen O_2-Aufnahme von 40,3 ml/kg × min und einer Laktatkonzentration von 2,8 mmol/l ermittelt. Die aerobe Schwelle wird damit bei 67% der max. Laufgeschwindigkeit bzw. 72% der max. $\dot{V}O_2$ überschritten. Bis zu dieser Belastungsstufe ist definitionsgemäß als Kennzeichen der praktisch rein aeroben Energiebereitstellung kein wesentlicher Anstieg der Laktat- und kein Abfall der pH-Werte zu beobachten (Abb. 1).

Die Bestimmung der *anaeroben Schwelle* mit Hilfe der Laktatspiegel im Blut wurde mittels zweier gebräuchlicher Verfahren — Festlegung bei einer Laktatkonzentration von 4 mmol/l [8] und bei einer Laktatkurvensteigung von 45° [12] — vorgenommen. Nach beiden Methoden errechnen sich im Mittel für dieses Probandengut gleiche Schwellenwerte bei einer Laufgeschwindigkeit von 3,52 bzw. 3,54 m/s, einer HF von 173/min und einer relativen Sauerstoffaufnahme von 47 ml/kg × min. Damit wird die anaerobe Schwelle bei 80% der mittleren max. Laufleistung bzw. 85% der max. Sauerstoffaufnahme überschritten (Abb. 2).

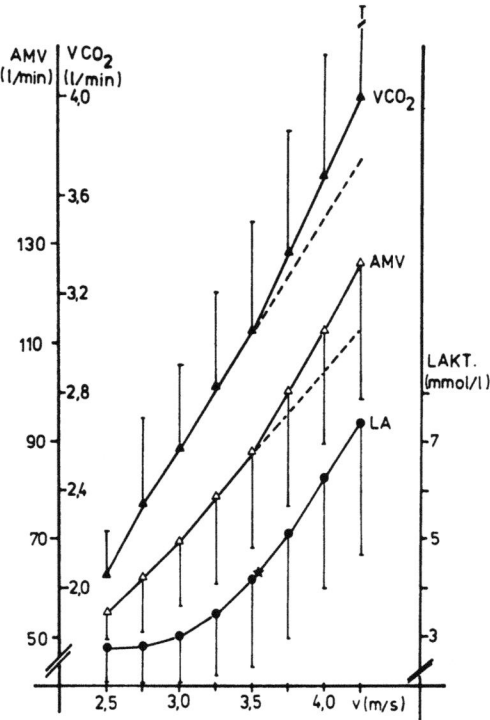

Abb. 2. Eine deutliche Zunahme der CO_2-Abgabe und des AMV weist auf eine metabolische Veränderung oberhalb von 3,5 m/s hin; anhand der Laktatwerte wurde die anaerobe Schwelle (∗) bei 3,52 (3,54) m/s errechnet

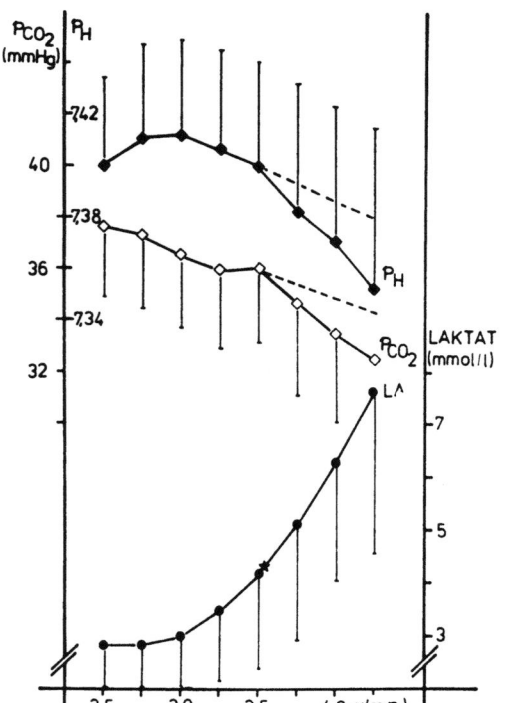

Abb. 3. Ein steilerer Abfall des pH und des pCO_2 signalisiert die Entwicklung einer nicht mehr kompensierbaren Azidose oberhalb der anaeroben Schwelle (∗), die aufgrund der Laktatwerte bei 3,52 (3,54) m/s anzunehmen ist

Betrachtet man das Verhalten der Atemgase während der Belastung, so sind eine verstärkte Abatmung von CO_2 und parallel dazu eine vermehrte Steigerung des AMV oberhalb von 3,5 m/s zu erkennen (Abb. 2). Auch das Atemäquivalent und der respiratorische Quotient weisen oberhalb dieser Belastungsintensität eine steilere Zunahme auf.

Deutlicher treten die Hinweise für eine Änderung im inneren Milieu des Orangismus bei Betrachtung des pCO_2 und des pH zu Tage. Trotz einer oberhalb von 3,5 m/s steileren Abnahme des pCO_2 durch vermehrte CO_2-Abatmung (s. o.) setzt in diesem Belastungsbereich ein merklicher pH-Abfall als Ausdruck einer nicht mehr kompensierbaren metabolischen Azidose ein (Abb. 3).

Diese Veränderungen der Atem- und Blutgase bestätigen somit das Vorliegen einer metabolischen Grenzsituation in einem Bereich, der auch bei Berechnung der anaeroben Schwelle anhand der Laktatspiegel im Blut gefunden wurde und der im Mittel für dieses Probandengut bei 4 mmol/l liegt.

Im Einzelfall können jedoch deutliche Abweichungen von diesem Mittelwertverhalten beobachtet werden. So findet sich z. B. bei einem der Probanden mit überdurchschnittlicher Leistungsfähigkeit als Ausdruck der aeroben Schwelle der geringste Laktatäquivalentwert bei 3,54 m/s, entsprechend einer Laktatkonzentration von 1,2 mmol/l. Auch hier bestätigen die bis zu dieser Belastungsstufe konstanten Laktat- und noch ansteigenden pH-Werte das Vorliegen einer praktisch rein aeroben Stoffwechselsituation.

Die Berechnung der anaeroben Schwelle bei 4 mmol/l ergibt in diesem Falle unrealistische Werte. Die Laufgeschwindigkeit von 4,95 m/s, entsprechend 93% der max. Leistung, würde bei Ausdauertraining sicher eine wesentliche Überforderung des Sportlers bedeuten [5].

Der in diesem Belastungsbereich bereits deutliche Abfall des pH und pCO_2 läßt auf eine bereits erhebliche metabolische Azidose schließen (Abb. 4). In die gleiche Richtung weist das Verhalten der CO_2-Abgabe und des AMV.

Wird die anaerobe Schwelle bei einer Laktatkurvensteigung von 45° berechnet, so liegt sie im Fall dieses Probanden bei einer Laufgeschwindigkeit von 4,6 m/s, entsprechend einer

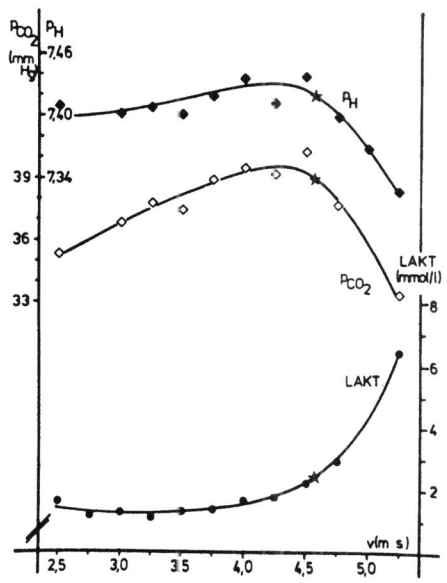

Abb. 4. Das Verhalten des pH und pCO_2 weist darauf hin, daß die anaerobe Schwelle (★, v = 4,6 m/s) im Einzelfall bereits bei einer sehr niedrigen Laktatkonzentration (2,6 mmol/l) erreicht werden kann; bei Laktat = 4 mmol/l (v = 4,95 m/s) liegt offensichtlich bereits eine erhebliche Azidose vor, so daß ein Ausdauertraining in diesem Bereich nicht möglich erscheint

Laktatkonzentration von 2,6 mmol/l (Abb. 4). Der Anteil der Ausdauerleistung an der max. Leistung beträgt 88%.

Auch in diesem Einzelfall lassen die CO_2-Abgabe und das AMV oberhalb von 4,5 m/s eine steilere Zunahme erkennen. Deutliche Änderungen zeigt auch hier das Verhalten des pCO_2 und des pH, die nach ansteigendem Verlauf oberhalb dieser Belastungsstufe deutlich abfallen und damit auf eine rapide zunehmende Azidose jenseits einer Blutlaktatkonzentration von 2,6 mmol/l hinweisen (Abb. 4).

Die wesentlichen Ergebnisse der vorliegenden Untersuchung lassen sich wie folgt zusammenfassen:

1. Durch die gleichzeitige Messung von Atemgasen, Blutgasen und Laktat während Belastung können metabolische Grenzsituationen zuverlässiger erkannt werden, wenn auch die Verlaufsänderungen aller Parameter eher einen engen Grenzbereich als einen punktuellen Schwellenwert festlegen lassen.
2. Aufgrund der Übereinstimmung im Verhalten von pH, Laktat und Laktatäquivalent sowie der individuellen Praktikabilität halten wir die Festlegung der aeroben Schwelle am Minimum des Laktatäquivalents für das sinnvollste Verfahren.
3. Im statistischen Mittel liegt die anaerobe Schwelle bei übereinstimmendem Verhalten von Laktat, Blut- und Atemgasen für ein mäßig trainiertes Probandengut im Bereich von 4 mmol/l.
4. Im Einzelfall läßt jedoch der Verlauf von Atem- und Blutgasen unter Belastung deutlich erkennen, daß die anaerobe Schwelle erheblich von 4 mmol/l abweichen kann, so daß für die individuelle Trainingssteuerung eine individuelle Bestimmung der anaeroben Schwelle erforderlich ist.

Literatur

1. Bachl N (1981) Möglichkeiten zur Bestimmung individueller Ausdauerleistungsgrenzen anhand spiroergometrischer Parameter. Österr J Sportmed [Suppl] 1
2. Berg A, Keul J (1981) Physiological and metabolic responses of female athletes during laboratory and field exercise. Med Sport 14:77
3. Gaisl G, König H, Pessenhofer H, Schwaberger G (1980) Die Trainingsoptimierung im Mittel- und Langstreckenlauf mit Hilfe der Bestimmung des aerob-anaeroben Schwellenbereichs. Dtsch Z Sportmed 31:131
4. Hohorst HJ (1974) L(+)-Laktat, Bestimmung mit Laktatdehydrogenase und DPN. In: Bergmeyer HU (Hrsg) Methoden der enzymatischen Analyse, 3. Aufl. Chemie, Weinheim
5. Keul J, Simon G, Berg A, Dickhuth H-H, Goerttler I, Kübel R (1979) Bestimmung der individuellen anaeroben Schwellen zur Leistungsbewertung und Trainingsgestaltung. Dtsch Z Sportmed 30:212
6. Kindermann W, Simon G, Keul J (1978) Dauertraining – Ermittlung der optimalen Trainingsherzfrequenz und Leistungsfähigkeit. Leistungssport 8:34
7. MacDougall JD (1977) The anaerobic threshold: Its significance for the endurance athlete. Canad J Appl Sport Sci 2:137
8. Mader A, Liesen H, Heck H, Philippi H, Rost R, Hollmann W (1976) Zur Beurteilung der sportartspezifischen Ausdauerleistungsfähigkeit im Labor. Sportarzt Sportmed 28:80
9. Musshoff K, Reindell H (1956) Zur Röntgenuntersuchung des Herzens in horizontaler und vertikaler Körperstellung. I. Mitteilung: Der Einfluß der Körperstellung auf das Herzvolumen. Dtsch Med Wochenschr 81:1001

10. Pessenhofer H, Schwaberger G, Schmidt P (1980) Zur Bestimmung einer individuellen anaeroben Schwelle. In: Kindermann W, Hort W (Hrsg) Sportmedizin für Breiten- und Leistungssport. Demeter, Gräfelfing, S 235
11. Reinhard U, Müller PH, Schmülling R-M (1979) Determination of anaerobic threshold by the ventilation equivalent in normal individuals. Respiration 38:36
12. Simon G, Berg A, Dickhuth H-H, Simon-Alt A, Keul J (1981) Bestimmung der anaeroben Schwelle in Abhängigkeit vom Alter und von der Leistungsfähigkeit. Dtsch Z Sportmed 32:7
13. Stegmann H, Kindermann W (1981) Bestimmung der individuellen anaeroben Schwelle bei unterschiedlich Ausdauertrainierten aufgrund des Verhaltens der Laktatkinetik während der Arbeits- und Erholungsphase. Dtsch Z Sportmed 32:213
14. Wassermann K, Whipp J, Koyal SN, Beaver WL (1973) Anaerobic threshold and respiratory gas exchange during exercise. J Appl Phys 35:236

XVIII

Symposium:

Bewegung und Krankengymnastik als Mittel der Rehabilitation

Exercise and Physical Therapy as Means of Rehabilitation

Bewegungstherapie bei körperbehinderten Kindern mit Zerebralparese

Exercise Therapy in Physically Handicapped Children with Cerebral Paresis

Bewegungsübung und Koordinationsschulung bei Kindern mit zerebraler Parese

Motor Coordination Training in Children with Cerebral Paresis

G. Doll-Tepper

Institut für Sportwissenschaft der Freien Universität Berlin

Zusammenfassung

Bei Kindern mit Hirnschadensymptomatik wird trotz Unterschieden in Grad und Erscheinungsform der verschiedenen Krankheitsbilder vielfach eine Koordinationsstörung diagnostiziert. Unter Hinweis auf die terminologische und definitorische Problematik im Zusammenhang mit den Begriffen Koordination und Koordinationsstörung werden motodiagnostische Verfahren vorgestellt, die der Aufdeckung von Störungen in der Gesamtkörperkoordination dienen und eine differentialdiagnostische Trennung von hirngesunden und hirngeschädigten Probanden ermöglichen sollen.

Es wird auf pädagogisch-therapeutische Vorgehensweisen in ihren aktuellen Tendenzen eingegangen, wobei Maßnahmen der Bewegungs- und Koordinationsschulung betont werden, deren zentrales Anliegen die Förderung der Gesamtpersönlichkeit über motorische Prozesse ist. Aufgrund bisheriger Untersuchungen, die den Zusammenhang von motorischen Leistungsverbesserungen und speziellen Therapieprogrammen belegen, lassen sich positive Effekte vor allem dann nachweisen, wenn sich krankengymnastische Behandlung und pädagogisch-therapeutische Arbeit ergänzen und kontinuierlich über längere Zeiträume durchgeführt werden.

Schlüsselwörter: Bewegung und Koordination – Hirnschaden – Motodiagnostik – Motopädagogik.

Summary

In many cases, the motor behaviour of children with symptoms of cerebral damage or cerebral dysfunctions can be characterized by disturbances of motor coordination despite differences in degree and form. Taking into account the problems of terminology and definition of "motor coordination" certain motodiagnostic procedures are explained with the aim of achieving a precise diagnosis of motor disturbances as well as distinguishing between brain-injured and non-brain-injured children.

Present tendencies in paedagogic-therapeutic procedures are discussed, emphasizing – in movement and motor coordination training – the promotion of the personality as a whole by means of motor activity.

Relevant research projects have shown the importance of specific therapeutic programs for the improvement of motor coordination. It has been proved that both a combination of physiotherapy and paedagogic-therapeutic methods as well as their application over a long period of time produce the most effective results.

Key-words: Motor coordination – Cerebral damage/dysfunction – Motodiagnosis – Motopaedagogy.

Anschrift der Verfasserin: G. Doll-Tepper, Akademische Rätin und Lektorin, Institut für Sportwissenschaft der FU Berlin, Hittorfstraße 16, 1000 Berlin 33

Einleitung

Das motorische Erscheinungsbild von Kindern mit Hirnschadensymptomatik zeigt graduell äußerst unterschiedliche Ausprägungen. Bisherige Differenzierungsversuche umfassen schwere, mittelgradige, leichte und minimale motorische Defizite. Die Beurteilung erfolgt häufig nach nicht vergleichbaren Komponenten der Motorik. Die Verwendung wenig einheitlicher Diagnoseverfahren in Verbindung mit Unterschieden in der Klassifikation, die sich auch auf phänomenologische Aspekte erstreckt, erweist sich vor allem in Hinblick auf pädagogisch-therapeutische Maßnahmen als problematisch.

Zusätzliche Schwierigkeiten sind darin zu sehen, daß der Bereich der Motorik nicht isoliert betrachtet werden kann, sondern daß z. B. unter psychopathologischem Aspekt auf eine Vielzahl von kindlichen Psychosyndromen hinzuweisen ist, wie sie in der neueren kinderpsychiatrischen Literatur dargestellt werden. Zunehmend an Bedeutung gewinnt der Komplex der frühkindlich entstandenen Hirnfunktionsstörung, die historisch auf das Konzept der Hirnschädigung zurückzuführen ist und im Sinne einer Kontinuitätsannahme als eine geringgradig ausgeprägte Variante des Hirnschadens zu interpretieren ist. Zur Charakterisierung des motorischen Verhaltens von Kindern mit hirnorganischer Symptomatik findet sich vielfach ungeachtet der Zuordnung zu verschiedenen Krankheitsbildern der Hinweis auf eine Koordinationsstörung.

Die Begriffe „Koordination – Koordinationsstörung"

Die Koordination stellt innerhalb des Entwicklungsverlaufs eine zentrale Dimension der Motorik dar. Nach Kiphard [3] bezieht sich Koordination auf die qualitative Seite der menschlichen Motorik und bezeichnet „den Grad der Bewegungsbeherrschung, Bewegungsführung, Bewegungssteuerung und Bewegungskontrolle". Wenn auch bisher weder eine einheitliche Terminologie noch allgemein akzeptierte Modellvorstellungen existieren, so kommt doch dem von Kiphard [3] eingeführten Begriff der „Gesamtkörperkoordination" sowohl in diagnostischer wie in therapeutischer Hinsicht eine besondere Bedeutung zu. Als prägnantes Merkmal einer gestörten Motorik lassen sich grundsätzlich Abweichungen in den Koordinationsleistungen feststellen. Häufig wird differenziert in Koordinationsschwächen und -störungen, wobei eine klare Trennlinie nicht zu ziehen ist. Der Begriff der Koordinationsstörung wird als „Sammelbegriff für ungeordnete, disharmonische, pathologische Bewegungsabläufe im Sinne eines räumlich, zeitlich und dynamisch inadäquaten, unökonomischen Zusammenwirkens von Muskeln, Nerven und Sinnen" [8] verwendet. Kinder mit Defiziten im motorischen Bereich – und dies gilt vor allem für Probanden mit Hirnschädigungen – können unterschiedlich Formen motorischer Leistungsinsuffizienzen aufweisen, die sich grob in hyper- und hypomotorische Symptomatik unterscheiden lassen. Ohne im einzelnen auf die Ursachen und Erscheinungsformen gestörter Bewegungsabläufe einzugehen, ist anzunehmen – und diese Hypothese wird durch Untersuchungen von Janda [1] bestätigt –, daß die gestörte Funktion des Bewegungsapparates bzw. bestimmter Abschnitte langfristig zu Schmerzzuständen führen kann mit der Gefahr der Chronifizierung. Ein rechtzeitiges Erkennen und die Einleitung geeigneter therapeutischer Maßnahmen sind daher dringend erforderlich.

Motodiagnostische Untersuchungsmöglichkeiten

Motodiagnostische Untersuchungen gehören als integraler Bestandteil in eine ärztlich-psychologisch-pädagogische Gesamtbeurteilung. Eine Reihe von diagnostischen Verfahren zielt speziell ab auf das Erkennen koordinativer Fehlfunktionen als Gradmesser des motorischen Entwicklungsstandes. Unter den Begriff der Motodiagnostik werden alle Verfahren subsumiert, die sich der Motometrie, der Motographie und der Motoskopie zuordnen lassen. Auf die Darstellung feinmotorischer Testverfahren wird verzichtet zugunsten eines kurzen Überblicks über neuere Verfahren, die im Zusammenhang mit der Gesamtkörperkoordination von Bedeutung sind. Im Sinne einer sogenannten Förderdiagnostik ist es zweifellos wichtig, neben den motorischen Defiziten auch die jeweiligen Stärken des Kindes zur ermitteln. Derartige Verfahren, die einer strengen Überprüfung der Testgütekriterien standhalten, stehen gegenwärtig noch nicht zur Verfügung, befinden sich aber in der Entwicklung. Mit Hilfe des von Kiphard [2] vorgelegten Trampolin-Körperkoordinationstests – einem motoskopischen Verfahren – lassen sich aufgrund der erhöhten Anforderungen an das Adaptationsvermögen bedingt durch die Federwirkung des Trampolins koordinative Anpassungsschwierigkeiten ermitteln. Dieses Verfahren stellt ein hilfreiches Grobraster dar, eignet sich allerdings nicht zur Therapiekontrolle, da die Erstbegegnung mit dem Gerät das entscheidende Testkriterium darstellt.

Zur Messung des motorischen Entwicklungsstandes können eine Reihe motometrischer Verfahren herangezogen werden. Diese sollten eine differentialdiagnostische Trennung zwischen hirngeschädigten und hirngesunden Kindern ermöglichen. Ein im Rahmen der Motodiagnostik gegenwärtig häufig verwendetes Verfahren stellt der von Kiphard und Schilling [6] entwickelte Körperkoordinationstest für Kinder – KTK – dar, der für die Altersgruppe der Fünf- bis Vierzehnjährigen konzipiert ist. Der Test umfaßt vier, eher als alltagsfern zu bezeichnende Bewegungsaufgaben, die insgesamt der Überprüfung einer grundlegenden motorischen Funktion, der „Gesamtkörperkoordination und Körperbeherrschung" [9], dienen sollen, und liefert Angaben über hirnschadenspezifische motorische Störungen. Wegen der geringen Übbarkeit der Testaufgaben eignet sich der KTK besonders zur Therapiekontrolle.

Spezielle motorische Förderungsmaßnahmen

Gezielte pädagogisch-therapeutische Maßnahmen, die über eine krankengymnastische Behandlung hinausgehen bzw. sie ergänzen, sind nicht nur bei schweren Fällen von Bewegungsstörungen erforderlich, sondern ebenfalls bei den sogenannten fraglich Hirngeschädigten, um eine weitgehend ungestörte Persönlichkeitsentwicklung zu ermöglichen. Ziel dieser Maßnahmen ist es – wie es explizit im Ansatz der Motopädagogik [4] bzw. Mototherapie [5] enthalten ist –, über vielfältige Bewegungserfahrungen die individuelle Handlungskompetenz zu erweitern. Im Gegensatz zu strikt vorgegebenen Übungs- und Trainingsprogrammen zeichnet sich gegenwärtig tendenziell in den pädagogisch-therapeutischen Konzepten eine stärkere Betonung offener Bewegungs- und Spielformen ab, die jedem Kind die Möglichkeit geben, seinem jeweiligen Leistungsvermögen entsprechend Wege zur Lösung motorischer Aufgaben zu finden. Stark reglementierte Programme eignen sich unter Umständen eher für das Basistraining motorischer Bewegungsabläufe, zumal dann die Ausführung besser kontrolliert und korrigiert werden kann. Im weiteren Therapieverlauf sollten die Entfaltungsmöglichkeiten des einzelnen stärker Beachtung finden im Hinblick auf eine verbesserte Adaptationsfähigkeit in neuen Bewegungssituationen. Dies schließt die Bereiche Körper- und Materialerfahrungen ebenso wie die Sozialerfahrungen ein. Das Bewegungsangebot kann von einfachen motorischen Problemlöseaufgaben in der Halle, im Wasser oder im Freien bis zu sportmotorischen Fertigkeiten reichen und beispielsweise leichtathletische Disziplinen, Sportspiele, Wassersportarten, Reiten oder Trampolinspringen enthalten. Besondere Beachtung innerhalb der Fördermaßnahmen sollte die enge Kopplung von Wahrnehmungs- und Bewegungsleistungen finden. Zur Realisierung gut koordinierter Bewegungsabläufe kommt der visuellen Kontrolle eine besondere Bedeutung zu.

Bewegungs- und Koordinationsschulung streben eine Verbesserung der motorischen Leistungsfähigkeit an, dabei darf der Erlebnisaspekt nicht außer acht gelassen werden. Der langfristige Erfolg von Fördermaßnahmen hängt maßgeblich davon ab, ob es gelingt, dem Kind Freude an der Bewegung zu vermitteln.

Bisherige Ergebnisse und Konsequenzen

Übereinstimmend wird in einer Vielzahl von Untersuchungen festgestellt, daß das zentrale Merkmal von Hirnschadensymptomatik graduell abgestufte Defizite in den Koordinationsleistungen sind. Trotz verbesserter diagnostischer Verfahren bestehen Unsicherheiten in der Zuordnung, weil deutliche Unterschiede zwischen Kindern mit gesicherter und fraglicher zerebraler Schädigung bzw. Fehlfunktion nicht immer gefunden werden konnten. Der Einfluß milieubedingter Ursachen auf das Entstehen und die Ausprägung motorischer Retardierungen ist in diesem Zusammenhang nicht zu unterschätzen. Ohne Zweifel können im Rahmen gezielter Fördermaßnahmen, die sich in bisherigen Untersuchungen meist über Zeiträume von 3 bis 12 Monaten erstreckten, deutliche motorische Leistungsverbesserungen — auch bei der Gruppe der stärker koordinationsgestörten Kinder — erzielt werden. Prognostische Aussagen über die Möglichkeiten und Grenzen motorischer Leistungsveränderungen lassen sich bisher nicht treffen. In jedem Einzelfall hängt der Erfolg von einer Vielzahl von Faktoren ab. Dabei stellen der Schweregrad und die Art der motorischen Störung nur ein Kriterium dar. Als bedeutsam sind darüber hinaus anzusehen:

- die Realisierung interdisziplinär angelegter Fördermaßnahmen, bei denen krankengymnastisches und pädagogisch-therapeutisches Vorgehen eng verzahnt sind;
- die Vielseitigkeit und Attraktivität des Bewegungsangebotes, um Grundlagen für längerfristige motorische Aktivität zu schaffen, und
- die Kontinuität der Behandlung bzw. Förderung.

Der letztgenannte Aspekt ist besonders hervorzuheben. Untersuchungen von Riebel [7] widerlegen nicht zum erstenmal die Annahme, ein durch spezielle Schulung erreichter motorischer Leistungsstand sei stabil und ließe sich langfristig konservieren. Vielmehr läßt sich nachweisen, daß nach Absetzen der Fördermaßnahmen bereits im Verlauf der folgenden Monate mit einem Rückfall in ursprüngliche motorische Verhaltensweisen zu rechnen ist. Die daraus abzuleitenden Konsequenzen sind bei der zukünftigen Planung von Therapieprogrammen stärker zu beachten.

Literatur

1. Janda V (1984) Gestörte Bewegungsabläufe und Rückenschmerzen. In: Manuelle Medizin 22:74–78
2. Kiphard EJ (1976) Bewegungs- und Koordinationsschwächen im Grundschulalter, 3. Aufl. Hofmann, Schorndorf
3. Kiphard EJ (1976) Die Bewegungskoordination und ihre Schulung. In: Koch K (Hrsg) Motorisches Lernen – Üben – Trainieren, 2. verb. Aufl. Hofmann, Schorndorf, S 153–170
4. Kiphard EJ (1979) Motopädagogik. Modernes lernen, Dortmund
5. Kiphard EJ (1983) Mototherapie, Bd. I und II. Modernes lernen, Dortmund
6. Kiphard EJ, Schilling F (1974) Körperkoordinationstest für Kinder KTK. Beltz, Weinheim
7. Riebel H-J (1980) Bewegungsdiagnose und Sportförderungsprogramm im Grundschulalter. Limpert, S 230
8. Röthig P (Red) (1983) Sportwissenschaftliches Lexikon, 5. neu bearb. Aufl. Hofmann, Schorndorf, S 204
9. Schilling F (1974) Körperkoordinationstest für Kinder KTK, Manual. Beltz, Weinheim

Therapeutisches Reiten bei Zerebralparesen
Therapeutic Riding in Patiens with Cerebral Paresis

W. Kuprian

Zusammenfassung

Therapeutisches Reiten bei Cerebralparesen wird heute richtiger als Hippotherapie bezeichnet.
    Die Hippotherapie ist eine Spezialform der Krankengymnastik. Sie ist in der Lage, zur Normalisierung des Muskeltonus, zur Verminderung des Adduktorenspasmus, zur Verbesserung der Koordinationsleistung und anderer motorischer Fähigkeiten beizutragen. Hinsichtlich der Reflexerregbarkeit und Motivation, besonders bei infantilen Cerebralparesen, wurden deutlich bessere Behandlungserfolge als bei der klassischen krankengymnastischen Übungsbehandlung erzielt. In den meisten Fällen von CP ist eine Kombination von Krankengymnastik auf neurophysiologischer Grundlage und Hippotherapie als erfolgsversprechende Behandlung angezeigt.

Schlüsselwörter: Therapeutisches Reiten – Cerebralparesen (infantile) – Hippotherapie – Krankengymnastik.

Summary

Therapeutic riding in case of cerebral palsy is called more correctly to day hippotherapy. Hippotherapy is a speciality in physical therapy. This speciality contributes to normalize the muscle tone, to reduce the spasm in the adductor muscle, to improve the coordination performance and other motor capabilities.
    The medical treatment results regarding reflex reaction and motivation – particularly in case of infantile cerebral palsy – have been considerably better than by applying the classical physical therapy as exercise. In most cases of cerbral palsy a combination of physical therapy and hippotherapy is recommended as a success-promising treatment.

Key-words: Therapeutic Riding – Cerebral palsy (infantile) – Hippotherapy – Physical therapy.

Einleitung

Will man sich über therapeutisches Reiten bei Cerebralparesen unterhalten, so muß man sich mit jenem Gebiet des therapeutischen Reitens beschäftigen, das man heute als Hippotherapie bezeichnet. Der Begriff „therapeutisches Reiten" ist nach der neueren Auffassung falsch, zumindest sehr ungenau und wird nur noch als Überbegriff bzw. Dachbegriff gebraucht, der hauptsächlich drei Formen kennzeichnet.

Anschrift des Verfassers: W. Kuprian, Dipl.-Sportlehrer, Krankengymnast und Reitlehrer FN, Altkönigstraße 46, 6240 Königstein im Taunus

1. *Die Hippotherapie* (als eine konkrete streng indizierte und ärztlich verordnete krankengymnastische Maßnahme).
2. *Das heilpädagogische Reiten und Voltigieren* (als eine Maßnahme der Sonderpädagogik bei bestimmten Lern-, Sozial- und Erziehungsstörungen).
3. *Reiten als Sport für Behinderte* (im Sinne der allgemeinen Zielsetzungen des Behindertensports).

Hier in meinen Ausführungen soll von der Hippotherapie, der Therapie mit oder auf dem Pferd, gesprochen werden. Da die Hippotherapie als eine Spezialform der Krankengymnastik angesehen werden muß, gestatten Sie mir zunächst einige grundlegende Bemerkungen zur Krankengymnastik.

Behandlungsziel der Krankengymnastik: Die Funktion

Krankengymnastik bedeutet Behandlung mit gezielten und kontrollierten aktiven und passiven Übungen in Form der diversen klassischen und modernen Verfahren der Bewegungstherapie.

Ziel aller krankengymnastischer Behandlung ist die Funktion bzw. die Wiederherstellung, Besserung oder Heilung einer durch Krankheit oder Schädigung gestörten Funktion. Wesentliches Element dabei ist die Bewegung. Die Krankengymnastik nutzt die Bewegung, vornehmlich die aktive Eigentätigkeit des Patienten zu Heilungszwecken. Die krankengymnastische Behandlungssituation ist gekennzeichnet von der kooperativen personellen Begegnung von Krankengymnast und Patient. Ein wesentlicher und grundsätzlicher Unterschied zu den Heilmethoden der passiven Pharmakotherapie oder der operativen Medizin ist der Aufruf an die körperliche und psychische Mitarbeit und Aktivität des Patienten.

Auf dieser Basis ist die Entwicklung neuer krankengynmastischer Methoden und Verfahren, wie z. B. die Hippotherapie zu sehen. Andere Verfahren sind in den letzten 30 Jahren immer wieder entstanden. Namen wie Bobath, Vojta u. a. oder Techniken wie PNF zeigen dies deutlich. Von Hippotherapie wurde zum ersten Mal Anfang der siebziger Jahre gesprochen. Man suchte einen Terminus zu finden, der deutlich macht, daß die Therapie mit und auf dem Pferd nicht sehr viel mit Reiten als Sport zu tun hat, ebenso wie z. B. Krankengymnastik im Wasser nur wenig mit sportlichem Schwimmen gemein hat. Auch in der Hippotherapie geht es, wie bei den meisten sonstigen Verfahren und Methoden der Krankengymnastik in erster Linie um die Verbesserung der gestörten Funktion und damit um Heilung von Erkrankungen des Bewegungsapparates oder besser von gestörten neurophysiologischen bzw. psychomotorischen Funktionen.

Wirkungsweise der Hippotherapie

Neben den psychischen Einwirkungen, die von nicht zu unterschätzender Bedeutung sind, sind es somatische Faktoren, vor allem Übungs- und Trainingsreize, die von der Bewegung des Pferdes ausgehen. Es sind vorwiegend die „Gänge" des Pferdes (wie es in der Reitersprache heißt), die auf den Patienten, der auf dem Pferd sitzt, wirken. Die Bewegungen des

Pferderückens, die sich auf den Körper des Menschen übertragen, haben vielfältige lockernde, durchblutungsanregende, dehnende, kräftigende und nicht zuletzt bewegungskoordinierende Effekte.

Bei der Hippotherapie sitzt der Patient locker auf dem Pferd und paßt sich den Schwingungen des Pferderückens an. Als bevorzugte Gangart gilt der Schritt. Das Pferd geht dabei an der Longe, am Langzügel oder es wird am Führzügel geführt. Der Schritt des Pferdes soll lang und ruhig sein und sein Rücken soll angenehm sitzen lassen. Er soll schwingen und darf nicht „werfen". Die Gangarten Trab und Galopp eignen sich nicht für die Durchführung der Hippotherapie. Gerade bei diesen Gangarten kommt es, abgesehen von der Erhöhung des Unfallrisikos, oft zu einschießenden spastischen Reaktionen, die im Schritt nicht auftreten und die es unbedingt zu vermeiden gilt. Im Schritt werden die Schwingungen des Pferderückens auf Becken, Rumpf und Wirbelsäule des Patienten übertragen. Dadurch kommt es in der Muskulatur, die auf diese Bewegungen zu reagieren hat, zu einem ständigen Wechsel zwischen Spannung und Entspannung im Sinne einer rhythmischen, dynamischen Muskelarbeit.

Obwohl man Hippotherapie oft als passiv bezeichnet hat, führt sie zu aktiven Reaktionen beim Patienten. So wird z. B. permanent das Gleichgewicht, die Korrdination und eine Reihe andere motorische Fähigkeiten angesprochen und geschult.

Die Übertragung des sog. dreidimensionalen Schwingungsrhythmus des Pferderückens auf den Patienten ist heute eine anerkannte Arbeitshypothese, die in Untersuchungen und wissenschaftlichen Filmen nachgewiesen worden ist. Zu nennen sind hier die Arbeiten von Baumann, Bausenwein, Heipertz, Heipertz-Hengst, Riede, Rieger, Rommel, Wolf und anderen.

Bewegungsanalyse der Hippotherapie

Nimmt man eine Bewegungsanalyse vor, so handelt es sich dabei um das Kippen des Beckens nach vorne im Wechsel mit der Beckenaufrichtung, um die Auf- und Abbewegungen des ganzen Körpers und außerdem um eine leichte Rotationsbewegung um die Längsachse der Wirbelsäule. Der regelmäßige und rhythmische Ablauf der Schwingungen ist dabei von entscheidender Bedeutung. Nur so sind die Lösungen von muskulären Verspannungen und die Lockerung der Bewegungssegmente der Wirbelsäule zu bewirken.

Durch das im Schritt gehende Pferd wird auf den Patienten ein Bewegungsmuster übertragen, daß den physiologischen Gangbewegungen des Menschen entspricht und das beim Ausgleich von lähmungsbedingten Asymmetrien von großer Wichtigkeit ist. Patienten mit einseitiger Lähmung erleben dabei, oft zum ersten Mal, die Vorstellung eines symmetrischen Gangmusters. Kaum ein anderes krankengymnastisches Übungsverfahren oder Gerät ist in der Lage, dem Patienten so vielfältige komplexe, positive Bewegungsimpulse zu vermitteln.

Schwere Cerebralparesen und Hippotherapie

Die Cerebralparesen sind die am häufigsten mit der Hippotherapie in Verbindung gebrachten Erkrankungen. Nach einer von Riesser durchgeführten Umfrage gaben 76 Therapiestellen im Bundesgebiet diese Indikation an erster Stelle an.

Die Hirnschädigung führt zur Störung der Bewegungskoordination von der bei starker Ausprägung der gesamte Körper betroffen sein kann. In vielen Fällen ist jedoch nur eine Körperhälfte (Hemiplegie) oder nur die Arme bzw. nur die Beine (Diplegie) betroffen. Die Verkrampfungen der Muskulatur können dazu führen, daß der Cerebralparetiker weder Gehen noch Sprechen kann. Spastiker sind oft Mehrfach-Behinderte. Gute Behandlungsergebnisse läßt am ehesten die Frühbehandlung mit Krankengymnastik auf neurophysiologischer Grundlage nach Bobath oder Vjta erwarten. Hauptziele der Therapie sind:

— Normalisierung falscher Bewegungsmuster
— Bahnung richtiger Bewegungsmuster und
— Lösung des Muskelspasmus.

Die Hippotherapie eignet sich meist in Kombination mit anderen neurophysiologischen Verfahren besonders für die motorisch schwergeschädigten und mehrfachbehinderten CP-Kinder. Sie sind meist nicht gehfähig, können nicht ohne Hilfe sitzen und haben mangelnde Gleichgewichtsreaktionen. Schlechte Korrdinationsfähigkeit, anhaltende tonische Reflexe und mangelnde Raumorientierung, vervollständigen das Bild.

Ziele der Hippotherapie sind hier die Tonusverbesserung der Muskulatur, die Verbesserung der Kopf-Rumpf-Kontrolle aus dem reflexhemmenden Reitsitz heraus und die Verminderung des Adduktorenspasmus. Darüber hinaus ist die Hippotherapie in der Lage, Stell- und Gleichgewichtsreaktionen zu vermitteln und die Koordination und die Raumorientierung zu verbessern.

Bei sehr starker Ausprägung der infantilen Cerebralparese sitzt der Krankengymnast hinter dem Patienten auf dem Pferd, welches auf dem Hufschlag in der Reitbahn geführt wird. Die Sattlung besteht aus Decke und Voltigiergurt. Beim Arbeiten an der Longe oder mit dem Langzügel mit schweren CP-Fällen ist auf gute Sicherung des Patienten durch Helfer auf beiden Seiten des Pferdes zu achten.

Leichte Cerebralparesen und Hippotherapie

Auch bei den motorisch weniger stark bzw. leicht behinderten CP-Kindern, bishin zu den „Minimals" ist die Hippotherapie besonders erfolgsversprechend. — Bei den „Minimals" sind häufig auf den ersten Blick gar keine Bewegungsstörungen erkennbar. Sie treten erst bei erhöhten motorischen Anforderungen auf. Die CP-Patienten mit mittelgradigen Lähmungen können selbständig sitzen und sind meist eingeschränkt gehfähig, leiden aber unter tonischen Reflexen und unter Störungen des Gleichgewichts. Bei ihnen ist die Feinmotorik oft mangelhaft, die Kopf-Rumpf-Kontrolle, die Rotation und die Raumorientierung lassen zu wünschen übrig.

Bei diesen Patienten sind die Ziele der Hippotherapie die Tonusnormalisierung der Muskulatur, die Verbesserung der Gleichgewichtsreaktion, die Schulung der Feinmotorik und Koordination. Darüber hinaus die Festigung der Kopf-Rumpf-Kontrolle, die Verbesserung der Rotation um die Körperlängsachse und der Raumorientierung. Hinzu kommen die Beseitigung von Konzentrationsschwächen, die Kräftigung des Sitzens und der Haltung und eventuell das allmähliche Erlernen der reiterlichen Hilfen und einer ruhigen Zügelführung.

Von der Hippotherapie geht auf die CP-Kinder eine starke Motivation aus, die geeignet ist, eine durch jahrelange Behandlungen aufgetretene Therapiemüdigkeit zu überwinden.

Bausenwein hat in elektromyographischen Untersuchungen zur Objektivierung der Hippotherapie bei Cerebralparetikern festgestellt, daß sie zur Normalisierung des Muskeltonus und zur Verbesserung der Koordinationsleistung führen. Hinsichtlich der Einwirkung auf die Reflexerregbarkeit und Motivation konnten durch die Hippotherapie deutlich bessere Erfolge erzielt werden als mit der klassischen krankengymnastischen Übungsbehandlung auf der Matte bzw. Rolle.

Schlußbemerkungen

Vieles gäbe es noch zu sagen zur Behandlung der Cerebralparese mit Hippotherapie. Die geforderte Referatkürze läßt nur eine grobe Skizze zu. – Es wäre zu reden über die Eignung und Ausbildung des Therapiepferdes, über die Aus- und Weiterbildung der Krankengymnasten in der Hippotherapie bei CP, über die organisatorischen Voraussetzungen, über viele technische, praktische Details und nicht zuletzt über die Kostenfrage der Hippotherapie.

Bandverletzungen und ihre Rehabilitation
Rehabilitation After Ligament Injuries

Maßnahmen zur Wiederherstellung der Sportfähigkeit nach Bandverletzungen

Steps for Rehabilitation After Ligament Injuries

R. Wolff und D. Rogmans

Orthopädische Klinik und Poliklinik (Ärztl. Direktor: Prof. Dr. med. G. Friedebold) der FU Berlin im Oskar-Helene-Heim

Zusammenfassung

Bandverletzungen im Bereich der unteren Extremität bedingen durch das intraartikuläre Haematom und die therapeutische Ruhigstellung – bzw. partielle Ruhigstellung – Folgeschäden in Form von Muskelatrophie, Kalksalzatrophie, Gelenksteife, Rückbildung funktioneller Adaptationen, Schwächung und Umstrukturierung des Bandapparates und sekundäre Knorpel- und Sehnenschäden. Bei Wiederaufnahme des Trainings ist die neuromuskuläre Koordination gestört. Wesentliche Maßnahmen zur Rehabilitation des Sportlers sind also die Wiederherstellung der Beweglichkeit des ruhiggestellten Gelenkes, Auftrainieren der atrophierten Muskulatur und Erreichen der ursprünglichen Koordination. Diese Ziele sind durch krankengymnastische Übungen unter Einschluß von Komplexbewegungen sowie ein gestaffeltes Krafttraining zu erreichen. Weitere physikalische Behandlungsmaßnahmen (Wärme, Kälte, Elektrotherapie) sowie unterstützende medikamentöse Therapie können im Rahmen des umfassenden individuellen Therapieplanes indiziert sein, dürfen aber in ihrer Wirkung nicht überschätzt und vor allem nicht dazu benutzt werden, Zeichen einer zu frühen und zu hohen Belastung (Schmerz, Schwellung) zu überspielen. Bei Verletzungen des Sprunggelenkes sind für die Rehabilitation 3–4 Monate, für das Kniegelenk 6–12 Monate anzusetzen.

Schlüsselwörter: Bandverletzungen – Rehabilitation – Krankengymnastische Therapie (PNF) – Physikalische Therapie.

Summary

Injuries of the ligaments in the region of the lower extremities imply – because of the intraarticular haematoma and the therapeutic resting positon – following injuries such as atrophy of the muscles, stiffness of the joints and regress of functional adaptions. Moreover, there will be damage of the cartilage and the tendons.

When beginning again with training, the coordination and balance of the muscles is disturbed.

For the rehabilitation of the athletes it is essential to restore the mobility of the joints and to strengthen the atrophied muscles. Physical training – including PNF – as well as strengthening of the muscles are important to reach these aims. Additional physical treatments (heat, cold, electrical therapy) and medicaments may be indicated, but they are not to be overestimated – at any rate, they are not to be used to suppress the symptoms of a load being too early or too hard (swelling, pain). After injuries of the ankle joint the rehabilitation will take about 3–4 months (knee joint: 6–12 months).

Key-words: Injuries of ligaments – Rehabilitation – Physical training (PNF) – Physical treatment.

Anschrift für die Verfasser: Priv.-Doz. Dr. med. R. Wolff, Orthopädische Klinik und Poliklinik der FU Berlin, Oskar-Helene-Heim, Clayallee, 1000 Berlin 37

Die folgenden Ausführungen beschränken sich auf die untere Extremität, speziell auf Bandverletzungen des Knie- und oberen Sprunggelenkes.

Wesentliche therapeutische Maßnahme sowohl operativer als auch konservativer Behandlung von Bandverletzungen ist im allgemeinen eine längere Ruhigstellung bis zu 6 Wochen im Gipsverband. Damit ist zwar eine ungestörte Wundheilung gewährleistet, gleichzeitig müssen unerwünschte zwangsläufige „Nebenwirkungen" in Kauf genommen werden (nach [15]):

1. Atrophie der ruhiggestellten Muskulatur,
2. Kalksalzatrophie der nicht belasteten Knochen,
3. Gelenksteife,
4. Schwächung und evtl. Umstrukturierung des Bandapparates,
5. Sekundäre Knorpel- und Sehnenschäden durch den posttraumatischen bzw. postoperativen Haemarthros.

Insgesamt erfolgt eine Rückbildung funktioneller Adaptationen an die Belastung, was insbesondere für Sportler von entscheidender Bedeutung ist.

Die erste Phase der Nachbehandlung nach Gipsabnahme besteht im allgemeinen in isometrischen Übungen zur Muskelkräftigung sowie in Bewegungsübungen. Im Bereich des oberen Sprunggelenkes wird bei Sportlern durch alleinige Eigenmobilisation eine nahezu freie Beweglichkeit erreicht, bei Bandverletzungen des Kniegelenkes ist freie Streckung und ausreichende Beugung (bei primärer Naht und sekundären Bandplastiken) oft erst nach 6–12 Wochen intensiver Krankengymnastik zu erzielen. Durch Anlage eines speziellen Bewegungsgipses (z. B. „Burri-Gips" am Kniegelenk) bzw. spezieller Schuhe) nach Sprunggelenksverletzungen) wird teilweise versucht, die Gelenksteife einzuschränken und eine frühzeitige Adaptation der rekonstruierten Strukturen zu erreichen. Durch den Bewegungsgips bzw. den Spezialschuh wird eine starre Gelenkachse vorgegeben und das Bewegungsausmaß auf Winkelwerte eingeschränkt, die noch zu keiner Anspannung der geschädigten Bänder führen soll. Die sekundären Schäden der Ruhigstellung werden dadurch vermindert.

Diese Form der Nachbehandlung ist jedoch nur zu vertreten, wenn die starre, durch Gips bzw. Schuh vorgegebene Gelenksachse der physiologischen entspricht. Dieses Ziel ist nur annähernd zu erreichen, da bei Knie- und Sprunggelenk die Achse bei Bewegung ihre Lage ändert.

Auch nach Wiederherstellung der freien Beweglichkeit ist die Sportfähigkeit erst bedingt erreicht. Wesentlich für die Stabilität von Knie- und Sprunggelenk sind neben der Kapsel-Bandstruktur die über das Gelenk ziehenden Muskeln. Eine Kapsel-Bandruptur geht ferner mit einer Beeinträchtigung der sensiblen Elemente der Gelenke einher, deren Restitution letztlich „zufällig" erfolgt. Folge sind Schmerzen und Labilität im Bereich des verletzten Gelenkes auf Grund einer Störung der propriozeptiven Sensibilität. Informationen über Richtung, Kraft und Schnelligkeit werden wegen der propriozeptiven Deafferenz falsch bzw. überhaupt nicht vermittelt, die muskuläre Stabilisierung des Gelenkes ist gestört. Ein Ziel der Rehabilitation ist es, daß Muskelspindeln die Aufgabe übernehmen, die Signale zu bilden, die normalerweise von den Gelenkrezeptoren ausgehen [14].

Haematom bzw. die synoviale Ergußbildung führen zu einer konsekutiven ligamentären Laxität. Die passive Dehnung bewirkt ebenfalls eine mechanische Irritation der in der Gelenkkapsel gelegenen sensiblen Nerven mit Störung der muskulären Koordination. Nach Ahrendt [1] führen Druckwerte über 50 mmHg zur direkten Knorpelschädigung, schließlich zur Knorpelautolyse. Die Abbauprodukte des Hämoglobins führen zum Kapseloedem, Kapselverdickung und Kapselschrumpfung im Sinne einer proliferativen Entzündungsreaktion. Die durch Haematom und synoviale Ergußbildung bedingten Schäden werden durch Immobilisation des betreffenden Gelenkes verstärkt. (Durch fehlende Walkbewegung ist die Diffusion von Nährsubstanzen in den Knorpeln vermindert, absterbende Chondrozyten setzen lysosomale Enzyme frei und bewirken Knorpelautolyse. Die Durchblutung der Gelenkkapsel verschlechtert sich, Adhäsionen schränken die spätere Beweglichkeit ein, das Ausrichten der kollagenen Fasern verläuft verzögert [1]). Im Tierexperiment wies Pförringer [13] Veränderungen von Kreuzbändern nach Hamarthros nach. Die Bänder verlieren ihre Zugfestigkeit durch die Ruhigstellung, in der ruhiggestellten Muskulatur sind Verlust von Muskelprotein, degenerative Veränderungen und veränderte Enzymakonzentration zu beobachten. Das fehlende Training der propriozeptiven Reflexe führt zu einer Störung der neuromuskulären Koordination.

Die volle Sportfähigkeit ist erst wieder erreicht, wenn freie Beweglichkeit und ursprüngliche Muskelkraft erneut hergestellt sind, sich der Knorpelstoffwechsel normalisiert, die geschädigte bzw. ersetzte Bandstruktur sich umstrukturiert und ausgerichtet hat und die ursprüngliche Muskelkoordination wiederhergestellt ist (muskuläre Disbalancen bzw. Schonhaltungen führen gerade beim Sportler zu Fehlbelastungen mit Folgeschäden, z. B. Chondropathie, Achillodynie [16].

Eine volle Sportfähigkeit ist bei Sprunggelenksverletzungen erst nach 3–4 Monaten, bei Kniegelenksverletzungen nach 6–18 Monaten zu erreichen.

Wesentliche Maßnahme zur Rehabilitation des Sportlers sind also die Wiederherstellung der Beweglichkeit des stabilisierten und ruhiggestellten Gelenkes, Auftrainieren der atrophierten Muskulatur und Erreichen der ursprünglichen muskulären Koordination, also krankengymnastische Bewegungsübungen und dosiertes Krafttraining. An unterstützenden Maßnahmen stehen zur Verfügung:

1. physikalische Therapie (Kälte, Wärme, Elektrotherapie),
2. medikamentöse Therapie (Antiphlogistika, knorpelaufbauende Präparate).

Über die Wirkungsart der physikalischen Therapie bestehen teilweise widersprüchliche Ansichten. Experimentelle Untersuchungen über die zahlreichen Behandlungsverfahren sind vergleichsweise selten und erfüllen meist nicht die Kriterien, die an eine beweiskräftige Studie zu stellen sind (Reproduzierbarkeit, Validität).

Enstprechend ist die Frage der Wertigkeit der physikalischen Therapie hier nur mit Vorbehalt und unter Berufung auf klinische Erfahrungen, nicht auf Grund eines naturwissenschaftlich exakten Beweises zu beantworten [11]. Die physikalische Therapie wirkt einerseits über den direkten Reiz am Ort der Applikation, zum anderen werden Allgemeinwirkungen des Organismus ausgelöst. Die Reizbeantwortung ist dabei von Reizstärke, Reizdauer und Reizintervall abhängig [11]. Unterstützend in der Rehabilitationsphase werden vor allem angewandt:

1.*Wärmetherapie.* Die lokalen Wärmeeffekte sind eine analgesierende Wirkung, eine Verminderung des Muskeltonus sowie eine Vasodilatation. Zur therapeutischen Applikation von Wärme wirkt der physiologischerweise vom Körperkern zur Körperschale gerichtete Wärmestrom umgekehrt (Fangopackung, Moor, Paraffin, warmes Wasser). Die Indikation besteht vor allem bei Myalgien und Insertionstendopathien sowie degenerativen Gelenkerkrankungen (Kontraindikation; Akut entzündliche Gelenk- und Muskelerkrankungen).

2. *Kryotherapie.* Die antiphlogistische Wirkung der lokalen Kälteapplikation besteht in einem Temperaturabfall des Gewebes mit nachfolgender Stoffwechseldämpfung und Konstriktion der Arteriolen. Die Zufuhr von Sauerstoff wird vermindert, die Phagozytose gehemmt. Die muskeldetonisierende Wirkung wird auf die Dämpfung der Aktivität der Gamma-Motoneurone zurückgeführt. Indikation: Kontrakturen, Insertionstendopathien (Kontraindikation: Kontraktur im Bereich der Endstromarterien, periphere arterielle Durchblutungsstörungen).

3. *Elektrotherapie.* Sie dient — in Abhängigkeit von Frequenz und Applikationsart (Spulenfeld, Kondensatorfeld) — zur Analgesierung, Durchblutungsförderung (Hochfrequenz, Kondensatorfeld) oder Muskelaktivierung. Die biologische Wirkung hängt neben der Frequenz von Stromstärke und örtlicher Stromdichte ab. Spulenfeld, Mikrowellentherapie, Infrarot und Rotlicht haben zu geringe Tiefenwirkung, sind bei der Behandlung große Gelenke also kaum wirksam.

Die Indikation zur physikalischen Therapie wird oft recht unkritisch gestellt. Bedeutsam ist hier die Einordnung in den umfassenden individuellen Therapieplan.

4. *Medikamente.* Kurzfristik können Analgetika und Antiphlogistika indiziert sein. Die Effektivität knorpelaufbauender Substanzen (Dona 200^R, Arteparon^R sowie von Peroxinorm^R) ist beim Menschen nicht eindeutig nachgewiesen. In Ermangelung wirksamer therapeutischer Prinzipien zum Knorpelaufbau erscheint der Einsatz wegen der geringen zu erwartenden Nebenwirkungen bei Knorpelschäden jedoch gerechtfertigt. (Es scheint zu einer gewissen stabilisierenden Wirkung auf den sich bildenden Faserknorpel zu kommen, der zwar Oberflächenkongruenzen verbessert, aber funktionell nicht den hohen Ansprüchen des hyalinen Knorpels gerecht werden kann). Perkutan applizierte hyperämisierende Salben sind nicht indiziert (vgl. dazu W. Barthel [2].

Eine zusätzlich Aktivierung von Muskelgruppen kann im Einzelfall durch Schwellstrom erfolgen.

Es bleiben als wesentliche Maßnahmen zur Wiederherstellung der Sportfähigkeit krankengymnastische Übungsbehandlungen einschließlich eines speziellen Trainings zum Muskelaufbau. Neben der Vergrößerung des Bewegungsumfanges und der Wiederherstellung der ursprünglichen Kraft soll dabei eine Verbesserung und Wiederherstellung der ursprünglichen Koordination erreicht werden. Kompensationsmechanismen müssen wieder „verlernt" werden. Beim Rehabilitationstraining muß [6] die Belastung der Verletzung angepaßt sein, die Belastung der individuellen Leistungsfähigkeit entsprechen, die Belastung kontinuierlich gesteigert werden.

Als spezielle Behandlungsmaßnahme werden die von Kabat entwickelten Komplexbewegungen eingesetzt. Kabat nutzte dabei neurophysiologische Erkenntnisse insbesondere von Sherrington und begründete eine Therapieform, die als propiozeptive neuromuskuläre Fazilitation (PNF) bekannt wurde [8]. Nach Günther und Jantsch [8] werden dabei u. a. folgende Prinzipien genutzt:

1. propiozeptive Fazilitation von willkürlichen Bewegungen durch maximalen Widerstand (maximaler Widerstand löst proprioceptive Impulse aus, die nicht nur die Spannung des eigenen Muskels im Sinne einer positiven Rückkopplung erhöhen, sondern durch Irradiation andere Muskeln mit einbeziehen).

2. Fazilitation willkürlicher Bewegung durch Reflexe (ist — insbesondere bei neurologischen Erkrankungen — die Motorik bestimmter Muskelgruppen behindert, läßt sich durch Dehnung der betroffenen Muskulatur die Bewegung bahnen).

3. Hemmung eines Reflexes durch einen anderen (ein Kältereiz im Bereich des Fußes hemmt den Streckreflex und kann zu einer Entspannung z. B. des M. quadrizeps führen).

4. Fazilitation einer Willkürbewegung durch eine andere (Irradiation). (Die willkürliche Anspannung stärkerer Muskeln gegen Widerstand führt zur Aktivität schwächerer benachbarter Muskeln).

5. Sukzessive Induktion (unmittelbar nach einer kräftigen Beugung in einem Gelenk ist dessen Streckung erleichtert).

Für die Rehabilitation nach Bandverletzung des oberen Sprunggelenkes empfehlen Brenke und Dietrich [3, 4] folgendes Belastungsschema:

Wochen post op.	Belastung	Bemerkungen
2– 6	Fahrradergometer (1,5–2,0 W/kg KG) 20–30 min	Mit Gehgips
6– 8	Fahrradergometer bzw. Fahrrad 20–30 min	Nach Gipsabnahme zunächst mit Mittelfuß aufsetzen, dann mit Fußballen treten
8–10	Beginn mit Lauftraining (zunächst langsames Tempo, 10 × 30 m pro Einheit, Übergang zum Dauerlauf)	Gutes Schuhwerk mit dämpfender Sohle (Cave: zu dicke Sohle = Distorsionsgefahr)
8–10	Vorsichtige Sprungbelastung	Landung mit dem gesunden Bein
12–14	Normaler Trainingsumfang	

Übungen mit Supinations-, sowie Rotations- und erhöhten Druckbelastungen (Stauchungen) des oberen Sprunggelenkes sind zunächst zu vermeiden. (Sprungbelastungen und Lauf in unebenem Gelände.)

Begleitend erfolgen gymnastische Übungen (Beugen und Strecken der Zehen, Heben und Senken des Fußes, Pro- und Supination des Fußes, Fußdrehen) zur Verbesserung der Beweglichkeit und Kraftübungen zur Beseitigung der Muskelatrophie:

1. Übungen unter Entlastung des Sprunggelenkes (1.–2. Woche post op., im Gips), u. a. Rückspreizen des Beines gegen Expanderwiderstand, Ab- und Adduktion des Beines ebenfalls gegen Expanderwiderstand.

2. Plantar- und Dorsalflexion gegen leichte bis mittelere Widerstände sowie Beinstreckübungen mit Kraftansatz über die Ferse (distal des oberen Sprunggelenkes) (6–8 Wochen nach der Operation, z. B. Fußheben mit Zusatzlast).

3. Supinations- und Pronationsübungen gegen Widerstand. (6–8 Wochen nach der Operation).

Auch bei der Rehabilitation nach Bandverletzungen am Kniegelenk sind zunächst Belastungen der verletzten Strukturen zu vermeiden, ferner auch Druckbelastungen. Zeichen überhöhter Belastung sind Schwellungszustände, die eine Punktion erfordern können. Eine uneingeschränkte Belastbarkeit des verletzten Gelenkes ist erst gegeben bei freier Beweglichkeit, muskulärer Stabilisierung, Bandfestigkeit und Knorpelaufbau. Bei der Nachbehandlung im Bewegungsgips darf der Beugungswinkel während der ersten 6 Wochen nur 20—40 Grad betragen. Voraussetzung von Belastung auf dem Fahrrad bzw. Fußkurbelergometer ist eine Flexion (nach Gipsabnahme) von mindestens 90 Grad im Kniegelenk [also erst ab der 9.—10. Woche nach der Operation]. Durch spezielle Fußkurbeln ist Fahrradfahren auch bei eingeschränkter Beweglichkeit im Kniegelenk frühzeitiger möglich). Laufen ist wegen der erheblichen Stauchung im Kniegelenk bei der Landephase erst 10—12 Wochen nach der Operation im langsamen Tempo gestattet. Eine Erhöhung der Geschwindigkeit sollte frühestens nach der 12.—14. Woche erfolgen. Uneingeschränkte Wettkampffähigkeit wird erst nach 6—12 Monaten erreicht. In der Rehabilitationsphase stehen auch hier krankengymnastische Übungen — insbesondere die bereits erwähnten Komplexbewegungen — sowie gezieltes Krafttraining im Vordergrund. Ein Schienen-Hülsenapparat mit entsprechender Gelenksperre verhindert in der ersten Phase der Rehabilitation dabei Fehlbelastungen. Nach Brenke und Dietrich [3] erfolgt das rehabilitative Krafttraining in mehreren Phasen:

1. Isometrisches Muskeltraining im Gips,
2. Übungen ohne Belastung des Kniegelenkes (nach Gipsabnahme, Kraftansatzpunkt oberhalb des Kniegelenkes),
3. Kraftübungen, die mit gestrecktem Bein ausgeführt werden (Kraftansatz am Fuß: Hantelschuhe, Gewichtsmanschette, Expander).

Eine weitgehende Streckung im Kniegelenk sollte hier bereits möglich sein (z. B. Abduktion, Adduktion des Beines, Heben des gestreckten Beines im Sitzen, Beinkreisen; Zeitpunkt etwa 10—12 Wochen nach der Operation).

4. Übungen unter Einsatz des Kniegelenkes (10—12 Wochen nach der Operation).
5. Übungen unter Körpereinsatz bei bereits weitgehender Widerherstellung (z. B. halbe Kniebeuge mit Körpergewichtsbelastung bzw. Zusatzlast von 10—15 kg, Sprünge aus dem rechten Winkel, wobei die Landung zunächst auf dem gesunden Bein erfolgt).

Für die zunehmende Belastung lassen sich immer nur Richtwerte angeben, individuell sind erhebliche Abweichungen möglich. In der ersten Phase der Rehabilitation stellen Gelenkschmerzen, Reizerguß und Hyperthermie als Indikator des gestörten chondrosynovialen Stoffwechsels die begrenzenden Faktoren des Krafttrainings dar [12]. Bei Ignorierung dieser Überlastungserscheinungen wird die positive Wirkung des Muskelzuwachses durch Schäden am hyalinen Gelenkknorpel eingetauscht.

Literatur

1. Ahrendt E (1983) Sportmedizinische und -methodische Rehabilitationsprinzipien beim Wiederaufbau des Sportlers nach Sprunggelenkverletzungen. Med Sport 23:1—3
2. Barthel W (1983) Zur Wirkung perkutan applizierter Hyperämika. Med Sport 23:12
3. Brenke H, Dietrich L (1981) Sport in der Rehabilitation nach Verletzungen, Fehlbelastungen und Operationen. Med Sport 21:6
4. Brenke H, Dietrich L (1983) Trainingsaufbau und dessen Objektivierung nach operativer Versorgung von Bandrupturen des Sprunggelenkes. Med Sport 23:1—3
5. Eitner D, Kuprian W, Meissner L, Orh H (1981) Sportphysiotherapie. Fischer, Stuttgart New York
6. Franke K (1980) Traumatologie des Sports. VEB Verlag Volk und Gesundheit, Berlin
7. Franke M (1980) Physikalische Therapie rheumatischer Erkrankungen. In: Rheumatologie A. Springer, Berlin Heidelberg New York

8. Günther R, Jantsch H (1982) Physikalische Medizin. Springer, Berlin Heidelberg New York
9. Heipertz W (1981) Krankengymnastik und Gehschule. In: Witt AN, Rettig H,Schlegel KF, Hackenbroch M, Hupfauer W (Hrsg) Orthopädie in Praxis und Klinik, Bd. II: Allgemeine Orthopädie. Thieme, Stuttgart New York
10. Knott M, Voss OE (1981) Komplexbewegungen, 3. Aufl. Fischer, Stuttgart New York
11. Krause D (1981) Physikalische Behandlung und Physiotherapie. In: Orthopädie in Praxis und Klinik, Bd II
12. Paul B (1984) Die Bedeutung des Krafttrainings für Therapie und Rehabilitation von Sportverletzungen. Med Sprot 24:4
13. Pförringer W (1984) Das Kniegelenkshämarthros im Sport. Dtsch Z Sportmed 6
14. Rodineau J, Sabourin F (1983) Die propriozeptive Rehabilitation des Sprunggelenks bei Sportlern. Med Sport 23:1–3
15. Slavik M (1983) Erfahrungen mit der Rehabilitation von Sprunggelenkverletzungen und -fehlbelastungen nach operativer und konservativer Therapie. Med Sport 23:1–3
16. Weber J, Dietrich L, Berthold F (1983) Prophylaxe von Verletzungen und Fehlbelastungsschäden der Sprunggelenke bei Sportlern. Med Sport 23:1–3

Krankengymnastische Behandlungsmethoden nach konservativ bzw. operativ behandelten Bandverletzungen

Methods of Physical Therapy in Conservatively and Operatively Treated Ligament Injuries

L. Meissner

Praxis für Krankengymnastik, Fulda

Zusammenfassung

Die krankengymnastische Behandlung nach Bandverletzungen erfolgt nach individueller Befunderhebung mit Muskeltraining, manueller Therapie, PNF etc. Der verletzte Sportler wird über verschiedene Krafttrainingsformen und ein spezielles Belastungstraining zur vollen Sportfähigkeit zurückgeführt.

Schlüsselwörter: Bandverletzungen – Physiotherapie – Trainingsmethoden.

Summary

Physiotherapy of ligamentous injuries consists of muscle training, manual therapy, PNF etc. depending on individual findings. By means of different training methods in order to build up muscles and to adapt to special strains the athlete will regain full activity.

Key-words: Injuries of ligaments – Physiotherapy – Training methods.

Einleitung

Die Grundlage für alle krankengymnastischen Behandlungen, auch nach Sportverletzungen und Sportschäden, ist stets eine individuelle Befunderhebung. Erst nach ärztlicher Diagnose und Versorgung folgen physiotherapeutische Maßnahmen. Als logische Folgerung aus dem krankengymnastischen Befund, wird ein Behandlungsplan entworfen. Die richtige Beurteilung und anschließende gezielte Behandlung ist von Bedeutung und entscheidend für den Behandlungserfolg.

Befund

Der folgende Untersuchungsblock stellt ein Grundschema für eine Basisuntersuchung dar:

1. Inspektion
2. Aktive und passive Bewegungsprüfung

Anschrift des Verfassers: L. Meissner, Krankengymnast, Kurfürstenstraße 6, 6400 Fulda

3. Gelenktest
4. Weichteiltest
5. Palpation

Behandlungsziel

Die krankengymnastische Nachbehandlung von Bandverletzungen strebt folgende Behandlungsziele an:

1) *Normale Gelenkfunktion.* Wiederherstellung der freien Gelenkbeweglichkeit (Joint play = freies Gelenkspiel).
2) *Stabilisierung.* Auftrainieren der Muskulatur zur Stärkung des Muskel-Bandapparates, als Sicherung des erreichten Bewegungsausmaßes.
3) *Belastungsfähigkeit.* Belastungssteigerung aus der Entlastung, über Teil-, Halb- und Vollbelastung, auftrainieren bis zur vollen Sportfähigkeit und erreichen der ursprünglichen Bewegungskoordination.

Behandlungsbeginn

Unmittelbar nach Auftreten der Verletzung sollte eine Erstversorgung eingeleitet werden, um die Entstehung oder Zunahme des Hämatomes zu vermeiden. Kältetherapie, Hochlagerung zur Rückflußförderung und Entstauung, Kompressionsverbände im Akutstadium, später stützende Verbände (Tape) werden angewendet.

In der Zeit der Ruhigstellung wird durch Training mit der nicht verletzten Körperregion geübt, um einen unnötigen Konditions- und Kräfteverlust zu vermeiden. Isometrische Übungen sind auch am verletzten Bein während der Ruhigstellung möglich, auch nach der Ruhigstellung beginnen wir mit isometrischem Training.

Therapiemöglichkeiten

Grundsätzlich unterscheiden wir zwischen Weichteil- und Gelenktechniken, die in ihrer Kombination mit anderen Behandlungen (z. B. Thermo – Hydro – Elektro = THE-Behandlung) aus der physikalischen Therapie eine optimale Kombinationsbehandlung ergeben sollten.

Weichteiltechniken:
1. Massagen
2. Muskelentspannungen
3. Dehnen
4. Übungen

Gelenktechniken:
1. Traktion
2. Gleiten
3. Dehnen
4. Übungen

Krankengymnastische Behandlungsmethoden

1) Muskeltraining — Isometrisches und dynamisches Training, auch in Kombination
2) Gelenkmobilisation — Manuelle Therapie
3) PNF — Dreidimensionale Komplexbewegungen
4) Krafttraining — In verschiedenen Formen
5) Belastungstraining — Aufbau bis zur vollen Sportfähigkeit

1) Muskeltraining. Am Beginn der krankengymnastischen Behandlung steht isometrisches Muskeltraining. Eine Reizung der nachzubehandelnden Gelenke ist möglichst zu vermeiden. Schwellung, Hitze etc. verzögern die Heilung und weitere Belastung. Dynamische Übungen mit den frei beweglichen Gelenken, bei Stabilität des verletzten Gelenkes, kommen als weitere Steigerung in Frage, dabei steht an Knie- und Sprunggelenk die stabilisierende Haltearbeit im Vordergrund. Außerdem sollte die volle Streckung erarbeitet werden (Ausnahme, wenn nach Bandplastiken diese nicht erwünscht wird) (Abb. 1). Wir achten auf wechselnde Widerstandimpulse, die fließend ineinander übergehen, jeweils bis zu 10 s dauern und mehrfach an verschiedenen Stellen der verletzten Extremität gesetzt werden. Seiten-, Rücken- und Bauchlage des Patienten dienen als Ausgangsstellung, später auch Sitz und Stand. Der Widerstand richtet sich nach dem Bedarf des Patienten (optimale Belastung). Die Muskelkraft, Muskelausdauer und Koordination wird verbessert.

2) Gelenkmobilisation. Die Behandlung mit Manueller Gelenktherapie spielt die Gelenkfunktion wieder ein und sorgt für eine schmerzfreie und bestmögliche Gelenkbewegung.

Mit translatorischen Bewegungen, Traktion und Gleiten, erreichen wir mit gezielten Handgriffen an den betroffenen Gelenken ein freies Gelenkspiel und eine ungestörte Gelenkfunktion. Hebelnde, passiv erzwungene Bewegungen sind kontraindiziert.

Mobilisieren, nicht traumatisieren!

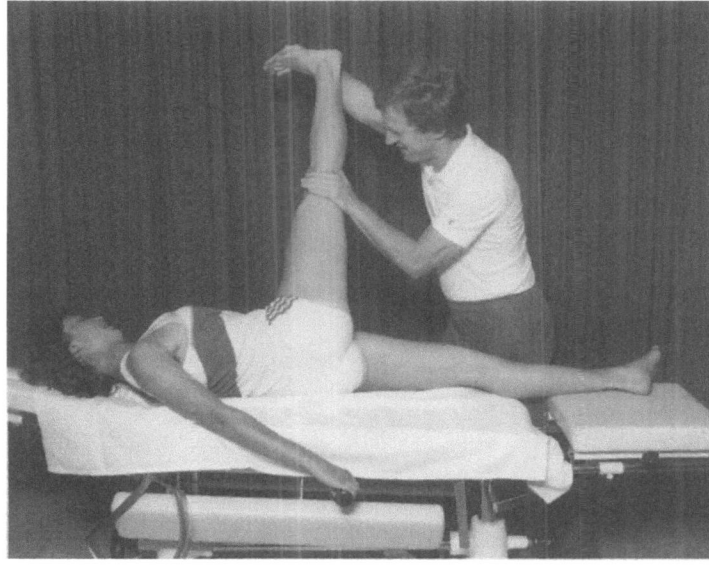

Abb. 1. Aktive Erarbeitung der Kniestreckung

Die durch Manuelle Gelenktherapie erreichte Mobilität des verletzten Gelenkes muß durch aktive Krankengymnastik (siehe 1 und 3) gesichert werden. Das nun erworbene Bewegungsausmaß muß stabilisiert und durch aktive Übungen und Muskeltraining gehalten werden.

3) Propriozeptive Neuromuskuläre Fazilitation – PNF. Die dreidimensionalen Komplexbewegungen stellen durch ihre spiral- und diagonalförmigen Bewegungsmuster eine optimale Methode in der Rehabilitation und zum Auftrainieren des Sportlers dar (Abb. 2). Mit den verschiedenen Techniken und Stimulationen werden unbegrenzt variable Ausführungen der Komplexbewegungen zur Steigerung möglich. Hierbei werden beste Voraussetzungen für die Behandlung von Sportverletzungen gegeben.

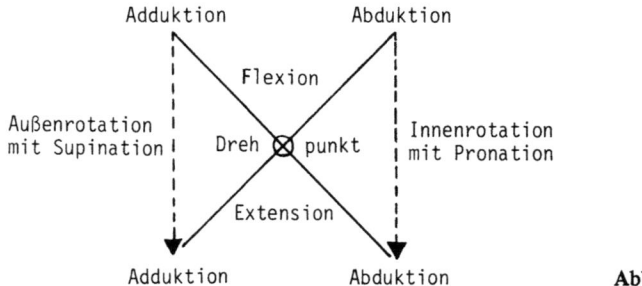

Abb. 2

Der Sportler in der Rehabilitationsphase muß zunächst wieder das Spannungs- und Entspannungsgefühl für seine eingeschränkte Bewegung und geschwächte Muskulatur erlernen. Es folgt das Training der Bewegungsabläufe ohne Belastung und anschließend mit Belastung. In dieser Phase erreichen wir mit der PNF-Technik eine Normalisierung der Bewegungsabläufe. Dadurch werden Ausweichbewegungen (akutes Entlastungssyndrom), die sich in einer Schmerzschonhaltung zeigen, vermieden (Abb. 3).

Schwachstellen im Bewegungsablauf der verletzten Extremität werden beseitigt. Komplexbewegungen erleichtern die Wiederbelastung und beschleunigen die neuromuskulären

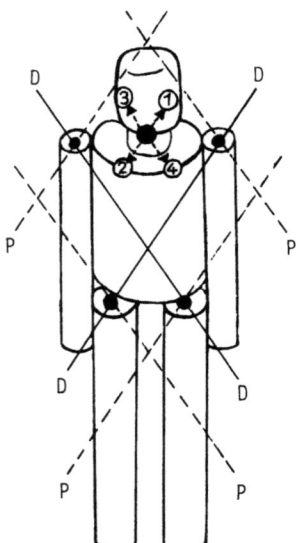

Abb. 3. Direkte Körperdiagonalen und ihre Veränderungen (*D*) sowie Parallelen hierzu (*P*) als Orientierung für die Bewegungsrichtung

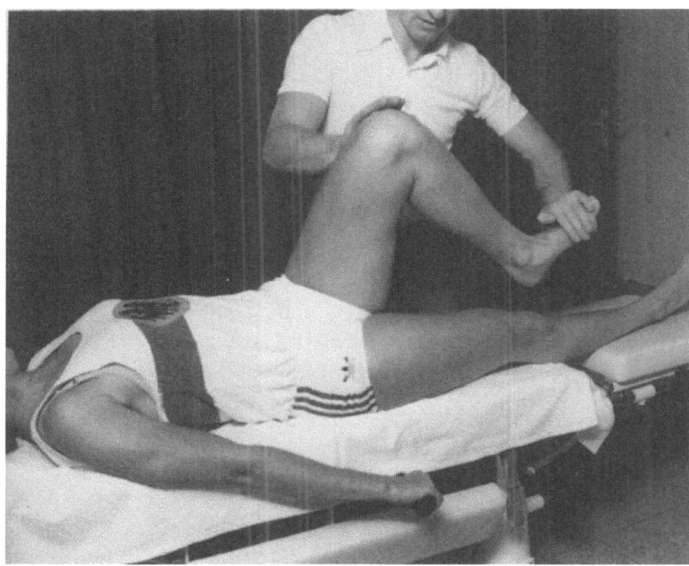

Abb. 4. Komplexbewegungen bei stabilem Sprunggelenk und Widerstand am Kniegelenk

Reaktionen. Eine Steigerung von isometrischen und dynamischen Übungen über ein-, zwei- und dreidimensionalen Bewegungen der PNF-Methode, hat sich besonders in der Rehabilitationsphase bewährt (Abb. 4). Die Anwendung von PNF mit den wechselnden Gelenk- und Muskelbelastungen begünstigt das Auftrainieren des Sportlers.

Herstellen der Funktion durch Funktion!

4) Krafttraining. Die unter 1 und 3 angesprochenen krankengymnastischen Techniken stellen das sogenannte „therapeutische" Krafttraining dar. Ergänzend sei auf verschiedene Krafttrainingsformen hingewiesen:

positiv-dynamisches Krafttraining
negativ-dynamisches Krafttraining
isokinetisches Krafttraining
plyometrisches Krafttraining (z. B. Niedersprungtraining)

Sie kommen gleichfalls in der Rehabilitations- und Trainingsaufbauphase zum Einsatz. Auch Gewichte, Kraftmaschinen und andere Geräte werden benutzt. Hier sei auf das aus dem Leistungssport kommende und mit großem Erfolg in der Rehabilitation eingesetzte „Cybex-System" hingewiesen.

5) Belastungstraining. Bevor der Sportler sich wieder belastet, sollten Vorstufen ihn systematisch auf die Trainingsbelastung hinführen, dies ist über eine Teil-, Halb- und später Ganzbelastung möglich. Wir benutzen das sogenannte „Minustraining". Hierbei werden durch Gewichtsentlastungen, z. B. im Wasser, im Schlingentisch, im Schwebeläufer oder auf dem Laufband mit Abstützmöglichkeit, Bewegungsabläufe geübt, die noch nicht in der vollen Belastung möglich wären. Nach der Gangschule, später Laufschule, schließen sich schnellere Schrittfolgen und Sprünge an. Eine volle Trainings- und Wettkampfbelastung wird so allmählich angestrebt. Trainings- und wettkampfbegleitende Maßnahmen, wie funktionelle Verbände, Ausgleichsgymnastik, Muskeldehnungen etc. unterstützen dabei.

Literatur

1. Eitner D, Kuprian W, Meissner L, Ork H (1981) Sportphysiotherapie. Fischer, Stuttgart
2. Frisch H (1984) Programmierte Untersuchung des Bewegungsapparates. Springer, Berlin Heidelberg New York Tokyo
3. Gustavsen R (1984) Trainingstherapie. Thieme, Stuttgart
4. Hackenbruch W, Henche HR (1980) Diagnostik und Therapie von Kapselbandläsionen am Kniegelenk. Eular, Basel
5. Hettinger I (1984) Isometrisches Muskeltraining. Thieme, Stuttgart
6. Kaltenborn F (1982) Manuelle Therapie der Extremitätengelenke. Olaf Norlis Bokhandel, Oslo
7. Kern H, Wagner M, Bochdansky I (1982) Knee Rehabilitation after Ligament Surgery. World Congress of Sport Medicine, Wien 1982
8. Knott M, Voss D (1984) Proprioceptive neuromusculare facilitation. Harper and Row, New York
9. List M (1979) Krankengymnastische Behandlung in der Traumatologie. Springer, Berlin
10. Meissner L (1980) PNF und Sport. Krankengymnastik 12
11. Meissner L (1982) Frau und Sport – PNF und Sport unter Berücksichtigung des Frauensports. Beiträge zur Sportmedizin, Bd 19. Perimed, Erlangen
12. Weineck J (1982) Optimales Training – Beiträge zur Sportmedizin, Bd 10. Perimed, Erlangen
13. Wolff R, Rogmans D (1984) Maßnahmen zur Wiederherstellung der Sportfähigkeit nach Bandverletzungen. OHH FU Berlin

Entmüdung nach anstrengender körperlicher Leistung
Relaxation After Strenuous Physical Activity

Aktive Erholung nach körperlicher Leistung

Active Relaxation After Physical Activity

H. Reichardt

Institut für Sportwissenschaft (Direktor: Prof. Dr. med. Ommo Grupe), Tübingen

Zusammenfassung

Zusammenfassend läßt sich sagen, daß die durchaus positiven Erfahrungen mit den beschriebenen und eingangs erwähnten Methoden eine weitere Verbreitung und konsequente Durchführung der aktiven Erholung rechtfertigen. Viele Beschwerden des Bewegungsapparates können auf diese Weise gemindert oder gar verhindert werden. Die Entmüdungsmaßnahmen haben somit nicht nur rehabilitativen, sondern mit Sicherheit auch präventiven Charakter.

Die aktiven Maßnahmen sollen, wie eingangs erwähnt, nicht mit den passiven konkurrieren, sondern sich mit diesen ergänzen. Der Athlet muß jedoch lernen, erst etwas aktiv für sich zu tun, vorausgesetzt er wird hierzu richtig angeleitet, bevor er sich passiv in die Hände anderer begibt.

Schlüsselwörter: Aktive Erholung – Körperliche Leistung – Bewegungsapparat.

Summary

It can be stated that the positive experiences with the methods mentioned justify an extensive propagation and a proper implementation of active relaxation. Many complaints relating to the musculo-skeletal system can be reduced or even prevented in this manners. The recovery measures, therefore, not only are of a rehabilitative but also of preventive character. The active measures should not compete with passive measures but supplement them. The athlete must learn to do something for himself actively, assuming that he is properly quided for this, before putting himself passively into the hands of others.

Key-words: Active relaxation – Exhaustive exercise – Musculo-skeletal system.

Einleitung

Zu dem Thema meines Beitrages wäre es sicher angebracht, über gängige Entmüdungsmaßnahmen wie Whirl-pool, Sauna, Massage o. ä. zu sprechen, stünde er nicht unter den Leitbegriffen „Bewegung und Krankengymnastik als Mittel der Rehabilitation". Es sind also die aktiven – vom Sportler selbst ausgeführten – Maßnahmen, die hier im Vordergrund stehen und die ich aus der Sicht des Praktikers erläutern will. Sie sollen dabei nicht in Konkurrenz zu den passiven Anwendungen gesehen sondern in ihrer Wertigkeit dargestellt und eingeordnet werden. Ich möchte mich im wesentlichen auf zwei Punkte konzentrieren:

Anschrift des Verfassers: Dr. med. H. Reichardt, Sperberweg 8, 7400 Tübingen

— das aktive Abkühlen und Auslaufen — als Pendant zum aktiven Aufwärmen — und
— das Nachdehnen der beanspruchten Muskulatur.

Auf weitere aktive Maßnahmen wie die Ausgleichsgymnastik, das Entmüdungsbad, entspannende und die Atmung regulierende Übungen sei an dieser Stelle nur hingewiesen [10].

Aktives Abkühlen

Viele Athleten, die nicht an eine aktive Erholung gewöhnt sind, sehen in diesen Maßnahmen eine zusätzliche Belastung oder eine Erweiterung des Trainingsumfanges. Dies ist sicher mit ein Grund dafür, daß die beliebteren passiven Anwendungen mehr Verbreitung gefunden haben. Für den Sportler ist es ja auch einfacher, seinen Körper auf der Bank des Therapeuten abzugeben und sich „entmüden" zu lassen, als selbst noch weiter aktiv zu bleiben. Obwohl die regenerative Wirkung von leichter dynamischer Arbeit seit langem bekannt ist, findet man diese nur bei wenigen Sportarten, so z. B. im Schwimmsport das „Ausschwimmen" oder in der Leichtathletik das „Auslaufen". Bereits in den 40er Jahren wurde der Begriff der „aktiven Erholung" von russischen Autoren [9] genannt und die positiven Effekte dieser Maßnahmen in zahlreichen Untersuchungen mehrfach bestätigt [11].

Da neben einer besseren Verarbeitung von Trainingsreizen der schnellere Abbau von Laktat beschrieben wird [6, 11], ist die aktive Entmüdung besonders für alle Sportarten zu empfehlen, die mit einer hohen Laktatanhäufung in der Arbeitsmuskulatur belastet sind. Auch bei den Ausdauersportarten finden sich Ratschläge für eine aktive Regeneration [1, 12]. So ist es für viele Läufer bereits selbstverständlich, nach einem 25-km-Wettkampf ein ca. 10-min-„Auslaufen" durchzuführen. Marathonläufer sollen am Tage nach dem Wettkampf möglichst morgens wieder mit einem lockeren Lauf beginnen [12]. Im Rahmen der Trainingsarbeit werden immer wieder sogenannte Regenerationsläufe, von van Aaken als „Supersauerstoffläufe" bezeichnet, eingeflochten. Die zuletzt genannten Maßnahmen sind jedoch gesondert zu betrachten, da sie nicht im Rahmen einer Trainingseinheit durchgeführt werden, sondern Teil einer langfristigen Planung sind.

Die einzelnen Entmüdungsprogramme sollen immer in direktem Zusammenhang mit den Trainingsinhalten stehen. So wie sich diese in den verschiedenen Sportarten durch Intensität, Dauer und Häufigkeit unterscheiden, muß auch die aktive Erholung individuell auf die Trainingseinheit abgestimmt werden. Das bedeutet z. B. im Mannschaftssport, wo in einem Training mehr technisch-taktische Elemente erarbeitet werden, daß ein anschließendes zwangloses Spiel zur psychischen Erholung beiträgt, wohingegen der Mittelstreckenläufer nach einem intensiven Intervalltraining besser 15–20 min (eventuell barfuß) auf dem Rasenplatz im Wechsel mit Lockerungsübungen leicht trabt und so die physischen Reaktionen besser auffängt. Der einzelne Athlet muß dabei die Intensität immer selbst bestimmen können, um nicht in eine weitere physische und psychische Belastung zu geraten. Dieser Hinweis scheint mir besonders im Mannschaftssport angebracht, wo die Unterschiede sowohl von den Trainingsanforderungen als auch von den physischen Voraussetzungen z. B. in Abhängigkeit von den Spielpositionen stark auseinanderweichen können. Es liegt in der Hand des Trainers oder des verantwortlichen Betreuers, das Entmüdungsprogramm so abwechslungsreich wie möglich zu gestalten, dem Athleten Einsicht in diese Maßnahme zu verschaffen und auf diese Weise das Training um einen wertvollen Teil zu bereichern und nicht eine Zusatzbelastung daraus entstehen zu lassen.

Nachdehnen beanspruchter Muskulatur

Ein weiterer wichtiger Teil der aktiven Erholung ist das Nachdehnen der beanspruchten Muskulatur, das im Wechsel mit dem Auslaufen oder im Anschluß daran ausgeführt wird. Bei der Trainingsvorbereitung hat die Muskeldehnung in den meisten Sportbereichen genauso wie das Aufwärmen mittlerweile ihren festen Platz gefunden, obwohl hier an der Durchführung aus unserer Sicht noch sehr viel bemängelt werden kann [2, 7, 10]. Bei der Trainingsnachbereitung ist sie so gut wie gar nicht vorzufinden, obwohl von guten Erfahrungen berichtet wird [3, 4]. So beschreibt der Schwede Jan Ekstrand in einem Forschungsbericht eine Verminderung der Beweglichkeit nach reinem Krafttraining um 5%–13%, dagegen eine Vermehrung für bis zu 48 Stunden, wenn ein anschließendes Dehnprogramm durchgeführt wurde. Ein Zusammenhang zwischen mangelnder Dehnfähigkeit und Verletzungsanfälligkeit konnte ebenfalls nachgewiesen werden [4, 13].

Trotz zahlreicher Veröffentlichungen bestehen sowohl bei den Trainern als auch bei den Aktiven große Unsicherheiten und zum Teil Unwissenheit hinsichtlich der richtigen Durchführung von Dehnübungen. Im Bereich der Bewegungstherapie ist die Methode der gehaltenen Dehnung verbunden mit einer vorherigen isometrischen Anspannung der zu dehnenden Muskulatur oder mit vorheriger dynamischer Belastung der antagonistischen Muskelgruppen seit den Veröffentlichungen von Knott und Voss verbreitet. Die Grundlagen hierzu wurden bereits Ende der 40er Jahre in den USA erarbeitet [8].

Die seit längerem geschickt vermarktete „Streching-Welle" hat genau diese gehaltene Muskeldehung zum Inhalt. Sieht man einmal von den teilweise sehr unfunktionellen Ausgangs- und Endpositionen dieser Gymnastik ab, ist sie als durchaus begrüßenswert zu bezeichnen.

Der Kerngedanke ist also eine für mindestens 10 s gehaltene Dehnstellung, die bei einer zweiten Wiederholung erweitert wird. Gedehnt wird nur bis zu einem deutlich zu spürenden „Dehnungsgefühl", niemals bis zur Schmerzgrenze. Der Muskeldehnungsreflex wird somit weitgehend vermieden. Verbunden mit der bereits erwähnten vorherigen Anspannung der Muskulatur können die Effekte der Dehnung vergrößert werden [5, 7, 13].

Einwände gegen eine Dehngymnastik nach der Belastung aus Gründen der heraufgesetzten Schmerzgrenze und der somit verbundenen Verletzungsgefahr sind bei richtiger Durchführung nicht zu machen. Für das Dehnen nach der Belastung sprechen vielmehr die dann besonders zu beobachtenden veränderten motorischen Stereotype. Die von Janda und Frisch [5, 7] beschriebenen möglichen Muskeldysbalancen werden häufig durch ein einseitiges Training gefördert und führen bei mangelndem Ausgleich auf Dauer zu auffälligen Beschwerdebildern. Auf Grund ihrer Anlage und Entwicklung neigen besonders die posturalen tonischen Muskeln zur Verkürzung. Zu diesen gehören im wesentlichen die Flexoren, die Hüftadduktoren und -außenrotatoren, die Wirbelsäulenstrecker und die Schultergürtelheber. Ein in diesem Zusammenhang häufig zu beobachtendes Phänomen ist die verstärkte Beckenkippung vieler Athleten in ermüdetem Zustand. Hier konnte beinahe ausnahmslos eine Verkürzung des m. iliopsoas und des m. rectus femoris getestet werden.

Ein Dehnprogramm sollte sowohl vor als auch nach der Belastung besonders die genannten, zur Verkürzung neigenden Muskelgruppen beinhalten. Erfahrungsgemäß genügt nach dem Training eine Wiederholung von ca. 10 s Dauer je Dehnstellung.

Eine Verminderung des „Muskelkaters" scheint ein weiterer Effekt zu sein, der dem gehaltenen Dehnen nach der Belastung zugeschrieben wird. Dieser Zusammenhang ist nach

Borms [3] jedoch noch nicht hinreichend geklärt. So wie bei dem zuletzt genannten Punkt bleiben noch einige Fragestellungen über die konkreten Auswirkungen einzelner Maßnahmen offen und bedürfen der Klärung durch wissenschaftliche Untersuchungen.

Literatur

1. van Aaken E (1982) Schonungslose Therapie. Pohl
2. Anderson B (1982) Stretching. Hübner, Waldeck
3. Borms J (1984) Importance of flexibility in overall physical fitness. Int J Physical Educ 2:15–26
4. Ekstrand J (1981) Ljumskskador hos fotbollsspelare. Vortrag Linköping Schweden, Summary in Englischer Sprache von Sölveborn S. Persönliche Mitteilung
5. Frisch H (1983) Programmierte Untersuchung des Bewegungsapparates. Springer, Berlin Heidelberg New York
6. Hollmann W, Hettinger Th (1980) Sportmedizin – Arbeits- und Trainingsgrundlagen. Schattauer, Stuttgart New York
7. Janda V (1981) Muskelfunktionsdiagnostik. Fischer, Leuven (Belgien)
8. Knott M, Voss DE (1981) Komplexbewegungen. Fischer, Stuttgart New York
9. Komarow N, zitiert nach Hollmann W, Hettinger Th (1980) Sportmedizin – Arbeits- und Trainingsgrundlagen. Schattauer, Stuttgart New York
10. Kuprian W (1981) Sport-Physiotherapie. Fischer, Stuttgart New York
11. Pabst H, Lenhart P, Steininger K (1982) Möglichkeiten der Regeneration nach längerer Belastung im Hochleistungssport. In: Löcken M, Dietze R (Hrsg) Das Betreuungssystem im modernen Hochleistungssport. Philippka, Münster
12. Steffny M (1984) Marathontraining. Krach, Mainz
13. Sölveborn S (1983) Das Buch vom Stretching. Mosaik, München

Gesichertes und Kontroverses zum Krafttraining

Established and Controversial Aspects of Strength Training

Dosiertes Krafttraining zur Rehabilitation bei Sportverletzungen
Step-by-Step Strength Training for Rehabilitation After Sports Injuries

V. Kottmann

Zusammenfassung

Auf die Besonderheiten bezüglich der Durchführung der Rehabilitation nach operativ versorgten Verletzungen bei Leistungssportlern wird ausführlich eingegangen. Die Rehabilitation wird in 3 Phasen unterteilt – Initialbehandlung – sportartspezifischer muskulärer Aufbau – Integrationsphase und die Trainingsprogramme in diesen spezifischen Phasen auch unter dem Gesichtspunkt der psychischen Stabilität des Leistungssportlers aufgezeigt. Besonderer Wert wird auf die individuelle Sportart und sportlerbezogene Wiederherstellung gelegt.

Schlüsselwörter: Postoperative Rehabilitation – Phasen der Rehabilitation – Leistungssportler.

Summary

We are extensively discussing the peculiar aspects in rehabilitation of injured top-ranking athletes which had been operated on. Rehabilitation can be devided in three stages.
1. initial treatment
2. muscle strengthening dependent on the individual sport
3. stage of reintegration

We are suggesting, training programs which respect the psychological situation of the athlete in each stage. We are pointing out the importance of individual rehabilitation in accordance to the sport and the athlete.

Key-words: Postoperative rehabilitation – Stages of rehabilitation – Athletes.

Zunehmend ist in den vergangenen Jahren über die sportliche Rehabilitation nach schweren Verletzungen und operativen Eingriffen bei Spitzensportlern berichtet worden.

Von Rekordzeiten und schnellem „Fitmachen" in der Herstellung der alten Leistungsfähigkeit konnte man lesen. Die Genesungszeiten wurden mit Zahlen belegt und oft mit einer Wunderheilung dargestellt.

Von solchen und ähnlichen Äußerungen distanziere ich mich, denn es darf bei Sportverletzungen und der folgenden Rehabilitation keine Wunder bzw. keine Rekorde geben.

Hat ein Spitzensportler nach einer schweren Verletzung bzw. Operation schnell seine alte Leistungsfähigkeit wieder erreicht, dann nur durch die Tatsache, daß ein gezieltes Reha-

---

Anschrift des Verfassers: V. Kottmann, Oberer Graben 55, 8900 Augsburg

Training durchgeführt wurde, deren Intensität und auch Individualität vielen nicht bekannt war.

Das heißt: Auf eine Nachbehandlung im üblichen Sinne wurde verzichtet und erkannt, daß beim Spitzensport es andere Gesetze und Spielregeln gibt, und der Nachholbedarf nach einer langen Ruhigstellung ungleich größer ist als beim Nichtsporttreibenden.

Die Wiederherstellung der Arbeitsfähigkeit ist nicht gleich der Leistungsfähigkeit beim Sport.

Welche Kriterien müssen bei der gesamten Rehabilitation beachtet werden? Ich möchte hier 3 Phasen aufstellen:

Die *1. Phase* beginnt mit der Initialbehandlung, der operativen Versorgung und anschließenden krankengymnastischen Nachbehandlung.
Die *2. Phase* dient dem sportartspezifischen muskulären Aufbau, der Verbesserung der dazu gehörenden Blutversorgung und Stoffwechselfunktionen sowie der zum Teil neu zu erlernenden Koordination.
Die *3. Phase* ist die Zeit (Integrationsphase), wo der Sportler langsam wieder an das Vereinstraining bzw. Sportart und Disziplin herangeführt wird.

Eine klare Trennung dieser 3 Phasen kann niemals gemacht und auch gesehen werden. Die Größen der einzelnen Verletzungen in den jeweiligen Sportarten sind zu unterschiedlich.

Zwischen der 1. und 2. Phase ist eine Zeit, die vom Sportler vielfach nicht genutzt wird. Ich meine die Zeit der Ruhigstellung durch Gips.

Aus der Erfahrung ist bekannt, daß ein Training mit den gesunden Teilen eine zweifache Wirkung erzielt. Einmal werden neben den psychologischen Effekten die belasteten Organe in ihrer Leistungsbereitschaft erhalten und zum anderen besteht erwiesenermaßen ein gewisser Transfereffekt zum ruhig gestellten Organ. Der Sportler kommt somit nicht allzulange aus einem Trainingsrhythmus und beim eigentlichen Reha-Trainingsbeginn, also der 2. Phase, sind dann die Voraussetzungen um ein vielfaches besser.

Der Trainingsbeginn mit Gips kann spätestens mit dem letzten Drittel des Gipstragens angesetzt werden. Oft aber auch schon früher.

Wie sieht nun ein Reha-Training – also die 2. Phase – in der Praxis aus und wann darf damit begonnen werden?

Den Zeitpunkt bestimmt der Arzt und zwar für mich der Arzt, der den operativen Eingriff vorgenommen hat. Er kann die beste Aussage machen über den Zustand und Schweregrad der Schädigung.

Es muß also vor jedem Reha-Trainingsbeginn mit besagtem Arzt ein Gespräch stattfinden.

Es stellt sich die Frage, wie kann ein sportliches Training die Rehabilitation beeinflussen, welche Übungen bei welcher Dosierung ergeben einen günstigen Effekt für die Heilung und Wiederherstellung der alten Leistungsfähigkeit.

Aus der Praxis ist bekannt, daß nach einer langen Ruhigstellung beim Sportler ein großer Muskelschwund zu verzeichnen ist.

Genauso aber haben sich die dazugehörenden Blutversorgung und Stoffwechselfunktionen zurückentwickelt.

Und 3., die oft außer Acht gelassene Koordination, d. h. durch die Ruhigstellung, ist auch die Innervationsfähigkeit reduziert, die wiederum die Kontraktionsfähigkeit der unterentwickelten Muskulatur herabsetzt.

Ich mache immer wieder die Beobachtungen, daß der Sportler nach schweren Verletzungen und operativen Eingriffen psychisch aus dem Gleichgewicht geworfen ist. Beim Berufssportler ist oft die Existenz- und Erwerbsfrage gestellt, die wiederum für den Heilungsprozeß blockierend sein kann.

An diesem Punkt muß das Reha-Training angesetzt werden. Der Sportler braucht rasch ein erstes körperliches Erfolgserlebnis.

Die Voraussetzungen dafür sind, das frühe Erkennen, wie hoch ist die Belastbarkeit des kranken Organs, wie gut ist die momentane allgemeine Leistungsfähigkeit und wie groß ist die psychische Ermüdbarkeit.

Psychisch muß die „Warum-Frage" geklärt werden, d. h. der Sportler darf nicht sagen, ich mache die 10 Wiederholungen, der Kottmann wird schon Recht haben, sondern vielmehr, weil ich sie brauche.

So sind die Klärung der „Warum-Frage" und ein frühes körperliches Erfolgserlebnis die Grundlagen der Motivation für ein erfolgreiches Aufbautraining.

Weiter ist zu beachten, daß am Anfang eines Reha-Trainings die ganze Konzentration und Aufmerksamkeit dem operierten Teil gelten muß.

Warum?

Wir Menschen sind in der Lage, psychisch und physisch in einem bestimmten Zeitraum eine bestimmte Menge an Energie frei zu machen. Und diese Energie muß anfangs voll in den kranken Teil investiert werden.

Wird dies nicht beachtet und der gesunde Teil gleichzeitig mittrainiert, holt der Kranke den gesunden Teil nie ein.

Die Folgen sind Koordinationsstörungen beim Gehen und Laufen, Überbelastungen im gesunden benachbarten Bereich mit evtl. Verletzungsfolgen bzw. Abnützungserscheinungen.

Über das spezielle Kraft- und Lauftraining, welche Übungen, welche Belastungsgrößen und Methoden, möchte ich jetzt nicht eingehen. Der anschließende Videofilm zeigt Ihnen die Möglichkeiten eines Reha-Trainings über einen Zeitraum von 14 Tagen.

Ist nun durch das Reha-Training der muskuläre Gleichklang, und die dazu gehörende Blutversorgung und Stoffwechselfunktionen sowie der wichtigen Koordination erreicht worden, beginnt die 3. Phase der Rehabilitation.

Diese 3. Phase, die Integrationsphase, also der Übergang zum Vereinstraining, ist als sehr kritisch zu betrachten. Hier muß der Sportler von seinem Heimtrainer ebenso vorsichtig aufgebaut und langsam an die Wettkampfpraxis herangeführt werden.

Rückschläge sind nicht selten, da oft zu früh aus einer Ungeduld heraus, ein sog. „Härtetest" – hält das Bein oder nicht – gemacht wird.

Die Erfahrung hat mich daher veranlaßt, während des Reha-Trainings, das gesamte Programm mit Video aufzuzeichnen, Kurzfilme herzustellen und anschließend mit dem Sportler und Heimtrainer über das Training in der Übergangsphase zu sprechen.

Es besteht die dringende Notwendigkeit, daß der Sportler in den ersten Wochen mindestens 2x wöchentlich, vor dem eigentlichen Training, ein gezieltes Krafttraining bzw. Gymnastik macht, denn die Reizgrößen des Vereinstrainings reichen oft nicht aus, um eine weitere muskuläre Verbesserung zu erzielen bzw. den durch das Reha-Training erreichten Zustand zu halten.

Weiter möchte ich sagen, daß der Sportler nach einem größeren operativen Eingriff, ca. 3–5 Jahre gefährdet ist. Bei einer längeren Trainingspause ist z. B. am operierten Bein, eine stärkere Rückbildung der Leistungsfähigkeit festzustellen. Ebenso sind Koordinationsstörungen zu beobachten.

Meine Empfehlung kann daher nur sein, daß der Sportler überhaupt oder zumindest in dieser Zeit unter einer regelmäßigen ärztlichen Aufsicht steht.

Lassen Sie mich abschließend folgendes festhalten: Die Wiederherstellung nach schweren Verletzungen und operativen Eingriffen beim Spitzensportler dürfen niemals von der Zeit bestimmt werden. Beim Durchlaufen der von mir erwähnten 3 Phasen muß die Geduld und Logik vorrangig sein. Ein sportartspezifisches Denken und die nicht unwichtige psychische Stabilität des Sportlers müssen berücksichtigt werden.

Die Grundlage des Reha-Trainings muß daher die Trainingslehre sein. Die Methoden jedoch unterscheiden sich durch die Zielsetzung erheblich.

Das Wissen, daß beim Hochleistungssport es andere Gesetze und Spielregeln gibt, der Nachholbedarf bei längeren Zwangspausen ungleich größer ist als beim Normalverbraucher, daß jede Sportart ihren eigenen Charakter hat, und ihre sportartspezifischen Verletzungen aufweist, sind Punkte, die die gesamte Rehabilitation bestimmen.

If you have any concerns about our products,
you can contact us on
ProductSafety@springernature.com

In case Publisher is established outside the EU,
the EU authorized representative is:
**Springer Nature Customer Service Center GmbH
Europaplatz 3, 69115 Heidelberg, Germany**

Printed by Libri Plureos GmbH
in Hamburg, Germany